呼

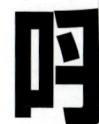

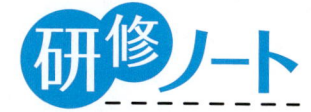

研修ノート

シリーズ総監修
永井良三 東京大学教授
責任編集
萩原弘一 埼玉医科大学教授
編集
芦澤和人 長崎大学准教授
大泉聡史 北海道大学講師
冲永壮治 気仙沼市立病院
服部　登 広島大学准教授
星川　康 東北大学加齢研

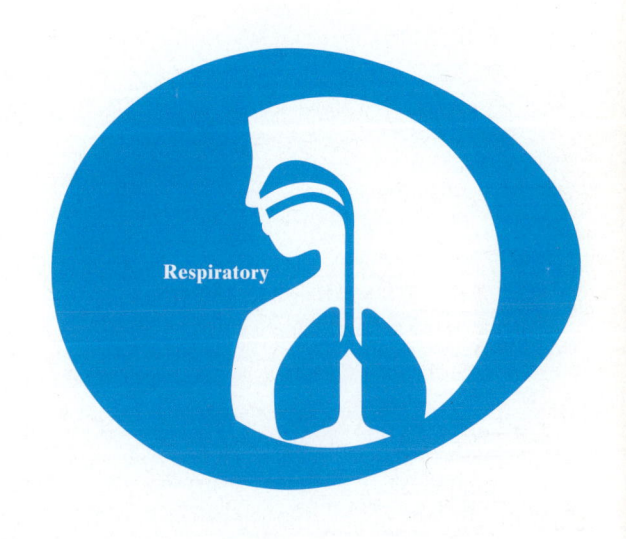

Respiratory

診断と治療社

シリーズ総監修の序

　「研修ノート」は，かつての「研修医ノート」シリーズを全面的に刷新し，新シリーズとして刊行するものである．

　旧シリーズ「研修医ノート」は内科研修医のためのテキストとして1993年に出版された．その後，循環器，産婦人科，小児科，呼吸器，消化器，皮膚科など，診療科別に「研修医ノート」が相次いで刊行された．いずれも一般のマニュアルとは異なり，「基礎的な手技」だけではなく「医師としての心得」や「患者とのコミュニケーション」などの基本，あるいは「書類の書き方」，「保険制度」など，重要な事項でありながら平素は学ぶ機会の少ない事項を取り上げ，卒後間もない若手医師のための指導書として好評を博してきた．

　しかしながら，時代の変化により研修医に要求される内容は大きく変化してきた．"医療崩壊"が社会問題となるなかで，研修教育の充実はますます重要となりつつある．さらに医療への信頼回復や医療安全のためには，患者やスタッフとのコミュニケーションの改善が必須であることはいうまでもない．

　このような状況に鑑み，「研修医ノート」シリーズのあり方を再検討し，「研修ノート」の名のもとに，新シリーズとして刊行することとした．読者対象は後期研修医とし，専門分野の決定後に直面するさまざまな問題に対する考え方と対応を示すことにより，医師として歩んでいくうえでの"道標"となることを目的としている．

　本シリーズでは，全人的教育に必要な「医の基本」を記述すること，最新の知見を十分に反映し，若い読者向けに視覚的情報を増やしつつも，分量はコンパクトとした．編集・執筆に当たっては，後期研修医の実態に即して，必要かつ不可欠な内容を盛り込んでいただくようお願いした．"全国の若手医師の必読書"として，本シリーズが，長く読み継がれることを願っている．

　終わりにご執筆頂いた諸先生に心より感謝を申し上げます．

2011年4月吉日
東京大学大学院医学系研究科内科学（循環器内科学）教授
永井良三

編集の序

　医療は社会と密接に関連しており，その様相は国や地域によって全く異なる．
　医療の在り方は，その社会固有の制度，文化，慣習に影響されざるをえない．それゆえ，教科書には社会的な面を大きく盛り込むべきではないか．これが，本書の前身となる「研修医ノート」の編集方針だった．
　「研修ノート」でも，この方針は変わらない．
　さらに呼吸器病学は，感染，腫瘍，免疫，代謝など，あらゆる学問分野が一同に会する一大分野である．それを反映して，呼吸器病診療には多科横断的なアプローチが不可欠になっている．様々な診療科の目で呼吸器病学をみられるよう，呼吸器外科，放射線科の先生方，さらに呼吸器内科学分野でも市中病院で活躍している先生，大学で指導的な立場にある先生に編集いただいた．
　そのため，本書は，呼吸器を学んでいく上で必要となる画像診断，臨床腫瘍学，さらに呼吸器外科，膠原病等々の，隣接科のエッセンスを賄ってくれる教科書，日常診療のポケットブック的なリファレンスにもなっている．

　本書は
　　呼吸器学の知識の提供
　　「社会の中に存在する医療」の理解に必要な知識の提供
　　呼吸器診療に密接に関連する他科の知識の提供
　　ポケットブック的なリファレンスの提供
　　医療現場に根ざした実際的な知識の提供
　のための教科書である．

　本書の計画から2年が経った．辛抱強く本書の編集を行ってくださった小川原智氏に感謝を申し上げたい．

2011年4月6日
編者を代表して
埼玉医科大学呼吸器内科教授
萩原　弘一

Contents 呼吸器研修ノート

第1章 呼吸器専門医として知っておくべき基本事項

A 解剖学・組織学 .... 富永正樹, 福岡順也 ... 2
B 病理学
1. 悪性新生物 .... 富永正樹, 福岡順也 ... 9
2. 間質性肺炎 .... 富永正樹, 福岡順也 ... 13

C 正常胸部CT像 .... 芦澤和人 ... 16

D 気管支鏡
1. 正常気管支鏡所見 .... 大泉聡史 ... 24
2. 肺癌の気管支鏡所見 .... 大泉聡史 ... 26

E 各種疾患の臨床分類，病期分類表
1. 臨床分類 .... 萩原弘一 ... 28
2. TNM分類 .... 萩原弘一 ... 30
3. 結核 .... 萩原弘一 ... 33
4. じん肺 .... 萩原弘一 ... 35

F 膠原病・特定疾患の診断基準 .... 萩原弘一 ... 36
G 身体障害者診断書・意見書（呼吸器機能障害用） ... 萩原弘一 ... 40
H 介護度，要介護認定 .... 萩原弘一 ... 41

I 呼吸器で頻用される薬剤
1. ステロイド .... 乾　直輝 ... 42
2. 気管支拡張薬 .... 乾　直輝 ... 44
3. 抗コリン薬 .... 乾　直輝 ... 46
4. 抗菌薬 .... 舘田一博 ... 47
5. 免疫抑制薬 .... 稲瀬直彦 ... 51
6. 麻薬とWHO癌性疼痛に対する3段階除痛方式 ... 小林国彦 ... 53

J 抗腫瘍薬
1. 抗腫瘍薬の特徴 .... 岡本　勇 ... 55
2. 抗腫瘍薬の効果判定 .... 岡本　勇 ... 60

3. 抗腫瘍薬の副作用の Grade	岡本　勇	62
K 呼吸器で使用される計算式	三木　誠	68

第2章　呼吸器研修でのアドバイス

A 呼吸器専門医への道
- 呼吸器専門医を目指す諸君へ　　　　　　　　　　中西洋一　72

B 研修の概要
1. 後期研修と研修施設の選び方　　　　　　　　　　中西洋一　75
2. 後期研修医のライフスタイル　　　　　　　　　　中西洋一　78
3. 専門医試験の概要　　　　　　　　　　　　　　　中西洋一　80

C 勉強の仕方
1. 文献検索の仕方　　　　　　　　　　　木下勝弘，西岡安彦　82
2. 医学論文の読み方・書き方　　　　　　木下勝弘，西岡安彦　85
3. 学会への取り組み方　　　　　　　　　木下勝弘，西岡安彦　87
4. 大学院・医学博士・留学について　　　木下勝弘，西岡安彦　89
5. 呼吸器科医にとって研究とは何か？　　木下勝弘，西岡安彦　92
6. 利益相反　　　　　　　　　　　　　　　　　　　興梠博次　94

第3章　医療現場でのコミュニケーションと医療事故

A チーム医療
1. 看護師との連携　　　　　　　　　　　　　　　　丹野美紀　98
2. 薬剤師との連携　　　　　　　　　　　　　　　　田中昌代　101
3. 理学療法士との連携　　　　　　　　　　　　　　佐野裕子　107
4. MEとの連携　　　　　　　　　　　　　　　　　 岩下邦夫　109
5. 臨床検査技師との連携　　　　　　　　　　　　　國島広之　112
6. 医療相談室との連携　　　　　　　　　　丸岡良子，目黒英子　114
7. 医療ボランティアと医療現場　　　　　　　　　　森田晃弘　117

B 医療事故の予防と対応
1. 医師法およびその関連法　　　　　　　　　　　　野木尚郎　120
2. 研修医の日常生活の注意点　　　　　　　大塚英郎，海野倫明　125

3. 研修医の当直時の注意点 ……………………………… 又野秀行　129
　4. インシデントレポート …………………………………… 松田千恵子　134
　5. 医療事故への対応 ………………………………………… 齋藤泰紀　137
　6. 医療従事者に対するケア
　　① 精神的ケア ……………………………………………… 吉川　徹　141
　　② 身体負担の軽減 ………………………… 吉川　徹, 和田耕治, 保坂　隆　145
C 感染対策
　1. 院内感染対策 ……………………………………………… 德江　豊　149
　2. 輸入感染症 ………………………………………… 原　悠, 前田卓哉　156
D 患者および家族への説明（インフォームド・コンセント）―気管支鏡検査, 胸腔鏡下肺生検, 手術, 放射線・化学療法, 病理解剖, 患者検体を用いた研究 …………………………………………… 三木　誠　159

第4章　社会と医療

■ 呼吸器診療と社会
　1. 呼吸器診療の社会的需要と現状・未来 ………………… 木村　弘　170
　2. 女性医師支援 ……………………………………………… 駒瀬裕子　172
　3. 医療現場でのリスクマネジメント ……………………… 高橋祥友　177
　4. うつ状態と自殺 …………………………………………… 高橋祥友　182

第5章　診察の進め方

A 診　察
　1. 呼吸器診療における医療面接 …………………………… 冲永壮治　190
　2. 呼吸器患者の身体所見のとり方 ………………………… 冲永壮治　194
B 外国人患者への対応
　　■ 英語での問診 …………………………………………… 赤津晴子　197

第6章　研修で学ぶべき検査

- **A** 血液検査（一般検査，特殊検査） ……………………… 片岡健介　202
- **B** 画像診断
  - 1. 胸部単純 X 写真と CT
    - ① 胸部単純 X 写真の基本的事項 ……………………… 芦澤和人　206
    - ② CT の基本的事項 ……………………………………… 森谷浩史　216
    - ③ 異常所見の解析
      - Ⅰ．肺の限局性陰影 ……………………………………… 青木隆敏　223
      - Ⅱ．肺のびまん性陰影 ……………………… 小野麻美，岡田文人　231
      - Ⅲ．肺以外の病変 ………………………………………… 栗原泰之　237
  - 2. MRI …………………………………………………………… 藪内英剛　241
  - 3. 核医学検査 …………………………………………………… 小川洋二　247
- **C** 血液ガス検査
  - 1. 動脈血液ガス検査 …………………………………………… 桂　秀樹　253
  - 2. パルスオキシメータ ………………………………………… 桂　秀樹　263
- **D** 呼吸機能検査
  - 1. スパイログラム ……………………………………………… 一和多俊男　265
  - 2. その他の呼吸機能検査 ……………………………………… 一和多俊男　273
- **E** 喀痰・胃液検査 …………………………………………………… 菅野治重　276
- **F** 気管支鏡検査 ……………………………………………………… 大泉聰史　281
- **G** 各種生検手技
  - 1. CT ガイド下肺生検 ………………………………………… 中川純一　294
  - 2. エコーガイド下肺生検 ……………………………………… 中川純一　298
  - 3. 胸膜生検 ……………………………………………………… 中川純一　300
  - 4. 生検所見の解釈 …………………………………… 富永正樹，福岡順也　302
  - ※ TBLB（気管支鏡の項参照），VATS（外科手術の項参照），開胸肺生検（外科手術の項参照）

第7章 研修で学ぶべき処置，治療法

1. 吸 引 .... 山崎　進　306
2. 酸素投与 .... 山崎　進　309
3. 吸入療法（手技，去痰器） .... 山崎　進　313
4. 気胸，胸水への対応 .... 山崎　進　315
5. 呼吸リハビリテーション .... 塩谷隆信　318
6. 人工呼吸療法 .... 中原善朗，岡村　樹　325
7. 在宅人工呼吸療法 .... 岡村　樹　335
8. 在宅酸素療法 .... 岡村　樹　341

第8章 特別な注意を要する患者グループ

1. 妊婦と呼吸器病 .... 小林隆夫　346
2. 老人と呼吸器疾患 .... 寺本信嗣　351
3. 合併症のある患者と呼吸器病
   ① 循環器病患者
       .... 髙梨信吾，林　彰仁　356
   ② 糖尿病患者 .... 林　龍二，戸邉一之　362
   ③ 腎不全患者 .... 中村典雄　366

第9章 救急患者への対応—呼吸器緊急処置クイックリファレンス

1. 気管支喘息発作 .... 臼井一裕　372
2. 呼吸停止・心停止 .... 臼井一裕　375
3. 緊急処置が終わったら .... 臼井一裕　379
4. 各種疾患への対処 .... 臼井一裕　382

第10章 各疾患のみかたと対応

A 心不全，呼吸不全

1. 心不全 .... 塩井哲雄　386

2. 呼吸不全 .... 南方良章　391

B 肺炎，気道感染症
　1. 急性上・下気道炎 .... 高橋　洋　396
　2. 市中肺炎 .... 長岡健太郎，柳原克紀　400
　3. 院内肺炎 .... 朝野和典　408
　4. 免疫不全状態にある患者の肺炎 .... 照屋勝治　413
　5. 人工呼吸器関連肺炎 .... 知花なおみ　419
　6. 抗菌薬の正しい使い方 .... 菊地利明　423
　7. 肺化膿症 .... 平間　崇　428
　8. インフルエンザと新興呼吸器ウイルス .... 川名明彦　431
　9. 肺結核症 .... 鈴木克洋　433
　10. 非結核性抗酸菌症 .... 藤田昌樹　440
　11. 肺真菌症 .... 松井芳憲，赤川志のぶ　445
　12. 肺・胸腔寄生虫症 .... 大西健児　450

C 慢性気道炎症を原因とする疾患
　1. 気管支喘息 .... 中込一之　454
　2. 慢性閉塞性肺疾患 .... 石井健男　463
　3. 嚢胞性肺疾患 .... 金子公一　470
　4. 気管支拡張症 .... 小橋吉博　474
　5. 副鼻腔気管支症候群 .... 小橋吉博　477
　6. びまん性汎細気管支炎 .... 小橋吉博　480
　7. 閉塞性細気管支炎 .... 今泉和良，長谷川好規　483
　8. ニコチン依存症と喫煙関連肺疾患 .... 阿部眞弓　486

D 腫瘍性疾患
　1. 原発性肺癌 .... 田中洋史，吉澤弘久　496
　2. 転移性肺腫瘍 .... 松原信行　526
　3. まれな肺腫瘍 .... 松原信行　531
　4. 縦隔腫瘍 .... 坂口浩三　534
　5. 胸膜腫瘍 .... 軒原　浩　546

E 間質性肺疾患
　1. 特発性間質性肺炎 .... 岩本博志　553
　2. 薬剤性肺障害 .... 大西広志　572

3. 放射線肺炎 .... 濱田泰伸　578

F 免疫系が深く関与する肺疾患
1. 過敏性肺炎 .... 宮崎泰成　582
2. サルコイドーシス .... 濱田泰伸　589
3. 好酸球性肺炎 .... 庄田浩康　595
4. アレルギー性気管支肺アスペルギルス症 .... 庄田浩康　599
5. 膠原病，血管炎と肺疾患 .... 半田知宏，長井苑子　602

G 特殊な肺疾患
1. Goodpasture 症候群 .... 木村守次，深川雅史　608
2. リンパ脈管筋腫症 .... 佐藤輝彦　611
3. 肺ランゲルハンス細胞組織球症 .... 田澤立之　614
4. IgG4 関連疾患 .... 松井祥子　617
5. アミロイドーシス .... 前野敏孝　621
6. 肺胞蛋白症 .... 鈴木拓児　624
7. Relapsing polychondritis .... 東　直人　628
8. 肺胞微石症 .... 仁多寅彦　631
9. 炎症性筋線維芽細胞腫 .... 松元信弘，中里雅光　633

H 職業性肺疾患 .... 玄馬顕一　635

I 換気障害
1. 換気障害：序論 .... 赤柴恒人　642
2. 原発性肺胞低換気症候群 .... 赤柴恒人　644
3. 睡眠時無呼吸症候群 .... 赤柴恒人　646
4. 過換気症候群 .... 赤柴恒人　652

J 肺高血圧をきたす疾患
1. 肺血栓塞栓症
   ① 急性肺血栓塞栓症 .... 田辺康宏　654
   ② 慢性肺血栓塞栓症 .... 田辺康宏　661
2. 原発性肺高血圧症 .... 佐藤　徹　663
3. 膠原病による肺高血圧症 .... 小倉高志　672

K 肺血管の交通異常
1. 肺動静脈瘻 .... 花田豪郎，岸　一馬　677
2. 肺分画症 .... 稲垣雅春　682

第11章 呼吸器外科

1. 基本的呼吸器外科手技
   - ① 開胸法 ……………………………………………… 齋藤 元 688
   - ② 胸腔鏡下肺生検 …………………………………… 大石 久 691
   - ③ 縦隔鏡 ……………………………………………… 石橋洋則 695
2. 呼吸器外科手術麻酔 …………………………… 渋澤雅和, 黒澤 伸 698
3. 代表的疾患の手術適応・術式・術後管理
   - ① 肺 癌
     - Ⅰ. 肺切除術
       - Ⅰ-① 病期上の適応と手術成績 ……………………… 桜田 晃 702
       - Ⅰ-② 術前評価と機能的適応 ………………………… 星川 康 704
       - Ⅰ-③ 術後合併症と周術期管理 ……………………… 坪地宏嘉 708
       - Ⅰ-④ 術後補助化学療法について ………… 福本紘一, 横井香平 712
     - Ⅱ. 胸腔鏡下手術 ………………………………… 坂尾幸則 715
     - Ⅲ. 気道狭窄に対する気管支鏡下処置 ………… 遠藤千顕 719
   - ② 転移性肺腫瘍 ……………………………… 伊藤宏之, 中山治彦 722
   - ③ 胸膜中皮腫：胸膜肺全摘術 ……………… 濵武基陽, 杉尾賢二 725
   - ④ 自然気胸 …………………………………………… 野田雅史 729
   - ⑤ 重症筋無力症, 前縦隔腫瘍に対する胸腔鏡下手術 … 佐渡 哲 733
   - ⑥ 肺アスペルギローマ ……………………………… 白石裕治 736
   - ⑦ 急性膿胸, 慢性膿胸 ……………………………… 岡林 寛 739
4. 肺移植
   - ① 脳死肺移植 ………………………………… 岡田克典, 近藤 丘 742
   - ② 生体肺葉移植 ……………………………… 岡田克典, 近藤 丘 747

第12章 放射線治療

1. 放射線治療の基本的事項 ……………………… 西淵いくの, 永田 靖 752
2. 代表的治療法
   - ① 非小細胞肺癌 ……………………………………… 中山優子 756
   - ② 小細胞肺癌 ………………………………………… 塩山善之 761

③ 定位放射線治療 .... 大西　洋, 荒木　力　766
④ 胸膜腫瘍, 縦隔腫瘍 .... 副島俊典　774
⑤ 緩和的治療（脳転移・骨転移）........................ 林　靖之　777

第13章　知っておくべき知識と制度

1. 個人情報保護法 .... 長内　忍　782
2. 医療保険制度 .... 小林弘祐　784
3. 公費負担制度 .... 小林弘祐　788
4. 医療費の実例 .... 小林弘祐　790
5. 保険の査定 .... 小林弘祐　794
6. 民間の医療保険 .... 井戸美枝　797
7. 医薬品副作用被害救済制度 .... 久道周彦　799
8. 感染症届け出基準 .... 國島広之　804

第14章　書類の書き方

1. 紹介状, 紹介医師への返事, 病歴サマリー, 診断書の書き方
　　　　　　　　　　　　　　　　　　　　　　　　 久田哲哉　810
2. 英文カルテ, 紹介状の書き方 .... 赤津晴子　817

付　録

略語一覧 824
索　引 830

◆ Column

Last man standing	三木　誠	84
大医，中医，小医	三木　誠	93
修・破・離	三木　誠	113
積極的な連携で専門医不足に対応	駒瀬裕子	116
See one, do one, teach one！	三木　誠	168
「地方における呼吸器診療の均てん化．北海道は広いんです」	大泉聡史	193
ゴミ片づけまでが一連の手技	片岡健介	205
20年経っても診療では毎日悩むことばかり	中村典雄	369
外来の一日	藤田昌樹	444
臨床研究の審査	田澤立之	485
呼吸器外科研修のすすめ・呼吸器外科への道	坂口浩三	545
急変時の気道確保のススメ	石橋洋則	581
ガンを看取る	石橋洋則	634
「胸腔ドレーン挿入時，患者さんがギャッというのは当たり前?」 （局所浸潤麻酔をしたら，処置まで5分は待ちましょう）	星川　康	694
針井先生？　Hurry（ハリー）先生？	石橋洋則	697
「女性への胸腔ドレーン挿入時には，まず座位で乳房外側縁にマーキングを」	星川　康	741

執筆者一覧

[シリーズ総監修者]

永井良三	東京大学大学院医学系研究科循環器内科

[責任編集者]

萩原弘一	埼玉医科大学呼吸器内科

[編集者]

芦澤和人	長崎大学病院がん診療センター
大泉聡史	北海道大学第一内科
冲永壯治	気仙沼市立病院呼吸器科
服部 登	広島大学大学院医歯薬学総合研究科分子内科学
星川 康	東北大学加齢医学研究所呼吸器外科学分野

[執筆者] (執筆順, 肩書略)

富永正樹	富山大学附属病院病理部
福岡順也	富山大学附属病院病理部
芦澤和人	長崎大学病院がん診療センター
大泉聡史	北海道大学第一内科
萩原弘一	埼玉医科大学呼吸器内科
乾 直輝	浜松医科大学臨床薬理学講座
舘田一博	東邦大学医学部微生物・感染症学講座
稲瀬直彦	東京医科歯科大学医歯学総合研究科統合呼吸器病学
小林国彦	埼玉医科大学国際医療センター呼吸器内科
岡本 勇	近畿大学医学部腫瘍内科
三木 誠	仙台赤十字病院呼吸器科
中西洋一	九州大学大学院医学研究院呼吸器内科分野
木下勝弘	徳島大学大学院ヘルスバイオサイエンス研究部呼吸器・膠原病内科学分野
西岡安彦	徳島大学大学院ヘルスバイオサイエンス研究部呼吸器・膠原病内科学分野
興梠博次	熊本大学大学院生命科学研究部呼吸器病態学分野
丹野美紀	気仙沼市立病院看護部
田中昌代	NTT東日本関東病院薬剤部
佐野裕子	Respiratory Advisement Ys'/ 順天堂大学大学院医学研究科リハビリテーション医学
岩下邦夫	九州大学病院医療技術部MEセンター
國島広之	東北大学大学院感染症診療地域連携講座
丸岡良子	東北大学病院地域医療連携センターご意見窓口
目黒英子	東北大学病院地域医療連携センターご意見窓口
森田晃弘	東京大学医学部附属病院にこにこボランティア顧問
野木尚郎	浦和サライ法律事務所 弁護士
大塚英郎	東北大学病院肝胆膵外科
海野倫明	東北大学病院肝胆膵外科
又野秀行	福井県立病院救命救急センター
松田千恵子	東北大学病院医療安全推進室
齋藤泰紀	国立病院機構仙台医療センター呼吸器外科
吉川 徹	財団法人労働科学研究所研究部 疲労・労働生活研究グループ / 日本医師会「勤務医の健康支援に関するプロジェクト委員会」
和田耕治	北里大学医学部衛生学・公衆衛生学

保坂　隆	聖路加国際病院精神腫瘍科	中原善朗	がん・感染症センター都立駒込病院呼吸器内科
徳江　豊	群馬大学医学部附属病院感染制御部	岡村　樹	がん・感染症センター都立駒込病院呼吸器内科
原　悠	防衛医科大学校　内科学2（感染症・呼吸器内科）	小林隆夫	県西部浜松医療センター
前田卓哉	防衛医科大学校　内科学2（感染症・呼吸器内科）	寺本信嗣	国立病院機構東京病院呼吸器内科
木村　弘	奈良県立医科大学内科学第二講座（呼吸器・血液内科）	髙梨信吾	弘前大学保健管理センター
駒瀬裕子	聖マリアンナ医科大学横浜市西部病院呼吸器内科	林　彰仁	弘前大学医学部循環呼吸腎臓内科
高橋祥友	防衛医科大学校防衛医学研究センター行動科学研究部門	林　龍二	富山大学医学部第一内科
冲永壮治	気仙沼市立病院呼吸器科	戸邉一之	富山大学医学部第一内科
赤津晴子	Stanford University School of Medicine, Division of Endocrinology	中村典雄	弘前大学大学院医学研究科地域医療学講座・附属病院腎臓内科
片岡健介	公立陶生病院呼吸器・アレルギー内科	臼井一裕	NTT東日本関東病院呼吸器科
森谷浩史	大原綜合病院画像診断センター／大原医療センター	塩井哲雄	京都大学医学研究科循環器内科学
青木隆敏	産業医科大学放射線科学教室	南方良章	和歌山県立医科大学内科学第三講座
小野麻美	大分県立病院放射線科	高橋　洋	坂総合病院呼吸器科
岡田文人	大分大学医学部附属病院放射線科	長岡健太郎	長崎大学病院第二内科
栗原泰之	聖マリアンナ医科大学放射線医学教室	栁原克紀	長崎大学病院検査部
藪内英剛	九州大学大学院医学研究院保健学部門	朝野和典	大阪大学医学部附属病院感染制御部
小川洋二	阪和第二泉北病院放射線診断科	照屋勝治	国立国際医療研究センター エイズ治療・研究開発センター
桂　秀樹	東京女子医科大学八千代医療センター呼吸器内科	知花なおみ	那覇市立病院内科
一和多俊男	東京医科大学八王子医療センター呼吸器内科（第五内科）	菊地利明	東北大学病院呼吸器内科
菅野治重	医療法人社団徳風会高根病院内科	平間　崇	埼玉医科大学呼吸器内科
中川純一	公立藤岡総合病院内科	川名明彦	防衛医科大学校内科学2（感染症・呼吸器）
山崎　進	埼玉医科大学呼吸器内科	鈴木克洋	NHO近畿中央胸部疾患センター
塩谷隆信	秋田大学大学院医学系研究科保健学専攻理学療法学講座	藤田昌樹	福岡大学病院呼吸器内科
		松井芳憲	国立病院機構東京病院呼吸器疾患センター呼吸器内科

赤川志のぶ	国立病院機構東京病院呼吸器疾患センター呼吸器内科	長井苑子	京都健康管理研究会中央診療所 / 臨床研究センター
大西健児	東京都立墨東病院感染症科	木村守次	東海大学医学部総合内科
中込一之	埼玉医科大学呼吸器内科・アレルギーセンター	深川雅史	東海大学医学部内科学系腎内分泌代謝内科学
石井健男	日本医科大学呼吸ケアクリニック	佐藤輝彦	順天堂大学医学部呼吸器内科
金子公一	埼玉医科大学国際医療センター呼吸器外科	田澤立之	新潟大学医歯学総合病院生命科学医療センター
小橋吉博	川崎医科大学呼吸器内科	松井祥子	富山大学保健管理センター
今泉和良	名古屋大学大学院医学系研究科呼吸器内科	前野敏孝	埼玉医科大学呼吸器内科
長谷川好規	名古屋大学大学院医学系研究科呼吸器内科	鈴木拓児	Division of Pulmonary Biology, Cincinnati Children's Hospital Medical Center
阿部眞弓	東京農工大学 / 東京女子医科大学呼吸器内科・附属女性生涯健康センター	東　直人	兵庫医科大学内科学講座リウマチ・膠原病科
田中洋史	新潟大学医歯学総合病院生命科学医療センター	仁多寅彦	聖路加国際病院呼吸器内科
吉澤弘久	新潟大学医歯学総合病院生命科学医療センター	松元信弘	宮崎大学医学部内科学講座神経呼吸内分泌代謝学分野
松原信行	宮城県立がんセンター呼吸器科	中里雅光	宮崎大学医学部内科学講座神経呼吸内分泌代謝学分野
坂口浩三	埼玉医科大学国際医療センター呼吸器外科	玄馬顕一	国立病院機構福山医療センター呼吸器内科
軒原　浩	国立がん研究センター中央病院呼吸器腫瘍科・呼吸器内科	赤柴恒人	日本大学医学部睡眠学・呼吸器内科学分野
岩本博志	広島大学大学院医歯薬学総合研究科分子内科学	田辺康宏	東京都立広尾病院循環器科
大西広志	高知大学医学部血液・呼吸器内科	佐藤　徹	杏林大学医学部循環器内科
濱田泰伸	広島大学大学院保健学研究科心身機能生活制御科学講座	小倉高志	神奈川県立循環器呼吸器病センター呼吸器内科
宮崎泰成	東京医科歯科大学医学部呼吸器内科・睡眠制御学	花田豪郎	虎の門病院呼吸器センター内科
庄田浩康	広島鉄道病院呼吸器内科	岸　一馬	虎の門病院呼吸器センター内科
半田知宏	京都大学医学部附属病院リハビリテーション部 / 呼吸器内科	稲垣雅春	総合病院土浦協同病院呼吸器外科
		齋藤　元	秋田大学大学院医学系研究科呼吸器・乳腺内分泌外科学講座
		大石　久	東北大学加齢医学研究所呼吸器外科学分野

石橋洋則	東京医科歯科大学大学院医歯学総合研究科呼吸器外科学分野	岡林　寛	国立病院機構福岡東医療センター呼吸器外科
渋澤雅和	東北大学病院麻酔科	岡田克典	東北大学加齢医学研究所呼吸器外科学分野
黒澤　伸	東北大学病院麻酔科	近藤　丘	東北大学加齢医学研究所呼吸器外科学分野
桜田　晃	東北大学病院呼吸器外科		
星川　康	東北大学加齢医学研究所呼吸器外科学分野	西淵いくの	広島大学大学院医歯薬学総合研究科放射線腫瘍学
坪地宏嘉	埼玉医科大学国際医療センター呼吸器外科	永田　靖	広島大学大学院医歯薬学総合研究科放射線腫瘍学
福本紘一	名古屋大学大学院医学系研究科呼吸器外科学	中山優子	神奈川県立がんセンター放射線腫瘍科
横井香平	名古屋大学大学院医学系研究科呼吸器外科学	塩山善之	九州大学大学院医学研究院・重粒子線がん治療学講座
坂尾幸則	癌研有明病院呼吸器外科	大西　洋	山梨大学医学部放射線科
遠藤千顕	東北大学病院呼吸器外科	荒木　力	山梨大学医学部放射線科
伊藤宏之	神奈川県立がんセンター呼吸器外科	副島俊典	兵庫県立がんセンター放射線治療科
中山治彦	神奈川県立がんセンター呼吸器外科	林　靖之	長崎大学病院放射線科
濵武基陽	国立病院機構九州がんセンター・呼吸器科	長内　忍	旭川医科大学循環呼吸医療再生フロンティア講座
杉尾賢二	国立病院機構九州がんセンター・呼吸器科	小林弘祐	北里大学大学院医療研究科
野田雅史	東北大学病院呼吸器外科	井戸美枝	井戸美枝事務所
佐渡　哲	東北大学病院呼吸器外科	久道周彦	東北大学病院薬剤部
白石裕治	結核予防会複十字病院呼吸器センター	久田哲哉	東京逓信病院呼吸器内科

第1章

呼吸器専門医として知っておくべき基本事項

解剖学・組織学

■気管支

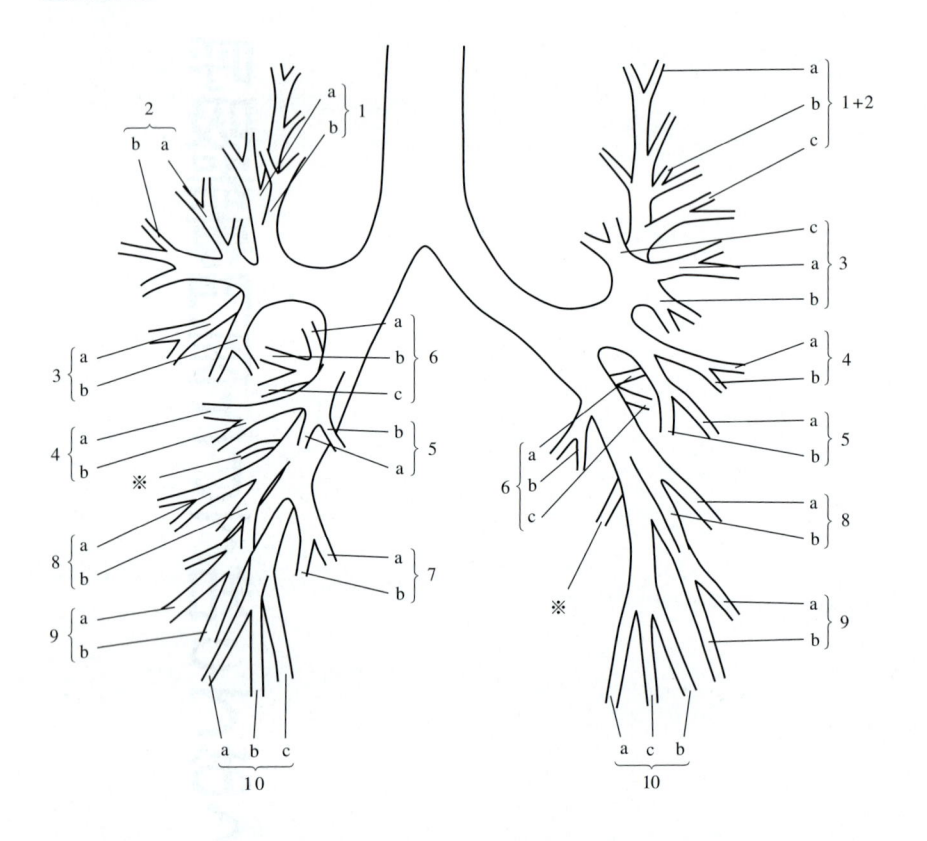

▲日本気管支分岐命名委員会による気管支の命名法（正面図）

右上葉	S1	肺尖区	左上葉	S1+2	肺尖後区
	S2	後上葉区		S3	前上葉区
	S3	前上葉区		S4	上舌区
右中葉	S4	外側中葉区		S5	下舌区
	S5	内側中葉区			
右下葉	S6	上－下葉区	左下葉	S6	上－下葉区
	S7	内側肺底区		S8	前肺底区
	S8	前肺底区		S9	外側肺底区
	S9	外側肺底区		S10	後肺底区
	S10	後肺底区		S*	上枝下－下葉区

■肺区域

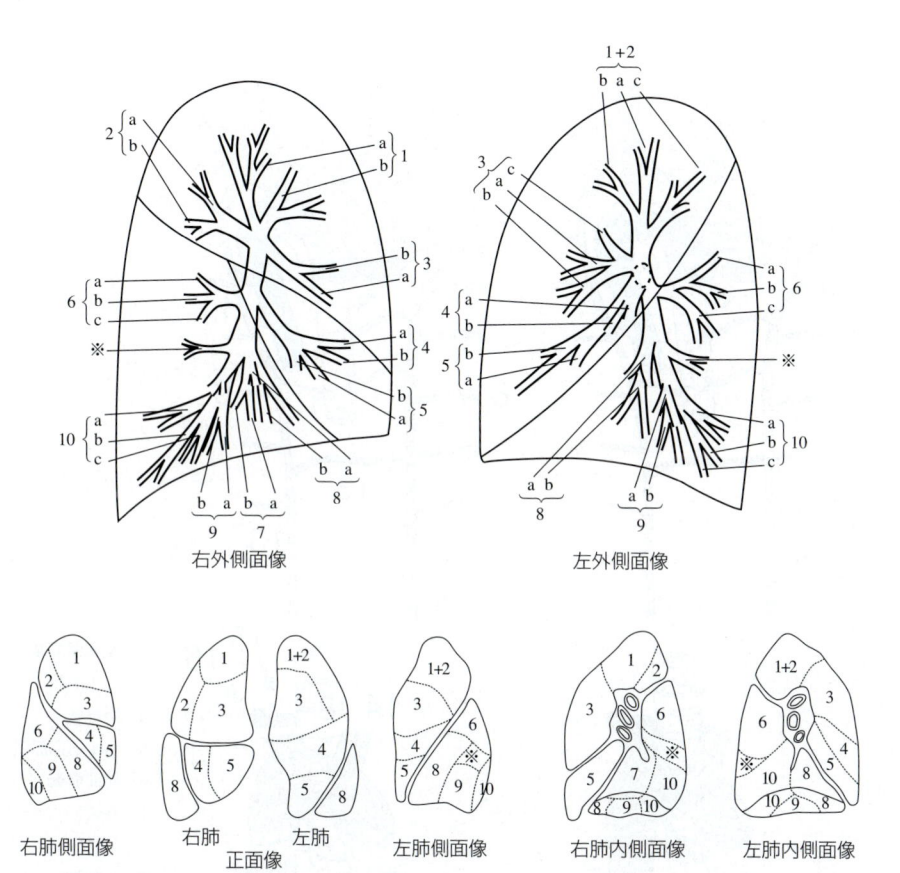

右外側面像　　　左外側面像

右肺側面像　　右肺正面像　　左肺正面像　　左肺側面像　　右肺内側面像　　左肺内側面像

右上葉	S1	肺尖区	左上葉	S1+2	肺尖後区
	S2	後上葉区		S3	前上葉区
	S3	前上葉区		S4	上舌区
右中葉	S4	外側中葉区		S5	下舌区
	S5	内側中葉区			
右下葉	S6	上-下葉区	左下葉	S6	上-下葉区
	S7	内側肺底区		S8	前肺底区
	S8	前肺底区		S9	外側肺底区
	S9	外側肺底区		S10	後肺底区
	S10	後肺底区		S*	上枝下-下葉区

▲側面,表面から見た肺区域　　「呼吸器外科学」第3版　南山堂より改変

A 解剖学・組織学

■胸部大血管

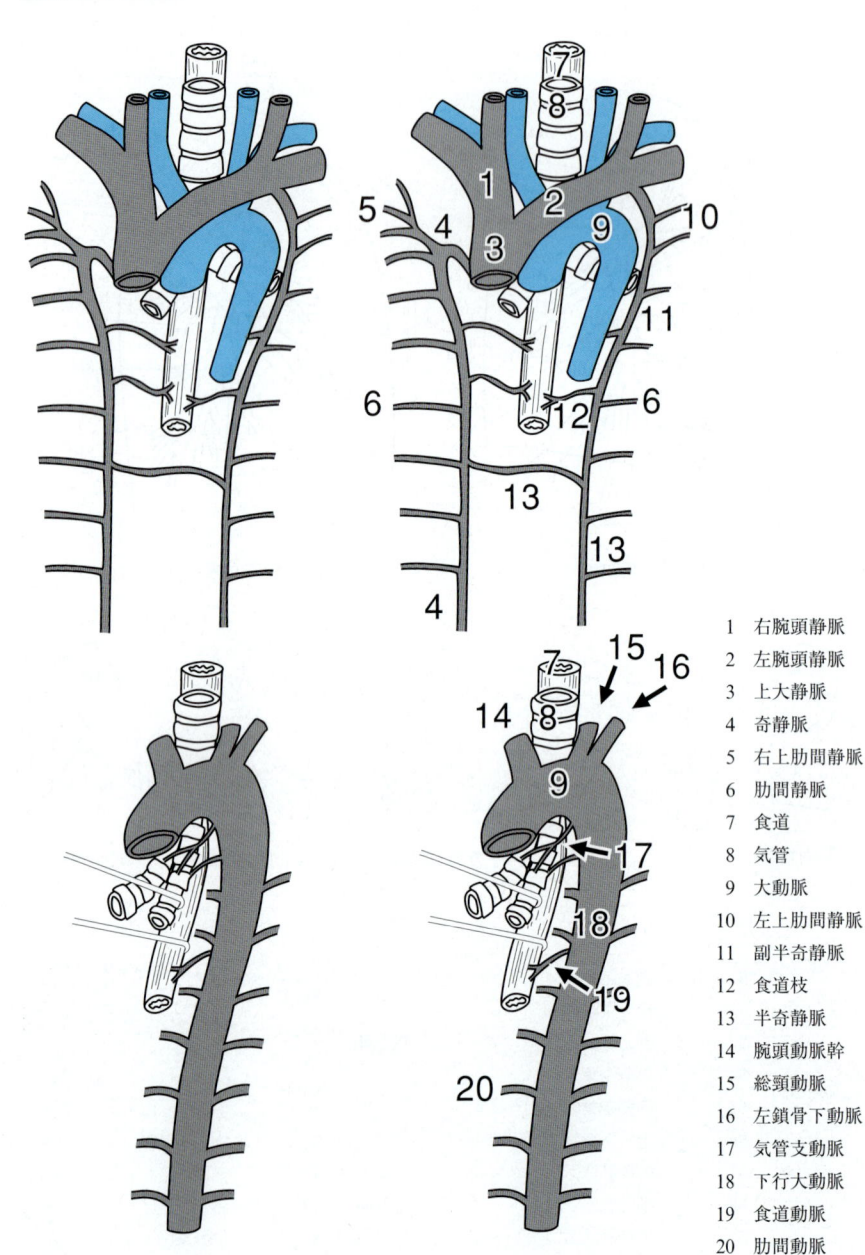

1	右腕頭静脈
2	左腕頭静脈
3	上大静脈
4	奇静脈
5	右上肋間静脈
6	肋間静脈
7	食道
8	気管
9	大動脈
10	左上肋間静脈
11	副半奇静脈
12	食道枝
13	半奇静脈
14	腕頭動脈幹
15	総頸動脈
16	左鎖骨下動脈
17	気管支動脈
18	下行大動脈
19	食道動脈
20	肋間動脈

「臨床呼吸器外科」第1版 医学書院より改変

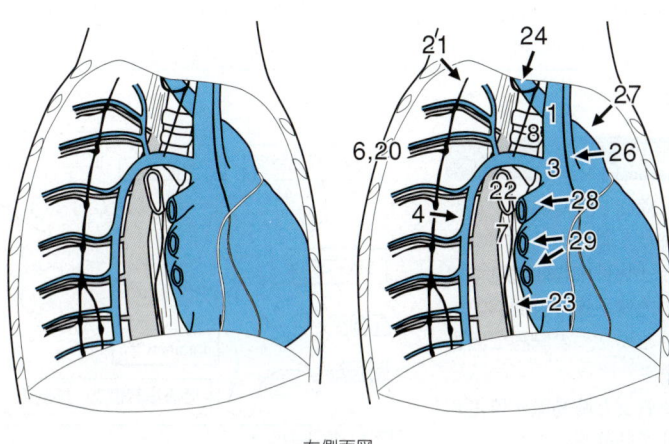

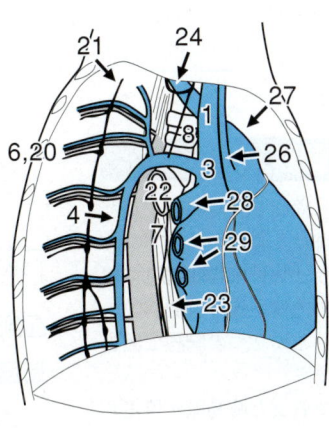

第1章 呼吸器専門医として知っておくべき基本事項

A 解剖学・組織学

右側面図

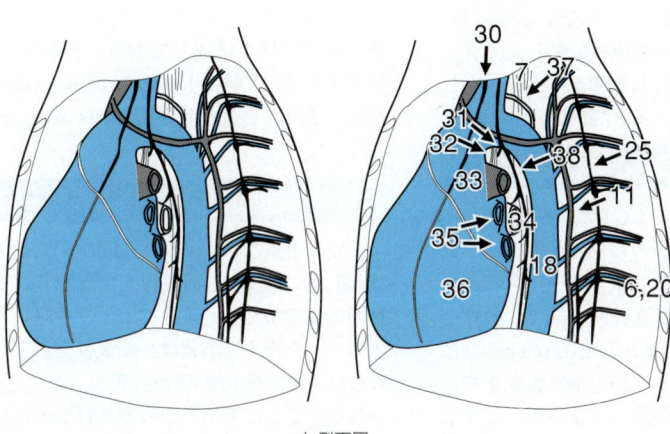

1　右腕頭静脈
3　上大静脈
4　奇静脈
6　肋間静脈
7　食道
8　気管
11　副半奇静脈
18　下行大動脈
20　肋間動脈
21　右交感神経幹
22　右主気管支
23　右迷走神経
24　右反回神経
25　左交感神経幹
26　右横隔神経
27　大動脈弓
28　右肺動脈
29　右上下肺静脈
30　左横隔神経
31　左反回神経
32　動脈管索
33　左肺動脈
34　左主気管支
35　左肺静脈
36　心嚢
37　胸管
38　左迷走神経

左側面図

「臨床呼吸器外科」第1版　医学書院より改変

Don't Forget!

- 左肺の区域は8区域．1＋2で1区域を形成する．
- 細気管支からはLambert管，肺胞嚢間にはKohn小孔が存在する．
- 気道中心性にはいくつか違ったレベルがあり，分布にはバリエーションがある．

1 胸部の大臓器，血管

　肺は重量約300g程度で，左肺は上葉と下葉の2葉に，右肺は上葉，中葉，下葉の3葉に分かれ，表面は胸膜（臓側胸膜）で覆われている．胸郭の内側を覆う壁側胸膜へとつながっており，この2つの胸膜で囲まれた領域が胸腔である．

　肺区域の中央を気管支と肺動脈が伴走して走行し，区域の間を肺静脈が走行している．肺動脈系は，右心室を出た肺動脈幹から分岐して肺胞で毛細血管となりガス交換が行われ，動脈血となった血液は肺静脈系へと戻る（機能血管）．一方気管支動脈は，大動脈や肋間動脈から直接分岐し，気管・気管支に沿って走行し気管支壁内に栄養しながら胸膜下に達する（栄養血管）．

2 肺葉，区域，亜区域

　気管の前側2/3にはC字型の軟骨が存在するが，後側は筋層のみでできている．気道は，気管から左右主気管支→葉気管支→区域枝→亜区域枝と2分岐を続け，軟骨を欠くと気管支から細気管支（bronchiole）と呼ばれるようになる．終末細気管支までは主に導管としての機能しかないが，より末梢の呼吸細気管支からは，ガス交換に関与する．ただし，さらに，呼吸細気管支は肺胞管（alveolar duct）→肺包嚢（alveolar sac）へと分岐をしていく（図1）．この内，区域

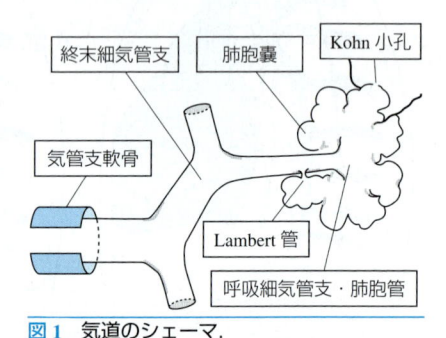

図1　気道のシェーマ．
細気管支より末梢は軟骨を有さず，高いコンプライアンスを保つ．細気管支―肺胞，肺胞嚢―肺胞嚢への小孔をそれぞれ，Lambert管，Kohn小孔と呼ぶ．これらが病変の分布に大きな影響を与える．

枝が肺の区域を構成しており，右肺は10個であるが，左肺は1＋2が1つの区域となり，また7を欠くため8個の区域から成り立っている．

3 小葉構造

　一般に小葉という場合はMillerの二次小葉（図2）に相当し，細気管支で支配され小葉間隔壁で境された1～2cmの多面立方体のことを指す．小葉は，細気管支から分岐した1本の終末細気管支（図3，4）に支配される．さらに末梢の呼吸細気管支から肺胞までを含めた領域が細葉であり，通常4～10mm程度である（図4）．つまり，小葉には，面でみると数個程度の細葉が含まれていることになる．

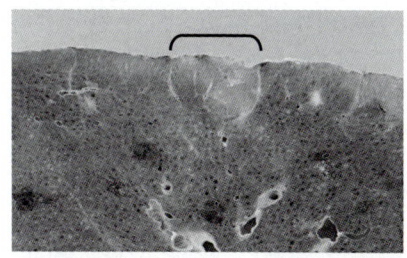

第1章　呼吸器専門医として知っておくべき基本事項

図2　小葉.
不完全な隔壁が，小葉を取り囲むように観察される．

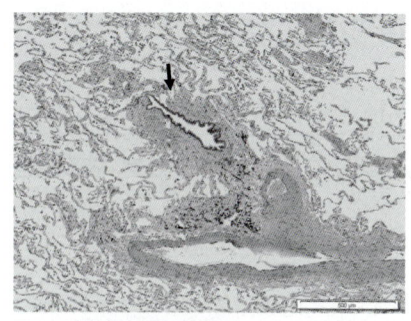

図3　終末細気管支(矢印).
動脈と並走し，周囲をリンパ管が取り囲む．

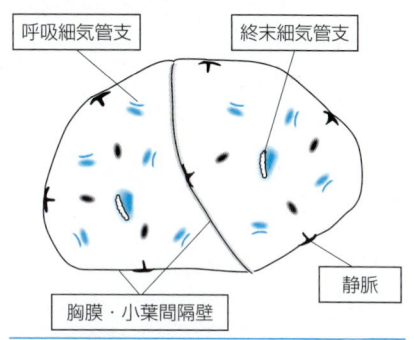

図4　小葉のシェーマ.
2つの小葉が含まれた生検を想定したシェーマである．病変の発生機序により侵される分布が異なる．気道中心性病変は終末細気管支周囲のbroncho-vascular bundleに病変を作ることもあり，呼吸細気管支周囲に病変を形成することもある．

4　気管・気管支上皮細胞

　気管および気管支の粘膜上皮(図5)は，多列線毛上皮で基底細胞，中間細胞，線毛細胞，杯細胞，神経内分泌細胞や気管支腺細胞で構成されている．その粘膜の下に弾性線維束，平滑筋，気管支腺，軟骨の順で存在している．分岐を繰り返し末梢へいくほど上皮の丈は低くなり，細気管支からは軟骨と気管支腺を欠き単層の立方〜円柱状の線毛上皮となり，杯細胞や神経内分泌細胞，またClara細胞も認めるようになる(これらの細胞は，終末細気管支でもっとも多く認められる).

5　肺胞上皮細胞

　肺胞を構成する細胞は，基底膜上に存在するⅠ型およびⅡ型肺胞上皮細胞(図6)と肺胞マクロファージである．通常の肺標本では，観察される肺胞上皮細胞の内，肺胞

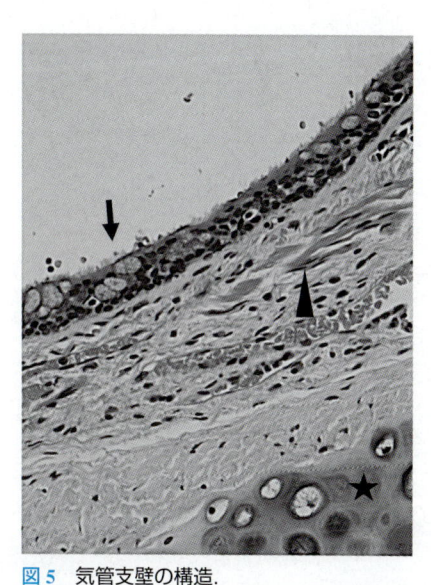

図5　気管支壁の構造.
上皮：多列線毛上皮細胞(矢印)，平滑筋(矢頭)，軟骨(＊)が認められる．周囲には気管支腺が分布する．

A　解剖学・組織学

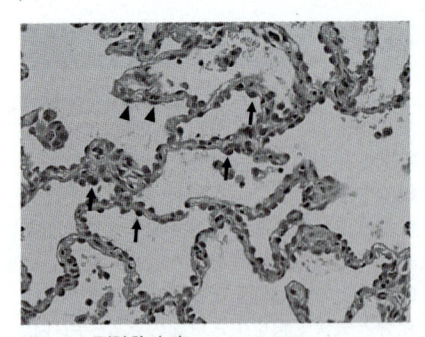

図6 II型肺胞上皮.
通常の肺組織上では，I型上皮が肺胞表面を覆うことが多い(矢頭)．炎症などが加わると立方型のII型上皮が出現する(矢印)．

の表面はI型細胞が90％を占めている．扁平なI型細胞に対し，II型肺胞上皮細胞は立方から類円形で，肺胞の角部に存在することが多い．肺胞が傷害されると，I型細胞の数が減り，代わりにII型細胞の大きさや数が増大する．

　肺胞マクロファージは肺胞腔内や肺胞中隔を自由に移動し，異物除去などに働いている．

富山大学附属病院病理部　**富永正樹，福岡順也**

1 悪性新生物

I．肺腫瘍

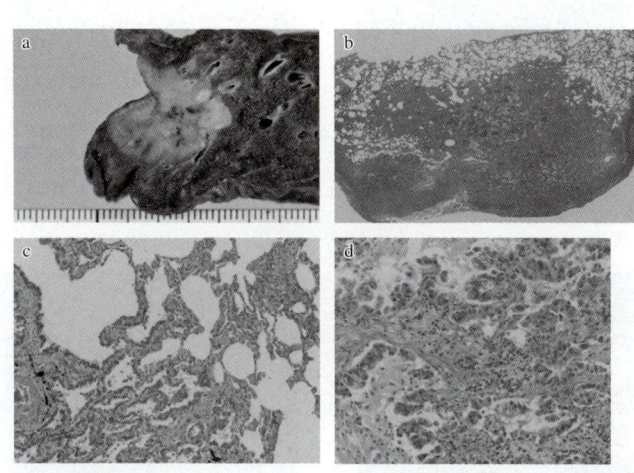

図1 腺癌．
白色で辺縁は肺胞置換性の増殖を示すため，境界がやや不明瞭となっている(a)．中央部には炭粉を含む線維化を伴うことが多い．一般的な野口タイプCの腺癌の辺縁は肺胞上皮を置換するように増殖し(c)，中央部では浸潤性のcomponent を伴うことが多い．ここでは papillary component が認められる(d)．肺胞を置換する component を以前は BAC (bronchioloalveolar) component と呼んでいたが，現在は lepedic growth component として，BACという言葉は使用しないようになってきている．

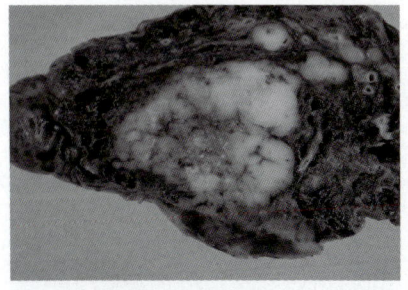

図2 小細胞癌．
胸膜直下の不整形腫瘤で分葉状，やや光沢のある腫瘍で，周囲へ撒布を認める．

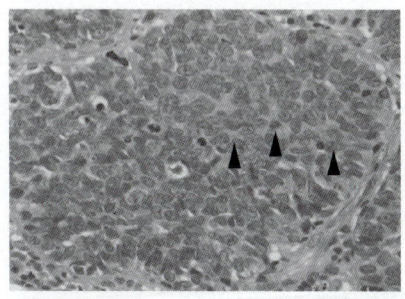

図3 N/C の高い小型の腫瘍細胞が島状に増殖．一部ロゼット様配列(矢頭)を示している．核小体を認めない．未分化な神経内分泌癌であるが，免疫染色で神経内分泌の性格を確認できないこともある．

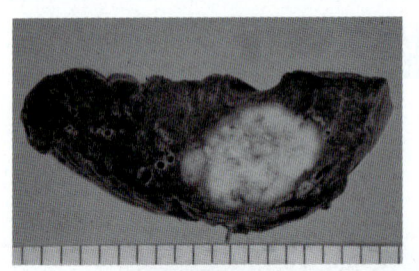

図4 大細胞神経内分泌癌(LCNEC).
境界明瞭で,比較的均一な割面,象牙色で中央壊死を伴う.

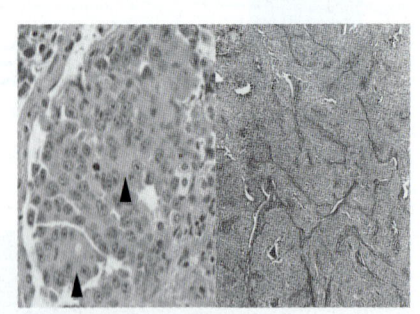

図5 細胞質の目立つ中型から大型の腫瘍細胞がシート状に配列し,一部ロゼット様配列(矢頭)を示している.散在性に核小体もみられる.

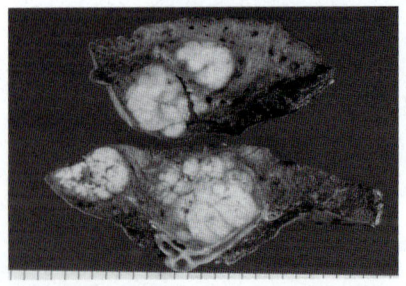

図6 扁平上皮癌.
腫瘍は多結節状ながら周囲との境界は明瞭で,内部に黄色の壊死を認める.中枢に存在するものが多かったが,最近は末梢に発症するものも増えてきた.末梢型では,中央部に牽引性と思われる細気管支拡張に伴う穴あきがみられることが少なくない.

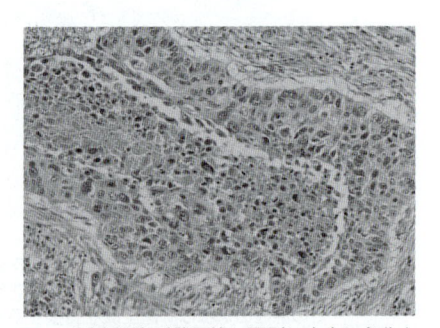

図7 腫瘍細胞が敷石状に配列し中央に角化を伴う壊死がみられる.

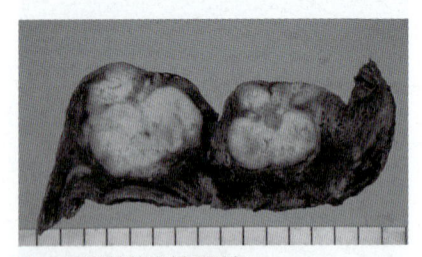

図8 転移性肺癌(直腸癌).
境界明瞭で,外に凸.胸膜へ浸潤することは少ない.気道との交通がみられないことが多い.

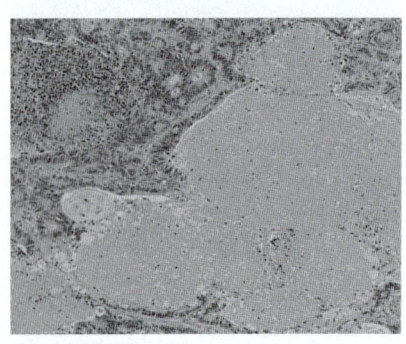

図9 直腸癌転移.
境界明瞭な腫瘍で,高円柱状の腫瘍細胞が管状の形態を示し,内部に広範な壊死を伴う.

II. 縦隔腫瘍

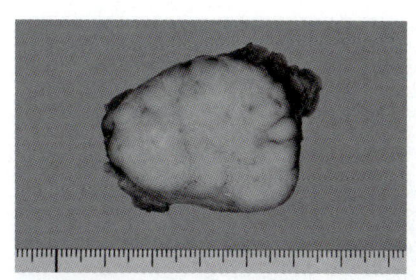

図1 胸腺腫.
白色の硬い充実性腫瘍で，被膜を有している.

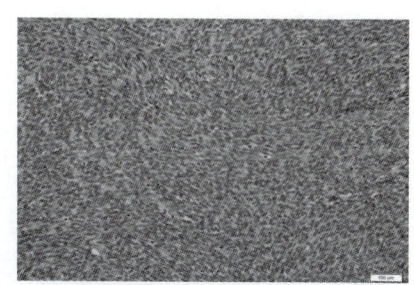

図2 胸腺腫（Type A）.
紡錘型細胞が錯走している.

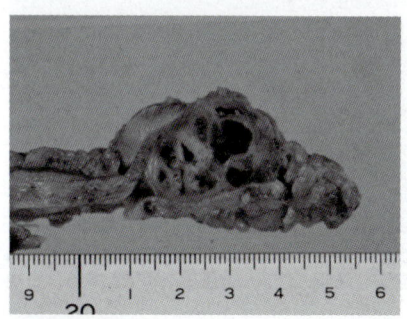

図3 胸腺癌.
分葉傾向で線維性の隔壁を有し，内部に出血と壊死がみられる.

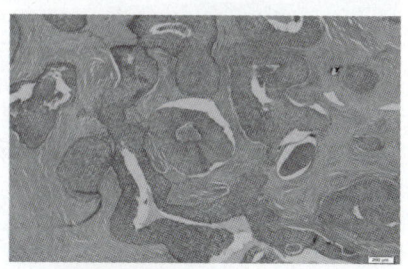

図4 胸腺癌（扁平上皮癌）.
周囲の硝子化した線維成分と Comedo 様の中心部壊死を伴う腫瘍の増殖.

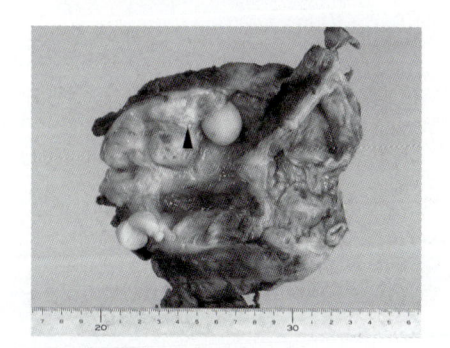

図5 奇形腫.
腫瘤内部に皮脂成分（矢頭）を含んでいる.

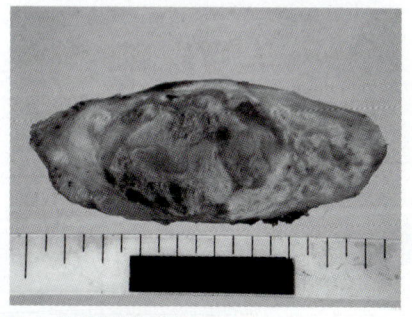

図6 卵黄嚢腫（Yolk sac tumor）.
腫瘍内部に出血壊死を認める.

Ⅲ. 悪性中皮腫

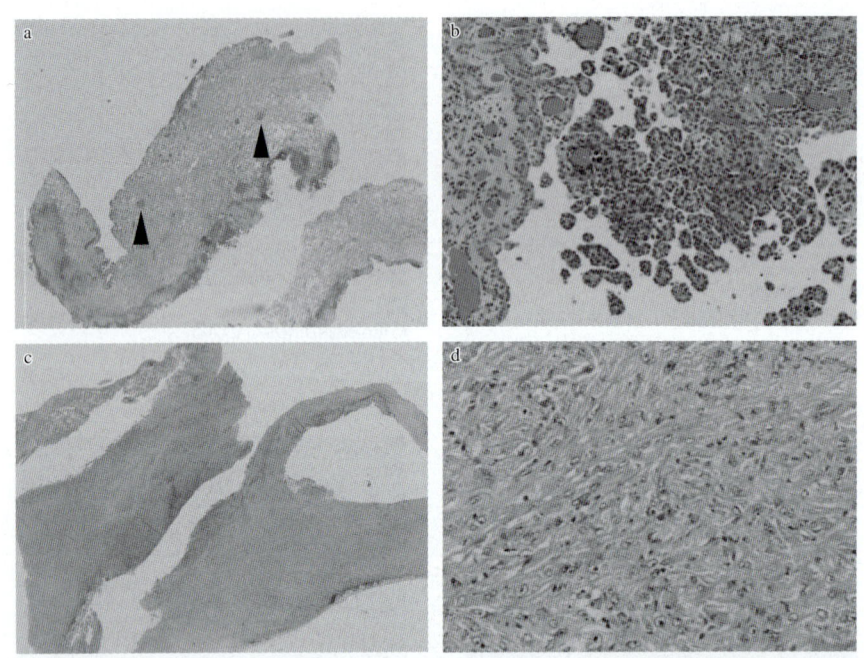

図 悪性中皮腫. 上段(a, b): 上皮型. 表面を這う様に増殖し, 胸腔内へ乳頭状に増殖を示す. 肺内への転移浸潤もみられる(矢頭). 下段(c, d): 肉腫型. 胸膜のびまん性肥厚を特徴とする. 不規則な増殖を示す紡錘形の異型細胞が観察される.

富山大学附属病院病理部　**富永正樹, 福岡順也**

2 間質性肺炎

Ⅰ. 通常型間質性肺炎（UIP）

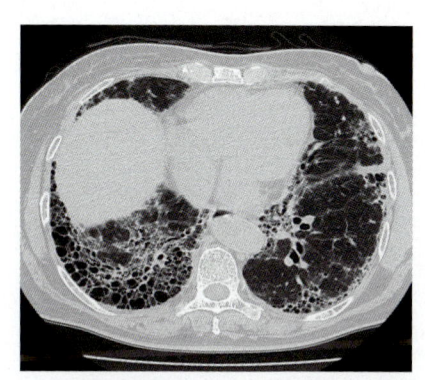

図1 両肺末梢胸膜直下に小嚢胞状変化，線状網状影，牽引性気管支・細気管支拡張性変化を認め，蜂巣肺形成を伴う．また，これらに混在するようにすりガラス影および浸潤影が見られる．強い線維化を示唆する病変に隣接し，微細な粒状影や比較的正常部などが認められ，病変，非病変部の移行は急峻．

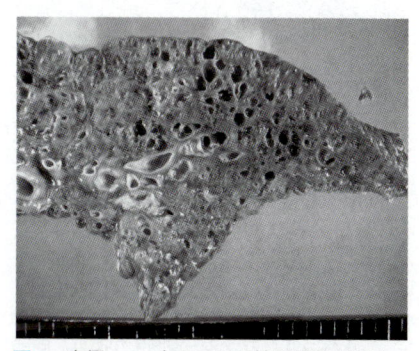

図2 直径1cm大までのお椀型嚢胞が観察される．

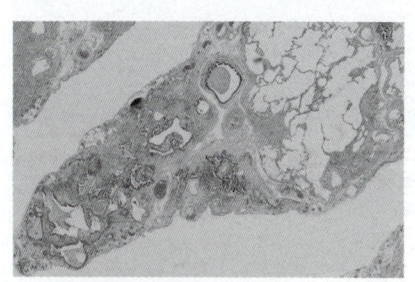

図3 肺小葉の辺縁を中心に線維化がみられ，中央部には正常肺が観察される．図左側には蜂巣肺形成もみられる．

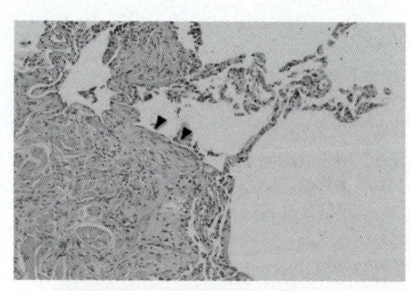

図4 蜂巣肺形成を伴う密な線維化病変と正常肺の境界部に線維芽細胞巣(fibroblastic foci)(矢頭)が認められる．病変の時相が多彩で不均一であると表現される根拠である．

II. 非特異性間質性肺炎（NSIP）

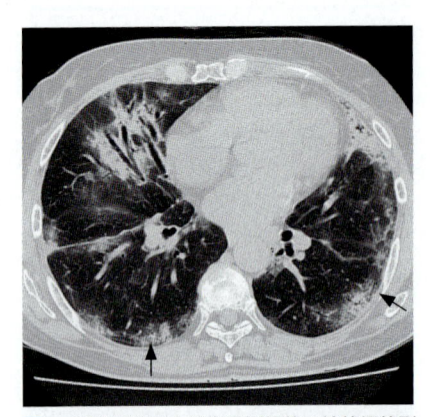

図1 両側下肺野末梢胸膜側優位に線状網状影を伴うすりガラス〜浸潤影があり，同部に牽引性気管支〜細気管支拡張性変化を認める．気管支血管束に沿う分布傾向も見られる．所見の軽い部分では胸膜直下に病変が及んでいない部分を認める（矢印）．病変，非病変部の境界は不明瞭で，なだらかに非病変部へ移行している．

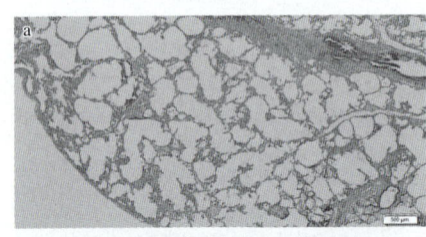

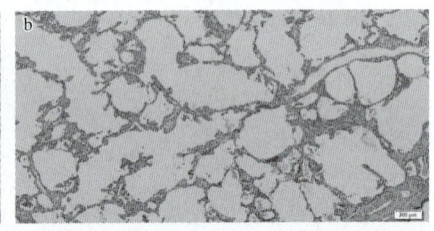

図2 病変は胸膜側から肺内側にかけておおむね均一でびまん性に分布し，肺の基本構造は比較的保たれている．肺胞壁などの間質にリンパ球主体の炎症細胞浸潤あるいは線維化による肥厚がびまん性にみられ，時相は比較的均一である．

III. 特発性器質化肺炎（COP）

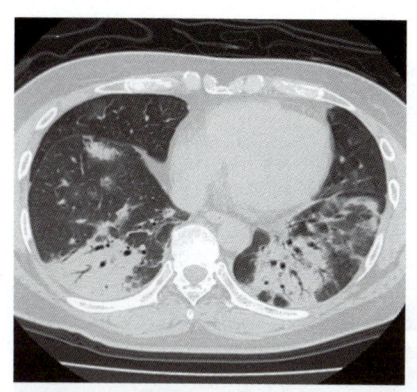

図1 両肺末梢側優位に浸潤影を認め，内部にやや拡張した気管支透亮像を認める．周囲には淡いすりガラス影を伴い，辺縁がやや高吸収で内部がすりガラス状を呈する結節状病変も散在する．

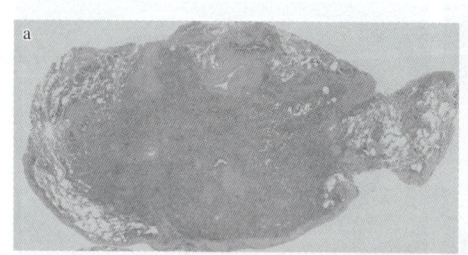

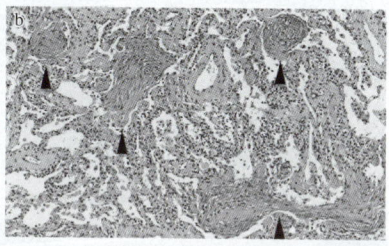

図2 COP の多くは比較的辺縁の境界明瞭である場合が多く，胸膜近傍がわずかに保たれる傾向を示す(a)．器質化病変(矢頭)はいずれも既存の気腔内に存在し，わずかに炎症細胞浸潤を示すが，器質化を示さない間質成分が介在している(b)．

富山大学附属病院病理部　**富永正樹，福岡順也**

C 正常胸部 CT 像

正常胸部 CT 像

I. 横断像肺野

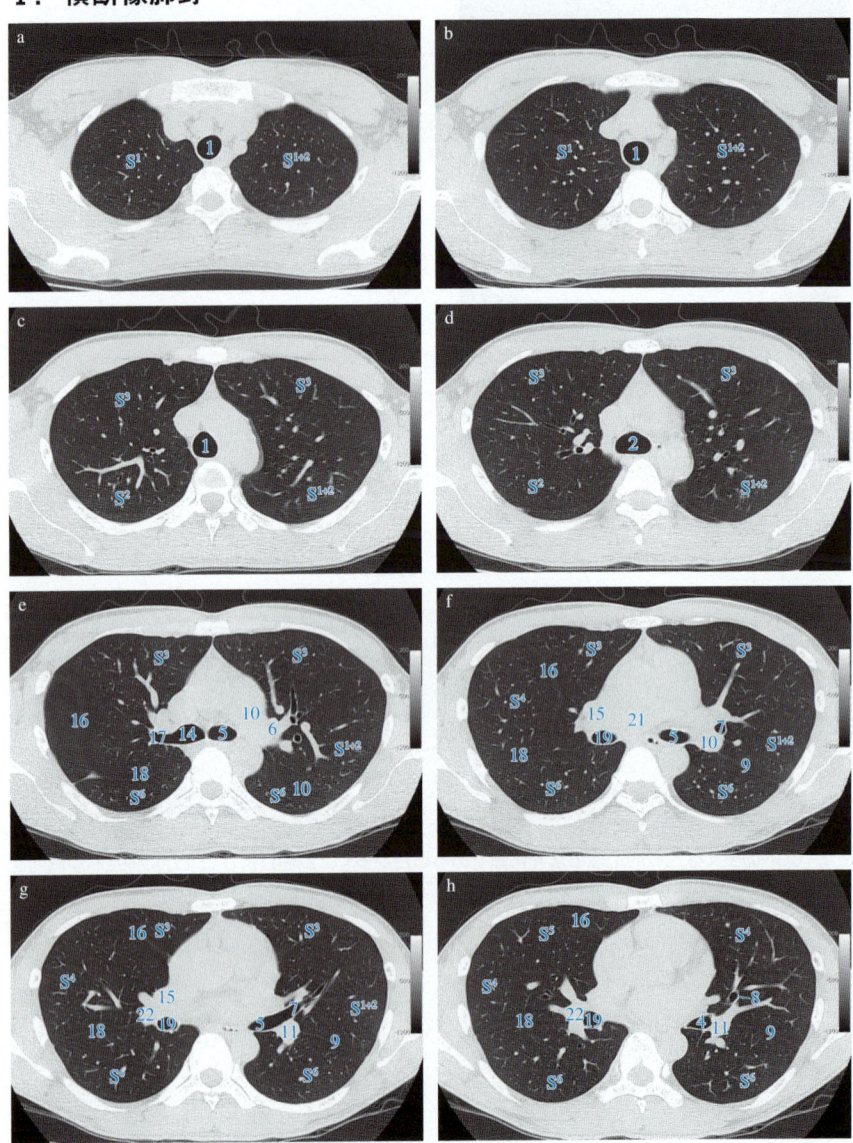

1 気管	2 気管分岐部	3 左下肺静脈	4 左下葉気管支	5 左主気管支
6 左上肺静脈	7 左上葉気管支	8 左舌区気管支	9 左大葉間裂	10 左肺動脈
11 左肺動脈下行枝				

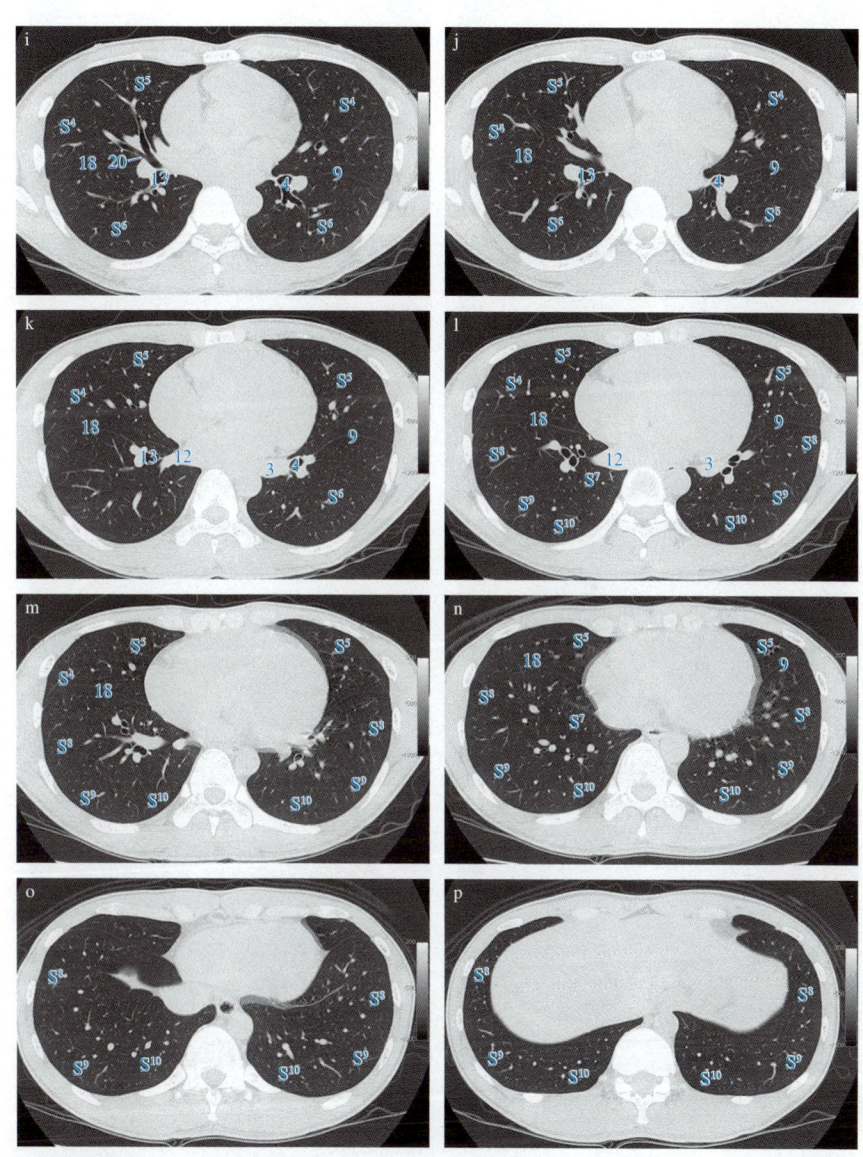

第1章 呼吸器専門医として知っておくべき基本事項

C 正常胸部CT像

12 右下肺静脈　　13 右下葉気管支　　14 右主気管支　　15 右上肺静脈　　16 右小葉間裂
17 右上葉気管支　18 右大葉間裂　　19 右中間気管支幹　20 右中葉気管支　21 右肺動脈
22 右肺動脈下行枝

Ⅱ. 横断像縦隔

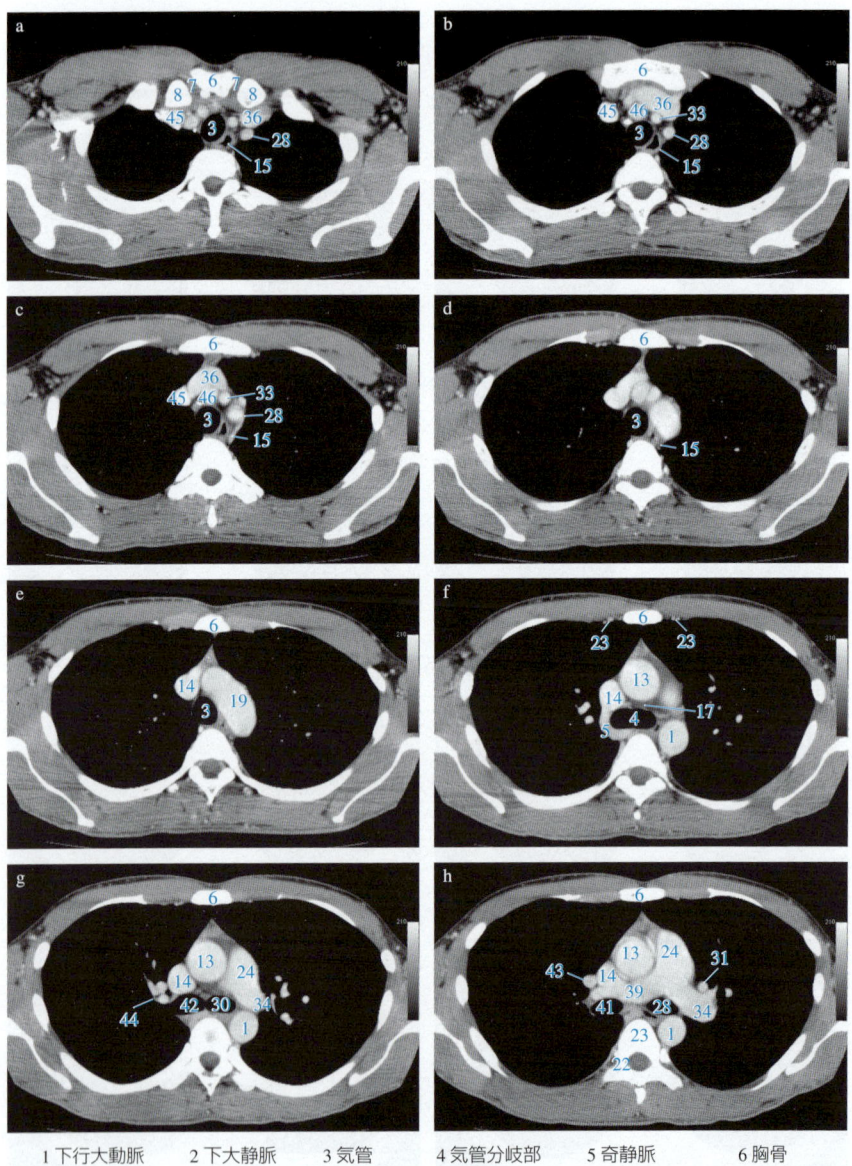

1 下行大動脈	2 下大静脈	3 気管	4 気管分岐部	5 奇静脈	6 胸骨
7 胸鎖関節	8 鎖骨	9 左心室	10 左心房	11 左心耳	12 三尖弁
13 上行大動脈	14 上大静脈	15 食道	16 心室中隔	17 心膜上洞	18 僧帽弁
19 大動脈弓	20 大動脈弁	21 椎体	22 椎弓根	23 内胸動静脈	24 肺動脈幹
25 半奇静脈					

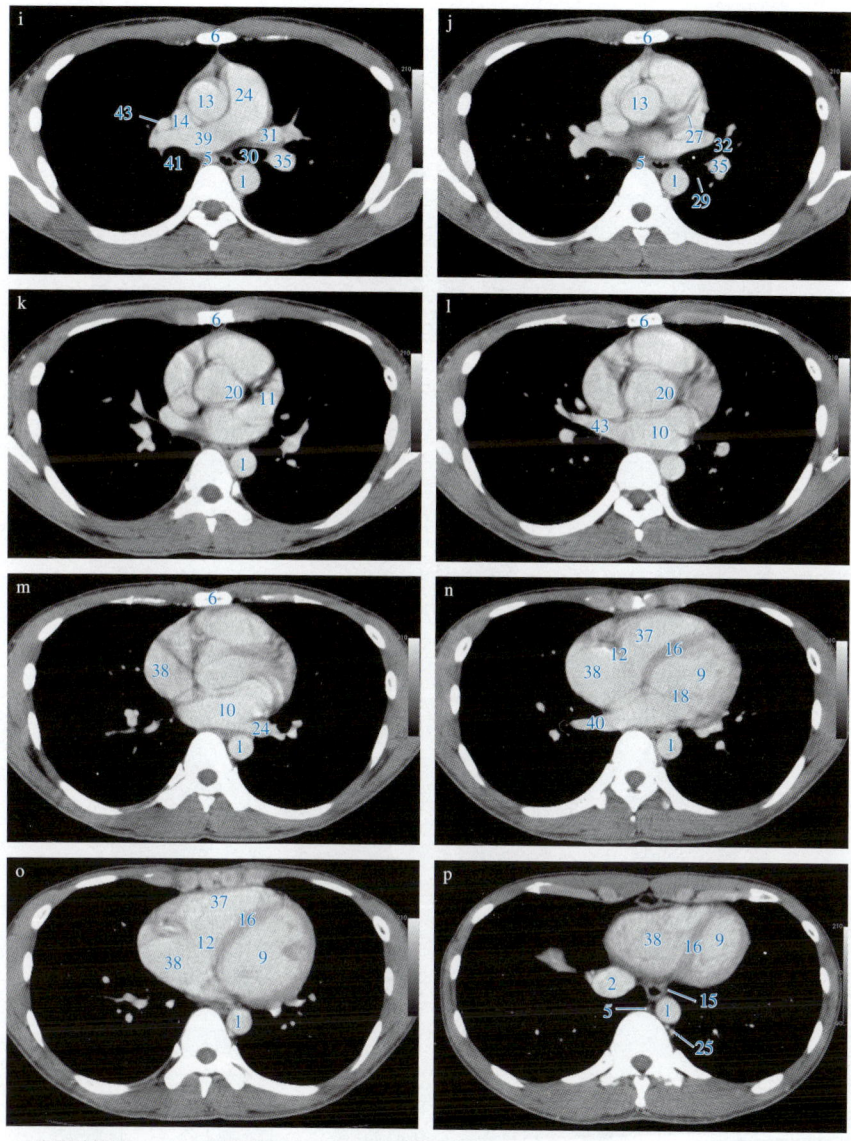

第1章　呼吸器専門医として知っておくべき基本事項

C 正常胸部CT像

26 左下肺静脈	27 左冠動脈	28 左鎖骨下動脈	29 左下葉気管支	30 左主気管支
31 左上肺静脈	32 左上葉気管支	33 左総頸動脈	34 左肺動脈	35 左肺動脈下行枝
36 左腕頭静脈	37 右心室	38 右心房	39 右肺動脈	40 右下肺静脈
41 右中間気管支幹	42 右主気管支	43 右上肺静脈	44 右上葉気管支	45 右腕頭静脈
46 腕頭動脈				

Ⅲ. 冠状断像

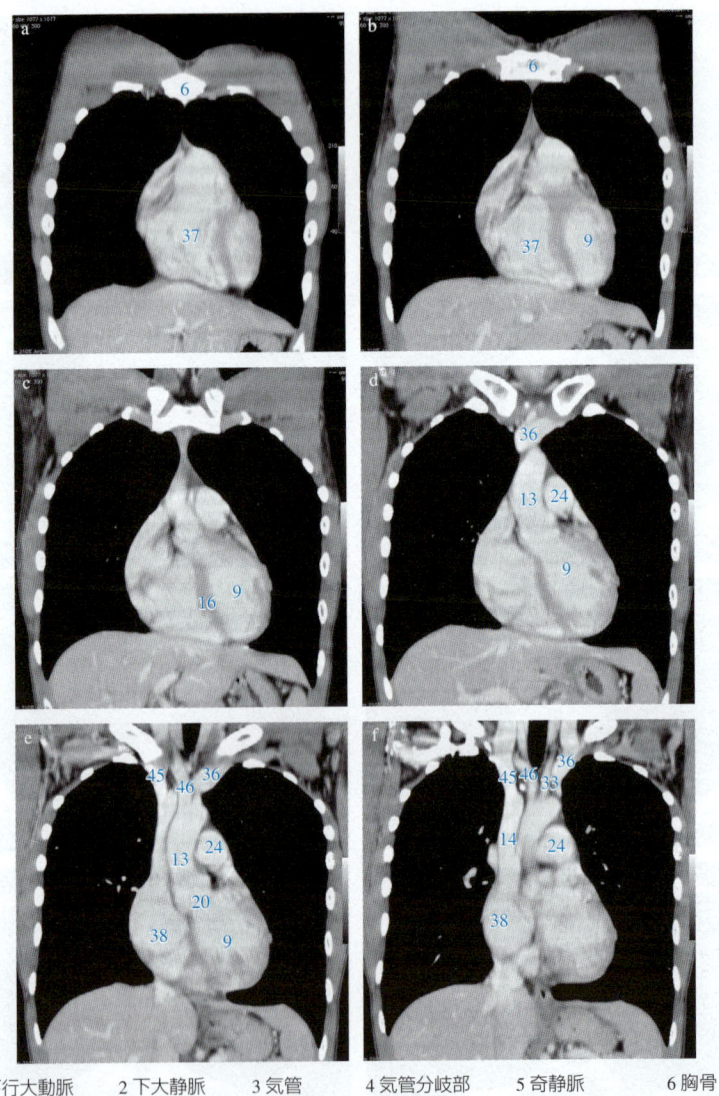

1 下行大動脈	2 下大静脈	3 気管	4 気管分岐部	5 奇静脈	6 胸骨
7 胸鎖関節	8 鎖骨	9 左心室	10 左心房	11 左心耳	12 三尖弁
13 上行大動脈	14 上大静脈	15 食道	16 心室中隔	17 心膜上洞	18 僧帽弁
19 大動脈弓	20 大動脈弁	21 椎体	22 椎弓根	23 内胸動静脈	24 肺動脈幹
25 半奇静脈					

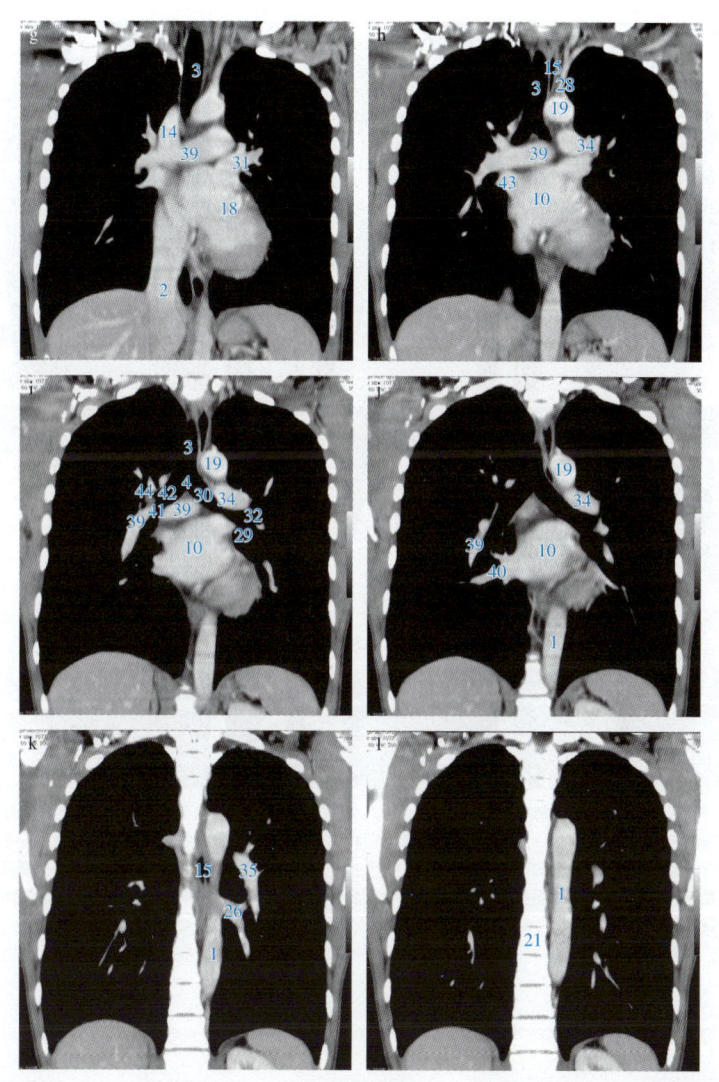

第1章　呼吸器専門医として知っておくべき基本事項

C 正常胸部CT像

26 左下肺静脈	27 左冠動脈	28 左鎖骨下動脈	29 左下葉気管支	30 左主気管支
31 左上肺静脈	32 左上葉気管支	33 左総頸動脈	34 左肺動脈	35 左肺動脈下行枝
36 左腕頭静脈	37 右心室	38 右心房	39 右肺動脈	40 右下肺静脈
41 右中間気管支幹	42 右主気管支	43 右上肺静脈	44 右上葉気管支	45 右腕頭静脈
46 腕頭動脈				

Ⅳ．矢状断像

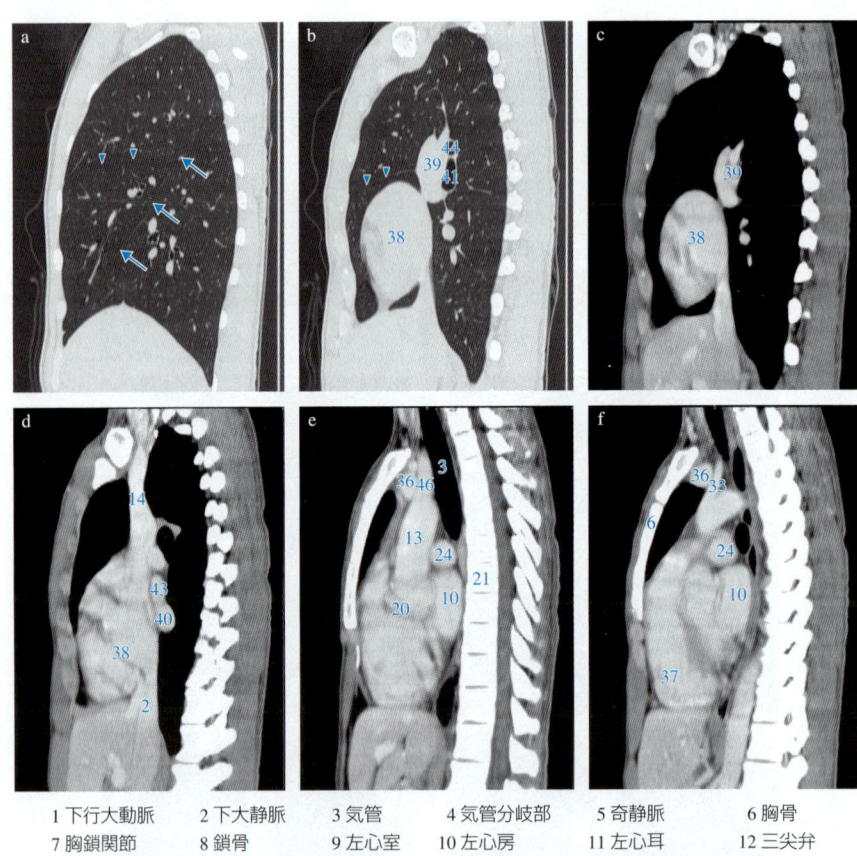

1 下行大動脈　　2 下大静脈　　3 気管　　4 気管分岐部　　5 奇静脈　　6 胸骨
7 胸鎖関節　　8 鎖骨　　9 左心室　　10 左心房　　11 左心耳　　12 三尖弁
13 上行大動脈　　14 上大静脈　　15 食道　　16 心室中隔　　17 心膜上洞　　18 僧帽弁
19 大動脈弓　　20 大動脈弁　　21 椎体　　22 椎弓根　　23 内胸動静脈　　24 肺動脈幹
25 半奇静脈
※ b と c は同断面

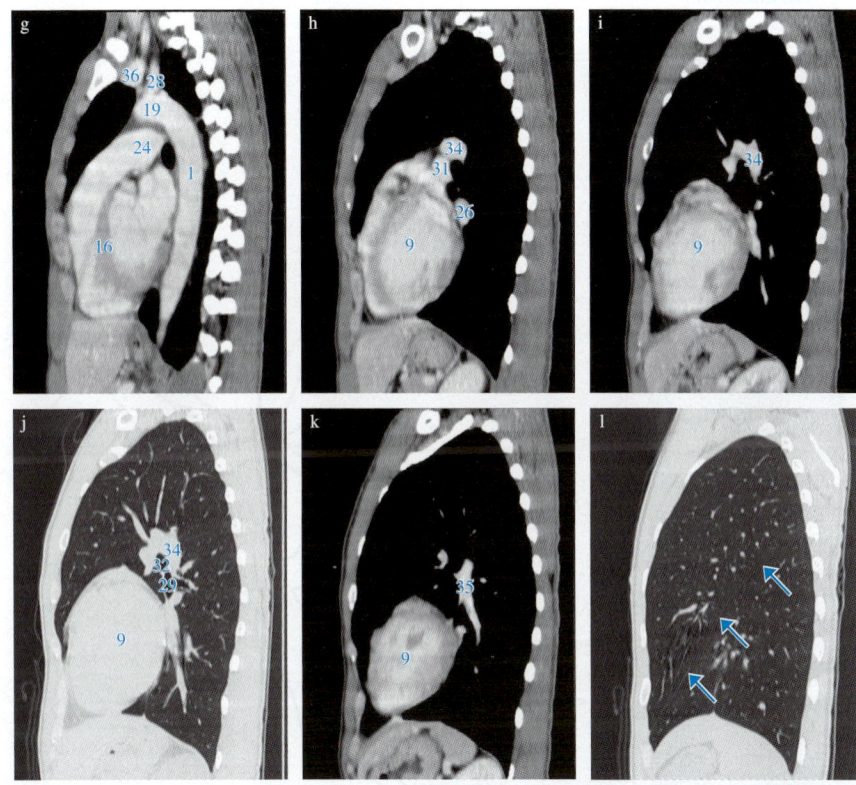

第1章 呼吸器専門医として知っておくべき基本事項

C 正常胸部CT像

26 左下肺静脈	27 左冠動脈	28 左鎖骨下動脈	29 左下葉気管支	30 左主気管支
31 左上肺静脈	32 左上葉気管支	33 左総頚動脈	34 左肺動脈	35 左肺動脈下行枝
36 左腕頭静脈	37 右心室	38 右心房	39 右肺動脈	40 右下肺静脈
41 右中間気管支幹	42 右主気管支	43 右上肺静脈	44 右上葉気管支	45 右腕頭静脈
46 腕頭動脈	小矢印：右大葉間裂		大矢印：左大葉間裂	矢頭：右小葉間裂

※iとjは同断面

長崎大学病院がん診療センター　芦澤和人

D 気管支鏡

1 正常気管支鏡所見

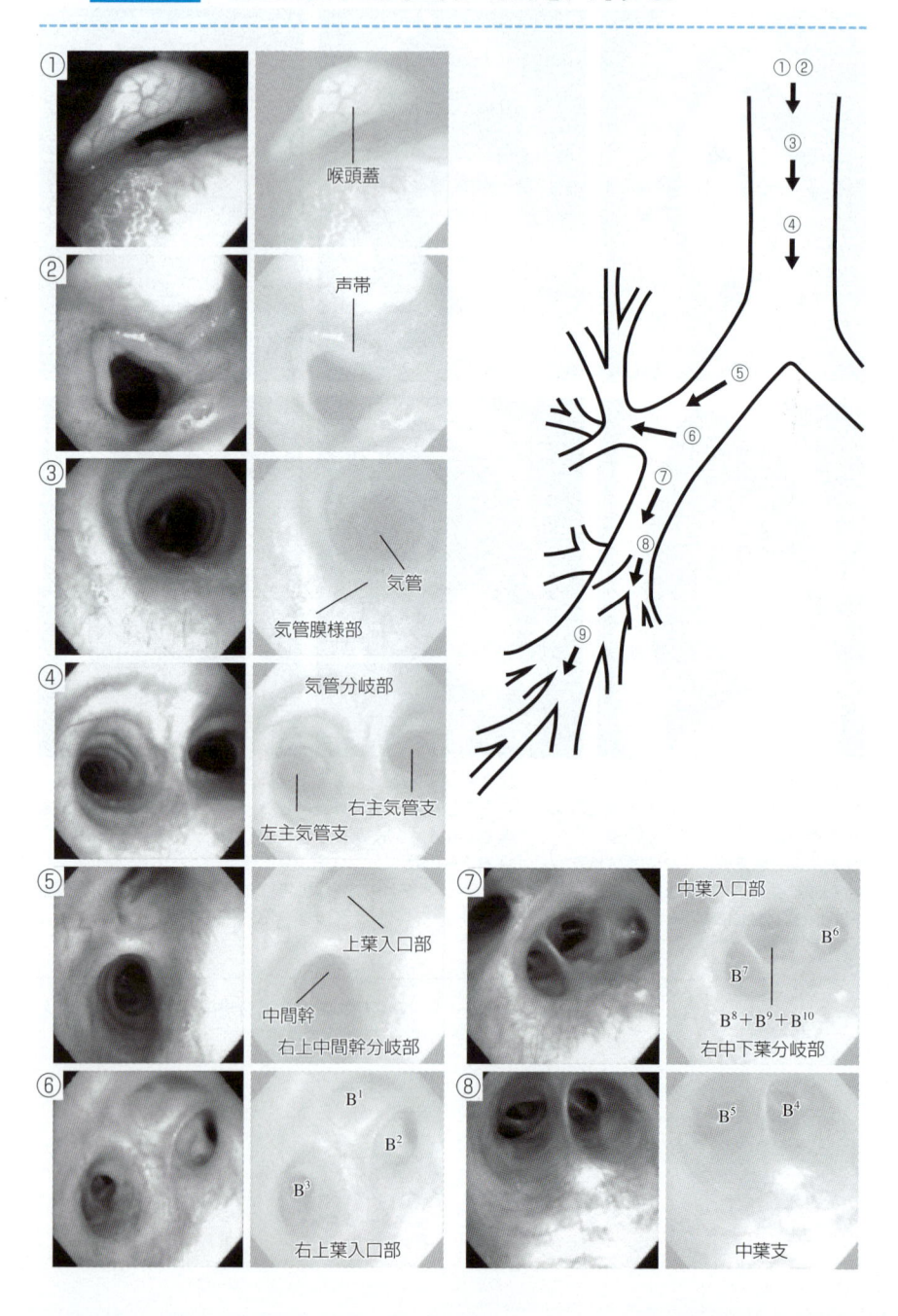

① 喉頭蓋
② 声帯
③ 気管
　気管膜様部
④ 気管分岐部
　右主気管支
　左主気管支
⑤ 上葉入口部
　中間幹
　右上中間幹分岐部
⑥ B¹
　B²
　B³
　右上葉入口部
⑦ 中葉入口部
　B⁶
　B⁷
　B⁸+B⁹+B¹⁰
　右中下葉分岐部
⑧ B⁵　B⁴
　中葉支

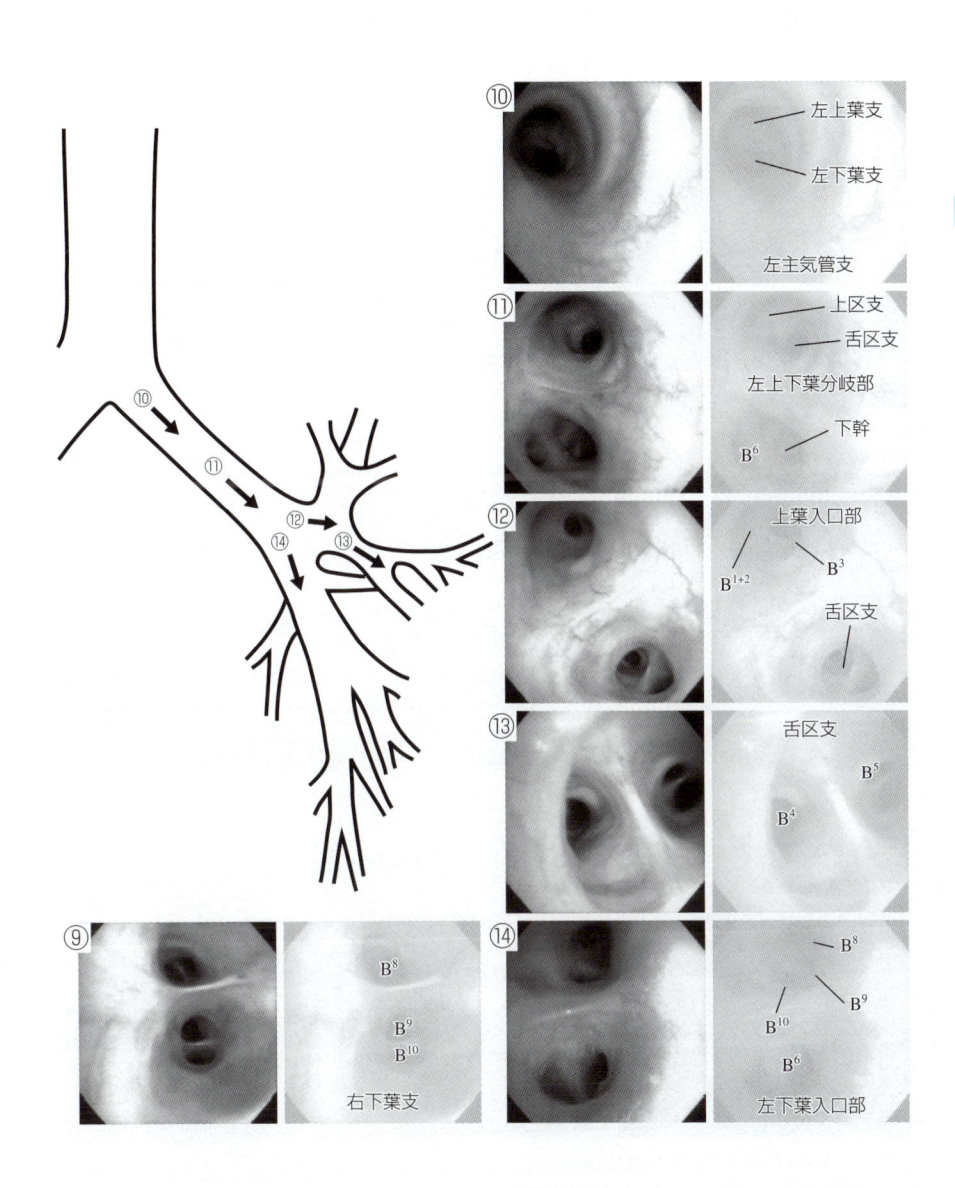

第1章　呼吸器専門医として知っておくべき基本事項

D 気管支鏡

⑩ 左主気管支
　— 左上葉支
　— 左下葉支

⑪ 左上下葉分岐部
　— 上区支
　— 舌区支
　B^6 — 下幹

⑫ 上葉入口部
　B^{1+2}　B^3
　舌区支

⑬ 舌区支
　B^4　B^5

⑨ 右下葉支
　B^8
　B^9
　B^{10}

⑭ 左下葉入口部
　B^8　B^9
　B^{10}
　B^6

北海道大学第一内科　**大泉聡史**

D 気管支鏡

2 肺癌の気管支鏡所見

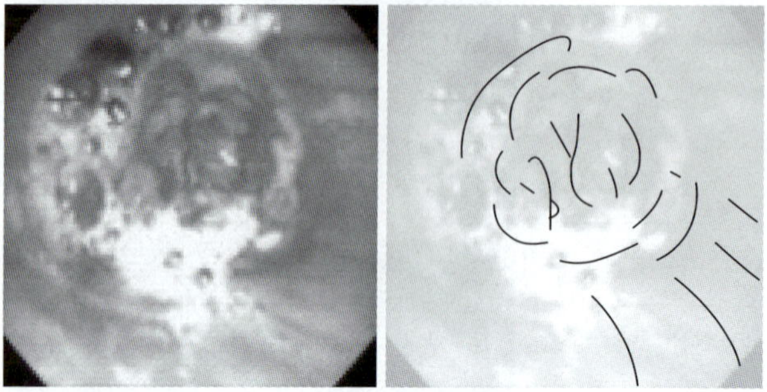

粘膜主体型

中間幹を閉塞するように存在するポリープ状腫瘍．表面凹凸不整で血管増生が目立つ．
肺扁平上皮癌

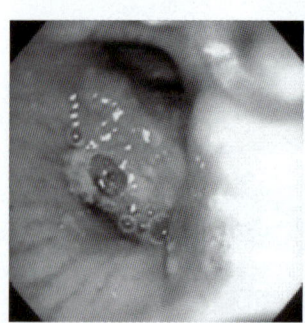

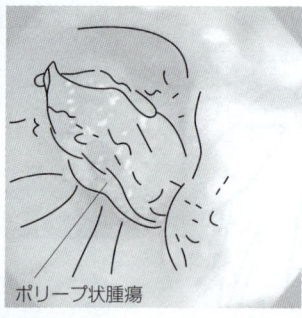

粘膜主体型

左上下葉分岐部に出来たポリープ状腫瘍．左主気管支末梢部を狭窄．
肺扁平上皮癌

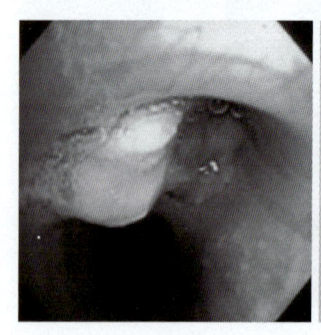

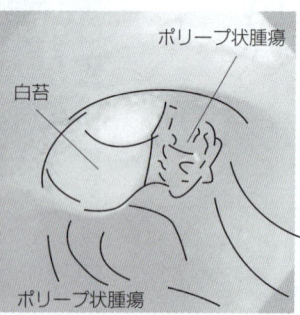

粘膜主体型

右上葉入口部より突出したポリープ状腫瘍．腫瘍壊死組織と思われる白苔が認められる．
Mucoepidermoid carcinoma

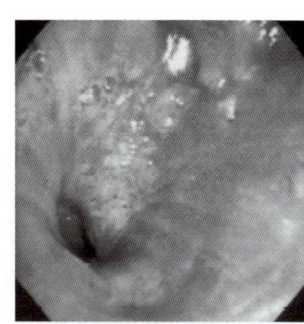

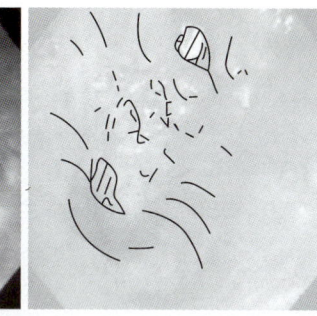

第 1 章 呼吸器専門医として知っておくべき基本事項

粘膜主体型

広汎な腫瘍浸潤のため左上下葉分岐部が変形し，上葉入口部，下葉入口部ともに狭窄している．
肺扁平上皮癌

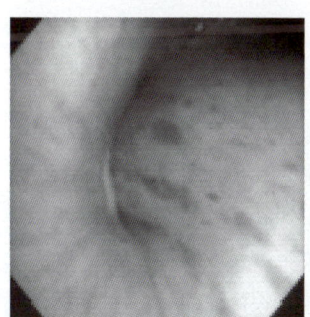

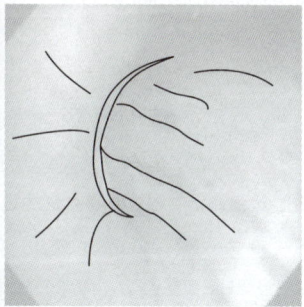

粘膜下主体型

中間幹膜様部より隆起した粘膜下主体型腫瘍．
粘膜にやや発赤が認められるが，縦走襞は保たれている．
肺大細胞癌

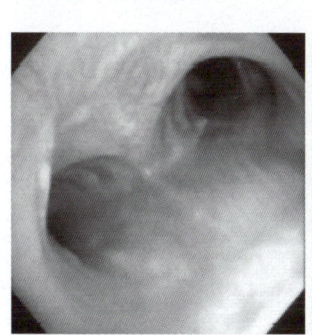

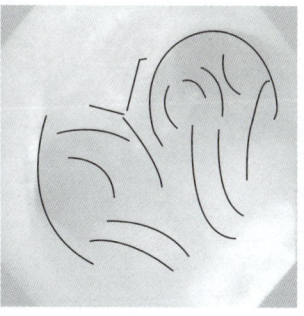

粘膜下主体型

リンパ節転移のため＃7縦隔リンパ節が腫脹．それにより気管分岐部の角度が鈍になっている．

北海道大学第一内科　**大泉聡史**

E 各種疾患の臨床分類，病期分類表

1 臨床分類

表1　ECOG Performance Status（PS）

Score	定義
0	全く問題なく活動できる．発病前と同じ日常生活が制限なく行える．
1	肉体的に激しい活動は制限されるが，歩行可能で，軽作業や座っての作業は行うことができる．例：軽い家事，事務作業
2	歩行可能で自分の身の回りのことは全て可能だが作業はできない．日中の50%以上はベッド外で過ごす．
3	限られた自分の身の回りのことしかできない．日中の50%以上をベッドか椅子で過ごす．
4	全く動けない．自分の身の回りのことは全くできない．完全にベッドか椅子で過ごす．

Common Toxicity Criteria, Version2.0 Publish Date April 30, 1999

表2　Fletcher-Hugh-Jones 分類

I 度	同年齢の健常者とほとんど同様の労作ができ，歩行，階段昇降も健常者なみにできる
II 度	同年齢の健常者とほとんど同様の労作ができるが，坂，階段の昇降は健常者なみにできない
III 度	平地さえ健常者なみに歩けないが，自分のペースでなら1マイル（1.6 km）以上歩ける
IV 度	休みながらでなければ50ヤード（約46 m）も歩けない
V 度	会話，着物の着脱にも息切れを自覚する．息切れのために外出できない

（Fletcher CM *et al. Br Med J* 1959；**2**：257-266）

表3　MRC 息切れスケール

Grade 0	息切れを感じない
Grade 1	強い労作で息切れを感じる
Grade 2	平地を急ぎ足で移動する，または緩やかな坂を歩いて登る時に息切れを感じる
Grade 3	平地歩行でも同年齢の人より歩くのが遅い，または自分のペースで平地歩行していても息継ぎのために休む
Grade 4	約100ヤード（91.4 m）歩行したあと息継ぎのため休む，または数分間，平地歩行したあと息継ぎのため休む
Grade 5	息切れがひどくて外出ができない．または衣服の着脱でも息切れがする

Brooks SM. Surveillance for respiratory hazards. ATS News 1982；8：12-16

表4 修正 Borg スケール

0	感じない
0.5	非常に弱い
1	やや弱い
2	弱い
3	
4	多少強い
5	強い
6	
7	とても強い
8	
9	
10	非常に強い

F-H-J，MRC は医療スタッフが評価する呼吸困難感のスケール．修正 Borg スケールは患者が自分自身を評価する呼吸困難感のスケール．
Borg GAV. A category scale with ratio properties for intermodal and interindividual comparisons. In Geissler HG, Petzold P ed. Psychophysical Judgment and the Process of Perception. VebDeutscherVerlag der WissenSchaften, Berlin. 25-34, 1982.

表5 NYHA（New York Heart Association）心機能分類

Grade	症状
Ⅰ度	心疾患があるが，身体活動には特に制約がなく，日常労作により呼吸困難，狭心痛，疲労，動悸などの愁訴が生じないもの．
Ⅱ度	心疾患があり，身体活動が軽度に制約されるもの：安静時または軽労作時には障害がないが，日常労作のうち比較的強い労作（例えば，階段上昇，坂道歩行など）によって，上記の愁訴が生ずるもの．
Ⅲ度	心疾患があり，身体活動が著しく制約されるもの：安静時には愁訴はないが，比較的軽い日常労作でも，上記の主訴が出現するもの．
Ⅳ度	心疾患があり，わずかな身体労作でも上記愁訴が出現する．また，心不全症状，または，狭心症症候群が安静時においてもみられ，労作により増強するもの．

The Criteria Committee of the New York Heart Association. Nomenclature and Criteria for Diagnosis of Diseases of the Heart and Great Vessels. 9th ed. Little, Brown & Co ； 253-256, 1994.

埼玉医科大学呼吸器内科　**萩原弘一**

2 TNM分類

I. 肺癌の病期分類第7版 (J. Thorac Oncol, 2007;2:706-14)

T因子（腫瘍）

T1	T1a	腫瘍径 ≦ 2 cm	肺組織または臓側胸膜で囲まれている
	T1b	腫瘍径 > 2 cm かつ ≦ 3 cm	癌浸潤が主気管支に及ばない
T2	T2a	腫瘍径 > 3 cm かつ ≦ 5 cm	以下のいずれかの場合は，腫瘍径が 3 cm 以下でもT2とする 1. 癌浸潤が主気管支に及ぶが気管分岐部より 2 cm 以上離れている 2. 臓側胸膜に浸潤がある 3. 肺門に及ぶ閉塞性肺炎があるが，一側肺全体に及ばない
	T2b	腫瘍径 > 5 cm かつ ≦ 7 cm	
T3		腫瘍径 > 7 cm	以下のいずれかの場合は，腫瘍径が 7 cm 以下でもT3とする 1. 胸壁，横隔膜，横隔神経，縦隔胸膜，心膜に浸潤 2. 癌浸潤が気管分岐部より 2 cm 以内だが，分岐部には浸潤していない 3. 閉塞性肺炎が一側肺に及ぶ 4. 同一肺葉内に腫瘍結節あり
T4			1. 縦隔，心臓，大血管，気管，反回神経，食道，椎体，気管分岐部に浸潤 2. 同側の別の肺葉内に腫瘍結節あり

N因子（リンパ節）

N1	同側気管支周囲リンパ節，同側肺門リンパ節，肺内リンパ節転移あり
N2	同側縦隔リンパ節，気管分岐部リンパ節に転移あり
N3	対側縦隔リンパ節，対側肺門リンパ節，前斜角筋リンパ節，鎖骨上窩リンパ節に転移あり

M因子（遠隔転移）

M1	M1a	同側気管支周囲リンパ節，同側肺門リンパ節，肺内リンパ節転移あり
	M1b	同側縦隔リンパ節，気管分岐部リンパ節に転移あり

病期分類表

		N0	N1	N2	N3
T1	T1a	IA	IIA	IIIA	IIIB
	T1b	IA	IIA	IIIA	IIIB
T2	T2a	IB	IIA	IIIA	IIIB
	T2b	IIA	IIB	IIIA	IIIB
T3		IIB	IIIA	IIIA	IIIB
T4		IIIA	IIIA	IIIB	IIIB

M1	M1a	IV
	M1b	IV

II. 小細胞癌のLD（Limited disease）とED（Extensive disease）

一致した意見はないが，LD は Stage IA～IIIA，ED は Stage IIIB から IV に相当する（Hyde *et al.*, *JAMA* 1965；193：52-54．）

第1章　呼吸器専門医として知っておくべき基本事項

Ⅲ. 肺のリンパ節番号

A　気管正中線
B　鎖骨
C　気管左縁
D　左腕頭静脈・気管交差部位
E　奇静脈下縁
F　中間気管支幹下縁
G　左下葉気管支上縁

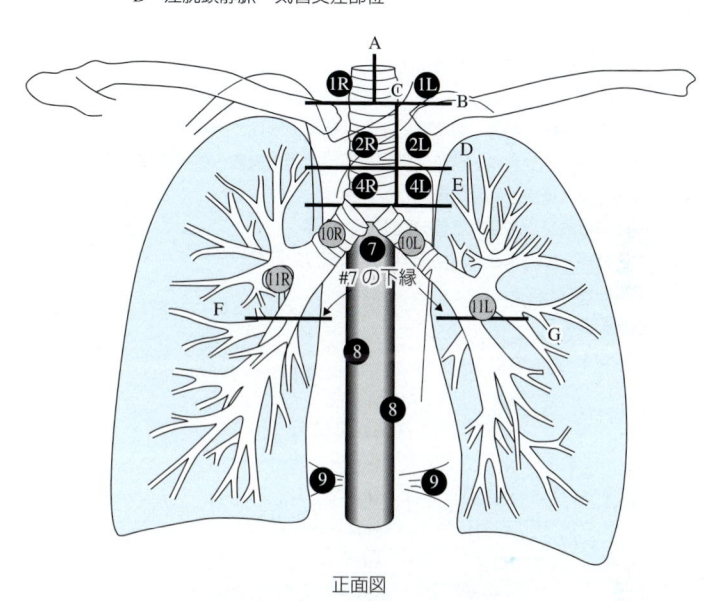

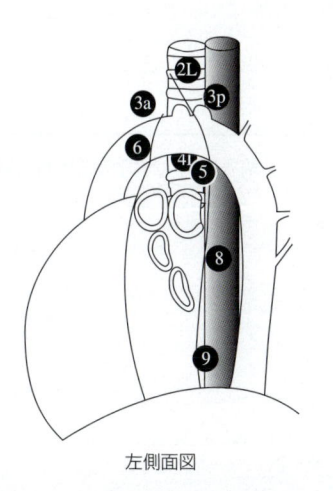

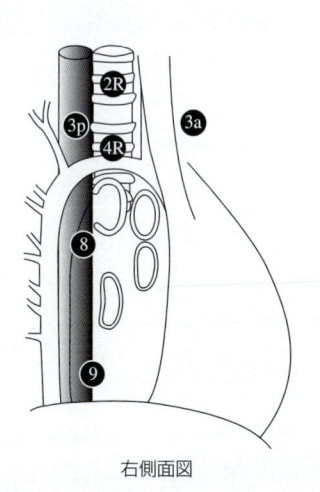

正面図

左側面図

右側面図

Ⅳ. 悪性胸膜中皮腫の病期分類

(International Mesothelioma Interest Group：IMIG *Chest* 1995；**108**：1122-1128)

T1	一側の臓側あるいは壁側の胸膜に限局
T1a	一側の壁側胸膜に限局
T1b	一側の壁側および臓側胸膜に限局
T2	一側の肺・endothoracic fascia，横隔膜，心膜に限局
T3	一側の胸壁筋・肋骨・縦隔臓器または組織に限局
T4	対側胸腔・肺や腹膜・腹腔内臓器あるいは頸部組織へ直接浸潤
N1	同側の傍気管支，同側の肺門リンパ節
N2	同側の縦隔リンパ節，気管分岐下リンパ節
N3	対側縦隔・肺門または斜角筋および頸部リンパ節
M0	遠隔転移なし
M1	遠隔転移あり

Stage Ⅰa	T1a	N0	M0
Stage Ⅰb	T1b	N0	M0
Stage Ⅱ	T2	N0	M0
Stage Ⅲ	Any T	N1, N2	M0
	T3	Any N	M0
Stage Ⅳ	Any T	N3	M0
	T4	Any N	M0
	Any T	Any N	M1

埼玉医科大学呼吸器内科　**萩原弘一**

3 結核

表 学会分類（日本結核病学会病型分類）

a. 病巣の性状
　0：病変が全く認められないもの
　Ⅰ型（広汎空洞型）：空洞面積の合計が拡り1（後記）を越し，肺病変の拡りの合計が一側肺に達するもの．
　Ⅱ型（非広汎空洞型）：空洞を伴う病変があって，上記Ⅰ型に該当しないもの．
　Ⅲ型（不安定非空洞型）：空洞は認められないが，不安定な肺病変があるもの．
　Ⅳ型（安定非空洞型）：安定していると考えられる肺病変のみがあるもの．
　Ⅴ型（治癒型）：治癒所見のみのもの．
　以上のほかに次の3種の病変があるときは特殊型として，次の符号を用いて記載する．
　　　H　（肺門リンパ節腫脹）
　　　Pl　（滲出性胸膜炎）
　　　Op　（手術のあと）

b. 病巣の拡り
　1：第2肋骨前端上縁を通る水平線以上の肺野の面積を越えない範囲．
　2：1と3の中間．
　3：一側肺野面積を越えるもの．

c. 病側
　r：右側のみに病変のあるもの．
　l：左側のみに病変のあるもの．
　b：両側に病変のあるもの．

d. 判定に際しての約束
　ⅰ）判定に際し，いずれに入れるか迷う場合には，次の原則によって割り切る．ⅠかⅡはⅡ，ⅡかⅢはⅢ，ⅢかⅣはⅢ，ⅣかⅤはⅣ
　ⅱ）病側，拡りの判定は，Ⅰ～Ⅳ型に分類しうる病変について行い，治癒所見は除外して判定する．
　ⅲ）特殊型については，拡りはなしとする．

e. 記載の仕方
　ⅰ）（病側）（病型）（拡り）の順に記載する．
　ⅱ）特殊型は（病側）（病型）を付記する．特殊型のみのときは，その（病側）（病型）のみを記載すればよい．
　ⅲ）Ⅴ型のみのときは病側，拡りは記載しないでよい．

表2　ツベルクリン反応判定基準(結核予防法施行規則)

【記載】
　(発赤長径 mm)(硬結・二重発赤・水泡・壊死があったら記載)

【判定】

発赤の長径	判定	符号
9 mm 以下	陰性	(−)
10 mm 以上	弱陽性	(+)
10 mm 以上　硬結(+)	中等度陽性	(++)
10 mm 以上　硬結(+)　二重発赤・水泡・壊死などを伴う	強陽性	(+++)

(10 mm 以上の行は陽性)

表3　ツベルクリン反応による結核化学予防適応基準
　　　(29歳以下用．結核接触者検診より)

		塗抹陽性患者との接触	
		あり	なし
BCG歴	あり	発赤 30 mm 以上	発赤 10 mm 以上
	なし	発赤 40 mm 以上 [1]	発赤 30 mm 以上 [1]

[1] 最近の感染が疑われる例に限る

表4　クォンティフェロン®TB-2Gの使用指針(平成18年5月　日本結核病学会予防委員会)

(ESAT-6 −バックグラウンド)あるいは(CFP-10 −バックグラウンド)	判定	解釈
0.35 IU/mL 以上	陽性	結核感染を疑う
0.1 IU/mL 以上〜 0.35 IU/mL 未満	判定保留	感染リスクの度合いを考慮し，総合的に判定する
0.1 IU/mL 未満	陰性	結核感染していない*

注：(ESAT-6 −バックグラウンド)および(CFP-10- バックグラウンド)がともに 0.35 IU/mL 未満であっても，(陽性対照−バックグラウンド)の値が 0.5 IU/mL 未満の場合は「判定不可」とする．

*免疫抑制状態の人においては，QFTの結果が陰性なだけでは結核菌感染を否定するには十分ではない．他の臨床結果と合わせて総合的に診断すること．また，陰性の結果であっても潜在結核感染の可能性が高い人，あるいは結核を発病すると重症化したり，予後が不良となるおそれのある人においては，治療ないし病気に関する綿密な経過観察が必要である(例：5歳未満の小児，HIV 感染のある者，TNF α拮抗薬治療を受けようとする者，等)．

埼玉医科大学呼吸器内科　萩原弘一

4 じん肺

じん肺管理区分(労働省安全衛生部労働衛生課編「じん肺診査ハンドブック」，中央労働災害防止協会，1987)

じん肺のX線写真像

型	X線写真像
第1型	両肺野にじん肺による粒状影または不整型陰影が少数あり，かつ大陰影がないと認められるもの
第2型	両肺野にじん肺による粒状影または不整型陰影が多数あり，かつ大陰影がないと認められるもの
第3型	両肺野にじん肺による粒状影または不整型陰影が極めて多数あり，かつ大陰影がないと認められるもの
第4型	大陰影があると認められるもの

じん肺管理区分

管理区分		じん肺健康診断の結果
管理1		じん肺の所見がないと認められるもの
管理2		X線写真の像が第1型で，じん肺による著しい肺機能の障害がないと認められるもの
管理3	イ	X線写真の像が第2型で，じん肺による著しい肺機能の障害がないと認められるもの
	ロ	X線写真の像が第3型または第4型(大陰影の大きさが一側の肺野の1/3以下のものに限る)で，じん肺による著しい肺機能の障害がないと認められるもの
管理4	(1)	X線写真の像が第4型(大陰影の大きさが一側の肺野の1/3を越えるものに限る)と認められるもの
	(2)	X線写真の像が第1型，第2型，第3型または第4型(大陰影の大きさが一側の肺野の1/3以下のものに限る)で，じん肺による著しい肺機能の障害があると認められるもの

1. 事業者は，「管理2」または「管理3(イ)」の人で常時粉じん作業についている労働者には，毎年じん肺健康診断を受けさせる義務がある．また事業者は粉じん曝露を少なくするように努める．
2. 「管理3(ロ)」で常時粉じん作業を行っている労働者を作業転換させるように努め，その際30日分の賃金を支払う．審査医が，粉じん作業以外の作業への変更を指示した場合，60日分の賃金を支払う．
3. 「管理3」の労働者が粉じん職場から職場転換する時には，作業転換のための教育訓練を行うよう努める．管理区分決定されている労働者が退職した時や退職した後「健康管理手帳」を取得可能．国が年に一度の健康診断を無料で実施．
4. 「管理4」の人は療養が必要．労災保険受給可能．

埼玉医科大学呼吸器内科　**萩原弘一**

膠原病・特定疾患の診断基準

I. 関節リウマチ新診断基準

(アメリカリウマチ学会(ACR)/ヨーロッパリウマチ学会(EULAR) *Ann Rheum Dis* 2010；**69**：1580-1588)

本規準を用いて調べる対象者
1) 少なくとも1関節において，臨床的に滑膜炎(関節腫脹)が存在する患者[1]
2) 滑膜炎が他の疾患では説明しにくい患者[2]

診断：AからDの点数を全て加え，6点以上の場合関節リウマチと確定診断する[3]

	点数
A. 罹患関節[4]	
大関節[5] 1か所	0
大関節 2〜10か所	1
小関節[6] 1〜3か所(大関節罹患の有無にかかわらず)	2
小関節 4-10か所(大関節罹患の有無にかかわらず)	3
>10関節以上(少なくとも小関節を1つ含む)[7]	5
B. 血清学的検査(最低1項目の検査が必要)[8]	
RF陰性，かつ，ACPA陰性	0
RF低値陽性，または，ACPA低値陽性	2
RF高値陽性，または，ACPA高値陽性	3
C. 急性炎症反応物質(最低1項目の検査が必要)[9]	
CRP正常値，かつ，血沈正常値	0
CRP異常値，または，血沈異常値	1
D. 有症状期間[10]	
6週間未満	0
6週間以上	1

注：
(1) 本基準は新たに受診した患者を対象としている．以前の症状が本基準に当てはまる患者は関節リウマチと診断する．
(2) 鑑別すべき疾患には，全身性エリテマトーデス，乾癬性関節炎，痛風などがある．
(3) 6点以下のものは関節リウマチと診断しないが，後に6点以上になる可能性があるため，経時的に経過を観察する．

(4) 罹患関節とは，理学診察時，痛みがある，または腫脹している全ての関節をいう．遠位指節間関節，第一手根中手関節，第一中足趾節関節は含まない．
(5) 大関節とは，肩関節，肘関節，股関節，膝関節，足関節をいう．
(6) 小関節とは，手根中手関節，近位指（趾）節間関節，第二〜五中足趾節関節，母指指節間関節，手関節をいう
(7) 小関節を1つ含めば，他の関節は，大関節や小関節として列挙された関節でなくてもよい（例えば顎関節，肩鎖関節，胸鎖関節など）
(8) 陰性とは基準値以内，低値陽性とは基準値の3倍未満，高値陽性とは3倍を超える値をいう．RFのみ計測されている場合は，陰性でない値は全て低値陽性とする．
(9) 正常，異常は施設基準値で判定する．
(10) 患者の申告する期間で判定する．

RF：rheumatoid factor（リウマチ因子），CRP：C-reactive protein（C反応性タンパク），ACPA：anti-citrullinated protein antibody（抗シトルリン化タンパク抗体）

Ⅱ．全身性エリテマトーデス（systemic lupus erythematosis：SLE）の分類基準

Hochberg MC：Updating the American College of Rheumatology revised criteria for the classification of systemic lupus erythematosus. *Arthritis Rheum* 1997；**40**：1725.

1. 顔面（頬部）紅斑
2. 円板状皮疹（ディスコイド疹）
3. 光線過敏症
4. 口腔潰瘍（無痛性で口腔あるいは鼻咽喉に出現）
5. 非破壊性関節炎（2関節以上）
6. 漿膜炎
    a）胸膜炎，または，b）心膜炎
7. 腎障害
    a）0.5 g/日以上または＋＋＋以上の持続性蛋白尿，または，b）細胞性円柱
8. 神経障害
    a）痙攣，または，b）精神障害
9. 血液異常
    a）溶血性貧血，b）白血球減少症（＜4,000/μL），c）リンパ球減少症（＜1,500/μL），または，d）血小板減少症（＜100,000/μL）
10. 免疫異常
    a）抗二本鎖DNA抗体陽性，b）抗Sm抗体陽性，または，c）抗リン脂質抗体陽性
      1) IgGまたはIgM抗カルジオリピン抗体の異常値，
      2) ループス抗凝固因子陽性，
      3) 梅毒血清反応生物学的偽陽性，のいずれかによる
11. 抗核抗体陽性

上記項目4項目以上を満たす場合全身性エリテマトーデスと分類する

III．皮膚筋炎／多発性筋炎診断基準

(厚生省特定疾患自己免疫疾患調査研究班 1992 年)

1. 皮膚症状
   (a) heliotrope 疹：両側または片側の眼瞼部の紫紅色浮腫性紅斑
   (b) Gottron の徴候：手指関節背面の角質増殖や皮膚萎縮を伴う紫紅色紅斑，
   (c) 四肢伸側の紅斑：肘，膝関節などの背面の，軽度隆起性の紫紅色紅斑
2. 上肢または下肢の近位筋の筋力低下
3. 筋肉の自発痛または把握痛
4. 血中筋原性酵素 (creatine kinase または aldorase) の上昇
5. 筋電図の筋原性変化
6. 骨破壊を伴わない関節炎または関節痛
7. 全身性炎症所見 (発熱，CRP 上昇，または赤沈亢進)
8. 抗 Jo-1 抗体陽性
9. 筋生検で筋炎の病理所見：筋線維の変性および細胞浸潤

1 の皮膚症状 (a)〜(c) の 1 項目以上を満たし，かつ経過中に (2)〜(9) の項目の 4 項目以上を満たすものを皮膚筋炎，(2)〜(9) の 4 項目以上を満たすものを多発性筋炎と診断する

IV．全身性強皮症診断基準

(厚生労働省強皮症調査研究班 2003 年)

大基準
手指あるいは足趾を越える皮膚硬化[*1]
小基準
1) 手指あるいは足趾に限局する皮膚硬化
2) 手指先端の陥凹性瘢痕，あるいは手指の萎縮[*2]
3) 両側性肺基底部の線維症
4) 抗トポイソメラーゼ I (Scl70) 抗体または抗セントロメア抗体陽性

大基準，あるいは小基準 1) および 2)〜4) の 1 項目以上を満たせば全身性強皮症と診断．
＊1：限局性強皮症 (いわゆるモルフィア) を除外する．
＊2：手指の循環障害によるもので，外傷などによるものを除く

V．Sjögren 症候群診断基準

（厚生労働省自己免疫疾患研究班，1999）

1. 生検病理組織所見で次のいずれかの陽性所見を認めること
    a. 口唇腺組織で 4 mm^2 あたり 1 focus（導管周囲に 50 個以上のリンパ球浸潤）以上
    b. 涙腺組織で 4 mm^2 あたり 1 focus（導管周囲に 50 個以上のリンパ球浸潤）以上
2. 口腔検査で次のいずれかの陽性所見を認めること
    a. 唾液腺造影で Stage 1（直径 1 mm 未満の小点状陰影）以上の異常所見
    b. 唾液腺分泌量（ガム試験 10 mL 以下 /10 分，サクソン試験 2 g 以下 /2 分）かつ唾液腺シンチグラフィで機能低下の所見
3. 眼科所見でいずれかの陽性所見を認めること
    a. Shirmer 試験で 5 mm 以下 /5 分，rose bengal 試験 スコア 3 以上
    b. Shirmer 試験で 5 mm 以下 /5 分，蛍光色素試験陽性
4. 血清試験で次のいずれかの陽性所見を認めること
    a. 抗 SS-A 抗体陽性
    b. 抗 SS-B 抗体陽性

以上の 4 項目中 2 項目以上を満たせば Sjögren 症候群と確定診断する

埼玉医科大学呼吸器内科　**萩原弘一**

身体障害者診断書・意見書（呼吸器機能障害用）

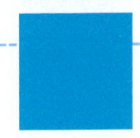

G 身体障害者の等級表，身体障害者申請

障害程度等級表

級別	呼吸機能障害	指数
1級	呼吸器の機能の障害により自己の身辺の日常生活活動が極度に制限されるもの	18
2級		
3級	呼吸器の機能の障害により家庭内での日常生活活動が著しく制限されるもの	7
4級	呼吸器の機能の障害により社会での日常生活活動が著しく制限されるもの	4

　呼吸器の機能障害の程度についての判定は，予測肺活量1秒率（以下「指数」という），動脈血ガスおよび医師の臨床所見によるものとする．指数とは1秒量（最大吸気位から最大努力下呼出の最初の1秒間の呼気量）の予測肺活量（性別年齢，身長の組合せで正常ならば当然あると予測される肺活量の値）に対する百分率である．

① 等級表1級に該当する障害は，呼吸困難が強いため歩行がほとんどできないもの，呼吸障害のため指数の測定ができないもの，指数が20以下のものまたは動脈血O_2分圧が50 Torr以下のものをいう．

② 等級表3級に該当する障害は，指数が20を超え30以下のもの，もしくは動脈血O_2分圧が50 Torrを超え60 Torr以下のものまたはこれに準ずるものをいう．

③ 等級表4級に該当する障害は，指数が30を超え40以下のもの，もしくは動脈血O_2分圧が60 Torrを超え70 Torr以下のものまたはこれに準ずるものをいう．

その他の留意事項

① 指数および安静時における室内気での動脈血ガスの検査値とも基準内であることが原則であるが，各検査値に等級誤差が生まれる場合，より客観的所見とされる室内気での動脈血ガスを優位とする．

② 拘束性疾患並びに閉塞性疾患における，指数と動脈血ガスの検査値の取扱いについては，測定時の酸素吸入量の記載および6分間歩行後（負荷後）の動脈血ガスの検査値を参考にするなど，他の所見を参考にすることがある．

（注）指数は，「身体障害者診断書・意見書（呼吸器機能障害用）」添付のBaldwinの予測式に基づくノモグラムを使用して算出する

予測肺活量

男　$(27.63 - 0.112 \times 年齢) \times 身長(cm)$
女　$(21.78 - 0.101 \times 年齢) \times 身長(cm)$

埼玉医科大学呼吸内科　**萩原弘一**

介護度，要介護認定

要介護度，障害老人の日常生活の自立度

要介護度	対象者の状態
要支援	要介護状態とは認められないが，社会的支援を要する．即ち，食事・排泄・衣類の着脱はおおむね自立しているが，生活管理機能の低下などにより，時々支援を必要とする
要介護1	生活の一部について部分的介護を要する．即ち，食事，排泄，衣類の着脱はおおむね自立しているが，一部介助支援を必要とする
要介護2	中程度の介護を必要とする．例えば，食事・衣類着脱はなんとか自分でできるが，排泄は介護者の介助を必要とする
要介護3	重度の介護を必要とする．例えば，食事，衣類の着脱のいずれも介護者の介助を必要とする．排泄は全面介助が必要である．
要介護4	最重度の介護を必要とする．例えば，食事，排泄，衣類着脱のいずれにも，介護者の全面的な介助を必要とする．排泄では，尿意，便意を伝えることができない．
要介護5	過酷な介護を必要とする．例えば，寝返りをうつことができない寝たきりの状態であり，意志の伝達が困難．食事，排泄，衣類着脱のいずれにも，介護者の全面的な介助を必要とする

障害老人の日常生活の自立度（障害のある場合，主治医意見書に記載必要）

生活自立	ランクJ	何らかの障害を有するが，日常生活はほぼ自立しており独力で外出する 1. 交通機関等を利用して外出する 2. 隣近所なら外出する
準寝たきり	ランクA	屋内での生活はおおむね自立しているが，介助なしには外出しない 1. 介助により外出し，日中はほとんどベッドから離れて生活する 2. 外出の頻度は少なく，日中も寝たり起きたりの生活をしている
寝たきり	ランクB	屋内での生活は何らかの介助を要し，日中もベッド上での生活が主体であるが，座位を保つ 1. 車いすに移乗し，食事，排泄はベッドから離れて行う 2. 介助により車いすに移乗する
	ランクC	1日中ベッド上で過ごし，排泄，食事，着替において介助を要する 1. 自力で寝返りをうつ 2. 自力では寝返りもうたない

埼玉医科大学呼吸器内科　萩原弘一

1 ステロイド

I. 経口，注射ステロイド

表1 経口，注射ステロイド

一般名	商品名	抗炎症力価	注射剤におけるコハク酸/リン酸エステル化
コハク酸ヒドロコルチゾン	ソル・コーテフ®, サクシゾン®	1	コハク酸
リン酸ヒデロコルチゾンナトリウム	水溶性ハイドロコートン®		リン酸
プレドニゾロン	プレドニン®, 水溶性プレドニン®	4	― コハク酸
メチルプレドニゾロン	メドロール®, ソル・メドロール®	5	― コハク酸
ベタメタゾン	リンデロン®	25〜30	リン酸
デキサメタゾン	デカドロン®	25〜30	リン酸

1 基本的な考え方

抗炎症・免疫抑制作用を期待して使用される．間質性肺炎や喘息発作などで使用される機会が多い．「必要な量を，必要な期間」投与する．ステロイドの種類により抗炎症効果やミネラルコルチコイド作用，半減期が異なる．経口ではプレドニゾロンを用いることが多い(表1)．

2 投与方法

疾患により投与量，減量方法やスピード，維持量は様々である．経口では生理的なステロイド分泌と同様に朝1回，または朝昼2回に分割投与する．大量投与の場合は静注が選択される．肺胞出血などではパルス療法としてメチルプレドニゾロン1gを3日間点滴静注する場合もある．静注の場合，急速静注より点滴静注の方が安全である．

3 副作用

投与期間によって様々な副作用が出現する．骨粗鬆症，耐糖能障害，易感染性などが大きな問題となる．これらはステロイドの生理作用の一部であるが，薬物療法の進歩に従い，ある程度対処可能である．副作用対策はエビデンスの少ない分野であり，経験によって身につける事柄も多い．内科医，呼吸器内科医として「上手なさじ加減」を身につける必要がある．アスピリン喘息患者ではコハク酸エステルを避け，急速静注は行わない．

Ⅱ．吸入ステロイド

表2 吸入ステロイド

一般名	商品名	用法・用量
プロピオン酸フルチカゾン	フルタイド® ロタディスク，フルタイド® ディスカス，フルタイド® エアー	1回 100 μg 1日2回吸入 最大投与量 800 μg
ブデソニド	パルミコート® タービュヘイラー	1回 100～400 μg 1日2回吸入 最大投与量 1,600 μg
プロピオン酸ベクロメタゾン	キュバール® エアゾール	1回 100 μg 1日2回吸入 最大投与量 800 μg
シクレソニド	オルベスコ® インヘラー	100～400 μg 1日1回吸入 最大投与量 800 μg
キシナホ酸サルメテロール・プロピオン酸フルチカゾン配合剤	アドエア® エアゾール アドエア® ディスカス	1回サルメテロールとして 50 μg，フルチカゾンとして 100～500 μg，1日2回吸入
ブデソニド・フマル酸ホルモテロール配合剤	シムビコート® タービュヘイラー	1回ブデソニドとして 160 μg，ホルモテロールとして 4.5 μg 1日2回吸入 最大投与量 1回4吸入 1日2回

1 基本的な考え方

　気管支喘息治療における長期管理の第一選択薬であり，必須の薬剤である．気道炎症を抑制し喘息症状が発現しない状態を維持する目的で使用する．吸入ステロイドと長時間作用型吸入 β_2 刺激薬の配合剤（アドエア®，シムビコート®，)は，気道の慢性炎症と狭窄という2つの病態に対しての治療が1剤で可能となり，服薬アドヒアランスの改善が期待される．

2 投与方法

　投与量は喘息の重症度やコントロールレベルに応じて選択する．薬剤が効率よく肺に到達するよう，吸入指導が重要である．他製剤へ変更する際は，ステロイドの力価や粒子径の大きさを考慮し投与量を決定する（表2）．

3 副作用

　局所投与であり，全身性副作用が発生する頻度は低い．口腔内カンジダ症や嗄声予防のため，使用後必ずうがいをする．妊婦の使用について，ブデソニドは FDA からカテゴリー B と安全性を評価されている．

浜松医科大学臨床薬理学講座　乾　直輝

2 気管支拡張薬

I．キサンチン誘導体

表1 キサンチン誘導体

一般名	商品名	用法・用量
テオフィリン	テオドール®	1回200 mg 1日2回朝と就寝前に内服,
	テオドリップ®	1回200 mg 1日1～2回点滴静注
アミノフィリン	ネオフィリン®	1回250 mg 1日1～2回点滴静注

1 基本的な考え方

　気管支平滑筋弛緩による気管支拡張のほか，呼吸中枢刺激作用や抗炎症作用がある．CYP1A2で代謝され，併用薬やタバコなど外的要因により影響を受けやすく，有効血中濃度域は狭い．個人差や個体間差が大きいため血中濃度モニタリングを適切に行い，患者個々に応じた投与計画を設定する必要がある．至適血中濃度は5～20 μg/mL．キサンチン製剤は古くから喘息治療に用いられているが，喘息治療における有用性と使用頻度は，以前に比べ低下しつつある．COPD治療においても有用性が示されているが，対象患者が高齢者で比較的副作用が生じやすいことから，他の気管支拡張薬に少量併用という形で使用される．

2 使用方法

　血中濃度を有効域に保つため，徐放性製剤を用いて定期的に服用する．急速静注をすると副作用が生じやすいので，緩徐に投与する（表1）．

3 副作用

　血中濃度の上昇に伴い，テオフィリン中毒と称される消化器症状（悪心，嘔吐など）や精神神経症状（頭痛，不安など）が発現しやすくなる．

II. β_2 刺激薬

表2 β_2 刺激薬

	一般名	商品名	剤形	用法・用量
SABA	硫酸サルブタモール	サルタノール® ベネトリン®	エアーゾル 吸入液,錠剤	1回2吸入 1回4mg1日3回
	塩酸プロカテロール	メプチン®	エアーゾル,吸入液 錠剤	1回20μg吸入 1回50μg1日1〜2回
LABA	キシナホ酸サルメテロール	セレベント®	ドライパウダー	1回50μg1日2回吸入
	ツロブテロール	ホクナリンテープ®	貼付剤	1日1回2mg貼付

1 基本的な考え方

β_2 刺激薬は，気管支拡張に関与する β_2 アドレナリン受容体の選択性を高めた薬剤である．主に吸入薬で用いられ，経口薬の適用は限られている．短時間作用型(short-acting β_2 agonist：SABA)と長時間作用型(long-acting β_2 agonist：LABA)があり，短時間作用型は気管支喘息発作時に吸入液やエアゾール製剤で頓用使用される．吸入5分程度から気管支拡張効果が得られ，効果は4〜6時間持続する．長時間作用型は，喘息やCOPDの長期管理に使用され，1回の吸入で約12時間効果が持続する．わが国では1日1回の貼付剤も汎用されている．喘息においては，必ず吸入ステロイド薬と併用する．定期的な単剤連用によって気道過敏性の亢進，コントロールの悪化，喘息死リスクの増大が指摘されている．

2 使用方法

吸入薬は定量噴霧吸入器(metered dose inhaler：MDI)，ドライパウダー吸入器またはネブライザーを用いて吸入する(表2)．

3 副作用

吸入薬で用いる場合，副作用の頻度は低いが，β 刺激作用により手指振戦や動悸などが生じる．出現は個人差が大きい．経口薬は副作用の発現率が高まる．

浜松医科大学臨床薬理学講座　乾　直輝

3 抗コリン薬

表1 抗コリン薬

一般名	商品名	剤形・用法・用量
臭化チオトロピウム	スピリーバ®	1日1回1吸入
	スピリーバ 2.5 μg レスピマット®	1日1回2吸入
臭化オキシトロピウム	テルシガン®	1回1～2吸入 1日3回
臭化イプラトロピウム	アトロベント®	1回1～2吸入 1日3～4回

1 基本的な考え方

　副交感神経の緊張亢進による気道閉塞の改善に有効であり，COPD治療の第一選択薬である．長時間持続型のチオトロピウムが頻用される．チオトロピウムは選択的ムスカリン受容体拮抗薬であり，M_3受容体を介するコリン作用を阻害することで気管支収縮抑制作用を発揮する．受容体への親和性が高く，1回の投与で24時間以上効果が持続するためアドヒアランスの面からも優れている．長期投与によるタキフィラキシーはない．

2 使用方法

　1日1回専用の吸入用器具を用いて吸入．薬剤が効率よく肺に到達するよう正しく吸入する事が肝要であり，特にCOPDでは高齢者が多いため，吸入指導が重要である．噴射ガスを使うハンディヘラーでは吸入毎に薬剤を充填する必要があったが，最近発売された，ソフトミスト吸入器を用いるレスピマットは1ヶ月分の薬剤が充填可能である．急性気管支拡張効果は高くないため，急性増悪時の効果は期待できず，慢性期の治療として選択する．

3 副作用

　薬剤が目に入らないように注意する．緑内障患者には使用しない．添付文書上，前立腺肥大等による排尿障害のある患者には禁忌となっている．しかし，高齢者が多いCOPD患者では前立腺肥大症を伴っている者が多く，排尿障害の程度に応じて投与を試みることもある．米国や欧州においては禁忌でなく慎重投与となっている．口渇が比較的多く認められる．

浜松医科大学臨床薬理学講座　乾　直輝

4 抗菌薬

抗菌薬はその作用機序により細胞壁合成阻害剤，蛋白合成阻害薬，DNA あるいは RNA 合成阻害薬，細胞膜障害薬に大別される．

1 細胞壁合成阻害薬

a　βラクタム薬（図1）

βラクタム薬はその構造からセフェム系とペニシリン系薬に大別される．本剤は細菌の細胞壁合成酵素（ペニシリン結合蛋白：PBP）に結合しその活性を阻害する．βラクタム薬に曝露された細菌は細胞壁の合成が障害され，伸長化（フィラメント化）あるいは膜に穴が開き溶菌する．第一世代から第三世代セフェム薬になるに従いグラム陰性菌に対する抗菌活性は増強，逆にブドウ球菌に対する抗菌力は減弱する．第二世代セフェム薬の中のセフェマイシン系薬は嫌気性菌に対して強い抗菌活性を示す．モノバクタム剤はβラクタム環単独の構造であり，グラム陰性菌に対してのみ抗菌活性を示す．カルバペネム薬はペニシリン骨格を有するβラクタム薬であり，グラム陽性菌・グラム陰性菌から嫌気性菌にまで広域な抗菌スペクトラムを示す．βラクタム薬は増殖中の菌に対して強い殺菌作用を示すが，増殖の停止とともにその抗菌効果は急激に減弱することが特徴である．本剤は細胞壁をもたないマイコプラズマ，クラミジア，細胞内寄生菌であるレジオネラに対しては無効

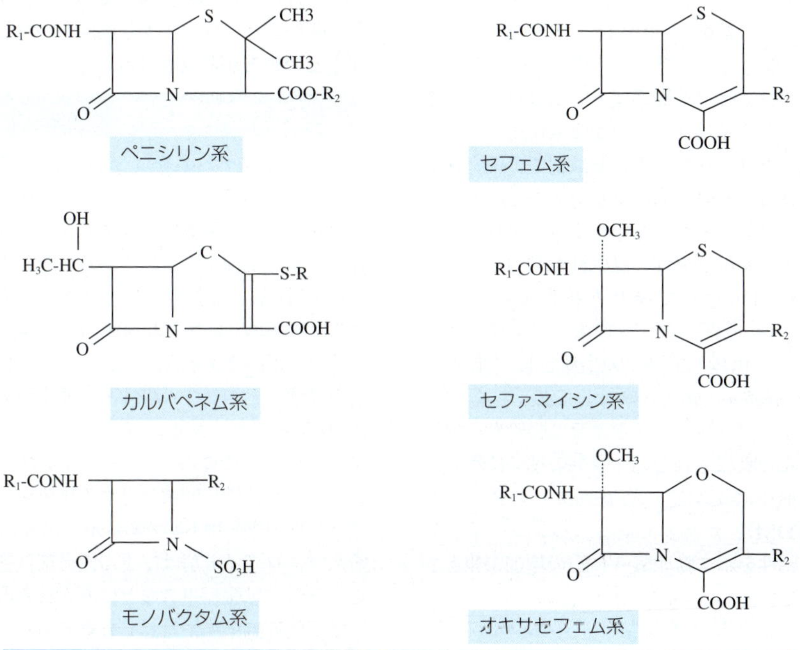

ペニシリン系

セフェム系

カルバペネム系

セファマイシン系

モノバクタム系

オキサセフェム系

図1　βラクタム系抗菌薬

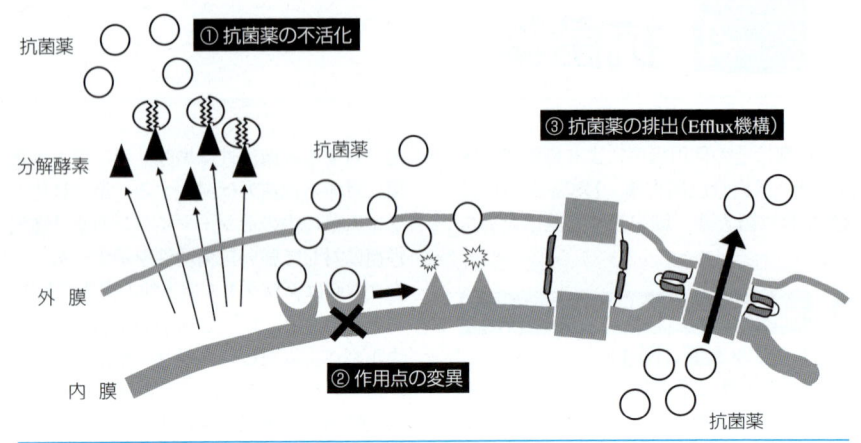

①抗菌薬の不活化
③抗菌薬の排出（Efflux機構）
抗菌薬
分解酵素
抗菌薬
外膜
内膜
②作用点の変異
抗菌薬

図2　細菌の抗菌薬に対する耐性機構

である．βラクタム薬の抗菌効果はTime above MIC（最小発育阻止濃度）に依存する．本剤に対する耐性機構としては，分解酵素の産生（βラクタマーゼ），作用点PBPの変異，膜透過性の低下と薬剤排出（エフラックス機構）が重要である（図2）．

b　グリコペプチド系薬

グリコペプチド系薬としてはバンコマイシンとテイコプラニンが臨床使用されている．グリコペプチド系薬は細菌の細胞壁末端（D-alanyl-D-alanine構造）に結合することによりその合成を阻害する．グリコペプチド系薬は好気性，嫌気性を問わずグラム陽性菌に対して優れた抗菌力を示す．MRSAを含むブドウ球菌，連鎖球菌，腸球菌，偽膜性腸炎の原因として重要な*Clostridium difficile*に対して強い抗菌力を示す．グリコペプチド系薬は腸管からはほとんど吸収されない．本剤の投与に際しては血中濃度測定〔治療薬物モニタリング（TDM）〕が必要である．バンコマイシンに耐性を示す腸球菌（VRE）の増加が報告されている．

c　ホスホマイシン

細胞膜の能動輸送系によって菌体内に取り込まれ，ペプチドグリカン合成の初期段階で阻害する．腸管への移行性に優れており細菌性腸炎の治療に使用されることが多い．分子量（約194）で抗原性が低く，アレルギー性の副作用の発現率が低い．βラクタム薬などとの併用により抗菌力が増強されるとの報告が散見される．

2　蛋白合成阻害薬

a　マクロライド系薬（ケトライドを含む）

マクロライド系薬は，ラクトン環を基本骨格とする抗菌薬の一群である．その構造から14員環，15員環，16員環系に大別される．細菌のリボゾーム50Sサブユニットに結合し蛋白合成を阻害する．ブドウ球菌，連鎖球菌などのグラム陽性菌，非定型病原体（レジオネラ，マイコプラズマ，クラミジア），カンピロバクター，ヘリコバクター，非結核性抗酸菌に対する抗菌活性が強い．作用機序は不明であるが，14・15員環系マクロライド剤はびまん性汎細気管支炎・気管支拡張症患者などにみられる慢性緑膿菌気道感染症に対して有効である．近年，肺炎球菌およびマイコプラズマにおい

てマクロライド耐性株の増加が問題となっている．マクロライド剤は細胞内および組織移行性に優れている．14員環骨格を有するケトライド剤テリスロマイシンは，マクロライド耐性肺炎球菌に対しても強い抗菌活性を示す．

b テトラサイクリン系薬

ミノサイクリンとドキシサイクリンが主に臨床使用されている．微生物のリボゾーム30Sサブユニットに結合し蛋白合成を阻害する．微生物の増殖を阻止するが殺菌性は強くない．クラミジア，リケッチア，マイコプラズマ，ブルセラ，スピロヘータなどに対して強い抗菌活性を示す．エフラックス機構による薬剤の排出および作用点リボゾームの変異による耐性株が増加している．

c アミノグリコシド系薬

ストレプトマイシン，カナマイシン，アミカシン，トブラマイシン，ゲンタマイシン，スペクチノマイシンなどが代表的な薬剤である．エネルギー依存的に細胞内に取り込まれ，リボゾーム30Sに結合し蛋白合成を阻害する．本剤が殺菌効果を示すためには，①菌表層への薬剤の結合，②エネルギー依存的な取り込み，③細菌リボゾームへの結合，が必要である．アミノグリコシド系薬は，大腸菌，肺炎桿菌などの腸内細菌に対して強い抗菌活性を示す．ゲンタマイシン，トブラマイシン，アミカシンは緑膿菌に対する抗菌活性も強い．アルベカシンはメチシリン耐性黄色ブドウ球菌（MRSA）に対してのみ適応を有するアミノグリコシド系薬である．スペクチノマイシンは淋菌に対して強い抗菌活性を有する．ストレプトマイシン，カナマイシンは結核菌に，アミカシンは非結核性抗酸菌に対する抗菌活性が強い．Post antibiotic effectがグラム陽性菌のみならずグラム陰性菌においてもみられる．アミノグリコシド系薬は腸管から吸収されず，また嫌気性菌に対し

て抗菌活性を有しない．本剤はβラクタム薬，キノロン薬などとの併用療法として使用されることが多い．血中濃度測定（TDM）により有効かつ安全に本剤を投与することができる．アミノグリコシド系薬の有効性はピーク値に依存するため1日1回投与が推奨される．

d オキサゾリジノン系薬

リネゾリドが臨床使用されている．細菌の蛋白合成の初期段階を阻害する．MRSA，VREによる感染症が適応となる．経口投与で100％吸収され，組織移行性に優れた薬剤である．

3 DNA・RNA合成阻害薬

a キノロン系薬

クロロキン合成の副産物として得られたナリジクス酸が最初のキノロン系薬である．キノロン骨格にフッ素を導入することによりフルオロキノロン薬（いわゆるニューキノロン）が開発された．細菌のDNA複製にかかわる酵素（ジャイレース，トポイソメラーゼⅣ）を阻害することにより殺菌作用を示す．大腸菌などのグラム陰性菌をはじめ，非定型病原体（マイコプラズマ，クラミジア，レジオネラ），グラム陽性菌に対して強い抗菌活性を示す．最近では，さらに肺への移行を高め肺炎球菌に対する抗菌活性を強化したレスピラトリーキノロン剤が開発されている．本剤はピーク値に依存した抗菌効果がみられるため1日1回投与が推奨される．

b リファンピシン

細菌のDNA依存性RNAポリメラーゼを阻害することにより強い殺菌作用を示す．単剤での使用で耐性菌が出現しやすいことに注意しなければならない．経口吸収率が高く，組織・細胞内移行に優れている．結核菌，MRSA，連鎖球菌，レジオネラ，髄膜炎菌などに対する抗菌活性が強い．

c ST合剤

サルファ剤(スルファメトキサゾール)とトリメトプリムを5対1で配合した合剤である．2種類の葉酸合成拮抗薬を併用することにより細菌のDNA合成を強く阻害する．細胞内・臓器移行性(肺，前立腺，髄液など)に優れている．ニューモシスチス感染症の第一選択薬であるが，その他にブドウ球菌，連鎖球菌，腸内細菌，レジオネラ，ノカルジアなどに対する抗菌活性も強い．

4 細胞膜障害薬

ポリペプタイド系薬

ポリミキシンBが臨床使用されている．細菌の細胞膜に結合し透過性を変化させることにより殺菌作用を示す．細菌内毒素(エンドトキシン)に結合しその活性を阻害する．欧米では，コリスチン(ポリミキシンE)が耐性菌感染症に対する治療薬として使用される．

東邦大学医学部微生物・感染症学講座　**舘田一博**

5 免疫抑制薬

Don't Forget!
- □ シクロスポリンは血中濃度をモニタリングしながら使用する．
- □ シクロスポリン血中濃度は，併用薬剤の影響を受ける．

1 基本的な考え方

呼吸器疾患に使用される免疫抑制薬にはシクロスポリン，シクロホスファミド，アザチオプリン，メトトレキサートがある（表1）．ステロイドだけでは効果が不十分な場合，副作用のためにステロイドの使用が困難な場合に免疫抑制薬が使用される．保険外の治療となる場合もあり，適応を慎重に検討する．

2 シクロスポリン

シクロスポリン（CyA）は多発筋炎/皮膚筋炎（PM/DM）における急速進行型間質性肺炎，間質性肺炎の急性増悪，慢性進行性の間質性肺炎などで使用される．CyAは骨髄抑制が比較的軽度あり，長期使用が可能である．CyA血中濃度のうち，副作用予防の指標としてトラフ値（内服直前）と効果の指標として2時間値がモニタリングされる（表2）．CyA血中濃度はマクロライド系抗菌薬やアゾール系抗真菌薬の併用により上昇する[1]．CyAの代わりにタクロリムス（プログラフ®）が使用されることもある．

3 シクロホスファミド

シクロホスファミド（CPA）は顕微鏡的多発血管炎（MPA）やChurg-Strauss症候群，強皮症などで使用される．CPAの副作用として出血性膀胱炎，骨髄抑制，二次発癌があり，長期間の使用が困難な場合が多い．パルス療法は間質性肺炎の急性増悪時などに行われるが，慢性期における治療としても連日内服法より副作用が少ないとの報告がある．

4 その他

わが国でアザチオプリン（azathioprone）が使用されることはまれだが，欧米では特発性肺線維症（IPF）のステロイド併用薬と

表1 呼吸器疾患に使用される免疫抑制薬

一般名	商品名	用量
シクロスポリン	ネオーラル®	100〜150 mg/日・分2*
シクロホスファミド	エンドキサン®	50〜100 mg/日・分1
シクロホスファミド	エンドキサン注®	500〜750 mg 点滴**
アザチオプリン	イムラン®，アザニン®	50〜150 mg/日・分1〜2
メトトレキサート	メトトレキセート®	5.0〜7.5 mg/週・分2〜3***

*一般に食後より食前の方が血中濃度は上昇する．
**1〜3か月に1回の間欠投与（パルス療法）
***分3の場合は朝，夕，翌日朝に1錠（2.5 mg），翌日より5日間休薬

表2　シクロシクロスポリンの目標血中濃度

C0(トラフ値)	100〜150 ng/mL
C2(2時間値)	800 ng/mL

してエビデンスがある[2]．メトトレキサート(MTX)は関節リウマチの重要な治療薬であるが，難治性サルコイドーシスなどで使用される．MTXによる薬剤性肺炎はニューモシスチス肺炎と鑑別が困難である．

5 日和見感染対策

　ニューモシスチス肺炎の予防に，ST合剤(バクタ®)1錠の連日内服あるいはペンタミジン(ベナンバックス®)300 mg＋蒸留水3 mLの吸入を月1回行う．他に，マクロライド系抗菌薬の少量長期療法やイソニアジド(イスコチン®)の予防内服が行われる場合がある．

御法度!!

❖ 間質性肺炎に肺高血圧を合併することが知られているが，肺高血圧治療薬のボセンタン(トラクリア®)はシクロスポリンおよびタクロリムスと併用禁忌である．

文献
1) Saad AH, *et al.*：*Pharmacotherapy* 2006：26：1730-1744.
2) Raghu G, *et al.*：*Am Rev Respir Dis* 1991：144：291-296.

東京医科歯科大学医歯学総合研究科統合呼吸器病学　**稲瀬直彦**

6 麻薬と WHO 癌性疼痛に対する 3 段階除痛方式

I 呼吸器で頻用される薬剤

Don't Forget!

- 高齢者を含む肺癌患者には，オキシコドンとフェンタニル貼付薬を使用．
- 呼吸困難感では，コデイン・モルヒネを選択．
- 突発痛（breakthrough pain）対策を行っておく．
- 神経障害性疼痛（neuropathic pain）には鎮痛補助薬を併用する．

癌患者にとって痛みは深刻な症状であり，痛みに対する治療は，患者の QOL 向上の観点から癌治療の中で非常に重要である．痛みに対する治療の中心的な役割を医療用の麻薬：オピオイド（リン酸コデイン，モルヒネ，オキシコドン，フェンタニル）が担っている．1986 年 WHO より癌性疼痛に対する 3 段階除痛方式（図）が提唱された．

1 WHO 方式レベル 1- 非オピオイド

非ステロイド抗炎症薬（NSAID）とアセトアミノフェンを使用する．これらの併用は相加的に作用する．また，オピオイドとの併用も推奨されているので，いつでもアセトアミノフェンと NSAID は使用されることになる．副作用として上部消化管潰瘍があるが，ミソプロストールのみならずプロトンポンプ阻害薬や H_2 受容体遮断薬の併用も推奨されている．

2 WHO 方式レベル 2- 弱オピオイド

弱オピオイドのリン酸コデインが使用される．鎮痛作用はモルヒネと比べ 1/6 である．また，オキシコドンはレベル 3 で用いられる強オピオイドだが，5 mg という少量で投与できるためレベル 2 からも使用できる．

3 WHO 方式レベル 3- 強オピオイド

強オピオイドには，モルヒネ，オキシコ

第 3 段階：強オピオイド（モルヒネ）
＋非オピオイド
（アセトアミノフェン＋NSAIDs）
± 鎮痛補助薬

痛みの残存・増強

第 2 段階：弱オピオイド（コデイン）
＋非オピオイド
（アセトアミノフェン＋NSAIDs）

痛みの残存・増強

第 1 段階：非オピオイド
（アセトアミノフェン＋NSAIDs）

図　WHO 方式 3 段階癌疼痛治療法

ドン，および，フェンタニルがある．主に腎機能低下の有無，呼吸困難感の有無，経済的な問題，剤型の4点に着目し薬剤選択する．モルヒネは腎機能障害時に肝臓で代謝された活性代謝物モルヒネ-6-グルクロナイドが蓄積する．高齢者を含む腎機能が低下している患者では，モルヒネ代謝物が蓄積してせん妄をきたしやすいので使用を避ける．一方，呼吸困難感を和らげることができるのがモルヒネであり積極的に選択する．経済的に安価のものは，経口モルヒネパウダーである．モルヒネには坐薬（アンペック®）があり，レスキュー薬として使用しやすい．フェンタニルには貼付剤（デュロテップ®MT パッチやフェントステープなど）の剤型があり，経口投薬ができない場合，貼付薬は有用である．

表　オピオイド使用におけるポイント

- モルヒネ換算量 20～40 mg で開始，十分な疼痛緩和が得られない時 50～30％の増量．
- 痛みには持続痛の他に突発痛（breakthrough pain）の存在に注意し，頓用オピオイドの処方などレスキュー策を立てておく．突発痛に対する屯用のオピオイド使用量は，経口オピオイドで1日量の1/6．レスキュー薬として，塩酸モルヒネ経口薬（オプソ®），モルヒネ坐薬（アンペック®），オキシコドン（オキノーム®）が用いられる．治まらない時は1時間後に追加投与．予め，数回分の当該量のレスキュー経口オピオイドを処方し患者に教育しておく．オピオイド持続点滴か持続皮下注の場合は，1日量の1/10，または1時間量を投与．治まらない時は30分後に追加．レスキュー使用が多くなった場合，ベースのオピオド使用量を増量するが，その目安は屯用を含め1日全オピオイド使用量の75％とする．
- オピオイド・ローテーション：モルヒネに不耐時や腎機能が低下している患者では，オキシコドンやフェンタニルに変更する（下記の用量換算表を参照）．フェンタネル貼付剤に変更する際には，フェンタネルの血中濃度上昇に時間がかかるため，前薬を1日間，重複して使用する．一方，オキシコドンやフェンタネルからモルヒネにローテーションして成功する場合もある．ローテーション時の麻薬退薬症状（軽症：不安・イライラ，中等症：流涙，鼻漏，発汗，重症：嘔吐，腹痛，不眠，ミオクローヌス）に注意し，緊急にオピオイドを投薬する．

経口または経皮			持続点滴または持続皮下注			坐薬
デュロテップ®MTパッチ	モルヒネ	オキシコドン	モルヒネ	フェンタニル	オキシコドン注	アンペック®
4.2 mg（25 μg/時）=30～90 mg	60 mg ＝	40 mg ＝	30 mg ＝	600 μg ＝	治験中 ＝	30 mg

- 麻薬投薬量が大量（モルヒネ換算量経口で約 200 mg）となった時，疼痛の原因を類推することが重要である．侵害受容性疼痛（nociceptive pain）とは，軟部組織への進展，内臓への波及・転移，骨転移，神経圧迫による痛みで，おもにオピオイドで制御されるものである．しかし，神経損傷による神経障害性疼痛（neuropathic pain）では，オピオイド単独では効きにくく，アセトアミノフェン＋NSAID＋強オピオイドとともに鎮痛補助薬（三環系抗うつ剤，抗痙攣薬，抗不整脈薬，NMDA 受容体拮抗剤，および，コルチコステロイド）を併用する（文献参照）．

文献

1) 特定非営利活動法人日本緩和医療学会緩和医療ガイドライン作成委員会編集，がん疼痛の薬物療法に関するガイドライン2010年版，金原出版・東京，2010

埼玉医科大学国際医療センター呼吸器内科　**小林国彦**

J 抗腫瘍薬

1 抗腫瘍薬の特徴

1 基本的な考え方

肺癌の薬物療法は術後補助化学療法，局所進行例における放射線化学療法，遠隔転移例における化学療法と，あらゆる病期において広く用いられる．最近は上皮成長因子受容体（EGFR）などの分子プロファイル，組織型により選択すべき薬剤が異なることに留意する必要が出てきた．各症例において臓器機能を含めた全身状態を鑑み，薬物療法の適応を決めることが肝要であり，各薬剤の特徴を理解しておく必要がある．以下に各薬剤の特徴を一部述べるが，実際の使用にあたっては添付文書を参照されたい．

遠隔転移を伴う進行非小細胞肺癌，進行小細胞肺癌のいずれにおいても，全身状態が保たれている際の初回化学療法はプラチナ製剤を含んだ併用化学療法が基本となる．

2 プラチナ製剤

a シスプラチン

作用機序：DNA鎖と架橋を形成しDNA合成を阻害する．
排泄経路：糸球体濾過と尿細管分泌により尿中に排泄される．
主な副作用と投与時の注意
- 腎毒性回避のために投与直前に1,000 mL程度の補液を行い，シスプラチン投与後も1,500～3,000 mLの補液を6時間以上かけて投与する．投与後3日間も1日1,500 mL～2,500 mLの補液を行い，必要に応じてマンニトールによる強制利尿を併用し治療当日は3,000 mL以上，治療後3日間も1日1,500 mL以上の尿量を確保する．クレアチニンクリアランスが60 mL/分以下の症例では投与は控える．また大量補液を伴うため，心不全のリスクのある症例には注意が必要である．
- 高度催吐性薬剤であり，ステロイド，5-HT3受容体拮抗薬，アプレピタントなど十分な制吐対策が必要である．
- 総投与量が300 mg/m^{2}を超えると末梢神経障害や聴覚障害が出現しやすい．

b カルボプラチン

作用機序：DNA鎖と架橋を形成しDNA合成を阻害する．
排泄経路：糸球体濾過による尿中排泄．尿細管からの分泌はほとんどない．
主な副作用と投与時の注意
- カルボプラチンのクリアランスは糸球体濾過率（GFR）に依存するため，腎機能に基づきCalvertの式で実投与量を計算する．血液透析中の慢性腎不全患者でもGFRを0として，投与後24時間で透析を行うことで，ほぼ目標とするAUCが得られる．カルボプラチンで腎機能障害を生じることはほとんどなく，投与前後の輸液の必要がないため，外来での化学療法に適しており汎用されている．

Calvert式
CBDCAの投与量(mg/body)＝AUC x〔Ccr(mL/分)+25〕

Cockcroft-Gault法
Ccr(mL/分)＝〔(140－年齢)×体重(kg)〕/(血清Cre(mg/dL)×72)
女性の場合は計算されたCcrに0.85を掛ける．

- 悪心・嘔吐はシスプラチンとくらべて有意に軽く，中等度催吐性薬剤に分類される．

3 微小管作動薬（タキサン類）

a　パクリタキセル
作用機序：微小管のチュブリンに結合し重合を促進し，紡錘体機能を障害することにより細胞分裂を阻害する．
排泄経路：肝代謝．CYP 2 C 8 とCYP 3 A 4 が関与する．
主な副作用と投与時の注意
- 500 mL の 5% ブドウ糖または生理食塩水に混和し，0.22 μm 以下のメンブランフィルターを用いたインラインフィルターを通し，フタル酸ジ-2-エチルヘキシル（DEHP）を含まない点滴ルートを使用する．3 時間かけて点滴静注する．
- パクリタキセル投与時には急性過敏反応を防止するために，投与 30 分前にデキサメタゾン 20 mg，ラニチジン 50 mg を静注，ジフェンヒドラミン 50 mg を経口投与する．投与中に血圧低下，不整脈が見られることもあり，初回投与の際はモニター監視が好ましい．
- 末梢神経障害（知覚性），関節痛の頻度が高い．
- カルボプラチンとの併用は外来でに加療も可能であり，進行非小細胞肺癌に対する初回治療レジメンとして汎用されている．

b　ドセタキセル
作用機序：微小管のチュブリンに結合し重合を促進し，紡錘体機能を障害することにより細胞分裂を阻害する．
排泄経路：肝代謝．CYP 3 A 4 が関与する．
主な副作用と投与時の注意
- 250 mL または 500 mL の 5% ブドウ糖または生理食塩水に混和し，1 時間以上かけて投与する．
- 急性過敏反応や末梢神経障害（知覚性）はパクリタキセルと比べて発症頻度が低いが，Grade 3 以上の好中球減少が高頻度に起こる．
- 重大な副作用として間質性肺炎がある．
- 蓄積性の浮腫（平均蓄積投与量 400 mg/m^2 で半数に出現）が認められる．
- 進行非小細胞肺癌に対する二次治療（2nd ライン）の標準的治療の 1 つとして単剤で用いられる．

4 微小管作動薬（ビンカアルカロイド類）

a　ビノレルビン
作用機序：微小管のチュブリンに結合し重合を阻害し，細胞分裂を阻害する．
排泄経路：肝代謝．
主な副作用と投与時の注意
- 50 mL の 5% ブドウ糖または生理食塩水に混和し，10 分以内に投与し，投与後は薬剤を十分洗い流す．
- 血管外漏出により硬結，壊死，炎症を起こす．
- 局所進行非小細胞肺癌にてシスプラチンとの併用にて放射線化学療法に汎用される．

5 代謝拮抗薬

a　ペメトレキセド
作用機序：葉酸代謝系における複数の酵素（TS：thymidylate synthetase，DHFR：dihydrofolate reductase，GARFT：glycinamide ribonucleotide formyltransferase）活性を阻害することにより DNA 合成を阻害．
排泄経路：腎排泄
主な副作用と投与時の注意
- 副作用の発現を軽減するために，初回投与の 1 週間前より葉酸 0.5 mg を含有する総合ビタミン剤 1 g を 1 日 1 回連日経口投与する．また初回投与の 1 週間前よりビタミン B$_{12}$ を 1 回 1mg を筋肉注射する．その後約 9 週ごとに 1 回 1mg を筋肉注射する．
- 米国では本剤による皮疹発現防止を目的

第1章 呼吸器専門医として知っておくべき基本事項

とし投与前日より3日間のステロイド（デカドロン 16 mg）内服が行われている．
- 重大な副作用として間質性肺炎がある．
- 非扁平上皮癌における初回治療にプラチナ製剤との併用で用いられる．又非扁平上皮癌に対する二次治療（2nd ライン）の標準的治療の1つとして単剤で用いられる．

b S-1

作用機序：S-1 は 5-FU のプロドラッグであるテガフールにギメラシル（5-FU 分解酵素 DPD の可逆的拮抗阻害剤），およびオテラシルカリウム（5-FU のリン酸化酵素の可逆的阻害剤：消化器毒性を抑制）を配合することにより，血中 5-FU 濃度を高めて RNA 機能障害および DNA 合成障害を示し抗腫瘍効果を増強させ，かつ消化器毒性の軽減を目的とした 5-FU の biochemical modulation に基づく経口抗悪性腫瘍薬である．

排泄経路：テガフールは肝で 5-FU に変換される．ギメラシルは未変化体での腎排泄率が高い．

主な副作用と投与時の注意
- 体表面積 $1.25\,m^2$ 未満：40 mg/回（80 mg/日），1.25 以上 $1.5\,m^2$ 未満：50 mg/回（100 mg/日），$1.5\,m^2$ 以上：60 mg/回（120 mg/日）
- 腎機能低下例では腎排泄であるギメラシルが蓄積するため，5-FU の血中濃度があがり毒性が強く出るので注意が必要である．
- 重大な副作用として間質性肺炎がある．

c 塩酸ゲムシタビン

作用機序：S 期（DNA 合成期）特異的に作用し DNA 合成を阻害する．
排泄経路：主な排泄経路は尿中．
主な副作用と投与時の注意
- 重大な副作用として間質性肺炎がある．
- 胸部放射線との同時併用は行わない．

6 トポイソメラーゼ阻害薬

a 塩酸イリノテカン

作用機序：トポイソメラーゼⅠ阻害によるDNA合成阻害．
排泄経路：肝及び各組織で活性体（SN-38）に変換される．UDP- グルクロニルトランスフェラーゼ（UGT）によってグルクロンサン包合され，胆汁中に排泄される．

主な副作用と投与時の注意
- 塩酸イリノテカンに特徴的な毒性として下痢が知られている．下痢症状の出現した場合は下痢止めの早期の積極的投与が推奨され，重篤化した場合は適切な補液が必要となる．
- 胆汁排泄であることから腸管麻痺・腸閉塞，黄疸のある患者及び多量の胸・腹水のある患者には投与禁忌である．
- 重大な副作用として間質性肺炎がある（明らかな間質性肺炎がベースにある場合は禁忌）．
- シスプラチンとの併用療法は進展型小細胞肺癌の初回治療の標準的療法である．

b エトポシド

作用機序：トポイソメラーゼⅡ阻害によるDNA合成阻害．
排泄経路：肝で代謝される．
主な副作用と投与時の注意
- 小細胞肺癌治療におけるシスプラチンとの併用時は $100\,mg/m^2$ を3日間投与する
- 限局型小細胞肺癌においてはシスプラチン/エトポシドと放射線（1.5 Gy x 2 回/日：total：45 Gy）同時併用療法が標準的治療である．

c 塩酸アムルビシン

作用機序：塩酸アムルビシンおよび活性代謝物アムルビシノールはDNAインターカレーション活性，トポイソメラーゼⅡ阻害作用によるDNA合成阻害．
排泄経路：肝で代謝される．

J 抗腫瘍薬

主な副作用と投与時の注意
- 骨髄抑制が強く出る場合があり注意する．
- 重大な副作用として間質性肺炎がある（明らかな間質性肺炎がベースにある場合は禁忌）．
- 本薬剤を用いた第Ⅲ相試験の結果は無いが，第Ⅱ相試験の良好な結果から，日常臨床において進行小細胞肺癌の 2nd line 以降の治療に単剤で用いられる．承認用量は 45 mg/m^2 となっているが，骨髄抑制の懸念から 40 mg/m^2 単剤を日 1 ～ 3 に投与することが多い．

7 上皮成長因子受容体（EGFR）チロシンキナーゼ阻害薬

a ゲフィチニブ

作用機序：ゲフィチニブは EGFR チロシンキナーゼの ATP 結合部位に ATP と競合的に結合することでチロシンキナーゼ活性を阻害し，EGFR 下流の癌増殖シグナルを抑制し抗腫瘍効果を発揮する．

排泄経路：肝臓が本薬の代謝クリアランスにおいて重要．CYP 3 A 4 が関与する．

主な副作用と投与時の注意
- ゲフィチニブ錠剤（250 mg）を 1 日 1 回（食後が望ましい）経口投与する．
- 急性肺障害・間質性肺炎（Interstitial lung disease：ILD）はゲフィチニブによる加療において最も注意を要する毒性である．3,322 例を対象に実施された特別調査「イレッサ® 錠 250 プロスペクティブ調査」では，ILD は 193 例（5.8%）に認められ，75 例（2.3%）の死亡例が報告された．2003 年 11 月から 2006 年 2 月に実施されたコホート内ケースコントロールスタデイにおいては，ゲフィチニブ投与例における ILD 発症のリスクは患者の背景因子にかかわらず化学療法よりも約 3 倍高いことが示され，危険因子として喫煙歴，PS 不良，既存の間質性肺炎の存在，正常肺占有率の低いこと，があげられた．ゲフィチニブ投与中に発熱，咳，呼吸困難症状など，発症が疑われる場合には直ちに血液ガス所見，胸部 CT 検査などの適切な検査が必要となる．
- 腫瘍組織における EGFR 遺伝子変異の存在する症例に高い奏効率（70% ～ 80%）が上がることが複数の臨床試験で示されている．EGFR 遺伝子変異検査は 2007 年より本邦において保険適用となっている．

b エルロチニブ

作用機序：エルロチニブは EGFR チロシンキナーゼの ATP 結合部位に ATP と競合的に結合することでチロシンキナーゼ活性を阻害し，EGFR 下流の癌増殖シグナルを抑制し抗腫瘍効果を発揮する．

排泄経路：肝臓が本薬の代謝クリアランスにおいて重要．CYP 3 A 4 が関与する．喫煙にて CYP 1 A 2 が誘導さて血中濃度が下がることが報告されている．食事の血中濃度への影響があるとされている．

主な副作用と投与時の注意
- エルロチニブ錠剤（150 mg）を 1 日 1 回食前 1 ～ 2 時間前に経口投与する．
- ゲフィチニブが最大耐用量の約 1/3（250 mg）が承認用量になっているのに対し，エルロチニブ錠剤（150 mg）は最大耐用量がそのまま承認用量となっている．皮疹，下痢など EGFR チロシンキナーゼ阻害剤の副作用の頻度はゲフィチニブよりも高い．
- 急性肺障害・間質性肺炎はエルロチニブにおいても最も注意を要する毒性である．
- 腫瘍組織における EGFR 遺伝子変異の存在する症例に高い奏効率が上がることが示されている．EGFR 遺伝子変異検査は 2007 年よりわが国において保険適用となっている．

8 血管新生阻害薬

ベバシズマブ

作用機序：血管新生の主要因子である血管内皮増殖因子（VEGF）のヒト化モノクローナル IgG1 抗体であり，VEGF と結合することで VEGF-VEGF 受容体シグナルを遮断し，腫瘍血管新生阻害を引き起こす．

排泄経路：半減期は約 2 週間

・扁平上皮癌を除く進行非小細胞肺癌に対してプラチナ併用療法に併用し 15 mg/kg を初回投与時は 90 分(2 回目以降は 60 分)かけて投与する．投与間隔は 3 週間以上あける．

・使用に際し，最も注意すべきは Grade 5 の喀血であり 0.9 ～ 1.2% で認められているので，適応症例の選択には十分な注意が必要とされる．喀血の既往のある症例は投与禁忌．

・本剤の主な副作用は高血圧，尿蛋白，出血であり，多くは Grade 1/2 のものが多い．これらの副作用に対しては，薬剤投与（降圧薬，止血薬等）や本剤の投与中断により十分コントロール可能である．

近畿大学医学部腫瘍内科　**岡本　勇**

J 抗腫瘍薬

2 抗腫瘍薬の効果判定

1 基本的な考え方

　肺癌に対する薬物療法を行う際には，抗腫瘍効果，毒性を正確に評価し現在行っている治療の継続に clinical benefit があるのか，治療を中断および変更する必要があるのかを判断していく必要がある．この臨床的判断は多面的，総合的になされるべきであるが，本稿では固形腫瘍の臨床試験で多く用いられる治療効果判定のためのRECIST（Response Evaluation Criteria in Solid Tumors）ガイドライン-改訂版 version 1.1-を紹介する．本ガイドラインは，治療を担当する医師が適切であると判断する場合を除き，個々の患者における治療継続の是非についての意思決定に用いられることを意図しておらず，臨床試験において使用するために作成されたものであることを付記しておく．

2 標的病変（Target lesion）の定義

a 測定可能腫瘍病変

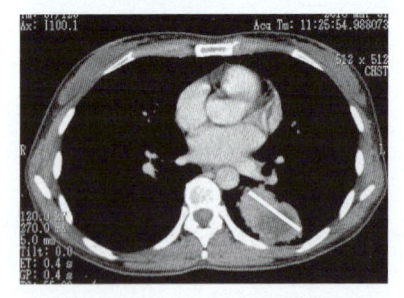

　少なくとも1方向で正確な測定が可能であり〔測定断面における最大径（長径）を記録する〕，かつ以下のいずれかのサイズ以上のもの．
・CTで10 mm（CTのスライス厚は5 mm以下）
・胸部X線写真で20 mm

b 測定可能リンパ節病変

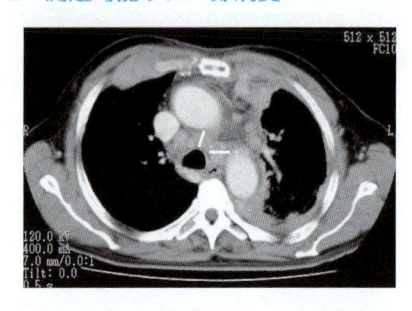

　病的な腫大と判断され，かつ測定可能なリンパ節は，CTで評価した短軸の径（短径）が15 mm以上（CTのスライス厚は5 mm以下を推奨）．ベースラインおよび経過中は，短径のみを測定して評価する．

3 標的病変の評価

　ベースライン評価において2個以上の測定可能病変を認める場合，すべての浸潤臓器を代表する，合計が最大5個（各臓器につき最大2病変）までの病変を標的病変として選択し，全標的病変の径の和（以下，径和．非リンパ節病変では長径，リンパ節病変では短径）を用いて，縮小率，増大率を算出する．
①完全奏効（complete response：CR）
全ての標的病変の消失．標的病変として選択したすべてのリンパ節病変は，短径で10 mm未満に縮小しなくてはならない．
②部分奏効（partial response：PR）
ベースライン径和に比して，標的病変の径和が30％以上減少．
③進行（progressive disease：PD）
経過中の最小の径和（ベースライン径和が経過中の最小値である場合，これを最小の

第1章 呼吸器専門医として知っておくべき基本事項

表 治療効果判定

標的病変	非標的病変	新病変	総合効果
CR	CR	なし	CR
CR	Non-CR/non-PD	なし	PR
CR	評価なし	なし	PR
PR	Non-PD or 評価の欠損あり	なし	PR
SD	Non-PD or 評価の欠損あり	なし	SD
評価の欠損あり	Non-PD	なし	NE
PD	問わない	あり or なし	PD
問わない	PD	あり or なし	PD
問わない	問わない	あり	PD

径和とする)に比して，標的病変の径和が20%以上増加，かつ，径和が絶対値でも5mm以上増加．

④安定(stable disease：SD)
経過中の最小の径和に比して，PRに相当する縮小がなくPDに相当する増大がない．

4 非標的病変(Non-target lesion)の定義

小病変(長径が10 mm未満の腫瘍病変または短径が10 mm以上15 mm未満であるリンパ節病変)，および真の測定不能病変を含む，測定可能病変以外の全ての病変．真の測定不能病変とみなされる病変には次のものがある．軟膜髄膜病変，腹水，胸水または心嚢水，炎症性乳癌，皮膚や肺のリンパ管症，視触診では認識できるが再現性のある画像検査法では測定可能ではない腹部腫瘤や腹部臓器の腫大．

5 非標的病変の評価

①完全奏効(complete response：CR)：
すべての非標的病変の消失かつ腫瘍マーカー値が基準値上限以下．全てのリンパ節は病的腫大とみなされないサイズ(短径が10 mm未満)とならなければならない．
②非CR/非PD(Non-CR/Non-PD)：
1つ以上の非標的病変の残存かつ/または腫瘍マーカー値が基準値上限を超える．
③進行(progressive disease：PD)：
既存の非標的病変の明らかな増悪．

6 新病変(New lesions)の評価

①明らかな新病変の出現は増悪(PD)判断する．
② FDG-PETによる新病変判定がVer.1.1より導入されている．
a) ベースラインPET陰性→PET陽性：PD
b) ベースラインのPET未施行→PET陽性の場合
 1. CTで確認できればPD
 2. 疑わしいものはCTでfollow up
 3. CTで否定されればPDではない．

近畿大学医学部腫瘍内科　岡本 勇

J 抗腫瘍薬

3 抗腫瘍薬の副作用の Grade

基本的な考え方

　肺癌にかかわらず抗腫瘍薬を用いた薬物療法を行う際には，その治療に伴う毒性の評価を行い，現在行っている抗腫瘍薬の種類，レジメン，投与量，スケジュールが妥当なものであるかどうかの判断をしていく必要がある．この毒性の評価には客観性が求められ，国際的な基準である Common Terminology Criteria for Adverse Events v4.0(CTCAE v4.0)が使用される．臨床試験においてはこの CTCAE v4.0 のグレードに基づいて薬剤の休薬，減量等の基準が定められている．本項では参考として日常臨床にて遭遇する頻度の高い毒性に関して以下に示す．他の項目に関しては JCOG ホームページ(http://www.jcog.jp/)や成書を参照されたい．

表　日常臨床で遭遇する頻度の高い毒性(LLN：基準値下限，ULN：基準値上限，TPN：非経口栄養)

有害事象	Grade 1	Grade 2	Grade 3	Grade 4
血液およびリンパ系障害 Blood and lymphatic system disorders					
貧血 (anemia)	ヘモグロビン <LLN-10.0 g/dL； <LLN-6.2 mmol/L； <LLN-100 g/L	ヘモグロビン <10.0〜8.0 g/dL； <6.2〜4.9 mmol/L； <100〜80 g/L	ヘモグロビン <8.0 g/dL； <4.9 mmol/L； <80 g/L；輸血を要する	生命を脅かす；緊急処置を要する
発熱性好中球減少症 (febrile neutropenia)			ANC<1,000/mm^3 で，かつ，1回でも 38.3℃(101°F)を超える，または1時間を超えて持続する 38℃以上(100.4°F)の発熱	生命を脅かす；緊急処置を要する
心臓障害 Cardiac disorders					
左室収縮機能障害 (left ventricular systolic dysfunction)			心拍出量の低下により症状があるが治療に反応するもの	心拍出量の低下による心不全が治療に反応しないまたはコントロール不良；心室補助装置や静脈内昇圧剤のサポートまたは心臓移植を要する

第 1 章　呼吸器専門医として知っておくべき基本事項

有害事象	Grade 1	Grade 2	Grade 3	Grade 4
心嚢液貯留 (pericardial effusion)		症状がない少量から中等量の心嚢液貯留	生理機能に影響する心嚢液貯留	生命を脅かす；緊急処置を要する
胃腸障害 Gastrointestinal disorders				
便秘 (constipation)	不定期または間欠的な症状；便軟化剤/緩下剤/食事の工夫/浣腸を不定期に使用	緩下剤または浣腸の定期的使用を要する持続的症状；身の回り以外の日常生活動作の制限	摘便を要する頑固な便秘；身の回りの日常生活動作の制限	生命を脅かす；緊急処置を要する
下痢 (diarrhea)	ベースラインと比べて<4回/日の排便回数増加；ベースラインと比べて人工肛門からの排泄量が軽度に増加	ベースラインと比べて4〜6回/日の排便回数増加；ベースラインと比べて人工肛門からの排泄量が中等度増加	ベースラインと比べて7回以上/日の排便回数増加；便失禁；入院を要する；ベースラインと比べて人工肛門からの排泄量が高度に増加；身の回りの日常生活動作の制限	生命を脅かす；緊急処置を要する
悪心 (nausea)	摂食習慣に影響のない食欲低下	顕著な体重減少，脱水または栄養失調を伴わない経口摂取量の減少	カロリーや水分の経口摂取が不十分；経管栄養/TPN/入院を要する	
嘔吐 (vomiting)	24時間に1〜2エピソードの嘔吐（5分以上間隔が開いたものをそれぞれ1エピソードとする）	24時間に3〜5エピソードの嘔吐（5分以上間隔が開いたものをそれぞれ1エピソードとする）	24時間に6エピソード以上の嘔吐（5分以上間隔が開いたものをそれぞれ1エピソードとする）；TPNまたは入院を要する	生命を脅かす；緊急処置を要する
一般・全身障害および投与部位の状態 General disorders and administration site conditions				
疲労 (fatigue)	休息により軽快する疲労	休息によって軽快しない疲労；身の回り以外の日常生活動作の制限	休息によって軽快しない疲労；身の回りの日常生活動作の制限	
倦怠感 (malaise)	だるさ，または元気がない	だるさ，または元気がない；身の回り以外の日常生活動作の制限		

J 抗腫瘍薬

有害事象	Grade 1	Grade 2	Grade 3	Grade 4
免疫系障害 Immune system disorders				
アナフィラキシー （anaphylaxis）			蕁麻疹の有無によらず症状のある気管支痙攣；非経口的治療を要する；アレルギーによる浮腫/血管性浮腫；血圧低下	生命を脅かす；緊急処置を要する
爪囲炎 （paronychia）	爪襞の浮腫や紅斑；角質の剥脱	局所的処置を要する；内服治療を要する（例：抗菌薬/抗真菌薬/抗ウイルス薬）；疼痛を伴う爪襞の浮腫や紅斑；滲出液や爪の分離を伴う；身の回り以外の日常生活動作の制限	外科的処置や抗菌薬の静脈内投与を要する；身の回りの日常生活動作の制限	
臨床検査 Investigations				
アラニン・アミノトランスフェラーゼ増加（alanine aminotransferase increased）	＞ULN-3.0×ULN	＞3.0〜5.0×ULN	＞5.0〜20.0×ULN	＞20.0×ULN
アルカリホスファターゼ増加（alkaline phosphatase increased）	＞ULN-2.5×ULN	＞2.5〜5.0×ULN	＞5.0〜20.0×ULN	＞20.0×ULN
アスパラギン酸アミノトランスフェラーゼ増加（aspartate aminotransferase increased）	＞ULN-3.0×ULN	＞3.0〜5.0×ULN	＞5.0〜20.0×ULN	＞20.0×ULN
血中ビリルビン増加（blood bilirubin increased）	＞ULN-1.5×ULN	＞1.5〜3.0×ULN	＞3.0〜10.0×ULN	＞10.0×ULN

第1章 呼吸器専門医として知っておくべき基本事項

有害事象	Grade 1	Grade 2	Grade 3	Grade 4
クレアチニン増加(creatinine increased)	＞1〜1.5×baseline；＞ULN-1.5×ULN	＞1.5〜3.0×baseline；＞1.5〜3.0×ULN	＞3.0×baseline；＞3.0〜6.0×ULN	＞6.0×ULN
心電図QT補正間隔延長(electrocardiogram QT corrected interval prolonged)	QTc 450〜480 ms	QTc 481〜500 ms	少なくとも2回の心電図でQTc≧501 ms	QTc≧501 msまたはベースラインから＞60 msの変化があり，Torsade de pointes, 多型性心室頻拍，重篤な不整脈の徴候/症状のいずれかを認める
好中球数減少(neutrophil count decreased)	＜LLN-1,500/mm³；＜LLN-1.5×10 e9/L	＜1,500〜1,000/mm³；＜1.5〜1.0×10 e9/L	＜1,000〜500/mm³；＜1.0〜0.5×10 e9/L	＜500/mm³；＜0.5×10 e9/L
血小板数減少(platelet count decreased)	＜LLN-75,000/mm³；＜LLN-75.0×10e9/L	＜75,000〜50,000/mm³；＜75.0-50.0×10 e9/L	＜50,000〜25,000/mm³；＜50.0-25.0×10 e9/L	＜25,000/mm³；＜25.0×10e9/L
体重減少(weight loss)	ベースラインより5-＜10%減少；治療を要さない	ベースラインより10-＜20%減少；栄養補給を要する	ベースラインより≧20%減少；経管栄養またはTPNを要する	
白血球減少(white blood cell decreased)	＜LLN-3,000/mm³；＜LLN-3.0×10 e9/L	＜3,000〜2,000/mm³；＜3.0〜2.0×10e9/L	＜2,000-1,000/mm³；＜2.0〜1.0×10 e9/L	＜1,000/mm³；＜1.0×10 e9/L
代謝および栄養障害 Metabolism and nutrition disorders				
食欲不振(anorexia)	食生活の変化を伴わない食欲低下	顕著な体重減少や栄養失調を伴わない摂食量の変化；経口栄養剤による補充を要する	顕著な体重減少または栄養失調を伴う(例：カロリーや水分の経口摂取が不十分)；静脈内輸液/経管栄養/TPNを要する	生命を脅かす；緊急処置を要する
筋骨格系および結合組織障害 Musculoskeletal and connective tissue disorders				
関節痛(arthralgia)	軽度の疼痛	中等度の疼痛；身の回り以外の日常生活動作の制限	高度の疼痛；身の回りの日常生活動作の制限	

J 抗腫瘍薬

有害事象	Grade 1	Grade 2	Grade 3	Grade 4
神経系障害 Nervous system disorders				
味覚異常 (dysgeusia)	味覚の変化はあるが食生活は変わらない	食生活の変化を伴う味覚変化（例：経口サプリメント）；不快な味；味の消失		
末梢性感覚ニューロパチー (peripheral sensory neuropathy)	症状がない；深部腱反射の低下または知覚異常	中等度の症状がある；身の回り以外の日常生活動作の制限	高度の症状がある；身の回りの日常生活動作の制限	生命を脅かす；緊急処置を要する
腎および尿路障害 Renal and urinary disorders				
蛋白尿 (proteinuria)	蛋白尿 1+；尿蛋白＜1.0 g/24 時間	成人：蛋白尿 2+；尿蛋白 1.0-＜3.5 g/24 時間；小児：尿蛋白/クレアチニン比 0.5〜1.9	成人：尿蛋白≧3.5 g/24 時間；小児：尿蛋白/クレアチニン比＞1.9	
呼吸器，胸郭および縦隔障害 Respiratory, thoracic and mediastinal disorders				
肺臓炎 (pneumonitis)	症状がない；臨床所見または検査所見のみ；治療を要さない	症状がある；内科的治療を要する；身の回り以外の日常生活動作の制限	高度の症状がある；身の回りの日常生活動作の制限；酸素を要する	生命を脅かす；緊急処置を要する（例：気管切開/挿管）
皮膚および皮下組織障害 Skin and subcutaneous tissue disorders				
脱毛症 (alopecia)	遠くからではわからないが近くで見ると正常よりも明らかな 50% 未満の脱毛；脱毛を隠すために，かつらやヘアピースは必要ないが，通常と異なる髪形が必要となる	他人にも容易に明らかな 50% 以上の脱毛；患者が脱毛を完全に隠したいと望めば，かつらやヘアピースが必要；社会心理学的な影響を伴う		
ざ瘡様皮疹 (rash acneiform)	体表面積の＜10% を占める紅色丘疹および/または膿疱で，そう痒や圧痛の有無は問わない	体表面積の 10-30% を占める紅色丘疹および/または膿疱で，そう痒や圧痛の有無は問わない；社会心理学的な影響を伴う；身の回り以外の日常生活動作の制限	体表面積の＞30% を占める紅色丘疹および/または膿疱で，そう痒や圧痛の有無は問わない；身の回りの日常生活動作の制限；経口抗菌薬を要する局所の重複感染	紅色丘疹および/または膿疱が体表のどの程度の面積を占めるかによらず，掻痒や圧痛の有無も問わないが，静注抗菌薬を要する広範囲の局所の二次感染を伴う；生命を脅かす

有害事象	Grade 1	Grade 2	Grade 3	Grade 4
斑状丘疹状皮疹（rash maculopapular）	症状（例：そう痒，熱感，ひきつれ）の有無は問わない，体表面積の<10%を占める斑状疹/丘疹	症状（例：そう痒，熱感，ひきつれ）の有無は問わない，体表面積の10-30%を占める斑状疹/丘疹；身の回り以外の日常生活動作の制限	症状の有無は問わない，体表面積の>30%を占める斑状疹/丘疹；身の回りの日常生活動作の制限	
皮膚色素過剰（skin hyperpigmentation）	体表面積の≦10%を占める色素沈着；社会心理学的な影響はない	体表面積の>10%を占める色素沈着；社会心理学的な影響を伴う		
じん麻疹（urticaria）	体表面積の<10%を占めるじん麻疹；局所治療を要す	体表面積の10〜30%を占めるじん麻疹；内服治療を要する	体表面積の>30%を占めるじん麻疹；静注治療を要する	
血管障害 Vascular disorders				
高血圧（hypertension）	前高血圧状態（収縮期血圧120〜139 mmHgまたは拡張期血圧80〜89 mmHg）	ステージ1の高血圧（収縮期血圧140〜159 mmHgまたは拡張期血圧90〜99 mmHg）；内科的治療を要する；再発性または持続性（≧24時間）；症状を伴う>20 mmHg（拡張期圧）の上昇または以前正常であった場合は>140/90 mmHgへの上昇；単剤の薬物治療を要する 小児：再発性または持続性（≧24時間）の>ULNの血圧上昇；単剤の薬物治療を要する	ステージ2の高血圧（収縮期血圧≧160 mmHgまたは拡張期血圧≧100 mmHg）；内科的治療を要する；2種類以上の薬物治療または以前よりも強い治療を要する 小児：成人と同じ	生命を脅かす（例：悪性高血圧，一過性または恒久的な神経障害，高血圧クリーゼ）；緊急処置を要する 小児：成人と同じ

近畿大学医学部腫瘍内科　岡本　勇

呼吸器で使用される計算式

肺生理で用いられる式は複雑で理解しにくいものが多いが，ここでは呼吸器科医として最低限知っておくべき日常頻繁に使用されるものに限定して述べる．

1 肺胞換気量($\dot{V}_A$)と肺胞炭酸ガス分圧(P_ACO_2)との関係式

肺胞換気量とは肺胞より呼出されるガスの量のこと．分時CO_2排泄量($\dot{V}CO_2$)は全て肺胞気に由来するため，肺胞気CO_2濃度(F_ACO_2)と肺胞換気量との積で表わされる．

$$\dot{V}CO_2 = F_ACO_2 \times \dot{V}_A$$

F_ACO_2を分圧に変換($=P_ACO_2/0.863$)して，式を整理し直すと，

$$P_ACO_2 = \frac{\dot{V}CO_2 \times 0.863}{\dot{V}_A}$$

となる．$P_ACO_2 \fallingdotseq PaCO_2$より，肺胞換気量が増加すれば$PaCO_2$が低下し，肺胞換気量が減少すれば$PaCO_2$が増加することが分かる．$PaCO_2$が35 mmHg以下を肺胞過換気，46 mmHg以上を肺胞低換気と呼ぶ．

2 Henderson-Hasselbalch 式

$$pH = 6.1 + \log \frac{[HCO_3^-]}{0.03 \times PaCO_2}$$

pHの低下をアシドーシス，上昇をアルカローシスと呼ぶ．$PaCO_2$は肺胞換気量によって決定される呼吸性の因子であり，肺胞過換気によって低下し，肺胞低換気によって上昇する．$[HCO_3^-]$は代謝性因子である．

肺胞低換気では呼吸性アシドーシスが，肺胞過換気では呼吸性アルカローシスが生じ，$[HCO_3^-]$の低下により代謝性アシドーシスを，増加により代謝性アルカローシスが生じる．しかし，慢性化すると相手側の因子($PaCO_2$または$[HCO_3^-]$)が補正するように動き，pHが是正される．

3 PaO_2の正常値予測式

PaO_2は加齢によって減少し，以下の式で予測される．

$$PaO_2 = 105 - 年齢 \times 0.3$$

4 A-aDO₂の計算式

肺胞気式：

$$P_AO_2 = P_IO_2 - \frac{PaCO_2}{R} + [PaCO_2 \cdot F_ICO_2 \cdot \frac{1-R}{R}]$$

室内気を吸入している場合，P_ACO_2(肺胞炭酸ガス分圧)＝$PaCO_2$(動脈血炭酸ガス分圧)＝40，F_ICO_2(吸入気炭酸ガス濃度)＝0.21，R：呼吸商＝0.8(ただし100％酸素吸入時には1.0となることに注意)となり，括弧内の積は小さいと考え0と仮定すると，

$$P_AO_2 \fallingdotseq P_IO_2 - \frac{PaCO_2}{R}$$

と近似できる．

両辺からPaO_2を引き，$P_IO_2 = (760-47) \times 0.21 \fallingdotseq 150$を代入すると

$$A\text{-}aDO_2 = P_AO_2 - PaO_2 = P_IO_2 - \frac{PaCO_2}{R} - PaO_2 \fallingdotseq 150 - PaO_2 - \frac{PaCO_2}{0.8}$$

となる．

これは肺胞と動脈との間の酸素分圧の差，つまり肺のガス交換障害の指標である．正常値は，室内気呼吸下では20 mmHg以下で，100％酸素吸入時では60〜70 mmHgである．

5 PaO_2/F_IO_2(P/F比)

動脈血酸素分圧を吸入気酸素分画で割っ

たもので，400 以上が正常．oxygenation index と表記してある場合もある．

American-European Consensus Conference on ARDS は 1994 年に ARDS の診断基準として，①急性発症，②（PEEP 圧の値にかかわらず）$PaO_2/FiO_2 \leq 200$，③胸部 X 線正面写真上両側浸潤影，④肺動脈楔入圧 ≤ 18 mmHg（検査上または臨床的に左房圧も正常）を推奨した（ただし ARDS の前段階として，②の PaO_2/FiO_2 が 201～300 の場合を急性肺傷害（acute lung injury：ALI）と定義した．300 という値は，60（呼吸不全時の PaO_2）/0.2（室内気の FiO_2）を想定して決めてある．

6 肺活量（VC），努力肺活量（FVC），1 秒量（FEV_1）の正常値予測式

上記 3 因子は加齢によって減少し，以下の式で予測される．

＜男性＞
　VC（L）＝0.045×身長（cm）－0.023×年齢－2.258
　FVC（L）＝0.042×身長（cm）－0.024×年齢－1.785
　FEV_1（L）＝0.036×身長（cm）－0.028×年齢－1.178

＜女性＞
　VC（L）＝0.032×身長（cm）－0.018×年齢－1.178
　FVC（L）＝0.031×身長（cm）－0.019×年齢－1.105
　FEV_1（L）＝0.022×身長（cm）－0.022×年齢－0.005

7 COPD の診断と病期判定

COPD の診断には気流閉塞の証明が必要であり，気管支拡張薬吸入後のスパイロメトリーによる（Gaensler の）1 秒率（FEV_1/FVC）＜70％で判定されている．

病期分類は FEV_1/予測 FEV_1 で規定される〔詳細は COPD の項を参照（p.463）〕．

8 死腔換気量の計算式

1 回換気量（V_T：10～15 mL/kg 体重）の内，生理学的死腔量（V_D：約 2.2 mL/kg 体重）が占める割合のこと．動脈血炭酸ガス分圧（$PaCO_2$），呼気炭酸ガス分圧（$PECO_2$）測定より求められる．

$$V_D/V_T = \frac{(PaCO_2 - PECO_2)}{PaCO_2}$$

正常は約 0.3（気管内挿管時）以下．死腔換気量の増加は，血流量に対して換気量が減少していることを意味する．

9 シャント率計算式

シャント率とは，肺において酸素化されずに体循環にはいる血液の全体に対する比である．時間あたりの血流量（$\dot{Q}$）に関して Fick の原理が成り立ち，これを適用するとシャント率 Qs/Qt（時間あたりのシャント量/時間あたりの総血流量）は以下の式で表される．

$$Qs/Qt = \frac{(PAO_2 - PaO_2) \times 0.0031}{(PAO_2 - PaO_2) \times 0.0031 + (CaO_2 - C\bar{v}O_2)}$$

CaO_2：動脈血酸素含有量，$C\bar{v}O_2$：混合静脈血酸素含有量．正常値は 7％ 以下．

文献

1) 日本呼吸器学会肺生理専門委員会「呼吸機能検査ガイドライン」作成委員会．呼吸機能検査ガイドライン―スパイロメトリー，フローボリューム曲線，肺拡散能力―，2004．メディカルレビュー社．

2) West JB. Respiratory Physiology：The Essentials, 8th ed, 2008. Lippincott Williams & Wilkins.

仙台赤十字病院呼吸器科　三木　誠

第2章

呼吸器研修でのアドバイス

A 呼吸器専門医への道

呼吸器専門医を目指す諸君へ

1 はじめに

まず，申し上げたい．呼吸器専門医を目指してくれたことを心から歓迎する．あるいは，呼吸器専門医に興味をもって，この文章に目を通してくれたことに心から感謝する．

実は，呼吸器専門医は極端に不足している．理由は，需要と供給のアンバランスによる．21世紀は呼吸器疾患の時代ともいわれている．社会の高齢化，成果の上がらぬ禁煙対策，大気汚染の進行，癌死亡の増加，アレルギー疾患の増加等の多くの複合要因が呼吸器疾患やこれに伴う死亡を増加させている．一方で，呼吸器科医の数は微増傾向にとどまっており，呼吸器科不足が多くの医療現場で問題化している．

視点を変えると，呼吸器科医は現代医療の現場において常に嘱望されており，自らの実力を存分に発揮できる環境が常に目の前に準備されているという見方もできる．

2 呼吸器専門医制度の精神

呼吸器専門医の医師像は，以下のように定められている．「医師として幅広い知識と技能を身につけた基本領域学会の専門医等を有するもののなかで，呼吸器の機能形態学，病理生理学，分子生物学，薬理学，遺伝学，疫学，症候学，診断学，治療学に関する豊富な知識を有し，重要な専門的検査技術を取得し，広い範囲の呼吸器疾患の知識と理解，及び重要呼吸器疾患の臨床経験を有することに加えて，高邁な医療倫理感を有することを要す．」(日本呼吸器学会専門医制度規則)

極めて広範囲に及ぶ内容を求めているのが呼吸器専門医の特徴でもある．しかし，けっして玉虫色の宣言文ではない．呼吸器専門医育成のために準備されているものは，広い視野，広い知識，広い経験を積むことができる場である．

3 呼吸器疾患と専門医制度の現状

わが国は世界で最も社会の高齢化が進んでいる国である．高齢化に伴う疾病構造の変化により，COPD，呼吸器感染症，肺腫瘍などの呼吸器疾患が急増しつつある．世

WHO（世界保健機関）による死亡順位の予測

1990年		2020年	
1	虚血性疾患	1	虚血性疾患
2	脳血管障害	2	脳血管障害
3	肺炎	3	COPD
4	下痢性疾患	4	肺炎
5	分娩に伴う傷害	5	呼吸器癌
6	COPD	6	交通事故
7	結核	7	結核
8	麻疹	8	胃癌
9	交通事故	9	HIV
10	呼吸器癌	10	自殺

図1 人類死因の変遷
(Murray, C.J.L. et al.：Lancet 1997；**349**：1498. より引用)

第2章 呼吸器研修でのアドバイス

界的にみても呼吸器疾患の増加は顕著で，WHOの試算では21世紀における10大死因のうち4つは呼吸器疾患とされている(図1)．わが国においても呼吸器疾患は国民死亡の第一の原因である(図2)．呼吸器疾患の急増に対応するためには，適正数の呼吸器科医，呼吸器専門医の配置が必要である．

呼吸器疾患の診療におけるもう1つの特徴に，その疾患領域の広さと労働集約性の高さがある．外界と直結し，循環器系と連動し，重要な代謝臓器でもある呼吸器系は，感染，アレルギー免疫異常，発癌，代謝異常，酸化障害，循環障害といった多彩な病態を呈し，病態の帰結としての機能異常は呼吸不全として生命維持の重篤な危機につながる．呼吸器疾患の診療は，これらの多彩な病態の十分な理解と経験が不可欠である．加えて，わずかな中断が死に結びつく「呼吸」という生命現象の救済と維持にあたっては，慎重かつ休みない観察と治療が必要になる．薬物療法，酸素療法，人工呼吸療法，理学療法とその選択肢も広く，かつ高度の知識と経験が要求される．そのような意味で，呼吸器専門医の質の確保はけっして容易ではないという現実がある．

だからこそ，呼吸器専門医は診療の現場においては極めて有用な役割を果たすことができるし，複雑化した現代医療においては，併存疾患や合併症を抱えた患者診療の中心的担い手となることが多い．即ち，呼吸器疾患の臨床は奥深く，常にわれわれの知的好奇心をくすぐり続ける．「呼吸器専門医」―それは①総合力，②応用力，③救急力を備えた，医師の中の医師ともいえる存在である．

4 呼吸器専門医に対する社会の要請

疾病構造の変遷に伴ってわが国の至適専門医数は変動すると考えられる．平成17年度のわが国における傷病分類別に見た呼吸器疾患患者の受療率(厚生労働省調査，厚生の指標　国民衛生の動向2007年第54巻第9号より引用)は，入院で人口10万対62，外来で10万対593であり，循環器疾患(脳血管障害を除く)，消化器疾患(歯科領域を除く)と比較した場合，呼吸器：循環器：消化器の比率が，入院で1：0.9：0.9，外来で1：1：0.4となっている(図3)．

一方，各学会の専門医数/会員数は，

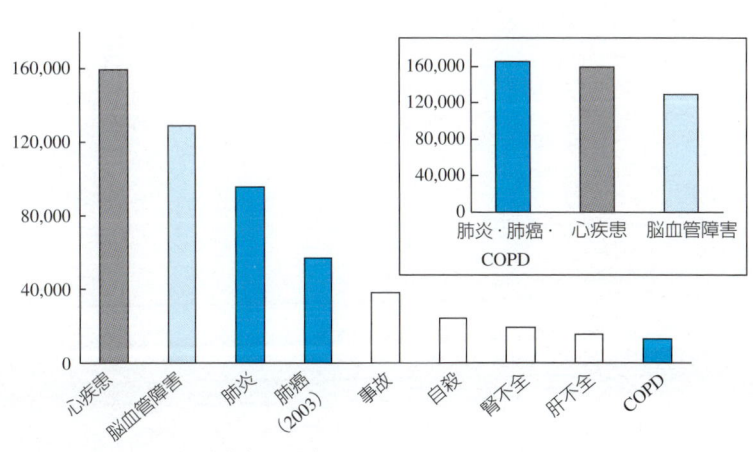

A 呼吸器専門医への道

図2　国民の死因別死亡数(2004年)
平成16年(国民衛生の動向　2005年，第52巻，第9号)

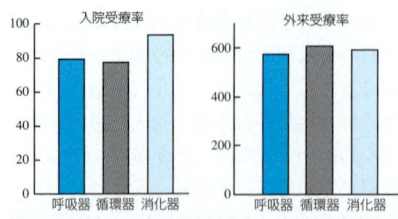

図3 内科3大疾患の受療率（人口10万対）平成16年（国民衛生の動向 2005年，第52巻，第9号）

呼吸器：循環器：消化器で，それぞれ4,081/10,678：11,479/24,118：16,048/31,086となっており，患者数に対する会員数，専門医数，専門医／会員比のいずれも呼吸器学会が少ないという現状がある．（2009年11月現在）

また，呼吸器学会認定施設数は，685施設(2009年11月現在)であるが，地方における不足が深刻化している．

社会の要請に応えるためには，適正な専門医比率を維持することは重要ではあるが，良質な医療を提供するために必要な会員，専門医の絶対数を確保することも重要なことである．

このような医療環境と社会状況を視野に入れながら，国民に対して良質な医療を過不足なく提供するために専門医制度を構築していくことが必要と考える．以上のような観点から，社団法人日本呼吸器学会は定期的な制度の改正等を通じて，社会に真に貢献する専門医制度の構築を目指している．また，わが国の専門医制度の中で真っ先に非喫煙者をもって専門医の要件となすという規則を作った学会として，禁煙対策をはじめとした疾病予防にも取り組むことを目指している．日本の医療を救いたいと思う諸君，専門性を有しながらも総合力を身につけたいと願う諸君，common diseaseに対する十分な知識と経験を身につけかつ救急医療にも対応できる医師を目指す諸君，「呼吸器病学」がそこに待っている．

九州大学大学院医学研究院呼吸器内科分野　中西洋一

B 研修の概要

1 後期研修と研修施設の選び方

1 はじめに

後期研修をいかにするべきか，研修施設をいかに選ぶべきかという質問をよく受ける．率直に申し上げると絶対的な正解などない．ただし，目的意識をもった上で十分に納得して施設選びをすることで，研修のモチベーションは当然高まるはずである．

はじめに，私の立場を明らかにしておく．私は，日本呼吸器学会専門医制度審議会会長として，呼吸器専門医の質の向上に務める責務を負っている．また，大学の教員として，呼吸器病学の研究を推進し，若手医師には学位と専門医の両者の取得を目指してキャリアアップの道を進むような場を提供する責務を負っている．

2 建前論：専門医制度からみた研修施設の選び方

まず，呼吸器専門医の制度を述べる．
専門医取得の条件は以下の通りである．
①内科学会認定内科医を取得していること
②3年以上にわたって日本呼吸器学会会員であること
③3年以上にわたって呼吸器学会認定施設で勤務していること
④呼吸器病関連の論文3編（共著可能），および学会発表3編以上．
臨床呼吸機能講習会（2泊3日の合宿で呼吸機能を含めた呼吸器病学の集中的学習イベント）の受講（http://www.jrs.or.jp/home/modules/institution/index.php?content_id=1）

他の専門医制度との大きな違いは以下の点である．
①国内の専門医制度の中では最短の修練期間
②2泊3日の集中学習（合宿）を必須としている

最短の修練期間としている一方で，集中的学習を義務づけ，かつ広領域にわたる呼吸器内科学を一通り経験し，手技についても一定数以上経験することを義務づけている．重要なのは時間ではなく，内容と密度であるとの認識の下に制度化している．また，ただ単に臨床経験を積ませるのみではなく，臨床研究や学習の機会を与えることも研修施設に求められている．

したがって，呼吸器専門医を目指す場合，施設選びに際しては以下の点を満たしていることをみていただきたい．
①施設要件（設備，指導者の存在と，指導体制）を満たすこと．
②専門医育成の実績があること．
③医学論文（症例報告を含む）を出していること．
④チーム医療の中で，円滑な指導体制と連携体制を構築していること．

3 大学か一般病院か

新研修システム導入後，多くの研修医が大学を離れ一般病院での研修を受けるようになった．とはいえ，大学での研修システムに参加する医師も相当数に上っている．どちらで研修を受けるべきかという質問をよく耳にする．その結果が判明するのは，おそらく30年後の話である．

大学を含めた多くの基幹病院の呼吸器内科では，入院患者の多くは肺癌が占めている．一方で，旧国立療養所関連の病院や市中の急性期型総合病院では疾病構造が異なる．外来患者の構成も入院患者のそれとは

大幅に異なる．外来では，気管支喘息やCOPDの比率が高く，冬場を中心に呼吸器感染症が増加する．間質性肺炎も安定期には外来診療が中心であろうし，肺癌薬物療法が必要な患者は外来化学療法室を中心に診療が行われる．疾患が広領域に及ぶ呼吸器病学においてはその中のいずれも無視することができない．

どこが最も後期研修に適しているかという命題であるが，どの病院にもそれぞれの個性（言葉を換えるとそれぞれの癖）がある．その個性（癖）は病院内ではなかなかみえないもので，他の医療機関に移動して初めて実感できるものである．私の施設では，2年間の初期研修後，3年目には呼吸器病学をサブスペシャリティとして，呼吸器専門医を目指した臨床経験を2〜3年積み，その後に大学院に入学して，臨床系教室または基礎医学教室で研究に従事することを勧めている．原則として，後期研修にあたる時期には，年度ごとに異なった病院で研修を受けることで，それぞれの病院の長所・短所・システムを実感していただき，次のキャリアアップに役立てて欲しいと思っている．

したがって，バランスよく多くのものを学びかつ経験することができるのであれば，大学であれ一般病院であれ大差はないと思っている．ただし，大学の場合は経験症例や習得すべき手技についての施設側の配慮があるかどうかの確認が必要となるし，一般病院の場合は専門医資格取得条件である論文執筆，学会発表，講習会受講の指導体制と支援体制が整っているかどうかの確認が必要になる．いずれにせよ，若い時期，同じ病院に留まって初期研修，後期研修，スタッフと進んでいくことには若干の懸念を覚える．次世代を担う若者は旅をして世界をみるべきである．

4 学位か専門医か

学位か専門医かという選択をすべきという論調がある．そのような二者択一的な考えは正しくない．なぜなら，学位と専門医は裏表の関係ではなく，縦糸と横糸の関係だからである．

日本専門医制評価・認定機構の目的は，
①学会相互間の協力と連携・交流を図ること
②社会に信頼される専門医制度を確立すること
③専門医の育成，認定およびその生涯教育を行うこと
④もって，医療の質を向上させること
とされている．

医療の経験と技術を重視することが明確に示されている．年々専門医制度は診療主体の現場主義に向かいつつあり，臨床力を保証する制度に進みつつある．一方で，研究者として自立して研究活動を行うことができる能力の養成は図りがたい．

一方，大学評価・学位授与機構の目的は
①大学等の教育研究活動の状況について評価を行う
②それにより，その教育・研究水準の向上を図る
③もって我が国の高等教育の発展に資する
とされている．

即ち，高度の専門性が求められる社会の多様な方面で活躍し得る研究能力，およびその基礎となる豊かな学識を身につけることが目的であり，医療技術の習得を目標としているものではない．ただし，EBMの実践に際しては，これを盲信することなく一度エビデンス構築の現場に飛び込むことには大きな意義がある．

医学は，高度な科学・技術・哲学・人間学の集大成である．だからこそ，そこにサ

イエンスとアートが共存する．サイエンスを学位制度が保証し，アートを専門医制度を保証する．わが国の医療水準は世界一である．その水準を保ち続けるためには，専門医と学位が両立しなくてはならない．

5 本音論

①後期研修先の選択は設備やシステムが全てではない．
②職人ではダメ

建前論で述べたことはすべて真実である．しかし，医療は機器や看板が全てではない．研修において何よりも重要なものは人間関係である．チームとして和気藹々としかし凛とした緊張感を失うことなく診療を行っている施設こそが，研修先としては理想である．老舗の看板を有するところは歴史の重みとともにそれを継続させているということもできるし，看板などより人物本位という見方もできる．まずは，（年寄りよりも）少し上の先輩医師の評判と，実際に訪問しての職場の雰囲気を感じ取ることが一番と考える．

医師がただの職人になってしまうと，わが国の医学は衰亡する．学位が人間を作るとはいわないが，研究に従事することで健全な批判精神が育まれ，深い考察に基づいた医療を提供することができるようになる．サイエンティストである高度な技術を身につけた職業人を目指して欲しい．専門医と学位は両立できる．そのように制度設計されている．高い山を目指せば低い山の制覇は容易である．後期研修医療機関選びにはそのような視点も不可欠である．

九州大学大学院医学研究院呼吸器内科分野　**中西洋一**

B 研修の概要

2 後期研修医のライフスタイル

難しいテーマである．すでにこのようなことを書くには私は年を取り過ぎたような気がする．詳細は，同年代の医師に聞いていただきたい．

1 建前論

後期研修医（レジデント）は，病棟の大黒柱である．自らの患者を担当しながら，初期研修医のアドバイザーあるいは指導医として活躍することが期待されている．当面の課題としての内科認定医の取得のための準備が必要である．次のステップで呼吸器専門医取得のための各種手技を経験し，熟達しなくてはならない．具体的には，
①気管支鏡，人工呼吸管理，胸腔穿刺とドレナージ等の検査手技の経験
②肺機能検査や動脈血ガス分析のデータ解釈ができるような学習
③抗菌薬や抗腫瘍薬の適正使用の学習
④各種診療ガイドラインの学習とその応用
⑤学会発表，論文執筆，講習会参加

加えて，救急対応，他科からのコンサルト対応，当直業務，コメディカル対応と多忙である．患者や家族へも徐々に自立的に対応することが求められる．初期研修医時代と比べ，職場における責任感は大幅に増す．これらに1つ1つ粛々と対応する必要がある．決して簡単ではない．

医師の過酷な労働条件が問題視されている．わが国は法治国家であるから，業務に関しても遵法するべきである．労働基準法からすると，労働時間，当直業務のあり方，有給休暇の取得に関して多くの医療機関は問題を抱えている．後期研修医といえども法を守ることは重要である．一方で，どこまでが勤務であり，どこからが自らのキャリアアップのための学習時間なのかについての議論はあまりなされてはいない．厳しいといわれた米国のレジデント生活も，最近は法整備の影響で，週あたりの総労働時間規制，連続勤務の禁止に加え，有給休暇や学会参加のための休暇なども設定されるようになった．わが国においても遠くない先に整備されることになるのは間違いない．ただし，このあたりの議論は厚労省，財務省，政治家に任せておく．

2 九州大学呼吸器科のレジデント生活の実例

勤務開始は8時30分．ただし，週2回はカンファレンスのため8時開始（1回は内科のカンファレンスと抄読会，残る1回は外科・放射線科との合同カンファレンス）．週に3回，半日気管支鏡に入る．うち1回はマネージャーとして検査の順番組みや機器の手配を行う．週3回，診療グループ別のカンファレンスが午後に開催され診断・治療方針を決める．木曜日の午後は教授回診と抄読会．金曜午後は再来患者の診療．週に1回，アルバイトで市内の基幹病院勤務．月に各1回，当直業務と急患センター準夜帯勤務．

3 後期研修医の生活実態と本音

①患者急変にどう備えるか？：状態の悪い患者を受け持っているとなかなかリラックスできない．いつ病院に呼ばれるかもしれないし，宴会への出席も憚られる．そのような場合はいざという時のために待機せざるを得ない．ただし，どうしても避けられないイベント等に際しては，指導医・同僚に交代を依頼することで参

加は可能である．
② レジデントは恋愛や結婚ができないか？：私達の教室員の過半数はレジデント時代に結婚している．
③ 5時に帰ってはいけないか？：朝は定時に来ることを命じている．夜は制限を設けていない．集中して仕事をすれば，決して深夜まで仕事が残ることはない．飲み会にも参加できる．
④ 休暇は取れないか？：夏季休暇は1週間，年末休暇は原則として5日間ある．仕事が片付いていれば，土日も休みである．
⑤ 論文を書きたくない：一度，頑張って書いてみる．自分の作品が活字になるのは率直に嬉しい．楽しくなる．一度書いたらあとは辛さが半減する．
⑥ 地方や中小病院では研修できないか？：可能．日本呼吸器学会は，認定施設以外に関連施設（2011年からは特定地域関連施設も追加）を設置している．Web site に掲示されている．総論的には，設備と人材の整った病院が専門医取得のための条件は揃っているが，中小病院の場合，かえってこまめな指導や手技の経験ができることもある．まずは，実際に話を聞いてみることである．
⑦ 忙しいのはいや：過度に多忙とはいわないが，どうしても嫌なら他の領域の専門医を勧める．
⑧ 困った時：医療は難しい．困難も多い．困難な局面に立たされた時には，本質論に立ち返ることを勧めたい．即ち，「自分はなぜ医師になろうと思ったのか？」，「自分はどんな医師になろうと思っていたのか？」，「自分やその家族が患者であった場合，どんな医師にかかりたいか？」といった自問である．
⑨ 多くの後期研修医が夜間まで業務に就き，週末も患者診療のために病院に来ていることは事実である．これらは，職場環境，患者の容態，各人の到達目標，仕事の習熟度，季節（呼吸器科は冬場が忙しい）に伴って変動するものである．① 決して楽とか余暇が十分にあるとはいわないが，全てを犠牲にして業務に従事するしかないという状況ではないこと，② 集中的治療を要する重症症例を受け持った時は，ある程度集中して頑張ることも実力をつけるには必要であることを理解していただきたい．もちろん，これは呼吸器科医に特化したことではない．

4 本音と建前の両立

本音と建前があるのは，どの世界でも共通である．多忙さが問題になることが多いが，要はチーム医療の在り方である．お互いがカバーしあえる職場環境を整備することで，過度に時間に縛られることはなくなるはずである．病院には苦情ではなく，建設的提言をしよう．

九州大学大学院医学研究院呼吸器内科分野　**中西洋一**

3 専門医試験の概要

1 基本情報

　専門医試験の詳細は，日本呼吸器学会のWeb siteに詳しい．年度ごとに変更することもあるので，常に最新の情報を収集していただきたい．2012年を目標に外科系医師の受験も受け入れる予定であり，外科系医師には外科系問題も出題する準備を進めているが，内科系医師にとっては試験内容が変わることはない．

　試験は，筆記試験のみであり口頭試問はない．現時点で試験問題は公開していないが，実例として一般問題と実地問題がWeb site（専門医制度に関するQ&Aのページ：http://www.jrs.or.jp/home/uploads/photos/72.pdf）に示されているので，だいたいのイメージをつかんでいただきたい．

2 実施日程

　専門医試験は，毎年1回，秋に実施される．2010年は10月10日（日）に東京都で実施された．

3 筆記試験の難易度調整

　筆記試験は一般問題と実地問題から構成される．2010年は一般問題70題，実地問題50題であった．合格率80％台を目標としている．10％程度を過去の問題から出題し，その正答率から難易度の微調整を行う．試験後，正答率20％以下の問題，識別指数が0.1未満でかつ正答率60％未満の問題については削除する．

　各分野から偏りなく出題するよう配慮されている．ただし，分野ごとの出題％の公開をするかどうかについては協議中である．

4 合格基準

　原則として，総合得点で60％点以上を合格とする．

5 合格率

　過去5年間（2006〜2010年）の合格率は表1の通りである．年によって変動はあるが，年間280名前後が合格し，合格率は

表1　呼吸器専門医試験　年次別合格率の推移

年度	受験者数	合格者数	合格率（％）
2004	218	195	89.4
2005	195	177	90.8
2006	268	256	91.8
2007	333	272	81.7
2008	367	280	76.3
2009	475	418	88.0
2010	227	195	85.0

注：過去問の正答率から難易度の微調整を行った上で，毎年の合格ラインが設定されている．

85%程度である．2009年に合格者数が多いのは，試験制度の大幅見直し直前の駆け込み受験が多かったせいであり，次年度以降は例年並みになると推測している(表1)．

表2 研修カリキュラムにおいて，内容を詳細に理解していることが求められている事項と疾患

総論	
形態，機能，病態生理	発生，構造，呼吸生理，生体防御機能，代謝機能，加齢
疫学	
主要症候と身体所見	咳，痰，血痰・喀血，喘鳴，胸痛，嗄声，チアノーゼ，バチ指，腫瘍随伴症候群，異常呼吸，身体所見
検査	血液一般検査，生化学検査，腫瘍マーカー，感染症の診断法，痰採取法，胸部X線診断法，核医学的診断法，内視鏡検査，胸腔穿刺術，心電図，呼吸機能検査
治療	薬物療法，酸素療法，心マッサージ，気管内挿管，人工呼吸，NIPPV，中心静脈圧測定，輸液，経管栄養，胸腔ドレナージ，呼吸リハビリテーション，体位ドレナージ法，在宅酸素療法

各論	
気道・肺疾患	
感染症および炎症性疾患	急性上気道炎，急性気管支炎，細菌性肺炎，肺化膿症，嚥下性肺炎，マイコプラズマ肺炎，ウイルス肺炎，真菌症，肺結核症，非結核性抗酸菌症
慢性閉塞性肺疾患(COPD)	
気管支・細気管支の疾患	気管支拡張症，無気肺
アレルギー性疾患	気管支喘息，咳喘息，好酸球性肺炎
特発性間質性肺炎	特発性肺線維症，非特異性間質性肺炎，特発性器質化肺炎
急性呼吸窮迫症候群・急性肺損傷	
薬剤，化学物質，放射線による肺障害	薬剤誘起性肺疾患，放射線肺炎
全身性疾患に伴う肺病変	膠原病に伴う肺病変，サルコイドーシス
じん肺症	珪肺症，石綿肺
肺循環障害	肺うっ血・肺水腫，肺性心，肺血栓塞栓症，肺梗塞
呼吸器新生物	小細胞癌，腺癌，扁平上皮癌，良性腫瘍
呼吸調節障害	閉塞性睡眠時無呼吸症候群
呼吸不全	急性呼吸不全，慢性呼吸不全
胸膜疾患	気胸，胸膜炎，胸膜中皮腫
横隔膜疾患	
縦隔疾患	縦隔腫瘍
胸腔，胸壁の疾患	

九州大学大学院医学研究院呼吸器内科分野　中西洋一

C 勉強の仕方

1 文献検索の仕方

1 基本的な考え方

われわれが行っている日常診療は，目の前に生じた疑問をひとつひとつ解決していく作業の積み重ねともいえ，できるだけ効率よく正しい情報を得るスキルを身につけることがよりよい結果を導くために重要となる．その基本の1つが「文献検索」であり，そのプロセスには①系統立てて情報を探していくためのおおまかな流れの把握，②使用する検索データベースの種類と特性の理解，③得た情報の妥当性の吟味などのいくつかのポイントがある（吟味の方法については次項「医学論文の読み方・書き方」に記載）．

2 科学的根拠に基づいた医療（evidence-based medicine：EBM）とは

近年，あらゆる医学情報が電子化・データベース化され，世界中の医学情報を医療関係者が比較的容易に共有できる環境が整いつつある．それとともに1990年代初頭から根拠に基づいた医療（evidence-based medicine：EBM）という概念が医学界で急速に浸透するようになった．EBMの概念も時代とともに変化しているが「個々の患者のケアについての決定において，現時点で最善の根拠を良心的，明確かつ慎重に利用すること」という定義が最も一般に知られている．そしてそれを実践する過程として表1に示した5つのstepが提唱されている．以下の項では特にstep 2に示された情報検索の方法について的を絞り具体的に述べる．

3 情報源の選び方

新しい医学知識が世に広く認知されるようになるまで以下のような過程を経るのが一般的である．
① 臨床試験などから得られた研究データが原著論文として医学雑誌に投稿される．
② 複数の原著論文の妥当性を専門家が吟味してまとめたものが総説（Review）として発表される．
③ 上記の知識を複数の専門家が検討し，科学的根拠の強さにより実際の患者への推奨度とともにガイドラインとして示す．
④ ゆるぎない根拠をもって一般的知識として確立されたものが教科書として発行される

表1 EBM実践の具体的な手法
- Step 1：目の前にある疑問を明確にする
- Step 2：情報源を選び，効率的な検索手法を用いて情報を探す
- Step 3：検索して得られた情報の批判的吟味を行う
- Step 4：批判的吟味にて得られた情報の患者への適用
- Step 5：上記1〜4のstepの評価

表2 医学情報を検索する順序
- Step 1. 教科書で探す（UpToDateなど）
- Step 2. 臨床ガイドラインで探す
- Step 3. Reviewから探す（Cochrane Libraryなど）
- Step 4. 文献データベース（PubMedなど）で個々の原著論文を探す

第2章 呼吸器研修でのアドバイス

表3 主な医学情報検索サイト

データベース	特徴
UpToDate	約5,000の臨床上のtopicについて専門家が解説し診療指針などをまとめたもの．その分野に対する基礎知識がない場合に教科書としても利用できる．
Cochrane Library	世界中の臨床試験のsystematic reviewを集め，質の評価を行い，統合したもの．
PubMed	米国立医学図書館（The National Library of Medicine：NLM）が公開する無料の文献検索システム．1947年以降の医学論文が約2,000万点掲載されている．
医学中央雑誌	医学系の日本語雑誌2,400誌を収集し，その中から年間約25万件の文献についてキーワード，抄録の付加などの編集作業を行い，発行しているもの．
CiNii	国立情報学研究所から提供されるデータベースで，国内の全分野の学術雑誌の論文記事を検索できる．

したがって情報源を決める際には表2のような順序を踏むのが効率的な方法といえる．しかし，step 1～3においても，本文を読むだけにとどまらず，必ず引用文献欄を参照し原著に触れるよう心がけることで，より正確で詳細な情報を得，応用力まで得ることができると考えられる．各種情報源の特徴については表3に示した．

4 効率的なPubMedの使用方法

各種情報源の中で最も使用する頻度が高いものの1つがPubMedと考えられる．この項ではその効率的な使用方法について述べる．

a 入力方法

著者名は姓＋名前のイニシャルの形で入力する（例：著者がJohn Hudsonの場合検索語はHudson J）また雑誌の正式名，略式名，ISSNなどからも検索が可能である．（例：New England Journal of Medicine，NEJM，0028-4793）複数の検索語について調べたい時には論理演算子を用いた検索も可能である（AND, ORなど大文字で入力する）．

b Medical Subject Headings (MeSH)の利用

例えば「腫瘍」という概念1つをとっても「neoplasm」「cancer」「tumor」など利用者により異なる様々な単語で検索を行うことが予想される．見出し語を共通化する意味でNLMが開発した医学用語集がMeSHである．PubMedに掲載されている論文にもMajor Topicとして2～3語，その他10～20語のMeSHが付与されている．PubMedトップページの「search」リストボックスから「MeSH」を選択してキーワードを検索すると，そのキーワードに対する適切なMeSHが検索結果として得られ，それを元にさらなる検索を続けることが可能である．

c 付加機能

画面上の「History」タグによる検索履歴機能や，「Limit」タグにより無料の電子媒体へのリンクの有無などといった条件限定検索が可能である．また検索結果の画面から「send to」タグを選択することにより，結果をテキスト形式やファイルとして出力したり，e-mailとして送信することもできる．

5 おわりに

最新のそして最良の医療を実践するためには、「文献検索」は必要不可欠なステップである。医師として、常に「文献検索」を行う姿勢を忘れず、自己研鑽に努めていただきたい。

文献

1) Guyatt G et al.：*JAMA* 1992；**268**：2420-2425
2) Sackett DL et al.：*Clin Orthop Relat Res* 2007；**455**：3-5

徳島大学大学院ヘルスバイオサイエンス研究部呼吸器・膠原病内科学分野　**木下勝弘，西岡安彦**

☑ Last man standing

　重症患者を診るたびに思い出す言葉に"Last man standing"がある。これは、ブルース・ウィリス主演の映画(西部劇)のタイトルにも用いられたが、"(戦いの末)最後まで立っていられた者が、勝者になれる"という意味である。

　重症呼吸器疾患には、急性呼吸窮迫症候群(ARDS)、間質性肺炎急性増悪、慢性閉塞性肺疾患急性増悪による心肺(多臓器)不全、重症感染症などがあげられるが、刻一刻と変化する病態に臨機応変に対応した診断と治療を要する。また、必ずしも救命できるわけではない。時には、状態が改善せず、このままでいけばジリ貧(段々と悪化すること)になることが予想され、医者として精神的にも肉体的にも辛い日々が続くこともある。そんな時には、「自分が諦めた時が、患者にとっても最後の時だ」と言い聞かせる。"Last man standing"。

　医者は神様ではないし、生物には寿命があることも分かってはいるけど、"Last man standing"。
　　　　　　　　　　　　　　　　　　　　　(仙台赤十字病院呼吸器科　三木　誠)

C 勉強の仕方

2 医学論文の読み方・書き方

1 基本的な考え方

前項で述べたように，医学論文を読むことは医療の実践に必要不可欠であり，また医学論文を書くことも医師としての重要な役割と考えるべきである．まず医学情報を効率よく収集するため，医学論文の読み方を習得し，多くの論文に触れることを勧めたい．自然に論文の構成要素を学ぶことになり，自身の研究，経験を論文化できる力の養成にもつながる．しかし論文を書く力をつける早道は，まず書いてみることである．

2 論文の読み方

a 概要をつかむ

論文のタイトル，概要（abstract）および論文内の図（figure）や表（table）を眺めることによりその論文の流れをつかむ．また自分が本当に必要としている情報なのかをこの段階で吟味し，内容が求めているものでなければ他の論文を探す．

b 論文の他覚的重要性を確認する

一般にインパクトファクターの高い雑誌に掲載された論文は，より信憑性が高く重要とみなされているものが多い．また「Web of Science」などのウエブサイトでその論文の被引用回数を確認し，その論文が他の研究者からみてどれほど引用するに値するかを確かめることも重要である．

c 論文の精読

1)「背景」（introduction）

背景にはその分野でこれまですでに知られていること，いまだ分かっていないことがまとめとして書かれていることが多く，自らの知識の整理に役立つことも多い．またその論文の著者が最も示したいことを記載してある部分でもあるため，ポイントを押さえておく．

2)「対象と方法」（material & method）

下調べの際には読み飛ばした部分を丁寧に読み進める．その際，基礎的研究の論文であれば自らが実験を行なっている方法との違いなどに注目して読んでいく．「対象と方法」をじっくり読み込むことで，著者らの着想のポイントや，この論文の意義を理解できることも多い．論文によっては，On-lineでのみ詳細なmethodが記載されていることがあるので，読み落としのないように気をつける必要がある．また臨床試験などでは特にprimary end-point, secondary end-pointに注目し，介入方法なども詳細に検討していく．

3)「結果」（result）

臨床試験であれば患者背景に注目し，group間のbiasの有無に注目する．また統計学的有意差の有無についても注意深くみていく．雑誌によってはfigure legendにより詳細な説明が記載されているものもあり見逃さないようにする．基礎的研究の論文では，実験手法が分かりにくい場合でも，本文中のfigureの説明を読むことによりその実験の目的が理解できることも多い．

4)「参考文献」（reference）

これまで自分が読んでいないもの，すでに読んでいるものを区別していく．電子ジャーナルを読んでいる場合は，referenceの項からその参考文献のabstractなどへの直接リンクが貼られていることも多く時間の節約になる．

3 論文の書き方

a 準備と計画

自分が研究対象としている主題に関連す

る過去の文献の収集による基礎的な知識の習得は，研究開始前から必要であり，常に最新の情報に更新しておく必要がある．そして，自分の行っている研究の目的を明確にし，そのインパクトも十分に理解しておく．研究を進めている段階から，同時に執筆論文をイメージしておくことが，効率のよい研究遂行と論文作成につながる．また，学会においては，他施設からのup-to-dateの報告にも細心の注意を払っておく必要がある（同じような研究を行っている施設が必ずあるという考えで情報収集を行う必要がある）．

一方，症例報告についても，当該症例の頻度や意義を明確に整理するために文献収集が必要となる．症例の頻度のみならず，本症例が当該疾患における診断および治療に対して，どのように貢献しうるかを整理することがより重要である．

b　論文作成

①タイトル（title）：論文の中でもタイトルは大変重要なポイントである．簡潔だが的を射ていて，読めば論文の内容が想像できるようなタイトルが望ましい．論文においては第一印象的な意味があるので，熟考を勧める．

②概要（abstract）：abstractの印象で査読の評価が大きく変わることも多いだけに最も慎重な記述を要する．簡潔にすることを心がけるが，鍵となるポイントは抜けることがないよう配慮する．

③背景（introduction）：研究にいたった背景を，既報を引用しつつ簡潔に記載する．研究の理論的根拠（rationale）が明確になるような記載が必要．自施設の過去の研究との関連性や継続性を説明することは，論文のoriginalityという観点からも重要．

④方法（method）：スペースの許す限り，詳述する姿勢で記載．臨床研究の場合は，自施設倫理委員会での承認や，臨床試験においては，大学病院医療情報ネットワーク（UMIN）やClinicalTrials.gov等への登録番号の記載が必要．動物実験においても倫理的配慮の記載が必要．

⑤結果（result）：目的に対して，最も効率よく結果を示すことができるよう図，表を作成し，できるだけ詳細に説明する．

⑥討論（discussion）：本論文のoriginalityを強調できるよう記載．過去の研究の延長や，類似した研究が存在する場合には，論文を適切に引用し，今回の研究の特徴を強調する．また，明らかに問題点がある場合は，予めdiscussionしておくことが重要．

⑦共著者と謝辞：共同研究者には十分に配慮し，共著者を決定するとともに，謝辞の記載もわすれないよう注意する．研究費の記載も重要．

4　おわりに

論文の読み方，書き方について概説した．医師として，自身の経験した貴重な症例を日本のみならず世界の多くの医師と共有すること，あるいは新しい研究結果を発表することは，いずれも医療の発展に寄与するための医師の重要な義務と心得，論文作成を常に心がける必要がある．

徳島大学大学院ヘルスバイオサイエンス研究部呼吸器・膠原病内科学分野　**木下勝弘，西岡安彦**

C 勉強の仕方

3 学会への取り組み方

1 基本的な考え方

インターネット上の電子媒体からあらゆる情報を得ることが容易になった昨今だが，学会への参加には一人で情報収集するのとはまた異なった意義があり，効率よく up-to-date な話題を学ぶことができるチャンスである．また，知識を得るのみにとどまらず，自らの研究・診療の成果を発表し，多くの仲間と交流を持つ場としても積極的に活用したい．

2 学会参加の目的・意義

a 新しい知識の吸収・発信

学会参加の最大の意義は，最先端の知識を得ることであると同時に，自らが見出した新たな知見を世に出し意見を聞くことである．また自らが整理した知見を発表することにより自分の知識の整理となり，問題点などがはっきりすることも多い．

b 同じ分野に対する興味をもつ仲間との交流

同じセッションには自分と興味を同じくする人達が集まっていることが多い．発表を聞いたりポスターをただ見るだけではなくそこにいる人達と積極的に会話をもち，その後も連絡を取り合えるぐらいの間柄にできればなりたいものである．

c 日々の診療・研究に対する意欲を高めるための手段

診療や研究を日々続けていると急に壁にぶつかり行き詰まることはよく経験する．学会に参加することで，何らかの解決点が見出せたり，また様々な発表を聴講することで，motivaton を高める結果につながることも多い．

3 学会聴講の姿勢

規模が大きい学会などでは，全ての発表・セッションを見ることは困難なことも多い．事前に送られてきた抄録集などで予め確認し，当日の計画を立てておくことが望ましい．特に最近の学会プログラムは，大学や基幹病院に勤務する医師のみならず，研修医を対象とした企画，開業医を対象とした講演など，幅広い参加者を意識して構成されている．最先端の知識に触れたい場合には，一般講演やシンポジウムを中心に聴講し，知識の整理を行いたい内容については教育講演を選ぶなど，参加目的に合わせて聴講したい．当日は，参加セッションの計画を立て，効率よく発表を聴講することをお勧めする．また，日本人は欧米人と比較してプレゼンテーションや討論の能力に劣ることが指摘されている．国際学会では，討論の時間が始まると質問者がマイクの前に並んで次々に質問を投げかける光景を眼にする．学会当日は，プレゼンテーションの仕方を学ぶ絶好の機会でもあり，また討論のスキルを高める場でもある．このような点も意識して参加することで，学術的な収穫に加え，さらに充実した学会活動となると考えられる．発表者と切磋琢磨する気持ちで，聴講後には積極的に質問に立つ姿勢を養いたいものである．

4 学会発表の仕方

a 発表のファイル作成について

ほとんどの学会での口頭発表は，PC 形式で行われ，発表ファイルはコンピューターソフトの PowerPoint で作成するのが一般的である．したがって，まず PowerPoint が使いこなせる必要がある．発表スライド

の作成は以下の手順に沿って作成する．
① 背　景：導入部分の内容が聴衆の興味を大きく左右するため入念な下調べを下に作成する．基礎研究であればこれまでの知見を図式化し，その分野の専門家以外にも基本的な知識が伝わるように努め，自分が立てた新たな仮説をその図の中に取り込む．
② 方　法：論文とは異なりスペースが限られているため，詳細部分の省略はやむをえないと考えられるが，基礎研究であれば聴衆が実験の大筋をつかめるように工夫する．
③ 結　果：できる限り表・グラフを用いるよう努力する．強調したい部分の色を工夫し，理解しやすい図の作成に努める．
④ 考　察：発表の良し悪しは，そのテーマ選びと考察で決まるといっても過言ではない．考察では発表の要点をまず簡潔に伝え，そこから導きだされる推論を記述する．またこれまでの報告と今回の報告を絡めてどのような新しい推論が得られるかについて検討する．今後さらにどのような発展が期待できるかにも言及する．

b　スライド発表における注意点

① 後方の席からも確認できるように文字の大きさ(できれば24ポイント以上が望ましい)，色合いに注意し，分かりやすいスライド作成を心がける．
② 使用する文字のフォントを統一する．
③ 各スライドにはその内容が一瞥できるように簡潔なタイトルをつけるようにする．
④ グラフの下にその結果が意図する内容を文字で併記するとグラフの説明を聞き逃した聴衆にも理解してもらえる．
⑤ 使用ソフトの指定，スライド枚数指定のある場合は注意が必要である．

c　ポスター発表における注意点

① ポスター全体の大きさに注意し，タイトル・背景・結果の図・結語など必要な要素をどのように配置するか検討する．タイトル・著者名・施設名は最上部にポスター全幅を用いて表示する．
② ポスターはあくまで視覚に訴えること念頭にデザインする．文字よりはむしろ図表に目が向けられるようなデザインを心がけ，補助として文字を活用するイメージで作成する．
③ 2m前後離れた位置からも明瞭に読み取れる文字(見出しは36〜42ポイント，内容は24ポイント前後)を使用するのが望ましい．
④ ポスター発表であっても，通常ポスターの前で2〜3分で要約を口頭発表するケースが多い．短時間でポイント押さえて発表できるよう準備が必要である．

5　プレゼンテーションの練習をするにあたって

発表原稿を作成し，予行演習を行っておく．発表時間は厳守するよう発表内容のみならず，口述のスピードも意識して準備する．口述のスピードは300字/分前後が適当とされており，原稿を読みながら分量を検討する．

徳島大学大学院ヘルスバイオサイエンス研究部呼吸器・膠原病内科学分野　**木下勝弘，西岡安彦**

C　勉強の仕方

4　大学院・医学博士・留学について

1　基本的な考え方

　大学院へ進学し，研究活動を行うことは，現在行われている医療を支えてきた基礎あるいは臨床研究の重要性を理解し，さらに未来に向け医療を発展させる場を経験できる貴重な機会である．研究活動に触れることで，研究内容にかかわらず，日々の研究に加え，学会発表や論文作成を通じて，医療人として必要な客観的で論理的な思考が習得できる．そして，「研究マインド」をもって診療にあたる医師が増えることは，医療の発展に大きく貢献していくことにつながると思われる．大学院への進学は，現在のシステム上，卒後3年目以降になると思われるが，大学院進学，医学博士取得，そして留学を一連の流れとして捉える場合には，希望者はできるだけ早い時期の進学を勧めたい．

2　大学院進学・医学博士取得の意義

　初期臨床研修制度，認定医・専門医制度の実施により，臨床医としてのキャリアデザインが描きやすくなった一方，大学院へ進学し医学博士を取得することの意義がみえにくくなりつつあるのが現状である．基礎医学研究を行う医師と臨床で診療活動を行う医師の距離が離れつつあるのも危惧される．その結果，世界的視点から見て日本の基礎研究のインパクトは大きいものの，基礎と臨床を橋渡しするトランスレーショナルリサーチの遅れが指摘され，この分野の発展の必要性が叫ばれている．このトランスレーショナルリサーチを担う医師は，physician scientist（臨床医科学者）でありその養成が最重要課題といえる．まさにこのphysician scientist（臨床医科学者）の要請が，大学院の大きな使命といえる．ここで，改めて大学院に進学し，4年間の研究活動を行う意義について考えてみたい．

a　Physician scientists

　Physician scientists の重要性は欧米においても認識されており，基礎研究のできる臨床医の要請のため，医学部に MD-PhD コースが設置されている大学も多い．このコースでは，医学部在籍中にまず学位を取得し，その後臨床研究を行うもので，日本においても同様の MD-PhD コースを設置する大学が出てきている．積極的な Physician scientists の養成の試みといえる．すでに述べたように，トランスレーショナルリサーチの場を担う医師には，ぜひ大学院での研究を通じて，基礎研究への理解を深めていただきたい．

b　未知の知識の探求

　大学院に進む進まないにかかわらず，医者として研究や診療を行うということは，新しい知識を常に体得していくことの繰り返しでもある．自分の身を研究という場に置くことによりその分野での最新の知識を吸収することができる．また自分の研究が医学の発展に大きく貢献する可能性があると考えるだけで，医師を志した読者諸君であれば大いに気分が高揚するのではないだろうか．

c　理論に基づいた思考方法の習得

　日常の診療ではともすると教科書に書いてあるからこの検査をして陽性ならこの疾患と診断するなど，理論を抜きにして診断・治療が進んでいくことが多い．大学院に入って研究をするということは即ち，自分が立てた仮説を元にそれを証明していくためのプロセスをひとつひとつ理論立てて

積み上げていくということである．なぜその結果になるのか，なぜこの治療は効果が出るのかなど，大学院は理論に基づいた物の考え方を身につける絶好のチャンスともいえる．

d 指導者・仲間との出会い

自分の所属する研究室には興味の対象を同じくする指導者・同僚が集まっており，時には助け合い，時には建設的批判をしながら研究生活を送ることになる．挫折や苦労を共にした仲間の存在は一生を通じての宝となり，その研究室から巣立ち，離れた環境で研究生活を送るようになっても仕事・プライベートの両側面からお互いを高め合う関係が続いていくことが多い．

以上のように研究活動の視点から，大学院進学について述べたが，筆者の経験から，腰を落ち着けて研究活動に触れることができる時間は，多忙な日常臨床から離れることで，研究のみならず臨床医としての自分を振り返る貴重な時間となった．4年間の大学院生活で，その後の医師としての人生に大いにプラスになる経験が得られるのではないかと思う．

3 留学の意義

一般に，留学とは所属する教室を離れ，一定期間の間，他の研究室に所属し，臨床および研究活動を行うことをいう．海外留学がその典型であるが，目的によって国内の他の研究室に留学するケースもある．

いずれも所属する教室では経験することができない新しい知識，技術の習得が可能であるとともに，多くの場合，新天地における一人での新たな出発となる立場から学ぶことも多い．海外留学を想定し，その意義について考えてみたい．

a 最先端の知識・技術を学ぶ

日本は先進国の中でも最も優れた科学技術・医学技術を持つ国の1つとされており，外国からの留学生を多く受け入れているといる一方で，様々な規制や研究費の制限などを理由として，優秀な日本の科学者が外国に飛び立ち，そこで成果を上げているという側面もある．全ての分野において日本が世界の科学技術のトップといえるにはまだ程遠いといわざるをえず，日本で得られる知識や技術には限界がある．異なる国で学問をすることで日本では得られない最新の知識・技術を学ぶことが可能であるのは間違いない．

一方，外国の研究者，医師の視点，考え方を学ぶことで，自分の世界が大きく広がるのも間違いない事実である．日本的な考え方からは想像もできないような考えに出会うことで，医師としての人生を考えさせられることもしばしばである．

b 異なる言語，特に英語でのコミュニケーションの習得

海外留学を考えた場合，英語圏へ留学するケースが多い．特にポスドクとして留学するケースを想定した場合においても，日本人研究者の最大の弱点は語学力であるといわれて久しい．義務教育においてもようやく「聞く・話す」能力に重点が向けられるようになっているが，国際学会などで日本人の研究者が発表は原稿通り流暢な英語で無難に終わったものの質疑応答で語学力が障害となり議論にならないという光景もしばしば目にする．

c 異なる文化を知る

移民を受け入れている国などと異なり，日本は数少ない民族からなる国であり，国内で異なる文化や習慣と接する機会は非常に少ない．海外への留学生活では生活習慣や食習慣はもちろんのこと，研究スタイルや診療の方法などあらゆる面において文化の違いを目の当たりにすることと思われる．自分と異質なものに対する敬意の念や寛容の精神を養う機会として留学を捉えたい．

d　自国の文化・自分を見つめ直す

海外に行って初めて日本人の特徴や日本のよさを感じることはよく経験する．異なる文化・考え方を知ることにより，改めて日本という国や文化・ひいては自己を見つめ直すことができる．

4　留学における注意点

留学にあたって，その留学先の決定が大きな問題となる．留学先選定は，日本の上司の意向や経済的な側面など様々な条件が絡んでくるが，自分のやりたい研究テーマが実際に留学先で研究できるかという根本を忘れないようにしたい．Applyする段階で，相手先の上司とやり取りし向こうの意図とこちらの興味の対象が合致するかを確かめる必要がある．場合によっては前もって渡航し，直接話をするくらいの意志で臨みたい．

5　おわりに

大学院進学，学位，留学について私見を述べた．いずれも医師としての人生において非常に貴重な経験であると感じる．ぜひ積極的に大学院，留学に挑戦していただきたい．

徳島大学大学院ヘルスバイオサイエンス研究部呼吸器・膠原病内科学分野　**木下勝弘，西岡安彦**

C 勉強の仕方

5 呼吸器科医にとって研究とは何か？

1 基本的な考え方

呼吸器病学の特徴の1つは，感染症としての肺炎，腫瘍としての肺癌，アレルギーとしての気管支喘息，炎症性疾患としての間質性肺炎など，多彩な疾患を取り扱うことである．したがって呼吸器科医には，感染症学，臨床腫瘍学，アレルギー学，免疫学，生理学といった幅広い知識が要求される．一方，近年の医学の目覚しい進歩といえども呼吸器疾患の病態，診断，治療にはまだまだ未解明の問題点は数多く存在している．Murryらは，2020年における世界の主要死亡原因を推測し，上位10疾患にCOPD（第3位），下部呼吸器感染症（第4位），肺癌（第5位），結核（第7位）の4つの呼吸器疾患が位置づけられると報告している（Lancet, 349, 1498, 1994）．したがって，呼吸器領域は，研究に取り組む必要性の高い，また最も魅力的な興味深い領域であるといえる．

2 呼吸器学を発展させた研究成果

呼吸器病学の歴史は1816年フランスの医師Laënnecが聴診器を発明したところから始まるといわれている．それまでは胸に直接耳を当て聴診を行っていたが，子どもの遊びにヒントを得て開発されたというこの画期的な機器の発明により呼吸音を増幅させることが可能になり，その後異常呼吸音の分類などが概念として確立された．

次いで1850年代に偉大な2人の細菌学者PasteurとKochにより呼吸器感染症学は大きな進歩を遂げる．Kochは細菌が病気の原因となりうることを初めて突き止め，肺結核の原因が M.tuberculosis であることを発見した．またPasteurは弱毒化した病原体を接種することにより免疫を得ることができるというワクチンの概念を確立した．また同時期にドイツの物理学者RöntgenはX線を発見し，その有用性が瞬く間に認知され医学に応用されるようになり，肺結核やその他の肺疾患の診断が正確に行われることとなった．

1905年にKochの弟子でもあるEhrlichは，人類初の抗菌薬となるSalvarsanを発見しこれが梅毒の治療に用いられるようになり，後のサルファ剤やペニシリンの発見につながった．そしてついに1925年にFlemmingはペニシリンを発見する．以後，土壌の細菌が作り出す様々な物質の研究が進むと共に多くの抗菌薬が次々と開発されるようになり，1943年にアメリカの生化学者であるWaksmanが当時不治の病として最も恐れられていた結核に対する人類初の治療薬であるストレプトマイシンを世に送り，結核による死亡率は飛躍的に改善した．その後も多くの研究者により呼吸器学は発展してきた．

近年においても，呼吸器疾患領域での重要な発見は続いている．肺癌領域では，分子標的治療薬の登場，特に上皮成長因子受容体のチロシンキナーゼ阻害薬の登場と上皮成長因子受容体の遺伝子変異の発見，気管支喘息に対する吸入ステロイド，COPDにおける長時間作用型抗コリン薬の登場，呼吸器感染症領域では，尿中抗原キットやクオンティフェロンの開発，肺胞蛋白症における抗GM-CSF抗体の発見，間質性肺炎マーカー（KL-6，SP-A，SP-D）の開発，抗線維化薬ピルフェニドンの開発などである．

一方，このように直接的に診断・治療へ

と応用された研究のみならず，疾患病態の解明には多くの研究成果が反映され，最近では世界に先駆けて日本から発信された研究成果も多いのが特徴である．

3 呼吸器科医にとって研究とは何か？

呼吸器科医にとって研究とは何か？　という問いに，一言で答えるのは難しい．しかし，難治性疾患の多い呼吸器疾患においては，新たな研究成果が必要とされているのは間違いない．また，消化器内科医，循環器内科医と比較して医師の絶対数が不足しているのも事実である．このような現状を考えると，多くの呼吸器科医が，研究マインドをもって診療にあたり日々の疑問点を解決していく姿勢をもつことが必要であると感じる．

徳島大学大学院ヘルスバイオサイエンス研究部呼吸器・膠原病内科学分野　**木下勝弘，西岡安彦**

☑ **大医，中医，小医**

中国の古い諺に，「小医は病を癒し，中医は人を癒し，大医は国を癒す」がある．現代の医学は細分化や専門化が進んでおり，分子生物学全盛の時代に生きるわれわれには耳が痛く，時に微小医になってしまっている自分に驚くことさえある．日常臨床に追われていると，ルーチンワークをこなすのに精一杯で，とかく，バックグランドや心情を含めた個人全体を見忘れがちになることは否定できない．"3分医療"，"木を見て，森を見ず"．病気は治ったが，患者は感謝もしなければ，受けた医療行為に納得しないという話は冗談の域を出ないと，あなたは笑い飛ばせるだろうか？自分が知らない，あるいは現段階の医学では解明できていない病気に面したときに，大局から患者や病気全体を捉えたいものである．

私は，国レベルで医療を考えていける人間ではないし，これからの医療のトレンドを打ち出していく才にもめぐまれていないが，せめて分子の集合体である人間をきちんと隅々まで見渡し，診ることができる医者でありたい． 　　　　　（仙台赤十字病院呼吸器科　三木　誠）

C　勉強の仕方

6　利益相反

Don't Forget!

- 産学連携による臨床研究では，利益相反の指針に従った開示が必要である．
- 利益相反の開示で，結果的に臨床研究の公正・公平さが示されることになる．
- 利益相反の開示は，被験者の人権や安全を守るためにも重要である．

1　基本的な考え方

臨床医学では①科学的な根拠に基づいた有効な診断法，治療法の確立，②それらの技術の普及，の2つの過程により医療技術が進歩し，患者治療に貢献している．その背景には，各種の疾患を対象とした診断，治療，予防法開発のための臨床研究や，新規の医薬品・医療機器・医療技術を用いた臨床研究が数多く存在し，それらの研究を推進するにあたり，製薬企業との産学連携活動（共同研究，受託研究，奨学寄付金，寄付講座など）が重要な役割を演じている．

産学連携による臨床研究が盛んになると，臨床研究に関与する企業と，大学，病院，研究機関の関係が深くなる．そして，大学，病院，研究機関としての責任と，産学連携活動に伴って生じる個人利益とが衝突（相反）する状態が発生する．これを「利益相反（conflict of interest：COI）」と称する．臨床研究の公平性を保ち，臨床研究の発展と患者への貢献を統合するためには，利益相反を適切に管理することが必要である．

利益相反は臨床研究に様々な影響を与える可能性がある．利益相反により，被験者の人権や安全が損なわれないよう，研究方法に細心の注意が必要である．利益相反により，得られたデータの解析が歪められてはならない．利益相反が存在するため適切な研究成果が公正な評価を受けられない危険性は，最小限に抑えなければならない．

そこで，大学，病院，研究機関，学会は，臨床研究の公正・公平さを維持し，学会発表や論文での透明性と社会的信頼性を担保し，加えて，産学連携による臨床研究の適正な推進を図るために，臨床研究にかかる利益相反指針を策定する必要がある．研究者は，自らに存在する利益相反事項を学術集会や論文にて公表するなどの適切なCOIマネージメントを実行することにより，自らの研究成果が利益相反により歪められていないことを明示しなければならない．

2　利益相反の報告の実際

利益相反状態が生じる可能性がある対象者は，所属施設，学会等で，利益相反について報告しなければならない．以下に，日本内科学会の「臨床研究の利益相反（COI）に関する共通指針」に基づき，利益相反報告の実際についてまとめてみた．

a　対象者

①学術講演会の発表者，②論文発表者，③学会の役員（理事長，理事，監事），学術講演会担当責任者（会長など），各種委員会の委員

b　対象となる活動

①学術講演会での発表，②学会機関誌，学術図書の発行，③診療ガイドライン，マニュアルの策定，④臨時に設置される調査委員会，諮問委員会での作業，など

c　申告すべき事項

規則で定める基準に従い，利益相反事項

の正確な状況を関連活動事項の責任者（例えば学会理事長）に申告する．申告事項とは，企業・法人組織，営利を目的とする団体を対象にした以下の事項である．役員，顧問職，社員などへの就任，株の保有，特許権などの使用料，会議出席，講演発表に対し，研究者を拘束した時間・労力に対して支払われた日当（講演料など）や原稿料，臨床研究費，その他の研究費（受託研究費，共同研究費，寄付金など），寄付講座の旅費費用，贈答品．

d 利益相反状態との関係で回避すべき事項

1) 対象者の全てが回避すべきこと

臨床研究の結果の公表や診療ガイドラインの策定などは，純粋に科学的な根拠による判断，あるいは公共の利益に基づいて行われるべきである．臨床研究での科学的な根拠に基づく診療（診断，治療）ガイドライン・マニュアルなどの作成において，その臨床研究資金提供者，企業の恣意に影響されてはならず，また影響を避けられないような契約を資金提供者と締結してはならない．

2) 臨床研究の試験責任者が回避すべきこと

臨床研究（臨床試験，治験を含む）の計画・実施に決定権を有する総括責任者には，重大な利益相反状態にない（依頼する企業の株，特許料・特許権を有しないこと，役員，理事，顧問などの地位を得ていないこと）と社会的に評価される研究者が選出されるべきであり，また選出後もその状態を維持すべきである．ただし，その判断と措置の公平性，公正性および透明性が明確に担保される限り，当該臨床研究の試験責任医師に就任することは可能である．

e 実施方法

1) 会員の責務

臨床研究成果を学術講演などで発表する場合，当該研究実施に関わる利益相反状態を適切に開示する．

2) 役員などの責務

役員，学術講演会担当責任者，各種委員会委員就任した時点で，所定の書式にしたがい自己申告を行う．

3) 実施の管理

利益相反委員会，理事会，学術講演会担当責任者，編集委員会は，利益相反指針に反することがないように管理し，もし，疑わしいものや違反があった場合には，その説明を求めるとともに措置を講ずる．また，被措置者は不服申し立てをすることができる．

3 まとめ

利益相反を規約に従って開示することは，産学連携により実施された臨床研究の公正・公平さを保証するものである．また，被験者の人権や安全を守るために重要である．

御法度!!

- 産学連携による臨床研究では，利益相反状態をクローズしてはならない．
- 共同演者の利益相反についても報告を忘れてはならない．
- ガイドラインなどの作成において，臨床研究の資金提供者や企業の恣意的な意図に影響されてはならない．

文献

日本内科学会　臨床研究の利益相反（COI）に関する共通指針（http://www.naika.or.jp/coi/shishin.html）

熊本大学大学院生命科学研究部呼吸器病態学分野　**興梠博次**

第3章

医療現場でのコミュニケーションと医療事故

A　チーム医療

1 看護師との連携

1 はじめに

医療の高度化や，診断群分類別包括評価（DPC）・新看護体制の導入による在院日数の短縮により，外来医療が変化している．以前は病棟で行われていた多くの医療手技が外来へシフトしたことで外来業務が煩雑化した．その結果，ミスを犯す可能性が増えた．

例えば，手術後のリハビリや処置，患者指導は入院中に行われるのが通例だった．しかし現在では，手術後の入院期間が短縮したことより，それらは外来（在宅）で行われるようになっている．また，導入時を除いた多くの癌化学療法が外来で行われている．

煩雑化した外来医療を行いながら，なおかつリスクを回避し，患者によりよい医療を提供するために，これまでの経験を元にして，看護師が思うこと，医師に願うこと，外来のあり方に関して記載してみたい．

2 外来診療体制

外来診療は，各診療ブース医師1人看護師1人で行うのが，多くの医療機関の通例であった．しかし人件費の削減，電子カルテの導入，看護体制の変化により，医師1人を各診療ブースに配置し，看護師は数ブースに1人という医療機関が増えた．だが各診療ブースに医師1人，看護師1人の診療体制を勧めたい．これには3つの理由がある．

① **1つ目は医療技術に関することである**

医師は診断を確定し，適切な治療を選択することを第一目標として患者を診る．看護師は医師の目標達成を手助けしながら，患者の全身状態，歩行，着衣，日常生活動作など，目前の患者の全てに目を配り，患者を援助する．前者は医師の，後者は看護師の専門領域である．両者には非常に大きな共通部分があるが，共通しない部分も大きい．共通した知識を有する2人の異なる専門職が患者に対することで，患者診察に厚みが出，所見の見落としの減少，診察の効率化を図ることができる．異なる2つの目が誤りを防ぎ，仕事の質を向上させることは，研究分野，経済分野，行政分野など他の分野でも繰り返し言われることであり，医療分野も例外ではない．

② **2つ目は精神面に関することである**

医師，看護師2人で診察にあたることで，患者は2つの立場，2つの人格に迎えられることになる．1人の人間と全ての面でうまく折りあうことの難しさは，われわれが日常経験することである．医師には言いにくいが看護師には言いやすいことがあり，またその逆がある．医療者が2人であることを利用して，患者は医療者と深い接触をもつことができる．2つの立場，2つの人格から説明を受けることで，疾患に関して深い理解が得られるようになる．

③ **3つ目は経済的な面である**

1つの医療事故が病院に与える損害は莫大である．医療事故が訴訟へ発展する大きな原因は，意志の疎通が不十分なことである．一方的な説明や説明不足はその類といえる．例えば，患者への説明の場を多くもち，情報を多く与えたからといって，医療者の意志が通じたとはいえない．また患者へ与える情報が少なくても，同様である．患者からの問いはそれらを解消する手段である．患者が質問できる対象が医師と看護師2人であれば，質問機会も増え，立場の違う2人から説明を聞ける．患者の理解を得られる可能性は大きくなるのだ．また医師・看護師それぞれに質問をし，説明を受

けることは，患者の医療に対する満足度を上げる．

このことは問題が生じた時に大きな訴訟へ発展することを抑制する．一方的な説明や説明不足から，小さなすれ違いが大きな問題に発展することはよく知られている．それを未然に紡ぐため，診察室に配置する人員は多い方がよい．

3 患者をみる

呼吸器外来には風邪のような軽い症状の疾患から，慢性呼吸不全，肺癌，さらにはチアノーゼのような重い症状を呈するものまで，幅広い重症度の患者が集まる．また長期の呼吸不全患者，がんの告知を受けたばかりの患者には，抑うつ状態に陥っている者もいる．医師はが患者と接するのは，診察時のみの場合が多い．看護師は，患者の診察室の様子，診察を待っている時の様子を目にすることができる．観察する時間が多ければ，より多くの患者情報を得られる．そのため医師には患者の状態がいつもと変わりなく見えても，看護師には違ってみえることがある．そんな時は，診察室で「今日は少し顔がむくんでいますか？」「いつもより動くのが大変ではないですか？」などと患者に問うことで，医師と一緒に患者の変化を確認できる．看護師が待合室を観察できる時間はごくわずかで，不確実な情報も多いと思われるが，医師だけではつかめない患者情報もある．看護師が伝えた情報をうまく操作し，診察に役立てて欲しい．そうすることで医療の質が向上する．

4 患者への説明

「患者に説明しなければならない事項」はマニュアルにできるが，「説明の仕方」はマニュアルにしにくい．医師が説明した後，看護師が追加説明を求められる場合もある．在宅での看護手法のように，看護師が説明する必要がある場合もある．どのように説明したら患者に分かってもらえるか，その方法は医療者の個性により異なる．自分の個性に合った，自分なりの説明方法を創っていくように努力したい．

5 よりよい治療の選択

医師，看護師ともに意見を出し合い，患者にとってよりよい治療法を選択したい．医師1人で診察にあたった場合，治療のみを考え，患者の生活を踏まえた治療環境に対する配慮がおろそかになりやすいように思う．そのため患者，医師，お互いが納得できる治療法を見出せない時がある．患者の生活背景を考慮した治療環境を考えることは，看護師の得意とする分野である．看護師が診療に加わることで，治療の選択肢が広がる場合もある．医師1人と看護師1人の外来診療体制が重要であると感じる場面である．

6 外来での癌告知

癌の告知を外来で行う場合には，今後の治療計画を明確に示し，患者か前向きに治療できるようにサポートをする．時間の限られた外来での告知では，細かな点を話しても患者が動転しているため理解できず，誤解を招く場合がしばしばある．①癌であること，②明確な治療方針があること，③医療者が責任をもって治療に関与すること，の3点を理解してもらうことを目標とし，医師，看護師協力の上で，外来での癌告知を行う．癌告知後は患者・家族が動揺し，夜も眠れないことがしばしばある．患者の性格，告知された時の患者の様子から，睡眠導入剤などの薬の必要性を判断していただきたい．

癌の告知は人生の一大事であり，説明が患者の記憶に残らないこともある．看護師は患者に，分からないことがあったら何度でも説明を受けられることを伝える．医師は癌告知後，患者から再度説明を求められ

A チーム医療

たら，何度でも応じる気持ちであって欲しい．

7 疑問の解決

看護師が診察中に抱いた疑問は，できるだけその場で解決する．医学知識に関することなら，最も簡単な方法は医師に質問することである．質問することで自分の知識が増え，医師も看護師の知識を確認できる．医師にとっては思わぬ見落とし防止につながる．看護師の質問に明確に答えられない事項は，医師の知識が不足している箇所である．看護師が質問したことで，医師自身が診療の不足に気づき，ミスを事前に防ぐことができる．看護師は医師に質問することを，医師は質問に答えることを義務と考えられるようでありたい．また，看護に関することで医師が疑問に思ったことは，ぜひ積極的に質問していただきたい．

8 患者の電話から見えるカルテ

外来に患者本人や家族から電話がかかってくる機会は多い．各病院のマニュアルにある対応をするのが基本であるが，電話交換手と何ら変わらない対応で良しとするのは避けたい．患者が身体の相談を目的として電話をかけてきた場合，何の病気で，どのような治療が行われているのか，どのような説明を医師から受けているのかに関して，カルテから情報を得，それに基づいて患者状態の把握を行う．まず，看護師の対応で済むのか否かを判断する．医師に報告すべき事項に関しては，情報を整理した上で報告し，どう対応するか相談する．

ここで問題なのは，カルテの記載がしばしば不十分なことである．カルテに治療経過が明確に記載されていれば，ある程度患者の質問にも答えることができる．しかしカルテの記載が不十分であれば，看護師で対応できることも医師に問い合わせなければならず，必要な質問を行うことも難しいため，医師への報告も曖昧なものとなる．患者の訴えを看護師から医師へ上手に橋渡しできるよう，誰が見ても患者の状態が把握できるカルテ記載をお願いしたい．

9 検査データ

電子カルテにより，医療情報が効率的に管理されるようになった反面，医療情報の絶対量が増加し，見落としの危険性は減少していない．特に注意しなければならないのは検査データである．検査の結果によっては，早急に治療方針を立てなければならないものもある．医師だけ，看護師だけで検査データをチェックしようとすると，見落としが生じやすい．見落としをできるだけ少なくするには，確認する目を1つでも多くすることが有効である．看護師は積極的に検査データに目を向けることを，医師は検査の必要性，検査の重要性を看護師にも説明することを行って欲しい．

10 おわりに

医師と看護師が異なった役割を果たすためには，それぞれが独立した専門家となる必要がある．自分の専門分野をしっかり押さえ，そして隣接分野にも関心を持つ．医師の援助要請を自分たちの仕事でないと拒否する看護師，下請けを看護師に要求し医師に口を出すなと主張する医師，ともに日常よくみる光景であるが，自分の医療知識・医療技術を痩せ細らせていく結果にしかならない．医療現場において，医師と看護師は隣に住んでいるが，それぞれ異なった敷地を持つ住民である．お互いを異なったものと尊重しながら，必要があればそれぞれの敷地に積極的に入っていき，切磋琢磨する関係でありたい．

気仙沼市立病院看護部　**丹野美紀**

A　チーム医療

2 薬剤師との連携

Don't Forget!

- 処方せん(コンピュータなどで自動的に医師名が記載された院外処方せんも含む)には記名押印または署名を忘れない.
- 院外処方せんの発行において，後発医薬品への変更を認めない場合には後発医薬品への変更不可の記載を行い記名押印あるいは署名が必要.
- 処方せんの具体的記載内容の新基準では，将来的には用量は1回投与量を記載する.
- 医薬品についての質問やテオフィリンなどのTDMは薬剤師に相談.

薬が処方された患者では，処方せんによる調剤を通して薬剤師は医師と連携している．薬剤師は患者の年齢，体重，疾患から処方せんに不備がないか確認を行い，不備や疑義がある場合には処方医師に疑義照会を行う．また，呼吸器科で使用されるテオフィリンやシクロスポリン，ジゴキシンのような治療薬物モニタリング(therapeutic drug monitoring：TDM)を実施すべき薬剤では，薬剤師が血中濃度の評価を行い，適正な用法・用量について医師に助言を行っている．つまり，薬剤師は処方せんの調剤，服薬説明，TDMなどを通して医師と連携をとっている．

1 正しい処方せんの書き方

薬を患者に使用するにあたっては，必ず処方せんあるいは注射せんが必要となる．処方せんの記載事項は，医師法施行規則第21条，保険医療機関および保険医療養担当規則第23条，歯科医師法施行規則第20条によって規定されている．一般的な処方せんの記載事項を表1に示す．現在は電子カルテの普及により，処方せんが電子カルテシステムから自動的に出力される場合が多く，手書きで処方することはあまりないと考えるが，システムダウン時などでは手書き運用となるため，処方せんの記載事項は十分に把握しておく必要がある．

処方せんには，患者氏名，年齢(生年月日)，性別を明確に記載し，薬名，分量，用法，用量，処方せんの発行年月日，使用期間及び病院名若しくは診療所の名称および所在地または医師の住所を記載し，記名押印又は署名しなければならない．外来処方せんの処方せん使用期間は発行年月日を含めて4日間である．2010年現在，厚生労働省の方針により後発医薬品(ジェネリック薬品)への変更は，処方せんに後発医薬品への変更不可の記載がなければ，可能となっている．後発医薬品への変更を認めない場合には，処方せんの備考欄に医師の署名または記名押印を行う．また，処方薬の中で特定の医薬品のみ後発医薬品へ変更しない場合には，その医薬品名の近傍に後発医薬品への変更不可，規格含量変更不可や，剤形変更不可を記載する．特に，テオフィリン製剤などでは製品ごとに吸収速度や体内動態も異なり，作用発現時間や作用持続時間なども異なるため，製剤名を明記し，後発品への変更については慎重な対応が望まれる．実際の処方せんの例を図1に示す．

麻薬処方せんは，麻薬施用者免許を持つ

表1 処方せん記載事項

処方せんの種類	通常の処方せん		麻薬処方せん	
区分 記載内容	外来	入院	外来	入院
被保険者証記号と番号★	○		○	
保険者の名称★	○		○	
患者氏名と年齢	○	○	○	○
患者住所＊			○	○
薬品名と分量と用法	○	○	○	○
投与日数（用量）	○	○	○	○
処方せん発行年月日	○	○	○	○
処方せん使用期間★	○		○	
麻薬施用者の免許番号＊			○	○
医師の氏名	記名と押印 または署名	署名	記名と押印 または署名	記名と押印 または署名
病院診療所所在地・名称★	○		○	

★外来処方せんと入院処方せんで相違のある項目．
＊通常処方せんと麻薬処方せんで相違のある項目．

医師のみが行うことができる．麻薬処方せんの記載内容は，院外処方では通常の処方せんの記載内容に加えて，麻薬施用者の氏名と免許証の番号，施設の名称，患者の住所の記載，処方医押印が必要である．入院患者における処方では，患者の住所，処方せんの使用期間，施設の名称と所在地を省略することができる．

2 処方せんの具体的記載方法

処方せんの具体的な記載方法は，医師や医療機関の間で統一された記載がなされておらず多様な記載がなされているのが現状である．処方せんの記載方法が統一されていないことに起因する医療事故が後をたたない状況を踏まえ，記載方法，記載項目の標準化を目的に「内服薬処方せんの記載方法のあり方に関する検討会」が設置され，平成22年1月29日に検討会の報告書が公表された．その中で，推奨されている処方せんの記載内容は，薬名，1回量，1日量，1日の服用回数，服用のタイミングおよび服用日数等の事項を全て記載することであるが，現在の限られた診療時間の中で全てを記載することは困難であるとの指摘もあることから，内服薬処方せんの記載の在るべき姿として表2に示す基準が示されている．医薬品の名称は製剤名，いわゆる商品名とし，間違いを起こす原因となるため，略名の使用は避ける．また，複数規格のある製剤では規格を明確に記載する．医薬品の分量は，現行では1日分の投与量を記載しているが，頓服で用いる場合と同じように1回分の投与量を記載する．外用薬では1回分を記載し何回分かを記載するか，全量の記載とする．薬品の規格（成分含有量）

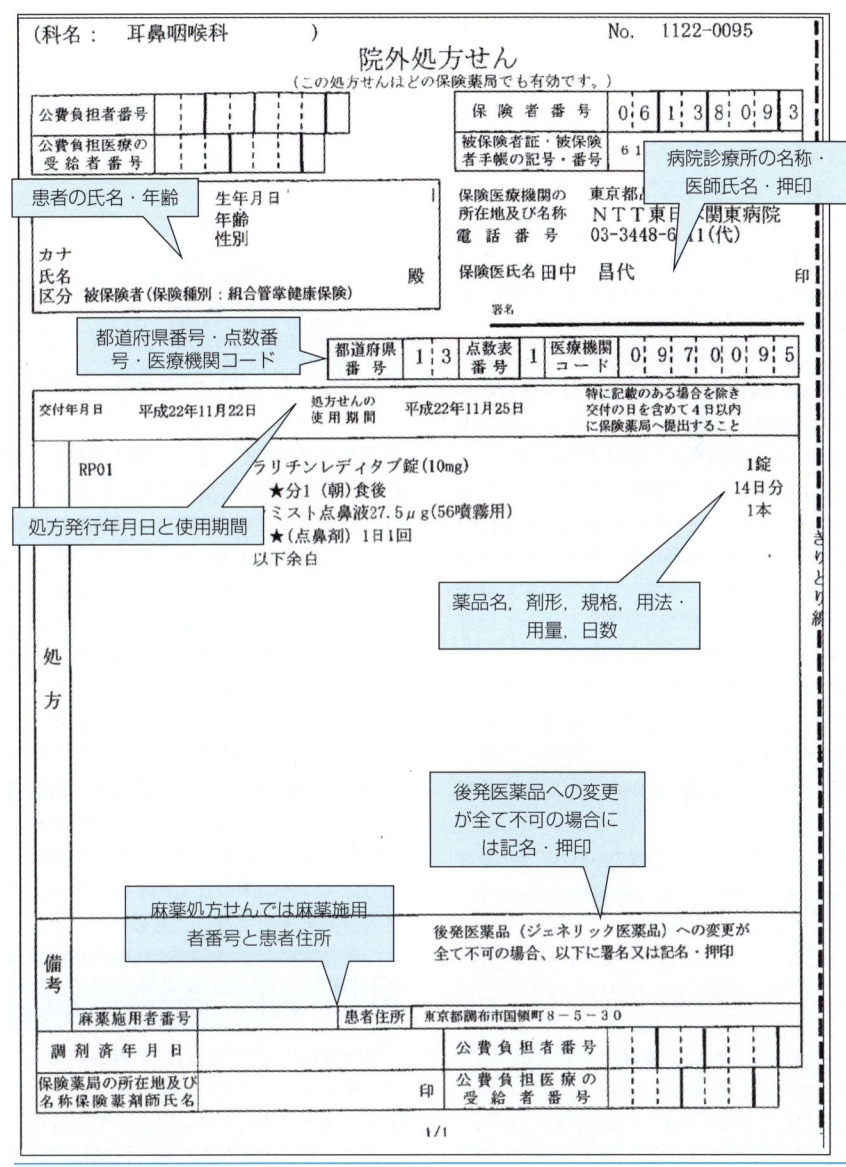

第3章 医療現場でのコミュニケーションと医療事故

A チーム医療

図1 院外処方せんの例

の記載も行う．例えば，テオフィリン製剤には錠剤だけでも 50 mg や 100 mg，200 mg の数種類の規格があることから，含有規格を明確にする．

散薬を処方する場合，特に注意が必要な事項として，製剤量（商品そのものの量）として処方するのか，成分量（商品に含まれている，成分の量）として処方するかにつ

いては，病院内あるいは，医療施設によるコンセンサスをとっておく．例えば，テオドール顆粒は1 g中にテオフィリンを500 mg含有する2倍散である．成分量として600 mgが欲しい場合には製剤量としては1.2 gとなる．成分量なのか製剤量なのか明確な記載がない場合，処方を受け取った薬剤師は疑義照会を行うが，医師はあらかじめ製剤量なのか成分量かを明確に記載しておく必要がある．将来は表2に示すように，散薬については製剤量として記載する方向になる．現行の処方記載方法と今後在るべき処方例を図2に示す．処方せんの記載事項の変更点を踏まえ，混乱をきたさないように対応していく必要がある．

処方期間についても日数制限のある医薬品があるため注意が必要である．処方日数制限のある医薬品の例を表3に示す．詳細については薬剤師に確認するとよい．発売から1年を経過していない新薬については長期投与が認められないため14日の処方となる．特に，新薬を処方する場合には臨床試験時に発現しなかった副作用の出現の可能性に注意を払いながら，定期的な診察

| フロモックス錠®(100)　3錠　分3　毎食後 7日分 |
| フロモックス錠®100 mg　1回1錠
1日3回　朝昼夕食後　7日分 |
| プレドニン錠®(5 mg)　3錠(2-1)
1日2回　朝昼食後　3日分 |
| プレドニン錠®(5 mg)　1回2錠　1日1回　朝食後 3日分
プレドニン錠®(5 mg)　1回1錠　1日1回　昼食後 3日分 |
| テオロング細粒®50%　400 mg(成分量)
分2　朝夕食後　30日分 |
| テオロング細粒®50%　1回0.8g
1日2回　朝夕食後　30日分 |

図2　現行の処方例と今後の在るべき処方例

を行う必要がある．また，患者が初めて服用する薬を処方する場合にも，いきなり90日分を処方するのではなく，最初は14日ぐらいに留め副作用を確認する姿勢が大切である．抗菌薬であるアジスロマイシンや，インフルエンザ治療薬，総合感冒薬など長期に使用する必要のない医薬品もあることを認識して処方することも大切である．さらに，錠剤などを粉砕したりする特殊な処方では，粉砕後の安定性のデータがないため14日程度の処方が妥当である．高齢者で服用錠数が多い場合，患者の薬識が不良の場合には一包化処方を行うなど特殊な調剤方法では各薬剤の安定性を確認した上で処方日数を検討することも必要である．

3　処方せんの発行形式と生じやすいミス

処方せんの発行形式には手書きの場合とオーダリングシステムによる場合がある．手書き処方とオーダリングシステムでは生じやすいミスが異なるため，医師は注意を要する．手書き処方せんでは，薬品の規格や用法の記載もれが多く認められる．

一方，オーダリングシステムでは，類似薬品名の選択間違い(表4参照)や，規格選択間違い，コメントの選択間違いが生じやすいため処方オーダ時にはオーダ画面を十

表2　内服薬処方せん記載のあるべき姿の基準

1) 「薬名」については，薬価基準に記載されている製剤名を記載することを基本とする．
2) 「分量」については，最小基本単位である1回量を記載することを基本とする．
3) 散剤および液剤の分量については，製剤量(原薬量ではなく，製剤としての重量)を記載することを基本とする．
4) 「用法・用量」における服用回数・服用のタイミングについては，標準化を行い，情報伝達エラーを惹起する可能性のある表現を排除し，日本語で明確に記載することを基本とする．
5) 「用法・用量」における服用日数については，実際の投与日数を記載することを基本とする．

第3章　医療現場でのコミュニケーションと医療事故

表3　投与日数に上限がある医薬品

14日制限		
麻薬	アヘンチンキ®	
	コデインリン酸塩錠®	
向精神薬	イソミタール®	
	ソセゴン錠®	
	ラボナ®	
	レペタン坐薬®	
	サノレックス®	
	ダイアップ坐剤®	
	ワコビタール坐剤®	
30日制限		
麻薬	MSコンチン®	
	オプソ®	
	塩酸モルヒネ末	
	オキシコンチン®	
	オキノーム®	
	アンペック®	
	デュロテップパッチ®	
	その他	
向精神薬	ロヒプノール®	
	レペタン注®	
	エバミール®	
	ドラール®	
	ハルシオン®	
	マイスリー®	
	ユーロジン®	
	レンドルミンD®	
	セパゾン®	
	その他	

表4　選択間違いを生じやすい商品名の例

正	誤
トランサミン®	トランコロン®
テオドール®	テグレトール®
ムコソルバン®	ムコスタ®
レンドルミン®	レボトミン®
タキソテール®	タキソール®
ムコダイン®	ムコソルバン®
テオドール®	テオロング®
アミノフィリン®	アミサリン®
マイスタン®	マイスリー®
エクセグラン®	エクセラーゼ®

分に確認する．

外来患者への院外処方せんの発行では，手書き処方，オーダリングシステムによる処方の両方において，処方医師の記名押印あるいは署名もれが多く認められるため，患者に処方せんを譲渡する時に，自分の記名押印あるいは署名があるかどうか確認することを忘れてはならない．

4　注射処方せんの書き方

注射処方せんの記載内容は法的には規定がない．注射薬の処方では，分量については1回投与量を記載し，手技（静脈注射，筋肉注射など）を記載する．また，混合して使用する場合には混合液の種類や量，投与速度などを明確にする．混合する場合には，フェジンのように5％ブドウ糖以外では混濁するもの，オメプラール®やガスター®など配合変化が問題となる医薬品があることから，予め薬剤師に混合の可否を確認しておくとよい．注射せんの発行年月日と投与開始年月日の規定は，病院ごとに異なるため，所属する医療施設で確認が必要である．

5　医薬品情報室の活用

医薬品の情報は，医師が薬物療法を行う上で必要不可欠なものである．情報がなければ処方せんを発行することも，医薬品を正しく使用することもできない．医薬品を使用する前に必ず医薬品の添付文書，あるいは添付文書を集めた医薬品集を確認する必要がある．現在はインターネットの普及によりインターネットが使用できる環境があれば，簡単に添付文書情報を参照できるため活用するとよい（医薬品医療機器情報

A　チーム医療

提供ホームページ：http：//www.info.pmda.go.jp/)．添付文書でも確認できない情報が必要な場合には，薬剤部に問い合わせする．大学病院などでは，医薬品の問い合わせを専門にうける医薬品情報室があるので活用するとよい．

6 薬剤師との連携

処方オーダ時に生じやすいミスを避けるために，オーダリングシステムでの処方発行では，ミスを避けるために薬品名へ注意喚起を促すマークをつけるなど薬剤師と相談し改善策を講じることも必要である．例えば，規格が数種類ある医薬品には▲マークや▼マークを入れたり，顆粒については（成分量として）などの表示を入れたりすることも可能である．

診療報酬で薬剤師の患者への服薬説明に薬剤管理指導料が認められ，多くの医療施設で薬剤師が病棟で活動を行っている．薬剤師は患者への服薬説明を通して，患者が医薬品を正しく使用しているか，医薬品による副作用が生じていないか，効果は十分かなど確認を行っている．また，臨床検査値を確認し，医薬品による副作用の早期発見に努めている．呼吸器疾患を例にあげれば，テオフィリンの投与が開始された患者では，開始時にはテオフィリンによるカフェイン様症状がでていないか，中毒症状が認められないかを確認する．また，テオフィリンの血中濃度の採血依頼を医師に行ったり，濃度を確認し，シミュレーションを行い患者に最適な投与量を医師に助言したりしている．また，呼吸器関連では喘息教室などをチームで開催し，薬の作用や正しい吸入に関する講義を薬剤師が行っている病院もある．薬剤師を薬物療法を行う上でのパートナーとして活用して欲しい．

NTT 東日本関東病院薬剤部　**田中昌代**

A　チーム医療

3 理学療法士との連携

Don't Forget!

- 医師は，積極的に呼吸リハビリテーションを処方するべきである．
- 理学療法士と医師との連携は，十分なリスク管理の下にリハビリテーションを実施するために大切である．

1 呼吸リハビリテーションにおける理学療法士の役割

「呼吸リハビリテーションに関するステートメント」[1]により，わが国の呼吸リハビリテーションの基本的概念が示された．そして運動療法マニュアル[2]および患者教育マニュアル[3]による詳細で具体的なアプローチ方法も発表され，呼吸リハビリテーションの必要性，重要性は広く認識されてきている．また，2006年の診療報酬改定により，脳血管障害や運動器疾患のリハビリテーションと同様，独立した健康保険の適用項目となったこともあり，呼吸リハビリテーションを多くの医療機関が実施するようになった．リハビリテーション医療は単独で行わず，施設によって構成メンバーの差はあるものの，いくつかの職種がチームを作って実施する．呼吸リハビリテーションの中核は運動療法であり[2]，理学療法士は運動療法のスペシャリストとして，しばしばチームのコーディネータ（チームリーダー）の役割を果たす．ICUや救命救急センターなどで，専属スタッフとして勤務する理学療法士もいるが，その場合でも欧米のような24時間体制の状況には遠く及ばない．限られた環境の中で効果的なリハビリテーションサービスを患者に提供するためには，多職種で連携を図り，専門分野のメンバーがそれぞれの専門性を発揮していくことが重要である．

2 慢性呼吸不全に対する理学療法アプローチ

代表的な対象疾患は，慢性閉塞性肺疾患（chronic obstructive pulmonary disease：COPD）であり，患者の訴えの多くは息切れである．息切れがADL（日常生活動作）を制限させる主たる要因であることが多く，呼吸機能の低下に伴って身体活動量が低下，息切れへの不安や恐怖感などからますます動くことを避けるようになり，「息切れの悪循環」を引き起こす．息切れの悪循環を断ち切るためには，薬物療法だけでなく正しい運動処方が必要である．運動療法は一定期間継続することが大切である．息切れがあっても運動療法を中心とした呼吸リハビリテーションを行っていくことは世界的なスタンダードである．「息苦しいから安静に」という誤った指導は患者の運動能力を低下させ，ADL・QOLの低下につながる．

3 急性期・周術期の理学療法アプローチ

急性呼吸不全では，酸素療法，人工呼吸療法などの呼吸管理と併用し，呼吸理学療法を開始する．呼吸理学療法は後療法や補完療法ではなく，呼吸管理の1つの手段と位置づけられる．可及的早期から運動療法も併用する．

周術期における呼吸理学療法は，術後の

呼吸器合併症を予防し，早期離床，早期退院を目指すものであり，術前からの開始が肝要である．呼吸器合併症は術後早期離床の阻害因子の大きな部分を占める．無気肺や肺炎などの呼吸器合併症を予防し，運動療法のスムーズな開始に向けて，コンディショニングを中心とした呼吸理学療法を施行する．

4 人工呼吸管理中の理学療法アプローチ

人工呼吸管理下におかれた患者は，多くのリスクを抱えている場合が少なくない．しかし，人工呼吸中だからといって，仰臥位で絶対安静を強いる必要はなく，廃用は，最低限度に抑えなければならない．循環動態や全身状態が安定すれば，原因疾患を問わず積極的に人工呼吸中の運動療法を開始し，可能な限り起居動作の自立を目指してADLトレーニングも併用する．鎮痛剤や鎮静剤が全身投与されている場合は，他動的な運動が中心となる．刻々と変化する病態を把握しながら，モニター監視下，十分なアセスメントの下に運動療法を行い早期離床を目指す．

5 医師との連携

呼吸リハビリテーションの適応範囲は広く多様である．COPDでは有症状期のみならず無症状期COPDにおいても，禁煙指導や健康のための運動指導など，早期から適切な自己管理を目標とした関与が勧められている．急性呼吸不全においても，後療法や補完療法という位置づけではなく，呼吸管理の1つの手段として呼吸理学療法を実施する．一部の例外的な状況を除いて，医師はためらわず呼吸リハビリテーションを処方して欲しい．患者に常に「運動を負荷する」立場にいる理学療法士にとって，医師との連携はリハビリテーションを十分なリスク管理の下に実施するために大切である．医師との信頼関係を築きながら，複雑化，重症化した患者への呼吸リハビリテーションを提供していきたい．

文献

1) 日本呼吸管理学会呼吸リハビリテーションガイドライン作成委員会(2002)日本呼吸器学会ガイドライン施行管理委員会．日本呼吸理学会．日本呼吸器学会，呼吸リハビリテーションに関するステートメント．日呼管誌，**11**, 321-330.

2) 日本呼吸管理学会呼吸リハビリテーション作成委員会，日本呼吸器学会ガイドライン施行管理委員会，日本理学療法士協会呼吸リハビリテーションガイドライン作成委員会．呼吸リハビリテーションマニュアル―運動療法―．日本呼吸管理学会／日本呼吸器学会／日本理学療法士協会，2003.

3) 日本呼吸ケア・リハビリテーション学会呼吸リハビリテーション委員会，日本呼吸器学会ガイドライン施行管理委員会，日本リハビリテーション医学会診療ガイドライン委員会・呼吸利八ビリテーションガイドライン策定委員会，日本理学療法士協会呼吸リハビリテーションガイドライン作成委員会．呼吸リハビリテーションマニュアル―患者教育の考え方と実践―．日本呼吸ケア・リハビリテーション学会／日本呼吸器学会／日本リハビリテーション医学会／日本理学療法士協会，2007.

4) Global Initiative for Chronic Obstructive Lung Disease. Global strategy for the diagnosis, management, and prevention of chronic obstructive pulmonary disease, NHLBI/WHO Workshop Report. Bethesda, National Heart Lung and Blood Institute. April 2001；

A　チーム医療

4 MEとの関連

1 臨床工学技士について

　血液透析の施設で透析業務を行っていた技士は，かつて無資格で現在とほぼ同じ業務を行っていた．また，大病院や大学病院で手術室や集中治療室で働いていた技士も無資格で人工心肺や呼吸器関連の業務を行っていた．そのような中で，昭和63年，臨床工学技士(medical engineer：ME)は医学と工学の知識をもち，生命維持管理装置を操作および保守点検する医療技士として誕生した．臨床工学技士の業務は，呼吸，循環，代謝と大きく3つに分けられている．呼吸は人工呼吸器，循環は人工心肺，代謝は血液透析が代表的な業務である．臨床工学技士が誕生した当時は血液透析や人工心肺の技士が多く，人工呼吸器を中心とした呼吸療法に携わっている技士は少数派であった．2005年のアンケート調査によると呼吸療法に携わっている技士は，臨床工学技士の1割くらいになり，3学会(日本胸部外科学会，日本呼吸器学会，日本麻酔科学会)から選出された委員により構成されている3学会合同呼吸療法認定士の資格をもつ技士の数も臨床工学技士の1割となっている．現在より多くの技士がこの業務を行い，呼吸療法認定士の数も多くなっていると思われる．臨床工学技士は，このほかにも病院内の医療機器の中央化を図り，病院全体の医療機器の保守点検をも行っている．

2 臨床工学技士の業務

　臨床工学技士の業務は，昭和63年に厚生省(現在の厚生労働省)健康政策局医事課長より発出された臨床工学技士業務指針に基づき行われていた．およそ20年を経て臨床工学技士を取り巻く環境は大きく変わった．医療機器は高度化し，多様化し続けていることは周知の通りである．また，臨床工学技士の業務も専門化している．「チーム医療の推進に関する検討会」の報告書がとりまとめられ，臨床工学技士制度が十分に成熟し，臨床工学技士法施行当初の目的を達成したことから，臨床工学技士指針が廃止された．それに伴い臨床工学技士基本業務指針2010が，平成22年10月に臨床工学技士に関連する団体より構成された委員会により発表された．大きく変わった点は，動脈ラインからの採血と気管内吸引ができるようになったことである．新たな業務の実施にあたっては，養成機関や医療機関等において必要な教育・研修等を受けた臨床工学技士が実施するとなっている．これらを含めた臨床工学技士の呼吸療法に関連する業務内容を抜粋して**表1**に示す．

3 MEから医師に一言

　臨床工学技士の業務は，他のコメディカルと同様に医師の指示の下に生命維持管理装置の操作と保守管理を行う．多くの臨床経験をもつ技士は，呼吸サポートチームのコアリーダーとなり，院内で医療関係者の教育や実践に活躍している．また，医療機器安全管理委員会等へ参加し，連携して病院内の医療安全対策に努めている．呼吸療法に関しては，必要であれば並行して透析(ECUM,CHDF等)や補助循環(PCPS等)の操作や管理も行える．臨床工学技士は，患者カンファレンスに参加したり，生命維持管理装置や医療機器の操作に関する情報も提供して，医療チームの一員として医師その他の医療関係者と緊密に連携してチーム医療を実践することができる．

　臨床工学技士は，かつて医師はじめ医療

関係者から技術や知識を習得した．それらの結果として現在がある．この姿勢はこれからも変わらないと思う．最先端医療の担い手として，チーム医療の一員として，医師その他の医療関係者の良きパートナーとして自己研鑽を積んでいこうと，学会や研究会に多くの技士が参加している．臨床工学技士は，生命維持管理装置の操作と保守点検に関する専門医療技術者として自負している．

「MEさーん」と呼んでいただければ，きっとお役に立てると思う．

表　臨床工学技士基本業務指針 2010（関係分のみ抜粋）

【呼吸治療業務】
A. 治療開始前
1. 人工呼吸装置，吸入療法機器およびその他人工呼吸装置として使用する機器・回路等の保守点検およびその記録
2. 人工呼吸装置として使用する機器・回路等および操作に必要な薬剤および操作条件（監視条件を含む）の指示書等の確認
3. 人工呼吸装置として使用する機器・回路等の準備
4. 人工呼吸装置の組立および回路の洗浄
5. 人工呼吸装置の操作に必要な薬剤・治療材料の準備
6. 人工呼吸装置の始業点検
B. 治療開始から終了まで
1. 人工呼吸装置回路の先端部（コネクター部分）の気管チューブへの接続または気管チューブからの除去
2. 人工呼吸装置回路の先端部のあらかじめ接続用に形成された気管切開部（気管チューブの挿入部分等）への接続または気管切開部からの除去
3. 人工呼吸装置回路の先端部（マスク，口腔内挿入用マウスピースおよび鼻カニューレ等）の口，鼻への接続または口，鼻からの除去
4. 呼吸訓練に使用する人工呼吸装置の操作
5. 人工呼吸装置の運転条件および監視条件（1回換気量，換気回数等）の設定および変更
6. 吸入薬剤および酸素等の投与量の設定および変更
7. 呼吸療法の使用機器等の操作に必要な監視機器の監視（人工呼吸装置の監視部分の監視）
8. 人工呼吸装置の使用時の吸引による喀痰等の除去
9. 動脈留置カテーテルからの採血
10. 呼吸療法の使用機器等の操作ならびに患者および監視機器の監視に関する記録
11. 人工呼吸装置の機能維持および治療効果の評価
C. 治療終了後
1. 人工呼吸装置，吸入療法機器の消毒および洗浄等
D. その他
1. 医師の確認を受けた呼吸訓練および酸素療法に関する情報の患者への提供
E. 特記事項
1. 気管挿管チューブ及び気管切開チューブの挿入および設置または除去は医師が行う．

（つづく）

第3章　医療現場でのコミュニケーションと医療事故

2. 気管内洗浄については，医師が行いこれを補助するものとする．
3. 喀痰等の吸引については，人工呼吸装置の操作を安全かつ適切に実施する上で必要な行為であり必要に応じて適宜行う．また，実施後は人工呼吸装置の正常な作動状態を監視すること．
4. 呼吸訓練に際しての人工呼吸装置の操作に関する医師の指示は具体的に受けるようにし，医師，その他の医療関係職種等と十分に連携した上で業務を行う．
5. 医師の決めた人工呼吸装置の操作条件および薬剤の投与量等に従い，臨床工学技士はこれらの条件等の設定および変更を行う．こうした指示については操作前に医師から受ける書面等による指示の他，操作中の指示についても，できる限り具体的に受けなければならない．
6. 治療開始前に，人工呼吸装置の操作に必要な薬剤・治療材料および使用する機器等の操作条件（監視条件を含む）の指示を医師から受けている場合であっても，業務を遂行するにあたり機器等の操作に関して疑義のある点については治療に先立ち，改めて医師の最終確認を受けなければならない．
7. 身体に直接針を穿刺して行う血管からの採血および血管内への輸血等を，臨床工学技士は行ってはならない．
8. 動脈留置カテーテル採血は医師の具体的な指示を受けなければならない．
9. 呼吸治療業務の対象と考えられる機器は人工呼吸装置，吸入療法機器，給湿器，酸素濃縮器，気体流量計，酸素濃度計および監視機器等である．
10. 在宅呼吸療法では，人工呼吸装置の操作および日常点検および緊急時の対処法等を，予め医師その他の医療関係職種等と緊密な連携の下に，患者および家族等に指導を行い，十分な安全の確保に努めなければならない．

九州大学病院医療技術部 ME センター　**岩下邦夫**

A　チーム医療

A　チーム医療

5 臨床検査技師との連携

1 精度管理

医療施設の検査部門は微生物学的検査，血液・血清・生化学・免疫学的検査，病理学的検査，生理学的検査などの分野があり，患者の診断と治療にはなくてはならない部門として機能している．実際には検査方法や，試薬や機器の変更や不具合，検査技師の技術によって異なる数値がみられることもある．検査部では定期的な内部精度管理や，医師会や技師会などによる外部精度管理が行われ，近年では臨床治験の国際化に伴い，ISO 9001 や，ISO 15189 などの幅広い臨床検査に関する品質管理システムの構築が求められている．

臨床医からの臨床検査結果の照会は，検査の品質管理・向上に資することも多く，日々の患者経過のなかで，検査結果の疑義解釈などについて，積極的にコミュニケーションを図ることが望ましい．また，精度管理委員会などを含め，それぞれの検査項目について，臨床的な有用性，費用対効果や検査法の変更・追加などについても医師の視点からの提言も極めて重要である．

2 患者への説明

医師にとっては日常的な検査であっても，患者にとっては初めてであることも多く，「超音波検査」といっても，他の検査とどのような違いがあるのか，苦痛を伴う検査かなども知らないこともある．呼吸機能検査などの患者の協力が欠かせない検査などでは，検査の意義などについての理解が必要であり，喀痰塗抹検査，各種培養検査，細胞診などにおいても，採取する検体の品質が検査結果に大きく寄与することが多い．主治医から患者への適切な説明が，確実な検査結果に寄与することを念頭に置く必要がある．

検査の時だけ患者と接する検査技師には，患者の周囲への感染性，重症度や体調，精神的状態を把握することは困難なこともある．安全かつスムーズな検査を行うためにも，検査側への適切な情報提供が望ましい．

3 人材育成

臨床検査技師は極めて専門性の高い職種である．現在，二級・一級検査士，緊急臨床検査士，細胞検査士，認定輸血検査技師，認定臨床微生物検査技師，認定血液検査技師，超音波検査士などの資格認定制度があり，それぞれ，病理医，血液専門医，超音波専門医，呼吸器内科医，感染症専門医，臨床検査専門医をはじめ，専門性を有する医師と協同した人材育成プログラムが必要不可欠である．

実際には，このような専門性を有する検査技師の育成には長い年月が必要であるとともに，検査技術専攻の学校機関の減少に伴い，人材の確保は困難になりつつある．医療機関において検査部門など中央部門は，診療の質に大きく関与することを念頭に対応する必要がある．

4 チーム医療

臨床検査技師はインフェクションコントロールチーム（ICT）や栄養サポートチーム（NST），治験関連業務など様々なチーム医療を行っている．医療施設では感染対策の確実な実施が求められている．全ての病院の検査部門が感染制御に関する活動を求められている中で，多くの臨床検査技師が，感染対策委員会のメンバー，ICT の一員として疫学情報のとりまとめや ICT ラウンド

第3章 医療現場でのコミュニケーションと医療事故

への参画など様々な業務を行っている．臨床検査は，医師の卒後研修の1つとして捉えることもできる．臨床医から検査技師への積極的な関与をお願いしたい．

東北大学大学院感染症診療地域連携講座　**國島広之**

A チーム医療

☑ **修・破・離**

「学ぶ心深ければ，師は姿をあらわす」という気持ちでありたいと思う今日この頃．昔，室町時代の頃，諸芸百般や商売の道などを極めるための3段階を表した仏教用語に修・破・離（範を修め，範を破り，範を離れる）という言葉があった．

「修」は，その道の基礎をしっかり修め，基本をマスターする．

「破」は，師匠などの教えを突き破って，自分独自の創意を加える．

「離」は，手本を離れ，自由自在，融通無碍の境地に入る．

医学は，サイエンスであり学問である．医者に成り立ての頃は，前人がやったことを理解して，ひたすらコンセンサスを覚えることに努め，人並みに患者を診れるようになるのを目標とするであろう．しかし，一人一人の患者を診ていくうちに，教科書通りではないことに気づき，そこから抜け出さなければならない．突き抜けて破る．そして，そこから離れ，また新しい概念や診断・治療法を生み出す．こうして，医学も発達してきたのです．研究の分野としてだけでなく臨床において，この考えはより重要である．

時々，患者の訴えを否定する医者がいるが，それは自分が知らないだけ，あるいは現在の医学で解明されていないだけのことかもしれない．

日々，精進，精進．下手でも学ぶところがあると，達人は謙虚なり．

（仙台赤十字病院呼吸器科　三木　誠）

A　チーム医療

6 医療相談室との連携

> **Don't Forget!**
> - 現場の事情はどうあれ，患者に不愉快な思いを与えることは避けなければならない．
> - 触診もせず，顔も見ず，高圧的なものの言い方をするだけでは患者の信頼は得られない．
> - 1人の医師の不適切な言動・態度が病院の評価を左右することを認識する．

　当室は，地域医療連携センターに所属し，「ご意見窓口」の名称のもと主に苦情対応を行っている部署である．

　対応した事例は，内容により各担当部署の責任者に報告書を送付し，周知を図り，指導・改善を促している．苦情の約3割は医師関連の事例で占められている．以下に医師関連について対応した事例をあげる．

1 診療内容について

事例I：昨年癌の手術を受けた．医師からは限局性のものなのでほとんど心配ないと説明され，安心して組織検査の結果を待っていた．しかし組織検査の結果，進行癌だったと説明があった．結果が出るまでの間，何の治療もしていなかった．とても納得できない．もっと迅速に検査結果が出なかったのか．
＊当室の対応：話を傾聴し，来談者の気持ちに共感しその上で，これからは病気を受け入れ治療に専念するように，また納得いかないところはその都度担当医に説明を求めることを助言した．患者さんの気持ちは当該科科長に報告しておくと話し，納得してもらった．
事例II：一人暮らしの父は癌で通院中．受診の度に娘である自分が付き添っている．当初から癌の告知はしないでお願いしてあったのに，主治医が交替してまもなく「癌」ということを話してしまった．父はかなりのショックを受けた様子．あれほどお願いしていたのに医師間の申し送りはないのか．
＊当室の対応：今は告知をしてから治療を進めていく時代で，当院もその方向である．厳しい内容の説明などは本人でなく家族だけにするように当該科に対応を依頼すると話し，納得してもらった．

2 技術的問題

事例I：自由診療で高額のお金をかけ義歯を作ったが，数か月経つのに合わない．金額に見合った結果が得られず不満だ．医師に話しても「そうですか」と言うだけで何をするでもない．精神的におかしくなりそうだ．別の医師の診察も受けたい．後日患者の娘からも同様の内容で電話があった．
＊当室の対応：義歯は時間をかけて慣れていくものだが，体調に影響があるのなら担当医にその旨を話し調整してもらってはどうか．当室からも担当部署に患者の思いを伝えると話した．その後，担当医師から当室宛に，担当を替えるのは可能だが次の医師とうまくいくとは限らない，チームで話し合うとの返事があった

3 説明不足

事例I：治験のため入院した．内服薬を飲

第3章　医療現場でのコミュニケーションと医療事故

A チーム医療

んで，時間毎採血採尿の指示があった．医師に検査目的を聞いたら，「何でそれを分からなきゃいけないの?」と逆に質問された．検査結果も教えてくれない．
＊当室の対応：検査目的・方法・期待される結果・副作用の可能性や症状なと説明があるはず．当然質問してよいし知るべきなので，担当医に伝えることで納得してもらった．
事例Ⅱ：退院を前に，内服薬を変更すると担当医に言われ，一昨日から服用しているが，薬の内容について何の説明もなかった．このまま退院になるのは不安だ．
＊当室の対応：入院中に担当医にきちんと説明してもらい，理解した上で不安なく退院するよう助言した．

4　言動・態度

事例Ⅰ：心配していた疾患が検査で否定された．それならばこのひどい症状は何によるものかと質問したら，「癌ではなかったのだからいいじゃないですか」．「セカンドオピニオンでも何でもお好きなように，好きな医師に診てもらって結構です」と言われた．冷たい言葉と態度だった．
事例Ⅱ：血液疾患で通院中．移植をしなければ余命はどのくらいか聞いたら約1年と言われた．それから半年後別の診療科を受診した時，「自分の余命はあと半年なんです」と話すと，医師は「僕にどうしろというのか，脳出血で突然死ぬより半年もあれば身辺整理ができていいじゃないですか」と言った．医師が患者に言う言葉とは思えない．
事例Ⅲ：受診の度に感じることだが，医師は患者が話している時に患者の顔をみないでパソコンの画面をみている．もっと患者に向き合って欲しい．
＊当室の対応：事例Ⅰ,Ⅱ,Ⅲとも，医師の不適切な言動と態度に対しお詫びをした上で，当該診療科科長に報告する旨話し納得

してもらった．

5　信頼関係

事例Ⅰ：身体の一部に痛みがあり通院しているが，医師間の連携がなっていない．身体の部分，部分で別々の医師がバラバラに診察している．診療情報の共有もない．医師にそのことを話すと「多くの患者を診察しているので時間がない」と．どの医師を信頼してよいか分かない．
＊当室の対応　専門外来について説明し納得してもらった．
事例Ⅱ：受診する度医師が替り，説明もきちんとされず，今日は頼まれたからと責任のない言い方をする．説明の内容も違い信頼できない．
＊当室の対応：医師のローテーションについて説明し，不適切な言動に対してお詫びをした．
事例Ⅲ：担当医が替った途端パソコンから出した文書でさっさと説明を行い，「今の薬は効果がない．使う薬がない」と心ない話をされた．信頼できない．
＊当室の対応：当該診療科から次回再来時もう一度説明するとの返事あり．納得してもらった．

　当該診療科に内容を照会し事実確認をすると，患者の訴えとは全く異なる場合もある．一概に医療者側が悪いとはいい切れない．患者側の理不尽な要求もある．苦情の多くを占める「説明不足」「言動態度」「信頼関係」の根本にあるのは限られた予約診療時間の中で多くの患者の診察に当たらなければならず，個々の患者に向き合った丁寧な医療の提供が難しくなっている医療の現状が背景にある．しかし現場の事情はどうあれ，これを理由に患者に不愉快な思いを与えることは避けなければならない．触診もせず，顔も見ず，高圧的なものの言い方をするだけでは患者の信頼など得られない．

医療者一人一人が病院の顔である．1人の医師の不適切な言動・態度が病院の評価を左右することを認識して欲しい．同じ目線で患者に向き合い，訴えをしっかり聞き，内容の事実確認を行い，医療サイドの現状も説明し理解を求めながら診療にあたって欲しい．「あと一言の説明」で信頼関係構築が可能であり，苦情も減少すると考える．

東北大学病院地域医療連携センター　ご意見窓口　**丸岡良子，目黒英子**

☑ 積極的な連携で専門医不足に対応

横浜市西部地域は，呼吸器専門医が不足している地域であり，専門医への期待は高い．1つの病院のみでなく，病診連携，病病連携，病薬連携が積極的に行われている．例えば，肺癌の患者については，手術や放射線療法を行う患者についてはがんセンターとの連携を，治療ができなくなったり，通院できず緩和ケアの必要な患者については，ホスピスや在宅ホスピスにお願いすることができる．

喘息やCOPDなど，継続した治療が必要な患者については，非専門であっても実地医家の医師の協力が得られ，患者は安定している時には実地医家で，増悪した時には専門病院で，また年に1回専門医の診察を受け治療の修正を行っている．

調剤薬局薬剤師の協力も多大で，吸入指導やアドヒアランスの確認などを行っている．このような環境の中，専門医としてよりよい医療を行うことができると自負している．

（聖マリアンナ医科大学横浜市西部病院呼吸器内科　**駒瀬裕子**）

A　チーム医療

7　病院ボランティアと医療現場

わが国で初めて病院ボランティアを導入したのは大阪の淀川キリスト教病院で，1962年のことである．その後，全国的な組織として日本病院ボランティア協会(NHVA)が設立された．特にここ10年間位，病院ボランティアを導入する医療機関が増えている．一口に病院ボランティアと言っても活動内容は様々である．ここでは東京大学医学部附属病院(以下東大病院)の「東大病院ににこにこボランティア」(以下「にこにこボランティア」)の活動内容を示し，病院ボランティアの在り方について記述したい．

1　東大病院のボランティア導入について

東大病院の外来棟が，1994年7月15日に新しくオープンする運びとなった．旧外来棟に比べ新棟は広くなり，また受付，支払いが機械化されるため，患者に不便を掛けないよう，ボランティアを導入することになった．まず，どのような人を対象に活動員を募集するかを検討し，百貨店職員に白羽の矢を立てた．百貨店の定休日は平日(月曜日～金曜日)であり，なおかつ百貨店職員は接遇に慣れていると考えられたためである．百貨店協会に問い合わせたところ，協会も社会貢献となるボランティア活動への参加に積極的であることが判明した．東京商工会議所での説明会(百貨店協会主催)，東大病院でのオリエンテーションを経て，外来棟オープン日より活動が始まった．

現在，にこにこボランティアには自主運営組織「ボランティア運営委員会」が設置されている．東大病院にはボランティア運営協議会が設置されており，その席上で病院側とボランティア側の意見調整が行われる．さらに，「医療サービス推進委員会J」があり，患者サービス向上について話し合っている．構成メンバーは医師，看護師，技師，薬剤師，事務職員，ボランティアの代表等である．

2　活動内容

東大病院では，1日平均3,500人前後(多い時は4,000人)の予約患者と，200人の初診患者が来院する．外来患者来院時間を考慮し，「にこにこボランティア」では8時30分-11時30分，9時30分-12時30分，12時-15時という3つのシフトを敷いて活動している．他施設では，きちんとローテーションを組んで，活動日や活動時間を決めているところも多いと思われる．しかし，当会は働きながらボランティア活動をするという趣旨から，各人が自分の都合に合わせて活動している．これが当会の特徴であり，ある面では欠点かも知れない．これで問題なくシフトが組めるのか，といぶかられるかもしれないが，しばらくすると各人の活動曜日と時間が固定化されてくるようであり，特に問題なく運営できている．

当会の活動内容は次の通りである．①初診申込と予診記載の手伝い(代筆および記入方法の説明)，②自動再来受付機の操作説明，③院内の道案内，④待合室での案内(診察呼び出し機の説明等)，⑤目や体の不自由な方の介助，⑥FAX機の使用説明，⑦予約や会計の案内，⑧車いすの移動，⑨こだま院内学級児童の送迎，⑩「にこにこ文庫」(院内図書室)図書の貸し出し返却業務(月曜日，水曜日，金曜日10時～15時開室)，⑪呼び出しカードの回収と自動再来受付機へのカード補充，⑫病院催物の手伝い(クリスマスコンサート等)，⑬小児科

病棟プレイルームでの遊び相手．

　私立系病院では，ボランティアが医療現場にかなり踏み込んで活動しているところもあるようだが，当会の場合，病院側の要請もあり，あくまで院内ガイドを中心とした活動で，病棟に入るのは，こだま学級児童の送迎，プレイルームでの遊び相手など，小児科病棟のみである．一部の活動員からは，他の病棟に入って活動したいという意見もあるが，病棟での活動は，医療現場により深く踏み込む形となるため，責任関係を始め新たな問題が生じる．そのため，現段階では病棟内での活動に積極的に関与する考えはない．病棟に入り込まなくても，ボランティアのやるべきことは沢山あると思われる．もちろん，病院側から具体的な活動の要請があれば，その時は改めて検討することになる．

3　ボランティアコーディネーターの役割

　病院ボランティアを運営していくためには，ボランティアコーディネーターの役割が非常に大切である．ボランティアコーディネーターは，病院とボランティアの間に立って折衝を行なう橋渡し的な存在である．活動目的にそぐわない部分やボランティアの意思に反するものに対しては，きっぱりとNOと言わなければならず，高い能力と経験が必要であり，その病院ボランティアが成功するか否かのキーパーソンであるといえる．「にこにこボランティア」の場合は，設立当初から東大病院の元看護師長がコーディネーターを務めるのが慣例になっているため，病院側との折衝がスムーズに進む．コーディネーターはボランティアの管理や活動前のミーテング，新人ボランティアの指導も行い，日常の雑務的な仕事もこなさなければならないため，常勤である．

4　病院職員とのコミュニケーションを図る

　ボランティア活動をでは，人間関係をはじめとした様々なトラブルが起こる可能性がある．患者の中には，ボランティアを病院の職員と同じように認識し，場合によっては対応が悪いと怒り出す人もいる．不明な点や判断のつきにくい場合，「患者相談室」職員にバトンタッチすることもある．

　当会では，物損事故など万一のトラブルに備え，全員が自主的にボランティア保険に加入している．また，病院職員との関係も重要である．基本的には病院の規則に従って，職員の指示の下に行動することになっている．病院では1年に3～4回ボランティアのための講演会を開催し，医師，看護師，技師，事務職員を交えて懇談会を開催，意思の疎通に努めている．ボランティアは自分の行いたいことだけをするのではなく，あくまで同僚や職員，患者との関係の中で行動するのが原則である．守秘義務を果たすことも大切である．患者や病院，病院職員に関して知りえた情報を，外部に漏らしてはならない．

5　病院と地域社会を結びつける病院ボランティア

　2010年6月現在，日本病院ボランティア協会に加盟している病院施設は219を数える．全国各地の病院で様々なボランティアが特色ある活動を行っている．聖路加国際病院は，淀川キリスト教病院と同じく，わが国の病院ボランティアの草分け的存在であり，現在も多数のボランティアが多岐にわたった活動をしている．ある私立病院では，外来患者の案内をはじめ，事務の補助，食事の配膳，ベッドメーキング，外国人患者の通訳など，その内容は50種目にものぼる．その中でも注目されるのが，緩和ケア病棟におけるボランティアである．医

療スタッフとともにチームの一員として活動するため，事前に病棟での研修が行われる．緩和ケアという特殊な現場であるため，知識や経験年数，性格の向き不向きも重視される．当然医療者と同等の責任の重さも生じてくる．

　病院ボランティアの場合，個々の病院のボランティアに対する考えやニーズによって，その活動内容や役割，責任が大きく違ってくる．共通しているのは，一人ひとりの患者に対して人間的なきめ細かいサービスを提供し，病院がよりよい治療環境を作りあげるための役割を担っているという点である．さらに．病院と地域社会をより密接に結びつけるための役割も重要である．医療機関は，利用者へのサービス向上を図るため，ボランティアの積極的活用を考える必要があると思われる．個々の医療機関は．ボランティア活動員を受け入れるにあたって，その意義や目的を再確認し，職員のボランティアに対する認識を高めるとともに，必要な体制の整備などを進めていくことが大切である．

東京大学医学部附属病院にこにこボランティア顧問　**森田晃弘**

B 医療事故の予防と対応

1 医師法およびその関連法

Don't Forget!

- 医師が守るべき法規は医師法以外にも多い．
- 近時の医師に対する社会の要請は厳しさを増している．
- 法規の新設や改正への注意を怠るべきではない．

1 基本的な考え方

医師には，どのような法規の知識が必要だろうか．まず，思い浮かぶのが医師法，医療法だが，医師に関する規律が一般の法律に定められている場合があるし，医師も全ての日本で暮らす人々と同様に一般の法律に従う必要がある．例えば，保健師助産師看護師法42条の2は，保健師，看護師，准看護師に守秘義務を定めているが，同条は助産師については定めていないし，医師法にも守秘義務の規定はない．これは，刑法134条1項が，医師と助産師に守秘義務を定めているからである．さらに，医療事故が生じた場合のことを考えてみよう．損害賠償のような民事責任は，債務不履行責任（民法415条以下）または不法行為責任（民法709条等）で請求されるし，刑事責任としては，業務上過失致死傷（刑法211条1項）が問題となることが多い．また，感染症の予防および感染症の患者に対する医療に関する法律のように届出義務を定めたり，精神保健及び精神障害者福祉に関する法律や母体保護法，臓器の移植に関する法律等のように一定の医療行為の際に知っておくべき特別法も多い．そのうえ，これらの特別法は頻繁に改正される．このように考えていくと，医師に必要な法律知識は，膨大なものといえそうである．ここでは，これら全てに触れることは到底不可能であり，以下では，比較的問題となることが多い医師の義務に関する条項を中心に説明するが，医師も，法治国家の専門職の宿命として，各種の法規の知識の研鑽を続けることが必要である．

2 医師法上の医師の義務

a 医師法と医療法

医師法は，医師の資格や業務，資格に付随する義務に関する法律であり，大部分は資格に関する規定で，義務等は17条～24条の2に規定されている．他方，医療法は，医療施設と医療行政に関する基本法とされ，医療提供の基本理念や抽象的な責務を定める．1条の4第2項がインフォームド・コンセントの明文規定とされている点は重要だが，大部分は，個々の医師というより医療施設の管理者等に関する法律である．

b 応招義務（診療義務・医師法19条1項）

「診療に従事する医師は，診察治療の求があった場合には，正当な事由がなければ，これを拒んではならない．」医業の公共性と業務独占から導かれる，応招義務は，国に対する公法上の義務であり，患者に対する私法上の義務ではない．また，罰則は規定されていない．したがって，同条によって，患者が直接医療契約締結の請求権を有している訳ではないし，これに反しても，直ちに刑事罰を受けるわけではない．しかし，①行政責任として，正当事由のない診

第3章　医療現場でのコミュニケーションと医療事故

療拒否が繰り返されるなど，医師法7条2項の「医師としての品位を損するような行為」にあたると，免許取消または医業停止の行政処分を受けうる（昭30・8・12医収755号旧厚生省医務課長回答）．②民事責任として，正当事由なく診療拒否して患者に損害が生じたら，医師に過失があるとの一応の推定がなされ，損害賠償責任（民法415条，709条）が発生しうる（千葉地判昭61・7・26判時1220号118頁）ほか，「正当な理由を有さない限りその求めた診療を拒否されることなく診察を受け得る」との法的利益を侵害されたとして慰謝料が認められた例もある（神戸地判平4・6・30判時1458号127頁）．③刑事責任についても，業務上過失致死傷罪（刑法第211条1項）等を認める見解が有力である（金沢文雄法時47巻10号36頁等）．

そこで，「正当な事由」とは何かが重要である．抽象的には，診療を行わないことが社会通念上やむをえない場合であり，その範囲は相当厳格に解されている．行政解釈では，「医師の不在または病気等により，事実上診療が不可能である場合」（前掲旧厚生省通達）とされ，例示として，①過去に報酬が不払いでも直ちに診療を拒めない，②診療時間外でも急患を拒めない，③天候不良は事実上往診不可能でなければ正当事由ではない，④専門外でも患者の了承がなければ応急措置その他できるだけの処置が必要など（昭24・9・10医発752号旧厚生省医務局長通知），医師に厳しい内容である．判断基準としては，①病院・医師側の事情（医師の病気や不在，専門外，時間外，入院設備の有無，ベッドの満床，救急病院か否か等）と②患者側の事情（病状の重さ，緊急性の有無等），③地域の医療事情（近隣の専門医の有無，代替的医療施設の有無等）を総合的に考慮すべきとされる（加藤良夫編「実務医事法講義」民事法研究会2006年457頁参照）．なお，いわゆるモンスターペ

イシェントは，新しい問題だが，明白な刑法上の犯罪の場合以外は，他の患者が安心して医療を受けうるか等の観点を加え，診療拒否が「社会通念上やむをえない」かを個別に判断することになる．

c　診断書等の交付義務（医師法19条2項）

「診察若しくは検案をし，又は出産に立ち会った医師は，診断書若しくは検案書又は出生証明書若しくは死産証書の交付の求があった場合には，正当の事由がなければ，これを拒んではならない．」医師の作成する各種証明文書の社会的重要性のためである．罰則はないが，違反が，医師法7条2項に該当しうる等は，上記（b）と同様である．「正当事由」は，不正な目的に用いられるおそれ，請求者の不当な圧力で内容が歪められるおそれ，患者の秘密の不当な漏洩，患者の病名の了解が診療上支障など，①交付請求者②使用目的③証明文書の種類④社会的必要性の程度等を検討する（金川琢雄「実践医事法学」増補新版金原出版2008年44頁）．

d　無診察治療と無立会証明書交付の禁止（医師法20条）

「医師は，自ら診察しないで治療をし，若しくは診断書若しくは処方せんを交付し，自ら出産に立ち会わないで出生証明書若しくは死産証書を交付し，又は自ら検案をしないで検案書を交付してはならない．但し，診療中の患者が受診後24時間以内に死亡した場合に交付する死亡診断書については，この限りでない．」不正確または根拠のない判断による治療または処方箋交付による患者の危険の防止と，医師作成の各種証明文書の社会的重要性のためである．違反者は，50万円以下の罰金に処せられる（同33条の2）．

どの程度で「診察」といえるかについては，現代医学からみて疾病に対して一応の診断を下しうる程度の行為が必要であり（後

述の健康政策局長通知），①初診か再診か，②前回の診察時からの時間的経過，③病状の重さ・緊急性等の具体的事情を検討し決する（金川前掲45頁）．「自ら診察」の点については，従来からの診察の結果として患者の要望や看護師の報告に基づき入院患者に治療の実施を命じること（大阪高判昭59・8・16判タ540号272頁〜注射による患者死亡の例）や，病識がない精神病患者の治療拒否の場合に，通院可能となるまでの一時的措置として，相当に臨床経験のある医師が家族等の訴えを聞き慎重に判断し，保護者的立場で信用できる家族に副作用等につき十分に説明した上，患者本人の診察を経ないで投薬をすること（千葉地判平12・6・30判時1741号113頁）は，それぞれ医師法20条に違反しないとされた．

いわゆる「遠隔診療」も問題となる．厚生労働省は，診療は医師と患者が直接対面しての実施が基本で，遠隔診療はその補完とすべきものだが，直接の対面診療と同等でなくても，代替しうる程度に患者の心身状況に関する有用情報が得られれば，直ちに医師法20条に抵触するものではないとした．留意事項として，初診及び急性期疾患は対面診療が原則で，患者とその家族等に情報通信機器や責任の所在も含めた十分な説明を行うこと等を定める（情報通信機器を用いた診療〈いわゆる「遠隔診療」〉について〈平9・12・14健政発1075号健康政策局長通知，一部改正・平15医政発0331020号〉）．

e 異状死体及び異状死産児の届出義務（医師法21条）

「医師は，死体又は妊娠4月以上の死産児を検案して異状があると認めたとき，24時間以内に所轄警察署に届け出なければならない．」警察官の犯罪発見を容易にし，被害の拡大防止措置などの社会防衛目的もあるとされる．違反者は，50万円以下の罰金に処せられる（同33条の2）．本条は，明治期の旧医師法施行規則9条を受け継いだもので（ただし旧法は「異常」），元々医療上の過失の場合まで想定していたかは疑問だが（樋口範雄「医療と法を考える」134頁有斐閣2007年，中山研一他編著「新版 医療事故の刑事判例」成文堂2010年291頁等），医療事故死も医師の過失が原因なら，現行法上犯罪（業務上過失致死）とされるため，適用範囲とされるに至った．しかし，同条の医療事故への適用には批判も多く，医療事故死の死因究明のあり方を巡って議論され，立法等の動向への注視が不可欠である．

ここでは，「異状」の意味が中心問題である．古く大審院は，「異常ありとは純然たる病死に非ずと認むべき状況が屍体に存する一切の場合を称する」（大判大7・9・28刑録24輯1226頁）とした．戦後は「本条にいう死体の異状とは，単に死因についての病理学的な異状をいうのではなく，死体に関する法医学的異状と解すべきであって，死体から認識できる何らかの異常な症状ないし痕跡が存する場合だけでなく，死体が発見されるに至ったいきさつ，死体発見場所，状況，身元，性別等諸般の事情を考慮して死体に関し異状を認めた場合を含む」（東京地判八王子支部昭44・3・27刑裁月報1巻3号313頁）との判例がある．日本法医学会は，平成6年「異状死ガイドライン」を作成し，「病気になり診断を受けつつ，診断されているその病気で死亡すること」を「普通の死」と呼び，それ以外を全て異状死として，さらに5分類した．5分類中の④は「診療行為に関連した予期しない死亡またはその疑いがあるもの」（診療関係死）とされた．このような中，最判平成16年4月13日刑集58巻4号が「異状」をどう解したかが問題となる．この点，一審判決が「診療中の入院患者であっても診療中の傷病以外の原因で死亡した疑いのある異状が認められるときは，死体を検案した医師は医師法21条の届出をしなければならない」

第 3 章　医療現場でのコミュニケーションと医療事故

として，原審東京高裁平 15・5・19 も最高裁判決も変更を加えていないことから，最高裁は「異状死ガイドライン」と同様の考え方をとったとの見解がある（金川前掲 46 頁，吉田謙一「事例に学ぶ法医学・医事法」第 3 版有斐閣 2010 年 276 頁）．他方，原審高裁判決が，一審判決の異状死の確認時点を主治医が解剖に立ち会い腕の異常瘢痕を確認した時点に変更し，最高裁もこれを踏襲したことを理由に，同判例は「死体の外表に異状を認めた場合」のみを「異状死」と定義しているから医療事故の有無とは関係ないという見解もある（日経メディカル編「医療訴訟の『そこが知りたい』」日経メディカル 2010 年 41 頁 田邉 昇執筆）．

　平成 17 年に，日本学術会議第 2 部・第 7 部は，上記最高裁判決を受けて，①医療過誤の関与が明白な場合及び医療過誤の疑いが存在する場合と，②直接的な医療担当者が医療過誤がなく，死に到った経過が合理的に説明できるとする場合で，合理性判断の客観性を担保するためにいわゆる第三者医師の見解を求め，この第三者医師あるいは遺族等が当該担当医の説明に疑義を示す場合も届け出るべき異状死であるとの提言を行った．近時の福島県立大野病院事件では，「異状とは，……法医学的にみて，普通と異なる状態で死亡していると認められる状態を意味すると解されるから，診療中の患者が，診療を受けている当該疾病によって死亡したような場合は，そもそも同条にいう異状の要件を欠く……本件患者の死亡という結果は，癒着胎盤という疾病を原因とする，過失なき診療行為をもってしても避けられなかった結果と言わざるをえないから，……医師法 21 条にいう異状がある場合に該当するということはできない」（福島地判平 20・8・20 医療判例解説 16 号 20 頁）とした．上記最高裁判決に沿った論理とも評されているが，「異状」か否かが過失等の有無に左右され不明瞭である（中山他前掲 300 頁以下参照）．「異状死ガイドライン」の診療関係死を巡っては，臨床系諸学会から疑義や反対意見が出され，平成 16 年 4 月，日本内科学会，外科学会，法医学会，病理学会による「中立専門機関の創設」を目指す 4 学会共同声明が出され，また，厚生労働省により「医療安全調査委員会」(仮称)に関する法案が示されたが，その後の政権交代等もあって先行きは不透明である．

　「検案」については，最高裁が「医師が死因等を判定するために死体の外表を検査することをいい，当該死体が自己の診療していた患者のものであるか否かを問わない……死体を検案して異状を認めた医師は，自己がその死因につき診療行為における業務上過失致死罪の罪責を問われるおそれがある場合にも，本件届出義務を負うとすることは，憲法 38 条 1 項に違反するものではない」（前掲最判平 16・4・13）と判示した．

f　処方箋の交付義務(医師法 22 条)

　「医師は，患者に対し治療上薬剤を調剤して投与する必要があると認めた場合には，患者又は現にその看護に当っている者に対して処方せんを交付しなければならない．」違反者は 50 万円以下の罰金に処せられる（同 33 条の 2）．「医薬分業」システムの採用を明らかにしたものだが，但書で，医師自ら調剤出来る例外事由が多数列挙され，事実上形骸化している．

g　療養方法等の指導義務(医師法 23 条)

　「医師は，診療をしたときは，本人又はその保護者に対し，療養の方法その他保健の向上に必要な事項の指導をしなければならない．」罰則はない．

h　診療録(カルテ)の記載及び保存義務(医師法 24 条)

　「1 項：医師は，診療をしたときは，遅滞なく診療に関する事項を診療録に記載しなければならない．2 項：前項の診療録であ

って，病院又は診療所に勤務する医師のした診療に関するものは，その病院又は診療所の管理者において，その他の診療に関するものは，その医師において，5年間これを保存しなければならない．」一般診療における診療録の必要記載事項は，医師法規則第23条が，保険診療については保険医療機関及び保険医療養担当規則第8条，22条が定める．違反者は，50万円以下の罰金に処せられる(同33条の2)．

3 刑法上の医師の義務

a 守秘義務(秘密漏示罪・刑法134条1項)

「医師，薬剤師，医薬品販売業者，助産師，弁護士，弁護人，公証人又はこれらの職にあった者が，正当な理由がないのに，その業務上取り扱ったことについて知り得た人の秘密を漏らしたときは，6月以下の懲役又は10万円以下の罰金に処する．」患者の医師に対する信頼の確保と適切な医療のためである．「秘密」は，①非公開性，②秘密利益，③秘密意思が要件で，診療の過程で知り得たものに限る．漏洩は，口頭，文書を問わず，不作為も含む．「正当な理由」とは，①法令上の義務，許容，②本人の同意，③告知が本人の利益となる等である．(甲斐克則編「ブリッジブック医事法」信山社2008年43頁，加藤前掲471頁以下参照)．同様の規定が感染症予防法，精神保健福祉法等にもあるが，刑法より法定刑が重く非親告罪とされる加重類型が多い．ただし，大阪高判平21・12・17(鑑定医の調書漏洩)等の例外的事例以外，実際に処罰された例はほとんどない(大谷實「医療行為と法」新版補正第2版弘文堂2004年55頁，手嶋豊「医事法入門」第2版有斐閣2008年64頁参照)．情報漏洩は近時は個人情報保護法や民事責任との関係で問題とされ，厚生労働省の平18・4・21改正「医療介護関係者における個人情報の適切な取扱のためのガイドライン」とそのQ&A事例集が参考になる．

b 診断書等への虚偽記載の禁止(虚偽診断書等作成罪・刑法160条)

「医師が公務所に提出すべき診断書，検案書又は死亡証書に虚偽の記載をしたときは，3年以下の禁錮又は30万円以下の罰金に処する」．刑法は公文書では①無権限者の他人名義文書の作成，②権限者の内容虚偽の文書作成ともに処罰するが，私文書では①のみの処罰が原則であり(同159条)，②を処罰する本条は例外である．「公務所に提出すべき文書」に限定される．医師が公務員の場合，本罪でなく虚偽公文書作成罪(同156条)となるので注意が必要である(大谷實「刑法講義各論」新版第3版成文堂2009年461頁参照)．

御法度!!

- 報酬不払いでも時間外でもそれだけでは診療を拒めない．
- 異状死等の届出には細心の注意が必要．
- 診断書等の虚偽記載は重く罰せられる．

浦和サライ法事務所 弁護士　**野木尚郎**

B　医療事故の予防と対応

2 研修医の日常生活の注意点

Don't Forget!

- 指導医・上級医への「報告・連絡・相談」を忘れずに．
- 丁寧な診療，説明はもちろん，身だしなみや言葉遣いにも注意して，患者-医師間の信頼関係を構築する．
- 「医療は不確実である」との原則を忘れずに，あらゆるところに事故の原因が潜んでいる！

1 社会人としての自覚をもった行動

2年間の初期臨床研修を修了し，専門領域での研修へと進んだ後期研修医は，医師としてより大きな職業上の責任を負うこととなる．日常診療のあらゆる場面において，初期研修医時代とは異なり，自身で判断，責任を負って治療にあたらねばならない機会が増える．したがって研修医の時以上に社会人としての自覚をもった行動が必要になる．責任が大きくなるとは，万が一医療事故を起こした際にはその影響は甚大であることをもう一度肝に銘じ，基本に立ち返って，「社会人としての自覚をもった行動」について確認して欲しい．

診断・治療に際して，指導医・上級医から「任される」場面も増えてくると思われる．しかしながら，状況が変化した時，予想外のことが起きた時には，遅滞なく状況を指導医に「報告（ホウ）」「連絡（レン）」し，「相談（ソウ）」しなければならない．自身の知識・手技を過信し，無理をすることは重大な医療事故を引き起こす可能性のあることを忘れてはならない．日頃から，指導医への「ホウ・レン・ソウ」を心がけるようにして欲しい．

患者あるいはその家族への病状や治療についての説明も，より重要な内容を担当することになる．癌の告知など，患者の将来の見通しを根底から否定的に伝えねばならない場面や，臨終の場面における死の宣告など患者とその家族にとって重大なライフイベントに立ち会わなければならない．一人ひとりの患者の人格を尊重し，最大限の敬意を払い対応することが当然であり，接する際のマナーの基本となる．挨拶，言葉遣い，服装などの身だしなみに留意することはもちろんのこと，患者さんのプライベートへの配慮，羞恥心への配慮もけして忘れぬように注意する．病状の説明にあたっては，患者一人ひとりの理解度に応じた丁寧な説明が求められる．専門用語の羅列では，患者の十分な病態の理解は得られない．分かりやすい言葉，図や写真等を使うなどの工夫や，どんな質問にも歓迎の態度を示すことは，患者-医師間の信頼関係の構築にも大きく寄与すると考えられる．医師の態度が問われるのは，医療面接の場面に限られない．ナースステーションで病棟業務を行っている時，廊下・エレベーター内など院内の移動中であっても，さらには病院外においても，患者やその家族に「見られている」可能性がある．患者のプライバシーにかかわることを話す時には周囲に十分な注意を払うことは当然であるが，その他，同僚同士での度をこえた悪ふざけなど，品格を疑われる行為は，厳に慎むべきである．

> 基本的原則（Fundamental Principles）
>   患者の福利優先の原則
>   患者の自律性（autonomy）に関する原則
>   社会正義（social justice, 公正性）の原則
>
> プロフェッショナルとしての一連の責務（A Set of Professional Responsibilities）
>   プロフェッショナルとしての能力に関する責務（commitment）
>   患者に対して正直である責務
>   患者情報を守秘する責務
>   患者との適切な関係を維持する責務
>   医療の質を向上させる責務
>   医療へのアクセスを向上させる責務
>   有限の医療資源の適正配置に関する責務
>   科学的な知識に関する責務（科学的根拠に基づいた医療を行う責務）
>   利害衝突に適切に対処して信頼を維持する責務
>   プロフェッショナル（専門職）の責任を果たす責務
>
> （文献5より引用）

図1　米欧合同3学会による医師憲章

2　医師としてのプロフェッショナリズムについて考える

　古来，『プロフェッショナリズム』とは，プロフェッションである医師・法律家・聖職者たちのことを指し，神や社会への貢献・奉仕を告白（プロフェス）することで，その特権（社会的地位，自律的な集団の運営や資格認定）を与えられていた．現代におけるプロフェッショナリズムとは，「公共性をもちつつ，高度な専門能力を独占する職種においては，高度な職業意識をもち，それを実践し社会に提示し続けることで社会から信頼を得ることにより，社会から認められること」と理解される．

　昨今の医療不信・医療変革の中，米国内科学会（ACP）などの米欧合同3学会は，2002年に「新ミレニアムにおける医のプロフェッショナリズム」と冠した医師憲章を策定した（図1）．3つの基本的原則と，10箇条の医師としての責務からなる本憲章は医師の公共性，および社会的責任を強調した内容となっている．医師である以上，社会に対して使命感をもって業務を行うべきであることに議論の余地はなく，この憲章は，医師としての理想像を示したものである．しかしながら，どのように考え，行動すればこの憲章を全うすることができるのであろうか．また，社会に貢献するためにどこまでの自己犠牲が求められるのであろうか．日常の診療のなかにおいて，医師が患者に果たすべき義務，患者の利益と医療を提供する側の犠牲が，問題になることがある．プロフェッショナリズムの実現に向けて，いかにして患者の利益と自己犠牲のバランスをとるか，問題を事前に予知し回避するか，ということを日頃から考えていくことが重要であろう．

3　医療事故を防ぐために

　医療事故とは，診療の過程において医療行為によって生じたアクシデントの総称であり，医療従事者の過誤・過失の有無を問わない．即ち，医療内容に問題がなく過失のない医療事故と，医療施設の管理・システムや医療従事者の過失による医療過誤と

第3章　医療現場でのコミュニケーションと医療事故

が含まれる．患者安全管理を徹底すべくいかに努力をしても，医療過誤が起こる要因を完全に消し去ることはできない．また，医療過誤がなくとも，悪性疾患などにより患者が不幸な転機をたどり，患者やその家族の期待にそえない結果になることも少なくない．生命の複雑性と有限性，疾患の多様性，また医療行為は身体に侵襲を伴い，しばしば有害に作用することから，「医療は不確実である」という原則を忘れてはならない．医療行為を行うにあたっては，常に謙虚な姿勢でのぞみ，その不確実性ゆえにあらゆるところに事故の原因が潜んでいると考え，ヒューマンエラーの発生を極力抑えるべく努力をしなければならない．

　医療事故を防止するとは，「事故が起こることを予見し，防止のために対策を講じること」であり，事故を予見することは極めて大切である．医師個人の「予見能力」には，知識と経験が必要とされる．知識に，疾病や薬剤に関する医学的知識が含まれることはもちろんである．最新の知見，治療法，診療ガイドラインなど，常に新しい知識を取り入れるため，医学雑誌を読む，学会に参加するなどして学習することを心がけなければならない．また，最新の社会情勢，医療事故などの報道について新聞などから知識を得ることも大切である．個人情報保護法や児童虐待防止法など医療従事者に法的義務を課した法律などもあることから，医療を取り巻く社会環境についても目を向け，関連する知識を身につけることも医療事故防止に役立つものと考えられる．しかしながら，「知識」だけでは，事故の予見はできない．「知識」と並び重要なのは「経験」である．危ない目にあった経験は，最も学習効果がある．日々の個人的経験の中で，危なかったこと，起こしてしまったミスを原因は何であるのか，再発防止のために何ができるか深く考え，向後の診

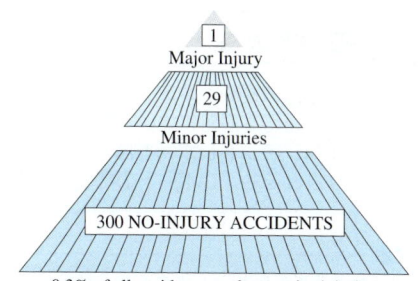

図2　Heinrichによる事故の経験則

0.3% of all accidents produce major injuries
8.8% of all accidents produce minor injuries
90.9% of all accidents produce no injuries

1 Major Injury
29 Minor Injuries
300 NO-INJURY ACCIDENTS

（文献4より引用）

療に生かす．また，経験豊かな上級医の指導から，論文や教科書にない，日々の実践からのみ学べる事柄を学ぶことも重要である．

　リスクマネジメントの取り組みの1つとして，インシデントとその報告制度がある．H.W.Heinrichは，労働災害を体系的に調査し，「1つの重大事故の背景には，29の軽微な事故と，300の未然例がある」という経験則を提唱した（図2）．この法則は医療事故にもあてはめることができ，大きな事故はたまたま未然に防がれたたくさんの「ヒヤリハット」の上に存在し，これらの小さな「ヒヤリハット」事例を分析することで大きな事故を予防することができると考えられる．インシデントの報告は，個人の診療上のミスを処罰する目的ではなく，組織全体として医療事故を防ぐことが目的である．日常診療の中での小さな誤りや，間違いに気づいて事故を回避できたことなど，病院の安全管理室にインシデントレポートとして提出し，医療事故を防ぐための組織としてのシステム構築に寄与していくことは極めて重要である．また，安全管理室からの情報に注意し，医療事故を防止すべく自身の診療に反映させていかねばならない．

> **御法度!!**
> - 診療上の疑問点やミスは自分一人で解決をしようとせず,速やかに上級医へ連絡し,適切な対処について相談する.
> - インシデントレポートは,個人の診療上のミスを処罰する目的ではない.ささいなことでも,レポートの提出,報告を忘れない.

文献

1) 野村英樹:医師としての心得.畑尾正彦(編),臨床研修指導医のためのポケットマニュアル 2005, 63-74
2) 上田裕一:臨床研修プラクティス 2007;**4**:6-8
3) 田中まゆみ:*Medicina* 2008;**45**:564-567
4) Heinrich HW. Industrial Accident Prevention, 1950, p24
5) 永山正雄,ほか:米欧合同医師憲章と医のプロフェッショナリズム−日本版内科専門医憲章策定をめざすプロジェクトの成果.内科専門医会誌 2006;18:45-57

東北大学病院肝胆膵外科　**大塚英郎,海野倫明**

3 研修医の当直時の注意点

Don't Forget!

- ☐ 緊急を要する疾病・外傷は，どの時間帯にも生じうる．
- ☐ 自分のコンディションは日々異なり，患者は常に自分本位である．
- ☐ 己を知り，患者を知るよう努める．
- ☐ 患者利益の追求が，ゆるぎない原則である．

1 基本的な考え方

　人と人が本当に分かり合えることなどないのに，医師と患者，ましてや初対面，一度きりの診察の場ではなおさらである．育ってきた環境，もっている一般的あるいは医学的知識，宗教や死生観．折り合わないどころか，先ず以て知らないのである．ところがなぜかわれわれ医師は，無意識のうちに経験を盾に知ったかぶりをしてしまう．病気だけに関心がある場合にその傾向は色濃い．患者は何を求め，それに対してわれわれが提供できるものは何だろう？　恐れず驕らず，さあ，交渉開始である．尚，当直の際の立場について，筆者は表1のように想定した．

　まず，初療医としての心得についてお話しする．

　診察に際しての留意点は表2のとおりである．

　正しい診断はしばしば困難である．病歴とバイタルサインから，緊急度，重症度を判断する．緊急度が高ければ，輸液や酸素投与などの治療を検査と平行して進める．決定的な治療を行うための手段を急いで講じる必要がある．重症だが緊急性に乏しいということがある．軽くみえて意外に重かったということがあるので，だからこそまず時間をかけられるのかどうかの判断を下すのである．痛みをはじめ，つらさの訴え方，程度は十人十色である．どのような背景があってどのような性質の症状なのかをとらえることは，重症度を判断する上で重要である．

　当直医に求められる能力についても触れておく（表3）．これは初療医のみならず，コンサルタントも含めてのものである．

　初期診療の難しさは患者側の要素に限らない．当直の危うさについて表4に示す．心構えだけではいかんともし難いものもある．自分を知り，コントロールする必要がある．働きすぎて身体的に，はたまた家庭内の不和で精神的に疲労をためた状態では

表1　働く場所の設定

主に初期診療
設定1：医院や小規模の病院の一人当直
設定2：大病院にて一般医として救急外来の日当直
主に後方支援
設定3：大病院の専門医として呼吸器内科あるいはCCUの日当直

表2　診察に際しての留意点

- ・緊急度を判断する．
- ・重症度を判断する．
- ・人となりをおさえる．
- ・複数の鑑別診断をあげ，必ず最悪のシナリオを想定する．

表3 当直医に求められる能力

- 蘇生や一般的な治療に関する知識，技術．
- 再診の是非および適切な再診先の選択など，以後の方針を決定する能力．
- 初対面ながらも信頼を得て，患者の希望をとらえられるような面接，コミュニケーションを行う姿勢
- 人，物事(特に分からないこと)への敬意．慎重であること．

表4 当直の危うさ

- 責任感やモチベーションの低さ
- 怒りの感情(無知，不慣れ，疲労，正義感などに由来)
- 初診が多い，初診に不慣れ
- 平時の守備範囲を超える
- パフォーマンスの低下(労働時間，時間帯)
- コメディカルとの連携，病院システムの理解
- 使い慣れない薬剤
- 時間外であるから医療レベルが低くて当たり前という，患者には通用しない考え

表5 当直がつらい理由　例

- 本来の業務でないから，そう思うから
- 労働時間の長さおよび時間帯が非生理的で慣れていない
- 賃金や職務内容が理想的でない
- 他に仕事をたくさん抱えており，さらに予期していなかったのに依頼された
- 専門外でよく分からない
- 日中に受診すべきである，など患者の姿勢に厳しい意見をもっている
- 楽であたりまえと思っている

表6 来院者の事情　例：発熱した小児

- 預かった祖父母が過度に心配．
- 保育施設の職員からすぐに病院を受診するよう勧められた．
- 共働きで日中に受診できない．
- 面倒を見る側が疲労の余り，藁にもすがりたい気持ちになって受診．
- 同じような年齢の子が，細菌性髄膜炎で長期入院した例を知っていて怖い．
- 近所なので何かにつけて当院にかかることを是としている．

人を思い遣るのは難しい．不本意な利用のされ方をしている，難しい判断を迫られている．このような状況において，自分はもっと貴い，優れた存在のはずだ，という気持ちが怒りを招く．怒った時こそ注意が必要だと思うくらいがちょうどよい．もし当直を，高収入で楽な仕事，と考えているなら，それは単なる勘違いあるいは自分を誤魔化しているだけかもしれない．当直がつらくなる理由を表5に示す．先に述べたように，患者は常に自分本位であり，受診する理由があるから，受診するのである．その理由は聞いてみないと分からない．受診者の事情について例示した(表6)．オープンマインドな姿勢が両者の共同作業の礎となる．こんな当直，自分のためにも社会のためにもならん！　とお思いの方，表7，8のような視点はいかがだろうか．まだまだ他にもあるだろうが，いいことばかりではないものの，悪いことばかりでもない．

さて，次に設定3に少しふれる．働き方は平時とさほど変わりはないだろう．手当もたいしたことはないかもしれない．しかしこれぞ専門医の腕の見せ所である．また，前述のようにあなたにもメリットはしっかりあるのである．コンサルテーションの話題になると，どちらかというと「する側」に注文がいきやすいが，私は「される側」に注文をしたい．それは筆者がもっぱら「する側」だからという理由からではない．そもそも，○○科専門医と言っても，専門外のことに関しては「する側」なのである．どちらかの立場でしかないということはありえない．しばしば，される側＝上級医，

表7 当直が本人にもたらす収入以外の利益（設定の*については表1を参照のこと）

設定1*
- 専門外かつ一般的な疾患に出会える
- ゆったりとした診察ができる
- 感謝される→誇りや満足につながる

設定2*
- 初療医の辛さが分かる（初療医に優しい専門医になれる）
- 専門外かつ一般的な疾患に出会え，専門医の指導を受けることができる
- 各科医師とのやりとりを通じてコミュニケーションがうまれ，その後の日常診療に役立つ

設定3*
- 最後の砦として誇り高い仕事が行える．
- コンサルテーションの際に指導をすることで，今後の当直の際に仕事がよりしやすくなる．
- 丁寧な指導により，指導医としての評判があがり，研修医が集まりやすくなる．

表8 時間外診療（特に夜間診療）が社会にもたらす影響

利点
- アクセスの良さの維持
- 傷病者の予後の改善

欠点
- 医師の疲弊に続く医師不足
- 不要な時間外診療の増加，医療費の増大

どちらにもなりうる点
- 医療者（医師一般，病院）と患者との信頼関係
  →当直での単発の診察が，患者が医者を見直す機会になりうる！ もちろん逆もあり!?
- 患者の予後

表9 依頼される側の心得

- 依頼する側としての自分を思い出す．
- 患者の利益を最優先に行動する．
- 呼ばれたらその場に向かう．
- コンサルテーションした人の話をよく聞く
- 自ら診察をする．
- カルテを記載する．
- 専門的見地から可能性のある診断を明確に示す，直接患者に説明する．
- コンサルテーションをした者に指導する．

する側＝研修医，という構図になるが，そもそも上級医の方が懐が深く大人であり己の修正にも長けている，はずである．**表9**に依頼される側の心得を記す．最後に，注意点を記す（御法度）．細かい具体的な工夫については参考としてまとめた．包括的なものでないことはお許し願いたい．今回あるいは次回もよい当直となることを祈る．

2 参考1：具体的な工夫

- よく使う本を数冊そろえておく．
- よく話をきく（特に主訴と既往歴，外傷か，疾病か，その両方か），必ず患者の身体に触れる
- 必ずバイタルサインを測定する．
- バイタルサインと全身状態に解離がある場合，悪い方を信じる
- 何となく嫌な予感を軽視しない，警告とする．
- 無理をしない（無理に帰さない，なれない手技をしない，無理に検査結果を解釈しない）
- 次にうまくつなげる（自分の施設への再診，丁寧な診療情報提供書の作成）．
- 次の機会を明確に指示する（家族や職業など社会的背景や，本人のインテリジェンス等を考慮）．
- 施設長，救急車，救命士，救命センターをためらわず利用する，早めに要請する．
- 救急救命士と良好な関係を築く．彼らが特定行為として何ができるのかを知っておく．
- 返書や再診時のカルテ，患者や家族への

電話などをつうじて，自分の診療を省みる．
- 予想外の転帰を辿ったときに，専門医や紹介先から教えてもらえるよう，工夫する．

3 参考2：注意を要するバイタルサイン

- 上気道閉塞のSpO₂低下は致命的なサインである
- 頻呼吸があれば，単なる過換気症候群が明らかな場合を除いて要注意である
- 出血性ショックの血圧低下は致命的なサインである
- 出血性ショックで，意識低下や頻呼吸がみられる一方，頻脈を認めないことがある
- 高齢者の血圧正常値はショックを意味しうる，平時の血圧を確認すること
- JCS 1は立派な意識障害である．
- 感染症があっても高齢者では発熱が認められないことが少なくない

4 参考3：見逃してはいけない疾患および留意点

対応が遅れることで致命的となるもの，後遺症の残るもの，中でも頻度の高いもの．

① **急性心筋梗塞**：胸痛だけが主訴ではない，典型的な絞扼感とは限らない．高齢者，糖尿病，消化管出血合併者などでは症状が出にくい．首〜臍の間の症状では必ず鑑別に上げ，絶対に否定できる自信がないなら心電図検査を．胸部絞扼感，発汗，症状の持続があるなど強く疑われるならば，心電図/血液検査/(心エコー)に異常がなくてもカテーテル治療のできる施設への紹介を．

② **くも膜下出血**：神経学的所見はないことが多い．人生最大，突然発症がキーワード．強い頭痛，意識障害では必ず鑑別にあげ，絶対に否定できる自信がないなら頭部CTを，あるいは脳外科専門医の診療が受けられる施設への紹介を．

③ **大動脈解離**：胸痛，腹痛，背部痛，腰痛，突然発症で裂けるような痛みなどが特徴であるが，特に高齢者の訴えは乏しい．上肢血圧の左右差，下肢の痛み，原因不明の意識障害，心不全のようで心不全でない，など主訴や初診時の状態は多彩である．胸腹部，腰背部の痛みで，絶対に否定できる自信がないなら胸腹部造影CTができる施設への紹介を考慮．

④ **細菌性髄膜炎**：意識障害＋発熱．若年者に発症した場合に急性精神病と疑われることすらあり．くも膜下出血でもそうだが，疎通不良→意識障害，ととらえることが大切．絶対に否定できる自信がないなら抗生剤の投与を開始し髄液検査を．あるいは転院を．

⑤ **外傷**：気道閉塞→気道確保，緊張性気胸→脱気，出血性ショック（腹腔内出血，骨盤骨折，血胸）→輸液路確保・急速輸液，肺挫傷→酸素投与，フレイルチェスト→陽圧換気

　救急隊から要請があった場合，直接外傷センターに向かわせるか，自分で上記の初療を行った上で転院させるか，とりあえず全身状態を診るだけ診て判断するかを，限られた時間で判断する．救急救命士や救急隊には予めそういった指導がなされているので，強い要請を固辞してはいけない．慌てないものは受傷機転を明確にし，内臓損傷の存在や急変の可能性を否定できないならば，精査が可能な施設に紹介する

⑥ **肺塞栓症**：呼吸苦や失神，ショックなど多彩な症状で現れる．SpO₂の低下や頻脈が見られ，長期臥床者や整形外科手術後，担癌患者，向精神薬使用者などでは積極的に疑う．心エコーができるならば，右室負荷の所見を確認する．造影CT検査が可能な施設へ転院を．

⑦**急性喉頭蓋炎，上気道異物**：上気道閉塞は最後の最後まで SpO_2 が低下しない．喘鳴があればかなり重篤と考える．声が出ていれば完全閉塞はない．あわてて不完全な処置をするくらいなら，慎重に経過観察をしつつ，気道確保に長けた者の助けを借りるのがよい．

⑧**アナフィラキシー**：何らかの外因の暴露に続く急激な発症，全身の膨疹で疑う．気道，呼吸，循環に異常をきたしている場合，激しい消化器症状がある場合は躊躇せずエピネフリン 0.3 mg 筋注を．早めの投与と経過観察が肝心．

⑨**喘息重積**：アナフィラキシーや心不全との鑑別が必要．SpO_2 低値，まともな会話ができない，呼吸苦の症状が強い場合は無理に粘らず，呼吸管理ができる施設に紹介を．

⑩**急性腹症**：鑑別診断が多岐にわたる．まず，緊急度の高い心血管系の疾患および大量出血を否定する上腹部痛を主訴とする心筋梗塞がある．大動脈破裂のみならず，子宮外妊娠や肝癌破裂などもある．腹部エコーが有用である．次に，緊急度はやや低いが外科的治療を要する疾患を否定する．強い持続痛ならば何かあると思ってよいし，高齢者が腹痛を主訴に来院した場合は，その訴えの強弱にかかわらず何らかの疾患がみつかる頻度が高い．

やや頻度が劣るが，急激に変化しうる疾患．

⑪**急性心筋炎**：腹痛を主訴とする場合がある．風邪，ウイルス感染症と診断したら，必ず想起する．心電図変化やバイタルサインの異常，重症感があれば積極的に疑う．

⑫**自殺企図，希死念慮**：重症度の判断が難しいため，これらの患者は精神科医への緊急コンサルテーションの適応である．

⑬**壊死性筋膜炎**：激しい四肢の痛みのわりに皮膚所見に乏しい場合に必ず想起する

御法度!!

- 共感にばかり努めて救命を怠る，救命にばかり努めて共感を怠る
- 患者に触れずに診察を終える
- 使えるはずの有用なリソースを使わない，使おうとしない

福井県立病院救命救急センター　**又野秀行**

B 医療事故の予防と対応

4 インシデントレポート

1 はじめに

労働災害の経験則であるHeinrichの法則によると，1件の重大な事故・災害の背後には29件の軽微な事故・災害があり，300件のヒヤリハット（事故には至らなかったがヒヤリとした，ハットした事例）があるとされている．

医療事故防止のためには，重大な事故に至らなかったこれらのインシデント事例を収集し事例分析を行い，防止対策を講じ，対策を周知・実施することが重要となる．この事例報告のことをインシデントレポートと呼んでいる．

2 インシデントとは

インシデントとは，患者の診療やケアにおいて，誤った医療行為，即ち本来実施されるべき医療行為からはずれた行為によって患者に影響を及ぼした事例，または，誤った医療行為等が実施されたが結果として患者に影響がなかった事例を意味する．

インシデントの中には，医療行為に関することだけではなく，患者・家族からの苦情なども含まれる．国立大学附属病院医療安全管理協議会（以下，協議会）では，報告すべき範囲を，①患者に障害が発生した事態（院内感染，食中毒などは除く），②患者に障害が発生する可能性があった事態，③患者や家族からの苦情（医療行為にかかわるもの）としている．

3 医療事故とは

疾病そのものではなく，医療機関内で患者に発生した有害な事象のことをいう（合併症，医薬品による副作用，医療材料・機器の不具合による有害事象等も含む）．即ちインシデントのうち，①「医療者側に過失があり」，②「患者に一定程度以上の障害があり」，③「①と②の間に因果関係がある」ものを「医療事故」と定義している（協議会）．

4 インシデントのレベル

インシデントは，患者への影響度により分類されている（表，協議会）．

5 東北大学病院におけるインシデントレポートの運用方法

インシデントレポートは，当事者の個人的責任を追及するものではなく，収集した情報を分析し，医療事故防止の改善策を検討し実施する目的で使用する．

東北大学病院（以下，当院）では，平成13年8月に医療安全推進室（医療安全推進室員は約30名）を設置し，現在，ゼネラルリスクマネージャー3名（専任の医師1名・専従の薬剤師・看護師各1名），事務職員1名で医療安全管理業務を行っている．医療安全推進室長は，副病院長が兼務しており，各部署には安全管理の責任者としてリスクマネージャーが配置されている．

当院では，院内の病院情報システムの環境を利用し，インシデントレポートをオンラインで運用している．報告されたインシデントレポートは，医療安全推進室で内容を確認し，さらに，各部署のリスクマネージャーによる要因分析，再発防止対策についての助言を加え，承認処理が行われる．承認処理されたレポートはデータ化され，医療安全推進室で一元管理される．しかし，現在のシステムでは当該部署へのフィードバックの有無は確認できないため，今後の改良が必要である．

表 インシデントのレベル

影響レベル （報告時点）	傷害の 継続性	傷害の程度	内　容
レベル0	―	―	エラーや医薬品・医療用具の不具合がみられたが，患者には実施されなかった
レベル1	なし	―	患者への実害はなかった（何らかの影響を与えた可能性は否定できない）
レベル2	一過性	軽度	処置や治療は行わなかった（患者観察の強化，バイタルサインの軽度変化，安全確認のための検査などの必要性は生じた）
レベル3a	一過性	中等度	簡単な処置や治療を要した（消毒，湿布，皮膚の縫合，鎮痛薬の投与など）
レベル3b	一過性	高度	濃厚な処置や治療を要した（バイタルサインの高度変化，人工呼吸器の装着，手術，入院日数の延長，外来患者の入院，骨折など）
レベル4a	永続的	軽度〜中等度	永続的な障害や後遺症が残ったが，有意な機能障害や美容上の問題は伴わない
レベル4b	永続的	中等度〜高度	永続的な障害や後遺症が残り，有意な機能障害や美容上の問題を伴う
レベル5	死亡	―	死亡（原疾患の自然経過によるものを除く）
その他	―	―	―

インシデントレポートの管理，運用の流れを図に示す．

6　インシデントレポートの実例

内服薬の処方忘れ

1）概　要

1週間前に退院した患者が，容態が急変し再入院となった．入院時，内服薬を持参してなかったため，主治医は処方をコンピュータ入力したが，内服していたワルファリンは処方されなかった（ただし，家族が入院当日に薬を病院に届けた）．週末（金曜日）の緊急入院だったため，翌週の月曜日に薬剤師が家族が持ってきた内服薬を確認したところ，その中にワルファリンが入っており内服していたことが分かった．薬剤師は，ワルファリンを内服していたが指示がなかったことを看護師に伝えた．医師の指示書にはワルファリンの指示は記載されていなかった．看護師も家族が内服薬を持ってきた時点で確認をしていなかったため，入院日から3日間，ワルファリンが与薬されなかった．

2）要　因

①当院からの処方内容の確認が不十分であった　②入院時間が遅く薬剤師の確認ができなかった　③薬剤師の確認が行われない時のバックアップ体制が未整備であった　④家族が持参した時点で看護師が確認をしなかった　⑤スタッフもワルファリンを内服していたことに気づかなかった

3）対　策

①緊急入院で内服薬を持参しなかった場

合は，医処方内容を診療記録や処方オーダーの履歴で確認する　②家族が持参した時点で内服薬の確認をする．

7 インシデントレポートから読み取れる要因

　インシデントはなぜ起きるのか．インシデントレポートから，①知識不足（危険予知ができない），②ヒューマンエラー（思い込み，確認が不十分，観察が不十分，慣れ，物忘れ，慌てていた，緊張していた，マニュアルやルールを守らない等），③コミュニケーション不足（医師と看護師との連携不足，他職種との連携不足），④技術不足，⑤管理上の問題（機器や物品などの管理不備）等の要因が読み取れる．

　インシデントは，これらの要因が1つあるいは複数組み合わされることによって引き起こされている．インシデントの要因を分析し，対策を立て，実施されることにより，インシデントの発生を未然に防ぐこと，あるいはインシデントを減少させることができると考えられる．

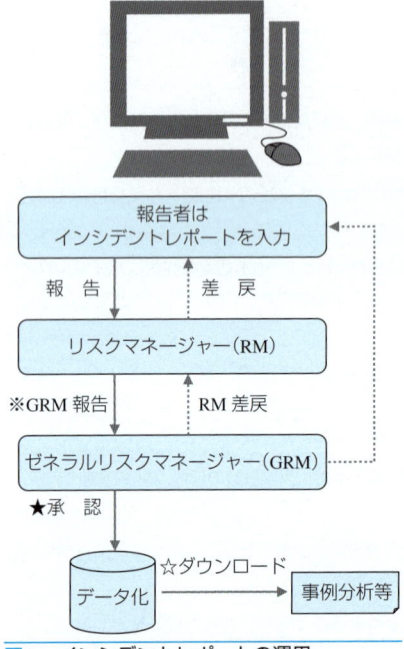

図1　インシデントレポートの運用
※レベル3b以上の重大事例の場合は，24時間以内にGRMに報告する（口頭でも連絡）．レベル3a以下の場合は，72時間以内にGRM報告する．
★インシデントレポートは承認処理されると，報告者名や当事者名が匿名化されるとともにデータ化される．
☆権限者（RM等）が限定された範囲内でダウンロードできる．

東北大学病院医療安全推進室　**松田千恵子**

5 医療事故への対応

Don't Forget!

- 患者の生命および安全を最優先として最善を尽くす．
- 病院として組織的かつ迅速に対応する．
- 誠実に事実を開示するとともに，患者・家族の心情に共感と理解を示した倫理的対応をとる．

1 医療事故対応の流れ

a 事故発生時の対処
① 診療上の事故が発生した場合は，過誤や過失の有無にかかわらず，患者に対して最善の対処と観察をしなければならない．主治医が現場にいない場合は直ちに主治医に連絡し，対応可能な医師にも対処を依頼する．
② 病状が重篤な場合，他の医師の応援も求める．院内救急コールのしくみを用意し，利用する．

b 事故発生後の対応
① 医療事故は組織として対応し，その方法を予め議論しておく．
② 医師は病状が重篤な場合，直ちに上席医・科長等のチーム責任者に連絡し，診療上の指示を仰ぐとともに，説明，記録保管，リスクマネージャー・病院幹部への連絡等を進める．

c 事故に対する説明とその内容
① 事故発生の報告を受けたチーム責任者（科長等）は説明者を決定する．
② 説明者が誰であるかは周知し，窓口は1つとして統一した説明を行う．
③ 説明は，担当医1名のみではなく，チーム責任者が同席する．
④ 過誤の有無にかかわらず，事実経過をよく説明し，誠意をもって対応する．
⑤ 事故原因の責任や過失についての判断や見解は結論を急がず，十分に実態を解明することを約束するとともに，改めて病院としての見解を明らかにすることを約束する．
⑥ 過誤の有無にかかわらず，患者・家族の期待に応えられなかったことについて，遺憾の意を表明（共感表明の謝罪）することをためらわない．
⑦ 診療上の過誤が明らかである場合は，病院幹部も同席して説明・謝罪（責任承認の謝罪）する．

d 記録の保管
① 正確かつ迅速に記録を保管する．
② 事故への対応が一段落した時点で，主治医をはじめとする事故の関与者や現場にいた職員は，事実経過（病状の経過，治療・処置内容，検査内容）を診療録に経時的に，詳細に記録する．
③ 患者・家族との話し合いや説明の内容は全て診療録に記載する．説明した日時，病院側の説明者氏名，患者側の出席者，説明した事実経過，患者側の質問内容や意見を記録する．

e 事故に関係する器物・現場の保全
事故に関係する機器，器具は破棄せず保存しておく．チューブやルート類，注射器やアンプル，血液等の検体，薬袋などに至るまで全て保管し，写真撮影も行う．

f 緊急会議の開催
病状が重篤な場合や死亡した場合には，病

院幹部，リスクマネージャーなどを含めて直ちに以下の事項を審議しなければならない．

事故の状況把握・聴取を行い，事故レベルの判断，患者・家族への対応，行政機関への報告，警察への報告，報道機関への対応などを決める．

特に死亡した場合には，過誤が明らかでない場合でも，剖検・警察への報告が問題となり，刑事事件となる可能性も生じるので，必ず病院として組織的対応をとらなければならない．過誤が明らかあるいは疑われる場合は，因果関係や責任を明らかにするための剖検が不可欠となるが，事案によっては，病理解剖ではなく，司法解剖の対象となりうるので迅速かつ慎重に対応を決定する必要がある．

g 警察への届出

医師法 21 条の規定により，"医師は，死体又は妊娠 4 ヶ月以上の死産児を検案して異状があると認めた場合，24 時間以内に所轄警察署に届け出ること"とされ，刑事事案として司法解剖と捜査が行われる．この届出の範囲をどのように解釈するかを巡って，医療関連死は医療過誤の有無を問わず届けるべきとする意見から，そもそも医療関連死は刑事事案として扱う性質のものではないとする意見まであり，議論が続いている．

今のところ，医療過誤であることが明らかな死亡事例は，届出しないことによる法的責任を問われたり，告発される可能性があることに留意すべきである．届出は病院管理者(病院長)が決定することが望ましく，届出に先立ち必ず家族に説明する．

h 第三者機関による調査

議論の多い警察への届出と捜査に替わりうる方法として，平成 17 年より第三者機関による医療に関連する死亡調査分析モデル事業が，全国で約 10 か所の主要都市で行われ，平成 22 年 4 月より，日本医療安全調査機構として事業を引き継いでいる．当該地域においては，警察への届出の前に，検討すべき対応と考えられる．

i 患者・家族の心情を理解した対応

ハーバード大学病院で用いられている，「医療事故：真実説明・謝罪マニュアル」[1]では，患者・家族の感情・心理に配慮した誠実な真実説明と謝罪(共感ないし遺憾の意を表明する謝罪と責任承認の謝罪は区別する)は，わが国でも全国の社会保険病院で運用されており，医療のメディエーション[2](院内または外部から医療事故を第三者の立場で，紛争当事者間の対話を促進し，両者の納得の行く前向きの解決へと結びつける)とともに，患者・家族の立場を理解した対応の新しい流れとなっている．

ミシガン大学病院では，同様な方針により迅速に補償も行い，紛争件数，補償・係争費用，紛争期間がいずれも半減したと報告している[3]．

j その他の留意事項

患者・家族の望んでいることは，原状回復，真実解明，再発防止であり，最善の医療と感情への配慮とともに，真実解明，再発防止に向けた活動を担保しなければならない．重大事例は，事故調査委員会を院内において外部の有識者も含めて真摯な検討を行う必要がある．個人の問題ではなく，システムの問題として事故発生原因や再発防止対策について検討することが重要である．

また，事故に関係したスタッフの精神的サポートはきわめて重要で，事故発生当初から，専門家のカウンセリング等によるサポートが必須である．

2 医療訴訟について

a 医師の法的責任

1) 民事上の責任

患者に過失により損害を与えた場合には損害賠償の責任を負う．

診療契約に基づく債務不履行責任(民法 415 条)，不法行為責任(民法 709 条等)がある．その例として，注意義務違反，説明

義務違反などがあげられる[4]．

2）刑事上の責任
　刑法211条の業務上過失致死傷罪において，"業務上必要な注意を怠り，よって人を死傷させた"場合の責任が問われることがありうる．また，前述した医師法21条による「異状死」の届出も罰則規定がある．刑事責任は個人に帰せられるものであり，医療事故のようなシステムエラーへの適用には異論が多い．

3）行政上の責任
　医師免許の取り消しや医業の停止など（医師法7条2項等）があるが，その規制が強化され，2006年に医師法が改正されている．

b　医療事故の紛争解決法
　医療事故の紛争解決法としては，患者側と病院側との2者による示談交渉，裁判所による判決・和解，各地の弁護士会における紛争解決センター等によるADR（裁判外紛争処理：第三者である法律家やその領域の専門家による仲裁や調停）などがあげられる．
　医療のメディエーションは，前述のように新たな流れとして，対話促進型の紛争解決を目指した取り組みで[2]，広義のADRともいえる．

c　医事関係訴訟の現状
　わが国における医療訴訟の現状は，最高裁判所のホームページに紹介されている[5]．
　平成21年には733件が新規受付されており，この数年は漸減傾向にある．平均審理期間は25.2か月で，7〜8年前には30か月以上であったが，やや減少している．
　平成21年の既済件数は，952件で，そのうち38.4％が判決まで行き，49.7％が和解しており，その傾向は数年来変わりない．
　平成21年の地裁民事第一審の通常訴訟事件における認容率（損害賠償等が一部でも認められた事件の比率）は85.3％であるが，医事関係訴訟の認容率は，25.3％と低く，漸減傾向にある．
　平成21年における医事関係訴訟の診療科別にみた既済み件数は，内科が最も多く，外科，整形外科，産婦人科の順である．

d　医療訴訟の参考事例
　以下の事例は，インターネットで公開されている呼吸器疾患に関連した医療訴訟の判決の概略をあくまでも参考例としてあげたものである．

・刑務所の医務官が，受刑者の健康診断の際に過失により肺癌に罹患していることを見落としたため治癒不能となったとして，受刑者の求めた国家賠償請求が認容された事例．

・薬剤性間質性肺炎に罹患していた患者について，担当医師にその原因薬剤であるミノマイシン®を中止すべき注意義務を怠った過失を認めた事例．

・気管カニューレを装着した患者について，医師らに，痰による気道閉塞及び呼吸困難を防止すべき注意義務を怠った過失を認めた事例．

・特発性肺線維症に罹患している患者に対し，医師が肺疾患専門医に委ねるべき義務等を怠った結果，患者の延命の相当程度の可能性が侵害された場合，医師は患者の被った損害について賠償責任を免れないとして慰謝料の支払いが命じられた事例．

・肺癌の疑いにより入院していた循環器呼吸器専門病院の医師が，患者のC型肝炎ウイルスの感染を見過ごし，患者が転医先病院で肝癌の悪化によって死亡した場合，専門病院への転医勧告義務違反があったとして，病院側の債務不履行責任が認められた事例．

・癌専門の病院の医師が肺癌の疑いで受診に来た患者が肺腺癌であることを見逃したことについて医師に過失があるとされた事例．

・定期健康診断の際の検査担当医師のX線読影に関する過失とその後の患者の肺癌による死亡との間の因果関係を認め，遺族から病院側に対する損害賠償請求を認

容した事例．
- 患者が肺アスペルギルス症で死亡した場合に，医師が病原菌を特定するための適切な検査もしないまま，肺癌と誤診し適切な治療を行わず病状を悪化させたもので，医師に過失があるとされた事例．
- 末期肺癌患者の腎機能が悪化していることを見過ごし，またはこれを無視して，漫然と抗癌剤塩酸イリノテカンの再投与を行ったために右患者の死期が早まったとして医師に過失があるとされた事例．
- 医師が，患者が肺癌であることを患者に告知することの適否について検討すべき義務を懈怠したとして，慰謝料の支払いを命ぜられた事例．

3 医師賠償責任保険

a 勤務医賠償責任保険

医師が行った医療上の過失によって，患者に身体の障害が発生し，損害賠償請求を提起された場合，患者もしくはその遺族に対して負担する賠償金等を補填するもの．

勤務先の病院が複数ある場合や，加入者だけでなく，その指揮・監督下で起こった看護師，診療放射線技師，薬剤師の事故もカバーされる．

販売は損保ジャパン，東京海上日動，三井住友海上，日本興亜損保，アリコジャパンの5社が行っており，保険料は，一般的なタイプで年間約5万円である．

b 日本医師会医師賠償責任保険

日本医師会が契約者となっており，日本医師会会員が対象（開業医は自動加入）の保険で，賠償と紛争の解決を日本医師会，都道府県医師会，保険会社の3者がバックアップする制度である．勤務医が医師会に入会すると，この保険に加入するか否か選択できる．

> **御法度!!**
> - 医療事故は1人で対応しない．迷わず人を呼び多くの力で対応する．
> - 死亡事例の剖検方法，警察への届出を個人や診療科のレベルでは決めない．
> - 患者・家族の望んでいることは賠償ではない．心情の理解・真実の解明と再発防止である．
> - 真実解明は犯人捜しではない．システムエラーとして検討し，関係スタッフには精神的ケアを！

文献

1) When Things Go Wrong, Responding To Adverse Event：Leape L, et al. http://www.patientsikkerhed.dk/fileadmin/user_upload/documents/Publikationer/Udenlandske/WhenThingsGoWrong.pdf1. 2006（邦訳：http://www.stop-medical-accident.net/）
2) 和田仁孝, 他：医療コンフリクトマネジメント．シーニュ社, 2006
3) Kachalia A, et al：Ann Intern Med. 2010；153：213-21.
4) 和田仁孝, 他：医療事故対応の実践．三協法規出版, 2009
5) 最高裁判所医事関係訴訟委員会：医事関係訴訟に関する統計．http://www.courts.go.jp/saikosai/about/iinkai/izikankei/index.html

国立病院機構仙台医療センター呼吸器外科　齋藤泰紀

6-① 精神的ケア
医療従事者に対するケア
B　医療事故の予防と対応

Don't Forget!

- 医療事故に関連した医療従事者の心理的負担要因は多岐にわたる．
- 精神的ケアが必要なものにバーンアウトと共感疲労などがある．
- 医療従事者の精神的ケアには，自分自身のケア，同僚へのケア，医療チームリーダーとして行うケア，組織的に取り組むケアの4つの視点がある．
- 医療チームのリーダーたる医師には，プライマリケアとしての精神的ケアが求められる．

1　基本的な考え方

　医療事故は突然発生する．最善を尽くしてもその転帰が不幸なことはありうると多くの医療従事者は知っている．医療事故などの予期しない事象は心理的負担要因の1つであり，その対応の際の患者・家族の態度，言動，同僚からの支援の有無，病院管理者・上司の姿勢はその心理的負担の強弱に大いに影響するため，心理的負担要因が発生する背景を知る必要がある．医療従事者全般に起こりうる心理的問題には，バーンアウト(burnout)や共感疲労(compassion fatigue)などがあり，共感疲労は外傷性ストレス障害(PTSD)の症状と似る．大多数の医師が最も望まないことは，自分が患者になることである．しかし，多くの医師は自分の心身の不調に関して他人に相談しない．医師にとって自分自身のストレスマネジメントは必須であり，自分自身のストレス・コーピング・スタイルを知ることが重要である．医師が健康であって初めてよい医療ができるのである．また，不幸にも精神的ケアが必要となった際は，自分自身，同僚，リーダーとしてなど，それぞれの立場からアプローチを進める．

2　医療サービスの特徴

　医療従事者に対する精神的ケアでは，医療サービス提供に関連して心理的ストレス要因の発生する医療サービスの特徴を，理解しておくことが重要である．まず，医療は生命というかけがえのないものを扱っている[1]．生命財は一度失われると代わりはなく，その価値は唯一無二であるがゆえに，医療者は常に高いモラルと医療安全の要求に曝されている．第二は情報の非対象性である．医療サービスの提供者である医療従事者とその受け手である患者・家族の間には，保有する情報に大きな格差がある．そこではその格差を埋める十分な説明と同意（インフォームド・コンセント）が常に必要とされる．第三は，医療の不確実性についてである．医療が総合科学であり人の行う営為である以上，医療サービスは完全ではありえない．患者は自らの生命財を預ける立場から「きっとうまくいく」「失敗するはずがない」と希望的観測を常に抱き，好ましくない結果を認めない傾向がある．医療従事者がエビデンス（多数例の報告や自らの臨床経験）に基づいて治療方針を説明した際，例えば90％の生存率のある「確実な」治療を患者に勧めた場合では，患者にとっては生命財をかけた一回性の治療であ

るため，90％という確率は主観的には意味をなさず，「生」か「死」かの真に二分法的事象となる．そのため患者にとっての治療の失敗は，非常な失望となる．医療従事者の側でもまれに医療の不確実性を無視する（「治ります」との希望的観測を，患者が不幸の転帰の疑いの余地のない文脈で説明する，患者に十分情報を伝えずに治療を行う傲慢な態度）こともある．そして転帰が不幸になった場合，患者は「裏切られた」と強い不満をもつ．医療サービスにおける患者や家族に発生する心理的変化について理解することが重要である．

2 医療従事者のストレス要因

表1には，医療サービスにおいて発生する医療従事者のストレス要因を整理した[2]．特に医療事故に関連した心理的負担としては，⑥の情緒的負担の大きい対人業務は大きい．医師は時に患者からの非協力的態度や攻撃的な言動に曝される．治療の甲斐なく患者が死亡した時に背負う罪悪感や無力感も大きい．

3 医療従事者のもつストレス

医療従事者全般に起こりうる心理的問題には，バーンアウト（burnout）と共感疲労（compassion fatigue）などがある[3]．共感疲労は外傷性ストレス障害（PTSD）の症状と似る．バーンアウトは，心身の疲弊感，離人感，虚無主義，自己効力感や達成感の低下に特徴つけられる症候群である．表1に示した過重労働，自己裁量権のなさ，努力-報酬の不均衡，所属するコミュニティーの欠如ないし希薄，不公平感などの要因が背景にある．また，自己の表情表出や抑圧を強いられることもよくある．例えば，研修医は，医師という職業上，感情を抑えたり，逆に共感を示さなくてはならない場面もあり，慣れない研修医にとってはそれに対する対処スキルや経験が少ないためにバーンアウトを体験しやすい．特に仕事熱心，没頭しやすい人，疑問や罪悪感をもちやすい人，責任を過度に感じやすい人はハイリスクである．共感疲労は，情緒的な苦悩を感じている人をケアすることで，その苦悩が伝染してしまうことをいう．共

表1　医療従事者のストレス要因の例（文献2より改変引用）

医師のストレス要因	
①過重負担	仕事量や勤務・拘束時間が長い，患者と直接対応する時間が少ない，情緒的負担が高い，満足感を得にくい職務
②役割葛藤	患者とその家族，医療者間の調整の際に起こる
③役割の不明瞭さ，裁量権のなさ	役割の多重化，分担する責任性や主体性が多様化
④職務に対する制御困難感	自分のペースで仕事ができない，雑務が多い
⑤好ましいフィードバックの欠如	自分の仕事の成果が褒められない，感謝されない
⑥情緒的負担の大きい対人業務	患者とその家族に対して「悪い知らせ」や苦痛を強いる診療行為を提供せざるをえないなど
⑦職場の人間関係	上司や同僚・後輩，多職種間の情報疎通が悪い
⑧同業種が少人数	心理職やソーシャルワーカーなど，同じ役割のスタッフが少ない職種は孤立しがちになる

表2 医療事故で患者・家族からひどい暴言・クレームを言われた医療従事者への初期対応のDo & Don'ts

行うべきこと	行ってはならないこと
・被害者が気持ちを話してきたら、まず傾聴し共感に努める。その内容の、成否については判断しない	・被害者に体験を話させることは強要しない。特に個人的なことに関する詳細内容は避ける（まだ体験を共有するだけの準備ができていない人に行うと悪化させる）
・被害者が混乱して落ち着かなくても、やさしく丁寧に接する	・「全て大丈夫だよ」「少なくても死ななかったのだから」などの安易な保障はしない（このようなコメントは不安定にさせる）
・被害者自身の自信を取り戻す方向で、現実的なアドバイスを行う	・「あなたはこう感じている」や「考えているはずだ」とか、「もっと前にこうしていればいいのに」など自分の考えを押しつけない
・適切な治療やカウンセリングを行える場所の情報を提供する	・その人の性格や特性（未熟、経験がないなど）ゆえに、苦しんでいるなどといった自分の解釈をいわない ・守れない約束はしない

感疲労は外傷後ストレス障害（PTSD）の症状と似ており、患者との状況が繰り返し思い出されたり（再体験）、不眠やいらいら（過覚醒）、感情が麻痺したようになったり、仕事や患者を放り出したくなったり（回避・麻痺）といった症状をきたす[4]。

4 医療事故に関連した心的ケア

予期しない医療事故が発生した際、その事象の転帰に関して、患者や家族から暴言やクレームを受けることがある。医師がその心的ケアの初期対応にあたることもありうる。医療従事者に起こりうる心的反応としては、混乱、ショック、恐怖、絶望、無力感、悲嘆、不安、怒り、攻撃性、不信、恥、自信喪失、不眠、身体的疼痛などがある。このため、初期対応としては、相手の気持ちに寄り添いながら、安全の保障、沈静化、連帯感の促進、自立・信頼の獲得、希望の付与などを念頭に置いて面談を行う[5]。**表2**には、医療事故を契機に患者・家族からひどい暴言・クレームを言われた医療従事者への初期対応の例を示す。

強い情緒面または行動面の不安定さが認められる場合や、症状や変調が長引く場合は、精神科への受診を検討する。精神科的鑑別診断には、急性ストレス障害（ASD）、外傷後ストレス障害（PTSD）、大うつ病エピソード、適応障害、外傷性悲嘆などがあるが、希死念慮や欠勤などの重度の症状が認められる場合は、迅速な受診など具体的な対応が必要である。詳細は成書[5]を参照されたい。

5 医療従事者のストレスマネジメント

医療サービスに伴う医療事故が発生した際、患者から医療従事者に向かう心理的負担をコントロールすることは難しい。しかし、自分自身のストレスマネジメントは可能であり、自分のストレス・コーピング・スタイルを知ることは有用である。自分なりの気晴らし、リラクセーション、有酸素運動等、ストレス発散のチャンネルをもつ。1週間のうち1日は全く仕事と関係ない休日をとるなど、生活リズムを自分らしく整えることも重要である。

また、医師には自分自身に対するケアと、チーム医療を行う一員として仲間へのケア、

チームのリーダーとして行うケア，組織的に取り組むケアなどが必要である．医療はチームで行われる．

> **御法度!!**
> - 医療事故に関連した心的ケアの際，強い情緒面または行動面の不安定さが認められる場合や，症状や変調が長引く場合には自分で判断せず，精神科に相談する．
> - 医療に対する熱意や気合いのみでは医療に伴う複雑な心理的ストレスは軽減しない．

文献
1) 中嶋義文 ペインクリニック 2011；**32**(2)：173-180.
2) 佐野信也ほか. 精神家治療学 2004；**19**：310-14.
3) KearneyMK, *et al. JAMA* 2009；**301**：1155-64.
4) 藤澤大介ほか. 医師のストレス 2010；p36-41
5) 中村敦夫 ストップ病医院の暴言・暴力対策ハンドブック 2009：p138-144

財団法人労働科学研究所研究部疲労・労働生活研究グループ **吉川　徹**

6-② 身体負担の軽減
医療従事者に対するケア

B 医療事故の予防と対応

Don't Forget!

- □ 疲れていて不健康な医師に患者は診てもらいたくない
- □ 医師の睡眠時間の確保が医療事故防止に極めて重要
- □ すぐできる業務改善・職場環境改善により医療従事者の心身の負担軽減を進めることができる

1 基本的な考え方

医師は社会において貴重な人的資源である。米国，カナダ，英国では，社会的人的資源である医師の健康をどのように守るか，医師会の主導と政府の支援の下で様々な取り組みが進んでいる[1]。例えば，医師が匿名で電話できる相談窓口の設置や，医師自身の健康増進のための啓発活動などである。医師を養成するために多くの公的な資金が投入されており，医師が自身の健康を損ったために早期に退職したり，休養が必要な状態であるにもかかわらず休養できずにさらに健康を損なって休業が長期化したら，それは社会的な損失である．

医師の健康確保は患者安全と直結する．医師が自身の健康を損なった状態で診療を行った場合，間接的にまたは直接的に患者の治療に影響を及ぼす．患者も不健康で疲労困憊な状態の医師には診てもらいたくない．例えば，米国では研修医の労働時間管理と医療事故に関連して多くの知見が蓄積されて様々な議論が進められている[2,3]．日本において，人的資源としての医師の健康を支え，医療事故のリスクを少なくする方法を検討することは，増大する医療需要に必要不可欠な課題であり，国民の健康確保のためにも極めて重要である．その際，医師の心身の負担を軽減するためには，医師自身が自分の健康に配慮するとともに，医師の負担を増加させる勤務条件の改善，適切な医療労働環境づくりが重要である．わが国でも多くの大学病院，臨床研修指定病院において医療従事者が働きやすい環境づくりの検討が進んでいるが，日本医師会「勤務医の健康支援に関するプロジェクト委員会」等による医療従事者の勤務環境の改善の取り組みは参考になる[1]．本項では医師を含む医療従事者が安心して安全，健康に働くために，レジデントとして知っておくべき視点を整理した．

2 労働時間に関する米国の取り組み

全米科学アカデミー医学研究所(Institute of Medicine)の「患者の安全性を向上させるための研修医(レジデント)の勤務時間および勤務体制の最適化に関する委員会」は，①レジデントの勤務時間が患者の安全性に与える影響，②勤務時間と睡眠時間が業務に与える影響を評価している[2]．2003年に米国卒後医学教育認可評議会(Accreditation Council for Graduate Medical Education：ACGME)は，4週間当たりの週平均労働時間を80時間，また連続勤務時間を最長30時間までに制限するという共通のプログラム要件を提示し，2008年には見直しがされている．

委員会は，科学的根拠に基づいた文献の審査を行った結果，急性および慢性の断眠

を防ぎ，疲労による医療過誤を最小限に抑えるには，単に総勤務時間を減らすのではなく，研修期間中のレジデントの睡眠時間を増やすことに重点を置くべきであるとした．委員会では，16時間を超える勤務シフトの場合は，5時間の睡眠時間を確保することを推奨している．この勤務時の睡眠時間は，4週間当たりの週平均労働時間の上限80時間に，計上しなければならないとされた．ACGMEと研修期間のプログラムは以下の点も義務づけている．これらは日本の臨床研修病院においても参考になる．

- シフトとシフトとの間のオフ時間を明確にすることにより，毎日の睡眠時間を増やす
- 睡眠不足の蓄積を最小限に抑えるために，「寝だめ」や体力回復を目的とした定期的な休日を増やす
- レジデントの有給医療行為（アルバイト）を制限する
- 過労のため運転して帰宅できないレジデントに安全な交通手段を提供する

3 労働条件改善とレジデント教育制度

レジデント教育は，患者に安全で質の高い医療を保証する医療制度において，極めて重要である[2]．レジデント教育の基本的な要件は，実際の患者ケアを通して得られる深く直接的な経験である．また，レジデント教育に関与する患者の安全性と福祉を保障することは何よりも重要である．単独で何時間も業務にあたることを危険因子として予見し，対策（十分な睡眠時間，指導の強化，適切な作業負荷，明確な引き継ぎなど）を実施することが必要である．これにより，ほかの原因による過誤も最小限に抑えられるため，患者のケア環境はより安全になると考えられる．将来，医師の多くはレジデント教育を担う場面に遭遇する．その際，医師には自分自身の心身負担の適切なケアと，医療スタッフの健康状態に関連して安全確保や健康への配慮，そして医療従事者の労働時間や勤務環境に関して適切に助言できる能力が必要とされる．

4 医師が自分自身の健康をケアする重要性

「医者の不養生」といわれるように，医師は医療の専門家であるが自分自身の健康にはなかなか目が向かない．「昨日，何を食べましたか？」「睡眠時間は何時間でしたか？」．実際，自分自身の健康より，患者のことで手一杯であるということも事実だろう．しかし，医師が心身の疲労を適切に管理でき，健康で働いてこそ，患者の健康も担保できると肝に銘じたい．自分自身のセルフケアはそれほど難しいことではない．できるところから始めよう．表1には日本医師会勤務医健康支援プロジェクトによって公表された「医師が元気に働くための七か条」を示した．

5 職場環境改善，労働条件改善の重要性

医療従事者（医師）が健康で安全に働くための職場改善の取り組みは多岐にわたる．労働時間や勤務形態，職場組織や業務分担，休息・休憩設備の充実，感染症対策や有害化学物質管理，医療事故対応，暴言・暴力対策，育児・介護休暇制度の充実，キャリア支援，メンタルヘルス支援体制など，勤務生活全般に関連していることが特徴である．表2には日本医師会の勤務医の健康支援のための職場改善チェックリストで指摘されている内容を整理したものを示した．このチェックリストは無料でウエブからダウンロードができる[1]．地域医師会での研修や，各病院の医局などで労働環境改善の取り組みに活用が進んでいる．

第3章　医療現場でのコミュニケーションと医療事故

B　医療事故の予防と対応

表1　医師が元気に働くための七か条

1.	睡眠時間を十分確保しよう	最低6時間の睡眠時間は質の高い医療の提供に欠かせません．患者さんのために睡眠不足は許されません．
2.	週に1日は休日をとろう	リフレッシュすればまた元気に仕事ができます．休日をとるのも医師の仕事の一部と考えましょう．
3.	頑張りすぎないようにしよう	慢性疲労は仕事の効率を下げ，モチベーションを失わせます．医療事故や突然死にもつながり危険なのでやめましょう．
4.	「うつ」は他人事ではありません	「勤務医の12人に1人はうつ状態」．うつ状態には休養で治る場合と，治療が必要な場合があります．
5.	体調が悪ければためらわず受診しよう	医師はとかく自分で診断して自分で治そうとするもの．しかし，時に判断を誤る場合もあります．
6.	ストレスを健康的に発散しよう	飲んだり食べたりのストレス発散は不健康のもと．運動(有酸素運動や筋トレ)は健康的なストレス発散に最も有効です．週末は少し体を意識的に動かしてみましょう．
7.	自分，そして家族やパートナーを大切にしよう	自分の命，そしてかけがえのない家族を大切に．家族はいつもあなたのことを見守ってくれています．

表2　医師の健康支援のための職場改善チェックリストの具体的な内容

対策大項目	具体的な項目
(A)医師の健康支援策	生活習慣を見直す機会の提供，ストレス関連情報提供，健康診断，家族の支援，相談窓口
(B)勤務時間と休憩，休日・年休	恒常的残業の制限と休日確保，ピーク作業の調整，交代制，育児・介護休暇制度，医師確保支援，開業医・地域との連携
(C)勤務環境の改善	休憩設備，健康的な食事，トレーニングルーム
(D)業務手順に関連したストレス軽減策	暴言・暴力対策，ハラスメント対応，電子カルテシステムの改善，書類・文書化の改善，運搬・作業姿勢などの改善
(E)気持ちのよい仕事の進め方	職場内の相談しやすさ，気持ちのよい挨拶，情報周知，運営方針周知，医療事故対応
(F)安心できる職場のしくみ	公正な給与制度，キャリア支援・研修機会，女性医師の支援，医学生・研修医への教育研修の充実

6　医療従事者が働きやすい職場づくり

　医師が働きやすい職場は，他の医療スタッフも働きやすい職場である．管理者の意識1つで職場は変わる．表3には勤務医の健康を守る病院七か条を紹介した．多くは医療従事者全体にも当てはまる．今はレジデントであっても，いつかは病院の管理者や院長，診療所長になる医師も多いだろう．その時，チーム医療のリーダーたる医師には，高い倫理と確かな医療技術をもって患

表3　勤務医の健康を守る病院七か条

1. 医師の休息が，医師のためにも患者のためにも大事と考える病院
2. 挨拶や「ありがとう」などと笑顔で声をかけあえる病院
3. 暴力や不当なクレームを予防したり，組織として対応する病院
4. 医療過誤に組織として対応する病院
5. 診療に専念できるように配慮してくれる病院
6. 子育て・介護をしながらの仕事を応援してくれる病院
7. より快適な職場になるような工夫をしてくれる病院

者のことを考えるとともに，医師自身が心身ともに元気で，部下や同僚を思いやって働きやすい環境づくりを考えることが求められている．

御法度!!

- 医師が適切に睡眠時間をとることと，仕事の手を抜くことは別である．責任ある態度で，適切な勤務をしているか否か，医療スタッフは皆，あなたをみている．
- 他の医療スタッフに自分の労働価値観を押しつけない．個人の変容に期待せず，業務改善，労働環境，働き方の改革について目を向けよう．

文献

1) 日医：勤務医のコーナー　http://www.med.or.jp/kinmu/
2) Institute of Medicine. Resident Duty Hours. *Natl Academy Pr*；2009:5-25.
3) Lockley S W. et al. *New England Journal of Medicine* 2004；**351**(18): 1829-1837.

日本医師会「勤務医の健康支援に関するプロジェクト委員会」/
財団法人労働科学研究所研究部疲労・労働生活研究グループ　**吉川　徹**
北里大学医学部衛生学・公衆衛生学　**和田耕治**
聖路加国際病院精神腫瘍科　**保坂　隆**

C 感染対策

1 院内感染対策

> **Don't Forget!**
> - 標準予防策は全ての医療現場の全ての患者のケアに適応し，感染性微生物の存在が確定しているか疑われるかには関係しない．
> - 「咳エチケット」は咳，鼻水，喀痰などの症状がある全ての人が医療施設に入る時に適応される．
> - 医療従事者は患者に接触したり，汚染の可能性のある場所に接触したりする時にはガウンと手袋を装着する．入室時に装着し，病室から出る前に破棄する．
> - 感染経路別予防策は，臨床症状または予測される病原体に基づいて行う．検査結果を待っている間にも標準予防策に加えて実施する．

1 基本的な考え方

2007年，米国CDC作成の「病院における隔離予防策のためのガイドライン」が「医療現場における隔離予防策のガイドライン」として改訂された．基本的には標準予防策と感染経路別予防策が中心であることに変わりはない．標準予防策は全ての医療現場の全ての患者のケアに適応することを目的としており，感染性微生物の存在が確定しているか否かには関係しない．標準予防策の一環として，呼吸器症状のある患者に「咳エチケット」が推奨されている．感染経路別予防策は感染性微生物による感染症を発症，感染症微生物を保有，またはそれらが疑われている患者に対する3つのカテゴリー（接触予防策，飛沫予防策，空気予防策）があるが，臨床症状または予測される病原体に基づいて検査結果を待っている間でも実施しなければならない（**表1**）．例えば下痢の患者において，出血性大腸菌，ノロウイルス，クロストリジウム・ディフィシルなどが疑われている場合は，標準的予防策に加えて接触予防策を実施する．発疹を伴った点状出血を認め，髄膜炎菌感染が疑われる場合，抗菌薬治療の最初の24時間は飛沫感染予防策を行う．咳，鼻感冒，発熱を伴う点状丘疹を見たら麻疹を疑い，空気感染予防策を実施する．咳，発熱，胸部異常陰影を認めた患者には結核を否定できるまでは空気予防策を実施するなど，具体的な事例を通じて理解する必要がある．

2 標準予防策

標準予防策は全ての患者に対して適応される感染対策である．血液，汗を除く全ての体液，分泌物，排泄物，損傷のある皮膚，粘膜は，伝播しうる感染性微生物を含んでいる可能性があるという原則に基づいている．標準予防策には以下の対策が含まれる（**表2**）．

標準予防策は医療従事者が手によって感染性微生物を患者にもち込むことや，患者ケアに用いた器具を介して感染性微生物を移動させないようにして，患者を守ることを意図している．くれぐれも自分を守るためだけの感染対策にならないように留意すべきである．

SARSのアウトブレイクの際に，救急外

表1 診断確定を待っている間に感染経路別予防策を追加する臨床症候群または症状

臨床症状と状態	予想される病原体	エンピリックな予防策（常に，標準予防策に加えて実施する）
下痢		
便失禁している患者またはオムツの患者において感染性の原因がありそうな急性下痢症	腸管病原体	接触予防策（小児および成人）
髄膜炎	髄膜炎菌	抗菌薬治療の最初の24時間は飛沫予防策；挿管時にはマスクと顔面防御
	エンテロウイルス属	幼児と小児では接触予防策
	結核菌	肺への浸潤があれば，空気予防策，感染性体液が流れ出る可能性があれば，空気予防策＋接触予防策
発疹や皮疹，全身性，病因不明		
発熱を伴った点状出血/斑状出血（全身性）	髄膜炎	抗菌薬治療の最初の24時間は飛沫予防策
・発熱が始まる10日以内に出血熱ウイルスの集団感染が継続している地域への旅行歴があるならば	エボラ，ラッサ，マールブルグウイルス	飛沫予防策＋接触予防策（顔面/眼防御を加える），血液曝露がありそうな場合には鋭利物の安全な取り扱いやバリアプリコーションを強調する，エアロゾル産生処置を行う場合にはN95またはそれ以上の呼吸器防御を用いる
小水疱性	帯状疱疹，単純ヘルペス，天然痘，ワクシニアウイルス	空気予防策＋接触予防策，単純ヘルペス，免疫正常宿主での局所帯状疱疹，ワクシニアウイルスの可能性が最も高い場合に限って，接触予防策
咳，鼻感冒や発熱を伴う点状丘疹	麻疹ウイルス	空気予防策
呼吸器感染症		
HIV非感染患者，またはHIV感染の危険性が低い患者における咳/発熱/肺上葉浸潤影	結核菌，呼吸器ウイルス，肺炎球菌，黄色ブドウ球菌（MSSAまたはMRSA）	空気予防策＋接触予防策
HIV感染患者またはHIV感染の危険性が高い患者における咳/発熱/肺浸潤影（浸潤部位は問わない）	結核菌，呼吸器ウイルス，肺炎球菌，黄色ブドウ球菌（MSSAまたはMRSA）	空気予防策＋接触予防策，エアロゾル産生処置がされるか，呼吸器分泌物への接触が予想されるならば，眼/顔面防御を用いる．結核の可能性が低く，空気感染隔離室やレスピレータが利用できなければ，空気予防策の代わりに飛沫予防策を用いる．結核はHIV陰性者よりも陽性者の方が発症しやすい
SARSやトリインフルエンザが集団感染を活発に引き起こしている国々への最近の旅行歴（10〜21日）のある患者における咳/発熱/肺浸潤影（浸潤部位は問わない）	結核，重症呼吸器症候群ウイルス（SARS-CoV），トリインフルエンザ	空気予防策＋接触予防策＋眼防御：SARSや結核の可能性がなければ，空気予防策の代わりに飛沫予防策を用いる
幼児や年少小児における呼吸器感染症（特に，細気管支炎や肺炎）	RSウイルス，パラインフルエンザウイルス，アデノウイルス，インフルエンザウイルス，ヒトメタニューモウイルス	接触予防策＋飛沫予防策：アデノウイルスおよびインフルエンザウイルスが除外されたら，飛沫予防策は中止してもよい

（文献1より引用一部改変）

第3章 医療現場でのコミュニケーションと医療事故

表2 全ての医療現場における全ての患者のケアのための標準予防策の適用

構成成分	勧告
手指衛生	血液，体液，分泌物，排泄物，汚染物に触れたあと：手袋を外した直後：患者と患者のケアの間
個人防護具（PPE）	
手袋	血液，体液，分泌物，排泄物，汚染物に触れる場合：粘膜や創のある皮膚に触れる場合
ガウン	衣類／露出した皮膚が血液／血性体液，分泌物，排泄物に接触することが予想される処置および患者ケアの間
マスク，眼防御（ゴーグル），フェースシールド	血液，体液，分泌物のはねやしぶきを作りやすい処置や患者ケアの間（特に吸引，気管内挿管）
汚れた患者ケア器具	微生物が他の人や環境に移動することを避ける方法で取り扱う：肉眼的に汚染していれば手袋を装着する：手指衛生を実施する
環境制御	環境表面（特に患者ケア区域の高頻度接触表面）の日常ケア，洗浄，消毒のための手順を作成する
布・繊維製品と洗濯物	微生物が他の人や環境に移動することを避ける方法で取り扱う
針およびその他の鋭利物	リキャップしない，曲げない，折らない，使用した針を手で取り扱わない：リキャップが必要ならば，片手ですくう手技のみを用いる：（利用できれば）安全器材を用いる：使用した鋭利物は耐貫通性容器に入れる
患者の蘇生	口および口腔分泌物との接触を避けるために，マウスピース，蘇生バッグ，その他の換気器具を用いる
患者配置	次のような状況では個室を優先する：伝播の危険性が高い，環境を汚染させやすい，適切な衛生を保持しない，感染後に発症したり不運な結末になる危険性が高い
呼吸器衛生／咳エチケット〔症状のある患者の感染性呼吸器分泌物の発生源の封じ込め，受診の最初の時点（救急部や開業医の振り分け区域および受付区域）で開始する〕	症状のある人々にはくしゃみ／咳する時には口／鼻を覆うように指導する：ティシュを用い，手を触れなくて済む容器に破棄する：気道分泌物で手が汚れたあとには手指衛生を遵守する：（患者が耐えられれば）外科用マスクをするか，空間的分離〔できれば3フィート（約1 m）超〕を維持する

（文献1より引用）

来や病院受付など医療現場への最初の受診時に行う感染対策の必要性が強調され，「咳エチケット」と呼ばれる呼吸器感染症に対する感染対策が追加された．未診断の感染力のある呼吸器感染症の患者をターゲットにしており，咳，鼻水，喀痰などの症状がある全ての人が医療施設に入る時に適応される．咳がある場合はティシュペーパーにて口と鼻を覆い，使用したティシュペーパーは速やかに破棄し，咳をしている人には外科用マスクを装着させる．また呼吸器分泌物に触れた後には手指衛生を行う．医療従事者が呼吸器感染の症状のある患者を診察する場合には，飛沫予防策（マスク

C 感染対策

装着など)と手指衛生を行うことが推奨される．

3 接触予防策

接触予防策は，患者または患者環境への接触によって感染する病原微生物の伝播を防ぐことを目的としている．医療従事者は，患者に接触したり，汚染の可能性のある場所に接触したりする時にはガウンと手袋を装着する．入室時に装着し，病室から出る前に破棄する．個人防護具は装着すればよいというものではなく，適切な着脱手順が重要である．特に，汚染した個人防護具は適切に取り外されないと曝露源になりうる．個人防護具の安全な着脱については図1，2に示した．

4 飛沫予防策

飛沫感染は粒子径 5 μm より大きい飛沫粒子に付着した微生物による感染であり，咳，くしゃみ，会話，気管内吸引などの際，飛沫粒子が周囲に飛散して結膜・鼻粘膜・口腔粘膜などに付着して伝播する．通常飛沫粒子は 1 m 以内で落下するため，患者に接近してケアを行う際の対策に重点をおき，標準予防策に加えて実施するものである．飛沫予防策が必要な病原微生物は，百日咳，インフルエンザウイルス，アデノウイルス，ライノウイルス，髄膜炎菌，A群連鎖球菌などである．

5 空気予防策

空気予防策は，空気中に浮遊して長距離を移動したあとでも感染性を維持できる病原体(麻疹，水痘，結核)の伝播を防ぐための対策である．陰圧の感染隔離室が全ての医療施設に完備している状況ではないので，最低限の対応として，患者に外科用マスクを装着させ，個室に入れて扉を閉め，医療従事者は N95 マスクを使用することが必要である．

N95 マスクは空気中に漂っている病原体を吸い込まないようにすることを目的としており，飛沫や飛沫核を気道から拡散するのを防ぐために用いるものではないので，患者が N95 マスク使用する必要はない．N95 マスクは健常者でも長時間装着していると呼吸が苦しくなるもので，呼吸器疾患をもつ患者では装着し続けることは困難である．医療従事者は N95 マスクの装着に際しシールチェックやフィットテストが必要である．

6 各疾患での感染対策

a 結 核

基本的には標準予防策に加えて空気予防策が必要である．診断が確定している場合は，効果的な治療が行われている患者が臨床的に改善し，異なる日に採取された抗酸菌の喀痰検査が 3 回連続で陰性になった場合に限って予防策を中止できる．結核が疑われる患者に対しては，空気予防策をとりつつ，臨床症状を説明できる他の疾患があるか，または 3 回の喀痰塗抹検査で抗酸菌が陰性の場合に予防策を中止する．肺外結核の場合は標準予防策でよいが，肺結核の有無についての検査は必須である．

b インフルエンザウイルス

インフルエンザに対する感染対策の基本はワクチンである．医療従事者は毎年秋にインフルエンザワクチンの接種を受けることが強く推奨される．もちろんワクチン接種によって発症が全て予防できるわけでなく，感染予防策は必要である．微生物のもち込みや医療機関内での伝播防止のため，咳などの呼吸器症状のある全ての訪問者に対し，サージカルマスクの着用や咳嗽時に口もとを覆うなどの対策(咳エチケット)を促す表示を行う．また，他の患者から隔離し，可能な限り優先診療を行う．原則個室での対応とする．病室入り口の開閉制限はなく，特別な換気・空調管理も必要ない．

第3章　医療現場でのコミュニケーションと医療事故

PPE の着方

ガウン
・胴体を首から膝まで覆い，腕は手首の端まで覆う．そして，背部も取り囲むように包み込む
・首とウエストの高さで後ろを結ぶ

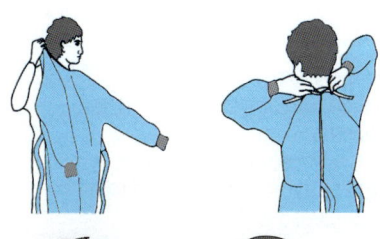

マスクまたはレスピレータ
・頭と首の中央で，ヒモまたは伸縮性バンドをしっかり結ぶ
・弾性バンドを鼻橋にフィットさせる
・顔および顎の下にピタッとフィットさせる
・レスピレータをフィットチェックする

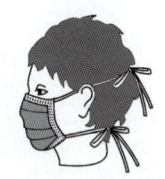

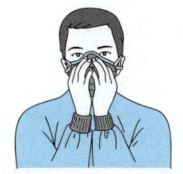

ゴーグル／フェースシールド
・顔面に置いて，フィットするように調整する

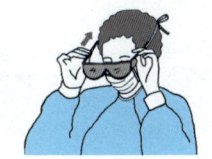

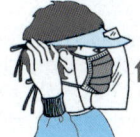

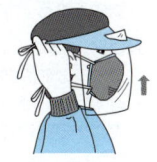

手袋
・隔離では非滅菌手袋を使用する
・手のサイズに合わせて選ぶ
・袖付き隔離ガウンの手首を覆うように引き延ばす

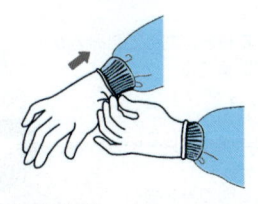

安全業務の実践
・手を顔から離すようにしておく
・清潔部分から汚染部分に仕事を進める
・触れる表面を限定する
・裂けたり，ひどく汚染したら交換する
・手指衛生を実施する

図1　個人防護具（PPE：personal protective equipment）の安全な着脱法の例（文献1より引用）

個室対応ができない場合は，同じ微生物が検出されている患者を同室にする（コホーティング）．カーテンやスクリーンで間仕切りすることも有効である．標準予防策に従って，手指衛生を行う．目にみえる汚れがない場合は，アルコール手指消毒剤の使用でよい．患者の1m以内に近づく場合はサージカルマスクを着用する．

c　多剤耐性微生物（MRSA，VRE，緑膿菌，アシネトバクター）

多剤耐性菌は抗菌薬感受性菌と同じ経路によって伝播する．よって，上記の菌種では接触予防策が基本であるが，伝播が進行している現場，伝播の危険性が高い急性期，ドレッシングにより排膿を適切に封じ込められない場合などには接触予防策を加える．肺炎など呼吸器感染症の原因菌と考えられ

PPE の脱ぎ方

病室から退室する前に出入り口で，または前室内で PPE を脱ぐ

手袋
- 手袋外部は汚染している！
- 反対側の手袋した手で手袋の外側を掴んで脱ぎ取る
- 手袋した手で脱いだ手袋をしっかり持つ
- 手袋していない手の指を残りの手袋の下へ手首の部分から滑り込ませる

ゴーグル／フェースシールド
- ゴーグルやフェースシールドの外側は汚染している！
- 取り外すためには，「清潔な」ヘッドバンドまたは耳づるを持って取り扱う
- 再生用に指定された容器または廃棄容器に入れる

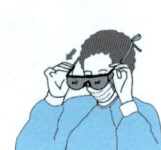

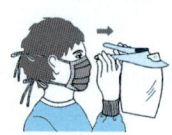

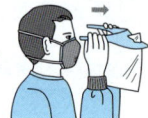

ガウン
- ガウンの前面および袖は汚染している！
- 首のヒモをほどいてから，ウエストのヒモをほどく
- 皮むきの要領でガウンを脱ぐ；ガウンをおのおのの肩から同側の手に向かって引き下ろす
- ガウンは裏返しになる
- 脱いだガウンは体から離して持ち，丸めて包み込み，廃棄容器またはリネン容器に捨てる

マスクまたはレスピレータ
- マスク／レスピレータの前面は汚染している：触ってはならない！
- ヒモ／ゴムヒモの根元そして端のみを掴んで脱ぐ
- 廃棄容器に捨てる

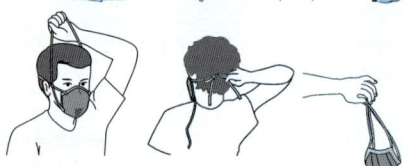

手指衛生
すべての PPE を脱いだ後にはすぐ手指衛生を実施する！

図 2　個人防護具（PPE：personal protective equipment）の安全な着脱法の例（文献 1 より引用）

る場合は，当然飛沫予防策を加える．

　医療現場では通常，医療従事者の手指を介しての患者−患者の伝播が問題となる．これらの伝播を予防するには，各自が感染制御策の推奨を確実に遵守するために行動する必要がある．医療従事者の教育や訓練，抗菌薬の適正使用，ターゲットサーベイランス，患者ケア時の感染対策の適応，適正な器具の洗浄と消毒，などの広範囲なアプローチが必要である．

御法度!!

- 感染予防策は疾患名でなく病態に応じて行う．
- 呼吸器疾患患者にN95マスクを装着させない．
- 手袋をしたまま処置現場を離れない．

文献

1) Jane D. Siegel *et al*, Healthcare Infection Control Practices Advisory Committee：Guideline for Isolation Precautions：Preventing Transmission of Infectious Agents in Healthcare Settings 2007. http://www.cdc.gov/ncidod/dhqp/pdf/isolation2007.pdf

2) 矢野邦夫，向野賢治訳編．医療現場における隔離予防策のためのCDCガイドライン，大阪，メディカ出版，2007

群馬大学医学部附属病院感染制御部　**徳江　豊**

C 感染対策

2 輸入感染症

Don't Forget!

- 輸入感染症を疑った場合,感染症専門医・呼吸器専門医へのコンサルトは必要不可欠である.
- 「渡航者＝輸入感染症」という考え方のみではいけない.通常の疾患も考慮に入れること.

1 基本的な考え方

多くの呼吸感染症は潜伏期が長いため,帰国後発病し,医療機関を受診するまで時間がかかること,非特異的な呼吸器症状のみの症例では疾患の特定が困難であることなどが,輸入呼吸器感染症の診療を難しくしている.輸入呼吸器感染症を疑った場合は,まずは渡航ルート・特徴的な曝露様式などを詳細に問診することが重要であり,かつ,感染症専門医へ相談することが望ましい.しかし,「渡航者＝輸入感染症」と鑑別診断を限定する危険性についても十分認識する必要がある[1].

2 疫学

Steffen らの検討では,渡航者における急性呼吸器感染患者は 1,261 人/100,000 人/月であり[2],輸入感染症のうち,下痢・マラリアに次ぐ3番目の頻度となっている.米国の報告では,輸入呼吸器感染症の罹患率は1人あたり 0.2 回/年であり,通常の呼吸器疾患への罹患率である1人あたり 4.0 回/年に比較して非常に低頻度である.これは,多くが軽症で自然軽快するため,一般的な呼吸器疾患に比べて患者受診率が低いことに起因する.

3 危険因子

輸入呼吸器感染症における明確な危険因子は存在しない.乳幼児・小児・高齢者・慢性呼吸器疾患患者では,病態が重症化するおそれがあるため注意を要する.

4 診断・治療アルゴリズム

図に渡航者の下気道感染症の診療アルゴリズムを示す[3].重症急性呼吸器症候群 (SARS) や新型インフルエンザ等の流行がある場合には,当該地域への渡航者に対しては,徹底した感染防御を行った上で診療にあたるべきであるが,一般的には通常の呼吸器疾患の診療と大きく変わらない.湿性咳嗽・発熱・胸痛・呼吸困難などの症状がある場合は,中耳炎や副鼻腔炎などの評価を行った上で,胸部単純 X 線写真を撮る.Lobar consolidation・空洞・片側性大量胸水の存在は,抗菌薬投与を必要とする細菌性肺炎もしくは感染性胸水の手がかりとなり,胸部 CT を追加することである程度原因細菌の推定も可能になる.また,非常に微細な陰影やすりガラス様陰影を呈する純ウイルス性肺炎・ニューモシスチス肺炎などでは,胸部単純写真では検出できない場合もあり,積極的に胸部 CT を追加すべきである.細菌性肺炎の所見を認めた場合は,empiric therapy を実行しながら原因菌同定に努める必要がある.喀痰培養検査は結核や AIDS に伴うニューモシスチス肺炎の場合には有効であるものの,その他の病原体については,確定診断に至

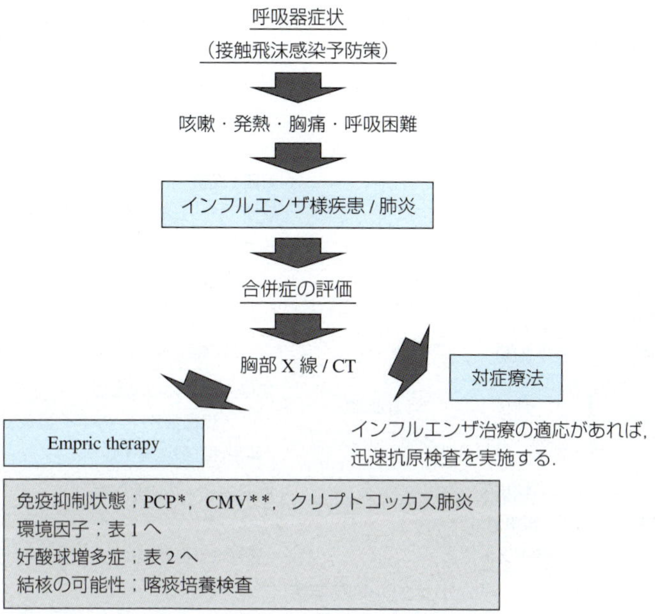

第3章　医療現場でのコミュニケーションと医療事故

```
         呼吸器症状
      （接触飛沫感染予防策）
              ↓
      咳嗽・発熱・胸痛・呼吸困難
              ↓
      インフルエンザ様疾患/肺炎
              ↓
          合併症の評価
              ↓
       胸部X線/CT    →  対症療法
         ↓
    Empric therapy        インフルエンザ治療の適応があれば，
                          迅速抗原検査を実施する．
```

免疫抑制状態；PCP*，CMV**，クリプトコッカス肺炎
環境因子；表1へ
好酸球増多症；表2へ
結核の可能性；喀痰培養検査

図　渡航者における下気道感染症の診療アルゴリズム
*ニューモシスチス肺炎，**サイトメガロウイルス

表1　渡航した地域の環境因子

肺炭疽…バイオテロ・牛との接触
類鼻疽…風土病流行地域への旅行
ブルセラ症…牛との接触
肺ペスト…風土病流行地域への旅行・ネズミとの接触
野兎病…野生動物の狩猟もしくは接触
オウム病…鳥類との接触
レプトスピラ症…野営
コクシジオイデス症…風土病流行地域への旅行
ヒストプラスマ症…コウモリの糞への曝露
Q熱…感染症罹患動物との接触
レジオネラ症…船での旅行もしくは病気の流行地域への滞在
ハンタウイルス感染症…げっ歯類との接触

るケースは少ない．なお，補足ではあるが，コクシジオイデス症を疑った場合は，感染性が非常に高い真菌であるため，事前に培養検査室に連絡をしておく必要がある．患者の免疫状態，環境因子（**表1**），末梢血好酸球増多症の有無（**表2**），渡航地域（**表3**）を評価し，総合的に病態を判断すべきである．なお，それでも確定診断ができない場合は，気管支鏡検査など，より侵襲度の高い検査を行う必要がある．

5　予防策

気道感染症予防策の中心はワクチン接種である．インフルエンザ・肺炎球菌・イン

フルエンザ桿菌・ジフテリアなどが対象となる．一方で，危険な環境を避け予防内服を行うことでは，気道感染症のリスクの減少や outbreak の縮小化には繋がりにくい．

表2　末梢血好酸球増多にかかわる要因

寄生虫
回虫，鉤虫，糞線虫，犬糸状虫，内蔵幼虫移行症，肺吸虫，住血吸虫，エキノコックス

細菌/真菌
結核，オウム病クラミドフィラ，コクシジオイデス，ヒストプラズマ

表3　渡航地域

地域	細菌	ウイルス	寄生虫	真菌
アフリカ	結核 肺ペスト	出血熱 インフルエンザ	肺吸虫症・住血吸虫症 糞線虫症 熱帯性好酸球増多症	ヒストプラズマ
アジア	結核 類鼻疽 肺ペスト	インフルエンザ SARS	肺吸虫症・住血吸虫症 糞線虫症 熱帯性好酸球増多症	
北アメリカ	肺ペスト	ハンタウイルス肺症候群・インフルエンザ		ヒストプラズマ コクシジオイデス
中央・南アメリカ	結核 肺ペスト	ハンタウイルス肺症候群・インフルエンザ	住血吸虫症・糞線虫症 熱帯性好酸球増多症	ヒストプラズマ コクシジオイデス
ヨーロッパ	レジオネラ	インフルエンザ		

文献

1) Gluckman SJ, et al.：Chest 2008；**134**：163-71.
2) Steffen R. Health risk for short term travelers. In：Steffen R, et al.(eds). Travel Medicine. Proceedings of the First Conference on Internetional Travel Medicine. Berlin：Springer-Verlag；1989：27-36.
3) Matteelli A, et al.：Respiratory Diseases. In：Keystone JS, et al. (eds), Travel Medicine. 2nd ed, MOSBY ELSEVIER, 2008；561-72.

防衛医科大学校 内科学2(感染症・呼吸器内科)　**原　悠，前田卓哉**

患者および家族への説明（インフォームド・コンセント）

Don't Forget!

- 説明は患者や家族のレベルに合わせて行うこと．
- 一度得られた同意も，希望があればいつでも変更可能であること．
- 医学は学問（科学）的に完璧ではないこと．

1 基本的な考え方

　研修医あるいは初級医にとって，一番初めに覚えるべき重要なことは何であろうか？　薬品名，手技，エビデンス，様々な答えが出るかもしれないが，それは"ムンテラ"，即ち患者と家族に対する説明（と同意）である．

　最高の医療を行っても，患者に理解されなければ医者の自己満足にすぎず，時には訴訟につながる．個人の尊厳ならびに決定権を尊重するために医師が患者に十分に情報を提供し，患者から理解と同意を得ることは，医師の患者に対する義務であり，承諾を得ないでなされた医療行為は，原則として違法な医療行為とみなされる．もちろん，訴訟まで至るケースには，技術的な問題以前に，必ず医者に対する不信感や感情的な問題が存在する．また，医学は常に進歩しており，たとえ現在の"常識"state of the art"であっても，将来において誤りと判定される可能性もありうる．

　欧米では，患者は医者から治療を受けるにあたって，事前にその内容，目的，効果などについて十分な説明を受け納得した上で治療を受ける権利があるという考えが患者の人権や権利運動として1960年代から発展し，インフォームド・コンセント（説明と同意）という言葉が生まれた．さらに最近では患者の選択権をさらに重視し，"医師がいくつもの治療法を説明した後，患者自らの意思で選択する"という意味のインフォームド・チョイスという言葉に移りつつある．

　しかし，インフォームド・コンセントを行っても，患者およびその家族は6割程度の内容しか理解していないという研究報告もあり，患者の理解力に応じた言葉と説明が必要となる．むしろ，完全には理解できないことを予測して話をした方が無難であり，また，絵や図を用いるなどの工夫をする．分かりやすい・時間の短縮・簡潔性・説明内容記録が残るといった理由から必ず書面で実施することが大切である．

2 インフォームド・コンセントの実施

　主治医は，現在の病状および診断名，治療行為の具体的内容と選択する理由，治療行為に伴う危険性の程度，予定されている治療の効果と限界，代替治療法などについて説明し，患者本人が理解するとともに納得した後に，承諾を得る．

　患者が意志決定できない場合には，患者に代わって最も適切な近親者（配偶者，父母，同居の子供など）または後見人や扶養義務者に説明を行い，承諾を得る．

3 説明書および同意（承諾）書

　手術，麻酔，検査，処置，治療法などの身体に侵襲を与える行為を行う場合は，必ず説明書および同意（承諾）書（参考例：図

1〜6）を作成し，診療録に添付することが不可欠である．説明内容には下記の項目を必要とする．
　①現在の診断名，重症度，原因
　②予定している手術，麻酔，検査，処置，治療法の名称と方法
　③上記により期待される効果と限界
　④予測される合併症と危険性
　⑤予測できない偶発症の可能性とそれに対する対応策
　⑥実施しない場合に予測される症状の推移と可能な他の治療法

厚生労働省や学会などで統一された様式はないが，以下，気管支鏡検査，気管支鏡下肺生検，肺切除術，癌の告知，放射線・化学療法，病理解剖，．臨床研究のための生体材料の取得に関して，具体例を示す．

a　気管支鏡検査（図1）

いずれの検査に関する説明と同意であっても共通することだが，一番重要なことは，治療法の選択に必要であること，合併症の可能性および対処法について言及することである（図1）．

b　手　術

1）胸腔鏡下肺生検（図2）
検査と手術の両者の性格を有することに注意する．

2）肺切除術（図3）
臨床病期と病理病期の違いや術死・合併症に留意して説明を行う．

c　癌の告知（図3，4）

日本でも最も早い時期より導入され，広く普及している．ただし，患者に不利な情報を開示するときには，時期や方法が重要である．成書を参照されたい．

通常は，治療法（手術，化学療法，放射線療法）についての説明を病名の告知と同時に行うことを勧めるが，患者の性格によっては段階的（精密検査前，確定診断後，治療法の選択時）に行っていく方法の方がよい場合もある．

担当医として（最後まで）しっかりと支えていく方針であること，また，常に精神的な支援を看護師とともに行う準備があることを，告知をした時点ではっきりと患者に伝えるべきであろう．「あなたは進行した癌であり，私としては何もできない．これといった治療法はない．」などと突き放すような言い方は，たとえ事実の一部を語っているとしても患者・医師関係の信頼を失うばかりで，医師として行うべき発言ではない．

d　化学療法，放射線療法（図4）

われわれは，高い確率で治癒する疾患，例えば非高齢者の市中肺炎については，入院診療計画書などを用いて簡単な説明を行うだけで，詳しいインフォームド・コンセントを行わない．もちろん，いかなる場合でもきちんとしたインフォームド・コンセントを実施するべきではあるが，時間が限られる日常臨床において，全てに関して完璧に行うことは不可能である．この省略化は，たとえ疾患に対する認識のずれが医者と患者の間に多少あったとしても，ほとんど問題になることがないからである．逆に完治の可能性の少ない進行期肺癌においては，いくら詳細に説明して同意を得ても，治療経過に対して患者や家族が納得しない状況も起こりうる．よって，1回のインフォームド・コンセントで十分とは考えず，ことあるごとに説明する必要がある．

e　病理解剖（図5）

主治医としての責任ある態度で患者およびその家族に接し，疾患，死亡に到った経緯などを再度十分に検討した上で家族への説明を行う．そして，病理解剖の目的が，病気の診断と治療効果の判定であること，医療レベル，特に検査技術が進んだ現在でも患者さんの病気の全てが解明されておらず，様々な未解決の問題を抱えているため，これらの問題を解明し，医学の発展に寄与する最も有力な手段が病理解剖であること

を理解していただくことに務める．また，不幸にして患者さんが亡くなり悲嘆にくれている遺族に対して，「このようなお願いをするのはとてもつらい」ことを理解していただき，協力を依頼する．

特に剖検を行うことが望ましい症例(The College of American Pathologists：CAPのガイドラインより)は，
① 剖検を行うことによって，主治医にとって未知の，あるいは予期せぬ合併症を見つけ出すのに役立つ症例
② 臨床的に死因を同定できなかった全ての症例
③ その死に関して，家族や社会の不安を軽減するために剖検が必要と考えられる症例．
④ 治療や処置の間，あるいはその直後に起こった突然死症例．
⑤ 病院が認めた臨床試験中の死亡症例．
⑥ 自然死と考えられ法医解剖にまわす必要性はないが，その死が予測できず，死因が明らかでない症例．
⑦ DOA (death on arrival) あるいは入院後24時間以内の死亡で，司法解剖の必要なしと認められた自然死症例および入院中に外傷を受けたと考えられた症例．
⑧ 妊娠中の死亡症例．
⑨ 新生児および小児の死亡例．
⑩ 臓器移植に関係する疾患を有すると思われる死亡症例．
⑪ 危険度の高い感染症や伝染性疾患で亡くなった症例．
⑫ 環境あるいは職業性疾患による死亡症例．
である．

f 臨床研究のための生体材料の取得（図6）

遺伝子に関しては特に注意が必要であり，平成13年3月29日に厚生労働省から出され，平成16年12月28日に改正された"ヒトゲノム・遺伝子解析研究に関する倫理指針"に基づき，以下の基本事項を遵守して説明と同意を行う．
① 人間の尊厳の尊重
② 事前の十分な説明と自由意思による同意（インフォームド・コンセント）
③ 個人情報の保護の徹底
④ 人類の知的基盤，健康及び福祉に貢献する社会的に有益な研究の実施
⑤ 個人の人権の保障の科学的または社会的利益に対する優先
⑥ 本指針に基づく研究計画の作成および遵守ならびに独立の立場に立った倫理審査委員会による事前の審査および承認による研究の適性性の確保
⑦ 研究の実施状況の第三者による実地調査と研究結果の公表を通じた研究の透明性の確保
⑧ ヒトゲノム・遺伝子解析研究に関する啓発活動等による国民および社会の理解の増進ならびに研究内容を踏まえて行う国民との対話

4 おわりに

以上，患者及び家族への説明に関して具体例を示してまとめたが，きちんとした医師・患者関係を保つにはどうすればよいかを考えることが重要であり，形にこだわる必要はない．忙しい外来で，全てのインフォームド・コンセントをとることは不可能であろうし，また，治療困難な状況を家族が納得しない場合はもっと詳細な説明と同意が必要である．

説明書(気管支鏡検査)

私は,患者＿＿＿＿＿＿様の気管支鏡検査(観察,擦過細胞診,穿刺吸引細胞診,生検,気管支肺胞洗浄)について,以下のとおり説明いたしました.

Ⅰ．現在の診断名,重症度

Ⅱ．気管支鏡検査の必要性およびその効果と限界
　胸部疾患の確定診断が可能となり,的確な治療法が選択できます.
　しかし,診断率は100%でなく,疾患を同定できないこともあります.

Ⅲ．予測される合併症とその頻度(2006年気管支鏡全国調査より引用)
　通常,気管や肺内に空気以外のものが入ることは無く,局所麻酔下においても気管支鏡の挿入により多少の苦痛を伴います.合併症としては,以下のものが起こりえます.
　①麻酔薬によるアレルギーや中毒(合併症発生率0〜0.21%)
　　リドカインという局所麻酔薬に対するアレルギー反応を起す場合がまれにあります.その際には気管支鏡検査を中止し必要な薬物投与を行います.麻酔薬の量が体にとって過量になると中毒症状(不安・興奮,ふらつき,血圧低下,不整脈,けいれんなど)を起すことがあります.中毒症状については時間が経過すれば体内で解毒されますのでさほど心配はありません.
　②肺・気管支からの出血(合併症発生率0〜1.19%)
　　細胞や組織を採取する際には微量のものを入れれば必ず出血を伴います.通常は少量の出血ですぐに止血しますが,まれには出血量が多くなる場合があります.その際には状況に応じた止血処置を行います.処置には,止血剤の注入や,気管支内に風船を入れて出血している気管支を塞いだりすることがあります.極めてまれですが救急救命的に気管内にチューブを入れる処置や手術が必要になった事例や死亡例の報告もあります.
　③気胸(合併症発生率0.01〜0.62%)
　　組織をつまみ取る際に肺を包む胸膜という薄い膜をきずつけることがあります.そこから空気が漏れると「気胸」を起して肺が縮むことがあります.通常は程度の軽いことが多く,2〜3日の安静のみで軽快します.喫煙などによって肺がいたんで肺気腫などを合併している場合には空気の漏れの多いことがあり,皮膚から胸に管を入れて空気を抜き取る処置(胸腔ドレナージ)が必要になることがあります.
　④発熱や肺炎(合併症発生率0〜0.46%)
　　検査後,まれに発熱したり肺炎を起したりすることがあります.状況によって抗菌薬の投与を行いますが,ほとんどが一時的なものです.
　⑤その他
　　稀ですが**喘息**(合併症発生率0〜0.19%),**呼吸困難**(合併症発生率0〜0.13%),**心筋梗塞,不整脈**などの心血管系の障害(合併症発生率0〜0.04%),**気管支閉塞**(合併症発生率0〜0.03%),**気管支穿孔**(合併症発生率0〜0.004%)などの報告があります.ごくまれですが,ここには記載していない合併症,予期しない偶発症が発生したり,**死亡例(0〜0.012%)**の報告もあります.

Ⅳ．予測できない偶発症の可能性とそれに対する対応策
　その偶発的な合併症,併発症の可能性はあるものの,それらに対しては発症時に適宜病状を説明し,その治療に努めます.

　　　　　　　　　　　　　　　　　　　　　　　　　平成　　年　　月　　日
　　　　　　　　　　　○○病院　呼吸器内科　主治医
　　　　　　　　　　　　　　　　　　　　同席者

同意書

病院長殿
　私は,現在の病状および気管支鏡検査の必要性とその内容,これに伴う危険性について十分な説明を受け,理解いたしましたので,その実施を承諾いたします.なお,実施中に緊急の処置を行う必要が生じた場合には,適宜処置されることについても承諾いたします.
　　　　　　　　　　　　　　　　　　　　　平成　　年　　月　　日
　　　　　　　　　　住所
　　　　　　　　　　氏名＿＿＿＿＿＿＿＿＿＿　印

図1　気管支鏡検査の説明同意書

説明書（胸腔鏡下肺生検）

私は，患者 _____ 様の胸腔鏡下肺生検検査について，次のとおり説明いたしました．

Ⅰ．現在の診断名
　肺腫瘍

Ⅱ．胸腔鏡下肺生検検査の必要性およびその効果と限界
　胸部腫瘤陰影の質的診断が可能となり，的確な治療法が選択できると考えます．しかし，診断率は100％でなく，疾患を同定できないこともあり得ることに注意して下さい．

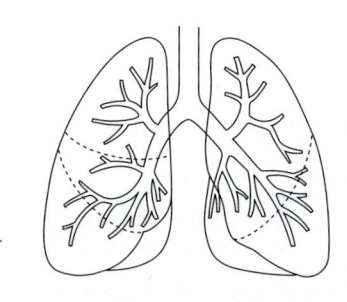

Ⅲ．検査予定日時
　　月　日
　：　麻酔開始（全身麻酔：術中眠らせる，硬膜外麻酔：術中と術後数日間の痛み止めに用いる）
　：　手術（胸腔鏡下肺生検）開始．胸膜の癒着の程度によって，大きく開胸する可能性あり．迅速診断の結果に応じて，肺葉切除術＋リンパ節郭清術を加える可能性があります．手術時間は，最大で約5時間．その後は，胸腔ドレーンを留置して，術後回復室に移動する予定です．
　（順調に経過した場合は2-4週間で退院を予定しています．）

Ⅳ．予測される合併症
　①肺炎　②脳卒中，心血管系合併症　③出血，感染，縫合不全　など

Ⅴ．予測できない偶発症の可能性とそれに対する対応策
　その偶発的な合併症，併発症の可能性はあるものの，それらに対しては発症時に適宜病状を説明し，その治療に努めます．

　　　　　　　　　　　　　　　　　　平成　年　月　日
　　　　〇〇病院　呼吸器外科　主治医（署名）_____ 印
　　　　　　　　　　　　　　　同席者 _____ 印

D 患者および家族への説明（インフォームド・コンセント）

同意書

病院長殿
　私は，現在の病状および胸腔鏡下肺生検の必要性とその内容（検査だが，内容は手術であること等），これに伴う危険性について十分な説明を受け，理解いたしましたので，その実施を承諾いたします．なお，実施中に緊急の処置を行う必要が生じた場合には，適宜処置されることについても承諾いたします．

　　　　　　　　　　　　　　平成　年　月　日
　　　　　　　住所
　　　　　　　氏名 _____ 印

図2　胸腔鏡下肺生検の説明同意書

説明書（手術）

私は，患者 ＿＿＿＿＿＿ 様の手術について，次のとおり説明いたしました．

Ⅰ．現在の診断名，重症度
　病名：非小細胞肺癌
　部位：
　組織型：
　臨床病期：cT N M，　期

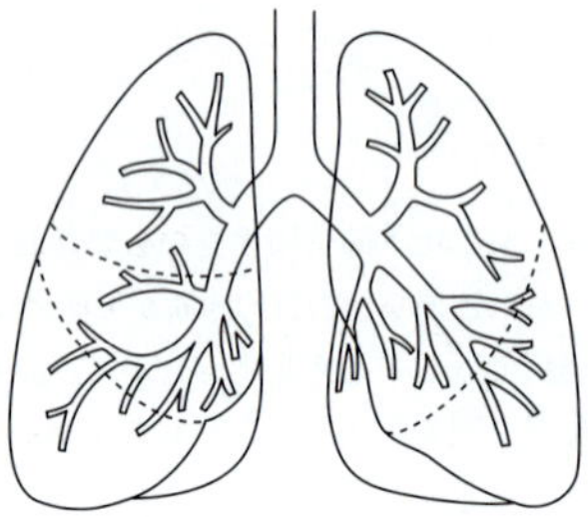

Ⅱ．予定されている手術の効果と限界
・肺葉切除術＋リンパ節郭清術
（開胸時，予定の手術では癌を取りきれないと判断した場合術式の変更あるいはそのまま閉胸する場合があります．）
・非小細胞肺癌に対する手術の成績（5年生存率）は，Ⅰ期：70～85％，Ⅱ期：約50％，ⅢA期：20％です．
・病理病期に応じて，術後療法（放射線療法，化学療法）の追加を検討する場合があります．
・微小転移は手術前に発見できない可能性があり，手術後に遠隔転移が発見される場合が，また癌が再発する可能性があります．定期的に検査を行いますが，見つかった時点で，最良と考えられる治療（手術，放射線療法，化学療法）を行います．

Ⅲ．手術を受けない場合に予測される病状の推移と候補となる他の治療方法
・治療を行わない場合，癌の進行が予想されます．
・肺癌の治療法としては，手術以外に放射線療法や化学療法も考えられます．しかし，Ⅰ期～Ⅱ期（ⅢA期）に対しては，手術が他の方法より優れていることが証明されています．

Ⅳ．予測される合併症
　軽症のものまで含めると，合併症の発生頻度は10～20％と言われています．
　①出血（出血量に応じて輸血を行います．稀ですが，再手術が必要となる場合があります．）　②肺瘻（肺の切離線から空気が漏れることがときどきあります．胸腔ドレーンを留置して対処します．）　③肺炎・無気肺　④心血管系合併症・脳卒中　⑤気管支断端瘻・膿胸　⑥肺血栓塞栓症　⑦嗄声・横隔神経麻痺　⑧乳糜胸　など

Ⅴ．予測できない偶発症の可能性とそれに対する対応策
　その偶発的な合併症，併発症の可能性はあるものの，それらに対しては発症時に適宜病状を説明し，その治療に努めます．

平成　　年　　月　　日

○○病院　呼吸器外科　主治医（署名）＿＿＿＿＿＿＿＿　印
　　　　　　　　　　　同席者　　　　＿＿＿＿＿＿＿＿　印

同意書

病院長殿
　私は，現在の病状および手術の必要性とその内容，これに伴う危険性について十分な説明を受け，理解いたしましたので，その実施を承諾いたします．なお，実施中に緊急の処置を行う必要が生じた場合には，適宜処置されることについても承諾いたします．

平成　　年　　月　　日

住所
氏名＿＿＿＿＿＿＿＿＿＿　印

図3　手術の説明同意書

説明書（放射線・化学療法）

私は，患者 _____ 様の治療（放射線・化学療法）について，次のとおり説明いたしました．

Ⅰ．現在の診断名，重症度
  病名：肺癌
  部位：_____
  組織型：_____
  臨床病期：cTNM， 期
  （Ⅳ期の場合は）転移臓器：

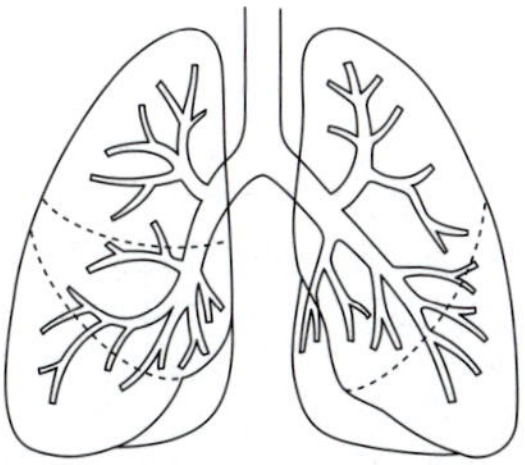

Ⅱ．予定されている治療の効果と限界
・抗癌剤_____，_____（点滴・内服）
・放射線照射 Gy/日× 日間（ 日/週× 週間）
・残念ながら，上記の方法で完治（すべてのがんを永久に消去）させることは困難であり，症状の軽減，腫瘍の縮小効果あるいは増殖・転移抑制を期待して行います．
・著効（腫瘍所見が完全に消失し，その期間が4週間以上のもの）＋有効（少なくとも4週間，腫瘍の長径が30％以上縮小したもの）の割合は約10〜40％程度と言われています．

Ⅲ．放射線・化学療法を受けない場合に予測される病状の推移と候補となる他の治療方法
・治療を行わない場合，癌の進行が予想されます．
・肺癌の治療法としては，緩和療法（対症療法）も考えられます．しかし，これは癌そのものを治療するわけではなく，QOL（生活の質）を高めるために行います．

Ⅳ．予測される合併症（括弧内は治療法）
抗ガン剤による副作用：
1）骨髄抑制   好中球減少による感染症（G-CSFの投与），血小板減少による出血（血小板輸血）
2）消化器症状 吐気・嘔吐，食欲不振，下痢，便秘，腸閉塞，消化管出血，膵炎，肝障害
3）その他   静脈炎，間質性肺炎，腎不全，ショック，アナフィラキシー反応，性機能障害，皮疹，脱毛，心不全，不整脈，神経障害，しびれ，麻痺，精神症状など
       ＊治療関連死は1％くらいに生じる可能性があります
放射線による副作用：
       肺臓炎（ステロイド剤），食道炎，皮膚炎（軟膏塗布）

Ⅴ．予測できない偶発症の可能性とそれに対する対応策
  その偶発的な合併症，併発症の可能性はあるものの，それらに対しては発症時に適宜病状を説明し，その治療に努めます．

                              平成 年 月 日

        ○○病院 呼吸器外科 主治医（署名）_____ 印
                            同席者   _____ 印

同意書

病院長殿
  私は，現在の病状および放射線・化学療法の必要性とその内容，これに伴う危険性について十分な説明を受け，理解いたしましたので，その実施を承諾いたします．なお，実施中に緊急の処置を行う必要が生じた場合には，適宜処置されることについても承諾いたします．
                              平成 年 月 日
        住所
        氏名 _____ 印

図4 放射線・化学療法の説明同意書

病理解剖に関するお願い

　医療レベル特に検査技術・治療法が進んだ現在でも患者さんの病気のすべてが解明されておらず，さまざまな未解決の問題を医学は抱えております．これらの問題を解明し，医学の発展に寄与する最も有力な手段が病理解剖であり，不幸にして亡くなられた方の死因を確認すると同時に，病気の成り立ちを解明するために行なっております．このため，病理解剖では主要臓器から肉眼標本を採取し，さらに，顕微鏡検査標本を作製して診断します．肉眼標本は一定期間保存され，死体解剖保存法に基づき，荼毘に付されます．顕微鏡標本やパラフィン・ブロックは半永久的に保存されます．病理診断は日本病理剖検輯報に登録され，統計として公表されます．この際，亡くなられた方の氏名や住所等の個人情報は登録されません．時に採取した臓器の一部を医学教育や学術研究に使用させていただく場合があります．学会や紙上発表の際には匿名化して，個人情報は決して公開されることはありません．

　現在の医療は，これまでに行われた病理解剖を初めとするさまざまな研究をもとに発展してきたものですし，ご提供いただいた検体の解析が，今後の新たな治療法開発のための貴重な資料となります．

　当院ではご遺族に上記のことをご理解の上，解剖の承諾をお願いしております．
　どうか，ご協力をお願いいたします．

○○病院△△△科

　　担当医 _____ 印　　　平成____年____月____日
　　同席者 _____ 印

私は，担当医より十分説明を受け，病理解剖の趣旨を理解し，

　　　　　　　　　　　　　　　　　□実施に同意いたします．
　　　　　　　　　　　　　　　　　□実施に同意いたしません．

同意書

1. 上記の遺体が死体解剖保存法(昭和24年制定，法律第204号)の規定に基づいて病理解剖されることに異存ありません．
2. 摘出された組織の一部を保存し，医学教育または研究のために用いることを承諾します．
3. 遺伝子検索を伴う学術研究に関しては，倫理委員会の承認を得た後，使用することを承諾します．

```
亡くなられた方の住所および氏名
　本籍：
　現住所：
　氏名：
　生年月日：：　　　年　　月　　日
　死亡年月日：平成　　年　　月　　日
　死亡場所：○○病院△△△科
```

　　同意者署名 _____ 印　　　平成____年____月____日
　　　　続柄 _____
　　　　住所 _____

図5　病理解剖の説明同意書

患者検体を用いた研究に関するお願い

　○○大学医学部呼吸器科では，肺癌，間質性肺炎（肺線維症），感染症などの難治性呼吸器疾患の病因を明らかにし，また新しい治療法の開発を目的として，診療とともに様々な研究に取り組んでおります．一般的な診断・治療に加えて，その原因やメカニズムを詳しく調べることが病気の解明や，よりよい治療法の開発，または発病予防につながるからです．そのためには，患者さんの検査検体（手術組織，血液，胸水，遺伝子，気管支肺胞洗浄液）を用いた研究が必要です．研究内容は病気に関連すると考えられる遺伝子や蛋白等の検査をいたします．あなたが今受けておられる検査，治療法はこれまでのこうした研究をもとに開発されたものですし，あなたの検体の解析が，今後の治療法開発のための貴重な資料となるのです．

　あなたの検体はご承諾の得られた日から5年間に限って，研究に使わせていただく予定です．5年後も使う必要がある際には改めて説明し使用の承諾をいただきます．

　検体から得られた全てのデータは，研究以外の目的には使用することはありません．担当医師以外にあなたの氏名や身元が特定できないように工夫いたします．従って研究結果を学会等で発表する際は，病気に関する事柄などのプライバシーは保護されます．また事情によりご協力いただけない場合でも，そのために不利益をこうむることは一切ありません．以下の諸点に十分留意し研究を行ないたいと思いますのでご協力をお願いいたします．

1. 患者さんおよびその親族のプライバシーは十分保護されます．
2. この同意はいつでも撤回できます．またその場合不利益を受けることは一切ありません．
3. 検体を用いた研究結果について，希望される場合には説明いたします．

○○大学医学部附属病院呼吸器内科

　担当医　_____　印　_____年___月___日
　同席者　_____　印

同意書

　私は，担当医より十分説明を受けその趣旨を理解し，研究のために私の検体（手術組織，血液，胸水，遺伝子，気管支肺胞洗浄液）を用いることを

　（　）同意いたします．
　（　）同意いたしません．

　患者署名　_____　印　_____年____月____日

　保護者署名　_____　印　_____年____月____日
　（患者が未成年の場合）

図6　患者検体を使用した研究の説明同意書

D　患者および家族への説明（インフォームド・コンセント）

御法度!!

❖ 医学的に常識であっても，患者に無理やり押しつけるような説明を行ってはならない．

文献

1) 医療事故防止マニュアル：患者さんへの説明．東京都病院経営本部サービス推進部（平成17年7月刊行）
2) Hutchins GM and the Autopsy Committee of the College of American Pathologists. Practice Guidelines for Autopsy Pathology, Autopsy Performance. *Arch Pathol Lab Med.* 1994；**118**：19-25.
3) ヒトゲノム・遺伝子解析研究に関する倫理指針．文部科学省・厚生労働省・経済産業省，告示第一号（平成13年3月29日発表，平成16年12月28日全部改正）

仙台赤十字病院呼吸器科　**三木　誠**

☑ See one, do one, teach one!

米国の研修医が，必ず上級医から言われる言葉に"See one, do one, teach one!"がある．上級医の手技や知識などを一度見たら，次は自分で実行し，そして修得したら下級医に教えろということを意味する．日本で言えば"習うより，慣れろ"あたりか．

経験が乏しいことに対して，最初は誰でもおそれを抱くが，失敗（もちろんマイナートラブルが生じた時点で上級医の指導を仰ぐ必要がある）を重ねていくうちに覚えるものだし，さらに教えるという行為によって確固たるものになりうる．

ただし，交通事故などと同様に，少しできるようになり自信をもち始めた頃が一番危険であり，大きな失敗を起こしやすい．医療職は命を預かる職業だけに，取り返しのつかない過ちだけは避けなければならない．

他人に指導を受けたり，叱られたりする時代は貴重であり，自分の過去を振り返ると，失敗の数だけより知識や手技の正確性が高まったような気がする．「上手は下手の手本，下手は上手の手本なりと工夫すべし」．初心を忘れず，常に患者から学ぶ姿勢を大事にしたい．

（三木　誠）

第4章

社会と医療

1 呼吸器診療の社会的需要と現状・未来

1 呼吸器疾患の疫学

わが国の各種疾患による死因をみると，その80％が慢性疾患によるものであり，癌による死亡が全死因のうちの32％，心疾患による死亡が31％となっている．慢性疾患による残りの死因のうち，最も多いものが慢性呼吸器疾患によるものであり全死亡数の5％にあたる．さらに，癌による死亡数の内訳をみると，肺癌による死亡は2009年には男性，女性ともに第1位となり，死亡者数は増加の一途をたどっている（国立がん研究センターがん情報サービス，http://ganjoho.ncc.go.jp/public/statistics/pub/statistics01.html）．このようにわが国における呼吸器疾患による死亡は大きな割合を占めるが，この傾向は世界的レベルでも同様であり，WHOによる全世界の死亡順位予測では，2020年には3位から5位を慢性閉塞性肺疾患（COPD），肺炎，肺癌が占めると予測されている[1]（図）．

2 呼吸器診療の社会的需要

呼吸器疾患は肺癌，呼吸器感染症，間質性肺炎，COPD，気管支喘息，呼吸不全，肺高血圧症など様々な疾患から成り立っている．呼吸器疾患の診療に対する社会的需要の高まりは，罹患数・死亡者数の増加とともに，高齢化社会への加速が大きな背景となっている．厚生労働省から発表された医療受診状況をみると，呼吸器，循環器，消化器の3大疾患が多い．特に入院に関しては呼吸器疾患が多く，また，外来受診では循環器，呼吸器，消化器疾患という順で3大疾患はほぼ同様の需要となっている（厚生労働省「国民の受療率」）．

3 呼吸器科医師数，呼吸器専門医師数の実情

呼吸器疾患に対する社会的需要が高いにもかかわらず，呼吸器診療に携わる医師数，専門医数は少ない．呼吸器内科，循環器内

1990年		2020年	
1	虚血性疾患	1	虚血性疾患
2	脳血管障害	2	脳血管障害
3	肺炎	3	慢性閉塞性肺疾患（COPD）
4	下痢性疾患	4	肺炎
5	分娩に伴う障害	5	肺癌
6	慢性閉塞性肺疾患（COPD）	6	交通事故
7	結核	7	結核
8	麻疹	8	胃癌
9	交通事故	9	HIV
10	肺癌	10	自殺

図　WHOによる死亡順位予測

（文献1より引用）

科，消化器内科の診療科を共に有する全国168施設を対象に，2004年に行った日本呼吸器学会におけるアンケート調査によると，一般病院においては，病床数あたりの呼吸器内科の常勤医数は循環器内科の61%，消化器内科の79%であり，さらに，専門医数は循環器内科の55%，消化器内科の68%であった[2]．一般病院の呼吸器診療においては専門医数が不足しているのみならず，呼吸器診療に携わる医師の絶対数自体が不足しているのである．さらに，呼吸器科医，呼吸器専門医数の都道府県間較差は，最大で各々3.9倍，6.1倍に達し，内科医数較差の2.9倍を大きく上回っており，呼吸器診療の地域間較差も明らかとなった（2008年日本呼吸器学会調査[3]）．2010年秋には厚生労働省から「必要医師数実態調査」の結果が公表された．これによると，全国で約24,000人に及ぶ総医師数の不足とともに，リハビリ科，救急科，産科に引き続き，呼吸器内科の人員不足が第4位であり，内科各科のなかでも医師不足は最も顕著であった．

2010年における3大疾患領域の学会会員数を比較すると，呼吸器（日本呼吸器学会）は約11,000人であり，循環器（日本循環器学会）の約24,000人，消化器（日本消化器病学会）の約31,000人と，その数に大きな隔たりを認める．一方専門医数をみると，呼吸器が約4,400人，循環器が約11,800人，そして消化器が約16,700人で，さらにその較差は大きなものとなっている．呼吸器疾患においては患者数が多く増加しているにもかかわらず，その土台となるべき呼吸器科医や専門医数が圧倒的に少ないのである．

4 呼吸器診療の未来に向けて

日本呼吸器学会では，実態調査の結果をもとに，適切な呼吸器科医数は15,000人，呼吸器専門医数は7,000人であると提言している[4]．同時に，日本呼吸器学会としても呼吸器科医，呼吸器専門医の育成は最重要課題の1つと考え，呼吸器診療の明るい未来，よりよい医療の発展をめざして，呼吸器科医，呼吸器専門医に対する教育プログラムの充実を図っている．それとともに，医療現場の待遇改善，女性医師への支援策にも積極的に取り組んでいる[4,5]．

臨床現場における呼吸器科医の不足は著しく，地方のみならず都市部においてもこの傾向は認められる．呼吸器科医のニーズは，いわば『売り手市場』ともいえる．これからの進路を考える先生方には，呼吸器診療の未来に是非目を向けていただくことを期待したい．

文献

1) Murray CJL *et al*. Lancet 1997；**349**：1498-1504.
2) 木村　弘ほか．わが国における呼吸器内科医師の実態に関する調査報告．日呼吸会誌 2006；44：312-318.
3) 木村　弘ほか．わが国における呼吸器診療の現状と問題点―アンケート調査から―．日本医師会雑誌．2009；138：984-988.
4) 山谷睦雄ほか．わが国における呼吸器科勤務医の勤務環境の現状．日本医師会雑誌．2011；139：2383-2387.
5) 木村　弘ほか．わが国における女性呼吸器科勤務医の勤務環境と課題．日本医師会雑誌．2011；139：2388-2394.

奈良県立医科大学 内科学第二講座（呼吸器・血液内科）　木村　弘

2 女性医師支援

> **Don't Forget!**
> - 女性医師の割合は年々増加している．日本呼吸器学会での女性医師の割合は2007年に約30％になっている．
> - 呼吸器科医師として女性が仕事を続けるためには，出産・育児など女性特有のライフイベントに対して様々な対応を考えることが重要であると同時に，男性も参加・協力できる体制や人生観をもつことが必要である．
> - 女性医師支援としては，継続就労，再就職支援のほか長時間労働の是正などがあげられる．
> - 男性，女性を問わず，呼吸器科医師としてのやりがいと自分のモチベーションを保つことが重要で，呼吸器専門医取得も目標の1つとなりうる．

1 勤務医の不足

現在，勤務医の不足が産婦人科や小児科をはじめとする様々な専門科で問題となっている．

厚生労働省から2010年発表された医師の必要数をみると，呼吸器科はリハビリ科，救急科，小児科についで4番目に不足しているとされている．この医師数算定の根拠は平成22年6月1日現在調査した8,683病院から出された医師数を単純に集計したもので，本当に不足している医師の数ではないが，このような調査ですら呼吸器科医師の不足数は800人で現在の呼吸器専門医の1.2倍必要とされている．

一方，国内の医学生に占める女性医師の割合は，すでに30％を超え，今後さらに増えると予測される．海外ではオランダ，ベルギー，スウェーデンで女性医師の割合が70％を超えている．

2 医師として，女性としてのストレス

医学部を卒業し，医師としてのキャリアを積み上げていくこと自体，多くのストレスを伴うことが指摘されている．それに加え，業務管理がされていないと精神的ストレスが増強し，仕事への不満が強くなる[1]．医師の仕事に対する社会的支援がある場合，仕事の満足度が上がり精神的ストレスを軽減することができる．呼吸器学会の調査で指摘されたように，現在の呼吸器科医師の職場環境は劣悪であり，仕事への情熱が何も残っていない燃え尽き症候群や健康障害につながりかねない．呼吸器学会将来計画委員会はこのような問題を改善し，呼吸器科医師全体のやりがいを高め，ひいては女性医師が働きやすい職場環境の改善について現状を把握し，対策を講じているところである．

女性医師としてのストレスとしては，仕事と私生活の間での葛藤が特徴的である．また，呼吸器科医師としての女性のロールモデルが少ないことも大きな問題である．

ストレスを回避するためには
① ストレスがあることに気づき，自分の健康にストレスが与える影響について認識することが必要である．
② 役割に優先順位をつけ，選んだことに全力を傾ける．仕事以外のことに対しても

第4章　社会と医療

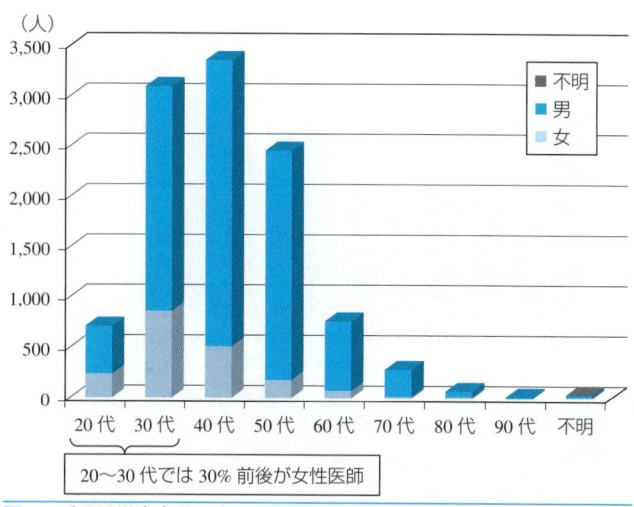

```
(人)
3,500
3,000
2,500
2,000
1,500
1,000
 500
   0
      20代 30代 40代 50代 60代 70代 80代 90代 不明
                                    ■不明
                                    ■男
                                    ■女
      └──20～30代では30%前後が女性医師──┘
```
図1 呼吸器学会会員に占める女性医師の割合

その時間が確保できるようにしなければならず，私生活にできるだけ仕事をもち込まない．
③休息をとったり積極的に運動を行ったり，リラックスのための時間をとるよう心掛ける．
④子育てをはじめとするサポートグループや社会的支援を受けることも必要である．最近ではワークシェアリングや時間短縮勤務など病院側が様々な取り組みを始めている．
⑤配偶者との話し合いにより，双方にとって必要な事柄を確認し，時間調整を図る．仕事を行う時には集中できる環境をつくる．

3　呼吸器学会での女性医師の実態調査

呼吸器科医師は，2010年の日本呼吸器学会総会で木村らが報告したように，時間外勤務が多く，過酷な勤務状況である[2]．このような中，呼吸器科医師を増やす上でも，女性医師の力をどのように活用していくかが非常に重要である．

①女性医師の占める割合は20～30歳代では会員の30%を占めている(図1)．
②新入会員では，2007年に28%を超え，医学生に占める女性医師の割合とほぼ同じとなっている．一方，呼吸器学会を退会する女性医師の年代は30～40歳代にピークがあり，男性医師に比較して約10歳若く，これは出産育児によるものであると推測される．
③専門医に占める女性医師の割合は2005年以降20%を超えている(図2)．
④会員を対象としたアンケート調査結果(別役ら)
　回答数がやや少なかったが様々な問題を提起している[5]．
(a)アンケートに回答した女性医師：30歳代を中心とした呼吸器科あるいは一般内科のフルタイムまたはパートタイムである．
(b)回答者の76%が呼吸器専門医を取得または取得予定であり，いいえと答えた会員の半数以上はそのような余裕がないと回答した．
(c)現在の仕事に満足している人の割合は

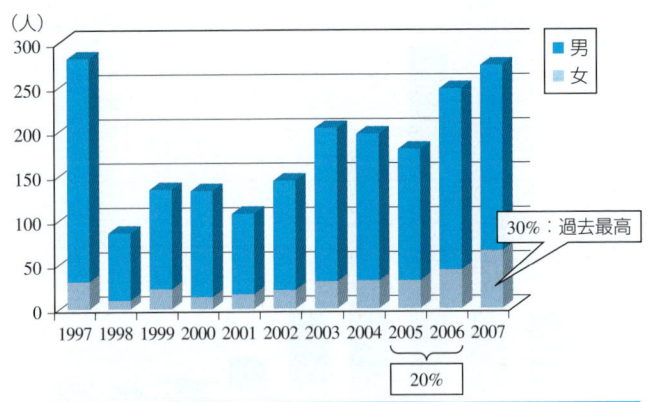

図2 呼吸器学会専門医に占める女性医師の割合

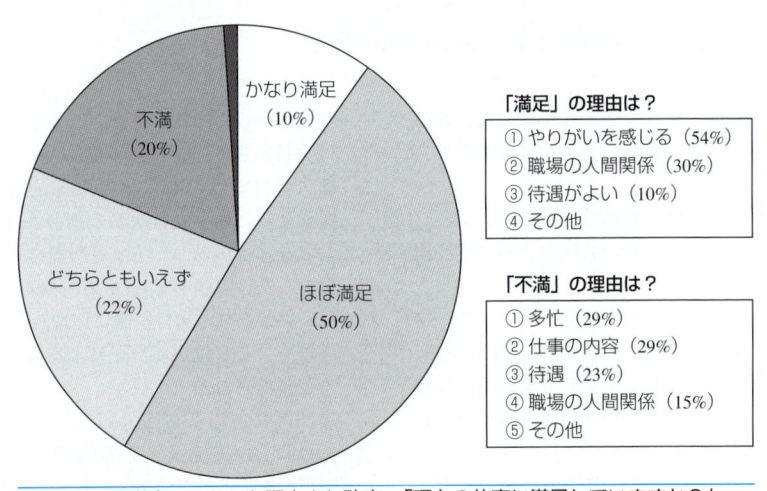

図3 呼吸器学会アンケート調査より改変.「現在の仕事に満足していますか?」

かなり満足（10%）
ほぼ満足（50%）
どちらともいえず（22%）
不満（20%）

「満足」の理由は?
① やりがいを感じる（54%）
② 職場の人間関係（30%）
③ 待遇がよい（10%）
④ その他

「不満」の理由は?
① 多忙（29%）
② 仕事の内容（29%）
③ 待遇（23%）
④ 職場の人間関係（15%）
⑤ その他

50%で，満足している人の54%はやりがいを感じるとの回答であった．また不満と答えた割合は30%で，多忙，仕事の内容，待遇，職場の人間関係などがその理由としてあげられた（図3）．

(d) 育児出産などをきっかけに，あるいは人間関係，労働条件，健康上の問題，配偶者の仕事で休職，転職を，考えたことのある医師は54%に上ることが分かった．

(e) 回答者の39%は育児家事や職場の状況により知識や技術の向上を図れていないと考えていた（表）．

この調査から読み取れることとして，女性医師は呼吸器科医師として専門性を高めたいという意欲は非常に強い．しかし，仕事や家庭上ゆとりがないため専門医をとることを考えられないという医師もいた．専門医の資格を取得しても，育児や家事，健

表　米国における育児方針

多くの米国の組織で導入されている標準的労務管理施策
1) 女性の労働者が出産または養子を迎えた場合は，90日間の育児休暇を付与する
2) 男性の労働者に子どもが生まれた場合や養子を迎えた場合は，2週間の育児休暇を付与する
3) 連邦法「Family and Medical Leave Act」(家族介護休暇法)に基づき，被雇用者に対して，病気の家族の介護や医療のための休暇期間の延長を許可する

病院・診療所，家庭における育児支援策
1) 病院や医学部併設の託児施設
2) 人的支援を雇う(ヘルパー，ベビーシッター，24時間住み込みヘルパー)
3) 配偶者との育児の平等な分担
4) どちらか一方の配偶者が家にとどまる
5) 両親や親戚の支援
6) 学童保育，延長保育など，教育機関による育児支援プログラム
7) 掃除，洗濯，買い物などを外注する「アウトソーシング」

勤務形態の調整
1) 勤務時間の短縮，あるいはパートタイムで働く
2) フレックスタイム制や在宅勤務
3) 他の医師や研修医とのワークシェアリング
4) 研修期間の延長

康上の問題，職場の環境などで多くが休職や転職を考えたことがあるという現状である．また配偶者の状況によっては女性が仕事をあきらめざるをえない場合もあると思われる．それに加え，専門医としての資格を取った後も，職場や家庭の状況によって知識や技術の向上を図れないことが大きな問題と思われる．

4 呼吸器科医師としてのキャリアスタイル

① 旧来型：結婚や出産を契機に仕事を辞め復帰しない．このタイプは医師には少ない．
② 中断型：子供が小さい時に一時的に仕事を減らすが仕事に復帰するつもりである．
③ 継続型：出産のため短期間仕事を中断する以外全く仕事を中断しない．

②③の女性医師を支えるためには，再研修を提供し，復帰支援を行うことが必要である．現在，多くの大学で復帰支援プログラムが組まれており，日本医師会女性医師バンクからも離職した女性医師への復帰支援プログラムへの紹介が行われている．呼吸器科医師としてのキャリアを希望する医師に対してはさらに専門的な研修が必要であるため，今後呼吸器学会独自の復帰支援プログラムが必要である．

5 呼吸器科医師としてどのようなロールモデルを考えるか？

① 呼吸専門医の取得：内科認定医取得ののち3年間，呼吸器専門施設で研修し，自分の専門的な知識を高め呼吸器専門医を取得する．
② 呼吸器専門医としての質を保つこと：子育て中の女性医師にとって必要な単位を取ることが難しい場合がある．今後，臨

床呼吸機能講習会に加えて，質が高くかつ受講しやすい講習会などを準備することが必要となるかもしれない．
③目標をもった研究を行い科学的な考え方や研究に対する態度を身につけることが重要である．大学院進学，学位取得を自分の生活のどこに位置づけるかも考えておくべきである．

6 呼吸器科医師の勤務環境の整備

呼吸器科は重症，急変，死亡が多い科であり，医師に対する負担が大きい．この状況を打破するためには，勤務環境の整備が必要である．呼吸器科医師を増やす努力に加え現在いる呼吸器科医師の負担を減らすことが必須である．日本の医療では主治医性が主軸であるが，産科で行われ始めているチーム制のように，数人の医師で一人の患者を受け持ち，勤務時間をきちんと定め，時間外労働を減らす必要がある．この場合，病院の理解と，患者の理解，社会の理解が必要である．

結婚して子供のいる女性であれ，結婚していない女性であれ，男性であれ，呼吸器科医師としての仕事を一生続けていくための条件は同じである．家事・育児を行うのは女性だけではなく男女が共有すべき問題であり，時にはキャリアや対価の面で妥協する必要がある．しかし，キャリアを中断することは大きなマイナスであり，たとえ細い道であってもキャリアを継続する努力を行い，かつそのような医師を支援する体制が必要である．さらに，女性医師だけを特別扱いにするのではなく，多くの医師がこのような人生のイベントに対応できる働きやすい余裕のある職場を作らなければならない．とかく女性医師のための方策というと，一部の女性医師を保護するという意味に捉えられがちであり，時にそれ以外の医師との間に軋轢を生むことがある．しかし，出産，育児を行っている女性医師が働きやすい職場環境というのは実は全ての医師が働きやすい職場であり，女性医師を支援するゆとりのある職場である．

御法度!!

❖ 苦しいことを自分で抱え込む．必ず相談できる人をつくろう．
❖ 仕事を中断すること．たとえ細くても呼吸科医師として続ける．

文献
1) 櫻井晃洋監修：女性医師としての生き方—医師としてのキャリアと人生設計を模索して．じほう
2) 木村弘，他：我が国における呼吸器診療の現状と問題点．日本医師会雑誌 138巻5号 984-988

聖マリアンナ医科大学横浜市西部病院呼吸器内科　**駒瀬裕子**

3 医療現場でのリスクマネジメント（ポストベンション）

Don't Forget!

- 自殺が生じないように全力を尽くす必要があるが，それでも不幸にして自殺が起きてしまう場合がある．
- 自殺後の影響を最小限にするためのケアを実施すべきである．
- ケアの対象となるのは，遺族，他の患者，担当医や担当看護師，病棟スタッフなどである．

1 基本的な考え方

医療の現場でのリスクマネジメントには様々な課題があるが，本項では，自殺予防について考えてみたい．自殺予防は次の3段階に分類される．

プリベンション（prevention：事前予防）：現時点でただちに危険が迫っているわけではないが，原因などを事前に取り除いて，自殺が起きるのを予防する．自殺予防教育なども広い意味でのプリベンションに含まれる．

インターベンション（intervention：危機対応）：今まさに起こりつつある自殺の危険に介入し，自殺を防ぐことである．ある人が薬を多量に服用して自殺を図ったとする．胃洗浄をして，救命し，自殺が起きるのを防ぐといった処置もこれにあたる．

ポストベンション（postvention：事後対応）：自殺を予防することに全力を尽くすのは当然であるが，それにもかかわらず自殺が起きてしまうことがある．そこで，ポストベンションとは不幸にして自殺が生じてしまった場合に，他の人々に及ぼす影響を可能な限り少なくするためのケア全般を意味している．

プリベンション，インターベンションについては「うつ状態と自殺」の項で取り上げているので，本項では特にポストベンションについて焦点を当てる．

2 自殺が起きた後に遺された人々の反応

自殺を防ぐことに全力を尽くさなければならないのは当然である．しかし，不幸にして起きてしまう自殺が存在することも現実であり，そのような場合には，遺された人に対するケアが必要になってくる．

自殺が起きると，遺された人は複雑な心理に圧倒される（表1）．事故死や病死よりもはるかに深刻な影響を及ぼす．一般的に，遺族が最も深刻な影響を受けるが，次のような気持ちが一挙に浮かび上がってくる．

・「頭の中が真っ白になってしまった」

表1 自殺後に遺された人の心理

驚愕	疑問
茫然自失	怒り
離人感	他罰
記憶の加工	救済感
否認，歪曲	合理化
自責	原因の追及
抑うつ	周囲からの非難
不安	二次的トラウマ

（高橋祥友：新訂増補版・自殺の危険：臨床的評価と危機介入．金剛出版，2006 より引用）

呼吸器診療と社会

- 「自殺の報せを受けた後の数日間の記憶がボンヤリしている」
- 「最後に会った時の，服装，会話の内容，表情がありありとよみがえってくる」
- 「自殺ではない．事故死だ」
- 「自殺というのは私の聞き間違いだ．あの人はどこかで生きているはずだ」
- 「自宅にいると，あの人の気配を今でも感じる」
- 「町で似たような年齢の人を見ると，あの人ではないかと思ってしまう」
- 「どうして自殺を防ぐことができなかったのだろう．全て私の責任だ」
- 「もう少し早く家に帰っていたら，自殺を防ぐことができたはずだ」
- 「私も死んでしまいたい」
- 「自殺は遺伝するのではないか．子どもは平気だろうか」
- 「どうやって（父親が自殺したことを）子どもたちに説明したらよいだろうか」
- 「どうしてあてつけのようにこんなことをしてくれたんだ」
- 「なぜ，自殺が起きたのか」
- 「全て担当医の責任だ．必要なことをしていなかったので自殺が起きた」
- 「自殺が起きたことに対して，皆が私を責めている」

表1の中に二次的トラウマという表現がある．これは自殺が起きたことだけでも辛い思いをしているのに，善意からであったとしても周囲の人がかけた一言が，さらに傷を深くしてしまう結果になることを指す．例えば，夫を自殺で失った女性に向かって，周囲の人が励まそうと思って，「結婚を繰り返している人なんか何人もいるんだから，また早くよい人を見つけなさい」などと平気で言ってしまいかねない．さらに，二次的トラウマで意外に多いのは，警察官の質問である．警察官は職務上，事故死か自殺か病死か殺人かということを正確に調べなければならないため，自殺が起きると，すぐに警察官が来て，淡々と事務的に質問をしていく．遺された人はまるで自分が殺人犯のように扱われたと感じることもあるという．

従来は，自殺が起きても，時間が経てば何とかなるという考え方が圧倒的だった．確かに多くの人はそうなのだろうが，必ずしもそれ程幸運な人ばかりではない．かなり時間が経ってから，うつ病，不安障害，ASD（急性ストレス障害），PTSD（心的外傷後ストレス障害）などを発病し，専門的な治療が必要になる人もいる．また，アルコールや薬物の乱用も起こりうる．

さらに，心理問題ばかりではなくて，身体疾患を発病する人もいる．強い絆のあった人の自殺を経験した後，遺された人が喘息の重積状態になるとか，治癒していた胃潰瘍が再発して，悪化してしまうといった例がある．そこで，自殺が起きた後，遺された人の心理面でのケアばかりでなく，身体の管理も大変重要になってくる．

3 群発自殺

自殺が起きた後に生じうる最悪の事態は，その後，複数の自殺が引き起こされてしまうことである．例えば，1986年4月8日早朝，アイドル歌手の岡田有希子が自殺を図った．自室で手首を切って，ガス栓をひねったのだ．ガス臭に気づいた近所の人の通報により，救急病院に搬送された．手首の傷を縫合し，抗生物質を処方されただけで，歌手はマネージャーとともにプロダクションの事務所に戻った．そして，周囲の目が離れたすきに，歌手はビルから飛び降りて亡くなった．享年18歳だった．自殺未遂は非常に重要な自殺の危険因子である．自殺未遂があった場合，将来，同様の行動を繰り返して，現実に命を失ってしまう危険は非常に高い．もしも，精神科医による介入があったら，展開は大きく異なった可能

性が高かっただろう．

さて，その直後からどのテレビ局もこの事件をトップニュースで報じた．さらに，ワイドショーや写真週刊誌の中には遺体を映しているものさえあった．現場に集まって嘆き悲しんでいるファンや，ファンが持ってきた花束といった画面が繰り返し映し出された．

すると，その後，未成年の自殺が相次いで生じ始め，2週間で30数名の自殺者が出てしまった．そして，多くが飛び降りという同じ手段を用いていた．この年の未成年の自殺者数は前後の年に比べて4割も増えてしまった．

このような現象は群発自殺（suicide cluster）と呼ばれている．これほど大規模ではなくても，職場，学校，病院といった限られた場所で，群発自殺は現実に起きている．自殺が1件でも起きないようにすることが大事なのだが，もしも起きてしまったら，2件目，3件目の自殺を起こさないようにすることが大変重要である．

ある内科病棟で1か月の間に2例の自殺と1例の自殺未遂が続いた例があった．より深刻な例として，ある精神科病院では，1か月の間に4例の自殺が起きてしまった．ようやくおさまったと思ってスタッフが安心していたところ，2か月後に自殺がまた起きてしまった．合計すると，3か月間で5例の自殺が起きたのだ．精神科病院なので，リスクの高い患者が入院しているわけだが，これほど短期間に自殺が集中したというのは，この病院でも開設以来初めてのことだった．

4 自殺が起きた後の対応の原則

表2に，不幸にして自殺が起きてしまった時の対応の原則をまとめた．

①群発自殺が起きる危険性を警告する：精神科医療関係者以外の，一般の医療従事者は群発自殺というようなことについてほとんど知識や経験がないので，まずこのような危険があることをスタッフに警告する．

②危険の高い患者を同定する：次に，潜在的にリスクの高い人を同定する．身体疾患ばかりでなく，うつ病が合併していたり，故人との関係が強かったような人である．

③適切な精神医学的治療を徹底する：もちろん，こういったことが起きる前に精神科コンサルテーションが要請されているのが理想的だが，それがなかった場合は，適切な精神医学的治療を徹底する．

④スタッフ間で緊密に情報を交換する：客観的な情報ばかりでなく，「ある患者の言動がいつもと異なって何となく気になる」といった直感に基づく情報であっても，スタッフ間で情報を共有しておくことは重要である．

⑤情報を統一しておく：自殺が起きたという事実を中立的な立場で周囲の患者に説明して，動揺している患者に適切に対応すべきである．しかし，時には，事実を患者に伝えるのが不安だと感じるスタッフがいる．そのような場合には，スタッフがよく話しあって，どのように他の患者に自殺について伝えるかという情報を統一しておく必要がある．患者から事情

表2 病棟での群発自殺の防止のために

①群発自殺が起きる危険性を警告する
②危険の高い患者を同定する
③適切な精神医学的治療を徹底する
　（精神科コンサルテーションの活用）
④スタッフ間で緊密に情報を交換する
⑤情報を統一しておく
⑥同様の手段を使う危険に対策を立てる
⑦スタッフのバーンアウトに対処する

(高橋祥友：新訂増補版・自殺の危険：臨床的評価と危機介入．金剛出版，2006より引用)

を尋ねられて，個々のスタッフによって答えが異なるというのはかえって混乱をきたしかねない．
⑥ 同様の手段を使う危険に対策を立てる：群発自殺において同様の方法が繰り返し使われるという特徴もあるので，この点についても配慮しておく．
⑦ スタッフのバーンアウトに対処する：患者の自殺が起きると，スタッフが心身ともに疲労困憊してしまうので，互いに支え合うということに特に配慮する．若くて経験が乏しいスタッフに対しては十分な配慮が必要である．そして，同じ悲劇を繰り返さないためにも，死からしか学べない教訓はないかを真摯な態度で振り返ってみるべきである．

5 遺族への対応

前項では，例えば，（精神科以外の一般科の病棟で）自殺が起きた場合の，対応の原則を解説してきたが，最も影響を受けているのが遺族であることは言うまでもない．

a 誠心誠意対応する

誠心誠意，遺族と対応することが第一の原則である．遺族は複雑な感情に圧倒されている．時には，対応にあたった病院の関係者に対してあからさまに怒りをぶつけてくるかもしれない．遺族の訴えについて真摯に耳を傾け，病院も懸命に病気の治療に努力してきたことを誠心誠意伝えて，死を悼んでいることを共有するようにして欲しい．遺族との話し合いの中で，「病院には問題がなかったのか」「自殺の前に何が起きていたのか」「自殺を防ぐ手立ては取ったのか」などの質問が出された場合も，おざなりな対応をしたりしないで，誠実な態度で，冷静に事実を伝える．その場で答えられないことに関しては，調べた上で，後に必ず適切に答えるようにする．

b 心身両面のケアが必要

なお，遺族に心身の不調が出てくる可能性もあるので，精神保健の専門家が相談にのることができるという点も伝えておく．遺族の心理的影響はかなり深刻であることが多いので，グループではなく，個別のケアの方が適している．ただし，自殺が起きたことに対して病院に責任があると遺族が考えている場合，このような申し出が拒まれることもあるだろう．そのような状況では，遺族にとってのキーパーソンに，自殺後に遺族に起こりうる問題について説明しておき，遺族を見守るようにしてもらうという方法もある．また，遺族には心理的な問題ばかりでなく，身体的な問題が出てくることもある．例えば，絆の強かった人の自殺を契機に，持病が悪化することは珍しくない．そこで，定期的に健康診断を受けられるような配慮も必要になる．

c 日常生活の手続きを助ける

家族を亡くして，遺された人がすっかり意気消沈していて，現実的な様々な手続きをどのようにしてよいか分からなかったり，そのエネルギーさえ残っていなかったりすることがある．例えば，生命保険や銀行口座の解約の手続き，学齢期の子どもがいれば奨学金の申請などといった，現実に生活していく上での様々な手続きをするのを具体的に手伝うことも，遺族に対するケアではとても大切なことである．

d 故人をいつまでも忘れないことを伝える

遺族の悲しみは容易に癒されるものではない．病死や事故死よりも，その傷が癒えるには長い時間がかかる．そこで，自殺が起きた後の対応ばかりでなく，その後も，故人を忘れないでいることを折に触れて遺族に伝えていく．故人が今でも多くの人々から覚えておいてもらえるということが，遺族にとって最大の励ましになることはしばしば経験する．

御法度!!

- 自殺が生じたという事実を必死になって隠そうとしても，噂や憶測で瞬く間に広がってしまう．
- 自殺を隠蔽しようとするよりは，事実を中立的な立場で伝えて，動揺している人をケアするのが最善の策である．
- 自殺が生じた後は，心理的なケアだけに集中するのではなく，身体的な健康管理も行われているか配慮する．

文献

1) Smolin, A., et al.：Healing after the Suicide of a Loved One. New York：Fireside, 1993（柳沢圭子・訳，高橋祥友・監修：自殺で遺された人たちのサポートガイド：苦しみを分かち合う癒やしの方法．明石書店，2007）
2) 高橋祥友：自殺，そして遺された人々．新興医学出版社，2003
3) 高橋祥友，福間詳・編：自殺のポストベンション；遺された人々への心のケア．医学書院，2004
4) 高橋祥友：自殺予防．岩波新書，2006
5) 高橋祥友・編著：セラピストのための自殺予防ガイド．金剛出版，2009

防衛医科大学校防衛医学研究センター行動科学研究部門　**高橋祥友**

4 うつ状態と自殺

Don't Forget!

- 身体症状を訴えて精神科以外の科を受診するうつ病患者は極めて多い．
- 身体疾患に罹患している患者におけるうつ病の率は，一般人口における率よりもはるかに高い．
- 身体疾患患者の治療に際して，うつ病の可能性や自殺の危険について注意を払うべきである．

1 基本的な考え方

うつ病は決してまれな病気ではない．米国精神医学会によると，大うつ病（重症うつ病）の生涯有病率は，女性で10～25％，男性で5～12％，時点有病率は，女性で5～9％，男性で2～3％と報告されている．さらに，一般身体疾患患者では20～25％にうつ病が認められるという．図1にうつ病を発病した患者が初診の段階で受診する診療科を示したが，初期から精神科に受診している患者はむしろ少数派で，初診段階では様々な身体症状を訴えて精神科以外の科を受診しているというのが現状である．

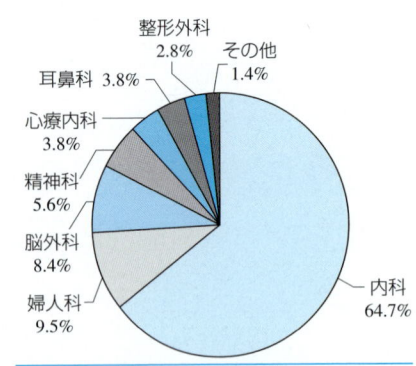

図1　うつ病患者の初診診療科

- 内科 64.7%
- 婦人科 9.5%
- 脳外科 8.4%
- 精神科 5.6%
- 心療内科 3.8%
- 耳鼻科 3.8%
- 整形外科 2.8%
- その他 1.4%

三木　治：プライマリ・ケアにおけるうつ病の治療と実態，心身医学，42(9)：585-591，2002より引用

そこで，医療従事者一般が，うつ病を早期に診断し，適切な治療へと導入するゲートキーパーの役割を果たすことが期待されている．

2 うつ病の症状

表1に米国精神医学会による大うつ病の診断基準をあげておく．要するに，うつ病では，気分・感情，思考・意欲，身体の面に様々な症状が現れてくる精神障害と捉えるとよいだろう．精神科以外の科では，長期にわたる不眠を訴える患者や，検査を繰り返しても訴えを十分に説明できるような原因が発見できないにもかかわらず不調が続く患者の場合，その背景にうつ病が存在している可能性を考えて，さらに詳しく問診を進める．

表2にうつ病の自己チェックリストの1つをあげておく．これは米国国立精神保健研究所が作成したうつ病自己評価尺度であり，最近1週間の症状から判定する．総得点60点満点中，16点以上でうつ病あるいはうつ状態が疑われる．ただし，この種の自己記入式の尺度はあくまでも目安であって，正確な診断を下すには専門家による診断が必要である．本人や周囲の人がうつ病の可能性に気づいたならば，なるべく早い段階で専門医を受診して，適切な治療を受けるように働きかけて欲しい．

第4章 社会と医療

表1　DSM-IV-TR：大うつ病エピソードの診断基準(米国精神医学会)

以下の症状のうち，少なくとも1つがある．
1. 抑うつ気分
2. 興味または喜びの喪失

さらに，以下の症状を併せて，合計で5つ以上が認められる．
3. 食欲の減退あるいは増加，体重の減少あるいは増加
4. 不眠あるいは睡眠過多
5. 精神運動性の焦燥または制止(沈滞)
6. 易疲労感または気力の減退
7. 無価値感または過剰(不適切)な罪責感
8. 思考力や集中力の減退または決断困難
9. 死についての反復思考，自殺念慮，自殺企図

・上記の症状がほとんど1日中，ほとんど毎日あり，2週間にわたっている．
・症状のために著しい苦痛または社会的，職業的，または他の重要な領域における機能の障害を引き起こしている．
・これらの症状は一般身体疾患や物質依存(薬物またはアルコールなど)では説明できない．

American Psychiatric Association: Diagnostic and statistical manual of mental disorders IV-TR. Washington, D.C.: American Psychiatric Press, 2000.（高橋三郎，大野裕，染谷俊幸　訳：DSM-IV-TR　精神疾患の診断・統計マニュアル　新訂版．医学書院，2003.）より引用

3　うつ病と自殺の危険

図2のように，世界保健機関（WHO）が行った調査によると，自殺と精神障害の間には密接な関連があり，自殺者が生前に何らかの精神障害に該当していた割合は9割を超えている．ところが，適切な治療を受けていた人となると，2割弱である．そこで，自殺の背景に存在する精神障害を早期の段階で診断し，適切な治療を実施することによって，自殺予防の余地十分にあるとWHOは繰り返し強調している．精神障害の中でも，気分障害（うつ病，双極性障害，気分変調症）が自殺と密接に関連している．

表3に一般人口と比較した相対的な自殺の危険を示した．双極性障害(躁うつ病)の有病率は，単極性うつ病の約1/10であるが，双極性障害のうつ病相では，単極性うつ病の患者よりも自殺率が高い．

4　自殺の危険因子

表4に自殺の危険因子をあげた．この中で特にうつ病患者の自殺の危険を評価する上で注意すべき項目について解説していく．

①**自殺未遂歴**：これまでに自殺を図ったものの，幸い救命された人であっても，その後，適切な治療を受けられなければ，将来同様の行動が繰り返され，死に至る可能性が極めて高い．

なお，自殺未遂に関しては，判断を誤りかねない次のような点がある．高所から飛び降りたり，電車に飛び込んだものの奇跡的に助かった人に対しては，死の意図を疑うことはないだろう．ところが，手首自傷，過量服薬といった，直ちに死に至る危険の低い行為に及んだ人であっても，その後，自殺によって命を落とす危険は，自傷行為を認めない人に比べるとはるかに高いことを忘れてはならない．

表2 CES-D うつ病自己評価尺度

1週間のうちで	ない	1～2日	3～4日	5日以上	点　数
1. 普段は何でもないことがわずらわしい	0	1	2	3	
2. 食べたくない．食欲が落ちた	0	1	2	3	
3. 家族や友人から励ましてもらっても気分が晴れない	0	1	2	3	
4. 他の人と同じ程度には，能力があると思う	3	2	1	0	
5. 物事に集中できない	0	1	2	3	
6. 憂うつだ	0	1	2	3	
7. 何をするのも面倒だ	0	1	2	3	
8. これから先のことについて積極的に考えることができる	3	2	1	0	
9. 過去のことについてくよくよ考える	0	1	2	3	
10. 何か恐ろしい気持ちがする	0	1	2	3	
11. なかなか眠れない	0	1	2	3	
12. 生活について不満なくすごせる	3	2	1	0	
13. 普段より口数が少ない．口が重い	0	1	2	3	
14. 一人ぼっちで寂しい	0	1	2	3	
15. 皆がよそよそしいと思う	0	1	2	3	
16. 毎日が楽しい	3	2	1	0	
17. 急に泣き出すことがある	0	1	2	3	
18. 悲しいと感じる	0	1	2	3	
19. 皆が自分を嫌っていると感じる	0	1	2	3	
20. 仕事が手につかない	0	1	2	3	
	合　計				点

Radloff, LS：The CES-D scale：A self-report depression scale for research in the general population. *Applied Psychological Measurement*., 1977；**1**：385-401. より引用

さらに，自殺未遂直後の感情にも注意を払うべきである．自殺を図った直後の人というと，抑うつ的であったり，不安焦燥感が強かったりする人を一般には思い浮かべるだろう．しかし，自殺未遂がカタルシス効果をもたらして，外見上は抑うつ的にはみえない自殺未遂者も少なくない．自殺未遂について他人事のように語ったり，どこか妙に昂揚した気分でいたりすることさえあるので注意が必要である．

②**精神障害〔特に重複罹患(comorbidity)〕**：うつ病でも，極度の不安焦燥感や妄想を呈する重症例では自殺の危険が特に高い．さらに，うつ病患者が同時にアルコール依存症の診断も下されていたり，重

第4章 社会と医療

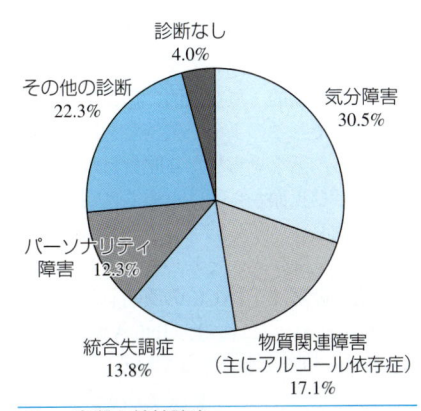

図2 自殺と精神障害

- 気分障害　30.5%
- 物質関連障害（主にアルコール依存症）　17.1%
- 統合失調症　13.8%
- パーソナリティ障害　12.3%
- その他の診断　22.3%
- 診断なし　4.0%

（World Health Organization: Suicide Rates（per 100,000）, by country, year, and gender. http://www.who.int/mental_health/prevention/suicide/suiciderates/en/, 2004より引用）

表3　一般人口と比較した場合の自殺の相対的危険

診断	一般人口と比較した場合の自殺の相対的危険（倍）
双極性障害（うつ病相）	28
重度のうつ病	21
複数の薬物乱用	20
重度の不安障害	11
中等度のうつ病	9
統合失調症	9
パーソナリティ障害	7
癌	2

（Tondo L, Hennen J, Baldessarini RJ：Suicide in bipolar disorder. *CNS Drugs*, 2003；17；491-511.より引用）

表4　自殺の危険因子

自殺未遂歴	自殺未遂は最も重要な危険因子．自殺未遂の状況，方法，意図，周囲からの反応などを検討
精神障害の既往	気分障害（うつ病），統合失調症，パーソナリティ障害，アルコール依存症，薬物乱用
サポートの不足	未婚，離婚，配偶者との死別，職場での孤立
性別	自殺既遂者：男＞女，自殺未遂者：女＞男
年齢	中高年男性でピーク
喪失体験	経済的損失，地位の失墜，病気やけが，業績不振，予想外の失敗
性格	未熟・依存的，衝動的，極端な完全主義，孤立・抑うつ的，反社会的
他者の死の影響	精神的に重要なつながりのあった人が突然不幸な形で死亡
事故傾性	事故を防ぐのに必要な措置を不注意にも取らない．慢性疾患への予防や医学的な助言を無視
児童虐待	小児期の心理的・身体的・性的虐待

文献2より引用

症の身体疾患も抱えているといった具合に，複数の精神障害（時に身体疾患）に同時に罹患している，いわゆる重複罹患では自殺率はさらに高まる．

③**周囲からのサポートの不足**：未婚者，離婚者，何らかの理由で配偶者と離別している人，近親者の死亡を最近経験した人の自殺率は，結婚していて配偶者のいる人の自殺率よりも約3倍高い．

④**他者の死の影響**：同一家系に自殺が多発することがしばしば報告されている．さらに，家族以外にも，知人や入院中の他

の患者の自殺，事故死，不審死を最近経験したことも，自殺の危険を高めてしまう．
⑤**事故傾性**：自殺は突然，何の前触れもなく起きると一般には考えられているが，それに先行して自己の安全や健康を守れなくなる事態がしばしば生じており，これを事故傾性(accident proneness)と呼ぶ．繰り返す事故が無意識的な自己破壊傾向の発露となっている例がある．

例えば，糖尿病でそれまでは十分に管理できていた人が，食事療法も，薬物療法も，運動療法も突然やめてしまったり，あるいは，インスリンを多量に注射したりすることもある．また，腎不全の患者が人工透析を突然受けなくなったり，臓器移植を受けた後に，免疫抑制薬の服用を止めてしまったりした例もある．

あるいは，一般の職場などでは，まじめな仕事ぶりだった人が，何の連絡もなく失踪してしまったり，性的な逸脱行為を認めたり，いつもは温和な人が酒の上で大喧嘩をしたりするといった行動の変化を自殺に先行して認めることも珍しくない．うつ病患者で失踪を認めたような場合，それが自殺の代理行為とみなすべき例もあるので，まず本人の安全を確保した上で，専門の精神科医による治療に導入すべきである．

自殺の危険を適切に評価することが予防の第一歩となる．このような因子を検討することによって，自殺の危険を判定していく．患者に自殺の危険を察知したら，ぜひ専門の精神科医からのコンサルテーションや精神科への紹介を行って欲しい．

5 対応と治療の原則

自殺まで思いつめている絶望的な気持ちを打ち明ける相手というのは，これまでの関係から「この人ならば私の辛い気持ちを話しても，真剣に聞いてくれるはずだ」という人を意識的・無意識的に選び出している．そこで，このような気持ちを打ち明けられたら，話をそらしたり叱責したりしないで，ぜひ正面から受け止めて真剣に耳を傾けて欲しい．

自殺の危険が高いと考えられる人に対応する第一段階は「**TALKの原則**」としてまとめられる．これは，Tell, Ask, Listen, Keep safeの頭文字をとっている．

T：はっきりと言葉に出して相手のことを心配していると伝える．
A：真剣に取り上げるつもりならば，死にたいと思っているかとどうかを率直に尋ねても危険ではない．むしろ，それは自殺の危険を判断し，自殺予防につなげる第一歩になる．
L：徹底的に傾聴する．絶望的な気持ちを一生懸命受けとめて聞き役に回る．
K：危険と判断したら，その人を一人にしないで，安全を確保した上で，外部から適切な援助を求める．

さて，自殺の危険の高い人に対する治療だが，これは専門の精神科医によって実施されるべきであるので，早期に適切に紹介することを怠らない．薬物療法，心理療法，周囲の人々との絆の回復を3本の柱にすえて，総合的・長期的に治療を計画していく．

①**薬物療法**：精神障害の存在が明らかな場合は，適切な薬物療法は欠かせない．
②**心理療法**：問題を抱えた時に自殺行動に及ぶのではなく，これまでよりも適応力の高い他の選択肢を試みられるように，対処能力の向上を目指した心理療法が重要となる．
③**周囲の人々との絆の回復**：自殺を理解するキーワードは「孤立」である．自責感

や無価値感があまりにも強いために，周囲の人々から何らかの救いの手を差し伸べられても，自らそれを拒絶してしまう傾向が強く，その結果，ますます孤立を深めている．したがって，周囲の人々との絆の回復を図ることも治療の一環となる．

なお，自殺の危険は一度だけで終わるのではなく，繰り返し生じてくる可能性が高いので，長期にわたるフォローアップが必要となる．

御法度!!

- 安易な励ましは厳禁である．
- 患者に自殺の危険を感じたら，はっきりと言葉に出して尋ねる．その上で，精神科コンサルテーションを要請する．
- 身体疾患だけに注意を払って，心理・社会的苦悩を軽視してはならない．

文献

1) 日本医師会・編：自殺予防マニュアル第2版：地域医療を担う医師へのうつ状態・うつ病の早期発見と対応の指針．明石書店，2008
2) 高橋祥友：新訂増補版 自殺の危険：臨床的評価と危機介入．金剛出版，2006
3) 高橋祥友：うつ．新水社，2006
4) 高橋祥友：医療者が知っておきたい自殺のリスクマネジメント 第2版．医学書院，2006
5) Wasserman, D.（Ed.）：Suicide：An Unnecessary Death. London: Martin Dunitz, 2001.（小林章雄，ほか・訳：自殺予防学；医師・保健医療スタッフのために．学会出版センター，2005）

防衛医科大学校防衛医学研究センター行動科学研究部門　**高橋祥友**

第5章

診察の進め方

A 診察

1 呼吸器診療における医療面接

Don't Forget!

- Listen to the patient, he is telling you the diagnosis〔William Osler(1849-1919)〕.
- 患者との信頼関係を構築することで診療上のコンプライアンスが上昇する.
- 医療訴訟の影に医者と患者・家族とのコミュニケーション不足あり.

初診で病院を訪れて「○○さん，診察室にお入り下さい」と呼ばれた時の患者の心境を考えてみよう．何を言われるのか？ 何をされるのか？ 初めて会う医者は信用できるのか？ 不安と緊張をもって患者は入ってくる．そこに座っていて欲しい医師とは，患者の身になって考えれば容易に答えが出よう．防御に傾いている患者の心を解きほぐすこと(ice breaking)ができれば，問診によってより多くの，より質の高い情報を得ることができる．そのために必要なことは，医者の心と，ある程度の経験と，ちょっとした技術である．

1 患者とのコミュニケーション

挨拶することから診療はスタートする．しかし通り一遍の挨拶と本を読んだような自己紹介では患者は心を開かない．患者は若いあなたを見てがっかりしているかもしれない．しかし真摯な態度と笑顔で接するだけで，その後の診察が劇的にやりやすくなることが多い．患者が抱く医者のファーストインプレッションにおいて及第点がもらえれば，時間の節約や検査の適切化につながっていく．最初の挨拶で，患者の愁眉が開く(reassurance)のが感じられれば大成功．

2 面接の技術

a Open-ended question から focused question へ

「今日はどのようなことでいらしたのですか？」といった，自由に回答できる質問から始めること．患者が息苦しさを訴えたとしよう．そこからは息苦しさの性質を聴取して疾患を想定していくことになるが，その過程で Yes・No でしか答えられない closed question を重ねていくと，医者の意思が反映されてしまうばかりでなく(leading question)，患者が萎縮してしまうことにもなる．できるだけ質問は開放型にしたままで，息苦しさの特徴を引き出すような focused question をしていくこと．

b Echoing と empathy

患者の言葉，特に最後の言葉をオーム返しに言う．「そうですか，空気がなくなるような苦しさだったのですね？」．これにより，患者は自分の訴えが確かに理解され，苦痛を共有できていると感じる．また最後が「ですね？」と疑問で終わることで，次の言葉を患者に促す効果が出てくる．共感によって信頼関係は進展するが，これは言葉によるものばかりではない．Non-verbal communication が重要で，「苦しさだったのですね？」と言う時の医者の表情を患者はしっかり観察しているものである．

c Summarization

患者の訴えがある程度進んだら，「今までのお話をまとめてみますと…ということでしょうか？」と要約してみる．このことで，お互いに訴えの内容を整理できる．患者は話し足りない部分が明確になり，次の訴えに入ることができる．訴えが長く複雑

第5章 診察の進め方

A 診察

な時，患者自身も何が一番言いたいのか分からなくなることがある．このような場合に summarization をすることで患者の思考を助け，訴えをスムーズに導くことができる．

d 問 診

問診は，①主訴，②現病歴，③既往歴，④家族歴，⑤生活歴・社会歴と進めていく．意外に③〜⑤は難しい．それは患者のプライバシーに深くかかわることがあるからだ．例えば，家族性の疾患について尋ねる時，未成年者に喫煙習慣を聞く時，性交渉相手が同性か否かを問う時などがある．このような質問が自然にできるようにするには，まず診察室が周りの人に聞こえないような環境であることが大事である．そして，質問が患者の主訴の解明・解決に必要であることを説明したり，「この質問は皆さんに必ずお聞きしていることなのですが，」と前置きしたりするといった工夫をするとよい．また隠語や婉曲な言葉は避け，はっきりと医学用語などを用いて具体的に表現すること．

3 呼吸器疾患の三大症候

a 咳 嗽

発症から3週間以内を急性咳嗽，それ以上持続する咳嗽を遷延性咳嗽（3週間以上），慢性咳嗽（8週間以上）という．遷延性・慢性咳嗽では咳が唯一の症状で，一般的な検査や身体所見に異常を認めないとしているが，急性では異常があってもよい．急性咳嗽の原因は感染症が最も多いが，重大な疾患が隠れていることがあり注意が必要である（図1）．慢性咳嗽の三大原因は，副鼻腔気管支症候群（湿性咳嗽），咳喘息（乾性咳嗽），アトピー咳嗽（乾性咳嗽）で，遷延性咳嗽ではこれにかぜ症候群後遷延性咳嗽（乾性咳嗽）が加わる．咳の性質（乾性・湿性，時間帯，誘因等）によって原因を特定していくが，治療的診断も有用である（図2）．

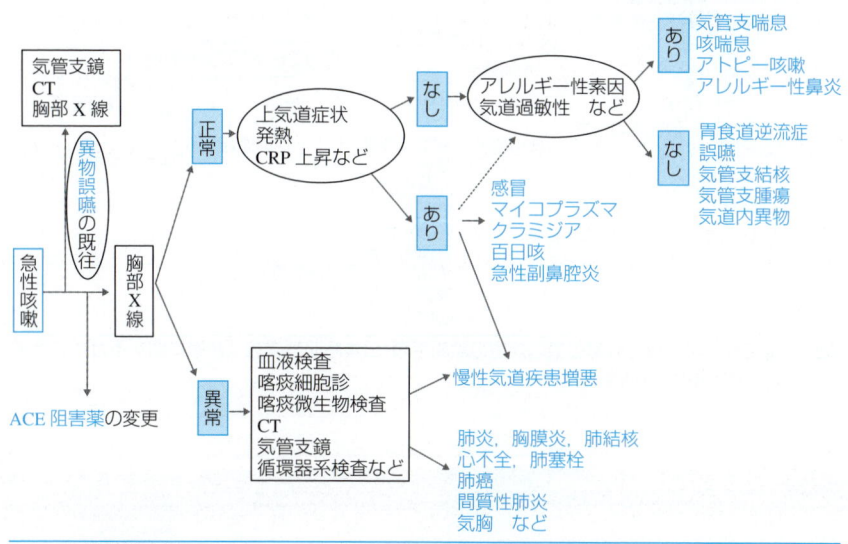

図1 急性咳嗽診断のフローチャート（日本呼吸器学会「咳嗽に関するガイドライン」2005年（一部改変）より）
ACE：アンジオテンシン変換酵素

b 呼吸困難／息切れ

発症形式(突発性・発作性，急性，慢性，間欠性)，随伴症状(咳嗽，喘鳴，発熱，胸痛，喀痰，しびれ)，程度(Hugh-Jones の分類など)，誘因(労作，体位，時刻，就寝)，改善法(安静，痰の喀出，起坐位)について尋ね，さらに身体所見にて原因を絞っていく．

c 喀痰・血痰

痰は症状であり，また原因検索のための有用な情報源でもある(喀痰の検査の項，p.276 参照)．痰の量，色，粘性や，随伴する症状について尋ねて原因を考える．血痰の場合は，出血源が鼻腔，口腔，消化管である可能性も考える．血痰の原因が結局分からないことも多いが，原因疾患としては，気管支拡張症，結核・非結核性抗酸菌症，肺癌，肺炎・肺膿瘍，急性・慢性気管支炎が多く，これらを念頭に問診を進める．まれな原因としては，真菌症(特に肺アスペルギルス症)，寄生虫症，自己免疫疾患(Goodpasture 症候群，Wegener 肉芽腫症，顕微鏡的多発血管炎など)，アミロイドーシス，心不全，肺動静脈瘻，肺血栓塞栓症などがある．抗血栓薬の内服の有無も忘れずに問うこと．

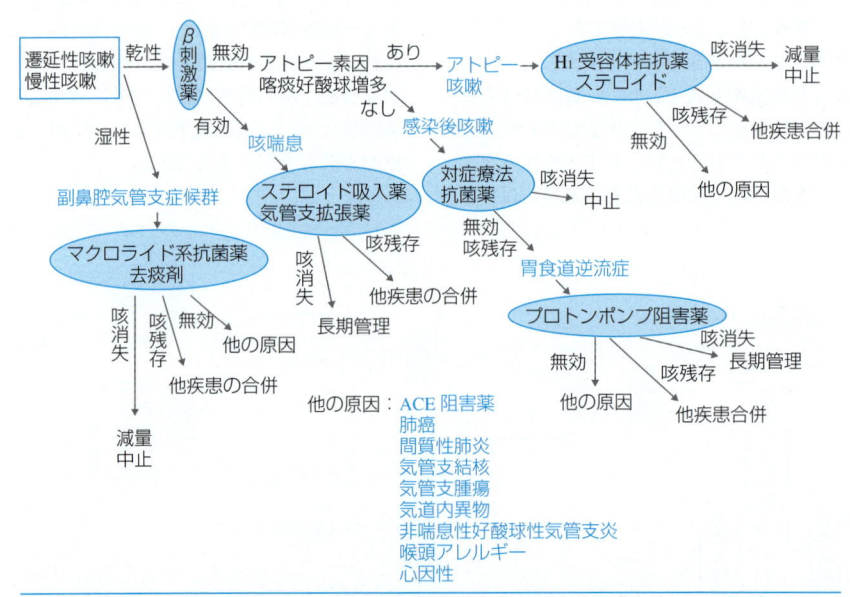

図2 遷延性咳嗽・慢性咳嗽の原因疾患の診断手順(日本呼吸器学会「咳嗽に関するガイドライン」2005 年(一部改変)より)

> **御法度!!**
> ❖ 患者の話を遮って，医者が訴えを代弁してはいけない．長くてまとまりのない訴えを聞くのは忍耐が必要だが，患者は訴えることで安堵し，それ自体が治療的意味をもつのだ．
> ❖ 「タバコはもう止めた」＝ past smoker ではない．禁煙といっても実は「フカス程度」や「いたずらで吸うくらい」と患者によって様々な表現となる．時には嘘であることも．

気仙沼市立病院呼吸器科　**冲永壮治**

☑ 「地方における呼吸器診療の均てん化．北海道は広いんです」

　言うまでもないことだが，私の地元である北海道は広大である．全道各地から患者さんのご紹介を受けるが，今の医療システムでは長期に入院するのは難しい．例えば私の専門である肺癌診療では，外来化学療法が主流である．しかし特急で数時間かけるような地方からの通院は無理で，帰宅して有害事象などが悪化した時の問題もあり，紹介元に戻っていただく場合も多い．

　大都市から離れた地方においては，肺癌診療を含めて呼吸器専門医が少ないことが問題となっており，これは他科の専門医に関しても同じ状況である．地方中核病院を中心とした「センター化」の必要性が唱えられて久しいが，まだまだである印象が強い．医局人事が崩壊してしまった今，行政に積極的に介入してもらうしかないがそれも全く十分ではない．呼吸器領域志望の研修医の先生方が本コラムを読まれて，少しでも問題意識をもって下されば幸いである．

（北海道大学第一内科　大泉聡史）

A 診察

2 呼吸器患者の身体所見のとり方

Don't Forget!

- 問診と理学的所見で診断に迫る！ ここに内科医の内科医たる所以がある．
- 診察とは，最も費用対効果に優れた検査法である．
- 聴診器で一番重要なパーツは，両イヤーピースの間にある．

検査はハイテク，診察はローテク？ 否である．Physical examination は人間の五感(高感度 biosensor)と脳(super computer)が有機的に統合した高度先進医療である．一方，問診は IT と言えよう．注意深い問診と的確な身体所見によって導かれる仮説診断が，最終診断と一致する確立は 60〜90％ といわれている．身体所見にあたっては，問診で得られた情報を基に仮説診断をより精度の高いものへと考えてゆき，次のステップ，即ちいかなる検査が必要かを想定してゆく．以下に理学的所見の手順と tips を示す．

1 まず観察(視診)から

呼吸状態をじっくり観察する．速さと深さ，そしてリズム．健常人の安静時呼吸数は 12〜20 回/分程度である．患者が入室して椅子に腰掛けるまでの労作でどの程度呼吸が変化し，元に戻るまでどれくらい時間がかかるかをチェックしておく．呼気の延長や口すぼめ呼吸(閉塞性肺疾患)，喘鳴(気道の狭窄)，rapid shallow(拘束性肺疾患)といった呼吸症状の有無をみる．意識障害がある場合は，特に，低換気(CO_2 ナルコーシス)や Kussmaul 大呼吸(代謝性アシドーシス)，Cheyne-Stokes 呼吸(中枢神経疾患，心不全)などに注意．次に問診に移るが，その間，顔貌に注目．浮腫(心不全や上大静脈症候群)，眼瞼下垂(胸腺腫)，Horner 症候群(Pancoast 腫瘍)，鞍鼻(Wegener 肉芽腫症など)，口唇のチアノーゼ等々．訴えを聞いている時は，嗄声や咳の性質(乾/湿，遠吠え様)に注意．問診が終了したら，再び呼吸状態の観察へ．安静時に深呼吸や努力性の呼吸をさせてみると，症状が顕在化することがある．呼吸機能低下が疑われる時は，パルスオキシメーターをつけて一緒に歩いてみる(いきなり 6 分間歩行の負荷試験は危険)．パルスオキシメーターをつける時は，ついでにばち状指(特発性肺線維症など)，爪の黄染(yellow nail 症候群)，関節の変形(関節リウマチ)をチェック．

2 頸胸部の視診・触診へ

上から下へチェック．頸部から鎖骨上窩では，呼吸補助筋である胸鎖乳突筋や斜角筋の肥大，鎖骨上窩の陥没呼吸(以上 COPD)，外頸静脈の怒張，リンパ節の腫脹の有無をみる．胸郭に移り，変形(barreled chest(COPD)，漏斗胸，鳩胸，ピラミッド胸，脊柱走行異常，胸郭形成術後など)の有無をみるとともに，胸郭運動の異常(Hoover 徴候，奇異呼吸)を観察する．肋間の開大(緊張性気胸，大量胸水，高度肺気腫)や狭小(無気肺，肺線維症)の観察では，両手を患者の胸部に当てて深呼吸をさせると分かりやすい．必要に応じ，この時「ひとーつ」と低い声で発声させて胸壁振動の左右差を触知する(音声振盪)．気胸，胸水，胸膜肥厚などで減弱し，肺炎や

無気肺，胸膜癒着などで亢進する．気胸が疑われたら皮下気腫も疑って触診する（握雪感と捻髪音）．皮疹・結節（自己免疫疾患）や表在静脈の拡張（上大静脈症候群）も忘れずに観察．

3 頸胸部の聴打診へ

聴診は正しい用語を用いて表現すること（図，表）．呼吸音は健常者でも聞かれる音であり，それに対して副雑音は健常者では聞かれない"付加された"音である．副雑音が聴取できる時でも呼吸音は聞こえるので，その異常を聞き逃さないように．膜型は高音が，ベル型は低音が聞きやすい（したがってベル型を使う時は強く皮膚に押しつけてはいけない）．呼吸音ばかりでなく，心音も必ず聞いて心疾患の関与を考える．打診は意外と患者にストレスを与える．手首の軽いスナップで良い音が出るように練習しておこう．打診では，清音（正常肺を打診したときの音），鼓音（気胸，肺気腫，巨大ブラなど空気成分が増加した病態），濁音（肺炎，無気肺，胸水，胸膜肥厚など水成分が存在する病態）を聞き分ける．胸水貯留部の濁音の直上部はむしろ鼓音となることがあり，Skoda音と呼んでいる．

4 その他の部位の診察へ

呼吸器疾患が関与する症状，あるいは呼吸器症状を呈する疾患は多岐にわたるので，見逃しのないように．腹部の診察においては消化器疾患の診察法を一通りマスターしておくこと．表在静脈怒張が腹部・臍部に及ぶ時は，上大静脈症候群の閉塞部位が奇静脈合流部より中枢側にあることを示唆する．横隔膜神経麻痺では，吸気時に臍部が罹患側に偏移する．四肢において，筋力低下がみられたら，Lambert-Eaton症候群（肺癌），多発筋炎（間質性肺炎），重症筋無力症（胸腺腫）などを考える．膝はサルコイド結節の好発部位なので，疑ったら要チェック．深部血栓性静脈炎は肺塞栓症と関連があり，腓腹筋の腫脹，疼痛，熱感，Homans徴候に注意．下肢に浮腫を認めた時，一般的に両側性は肺性心を考え，左側は深部静脈血栓（左腸骨静脈が好発部位）を疑う．

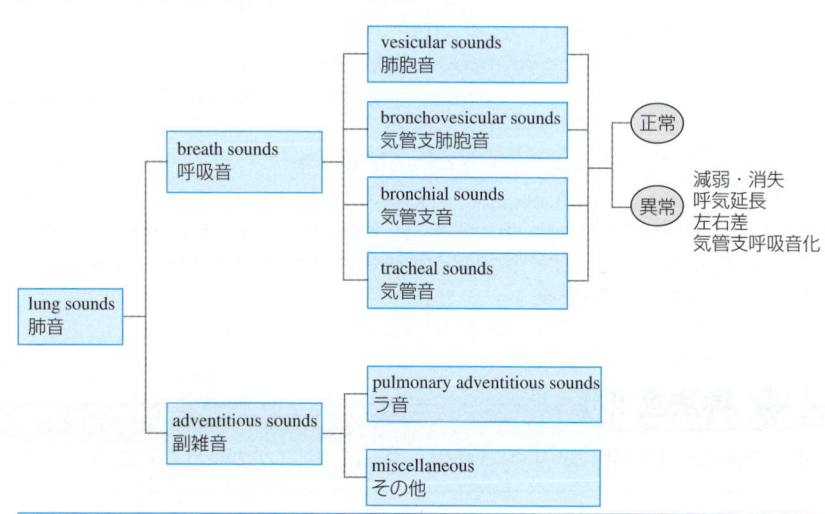

図　肺音の分類

表 **副雑音** adventitious sounds

ラ音	discontinuous sounds 断続(性ラ)音	fine crackle (捻髪音)	細かい断続音．パリパリ．日本では Velcro 音ともいう．吸気終末優位． 呼気時に閉塞した末梢気道が吸気により急激に開放される時の音． 間質性肺炎/肺線維症，石綿肺，過敏性肺炎など．
		coarse crackle (水泡音)	粗い断続音．ブツブツ．吸気初期に優位． 比較的太い気道を閉塞させている分泌物の膜が吸気により破裂する音． 肺炎，肺水腫，気管支拡張症，慢性気管支炎など．
	continuous sounds 連続(性ラ)音	wheeze (笛(様)音)	高音性(400 Hz 以上)．ピーピー．比較的細い気道が狭窄により振動． 呼気に優位．強制呼出や最大呼気位で聴かれることがある． 気管支喘息，COPD，うっ血性心不全(cardiac asthma)など．
		rhonchus (いびき(様)音)	低音性(200 Hz 以下)．グーグー．比較的太い気道が狭窄により振動． 分泌物による狭窄の場合は咳をさせると消失することあり． 気管支喘息，気管支拡張症，肺水腫，びまん性汎細気管支炎，肺腫瘍による気道狭窄など．
	特殊なラ音	stridor	吸気に優位な連続性の音．吸(呼)気中の音の変化が少ない． 胸郭外の太い気道の狭窄による．
		squawk	吸気時後半の短い音楽性の音．キューないしクゥー． 粘度の高い気道分泌がある気管支拡張症，感染を伴う肺線維症など．
その他	pleural friction rub (胸膜摩擦音)		ギュウー，ギュウーという軋むような断続音．吸・呼気両方に聴かれる． 胸膜炎の初期と吸収期．
	Hamman's sign		心収縮期に同調したクリック音．mediastinal crunch とも称される． 縦隔気腫や左側気胸の時．

補)ラ音とはドイツ語ラッセル音(Rasselgeräusche / Rasseln)の略であり，肺・気管支で発生する副雑音を意味する．聴診音の表記法は歴史的に混乱してきたが，本書は ATS による分類法(1985年)に準拠した．英語の rale や crepitation は混乱を招くので使用しない方がよいと思われる．音響学上，ストライダーとスクウォークは連続(性ラ)音である．

御法度!!

❖ 「患者の訴えを聞いて，すぐに検査オーダー．」落とし穴が待ってます．

気仙沼市立病院呼吸器科 **沖永壮治**

B　外国人患者への対応

英語での問診

Don't Forget!

- □ 患者側からみた問診の目的は，自分の訴えを医師によく聞いてもらうこと．医師側からみた問診の目的は，鑑別診断を考えるために必要な患者のデータを収集，理解することである．この双方の目的が問診中に達成されなくてはならない．
- □ 上記の問診の目的を達成するためのテクニックの1つは open-ended question から始め，closed-ended question で質問を絞り込み，最後にまた open-ended question で終えることである．別のテクニックは患者のデータを誰もが分かるように客観化，もし可能であれば数量化して入手することである．
- □ 米国における英語の問診には7つのスタンダードな項目がある．

1 基本的な考え方

　日本語であれ，英語であれ，問診を行う目的には，少なくともはずせない2つのゴールがある．第1の目的は，医師に聞いてもらいたいと胸にひめていた思いを受診中にすべて医師に聞いてもらえた，と患者が満足すること．第2の目的は，診察，治療を左右することとなる患者のデータを，限られた診療時間内に医師が正確に，もれなく収集，理解することである．

　この2つの目的の双方を達成するために役に立つ問診のテクニックにはいくつもあるが，ここではそのうちの2つを例示したい．

　第1のテクニックは，open-ended question から問診を始め，後半は closed-ended question をシステマティックかつ網羅的に投げかけ，最後にはまた open-ended question で問診を終えるテクニックである．

　Open-ended question とは，はい，いいえの答えを期待しない質問のことと指す．例えば「息切れがしますか」という問いは，「はい」または「いいえ」を期待した質問であり，closed-ended question と呼ばれ，open-ended question ではない．一方「今日はどうされましたか」という質問は，はい，いいえを期待しない問いであり，open-ended question である．いったん open-ended question を投げかけた後には，じっと患者の答えに耳を傾け，医師は患者の発言を途中で妨げてはいけない．もし，患者から短い答えが返ってきた場合は，その答えを使い，さらにその問いを深く掘り下げるような open-ended question をフォローアップとして投げかける．例えば，「今日はどうされましたか」という問いに対して，「どうも最近疲れやすくて．」という答えが帰ってきたら，「疲れやすいですか．」というように，患者の言葉を使って，再び open-ended question を投げかける，というやり方である．

　こうして open-ended question をいくつか重ね，患者の話がひとまずついた頃からは，鑑別診断を絞るための的確な closed-ended question をシステマティックかつ網羅的に行うことが有用である．その際，医師は必要な患者のデータをもれなく入手できたかどうか，頭の中にチェックリストを思い浮かべながら，質問を重ねていく．例えば

「痰に血がからんでいることはありますか」「ここ1か月で体重変化はありましたか」という要領である．そして問診の最後には「ほかに何か質問がありますか」といったopen-ended questionで終えることが，医師は良く話しを聞いてくれた，という印象を持って患者が医療機関を去るために大切である．

第2のテクニックは，患者のデータを誰もがわかるように客観化，もし可能であれば数量化することである．例えば「少し」「とても」「かなり」「最近」といった曖昧な表現では，聞き手と話し手の間に同じ表現を使っていても，意味する内容が異なることも珍しくない．例えば「最近少し痩せた」という患者の発言を聞いた医師は，いったい「最近」という意味が6か月なのか，2～3か月なのか，1～2週間なのか，聞き直さなければ分からない．また「少し痩せた」というのは1～2キロの体重減少なのか，5～7キロの減少なのか，やはり患者に聞かないと分からない．したがって，「最近少し痩せた」といった主観的な患者の発言をそのままにせず，「この2週間で体重が6キロ減少した」といった客観的なデータとして入手することが大切である．なぜならば患者から問診により入手する情報は「データ」であり，具体的，数量的であればあるほど，後の鑑別診断を立てる際にも，診断を絞り込む際にも，使いやすいからである．ちょうど，ラジオのアナウンサーは「すごい雨でした」ではなく「昨夜からの12時間の降水量は何ミリでした」と伝えてこそ，初めてそのデータが視聴者に有用なデータとなるのと同じである．

2 米国における英語の問診項目

米国における英語の問診は，主訴が何であれ，また何科の患者であっても，スタンダードな形式に則って行われる．その基本的な問診の項目には以下の7項目がある．
① History of present illness，② Past medical history，③ Medication，④ Allergy，⑤ Review of system，⑥ Family history，⑦ Social history

a History of present illness

主訴にまつわる患者の様態を掘り下げて聞き出すのが，このhistory of present illnessの問診である．その際，重要な項目として，何時，主訴の症状が始まったのか，いままでに同様な症状を経験することはあったのか，症状の程度はどのくらいか，症状の持続期間，頻度はどのくらいか，他にまつわる症状はあるか，症状を軽減あるいは悪化させる要因は何か，患者本人は何が原因でこのような症状が起こっていると考えるか，なぜ今日受診したのか，などがある．

上記に記したように，患者の現病歴を取得する際には特に患者の訴えを具体的に，なるべく数量化，一般化して聞き出すことが大切である．例えば，「とっても痛い」という患者の発言は主観的なものであるが，次のような詰めたフォローアップの質問を行うことによって，患者の訴えをもう少し客観化することができる．「今かりに痛みが全くない状態をゼロとし，考えうる最悪の痛みを10と想定した場合，あなたの痛みはこのスケールでどのぐらいですか．("Using the scale of zero to ten, zero being no pain and ten being the worst pain you can imagine, how severe is your pain?")一見，数量化しにくい，例えば「疲れ」といった主訴であっても，それをもっと具体化，客観化するためにはたとえば次のような質問を投げかけてみる．「疲れのために普段していること，例えば仕事，学校に行く，家事をする等ができなくなりましたか．("Due to your fatigue, have you missed any work or school? Were you unable to carry on your usual activities due to fatigue?")すると，

第 5 章　診察の進め方

どの程度の疲れなのかが，もう少しはっきり客観化される．

b　Past medical history

Past medical history を聞き出す際，医師によっては，手術歴(surgical history)と手術歴以外の既往歴(medical history)を分けて聞き出す場合と，両者を特に区別せず，まとめて聞き出すやり方がある．全ての既往歴を聞き出せれば，どちらのやり方でもかまわない．しかしその際「これまで大きな病気をされたことはありますか」といったような制限をかける質問は避ける．患者によって，「大きな病気」の定義はまちまちであり，必要な情報をありのままに引き出す上での妨げになりかねない．問診によるデータ採取にあたっては，不必要なフィルターを取り除くことも覚えておきたい．

c　Medication

現在使用中の薬のリストを聞き出すのが，medication の項目である．この際，処方せんによる薬のほか，民間薬，漢方，ビタミンなどのサプリメント，塗り薬等も忘れずに聞くことが大切である．また，現在使用中ではないが，最近まで使用していたほかの薬があるかどうかも聞き出したい．

d　Allergy

薬に対するアレルギーを聞き出す際，その薬の名前だけではなく，その薬を使用した際に出たアレルギーの種類，程度も聞く．

e　Review of system

これは日本での問診ではあまり一般的ではない項目であるかもしれない．ここでは，主訴が何であれ，全てのシステム(例えば循環器系，消化器系，皮膚科系，精神科系等)に関する一般的な質問を closed-ended question として，通常現病歴を聞き出した後に，チェックリスト的に患者に訊ねる問診項目である．例えば消化器系の質問としては，下痢はあるか，便秘はあるか，血便はあるか，といった具合である．精神科系の質問としてはうつ気味であるか，また，

うつを認めた患者には必ずそのフォローアップとして自殺を考えているかを必ず聞き出す．何科を受診した患者であっても，もしかすると本当はうつ病を煩っている患者で，だが精神科を受診する勇気がなく，しかし医師のヘルプを求めたく，とりあえず「息苦しい」という主訴で，行きやすい呼吸器科を受診したのかもしれない．質問しにくい質問を英語でする場合に役立つ表現としては次のようなものがある．「自殺を考えていますか」という言い方は少しはばかられるが，"Have you ever felt you might hurt yourself or others?" という質問であれば，もう少し聞きやすい．なお，精神科系に限らず，患者の生活環境，ストレスレベルを知る上で効果的な質問の仕方としては，"Are you satisfied with your life in general?" という聞き方もある．質問しにくい他の項目には sexual life 関連項目がある．ここで有用な英語の表現は "Are you sexually active?"，"How many partners have you had in your life?"，"Is your partner woman, man or both?" といった表現が役に立つ．

そもそも，なぜ米国の問診では，このめんどくさい Review of system なる項目があるのか，という疑問があるかもしれない．つまり，例えば息切れと動悸を主訴として呼吸器内科を受診された患者になぜ，呼吸器系以外のこのような質問をくどくどしなくてはならないのか，という疑問である．その理由は，息切れと動悸の理由は何も呼吸器，循環器系の病気に限られたものではなく，患者の提示する主訴を分析し，正確な診断に行き着くためには，受診科を超えて患者を診る視点が医師には必要であるからである．もしかすると，この息切れと動悸を訴える患者はまだ診断されていない大腸癌の患者で，血便があり，大腸からの出血で貧血を起こし，それが原因で息切れと動悸を訴えているのかもしれない．

Review of system は，医師の先入観を取

り除き，幅広い鑑別診断を考えるために役立つのみならず，主訴を掘り下げる際聞き忘れていた質問に医師が気づくことにもなるセーフティーネットの役をも果たす．

このように Review of system は有用であるが，限られた問診時間内に全ての Review of system をゆっくり聞いている暇がないというのが臨床の現実である．その際には，身体所見をとりながら，この Review of system を聞き出すというテクニックもある．例えば腹診をしながら，上記の消化器系の項目をさっと聞き出す，というやり方である．じっくり患者の目を見ながらの問診とは違うが，時間節約には1つの手である．

f　Family history

家族の病歴を聞くのがこの項目である．その際，何歳でその病気を発症したのかも合わせて聞くことが患者のリスクアセスメントに大切である．例えば，親が40際代で心筋梗塞を起こした，という家族歴と，70歳代で心筋梗塞を起こした，という家族歴では，同じ親族の心筋梗塞であっても，患者のリスクファクターへの影響が違う．

g　Social history

患者は誰と暮らし，どのような仕事をしているのか．子供はいるか．タバコ，酒の摂取量はどのくらいか．もし現在摂取してないとしたら，過去に摂取していたか，いつ止めたのか，ということも聞き出す．

🖐 御法度!!

- ❖ 患者の始めの一言，二言から，鑑別診断を狭めない．あくまでも網羅的，システマティックに患者にアプローチすること．
- ❖ 問診に対する患者の答えを主観的なあいまいなものに終わらせず，ひとつひとつをきちんと詰めること．
- ❖ 問診を通して完璧なデータ取得が仮にできたとしても，患者が満足しないまま問診を終了してはいけない．

Stanford University School of Medicine, Division of Endocrinology　**赤津晴子**

第6章

研修で学ぶべき検査

A 血液検査

血液検査

Don't Forget!
- 血液検査単独で診断や重症度判定ができるわけではない．
- ほとんど全ての血液検査には偽陽性や偽陰性が存在する．

1 一般検査

　血液検査単独で診断可能な呼吸器疾患はまれである．また呼吸器内科受診患者に共通してルーチンで行っておくような検査は一概に提示しにくい．しかしながら下記のようなスクリーニング検査を行うことは呼吸器疾患に限らず，各病態評価の際に有用である．

a 白血球数およびその分画

　一般に細菌感染では好中球分画が増加するが，重症感染症の超急性期には感染巣に動員された好中球が末梢血に不足することから，採血検査上は減少することもある．

　ステロイドは，好中球に対しては，骨髄から末梢血への動員を促し，また末梢血から組織への移行を抑える．このためステロイド投与患者の採血検査では好中球分画は増加する．一方で単球，リンパ球，好酸球は減少する．

　好酸球分画はアレルギー性疾患，寄生虫感染，悪性腫瘍，一部の白血病などで増加するが，呼吸器疾患では気管支喘息，血管炎症候群，アレルギー性肺アスペルギルス症，好酸球性肺炎などで増加がみられる．

b 赤血球沈降速度（血沈，赤沈）

　非特異的な炎症の指標として用いられる．細菌感染，ウイルス感染，真菌感染，結核，膠原病およびその類縁疾患，悪性腫瘍，貧血などの病態で亢進する．しかしながら播種性血管内凝固症候群や多血症を合併している患者は低値となるので注意する．以上に加えて赤血球沈降速度は栄養状態や脱水などの種々の要因で変化し得るため，単独で病勢の評価に用いることは好ましくない．

c CRP（C-reactive protein）

　病巣から放出される炎症性サイトカインの刺激を受けて肝臓で生成が増加するといわれており，健常者には血中では微量しか検出されない．1〜2日のタイムラグを加味すれば臨床経過をよく反映するため，治療反応評価の補助診断として有用である．

　感染症全般，膠原病，組織壊死，悪性腫瘍，外傷，手術後，熱傷，骨折などの病態で上昇が見られる．炎症巣による特異性はないため，責任病巣の特定はできない．また，ステロイドや免疫抑制薬を使用していると上昇しにくいこともある．

d LDH（乳酸脱水素酵素 lactate dehydrogenase）

　LDHは全身のあらゆる細胞内に存在し，末梢血液中での上昇はその細胞の損傷による逸脱を意味する．LDHが上昇する各臓器別の疾患としては肺（びまん性肺疾患，肺梗塞，広範な肺炎など），肝臓（種々の肝細胞障害），心臓（急性心筋梗塞，心筋炎など），赤血球（溶血性疾患），腎臓（腎梗塞），筋肉（筋炎，横紋筋融解，筋ジストロフィー，運動後など），その他として白血病や悪性リンパ腫，悪性腫瘍などが代表である．

　LDHには5種類のアイソザイム（表）が存在するが，肺疾患ではアイソザイム2お

表　LDHのアイソザイム型と存在臓器

アイソザイム型	存在臓器
LDH 1	心臓，赤血球，腎臓
LDH 2	心臓，肺
LDH 3	肺
LDH 4	肝臓
LDH 5	肝臓，骨格筋

よび3が上昇する．

e　CPKもしくはCK（クレアチンキナーゼ；creatine kinase）

　CPKは主に筋細胞内に存在し，末梢血液中での上昇はその筋細胞の損傷による逸脱を意味する．筋肉注射後，運動後にも上昇することに留意する．肺炎患者に高CPK血症がみられたら，特にレジオネラ肺炎を代表とする異型肺炎やインフルエンザウイルス感染の合併がないか，間質性肺炎患者である場合には特に皮膚筋炎/多発性筋炎の合併がないか十分評価する必要がある．

　CPKには3種のアイソザイムが存在し，心筋にはMB型，骨格筋にはMM型が多い．

f　抗核抗体，特異的自己抗体

　各膠原病には診断基準があり，多くの場合はその中に特異的自己抗体の項目が含まれている．代表的なものとしては全身性エリテマトーデス(抗核抗体)，関節リウマチ(リウマトイド因子)，全身性強皮症(抗Scl-70抗体)，皮膚筋炎/多発筋炎(抗Jo-1抗体)，Sjögren症候群(抗SS-A抗体，抗SS-B抗体)などがあげられる．

g　P-ANCA，C-ANCA

　P-抗好中球細胞質抗体(ANCA)の対応抗原はほぼmyeloperoxidase(MPO)であることからMPO-ANCAともいわれる．P-ANCAが陽性を示す疾患群として，顕微鏡的多発動脈炎，アレルギー性肉芽種性血管炎，急速進行性糸球体腎炎，肺胞出血と腎炎を示す肺腎症候群などがある．腎病変の有無にかかわらず，呼吸器疾患としてcapillaritis(毛細血管炎)による肺胞出血や間質性肺炎を呈することがある．

　C-ANCAの対応抗原はほぼproteinase-3 (PR-3)であることからPR-3-ANCAともいわれ，活動性のWegener肉芽種症に対して70～80％の感度と90％以上の特異度を有する．

h　腫瘍マーカー

　悪性腫瘍のスクリーニングや病勢指標として用いられる．肺癌の場合は腺癌に対してのCEAやSLX，扁平上皮癌に対してのSCCやCYFRA，小細胞癌に対してのNSEやPro-GRPが有用とされている．詳細については「第10章 原発性肺癌(p.496)」に示す．

i　IgE

　肥満細胞からの脱顆粒を惹起し，I型(即時型)アレルギーに関与する免疫グロブリンである．IgE-RISTと呼称される血清総IgE測定とIgE-RASTと呼称される特定抗原に対するIgE測定がある．IgEが上昇する代表的な呼吸器疾患としてはアトピー性気管支喘息，アレルギー性気管支肺アスペルギルス症がある．呼吸器疾患以外ではアレルギー性鼻炎，アトピー性皮膚炎，急性間質性腎炎などで上昇する．その他，まれな疾患であるが，寄生虫感染やIgE型骨髄腫でも上昇する．

j　プロカルシトニン

　カルシトニンの前駆物質として一般には甲状腺で産生される蛋白であるが，細菌感染，真菌感染の時には異所性産生が亢進し，血中に放出され増加する．細菌感染症と非感染症の鑑別における有用性や敗血症の早期診断マーカーとしての有用性が報告されている．2006年よりわが国でも保険適用となり，臨床現場で使用し始めているが，明確なカットオフ値が定められていなどの未解明な部分も多く，今後のデータ集積に

より，活用法の確立が期待される．

2 特殊検査

呼吸器内科疾患の鑑別や病勢評価をする上で，いくつかの特殊な検査がある．各種検査の特徴を把握することで，特定の疾患群の診療に有用である．

a KL-6

KL-6はII型肺胞上皮細胞から産生される糖タンパクであり，血清中での上昇は間質性肺炎，サルコイドーシス，過敏性肺臓炎，放射線性肺炎，膠原病肺を示唆する．特発性肺線維症（IPF）の慢性経過でのKL-6は500〜2,000 U/mL程度にとどまることが多く，過敏性肺臓炎では数千にまで上昇することがある．したがってIPF患者でKL-6の異常高値をみたら，過敏性肺臓炎をはじめとする他の間質性肺炎の可能性はないか，悪性腫瘍，特に肺癌，乳癌，膵臓癌の合併がないか，急性増悪をきたしていないか，再考すべきである．またKL-6は一般の細菌性肺炎ではほとんど上昇しないといわれているが，ニューモシスチス肺炎，レジオネラ肺炎，ウイルス性肺炎では上昇することがあると報告されている．

b SP-D

SP-Dはサーファクタントプロテインと呼ばれる分泌型タンパクの1つであり，間質性肺炎の血清マーカーである．先述のKL-6よりもターンオーバーが早いため病勢を鋭敏に反映するといわれているが，急速進行性の間質性肺炎の中にはKL-6の上昇に比しSP-Dの上昇が軽度にとどまる乖離症例も存在する．

c アンジオテンシン変換酵素（ACE）

血管収縮に関連するアンジオテンシンIをアンジオテンシンIIに変換することから命名された酵素である．臨床的には血清ACEの上昇はサルコイドーシスの診断基準の1つとして用いられる．しかしながら活性性サルコイドーシスであっても全例に上昇するとは限らず，活動性が低い時にはなお上昇しにくい．サルコイドーシス以外の疾患では甲状腺機能亢進症，慢性腎疾患，糖尿病，肝硬変，珪肺，ベリリウム肺，アミロイドーシス，結核などでも軽度に上昇することが知られている．ACE阻害薬を使用すると低下する．

d β-D-グルカン

真菌の細胞壁を構成する多糖体であり，真菌の破壊により血中濃度が増加する．表在性真菌症では上昇せず，深在性真菌症のスクリーニング検査として用いられる．アスペルギルス属，カンジダ属による深在性真菌症で上昇が見られるが，ムコールなどの接合菌やクリプトコッカスにはβ-D-グルカンが含まれないため上昇しない．その他セルロース膜で精製した血液製剤使用やキノコ成分を用いた健康食品の摂取でも上昇することがある．また*Pneumocystis jiroveti*にもβ-D-グルカンが含まれるため，ニューモシスチス感染では上昇がみられる．

e 全血インターフェロンガンマ応答測定法（クォンティフェロン®）

ツベルクリン反応（ツ反）はBCG接種既往と結核感染を判別できないという問題があった．現在使用されている世代のクォンティフェロンはツ反の影響を受けないため結核感染をより特異的に診断可能である．ただしクォンティフェロンが陽性である場合でも既感染と活動性感染の判別はできない．また薬物や疾病による免疫不全状態の患者および，免疫応答が未熟な小児では判定不能，偽陰性となることもあり，本検査の結果のみで潜在性結核感染を否定することはできない．

f インフルエンザ迅速検査

インフルエンザが増殖する鼻腔や咽頭の粘液を検体として，簡便な手順により15分ほどで結果が判明する．特異度に関しては一般に90％以上といわれる．一方，発症早期でウイルス量が増えていない時期に

第6章 研修で学ぶべき検査

は陰性になることもあり，また良質検体が採取されないと陽性率が落ちるため，感度については50〜90％と報告されている．

g 尿中肺炎球菌抗原検査

血中に増える肺炎球菌の可溶性抗原は尿から排泄されるために，これを検出することで肺炎球菌感染を診断するという検査法である．検査の所要時間は約15分であるため迅速性に優れている．肺炎もしくは敗血症を対象とした場合の感度は80％前後，特異度は95％前後と報告されている．注意点としては，本検査はいったん陽性となると数週間の陽性が遷延すること，*Streptococcus mitis*と交差反応を起こすこと，小児の鼻腔咽頭の肺炎球菌保菌で陽性となり得ること，肺炎球菌ワクチン接種後の数日は陽性となることがあげられる．また肺炎球菌の薬剤感受性までは検出できないため，通常は細菌培養・感受性検査も組み合わせることが望ましい．

h 尿中レジオネラ抗原検査

レジオネラ肺炎の診断には血清抗体価測定，ヒメネス染色による菌体の検鏡，培養，遺伝子検査，尿中抗原検査がある．尿中レジオネラ抗原検査は発症の急性期から陽性となり，簡便でありかつ検査所要時間は約15分であるため迅速性に優れている．*Legionella pneumophila*血清型1の感染症診断に対して感度80〜90％，特異度ほぼ100％である．注意点としては，本検査は*L. pneumophila*血清型1以外に対しての感度が乏しいこと，いったん陽性となると数週間の陽性が遷延することがあげられる．

公立陶生病院呼吸器・アレルギー内科　**片岡健介**

✓ ゴミ片づけまでが一連の手技

研修医になると，種々の医療手技を習得することは大切なことである．末梢持続点滴ルートの確保，経鼻的胃管挿入，骨髄穿刺などなど，自分が研修医として修練していた頃は今でも懐かしい思い出である．

私が初めて胸腔ドレナージチューブ挿入をした時のことである．実際の手技は手際のよい看護師のサポートのお陰もありスムーズに完了し，術創やチューブのテープ固定をきれいに終えた．その場で見守ってくれていた上級医は，当時研修医であった私に対して「手技はOK．でも看護師さんへの感謝の言葉，処置器材の片づけ，廃棄物の分別まで行うことが一連の手技だと思いなさい」と指導した．医療手技を習得することばかりに気を取られ，手元も覚束ない研修医の技術向上に協力してくれているスタッフへの感謝と礼儀を忘れるな，というとても印象深いコメントであったと感じている．

現在，私は研修医への手技指導の際には，「ゴミ片づけまでが一連の手技です」と教えている．ほら，小学校でも「ウチに帰るまでが遠足です」って言われたでしょ．

（片岡健介）

1-① 胸部単純X線写真とCT
胸部単純X線写真の基本的事項

B　画像診断

Don't Forget!

- ☐ 胸部画像診断の第一選択は単純X線検査である．
- ☐ 読影を始める前に撮像体位や画質などをチェックする．
- ☐ 単純X線写真における正常画像解剖や正常変異を熟知することが重要．

1 基本的な考え方

　胸部単純X線検査は安価・簡便であり，1枚の画像から多くの情報が得られる．CTやMRI等が普及した現在においても，外傷などの一部を除いて，胸部画像診断の第一歩として最も頻繁に施行されており，その重要性は減じていない．単純X線写真の読影においては，以下にあげる基本的事項を整理しておく必要がある．

2 撮像装置および種々の撮像法

a 撮像装置

　従来，アナログ検出器による増感紙フィルムシステムが主流であったが，デジタル検出器による computed radiography（CR）が普及し，最近は flat panel detector（FPD）も用いられるようになってきた．デジタル検出器による CR や FPD は，アナログ検出器に比べて解像度が劣るが，ダイナミックレンジが広く，階調処理や周波数処理などの画像処理ができる利点がある．また，モニター診断ができ，画像データを保存することも可能である．

b 撮像法

1）立位正面像

　ルーチン撮像の立位正面像では，X線束は後→前であり，検出器は被写体の腹側に位置する．管電圧は，撮像時間を短くするために 120～140 kV の高圧撮像が一般的である．X線管球焦点―検出器間距離は 180～200 cm であり，散乱線を除去するために，グリッド比 8：1～14：1 のグリッドを使用することが望ましい（図1）．

2）立位側面像

　側面像のルーチン撮像に関してはいまだに議論があるが，検診や小児においては，基本的に不要と考えられる．しかし，正面像では指摘が困難な病変が，側面像で容易に確認できることは日常診療でよく経験される．通常は，左側面像を撮像するが，病巣が右側にあれば左→右像で撮像してもよい．読影にあたっては，正常画像解剖の理

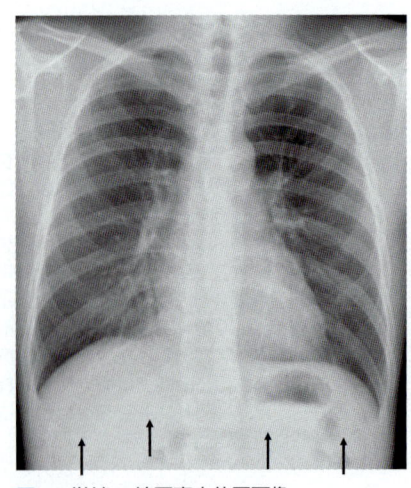

図1　単純X線写真立位正面像
横隔膜に重なった肺下縁（矢印）．

第 6 章　研修で学ぶべき検査

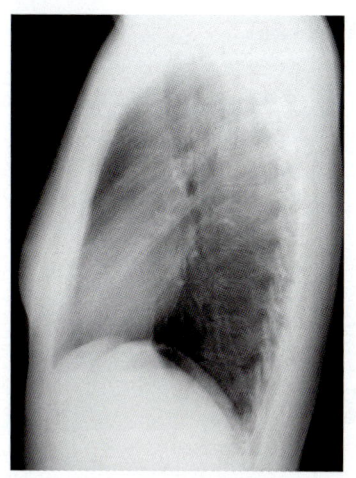

図2　単純 X 線写真立位側面像

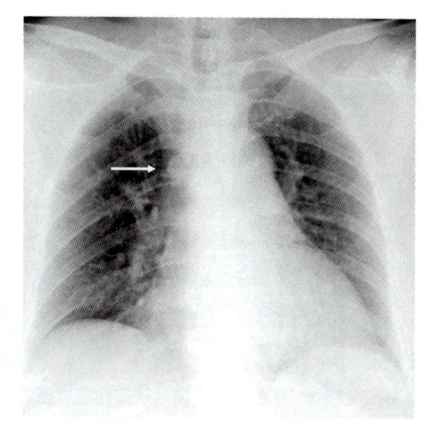

図3　単純 X 線写真仰臥位正面像（文献 4 より引用）
拡張した奇静脈弓（矢印）．

解が重要である（図 2）．

3）仰臥位正面像

X 線束は前→後であり，検出器は被写体の背側に位置する．立位正面像と比較して以下の特徴があげられる．胃泡がみられず，肩甲骨が肺野に広く重なる，心陰影は拡大して描出され，奇静脈弓が拡大してみえることがある，肺血管影は上肺野と下肺野で径が同じになる，などである（図 3）．また，皮膚の皺（skin fold）が線状影としてみられることがあり，気胸と誤診しないように注意が必要である．

4）側臥位撮像

患側を下にする撮像法で少量胸水や肺下胸水の診断に有効である．

5）呼気撮像

気管支異物や腫瘍などの気道の狭窄・閉塞病変で，チェックバルブ機序による air trapping 現象を明瞭に確認することができる（図 4）．少量の気胸の検出にも有用なことがある．

3　適切な画質

従来，単純 X 線写真の画質は，濃度，コントラスト，鮮鋭度，粒状性という物理的指標による評価が行われてきた．アナログ画像では，撮像条件や現像処理条件で画質が決定されたが，デジタル画像が普及しつつある現在，種々の画像処理が可能となり適切な画質を得ることができるようになってきた．臨床の場の読影においては，むしろ解剖学的指標による評価が重要である．"よい画質"の解剖学的指標としては，以下のものがあげられる．脊椎，棘突起などがよくみえるか？　気管，左右主気管支の内腔がよくみえるか？　肋骨，鎖骨辺縁がシャープにみえるか？　心陰影に重なる血管や右横隔膜に重なる血管がよくみえるか？　右下肺野外側の血管が末梢まで鮮明にみえるか？　などである（図 1）．その他，グリッドのずれによる肺野の濃度に左右差がないか？（図 5）深吸気の撮像か？　などもチェックすべき点として重要である．

4　X 線コントラストの原理

単純 X 線写真の読影には，X 線コントラストの原理である濃度，コントラスト，辺縁の理解が必須である．

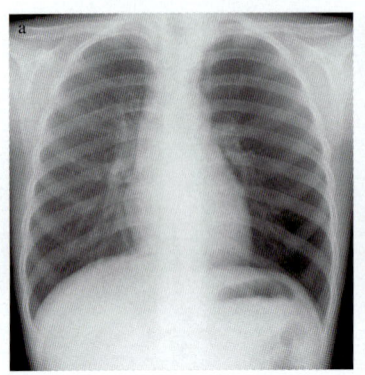

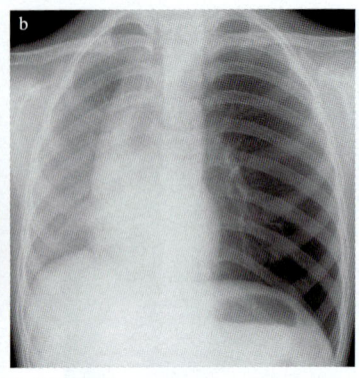

図4 左主気管支の気管支粘表皮癌(文献3より引用)
a：吸気像，b：呼気像　左肺のair trapping現象が明瞭．

a　濃　度

単純X線写真の濃淡は主に生体内組織のX線透過性の差によって決まる．基本となる4つの濃度は，①カルシウム濃度，②水濃度，③脂肪濃度，④空気(ガス)濃度である．骨や石灰化などのカルシウム濃度が最もX線透過性が悪く，肺内ガスの空気濃度はX線透過性が最もよい．単純X線写真における陰影の濃淡は，対象物の厚さにも左右され，対象物が厚いほどX線透過性が悪く，対象物が薄いほど透過性はよくなる．

b　コントラスト

単純X線写真は隣接する組織間のX線透過性の差を白から黒までの濃度差，即ちコントラストで表現している．骨や石灰化などは非常に濃度が低く単独で描出されるし，空気は濃度が高く周囲との濃度差が大きいので，いずれも容易に識別できることが多い．

単純X線写真は，肺，気管・気管支内腔の空気濃度と，心大血管，肺血管，縦隔，横隔膜などの組織あるいは病変による水濃度とのコントラストによって成り立っている．陰性造影剤の役割を果たす肺内ガスのないところではコントラストは生じえない．例えば，上行大動脈の左右の辺縁や下行大動脈の内側縁，肺動脈本幹などは縦隔内に埋もれており，健常者の正面像では全く認識することができない(図1)．単純X線写真の読影では，このX線コントラストにいかに注目しながら異常所見を指摘するかが重要となる．

c　辺　縁

対象物の辺縁が明瞭か不明瞭かは，対象物とその周辺組織との間のX線透過量の変化が急激であるか，なだらかに移行するかによる．即ち，対象物の辺縁の形とX線束の方向が重要な因子である．X線束と接線方向に位置する対象物の丸い辺縁は，境界明瞭な辺縁として描出される．例えば，単純X線写真正面像で，X線束と接線方向に位置する心大血管や横隔膜などの肺へ突出した辺縁は明瞭に認められる(図1)．また，奇静脈食道陥凹部のような縦隔が彎入したX線束と平行になる縦隔・肺境界面

> **コツ**
>
> ポータブル撮像などでは，グリッドのずれによる肺野濃度の左右差がみられることが少なくない．このアーチファクトと真の異常とを見極める「コツ」は，腋窩の軟部濃度に注目することである．アーチファクトでは，肺野のみでなく腋窩の軟部濃度にも左右差が認められる(図5)．

第6章　研修で学ぶべき検査

も，肺・縦隔境界線という明瞭な辺縁として描出される（図6）．一方，X線束と平行になる辺縁が乏しい場合は，その辺縁は不鮮明となる．

5 正常画像解剖

　単純X線写真の読影能力は，読影者のこれまでの知識と経験に大きく左右されるものである．正しく診断するためには，日頃から正常画像解剖・正常変異を熟知するように努力を重ねることが必要である．

a　肺葉，葉間胸膜裂

　右肺は3肺葉，左肺は2肺葉であり，葉間胸膜裂によって境されている．各肺葉の正面像，側面像での投影像を描けるように

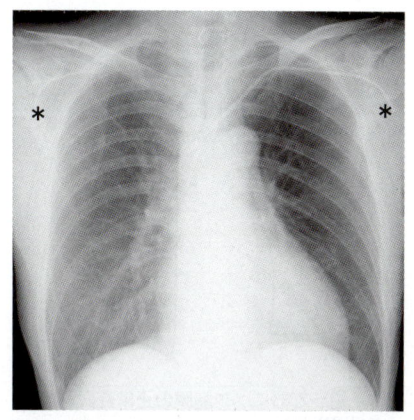

図5　グリッドのずれによる肺野濃度の左右差
腋窩の軟部濃度の左右差（*）に注目！

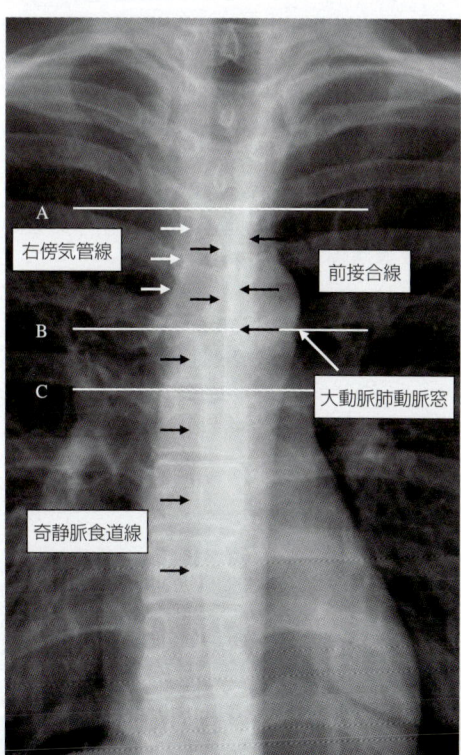

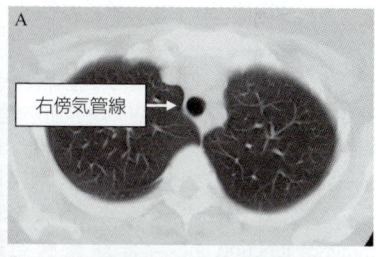

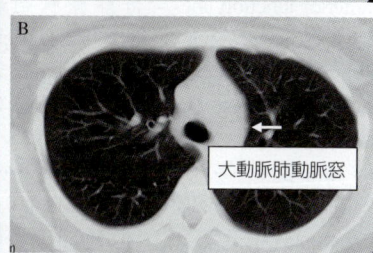

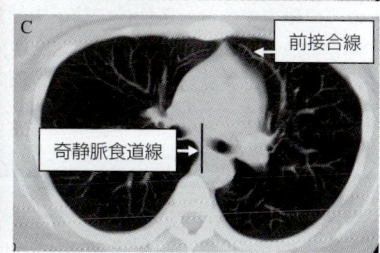

図6　肺・縦隔境界線（文献3より改変引用）

なることが理想的である．X線束に対して平行に位置する葉間裂は鮮明な線状影としてみられ，正面像では原則，右小葉間裂のみ認められる（図7）．左右の大葉間裂は原則として側面像でのみで同定可能である．左大葉間裂は，右と比べて急峻で後方に位置する．

b 肺　門

単純X線写真上，肺門は主に，上方部分の上肺静脈と下方部分の下行肺動脈により構成され，ひらがなの"く"を呈する（図1）．下肺静脈は直接左房に注ぐので肺門の形成に関与しない．左肺動脈は上葉気管支を後上方に乗り越えるので，左肺門は右肺門より1～2cm高くみえる．肺門陰影の見え方は個人によってバラツキが大きく，大きさの評価は容易でないことも多い．

c 縦　隔

縦隔内には，X線束に対して接線に位置する左右の肺と接する縦隔の境界面が線状影や索状影として鮮明に認められ，肺・縦隔境界線と呼ばれる（図6）．成書に多くのものが記載されているが，前接合線（anterior junction line），奇静脈食道線（azygoesophageal line），右傍気管線（right paratracheal stripe），大動脈肺動脈窓（aortic-pulmonary window, A-P window）は臨床的に重要で，最低限押さえておきたい．

d 横隔膜

正面像で，右横隔膜のドームは左より1～2cm高いことが多い．横隔膜の後方はかなり尾側まであり，正面像で肺下縁として同定できる（図1）．側面像では，右横隔膜は最前方まで追跡可能であるが，左横隔膜は通常心陰影より後方しかみえない．

6 正常変異

a 胸　膜（図7）

1) 大葉間裂：superomedial major fissure ①，superolateral major fissure ②，vertical fissure line ③

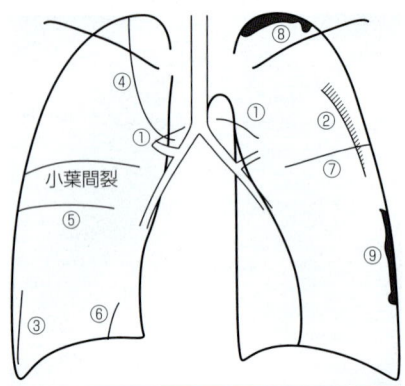

図7 知っておくべき胸膜の正常変異（文献4より引用）

2) 奇静脈葉裂（azygos fissure）④
3) 副葉裂：上副葉裂（superior accessory fissure）⑤，下副葉裂（inferior accessory fissure）⑥
4) 左小葉間裂（left minor fissure）⑦
5) apical cap ⑧
6) 胸膜外脂肪（extrapleural fat）⑨

b 胸壁・横隔膜の異常と紛らわしい構造物

1) 骨陰影：＊第1肋軟骨の石灰化・骨化（図8），＊骨島（bone island），胸骨，＊胸椎の骨棘や横突起，＊肋骨や鎖骨の重なり，＊肋骨骨折後の化骨
2) 軟部組織：＊皮膚結節，疣，＊乳頭，

> ⚠ **Pitfall**
>
> **air bronchogram**
> ・まれに高度の間質性病変でもみられることがある．（肺表面活性剤の欠乏で肺胞が膨らまない呼吸窮迫症候群など）．
> ・肺胞性病変でも気管支内に分泌物などが詰まると認められない．即ちair bronchogramが認められないからといって肺胞性病変を否定できない．
> ・新生児や吸気不良で撮影された健常者の下肺野に認められることがある．

第 6 章　研修で学ぶべき検査

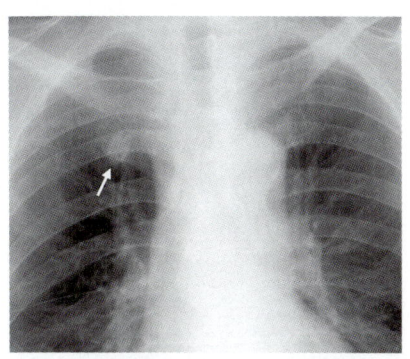

図8　第1肋軟骨の石灰化・骨化(矢印)

肩甲骨の随伴陰影，先天性一側性大胸筋欠損，皮膚の皺
3)　横隔膜の波状変形(scalloping)
(＊は肺結節・腫瘤と紛らわしい構造物)

7　重要な X 線サイン

a　シルエットサイン silhouette sign

単純 X 線写真の読影上，最も重要な X 線サインである．このサインは，水濃度と水濃度のものが相接して存在すると，その境界のコントラストが失われて，辺縁は不明瞭あるいは認められないことをいう (silhouette sign 陽性)．辺縁が明瞭に認められる場合は silhouette sign 陰性と呼び，2つの水濃度の構造物は離れて存在していることを示す．正面像で，正常では水濃度を示す心臓，大動脈弓部から下行大動脈，横隔膜の辺縁は，周囲の肺内ガスとのコントラストによって明瞭に認められるが，肺炎や肺腫瘍，胸水や縦隔腫瘍などの水濃度を示す病変が相接すると，辺縁が不明瞭となる(図9)．心臓，大動脈，横隔膜に接する肺区域を理解しておくことで，silhouette sign 陽性の肺内病変の場合，その局在を推測することが可能である．

b　シルエットサインの応用

1)　cervicothoracic sign(頸胸部徴候)

単純 X 線写真正面像で，肺尖部付近の病

⚠ Pitfall

silhouette sign
・椎体に重なって不明瞭になった心臓や下行大動脈の辺縁を silhouette sign 陽性と判断しない．
・漏斗胸の症例では心右縁は通常不明瞭であり，右下肺野内側の透過性が低下する．
・心膜外脂肪塊(pericardial fat pad)で心横隔膜角部の心臓の辺縁が不明瞭になる．
・漏斗胸や健常人で，下肺静脈などが下行大動脈に接すると下行大動脈の外側縁下部が不明瞭になることがある．
・横隔膜の内側部分の辺縁が健常人でも不明瞭になることがある．
・高度の肺葉性無気肺では，他肺葉の代償性過膨張のために心臓や横隔膜のシルエットが保たれることがある．

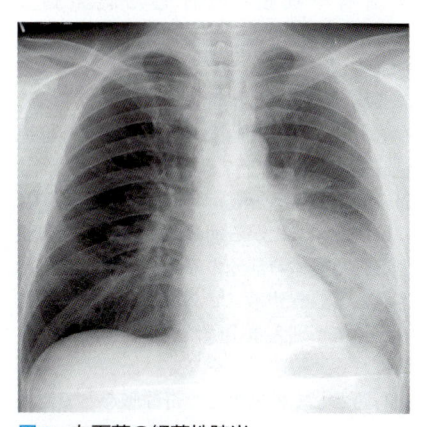

図9　左下葉の細菌性肺炎
下行大動脈外側縁のシルエットは消失し(silhouette sign 陽性)，心左縁のシルエットが保たれている．

変が鎖骨にまたがるように認められる時，病変の辺縁が鎖骨より下方では明瞭，上方では不明瞭な場合，その病変は気管より前方すなわち前縦隔に存在する(cervicothoracic sign 陽性)．これは，気管の前方には鎖骨より上方に肺が存在せず頸部の軟部組織に移行するためで，縦隔に下降してきた甲状

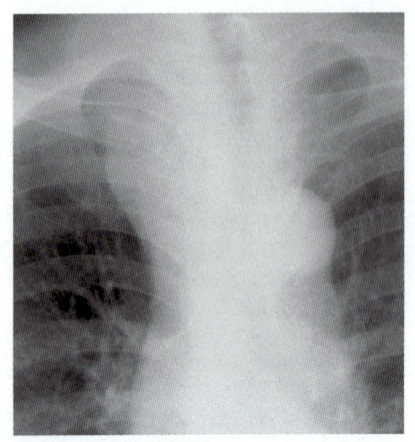

図 10 胸腔内甲状腺腫
病変の辺縁が鎖骨より下方では明瞭，上方では不明瞭（cervicothoracic sign 陽性）．

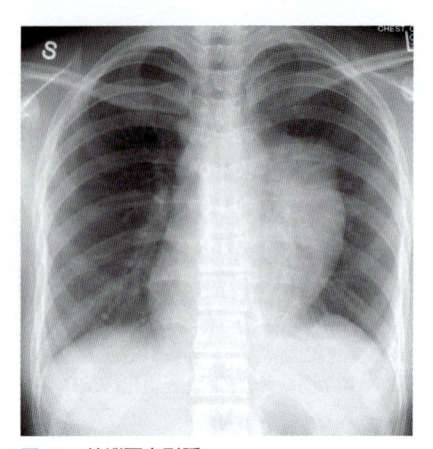

図 11 前縦隔奇形腫
拡大した縦隔陰影に重なって肺門影が投影されている（hilum overlay sign）．

腺腫瘍や拡張・蛇行した腕頭動脈（buckling）などでみられる（図10）．一方，病変の辺縁が鎖骨の上方でも明瞭に認められる場合，病変は気管の後方主に後縦隔に存在し（cervicothoracic sign 陰性），神経原性腫瘍の頻度が高い．

2) thoracoabdominal sign（胸腹部徴候）

胸腹部にまたがる病変は，横隔膜より頭側の肺と接する部分のみ辺縁が明瞭に描出されるというサインである．病変を氷山にたとえて，別名氷山徴候（iceberg sign）とも呼ばれる．縦隔腫瘍やリンパ節腫大，側副血行路としての拡張した奇静脈などで認められる．

3) hilum overlay sign（肺門重畳徴候）

心拡大と縦隔腫瘍との鑑別に役立つサインで，拡大した縦隔陰影に重なって肺門影が投影されている場合，その拡大は心拡大よりも肺門と離れた前縦隔あるいは後縦隔腫瘍によることが多い（図11）．一方，拡大した縦隔陰影の外側縁に肺血管が認められるなら心拡大の可能性が高い．

c エアブロンコグラム air bronchogram

区域気管支以下のレベルでは，気管支壁が薄く気管支内の空気と周囲肺胞内の空気の識別はできない．しかし，肺胞内の空気が浸出物などの水濃度の物質で置換されかつ気管支内の空気が保たれている場合，気管支内の空気が水濃度によってコントラストされ透亮像として認められるようになる（図12）．これを air bronchogram と呼び，病変が肺内にあることを示す確かな所見である．より末梢の細気管支から肺胞管付近の気道が透亮像として認められるものは air bronchiologram または air alveologram と呼ばれる．

d 辺縁に関するサイン

1) extrapleural sign（胸膜外徴候）

胸膜外の病変は，なだらかな立ち上がりで鉛筆で縁取りされたような明瞭な辺縁を示すものである．胸膜腔や胸膜病変でも同様の所見を呈するので，extrapulmonary sign（肺外徴候）がより正確である．

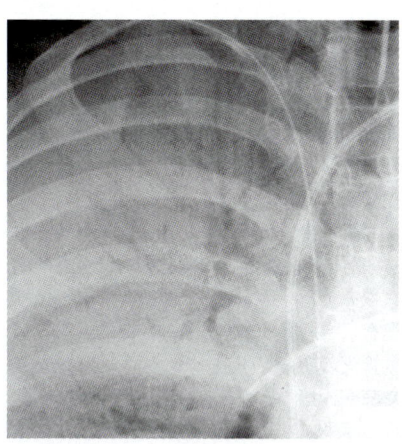

図12 ARDS
浸潤影内にみられる気管支内の空気の透亮像（air bronchogram）．

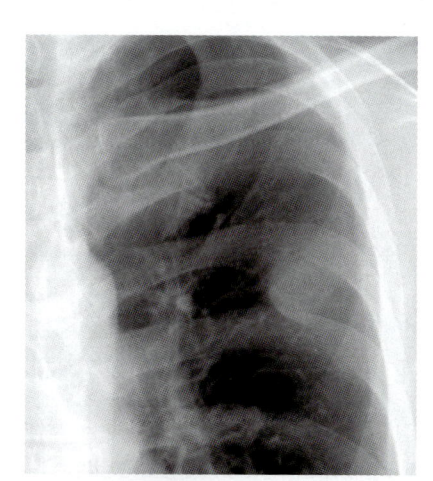

図13 肋間神経鞘腫
病変の辺縁の右半分は明瞭，左半分は不明瞭（incomplete border sign）．

2) incomplete border sign（不完全辺縁徴候）

　病変の辺縁が一部しか明瞭に認められないもので，肺外病変を示す重要なサインである．病変の辺縁の一部はX線束と平行となり，この部分の辺縁は明瞭であるが，残りの部分は胸壁になだらかに移行するため不明瞭な辺縁となり肺内病変との鑑別が可能である（図13）．

8 読影の順序とチェックポイント

　単純X線写真正面像の読影の順序に定まったものはないが，見落としを防ぐために固定した順序で行うのが望ましい．筆者は，1) 骨・軟部組織→ 2) 横隔膜→ 3) 縦隔・心大血管→ 4) 肺門→ 5) 肺野の順序で読影を行っている．いずれの領域でも，いきなり詳細な読影を始めるのではなく，まず"全体を概観する"習慣を身につけることが重要である．

a 骨・軟部組織

　"全体の概観"として胸郭の変形・左右差をチェックする．胸郭や脊椎の変形では，肺野や縦隔の陰影が修飾されることがあり注意が必要である．担癌患者では，肋骨，脊椎，鎖骨などに骨折や溶骨性・硬化性変化がないかをチェックする（図14）．前述したように，骨や軟部組織には肺の異常と紛らわしい構造物（第1肋軟骨の石灰化（図8）など）が存在するので，紛らわしい正常構造物を把握しておく必要がある．骨・軟部組織の異常を発見したら，肺・縦隔疾患と関連がないかを検討する（例えば骨転移と肺癌など）（図14）．

b 横隔膜

　"全体の概観"として横隔膜の高さをチェックする．一側の横隔膜が異常に高い場合は，無気肺や横隔神経麻痺などを疑う．横隔膜挙上と紛らわしい肺下胸水は，頂点が横隔膜より外側にみられる．肋骨横隔膜角や心横隔膜角が鋭角かを確認する．肋骨横隔膜角の鈍化には，胸膜癒着ないし350 mL以上の胸水貯留が必要である．肺は横隔膜ドームより下方まであり，肺下縁（図1）が同定できるか注意を払うことで横隔膜に重なった病変を見落とさないようになる．

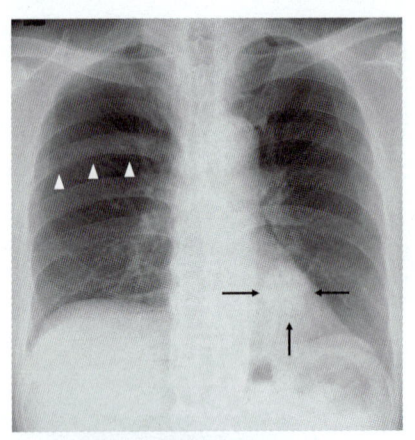

図14 肺癌と肋骨転移（文献5より引用）
心陰影に重なった腫瘤影（矢印），右6肋骨後枝の硬化性変化（矢頭）．

c 縦隔・心大血管

"全体の概観"として心・縦隔影の大きさと位置をチェックする．心・縦隔影の拡大は，血管蛇行や縦隔内の脂肪沈着などでも認められる．心・縦隔影の偏位は，無気肺，胸水，気胸などで認められる．肺・縦隔境界線をチェックすることで，縦隔影に重なる肺（解剖学的死角）の存在を意識すると同時に，同部に隠された病変を指摘することができる．気管から末梢に向かって気道の内腔・走行を追うことも習慣づけたい．閉塞性無気肺や閉塞性過膨張の症例では，中枢気道の内腔狭窄や外部からの圧排所見など鍵となる所見を指摘することが可能である．

d 肺 門

"全体の概観"として肺門影の高さ，大きさ，濃度の左右差をチェックする．肺門の腫大が認められた場合，①肺動脈の拡張（肺高血圧や肺塞栓症など），②肺門リンパ節の腫大（サルコイドーシス，悪性リンパ腫，初感染結核，転移など），③肺・縦隔病変の重なり，のいずれであるかを検討する．肺門影の濃度の左右差が病変の発見の手がかりとなることがある．肺門に重なる肺癌やS6の肺結核病巣などが重要である（図15）．肺門に近接するA^{3b}，B^{3b}の正接像をチェックし，B^{3b}の壁肥厚がみられる場合（cuffing sign），周囲間質の浮腫（間質性肺水腫）や細胞浸潤（癌性リンパ管症）の存在が疑われる．

e 肺 野

"全体の概観"として肺野の透過性の左右差をチェックする．一側肺野の透過性亢進を来す病態は多くのものがあげられるが，気管支の閉塞・圧迫（チェックバルブ機序）や肺塞栓症などが重要である．前者では，呼気撮像でair trappingが確認できる（図4）．肺血管陰影の増強では，肺血流の増大（左右短絡疾患，心拍出量増大）と肺うっ血を区別する．肺血管陰影の減弱は，右左短絡疾患による肺血流減少，肺塞栓症や肺門部腫瘍による肺動脈閉塞，Swyer James症候群などでみられる．気管支陰影の異常としては，壁肥厚（cuffing sign，tram line）や拡張が挙げられる．粘液栓は棍棒状の陰影として認められる．

肺は，心大血管，肺門，骨，横隔膜などにも重なって存在し，これら解剖学的死角は全肺の約30％を占める（図14）．前述した肺下縁や肺・縦隔境界線を意識しながら，病変が隠れていないか注意深く観察する必要がある．骨が重なり合う肺尖部は肺癌や肺結核の好発部位であり，左右を比較しながら読影することで見落としを防ぐことができる．

最後に，異常影は本当に肺内病変であるかを考えることが重要である．正面像で，前後の肺外病変は肺野に重なって描出されるが，前述した胸膜外徴候や不完全辺縁徴候の所見から肺外病変を疑うことができる（図13）．肺野に重なる胸膜の石灰化は，不整形で地図状の分布を呈する．大葉間裂の葉間胸水は下肺野に腎臓様の腫瘤影として認められ肺内病変と紛らわしいことがある．

第 6 章　研修で学ぶべき検査

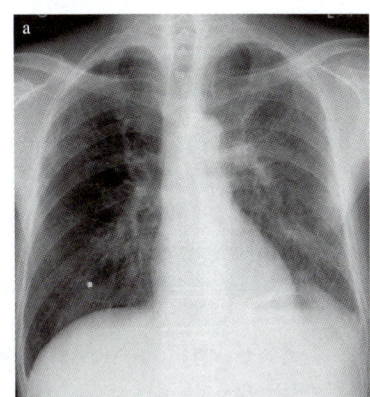

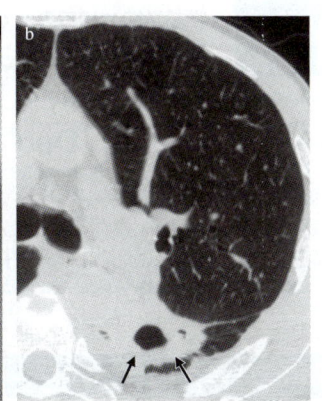

図 15　肺結核（文献 5 より引用）
a：単純 X 線写真　左肺門は対側と比較して濃度が高い．b：左 S 6 の空洞性病変（矢印）

> ### 御法度‼
> - 単純 X 線写真で異常がみられたら，異常所見は他にないか，複数の所見があればそれらの組み合わせから如何なる疾患が考えられるか検討する．
> - CT 検査後は，CT 所見を単純 X 線写真にフィードバックし，単純 X 線所見の画像の成り立ちを理解する．
> - 近年，単純 X 線写真の読影が疎かにされている傾向は否めない．基本に戻って沢山の単純 X 線写真に触れることが重要である．

文献
1) Felson B：Chest Roentgenology, WB Saunders, Philadelphia, 1973
2) 林　邦昭, 中田　肇：胸部単純 X 線診断. 画像の成り立ちと読影の進め方, 秀潤社, 2000
3) 芦澤和人：胸部単純 X 線アトラス vol. 1 肺, ベクトル・コア, 2008
4) 芦澤和人：胸部単純 X 線アトラス vol. 2 縦隔・胸膜他, ベクトル・コア, 2008
5) 芦澤和人：呼吸器疾患診療マニュアル. 日本医師会雑誌臨時増刊号, 医学書院, 2008

長崎大学病院がん診療センター　**芦澤和人**

B 画像診断

1-② 胸部単純X線写真とCT
CTの基本的事項

Don't Forget!

- 胸部CTの適応は拡大している.
- 放射線被曝と造影剤負荷を考慮して適応を決定する.
- 臨床目的に応じた適切な撮影条件を用い, 適切な表示方法で読影する.

1 基本的な考え方

CTは撮影技術・表示技術の両面で進化し続けている. 機能の向上に伴って, 臨床適応も拡大している. 胸部領域においては単純X線写真のみでは判断できない場合, 臨床上の疑問点や矛盾点が解決できない場合など積極的に利用すべきであるが, 適切な撮影条件と表示方法・観察方法が必要である.

2 適応

① 単純X線写真で不明所見がある場合の確認, 臨床経過に疑問点がある場合, 臨床方針を迅速に決定したい場合, 重大な病態を除外したい場合など多くの臨床場面で用いられる.
② 疾患・病態としては, 肺癌・縦隔腫瘍・胸壁腫瘍・他臓器癌の肺転移診断など腫瘍に関連する病態, 急性呼吸器疾患(肺炎・胸膜炎・気胸など), 緊急症例(呼吸困難・気道異物・喀血・胸痛・高エネルギー外傷など), 結節など限局性病変やびまん性肺疾患の診断, 結核などの感染症, 熱発例の熱源検索, 慢性閉塞性肺疾患(COPD), じん肺, アスベスト肺などで利用されている.
③ 解剖学的構造単位からは, 肺実質, 気管気管支, 心血管系, 縦隔, 食道, 胸膜胸壁構造などが目標となる.
④ 放射線被曝と造影剤負荷が制限・禁忌にならない限り, あらゆる呼吸器疾患が適応となっている.

3 撮影・表示に関する主な技術的因子

a 撮影条件
① 撮影方法:コンベンショナルスキャン・ヘリカルスキャン・ボリュームスキャン
② 撮像条件:管電圧, 管電流など
③ field of view(FOV):撮像ないし表示領域の大きさ(撮像視野)
④ スキャン速度・ガントリー回転速度・撮影ビュー数
⑤ 検出器の選択(厚さ・列数):検出器の厚さ・設定スライス厚・1列～320列など(機種に依存)
⑥ 寝台移動速度(ヘリカルスキャンの場合):1回転あたりの寝台移動距離
⑦ 心電同期の有無・被曝低減設定の有無
⑧ 造影剤注入方法(造影剤量, 注入時間, 撮影時間など)

b 画像再構成条件
① 再構成スライス厚・再構成スライス間隔・再構成FOV
② 再構成関数:出力画像の周波数強調など
③ 360度再構成/180度再構成

c 表示・観察条件と注意点

1) 表示階調 window width(WW)/window level(WL)

肺野は主に空気に満たされているため, 肺野と縦隔・胸壁で大きく濃度が異なる.

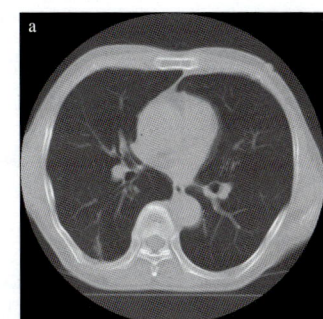

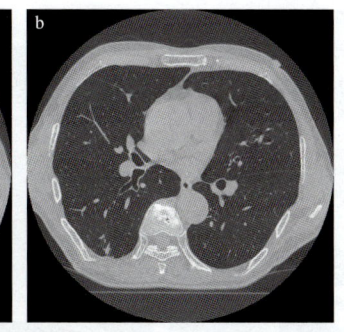

図1 スライス厚の違い(右S6気管支肺炎)
10 mm厚(a),0.5 mm厚(b). 厚いスライスでは病変輪郭や右B6気管支が周囲肺実質の濃度と平均化されて表示される. 心拍動によるブレが心臓左縁(a),舌区肺野(b)にみられる.

そこで,表示階調幅WWとレベルWLを調整する必要がある.

肺野観察はWWを広げ,WLを下げる(WW 1,600-2,000/WL -500〜-700). 縦隔・胸壁観察は腹部などと同様にWWを狭め,WLを上げる(WW 350程度/WL 20〜50). 外傷・骨転移など骨所見の観察にはWWを広げる(WW 4,000程度).

2) 高周波強調関数

肺野や骨の表示には高周波強調関数を用いる. あるいは,観察時に輪郭強調処理を行う必要がある.

3) スライス厚(図1a,b)

CTはスライス厚内のCT値を平均して表示している. スライスが厚い場合,スライス内に含まれている複数の構造が平均化される(partial volume効果). そのため,既存構造や病変輪郭が不鮮明となったり,病変濃度が変化する場合がある. この影響を減らすためには薄いスライス厚を用いた観察が必要である.

4) 胸部CTで認められる代表的アーチファクト

①動きによるアーチファクト:呼吸停止不良・心拍動などによるブレ(図1a,b)
②高吸収体によるアーチファクト:高濃度造影剤・体内金属など
③ビームハードニング:高吸収体に挟まれた領域(肺尖部など)に生じる
④風車状アーチファクト:ヘリカルスキャンを用いたマルチスライスCTで生じる
⑤高周波強調によるアンダーシュート:濃度差の異なる境界線に生じる黒い帯状濃度

4 高分解能CT

a 撮影の目的

肺野二次小葉の分析(小葉間隔壁,小葉内細気管支,小葉内細動脈,小葉間静脈など)・気管支形態の分析(拡張・壁肥厚・途絶・狭窄・病巣の通り抜けなど)・病変の小葉に対する態度の分析・結節輪郭の形状判断など,肺野構造の分析を目的とする.

b 留意点

①スライス厚1〜2 mm以下,拡大再構成15〜20 cm,高周波強調関数などを用いる.
②画像表示 WW 1,000〜1,800 WL -500〜-700程度.
③薄いスライス厚で高周波強調関数を用いるとノイズが強調される. すりガラス濃度病変の判断に支障がない撮影条件を用いる.
④適切な呼吸停止下で撮影する. モーショ

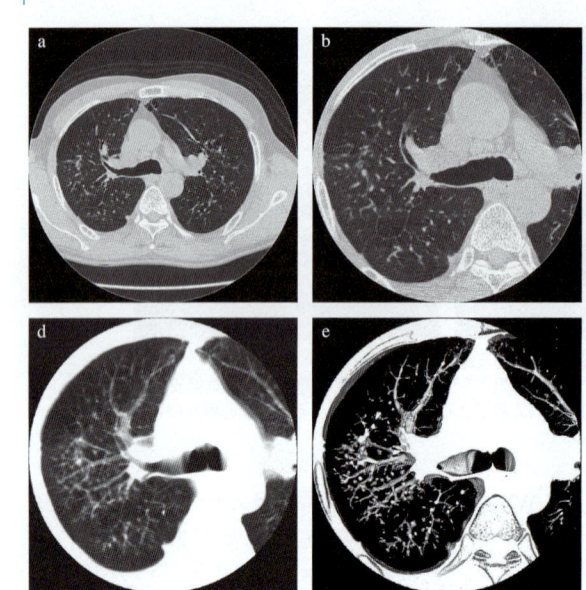

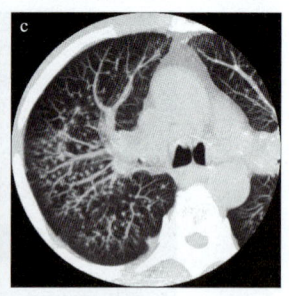

図2 高分解能CT(じん肺)
通常CT(a),右肺の高分解能CT(b),高分解能CTデータを用いた三次元画像(MIP:c,加算投影:d,VR:e).

ンアーチファクトの影響を受けないように注意する．心大血管近傍など拍動の影響がある場合，心電同期撮影や再撮影が必要になる場合がある．

⑤1mm以下のスライス厚による連続撮影の場合，x,y,z軸それぞれに同等の空間分解能が実現するため，後述するMPR(多断面再構成)や三次元画像が作成できる．MPRは水平方向以外の広がりや連続性の確認・立体的位置関係の診断などが可能となり，極めて有効である．(図2a～e)

⑥経過観察の場合，FOV・WW/WLを一定とする．

5 造影CT

a 撮影の目的

1) 血管系疾患・血管の描出

血管病変，血管走行の確認，血流状態・血行動態の把握，血管と腫瘍・リンパ節との鑑別(肺門部や縦隔病変など)などを行う．

喀血例の出血原因や出血部位の確認，急性期血管性疾患(肺血栓塞栓症・大動脈解離)・高エネルギー外傷・胸痛(triple rule out CT)などの救急症例においても造影CTが選択される．

2) 腫瘍濃染・実質臓器の造影効果の確認

腫瘍の質的診断，周囲臓器浸潤の診断，胸水中の腫瘍や虚脱肺内の腫瘍の確認などを行う．肺実質などの血行動態を把握する．

b 留意点

①肺尖部から横隔膜背側の肺野を含めて，深吸気で十分に呼吸停止して撮影する．肺がんの病期診断の場合，鎖骨上窩から上腹部(肝・副腎)まで撮影範囲に含める．喀血や分画症などの場合，異常血管を考慮した撮影範囲とFOV設定が必要である．

②目的に応じた造影剤注入法と撮影時相の決定が必要である．CT機種の性能と撮影範囲により決定される撮影時間を基に，造影持続時間と撮影時相を設定する．

③血管を目的とする場合は，血管内の造影剤濃度上昇が必要であるため，高速注入

と高速撮影が必要である．
④腫瘍や実質臓器の造影効果を目的とする場合は血管・腫瘍ともに造影される必要があるため，first pass の後に撮影する．深部静脈血栓症など静脈系の撮影は十分量の造影剤を用いた遅延相撮影が必要である．

c 3D-CTA

CT 撮影データから血管の三次元画像を表示する方法を 3D-CTA と呼称する．胸部の 3D-CTA としては，肺動脈造影（CT-PAG），気管支動脈造影（CT-BAG），大動脈造影（CTA）などがある．3D-CTA は形状を多方向から観察することも可能であり，血管と気管支・縦隔内構造などとの位置関係が容易に把握できる．

3D-CTA を行うためには血管内の CT 値を十分に上昇（300〜400 HU 以上）させる必要があるため，造影効果の高い時相を狙った CT 撮影が必要である．

d 肺動脈血栓塞栓症と深部静脈血栓症の検索

近年の高機能 CT では肺動脈の first pass を目的とした撮影に引き続いて深部静脈を撮影することが可能である．薄いスライスを用いることで亜区域支動脈程度の造影欠損が検出可能である．さらに，機種によっては複数の管電圧を用いることで肺実質の造影剤分布を撮影することも可能となっている．

e 結節の造影効果による診断

造影 CT で造影効果がみられない場合，良性が示唆される．特徴的な造影形態としては，膿瘍や結核・真菌症などで見られる輪郭部の造影効果や軟骨性過誤腫でみられる脳回状構造などがある．

6 その他の撮影方法

従来の単純 CT・造影 CT の他に様々な撮影法が用いられる．これらは目的を絞り込んだ撮影であるため，撮影条件や撮影範囲を考慮し，過度な被曝を避ける必要がある．
①呼気 CT：吸気・呼気を比較することで，肺気腫や細気管支病変などによる air trapping の明瞭化・気管支壁厚の変化などの判断に用いられる．
②腹臥位 CT：通常の臥位 CT で肺野背側部胸膜直下に沿った吸収値上昇がみられた場合，間質性病変が存在するのか，重力効果による非病的な吸収値上昇（depending opacity）なのかを判断するために用いられる．重力効果の場合，腹臥位で撮影することで陰影は消失する．

7 画像表示方法

現在，CT 撮影により体積データが取得できるため，コンピュータ（ワークステーション・ビューアなど）を用いた様々の表示方法が可能となっている．

a ワークステーション・ビューアを用いた読影の利点

①スライス厚を変えた観察が出来るため，構造の輪郭や濃度の診断精度が向上する．
② WW/WL の調整・輪郭強調が行えるため，肺野条件と縦隔条件の切り替えや微細な free air の確認・脂肪濃度の判断・骨病変の判断などが容易である．
③ブラウズ機能（シネモード・ページングなど）による連続性の把握が極めて有用である．
④種々の画像処理・距離計測・CT 値測定などができる．
⑤他検査画像・過去画像との比較・連動・重ね合わせ（fusion）が容易である．

b 多断面再構成（multiplanar reconstruction：MPR）

CT の体積データから任意断面を再構成する方法であり，冠状断，矢状断，斜位断などがある．WW/WL を調整できるため，CT の横断像と同様に読影できる．水平方向以外の広がりや連続性の確認に有効であ

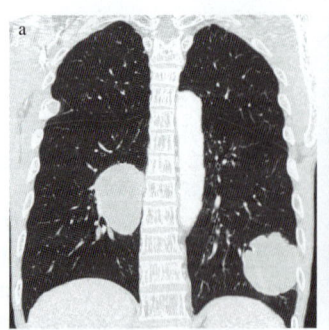

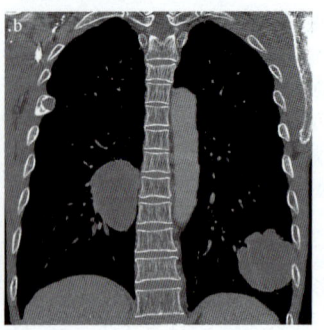

図3 転移性肺癌．多断面再構成（multiplanar reconstruction：MPR）
肺野条件(a)．骨条件(b)にて右肋骨の転移病変が明瞭である．

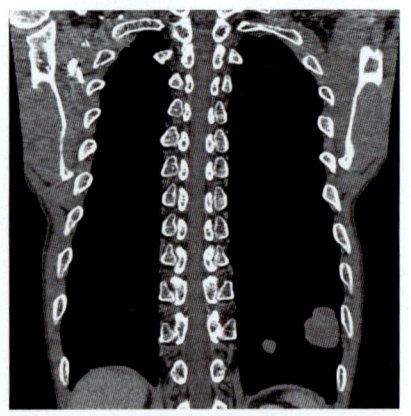

図4 転移性肺癌．曲面断再構成（curved planar reconstruction：CPR）
脊柱管に合わせて再構成したCPRである．

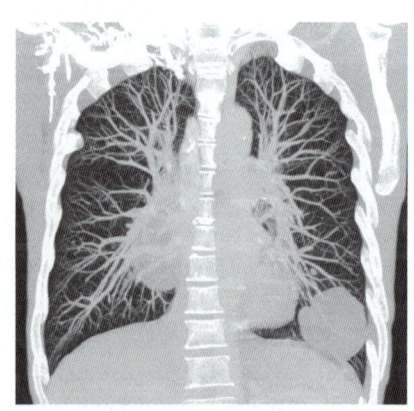

図5 転移性肺癌．最大値投影法（maximum intensity projection：MIP）

り，気管支，血管，胸膜など既存構造と病変との位置関係の診断が可能である．この方法はデータの欠落がなく，立体把握の診断における最も信頼性の高い方法と考えられる（図3）．

c 曲面断再構成（curved planar reconstruction：CPR）

MPRが平面であるのに対し，気道や血管など構造物の走行に一致させた曲面を再構成することができる（図4）．

d 最大値投影法（maximum intensity projection：MIP）

最大CT値を撮影体積データの代表値として投影する．骨や造影された血管などCT値の高い構造を強調した画像が得られる．造影CTで血管造影を模した画像が得られる（図5）．

e 最小値投影法（minimum intensity projection：MinIP）

最小CT値を撮影体積データの代表値として投影する．MIPがCT値の高い構造を強調するのに対し，CT値の低い領域を強調した画像が得られる．気管支造影を模し

第 6 章　研修で学ぶべき検査

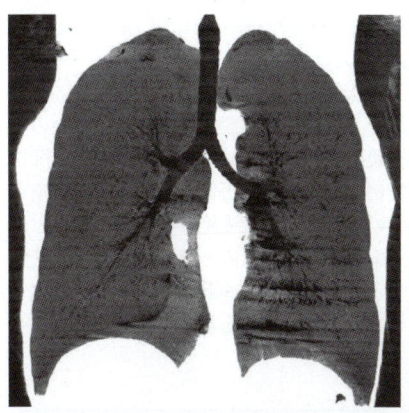

B 画像診断

図6　転移性肺癌．最小値投影法(minimum intensity projection：MinIP)

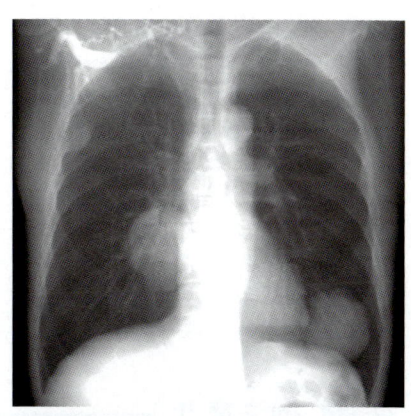

図7　転移性肺癌．加算平均投影法(summation：SUM，raySUM など)

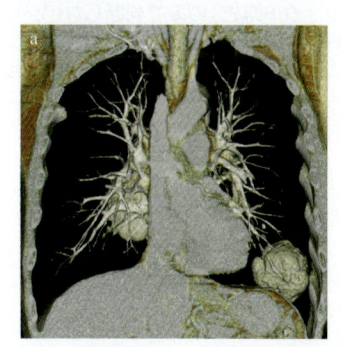

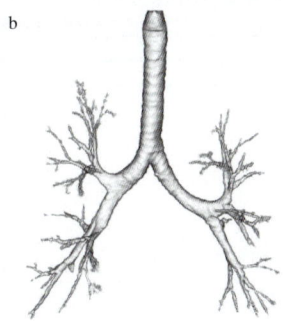

図8　転移性肺癌．ボリュームレンダリング(volume rendering：VR)
腫瘍・血管を表示(a)，気管支樹を表示(b)．

た画像が得られる．肺野の気腫性変化や拡張気管支の描出に有効である．(図6)

f　加算平均投影法(summation：SUM，raySUM など)

投影線上の CT 値の平均値を代表値として投影する．単純 X 線写真を模した画像が得られる．多方向から観察することで，単純 X 線写真の所見の成り立ちの理解に利用することができる(図7)．

g　ボリュームレンダリング(volume rendering：VR)

撮影体積データの中から，CT 値に応じてボクセルに色調・透明度を設定する．volume rendering による三次元表示で表示

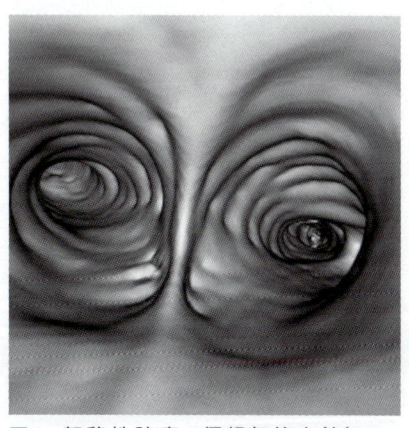

図9　転移性肺癌．仮想気管支鏡(virtual bronchoscopy：VB)

CT値・透明度を変化させることで目的の構造を抽出し，切削することで内部構造を表示できる．立体の抽出（segmentation）にはCT値の閾値を設定する方法，用手的に選択する方法などがある．また，複数の抽出立体の加算・減算も可能である（図8）．

VRは立体構造の直感的認識に優れるが，立体の抽出や透明度の設定など作成者の作為・使用アプリケーションの特性が反映されることに留意する必要がある．

h　仮想気管支鏡（virtual bronchoscopy：VB）

三次元画像の体積内に視点を置き，視野角を100度程度に設定することで実際の内視鏡所見を模した画像が得られる．低肺機能例，気管支鏡拒否例などにおける気道形態の確認や実気管支鏡手技のガイドなどが適応となる．気道内と気道外情報を併せて表示できる点・形態計測の客観性など実気管支鏡の支援情報となる（図9）．

御法度!!

- ❖ 患者の状態・臨床目的を考慮せずに一律に撮影することを避ける．
- ❖ 不適切な画像（厚いスライス，アーチファクトなど）のみで判断しない．
- ❖ 臨床目的部位以外にも必ず目を通す習慣をつける．

大原綜合病院画像診断センター／大原医療センター　**森谷浩史**

1-③ 胸部単純X線写真とCT
異常所見の解析

Ⅰ. 肺の限局性陰影

> **Don't Forget!**
> - □ 結節影・腫瘤影をみたら①辺縁の性状，②内部性状，③周囲構造の変化を解析し，過去画像があれば経時的変化をチェックする．
> - □ 肺葉性無気肺の典型的な画像所見パターンを理解し，肺葉性無気肺をみたら中枢側の気道閉塞をきたす病変がないかを確認する．

1 基本的な考え方

　肺の限局性病変は胸部単純X線検査で異常を指摘され，臨床的に問題となることが多い．単純X線写真で解決できない異常所見が認められれば，CTは引き続き行われるべき検査である．一方，サイズの小さな病変，淡い病変や単純X線写真で正常構造と重なる病変の検出にはCTが有用である．高分解能CTは肺の微細構造の描出に優れ，切除標本のルーペ像とよく相関した画像が得られ，肺限局性病変の形態解析に役立つ．

2 肺結節影・腫瘤影

　通常，30 mm径以下のものを結節影，30 mmを超えるものは腫瘤影と呼ぶ．結節影・腫瘤影の診断では，第一にこれらを検出することが重要となる．肺癌の多くは結節影・腫瘤影を示し，症状がなく，単純X線写真やCTで偶然に発見されることも多い．画像検査が施行されても検出されずに見逃された場合は致命的な結果を招くこともある．

　単純X線写真で見逃しやすいのは，サイズが小さい病変，正常構造と重なる病変，濃度の低い病変である．これらの病変を検

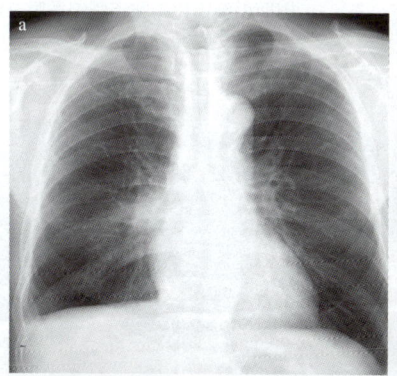

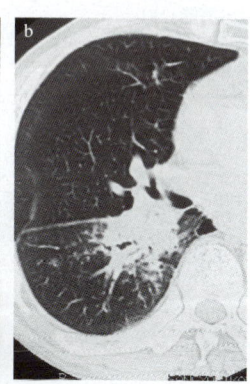

図1 肺癌（a：単純X線写真正面像，b：高分解能CT）
a：肺門部濃度に左右差があり，右肺門部に重なる腫瘤影が疑われる．b：右肺門から右下葉に及ぶ辺縁不整な腫瘤を認める．

出するには，正常構造に重なる部位の肺野がコントラストよく描出された質の高い単純X線写真を得ることが重要である．読影の際は，縦隔や横隔膜に重なる領域もしっかり観察する意識をもち，左右の肺尖部や肺門部の濃度差や肺血管の走行にも注意を払う（図1）．

肺の結節影・腫瘤影の質的診断にはCTが優れており，肺結節の検出のみでなく，精査のために選択されることが多い検査法である．結節影・腫瘤影のCTによる形態診断を行う際は①辺縁の性状，②内部性状（石灰化，脂肪，すりガラス影，空洞），③周囲構造の変化に着目する．造影CTによる増強効果も内部性状を知るための一助となり，過去画像がある場合には病変のサイズ，内部性状や血管や胸膜など周囲既存構造の経時的変化が良悪鑑別の重要な指標となる．

病変の辺縁は病理学的進展態度を反映する．肺野結節の辺縁が直線状もしくは結節中心方向に凹面状を呈する場合は，病変の進展が小葉間隔壁でとどまることが多く，特に複数の直線状・凹面状辺縁を伴っている病変は良性病変の可能性が高い（図2）．一方，結節辺縁から周囲に向かう棘状あるいは線状の突起（スピクラ）は原発性肺癌でよく認められる所見である．肺癌でみられるスピクラは病変辺縁の反応性線維化巣や，気管支・血管周囲の結合組織への癌の直接浸潤もしくは限局性のリンパ管内浸潤などを反映している．良性炎症性病変でも病変周囲の線維化や肺実質の虚脱を伴い，それがスピクラとして認められることがあるが，

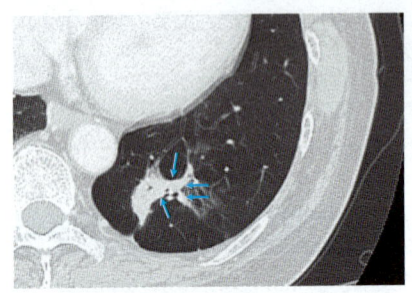

図2　器質化肺炎（高分解能CT）
左肺下葉の結節は凹面状や直線状の辺縁（矢印）を有している．

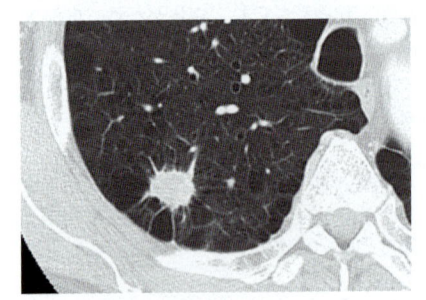

図3　肺癌（高分解能CT）
右肺上葉の結節は全周性に辺縁不整で多数のスピクラを有している．

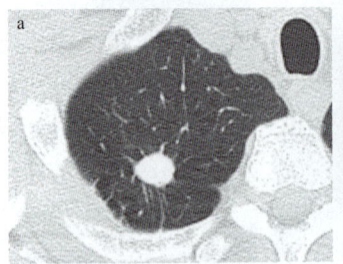

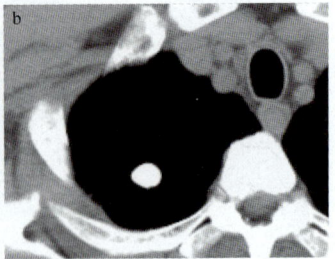

図4　陳旧性結核（a：高分解能CT肺野条件，b：縦隔条件）
a：右肺尖部に胸膜嵌入像を伴う楕円形結節を認める．b：結節内にはびまん性の石灰化を認める．

第 6 章　研修で学ぶべき検査

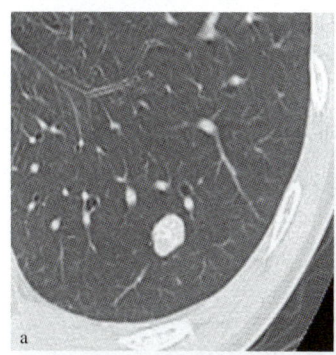

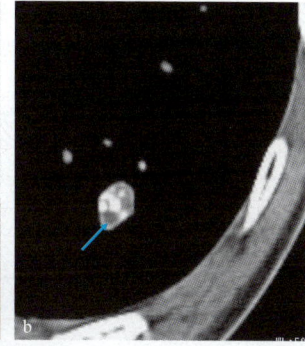

図5　肺過誤腫(a：高分解能 CT 肺野条件，b：縦隔条件)
a：左肺下葉に辺縁平滑な結節を認める．b：結節内にポップコーン状石灰化と脂肪を反映した－50 HU の低吸収域(矢印)を認める．

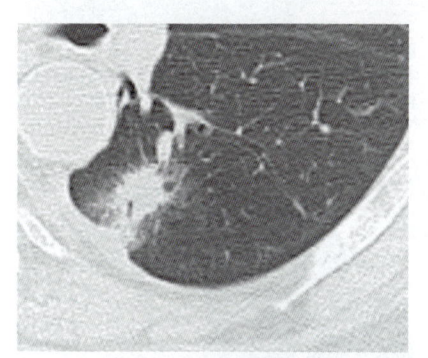

図6　肺アスペルギルス症(高分解能 CT)
左肺下葉に高濃度領域の周辺をすりガラス影が取り囲む(CT halo sign を示す)病変がみられ，辺縁部のすりガラス影は境界不明瞭である．

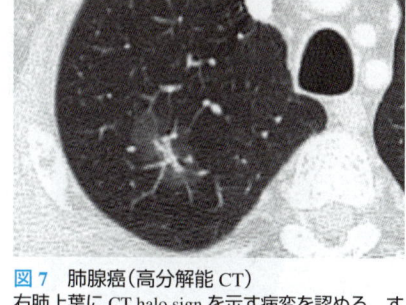

図7　肺腺癌(高分解能 CT)
右肺上葉に CT halo sign を示す病変を認める．すりガラス影は境界明瞭で分葉状に凸の辺縁を示す．

全周性に辺縁が不整でスピクラを複数伴う場合は癌の可能性が高い(図3)．
　石灰化は結核腫などの炎症性肉芽腫や良性腫瘍でよく認められる所見であり，びまん性，ポップコーン状，層状，リング状の石灰化の存在は良性病変を強く示唆する(図4，5)．偏心性や点状の石灰化は肺癌や転移性腫瘍にも存在し，これらの石灰化が存在する場合は，他の形態学的変化と共に総合的に診断しなければならない．また，脂肪は肺過誤腫でよく認められる所見である．石灰化パターンの解析や結節内の脂肪同定は 5 〜 10 mm 程のスライス厚ではしばしば困難であり，薄いスライス厚の縦隔条件 CT が有用である(図5)．
　CT 上のすりガラス影とは正常肺野よりも明らかに高い吸収値を示すが，肺血管や気管支壁が透見される陰影である．肺の結節影・腫瘤影におけるすりガラス影は炎症や出血，肺胞上皮置換性増殖を示す腫瘍浸潤などを反映する．すりガラス影を伴う結節影・腫瘤影のほとんどは，病変全体がすりガラス影か，高濃度領域の周辺をすりガラス影が取り囲むように存在しているかであり，後者は CT halo sign と呼ばれている(図6，7)．腫瘍，真菌症，血管炎，好酸球性肺疾患など様々な疾患ですりガラス影

を伴う結節影・腫瘤影を呈しうるが，周囲正常部との境界が良悪鑑別の一助となる．すりガラス影を示す肺癌は基本的に肺腺癌であり，すりガラス影を示す領域は病理組織像で肺胞上皮置換性増殖を示す領域が優位の領域である．限局性のすりガラス病変が境界明瞭で，分葉状に凸の辺縁を示す場合は腫瘍を疑う（図7）．一般的に炎症性病変ではすりガラス影の境界が不明瞭となる（図6）．

空洞は肺野結節の良悪を問わず認められる所見であり，様々な疾患で生じうる．薄い壁や平滑な空洞内面は良性疾患を示唆する所見といわれているが，肺癌でも空洞内面は時に平滑で，肺腺癌では薄壁空洞をきたすこともあり，辺縁の性状や周囲構造の変化も加味して評価する必要がある．病変

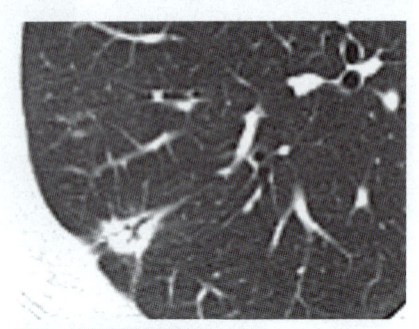

図8　肺腺癌（高分解能 CT）
右肺上葉の充実性結節内には樹枝状の気管支透亮像（エア・ブロンコグラム）が認められる．

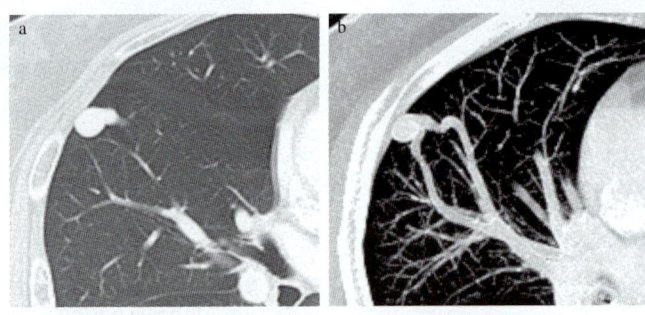

図9　肺動静脈奇形（a：高分解能 CT，b：CT MIP 像）
a：右肺中葉に境界明瞭な結節を認める．b：MIP 像では結節と連続する二本の拡張した血管が明瞭である．

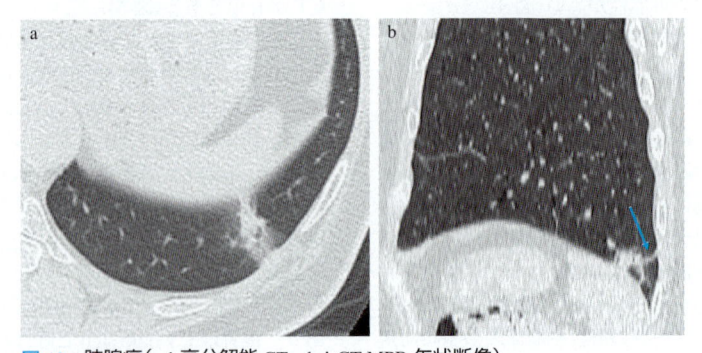

図10　肺腺癌（a：高分解能 CT，b：CT MPR 矢状断像）
a：左肺底部に辺縁不整な結節を認め，背側には境界不明瞭な淡い陰影を伴う．b：MPR 矢状断像にて結節背側の胸膜嵌入像（矢印）が明瞭である．

内部に含気を残した気管支がみられるエア・ブロンコグラムも肺腺癌で高率に認められる所見である(図8).

　肺血管, 気管支, 胸膜など既存構造の変化や散布巣の有無も肺結節の診断において重要である. 多断面再構成像(muitiplanar reconstruction：MPR)による多方向からの観察により, これらの結節周囲構造の評価は容易となる. 血管との連続性や位置関係を評価するには最大値投影法(maxim intensity projection：MIP)が役立つ(図9). 胸膜嵌入像は結節周囲既存構造の収縮に伴って生じる所見であり, 肺腺癌で認められることが多い. 肺結節と胸膜面を結ぶ線状影や楔状の陰影として認められるが, CT断面に平行に存在する場合には淡い陰影として描出され, MPRによる多方向からの観察が胸膜嵌入像を判定するのに役立つことがある(図10). 散布巣は気管支を介して病変が播種性に拡がる所見であり, 小葉中心性の小結節や分枝状構造として認められる. 肺結核の特徴的所見の1つで, 腫瘍性病変で認められることはまれである. 微細な散布巣の解剖学的評価には高分解能CTが有用であり, MPRも役立つ.

　造影CTによる増強効果も肺結節の良悪鑑別の指標の1つとなる. 悪性腫瘍の径が小さい時は壊死傾向に乏しく血流が豊富なことが多く, 一般的に造影による増強効果は強い. 増強効果の乏しい肺結節は良性疾患が疑われる. しかし, 活動性炎症性結節などの良性病変でも肺癌同様に増強されることや, 小さくても壊死傾向に富む肺癌では増強効果に乏しいことは念頭に置く必要がある.

　肺結節や腫瘍の経時的な形態変化は良悪鑑別の重要な指標となる. 一般的に充実性の肺癌の倍加時間は30～400日である. 一方, すりガラス病変を主体とする腫瘍では増大速度が遅いものが多いので注意を要す. すりガラス病変を示す分化型腺癌や異

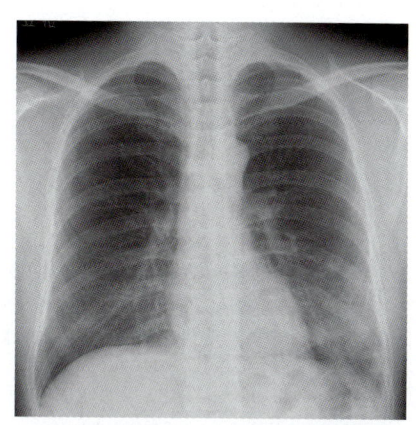

図11 気管支肺炎(単純X線写真正面像)
左下肺野に境界不明瞭で内部不均一な斑状影が認められる.

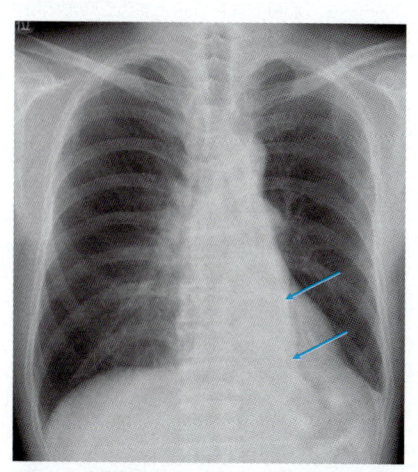

図12 左下葉無気肺(単純X線写真正面像)
左中下肺野に心陰影と重なる三角形の陰影が認められる(矢印). 下行大動脈および左横隔膜のシルエットは消失している.

型腺腫様過形成では一年以上変化がないこともある. 肺胞上皮置換性に増殖する腺癌では, 腫瘍内部に線維化や肺胞の虚脱を伴い, これを反映してすりガラス病変内に高濃度領域が出現もしくは拡大し, さらに周囲構造の収束性変化が起こって胸膜嵌入像や結節に向かう肺血管の集束所見が認めら

表 肺葉性無気肺の単純 X 線写真所見

無気肺	正面像	側面像
右上葉	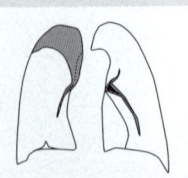 右上肺野内側の扇状陰影（中枢側の腫瘍が原因の場合は陰影の辺縁が逆 S 字状），縦隔上部のシルエット消失，右肺門の挙上，右横隔膜直上のテント状陰影	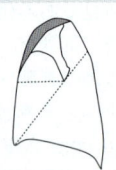 肺門から前胸壁下に向かう扇状陰影
右中葉	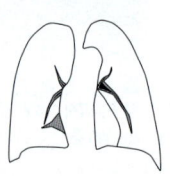 心臓右縁を底辺とする三角形の陰影，右心縁下部のシルエット消失	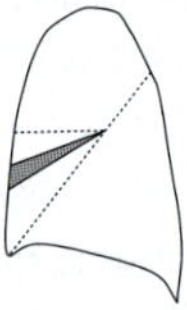 肺門から前下方に向かう帯状陰影
右下葉	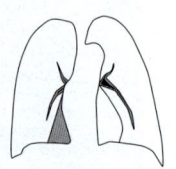 右肺門部を頂点とし，横隔膜と心臓右縁を 2 辺とする三角形，右横隔膜のシルエット消失	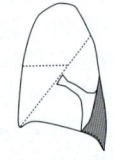 下位胸椎と重なる陰影，右横隔膜ドーム後方のシルエット消失
左上葉	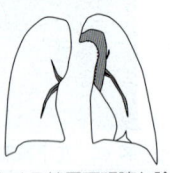 左上中肺野を主体とする境界不明瞭な陰影，左心縁のシルエット消失，左肺門の挙上，左横隔膜直上のテント状陰影	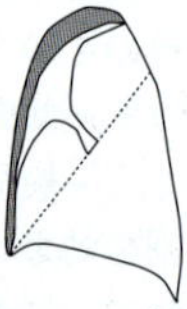 前胸壁に沿って前肋横角から肺尖まで伸びる帯状陰影
左下葉	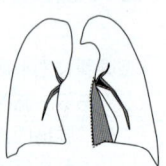 心陰影と重なる三角形の陰影，下行大動脈のシルエット消失，左横隔膜のシルエット消失	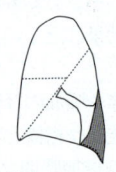 下位胸椎と重なる陰影，左横隔膜ドーム後方のシルエット消失

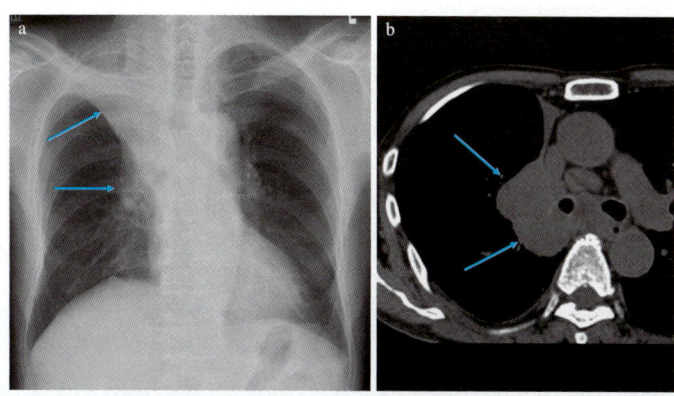

図13 右上葉無気肺（肺小細胞癌，a：単純X線写真正面像，b：CT縦隔条件）
a：右肺門から肺尖部にかけて陰影がみられ，辺縁は逆S字状（Golden S sign）を呈する（矢印）．b：右肺門部にリンパ節と一塊となった腫瘤が認められる（矢印）．

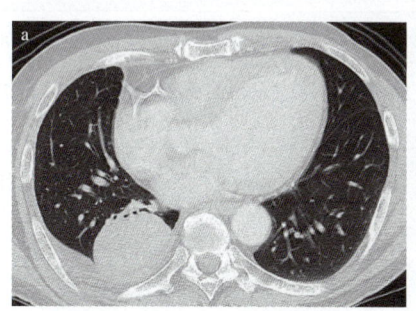

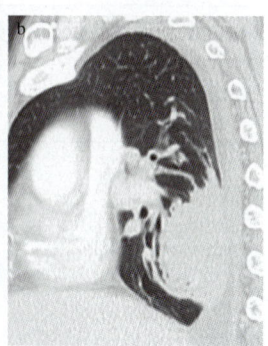

図14 円形無気肺（a：高分解能CT肺野条件，b：MPR矢状断像）
a：右肺下葉に境界明瞭な腫瘤を認める．b：MPR矢状断像では comet tail sign と呼ばれる肺血管・気管支の円弧状集束像が明瞭である．

れる．サイズの増大に乏しくても内部性状や周囲既存構造の変化には十分に注意を払わなければならない．

3 区域性陰影

1つもしくは複数の肺区域に一致した陰影を区域性陰影と呼ぶ．区域性陰影を示す疾患の代表は気管支肺炎と無気肺である．気管支肺炎は末梢気管支に生じた炎症性病変が気管支壁を破壊しながら周囲の肺実質に広がった肺炎の一形態である．限局性無気肺や過膨張のため濃度は不均一なことが多い（図11）．気管支内腔に病変が及ぶとその領域の容積減少をきたす．ブドウ球菌や連鎖球菌による肺炎が代表的であるが，多くの菌が気管支肺炎の形態をとりうる．

無気肺は気道の閉塞の有無により閉塞性無気肺と非閉塞性無気肺に大別される．閉塞性無気肺をみたら中枢側の気道閉塞をきたす病変がないかを確認する必要がある．単純X線写真の直接所見は含気減少による肺野濃度上昇であり，間接所見には横隔膜

挙上や肺門・縦隔の偏位，代償性過膨張，肋間腔狭小化などがある．無気肺の原因検索にはCTやMRIを必要とする．肺葉性無気肺の主な単純X線所見を表に示す．高度の無気肺では診断が困難なこともあるが，典型的なパターンを認識することで肺葉性無気肺の診断はおおむね可能である（図12，13）．非閉塞性無気肺には圧迫性，癒着性，瘢痕性，板状，円形無気肺がある．円形無気肺は胸膜と接する腫瘤状の無気肺で，肺腫瘍との鑑別が問題となる．強い容積減少と腫瘤影に向かう肺血管・気管支の円弧状集束像（comet tail sign）が円形無気肺の特徴的な所見である（図14）．

御法度!!

- ❖ 過去画像との比較は重要である．
- ❖ 胸部単純X線写真の比較読影がCTと比べても有用な場合があり，CT上の経時的変化は病変の質的診断における重要なチェックポイントである．
- ❖ 過去画像がある場合は，比較読影を行う努力を惜しまないよう心がける．

文献

1) Zwirewich CV, et al. : *Radiology* 1991 ; **179** : 469-476.
2) Siegelman SS, et al. *Radiology* 1986 ; **160** : 313-317.
3) Swensen SJ, et al. *Radiology* 2000 ; **214** : 73-80.
4) Aoki T, et al. *AJR* 2000 ; **174** : 763-768.

産業医科大学放射線科学教室　**青木隆敏**

1-③ 胸部単純X線写真とCT
異常所見の解析

B 画像診断

Ⅱ．肺のびまん性陰影

> **Don't Forget!**
> - 単純X線写真が基本であり，CTの適応を考える．
> - thin-section CTにて診断を絞り込むことが可能である．
> - 小葉中心性粒状影，tree-in-bud patternの分枝状影，および小葉間隔壁肥厚は感染症と非感染症を区別する上で非常に重要な所見である．

1 胸部単純X線診断

びまん性陰影とは，胸部単純X線写真正面像において部分的に強弱はあるが，片側肺野の少なくとも1/3を占める異常影が両肺に分布する場合を指す．感染症や肺水腫，塵肺，肉芽腫性疾患，悪性腫瘍等様々な疾患が含まれ，しばしば非特異的な所見を呈する．胸部単純X線写真では，病変の局在を捉え，病変の上下方向の進展，肺の容積減少や過膨張等も評価する．

びまん性肺病変のX線像の基本形態と鑑別疾患

びまん性肺病変のX線像の基本形態は，肺末梢の解剖区分を基準にして，①肺胞性陰影と，②間質性陰影に大別する．ただ，肺胞性陰影と間質性陰影の混合型や分類できないものもあり，明確に鑑別することは困難である．

1) 肺胞性陰影（図1）

肺胞性陰影の病変の局在は細葉（終末細気管支1本が支配する肺組織）および二次小葉であり，最小単位は細葉性結節影と呼ばれる辺縁不鮮明な1〜10 mm大の結節である．この陰影は細葉内の空気が滲出物・血液或いは腫瘍で置換されて出現する．これらはKohn小孔などを介して早期より融合し，区域性あるいは非区域性に融合して斑状影，浸潤影へと進展する．内部に空気を含んだ細気管支・気管支が残存すれば，air bronchiologramやair bronchogramと呼ばれる透亮像が認められる．主な疾患としては，細菌性肺炎，肺胞性肺水腫，肺胞出血等があがる．

2) 間質性陰影（図2）

間質性陰影の病変の局在は，肺胞隔壁や気管支・肺動脈周囲間質，肺静脈周囲間質，小葉間隔壁等の間質であり，同部に浮腫や炎症細胞浸潤，腫瘍細胞浸潤を生じることによって描出される．X線形態は線状影や網状影として捉えられる．線状影は下肺野外側に認められることが多いKerley線

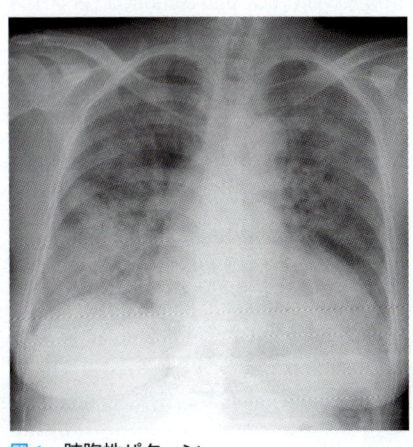

図1 肺胞性パターン
60歳代，女性，びまん性肺出血．両肺に境界不鮮明な浸潤影を認め，air bronchogramを伴う．

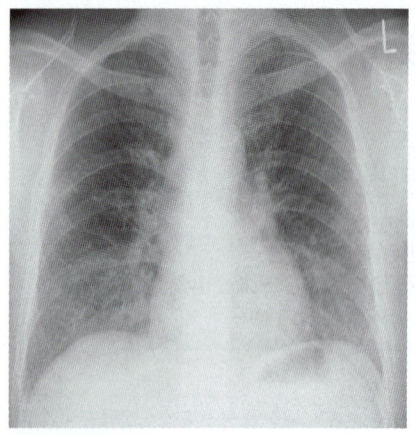

図2　間質性パターン
30歳代，男性，癌性リンパ管症(胃癌)．両側下肺野を主として網状影や不規則な線状影を認め，粒状影も混在している．

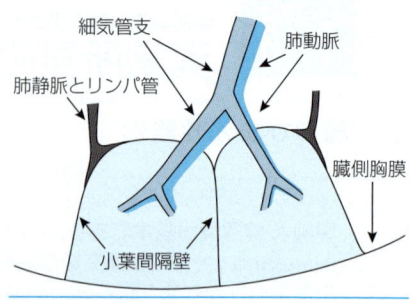

図3　二次小葉

に代表される．主な疾患としては，間質性肺水腫，間質性肺炎，肉芽腫性疾患(塵肺・サルコイドーシス)，リンパ増殖性疾患，急性好酸球性肺炎，癌性リンパ管症等があがる．

2　胸部CT診断

びまん性肺疾患の画像診断において，微細形態診断には，thin-sectionCT(スライス厚1〜2mm)から得られる画像情報が重要な役割を果たす．

肺の構造は気道系，脈管系，間質系が組み合わさった複雑な形態を呈すが，thin-section CTで確認できる肺の最小単位は二次小葉である．病変の局在を，二次小葉と関連づけて，小葉中心部主体の変化か，気管支肺動脈束と小葉辺縁構造の両者に及ぶ変化か，または小葉構造とは無関係に病変が認められる変化かを判断することにより，鑑別疾患を絞ることができる．

a　thin-section CT読影に必要な正常解剖

1)　狭義間質と広義間質

肺の間質は狭義間質と広義間質とに分けられる．狭義間質は肺胞隔壁の間質のことで，肺胞隔壁から肺胞上皮を除いた領域に相当する．広義間質は気管支血管束周囲間質，胸膜下間質，小葉間隔壁等に相当する．肺門周囲で気管支・血管を取り囲む気管支血管束周囲間質は，末梢で細気管支・肺動脈を取り囲む小葉中心部間質に連続し，胸膜下間質は小葉間隔壁を介して肺内に入り，肺胞壁(狭義間質)を介して小葉中心部間質に連続する．つまり間質は全体として連続し，肺組織の支える支柱の役割も担っている．また広義間質には豊富なリンパ管のネットワークを含有している．

2)　二次小葉(図3)

小葉間隔壁で境される多角形の領域を二次小葉という．大きさは0.5〜3cmと様々である．また終末細気管支1本が支配する肺組織を細葉といい，二次小葉は3〜30個程の細葉で構成される．二次小葉の中心部には気管支と肺動脈が位置し，小葉辺縁には胸膜および小葉間隔壁が位置し肺静脈と比較的太い気管支・肺動脈が通る．

3)　小葉間隔壁

二次小葉の辺縁を構成する小葉間隔壁は，胸膜下間質から連続する結合織の隔壁で，肺尖部や肺底部では厚く数も多いが，肺門周囲では薄く少ないとされる．また個人差も大きい．

b thin-section CT での小葉構造のみえ方

①小葉中心部には細気管支と肺動脈が走行しているが，二次小葉内の細気管支は描出されず，伴走する肺動脈が分枝状構造として描出される．小葉の辺縁から3mm前後離れた終末細気管支ないし第一次呼吸細気管支レベルまでは描出可能である．注意しておきたいのは小葉中心とは，二次小葉の中心部の一点ではなく，細気管支ないし第一次呼吸細気管支およびその周囲の肺組織を指している．

②小葉間隔壁は胸膜と連続する，あるいは気管支血管を結合する細い均一な線状構造として認められる．通常は肺尖部や肺底部のよく発達した部分に認められる程度で多くは目立たない．

③気管支や血管周囲，胸膜にはリンパ管や気管支動静脈を含む結合組織(広義間質)が存在するが，thin-section CT では気管支壁や血管像内に含まれてしまう．

c thin-section CT による二次小葉レベルの病変分布の捉え方

病変の分布を，二次小葉構造と関連づけて，①小葉中心性，②気管支血管束周囲＋小葉辺縁，③ランダム分布を鑑別することにより，鑑別疾患を絞ることが可能となり，さらには，感染性疾患か，肉芽腫性疾患か，腫瘍性疾患かを鑑別するに役立つ．

1) 小葉中心性病変

小葉中心性病変は，胸膜(葉間胸膜が病変をみつけやすい)に病変がなく，胸膜や小葉間隔壁，肺静脈等の小葉辺縁構造と一定の距離(2〜3 mm)を保って病変が存在する．小葉中心性の病変が癒合して胸膜に接するような所見を呈する場合もあるが，病変の全体像を把握し，病変の軽微な部位で評価すると診断可能である．

小葉中心性病変は，経気道性の疾患が主体となる．

小葉中心性病変の thin-section CT は，①淡く境界不明瞭な粒状影，② tree-in-bud pattern (木の芽状)を呈する比較的濃度の高い分枝状影の 2 つのパターンに分類される．両者の鑑別は非常に重要であり，治療戦略が全く異なってくる．

a) 淡く境界不明瞭な粒状影(図 4, 5)

経気道的に吸引されたものに対する反応(肺胞腔内の肺胞マクロファージの貪食)や沈着による非感染性肺炎で認められる．急性・亜急性過敏性肺炎(生活環境)，溶接工肺(職業歴)，respiratory bronchiolitis-associated interstitial lung disease (RB-ILD)(喫煙歴)，リポイド肺炎(油脂類の吸入)，

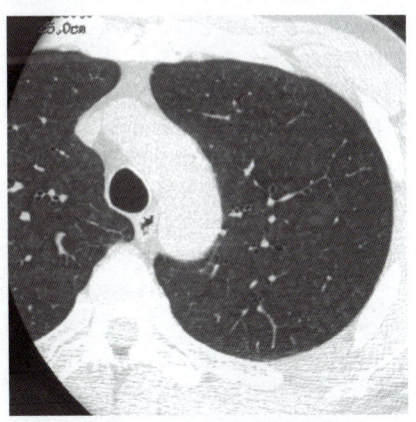

図4 40歳代，男性，亜急性過敏性肺炎
淡く境界不明瞭な粒状影がびまん性に認められる．粒状影は等間隔で分布し，胸膜からは 2〜3 mm 離れている．小葉中心性に位置していることが分かる．

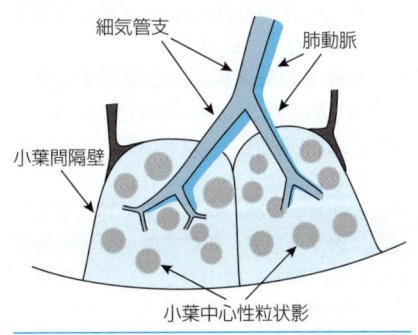

図5 小葉中心性病変－淡く境界不明瞭な粒状影

異所性肺石灰化(透析患者)，肺出血(SLE等)等があがる．腫瘍性疾患としては，非常にまれであるが血管内リンパ腫でも同様な所見を呈する．

b) tree-in-bud pattern を呈する比較的濃度の高い分枝状影(図 6, 7)

正確には，小葉中心性粒状影とは異なる概念であるが，小葉中心性病変を含んでいるのでこの項に述べる．病理学的には，分泌物や壊死物質による終末細気管支から呼吸細気管支，肺胞管内の充填や周囲間質・肺実質に連続する炎症性変化を反映している．即ち，tree-in-bud pattern の呼吸細気管支内の病変は小葉中心性であるが，前者の小葉中心性粒状影とはいえない．

圧倒的に感染性疾患が多く，結核，非結核性抗酸菌症，マイコプラズマ肺炎，HTLV-1(human T-lymphotropic virus type 1)関連肺疾患，真菌感染症(気道侵襲性肺アスペルギルス症やアレルギー性気管支肺アスペルギルス症)，びまん性汎細気管支炎，びまん性誤嚥性細気管支炎，関節リウマチ等の膠原病に伴う濾胞性細気管支炎等で認められる．

その他，腫瘍性疾患においても，細気管支レベルの肺動脈内腫瘍塞栓症(tumor thrombotic microangiopathy；胃癌の頻度が高い)や，気管支内や中枢部の腫瘍による閉塞性細気管支炎等で認められる．前者の場合，分泌物や壊死物質による細気管支の形状(tree-in-bud pattern)と正確には異なることを留意すべきである．

2) 気管支血管束周囲＋小葉辺縁病変

病理学的には，肺の広義間質である気管支血管束周囲間質，胸膜下間質，小葉間隔壁等には豊富なリンパ路が存在するが，この広義間質の浮腫，炎症細胞や腫瘍細胞の浸潤，肉芽腫形成，線維組織増生等を反映している．即ち，肺内のリンパ管や間質に沿って病変が進展する疾患が，この分布を呈することが多い．

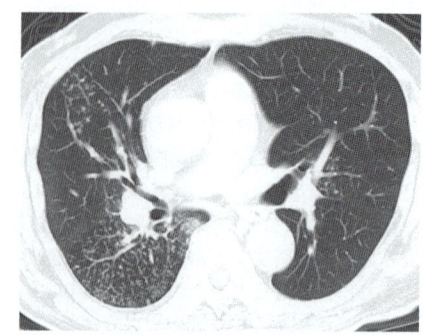

図6 70歳代，男性，肺結核
右 S6 を主体に，細気管支内の分泌物・壊死物質を反映して，比較的濃度が高い分枝状影を認める．

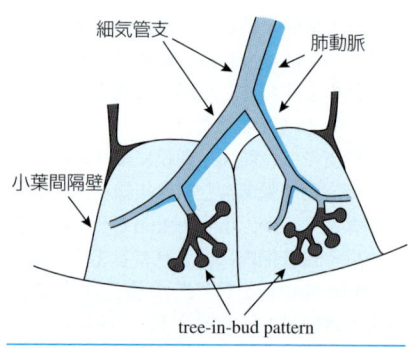

図7 小葉中心性病変－ tree-in-bud pattern を呈する比較的濃度の高い分枝状影

CT 所見は広義間質(気管支血管束および小葉間隔壁)の肥厚およびそれに沿った結節病変が基本となる．間質には肺胞が隣接しているが，間質性肺炎等では隣接する肺胞自体の線維化が小葉間隔壁等の肥厚としてみえることがあり，その他の部位に，牽引性気管支拡張や線維化等の間質性肺炎を示唆する所見がないか注意する．間質の肥厚が，隣接する肺胞の変化である可能性も知っておく必要がある．重要なことは，肺胞性肺炎や気管支肺炎などの感染症で，気管支血管束周囲間質が肥厚することはあるが(特に，マイコプラズマ肺炎やウイルス肺炎など)，小葉間隔壁肥厚が主病変として認められることはない．ツツガムシ病や

マラリアなど，二次的な肺水腫やアレルギー反応を生じた場合には，小葉間隔壁肥厚を認めることはあるが，thin-section CT で小葉間隔壁肥厚が目立つ場合，感染症の可能性は極めて低い．

a) 気管支血管束および小葉間隔壁に沿った結節病変（図8,9）

結節性病変は，小葉中心性病変で認められるような分枝状影を呈することはなく，1つ1つの結節の濃度が高く（高コントラスト），比較的境界明瞭な結節を呈する．気管支血管束や胸膜（特に葉間胸膜），小葉間隔壁に沿って結節が認められる．

主な疾患は，塵肺，サルコイドーシス，HTLV-1 関連肺病変，悪性腫瘍の胸膜播種である．

b) 気管支血管束および小葉間隔壁の肥厚（図10, 11）

間質の水分量増加や細胞浸潤，リンパ路に沿った腫瘍浸潤等が原因となる．間質のsmooth な肥厚は，間質性肺水腫，急性好酸球性肺炎およびリンパ増殖性疾患で認められ，不整な肥厚（しばしば結節を伴う）は，癌性リンパ管症（胃癌・肺癌・乳癌等の腺癌が多い）で認められる．

3) ランダム分布（図12, 13）

二次小葉との関連がみられない分布で，血流にのって病変が拡大していく疾患である．病巣は小葉中心だけでなく，小葉内でランダムに分布し，胸膜や小葉間隔壁とも接する病巣が認められる．代表的な疾患としては肺転移，粟粒型真菌症，粟粒結核があがる．

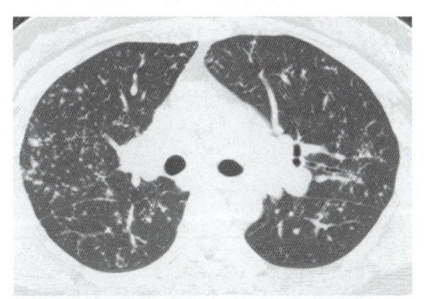

図8 50歳代，女性，サルコイドーシス
気管支血管束および葉間胸膜に沿って比較的濃度の高い粒状影を認める．葉間胸膜や既存の血管影の不整な太まりに注目する．

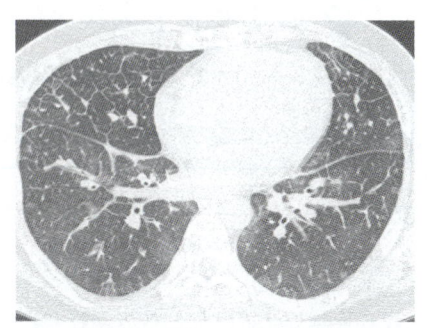

図10 30歳代，男性，癌性リンパ管症（胃癌）
胸膜および気管支血管と連続する線状構造（小葉間隔壁の肥厚）を認める．気管支壁肥厚も認める．

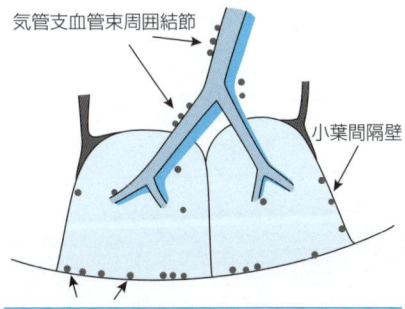

図9 気管支血管束周囲＋小葉辺縁病変－結節病変

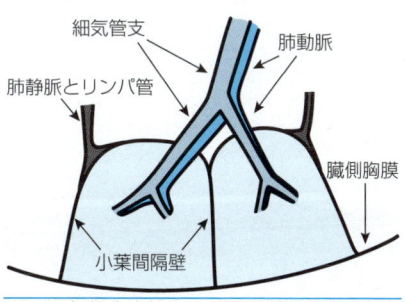

図11 気管支血管束周囲＋小葉辺縁病変－肥厚病変

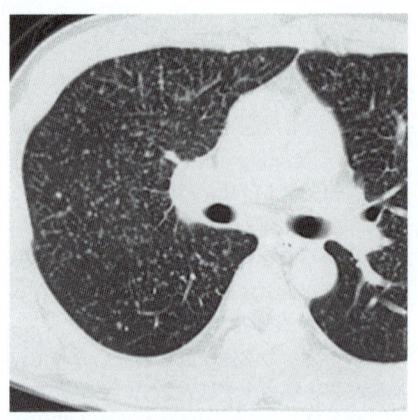

図12 40歳代，男性，転移性肺腫瘍（粟粒型）
両肺びまん性に，様々な濃度や大きさの結節が無数に認められ，二次小葉に関係ないランダムな分布を呈している．腹側部分では小葉間隔壁の肥厚も認められる．

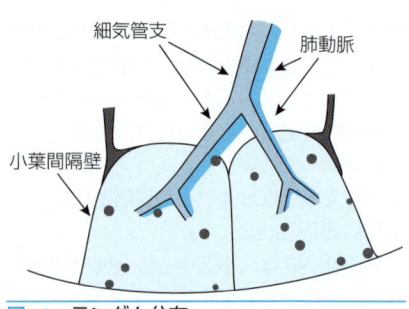

図13 ランダム分布

御法度!!

- ❖ thin-section CT で診断可能な疾患も多く，できるだけ不要な検査や生検は慎むべきである．
- ❖ 感染症と非感染症を誤って診断してはならない．

文献

1) 中田 肇：胸部異常陰影．林 邦昭（編），新版胸部単純X線診断．第2版，秀潤社，2000；143-170
2) Okada F, et al.：Chest 2007；**132**：1939-1948
3) Raoof S, et al.：Chest 2006；**129**：805-815

大分県立病院放射線科 **小野麻美**，大分大学医学部附属病院放射線科 **岡田文人**

1-③ 胸部単純 X 線写真と CT 異常所見の解析

B 画像診断

Ⅲ．肺以外の病変

> **Don't Forget!**
> - 肺門，縦隔，胸膜，胸壁の病変はしばしば胸部単純 X 線写真でみつけられる．
> - 病変の解析には CT，MRI が有用．

1 肺門

　胸部単純 X 線写真において肺門を評価する場合，肺門の形，位置，大きさ，左右の濃度差に注目する必要がある．肺門の腫大や異常影は，肺門が様々な構造物によって複雑に構成されているため種々の原因によって起こりうる．肺動脈の異常(肺高血圧症，肺血栓塞栓症時の Westermark sign など)，リンパ節腫大(肉芽腫性疾患，血液疾患，腫瘍など)，縦隔腫瘍，胸膜病変(solitary fibrous tumor：SFT など)が考えられるが，さらに肺門に重なる肺病変や気管支病変も肺門濃度の差として描出されることが多く鑑別に入れるべきである．

　単純 X 線写真において肺門部異常影の鑑別には可能な限り解剖を読み取る必要がある．この作業は容易ではないが，まず下葉へと伸びる肺底動脈を同定し，その内側には気管支による透過性が温存されていることを確認する．これら正常構造と異常影との関連を見極める努力が必要となる．

　CT では異常構造物が血管や気管支リンパ節などの正常構造物の拡大したものなのか，新たな構造物なのか，またその辺縁が明瞭であるのかどうかが大切である．肺実質との境界が不明瞭であるものは，肺実質への浸潤の可能性もあるが，肺門部付近の肺実質病変の可能性も考慮すべきである．また造影検査は，血管構造の同定の他，キャッスルマン病(Castleman disease)や SFT では著明な造影効果を示すので鑑別に役立つ(図 1)．

2 縦隔

　単純 X 線写真において縦隔病変は，縦隔陰影の拡大や腫瘤として描出されるが，十分な大きさがないと検出は容易ではない．正常構造物としての縦隔・胸境界線(lines and stripes)や輪郭(edge)，気道のみえ方から異常構造物を拾い上げる努力が必要となる．また側面像が有効なことも多い．特に前縦隔の病変は胸骨後方の透瞭像の消失(辺縁不鮮明な陰影)として見出されることがある(図 2)．

　単純 X 線写真において縦隔や胸膜，胸壁病変といった肺外の病変と肺内病変を鑑別するために重要なサインが胸膜外徴候(extrapleural sign)である．これは病変と縦隔(胸膜，胸壁)との連結部の形状に注目したサインで，縦隔病変は胸膜で覆われているためその表面は明瞭で平滑で，病変と正常縦隔との境界はなだらかに移行する．一方，肺内病変の場合，縦隔との境界部は通常鋭角で連続的でない．縦隔病変の診断に有用な単純 X 線写真のサインは多く，cervicothoracic sign(上縦隔腫瘤の前後位置の推定に有用)，hilum overlay sign(縦隔腫瘤と心臓に由来するものとを鑑別)，hilum convergence sign(肺動脈拡張と肺門部腫瘤との鑑別)，sail sign(正常胸腺と縦隔腫瘤との鑑別)，thymic wave sign(正常胸腺を示す

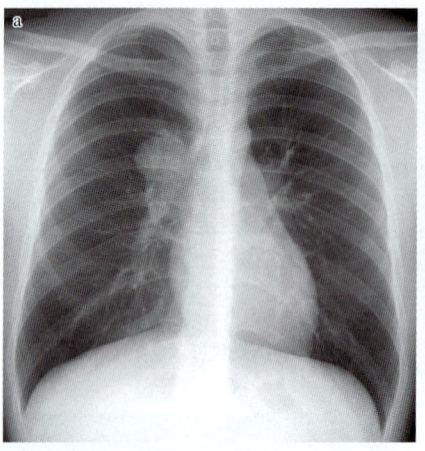

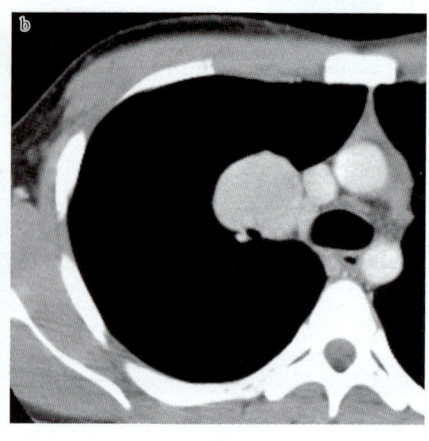

図1 10歳代，男性，Castleman disease
a：単純X線写真，b：胸部造影CT縦隔条件．単純X線写真では，右肺門部に比較的大きな腫瘤性病変をみとめる．境界明瞭であり肺外病変の可能性があげられる．肺動脈の太さや位置は正常であるが，病変との境界は不明瞭であり接触している可能性が高い(a)．胸部造影CT縦隔条件では，病変は均一で著明な造影効果を示しており，Castleman disease や SFT と矛盾しない．Castleman disease は肺門部に多いのでより可能性が高いと考えられた(b)．

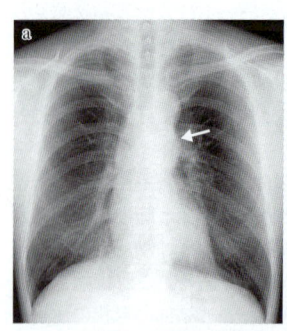

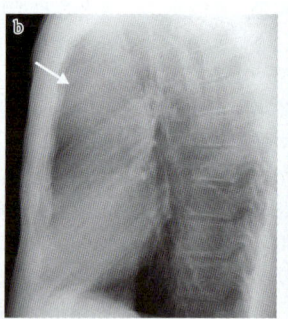

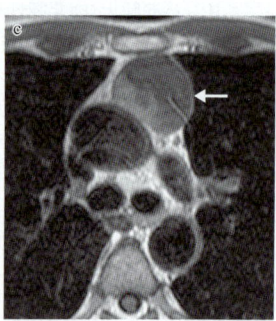

図2 50歳性，男性，胸腺腫
a：単純X線写真正面像，b：単純X線写真側面像，c：胸部MRI造影T1強調画像．正面像ではあまり目立たないが，AP windowに重なって通常見られない余分な左方外側に突の孤状陰影(矢印)が認められる(a)．側面像では，胸骨後方で心臓上方の通常透瞭像を認める領域に，異常な陰影(矢印)が認められる(b)．胸部MRI造影T1強調画像では，前縦隔の境界明瞭な腫瘤が観察される．囊胞性病変であるが内部に造影効果を有する充実性成分(矢印)を認める(c)．

所見)等がある．

CT，MRIでは位置の把握が容易であるため，病変の局在が分かりやすく病変の由来の推測も容易となる．特に腫瘍においては前縦隔，中縦隔，後縦隔に分けて局在臓器に根ざして鑑別を進めるのが一般的となっている．縦隔区分は複数提示されているが，Felsonの区分が用いられることが多い．これは単純X線写真側画像において，気管前縁から心臓後縁を結ぶ線より前方を前縦隔，椎体前縁から1 cm背側を結ぶ線より後方を後縦隔とし，その2線の間を中

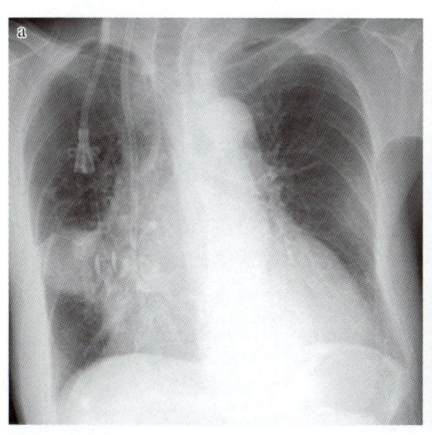

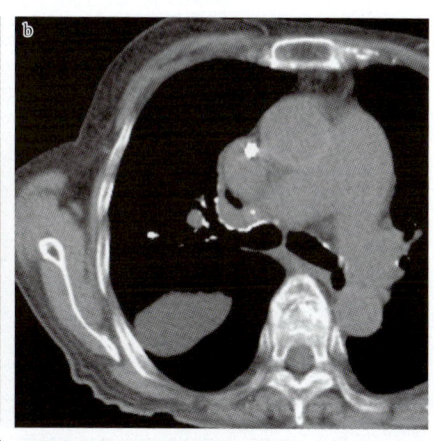

図3 80歳代，女性，葉間胸水（vanishing tumor）
a：単純X線写真正面像，b：胸部CT縦隔条件．正面像では，人工透析用のカテーテルが挿入され，心拡大，Kerley線が認められる．右肺には境界明瞭で均一な塊状影が認められ葉間胸水が疑われる(a)．胸部CT縦隔条件では，病変は均一な低吸収域を呈しており，胸水であることが確認された(b)．

縦隔とする区分法である．前縦隔には，胸腺由来の胸腺腫，胸腺癌，胸腺嚢胞，胸腺脂肪腫，胚細胞性腫瘍のほか縦隔内甲状腺腫，悪性リンパ腫，心膜嚢胞などが見られる．中縦隔には気管支嚢胞，食道重複嚢胞が，後縦隔には神経原性腫瘍の頻度が高い．さらにCT，MRIでは病変の形状や内部構造が正確に描出されるため，充実性腫瘍か嚢胞性腫瘍か，進展形式が浸潤性か圧迫性かが評価できる．また内部の血管や壊死，脂肪や石灰化の有無，造影効果などの情報も組織鑑別に役立つ．

3 胸膜

胸水は頻度の高い病態であるが，単純X線写真において肋横隔膜角の鈍化として描出されるが，立位正面像では胸水が200mLないと所見が生じない．側面像では後方の肋横隔膜角がより深い位置にあるため50〜200mLで鈍化が認められる．さらに側臥位正面像（デクビタス写真）では，10mLの胸水を描出可能である．また肋横隔膜角は臥位では低い位置ではないため鈍化が起こりにくく，ポータブル写真のような臥位における胸水の検出は容易ではない．一側肺野の濃度上昇，apical capなどに注意を払う必要があるが，必要に応じてCTにて確認すべきである．

単純X線写真における葉間裂の肥厚は，胸水の存在診断の重要なサインであるが，胸膜に癒着があり大量となると腫瘤様になるので注意すべきである（vanishing tumor）（図3）．また胸水が肺底と横隔膜間に貯留し，横隔膜が挙上したかのようにみえることがある（subpulmonic fluid）．胃泡とみかけの横隔膜との距離が1 cm以上である場合はsubpulmonic fluidの存在を疑う．

胸膜プラークは石綿曝露から15-20年後に生じる限局性胸膜肥厚で，外側後方，横隔膜，心膜側の壁側胸膜に多く，肺尖部や肋横隔膜角ではまれである．単純X線写真では胸膜側面に存在するプラークは認識しやすいが前後壁のプラークは認識しにくい．中皮腫は石綿曝露による比較的稀な腫瘍で，初期は壁側胸膜から発生すると考えられている．画像では腫瘤を確認できず一側胸水のみの症例もある．CTによる縦隔側胸膜肥厚は特徴的とされている．胸膜の限局性

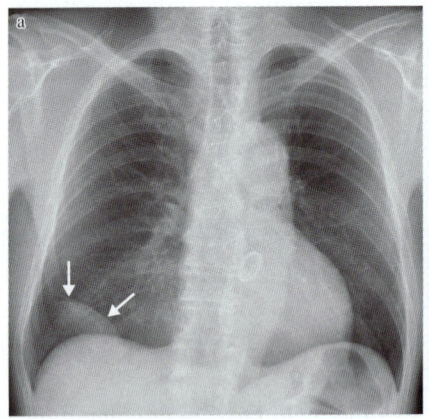

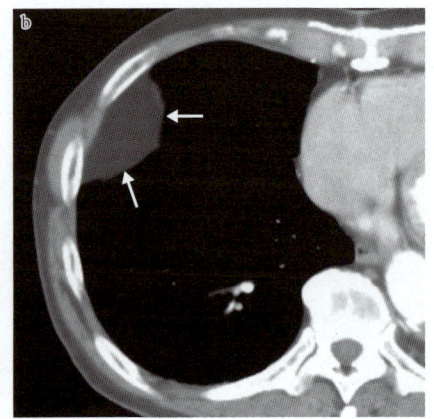

図4 60歳代，男性，胸壁（胸膜下）良性脂肪腫
a：単純X線写真，b：胸部CT縦隔条件．正面像では，右下肺野，横隔膜に重なってincomplete border sign（辺縁の一部のみが鮮明である均一陰影）を有する腫瘤影（矢印）を認める（a）．CTでは，前側胸壁胸膜直下に皮下脂肪と同等の低吸収域を呈する均一な腫瘍（矢印）を認め，良性脂肪腫と判断できる．

腫瘍であるSFTは40歳以上に多く，胸痛や咳嗽，体重減少，低血糖などの症状が見られることもあるが半数は無症状である．下部胸腔内に多く，70％は臓側胸膜から発生する．CTでは境界明瞭で小さいと均一であるが大きいと不均一の実質を持つ．石灰化は25％にみられ，再発多発症例もある．

4 胸　壁

胸壁腫瘍や感染症といった限局性胸壁病変は，単純X線写真にて前述のextrapleural signあるいはincomplete border sign（辺縁の一部のみが鮮明である均一陰影）を有する腫瘤影として認識できる（図4）．しかし病変の内部構造や浸潤範囲を正確に評価するにはCTあるいはMRIが必要となる．CT，MRIでは病変の存在部位（肋骨，筋肉，椎間孔，肋骨溝，胸膜直下）や内部構造（壊死や液状成分，脂肪の存在や造影効果）から疾患を絞り込むこととなる．

聖マリアンナ医科大学放射線医学教室　**栗原泰之**

2 MRI

> **Don't Forget!**
> - 胸部領域における MRI の適応は拡大してきており，特に肺癌の病期分類において，CT に対する付加情報が得られる．
> - MRI の適応疾患，病態を理解して，検査をオーダーすべきである．
> - 患者ごとに MRI や造影剤の安全性を確認して，適応を決定すべきである．

1 基本的な考え方

呼吸器領域の画像診断の主役は胸部単純 X 線写真と CT であり，MRI 単独では通常診断は行われず，適応に応じて CT に追加して施行される検査である．しかし，近年の MRI 技術の進歩により適応疾患や病態は拡大してきており，常に最新の情報を入手しておく必要がある．

2 MRI の原理

人体の大部分を構成する水素原子核（プロトン）は，磁石の性質をもつスピンとして様々な方向を向いているので全体としての磁化はゼロであるが，人体が非常に強い静磁場内に入るとスピンは静磁場と同じ方向を向くものがわずかに多くなり，全体として静磁場方向の巨視的磁化が生じる．この磁化に特定の周波数のラジオ波を照射すると，静磁場方向から傾き，さらに静磁場方向を回転軸として歳差運動（コマの首振りの様な運動）を行い，これを核磁気共鳴現象と呼ぶ．ラジオ波の照射を止めると，巨視的磁化はゆっくりと元の状態に戻っていくが，この過程を緩和と呼ぶ．組織によりこの緩和の速度が異なるため，緩和の違いを撮影のパラメーター（繰り返し時間やエコー時間）を変えることで画像化したのが，MR 画像である．T1 強調像とは静磁場に対して縦方向の，T2 強調像は横方向の緩和時間の差を組織間で明瞭にした撮影法である．脳脊髄液が T1 強調像で低信号，T2 強調像で高信号を示すことで区別できる．

大部分の病変（腫瘍や炎症）は T1 強調像で低信号，T2 強調像で高信号を示すので，T1 強調像で高信号，T2 強調像で低信号を示す物質には特徴があり，鑑別に有用である（表1）．ガドリニウム造影剤は低濃度であれば高信号で（通常の病変の増強効果），高濃度では低信号を示す（膀胱に排泄された状態など）．

表1 T1, T2 強調像での信号パターン

		T2 強調像	
		高信号	低信号
T1 強調像	高信号	脂肪，高蛋白・粘稠な液体	亜急性出血（メトヘモグロビン），メラニン
	低信号	水，大部分の腫瘍，炎症	空気，骨・石灰化，線維化，古い出血（ヘモジデリン）

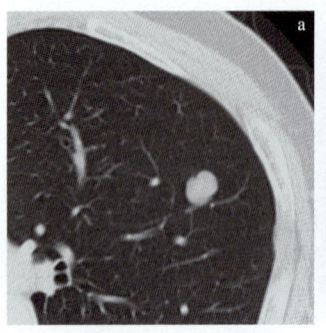

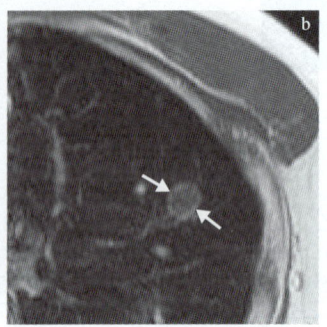

図1 60歳代，男性．肺過誤腫
a：肺高分解能CT．左上葉に境界明瞭で軽度分葉状の結節を認める．b：造影後T1強調像．辺縁にrim enhancementを伴い（矢印），内部は増強効果に乏しい．CTでの分葉状形態と併せて過誤腫が最も疑われる．

表2 肺癌術前検査としてMRIの適応となる症例

- 脳転移の検索
- CT，FDG-PET/CTで胸壁浸潤，縦隔・大血管・気管・椎体浸潤が不確定
- CT，FDG-PET/CTで副腎腺腫と転移の鑑別が困難
- CT，FDG-PET/CTで骨転移の診断が不確定

3 適応となる代表的病態・疾患

a 孤立性肺結節・腫瘤の鑑別診断

孤立性肺結節・腫瘤の良悪性の鑑別は，通常高分解能CT所見により辺縁・内部性状や石灰化の有無，倍加時間などでなされるためMRIで精査されることは少ないが，CTで鑑別が難しい境界明瞭な結節・腫瘤において，造影MRIないし造影ダイナミックMRIが有用である．CT上肺癌との鑑別が問題となる良性孤立性肺結節・腫瘤で頻度の高い結核腫，過誤腫では，辺縁優位に増強されることが多く（rim enhancement），内部増強効果に乏しい（図1）．

b 肺癌の病期分類

肺癌の病期分類は，通常は造影CT，FDG-PET，頭部造影MRIにより行われるが，その他MRIの適応となる症例を表2に示す．

T因子診断では，CTより組織分解能に優れるMRIはT3（胸壁，横隔膜，心囊浸潤）やT4（縦隔，心大血管，気管，気管分岐部，椎体浸潤）の診断に有用である（図2）．また，静止画像であるCTに比べ動的情報が得られるcine MRIにより腫瘍と胸壁や縦隔・大血管が，呼吸性に別々に動くことを確認できれば浸潤を否定できる（図3, 4）．CTでこれらの診断が不確定の場合は，MRIを追加するべきである．N因子に関してはCTでは短径10mm以上のサイズ基準でN2の診断能は感度61%，特異度79%であるが，FDG-PETは感度85%，特異度90%と報告されており，FDG-PET/CTが用いられることが多い．近年のMRIによる研究ではSTIR-T2強調像や拡散強調像を用いて良好な成績が得られており，注目されている（図5）．M因子診断では，遠隔転移の頻度の高い部位は脳，肝，副腎，骨であるが，このうち肝，副腎は，肺癌の術前CTを上腹部まで含めることでカバーできる．またFDG-PET/CTが施行

第 6 章 研修で学ぶべき検査

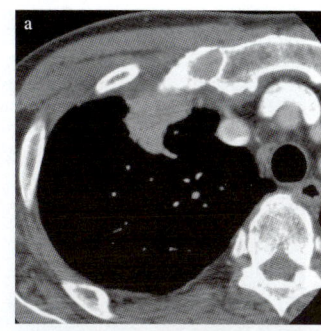

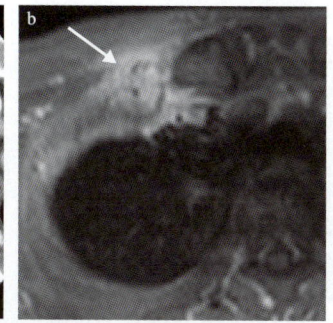

B 画像診断

図2 60歳代，男性．肺癌．肋骨浸潤
a：造影 CT．右上葉腹側に不整形腫瘤を認める．b：造影後 T1 強調像．右第1肋骨および周囲の軟部組織に増強域（矢印）を認め，胸壁浸潤と考えられる．

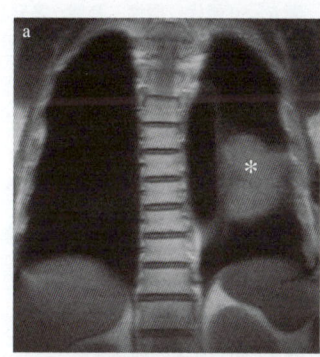

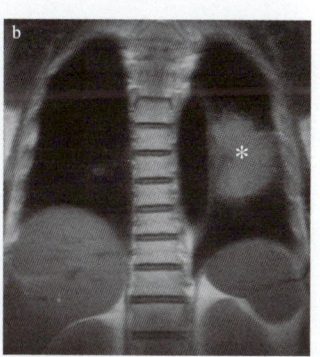

図3 60歳代，男性．肺癌．下行大動脈浸潤なし
呼吸ダイナミック MRI．左下葉に，下行大動脈に接する腫瘤（＊）を認める．吸気(a)，呼気(b)で下行大動脈に対して腫瘤が上下に移動しているのが確認でき，浸潤なしと診断できる．

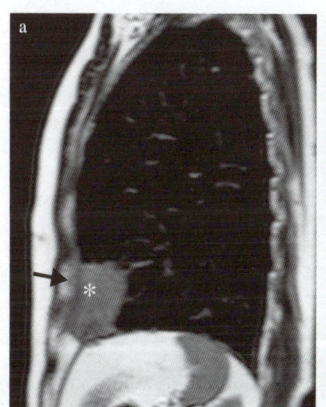

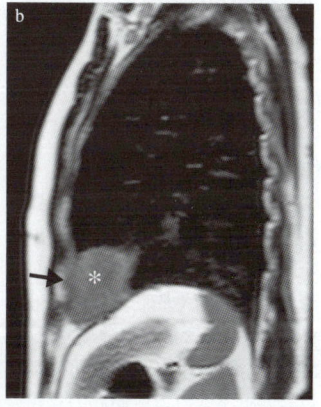

図4 60歳代，男性．肺癌．胸壁浸潤なし
呼吸ダイナミック MRI．左上葉舌区に腫瘤（＊）を認め，前胸壁に接している．矢印の肋骨に対し，吸気(a)と呼気(b)で上下に移動しており，胸壁浸潤なしと診断できる．

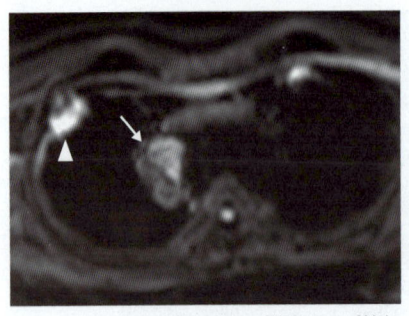

図5 60歳代，男性．肺癌．縦隔リンパ節転移
拡散強調MRI．右肺上葉に高信号の結節（矢頭）を認め，縦隔にも高信号のリンパ節腫大（矢印）を伴っている．

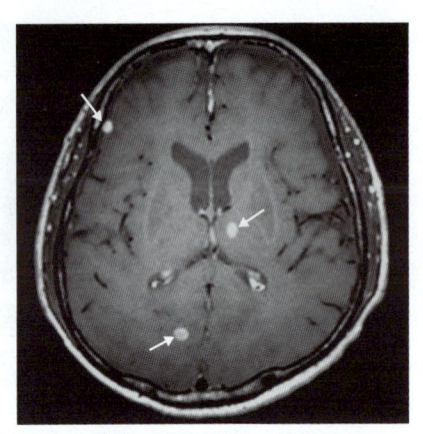

図6 50歳代，男性．肺癌．多発脳転移
造影後T1強調像．右前頭葉，右後頭葉，左視床に増強結節（矢印）を認め，多発脳転移の所見である．

されている場合は，脳以外については評価可能であるが，脳転移の有無についてはFDGでは正常の脳に集積するので造影MRIが行われる（図6）．無症状患者の脳転移の検索に関して全例に造影MRIを行うことはいまだ意見が分かれる所で，頻度が低く予後に差が見られず医療費の点からも，有症状患者のみに行うべきとの意見もある．また，造影CTとFDG-PET/CTで，副腎腺腫と転移の鑑別が困難な場合は，MRIの化学シフトイメージングにより微量の脂肪を検出できれば，副腎腺腫の診断が可能である．また，造影CTとFDG-PET/CTで，骨転移と骨折など他疾患との鑑別が困難な場合も，造影MRIが有用である．

c その他　縦隔腫瘍，胸膜腫瘍，胸壁腫瘍

1）縦隔腫瘍

縦隔腫瘍の鑑別に有用な所見として，囊胞性か充実性の区別，脂肪や石灰化の検出がある（表3〜5）．石灰化の検出はCTが優れるが，囊胞性の診断や脂肪の検出ではMRIが優れる．脂肪を含む縦隔腫瘍では，T1強調像で高信号域がみられ，脂肪抑制像で同部の信号が低下すれば，脂肪の存在が確認できる（図7）．T1強調像ではっきりしない微量の脂肪の検出には，化学シフト

表3　囊胞性腫瘤

前縦隔	胸腺囊胞，心膜囊胞
中縦隔	気管支囊胞，食道囊胞
後縦隔	髄膜瘤

表4　脂肪を含む縦隔腫瘍

前縦隔	奇形種，胸腺脂肪腫
後縦隔	神経節細胞腫，骨髄脂肪腫

表5　石灰化を含む縦隔腫瘍

前縦隔	奇形種，胸腺上皮性腫瘍，縦隔内甲状腺腫
前，後縦隔	血管腫

イメージングが有用な場合もある．一方，T1強調像で高信号を示し，脂肪抑制で信号低下がみられない場合は，出血変性や粘稠な内溶液を含む囊胞成分が考えられる．気管支原性囊胞，成熟奇形種などの囊胞性腫瘤あるいは囊胞成分を含む腫瘤は，CTで高吸収を示すことがありCTのみでは充実性との区別が難しい症例がある．造影前

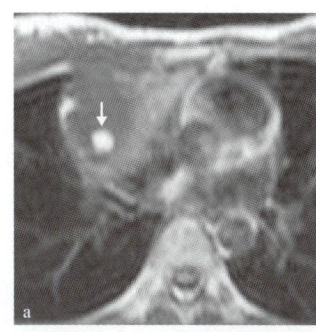

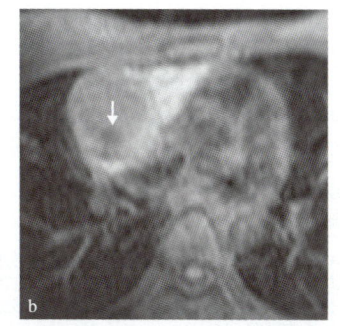

図7 30歳代，女性．前縦隔．成熟奇形腫
a：T1強調像　前縦隔腫瘤内に高信号域（矢印）を認める．b：脂肪抑制T1強調像　同部に信号低下（矢印）がみられ，脂肪成分と考えられる．

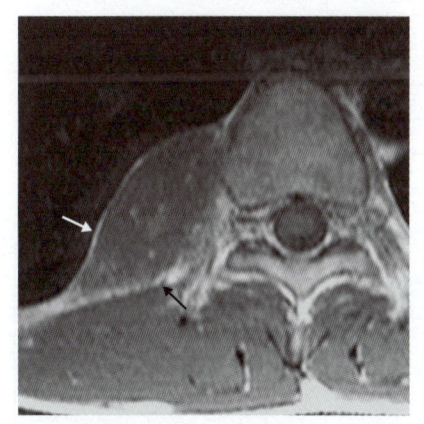

図8 20歳代，男性．肋間神経由来．神経鞘腫
T1強調像．椎体右側に境界明瞭で楕円形の腫瘤を認め，腫瘤の前後に胸膜外脂肪の高信号域（矢印）を認める．病変の局在や形態などから肋間神経腫瘍が最も考えられる．

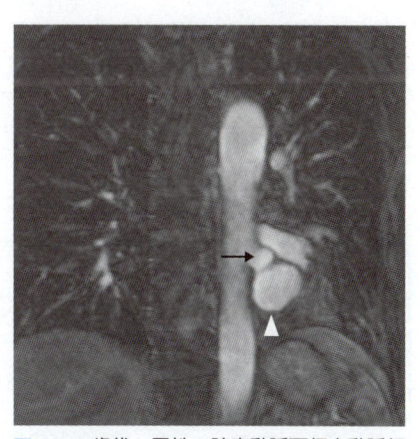

図9 50歳代，男性．肺底動脈下行大動脈起始症
造影MR angiography．大動脈相．左下葉に血管性腫瘤を認め（矢頭），下行大動脈から起始する異所性動脈（矢印）と連続している．（臨床画像2011年2月号より許可を得て転載）

後のT1強調像で増強効果がないことを確認すれば囊胞性の診断が可能である．胸腺腫瘍と胸腺過形成の鑑別には，化学シフトイメージングが有用と報告されており，CTで両者の鑑別が問題となった場合には追加すべきである．

2）胸壁・胸膜腫瘍
　胸膜外脂肪層の圧排偏位の方向により，サイズが小さな腫瘍では胸膜，胸壁由来の区別が可能な場合がある（図8）．また悪性胸膜中皮腫の胸壁や横隔膜への進展範囲の診断ではCTよりもMRIが優れており，特に冠状断や矢状断像が手術適否の決定に有用である．

d　血管性病変
　肺動脈血栓塞栓症，深部静脈血栓症の診断には，通常は胸部造影CT angiographyとそれに引き続いて撮影される下肢CTで

行われる．16列以上の多列CTでは亜区域枝レベルの血栓の診断能が向上しており，造影MR angiographyの適応はヨード造影剤アレルギーの患者になるが，最近の高時間分解能造影MR angiographyでは，造影CT angiographyや肺血流シンチグラフィに比べて正診率が高いことが報告されている．

肺分画症の診断には，大動脈から分岐して肺に分布する異所性動脈の同定，気管支の連続性の有無の確認が必要で，通常は造影CTで診断が行われるが，ヨード造影剤アレルギーの患者では，ガドリニウム造影剤による造影MR angiographyが有用である（図9）．

CTとMRIの長所・短所による使い分けのコツ

	CT	MRI
検査時間	短い	長い
空間分解能	優れる	劣る
組織分解能	劣る	優れる
被曝	あり	なし
石灰化・骨の描出	優れる	劣る
微量の脂肪検出	不可能	可能
造影なしで血流の描出	不可能	可能
肺野の描出	優れる	劣る
体内電子機器	可能	禁忌

御法度!!

以下の患者にはMRIの検査は禁忌あるいは慎重に行うべきである
- ペースメーカー，人工除細動器，人工内耳の埋め込み術後（禁忌）
- 閉所恐怖症
- 妊婦と胎児：安全性が確認されておらず，特に妊娠初期（器官形成期）は緊急性を考慮し慎重に適応を決定する．
- 脳動脈瘤クリップの一部や眼窩内金属片

以下の患者にはガドリニウム造影剤を投与すべきでない．
- 高度腎機能低下患者（eGFR ＜ 30 mL/分/1.73 m^2）：投与後に全身皮膚の重篤な線維化（nephrogenic systemic fibrosis：NSF）をきたす可能性がある．
- ガドリニウム造影剤に対するアレルギーの既往
- 気管支喘息
したがって，造影MRI施行前にはこれらの問診によるチェックと血清クレアチニンの確認が必須である．

文献
1) Kono R, et al.：AJR 2007；**188**：26-36
2) Sakai F, et al.：J Thorac Imaging 1994；**9**：51-55.
3) Ohno Y, et al.：Radiology 2004；**231**：872-879
4) Inaoka T, et al.：Radiology 2007；**24**：869-876.
5) Ohno Y, et al.：AJR 2004；**183**：91-8

九州大学大学院医学研究院保健学部門　藪内英剛

3 核医学検査

> **Don't Forget!**
> - 核医学検査は「機能画像」．CT等の「形態画像」とは異なった情報を提供する．
> - 急性肺塞栓症の診断には造影CTが優先され，肺血流シンチグラフィの適応は限られる．
> - 悪性腫瘍の転移・再発診断にはPETが有用である．

1 基本的な考え方

a 核医学検査の原理
放射性同位元素（radioisotope：RI）を用いた検査を核医学検査という．ある物質の体内動態を知るために，その物質に「目印」としてRIを結合させ，体内に投与する．RIから放出される放射線を体外から検出することで，その物質の体内分布を画像化できる．

b RIを用いることの利点
1) **微量で検査できる．**
RI標識化合物（放射性医薬品）の物質量はごく微量であり，その化合物が体内で薬理作用を生じることはない．
2) **定量性に優れる**
RIの量を体外から測定でき，定量的な評価が可能である．

c 核医学検査で用いられる用語
1) **シンチグラフィ・SPECT**
RIの体内分布を表す画像をシンチグラムと呼び，シンチグラムを得る検査をシンチグラフィという．シンチグラムの断層画像をSPECT（single photon emission computed tomography）と称する．シンチグラムを撮像する機器はガンマカメラと呼ばれる．これらの用語は，^{99m}Tc，^{67}Ga，^{201}Tl，^{123}Iなどの単光子（single photon）放出核種を用いた検査で用いられる．

2) **PET**
陽電子（positron）放出核種を用いた検査をPET（positron emission tomography）と呼ぶ．陽電子放出核種には，^{11}C，^{13}N，^{15}O，^{18}Fなどがあり，半減期が短い核種が多い．

3) **半減期**
物質の量が半分になるまでの時間．RI核種は崩壊によって指数関数的に減少し，それぞれの核種で固有の半減期（物理学的半減期）をもつ．投与された放射性医薬品が排泄され，体内から減少していく過程での半減期を生物学的半減期と呼び，物理学的半減期と生物学的半減期の両者を加味したものを有効半減期という．

d 検査実施上の注意点
1) **検査が禁忌となる患者はない**
放射線医薬品による副作用はほとんどない．放射線医薬品が薬理作用を示すことはなく，呼吸機能や腎機能が不良な症例に検査を実施しても差し支えない．ただし，撮像に時間がかかることが多いので，その点は考慮する必要がある．

2) **放射線被曝**
被検者が受ける被曝量は実効線量（≒全身の被曝量）で数〜10 mSv程度であり，被曝が実際上の問題になることはない．妊娠中，あるいはその可能性がある場合でも，検査の必要性が高いと判断されれば，十分な説明・同意の上，検査可能である．

3) 費 用

検査料が高価である．外来で検査を実施する場合などでは，前もって説明しておく必要がある．

e 放射線管理上の注意点

1) 管理区域

RIの投与は必ず核医学検査室(管理区域)で行われる．RIを管理区域外に持ち出してはならない．しかし，RIを投与された被検者は管理区域外に退出できる．RI自体は管理される対象だが，RIを体内に含んだ被検者は，治療などの場合を除いて，管理の対象ではないためである．

2) オムツ使用時の注意

投与されたRIの多くは尿中に排泄されるため，検査を実施した患者のオムツにはRIが含まれている．これをそのまま廃棄すると，病院からの廃棄物にRIが含まれることになり，問題となる．一般には検査後のオムツを一定期間保管し，RIが減衰した後で廃棄される．

3) 記録など

検査室内に入る場合，一時立ち入りの記録など，所定の手続きが必要となる．

2 肺換気・血流シンチグラフィ

a 原理と方法

1) 肺換気シンチグラフィ

放射性ガスを吸入しながら撮像すると肺の換気分布を示す画像が得られる．放射性ガスには ^{81m}Kr, ^{133}Xe がある．

① ^{81m}Kr：半減期が非常に短く(13秒)，閉鎖回路が不要で，簡便に検査ができる．繰り返しの検査，多方向の撮像が可能である．

② ^{133}Xe：半減期が長く(5.3日)，閉鎖回路内で吸入させる．持続吸入による肺容量分布や，洗い出しの評価が可能である．

2) 肺血流シンチグラフィ

^{99m}Tc標識大凝集アルブミン(macroaggregated albumin：MAA)は径 $10～60\mu m$ の粒子であり，静注すると肺の末梢血管に捕捉され，その分布は肺血流分布に一致する．MAAが塞栓する肺動脈はごくわずかであり，検査によって循環動態が変化することはない．

3) 肺換気・血流シンチグラフィの同日施行

肺換気シンチグラフィを先に実施する．^{81m}Kr, ^{133}Xeはすぐに体外に排出されるので，後の肺血流シンチグラフィに影響を与えない．

4) 緊急検査

^{99m}Tc-ジェネレータとMAAのキットがあればいつでも ^{99m}Tc-MAAを調整でき，肺血流シンチグラフィを緊急に実施できる．^{81m}Kr, ^{133}Xeによる肺換気シンチグラフィを緊急で実施するのは困難で，肺血流シンチグラフィのみを実施する施設が多い．

5) 撮 像

プラナー(平面)像では，前後・左右側面・左右後斜位の6方向，あるいは，左右前斜位を加えた8方向を撮像する．^{133}Xe肺換気シンチグラフィは後面像で行うのが一般的である．SPECTは病変の検出や病変部位の把握においてプラナー像よりも優れる．

b 正常像

両肺に均一にRIが分布する．ただし，肺血流は重力の影響を受けるので，肺血流シンチグラフィではRI投与時の体位によって分布が変化する．即ち，座位で投与すると上肺野の集積が低下し，仰臥位で投与すると背側の集積が腹側より増加する．

c 肺塞栓症の診断

1) 所 見

肺血流シンチグラムで楔状の血流欠損を示し，肺換気シンチグラムでは正常となる(mismatch)(図1)．ただし，この所見は特異的ではない．肺塞栓症の可能性が高いと判断されるのは，肺区域の75%以上を占める大きな血流欠損が2か所以上認められる

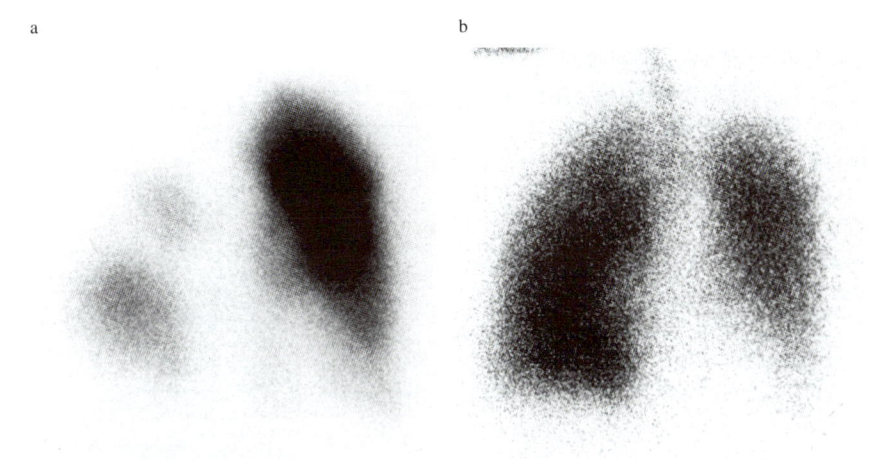

図1 70歳代，男性．肺塞栓症．
肺血流シンチグラフィ(a)で右肺に大きな血流欠損を認め，肺換気シンチグラフィ(b)で右肺の換気は正常に保たれている．

場合である〔Prospective Investigation of Pulmonary Embolism Diagnosis (PIOPED) criteria〕．

2) 適応
① 急性肺塞栓症の診断能はシンチグラフィよりも造影 CT angiography (CTA) が優れており，CTA の実施が優先される．
② 肺血流シンチグラフィの適応がある場合．
・造影剤過敏症などで CTA が実施できない場合．
・CTA の所見が判定困難な場合．
・治療後の効果判定のための比較対照として治療前の状態を把握する場合．

d その他の適応
1) 肺高血圧症の原因評価
慢性肺塞栓症では多発性のミスマッチ欠損を示し，診断的価値が高い．原発性肺高血圧症では非区域性の小さな血流欠損の多発を認める．

2) 手術後の肺機能予測
肺全体と切除後の残存部のカウント比などから，術後の肺機能予測を行う．

3) 右左短絡の評価
右左短絡では脳や腎などの肺外集積を認める．全身像からシャント率が算出される．

4) 慢性閉塞性肺疾患
びまん性や局所的な換気異常が肺換気シンチグラフィで描出される．^{133}Xe による肺換気シンチグラフィでは洗い出しの遅延が診断できる．

3 ガリウムシンチグラフィ

a 放射性医薬品と原理
クエン酸ガリウム(^{67}Ga)は種々の腫瘍および炎症巣に集積するが，その機序は完全には解明されていない．貧血，抗腫瘍薬使用などで体内分布が変化することがある．

b 検査法
^{67}Ga 静注 2～3 日後に全身の撮像を行う．外来患者では RI 投与と撮像時の 2 回来院する必要がある．腸管の描出を低減させるために撮像前日の緩下剤の投与や，場合によっては浣腸が行われる．腸管の描出が強い場合は，翌日に再撮像を行い，集積の移動の有無を確認する．SPECT は病変の検出と部位の把握に有用である．

c　正常像
　生理的な集積が涙腺，鼻咽腔，唾液腺，肺門，肝，腸管に認められる．骨・関節への淡い集積も正常所見である．

d　適　応
　これまで種々の腫瘍および炎症性疾患に用いられてきたが，腫瘍の検査は後述のFDG-PETに置き換えられており，現在は炎症性疾患のみに適応があると考えてよい．

1) サルコイドーシス（図2）
　最もよい適応である．全身の検索が可能で，病変の分布・病勢・治療後の経過観察などに有効である．

2) 間質性肺炎
　炎症の活動性の評価に用いられることがある．

3) その他の炎症性病変
　呼吸器感染症の診断において核医学検査の寄与するところは少ない．形態画像上の異常所見よりも ^{67}Ga の集積が先行することがある．

4　骨シンチグラフィ

a　放射性医薬品と原理
　^{99m}Tcで標識されたリン酸化合物〔MDP (methylenediphosphonate)，HMDP (hydroxymethylenediphosphonate)〕を用いる．これらは骨を形成するハイドロキシアパタイトに化学吸着して集積する．病変部への高集積は骨代謝亢進（骨新生）・血流増加などによる非特異的な反応であり，種々の病態で認められる．

b　検査法
　^{99m}Tc-MDPまたはHMDPを静注し，2～3時間以降に全身の撮像を行う．尿中にRIが排泄されるので，撮像直前に排尿させる．撮像時間は30～40分程度が一般的である．SPECTは集積部位・範囲の把握に有用である．

c　適　応
　悪性腫瘍の骨転移検索に最も用いられる．

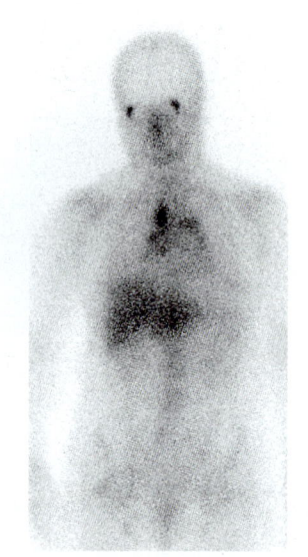

図2　50歳代，女性．サルコイドーシス
ガリウムシンチグラフィ．両側肺門・縦隔リンパ節への高集積を認める．

後述のFDG-PETとの比較では，一般に溶骨性病変はPETが優れ，硬化性病変では骨シンチグラフィが優れる傾向にある．

d　正常像と読影上の注意点
① 病変と間違われる正常（生理的）集積：後頭隆起，烏口突起，胸骨柄・体連結部，胸鎖関節～第1肋骨，肩甲骨下端，腸骨稜～腸骨棘などがある．
② 異常集積は骨転移に限らず，多くの病態で認められる．最も多いのは変形性脊椎症・関節症と微小骨折であり，これらと骨転移との鑑別が常に問題となる．
③ 集積の部位・形状から，変性や骨折と診断可能なこともあるが，単純X線写真・CTの骨条件画像との対比が不可欠である．必要に応じて，これらを追加して評価する（図3）．

5　FDG-PET

a　放射性医薬品と原理
　^{18}F-fluorodeoxyglucose（FDG）はブドウ

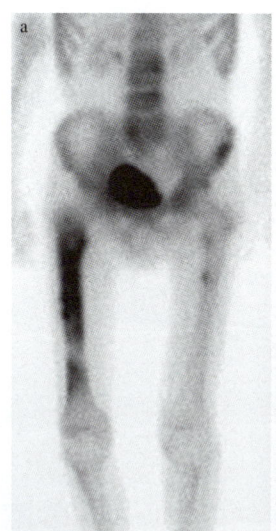

図3 80歳代，男性．肺癌の骨転移．
骨シンチグラフィ(a)で右大腿骨に強い集積を認め，左腸骨，左大腿骨にも集積を認める．単純X線写真(b)で右大腿骨に不整な溶骨性変化が認められる(矢印)．

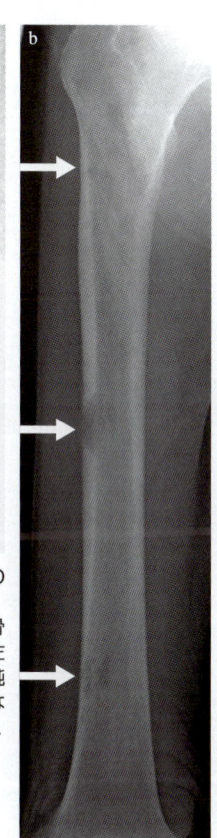

糖を陽電子放出核種 ^{18}F で標識したもので，糖代謝が亢進した細胞・組織に集積する．悪性腫瘍では糖代謝が亢進しており，原発巣・転移巣が集積像として描出される．

b 検査法

検査前5～6時間程度の絶食が必須である．点滴・中心静脈栄養が実施されている場合，検査5～6時間前に糖分を含んだものを中止する．

FDG は院内のサイクロトロン・ホットラボで合成される場合と，製薬会社から供給される場合がある．FDG を静注し，1時間安静にした後，頭部から大腿部までの撮像を行う．PET/CT は PET 装置と CT が同一機器に装備されたもので，集積部位を CT 画像上で確認できる(図4)．

c 適応

全ての悪性腫瘍(早期胃癌を除く)の病期診断，転移・再発診断が保険適応となる．肺結節の良悪性鑑別目的は保険適用にならない．

d 正常像と読影上の注意点

1) 正常(生理的)集積

脳，扁桃，心筋，尿路，消化管などに認められる．

2) SUV (standardized uptake value)

FDG の取り込みの程度を示す指標．投与した FDG が全身に均一に分布した場合に SUV=1 となる．病変部の集積は不均一であり，最も高い値(SUVmax)を用いるこ

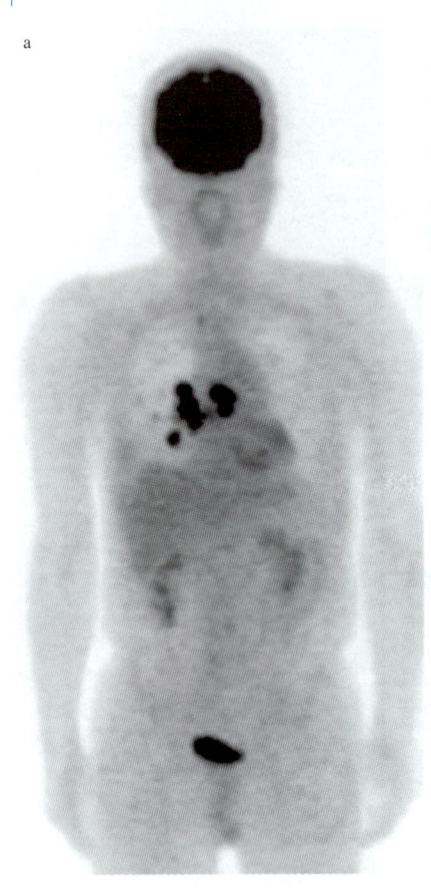

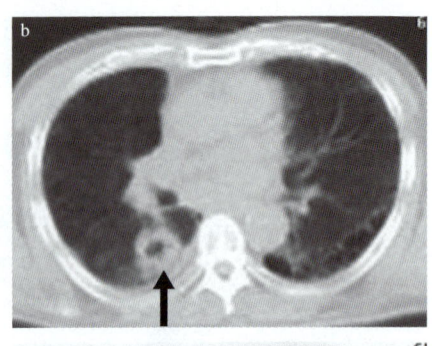

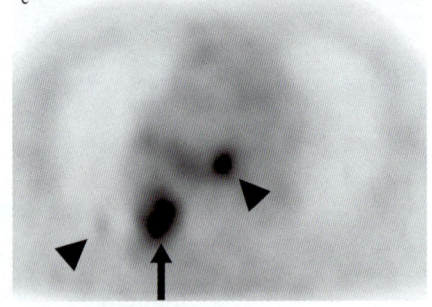

図4 70歳代，男性．肺癌．
FDG-PET全身像(a)で右肺原発巣と肺門・縦隔リンパ節への異常集積を認める．CT(b)で右肺に空洞性腫瘤を認め，PET(c)で腫瘤に一致した高集積を認める(矢印)．肺内転移，縦隔リンパ節転移への集積も確認できる(矢頭)．

とが多い．
3) 肺病変の良悪性鑑別
　悪性腫瘍以外に炎症性病変でも集積を認め，特に活動性炎症では高集積となる．一方，集積が亢進しない悪性病変として，①小さな病変，②高分化腺癌，③すりガラス影などがあげられる．SUV値のみで良悪性を鑑別することは困難であり，CT所見も考慮して総合的に診断する必要がある．
4) リンパ節転移診断
　肺門・縦隔リンパ節には，慢性肉芽腫性炎症などに起因する非特異的な集積をしばしば認める．転移との鑑別は集積の程度・分布から判断されるが，困難なこともある．
5) 転移・再発診断
　全身の転移病変の検索が可能であり，転移・再発診断には非常に優れている．脳には生理的に強い集積が認められるため，脳転移の診断には造影MRIが必要である．

阪和第二泉北病院放射線診断科　小川洋二

C 血液ガス検査

1 動脈血液ガス検査

1 基本的な考え方

　動脈血液ガス分析は呼吸不全の病態を理解するために必須の検査である．近年，その簡便さゆえに，日常診療においては低酸素血症の診断にパルスオキシメータが用いられることが多いが，動脈血液ガス分析はその結果から，肺における酸素化の状態に加えて，換気の状態，酸塩基平衡の状態を理解することが可能である．そのため，動脈血液ガス検査は呼吸不全の治療方針を立てるためには極めて重要であり，パルスオキシメータは動脈血液ガス分析に取って代わる検査ではないことを理解する必要がある．

2 呼吸不全の定義

　呼吸不全は「呼吸機能障害のため，動脈血ガス（特に O_2 と CO_2）が異常値を示し，そのために正常な機能を営めない状態であり，室内気吸入の動脈血酸素分圧（PaO_2）が60 Torr以下となる呼吸器系の機能障害，またはそれに相当する状態」と定義される．

　呼吸不全のうち，呼吸不全の状態が少なくとも1か月以上持続するものを慢性呼吸不全と定義する．また，動脈血二酸化炭素分圧（$PaCO_2$）の値により，$PaCO_2$ が45 Torr以下をⅠ型呼吸不全，45 Torrを超えるものはⅡ型呼吸不全と分類される．また，PaO_2 分圧が60 Torr以上あり，呼吸不全とは診断されるに至らないが，ボーダーライン（60 Torr以上，70 Torr以下）にあり，呼吸不全に陥る可能性の大なる症例を準呼吸不全という．

　PaO_2 60 Torr以下を呼吸不全と定義する理由は，ヘモグロビン酸素解離曲線を見ると理解しやすい．PaO_2 と酸素飽和度（SaO_2：ヘモグロビンが酸素と結びついている割合）は図1に示したように直線的に変化せず，PaO_2 が60 Torrを切ると急速に低下する．血中の酸素のほとんどはヘモグロビンと結合して運搬される．PaO_2 が60

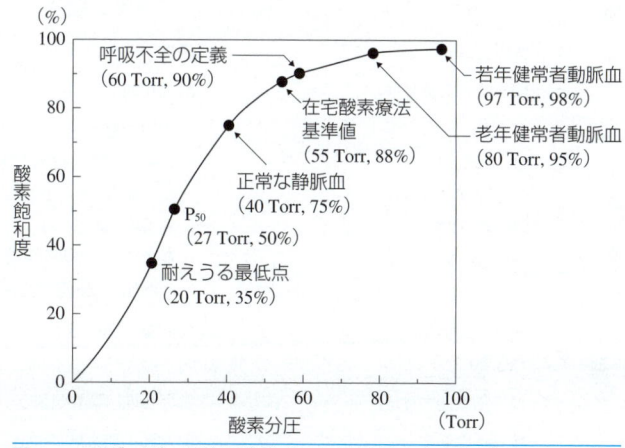

図1 ヘモグロビン酸素解離曲線と記憶すると有用なポイント（文献1より引用）

Torrを切ると，SaO₂が急激に低下し，末梢組織への酸素供給が十分できなくなる．そのため，PaO₂ 60 Torr以下が呼吸不全と定義され，組織の酸素化を維持するために，酸素投与が必要な状態である．

3 動脈血液ガス検査を理解するための病態生理

動脈血液ガス分析からは以下の3点が分かる．
①肺における酸素化の状態
②換気の状態
③酸塩基平衡の状態

以下に，個々の項目を理解するための病態生理について述べる．

a 肺における酸素化の状態

1) PaO₂を規定するもの

表1にPaO₂を規定する因子のまとめを示した．これらの因子がどのようにPaO₂を規定するかを理解するには，O₂瀑布（O₂ cascade）を理解する必要がある（図2）．

大気の酸素分圧（PBO₂）は760 Torr × 0.21 = 160 Torrである．大気の酸素分圧は，気道に吸入された場合は，水蒸気で飽和状態となる．吸入気の酸素分圧（PIO₂）は体温（37℃）における飽和水蒸気圧が47 Torrのため，(760 − 47) × 0.21 = 150 Torrとなる．肺胞気の酸素分圧（PAO₂）は，肺胞内には絶えずCO₂が排泄されるため，その分だけ，PAO₂はPIO₂より低下し，空気吸入下では100 Torrとなる．肺胞から動脈血までは酸素は拡散で移動するが，動脈血酸素分圧（PaO₂）はさらに低下して，85〜95 Torrとなる．PAO₂とPaO₂の差は肺胞気・動脈血酸素分圧較差（alveolar-arterial difference of oxygen：AaDO₂）と呼ばれ，正常では空気吸入下では10 Torr以下であるが，呼吸器疾患で肺胞レベルでのガス交換障害が起こると大きな値になる．このように，酸素分圧はエネルギーを生み出す細胞のミトコンドリアまで行き着くまでに段階的に低下していく．このO₂瀑布を示したのが以下の肺胞式である．

$$PaO_2 = (P_B - 47) \times F_IO_2 - PaCO_2/R - AaDO_2$$

P_B：大気圧　F_IO_2：吸入気酸素濃度，R：呼吸商（近似値として0.8を用いる）

肺胞式の$(P_B - 47) \times F_IO_2$は吸入気酸素

表1 PaO₂とPaCO₂を規定する因子のまとめ（文献2を改変し引用）

要因		因子	PaO₂	PaCO₂	病態・疾患例
環境	1	大気圧（P_B）	○		高地
	2	吸入気ガス濃度（F_I）	○		酸欠環境
肺胞換気量	3	肺胞換気量（V̇_A） 1回換気量（V_T） 呼吸数（RR） 死腔量（V_D）	○	○	・呼吸中枢異常 ・呼吸抑制剤投与（麻薬・睡眠薬・ときに高濃度酸素投与） ・疾患による呼吸仕事量の増加と呼吸筋の疲労
肺胞レベルのガス交換	4	換気・血流比（V̇_A/Q̇）	○		痰貯留・肺炎など
	5	ガス拡散能力（D_L）	○		肺うっ血・間質性肺炎
	6	静脈性短絡率（Q̇_S/Q̇_T）	○		肺水腫・無気肺（初期）

第6章 研修で学ぶべき検査

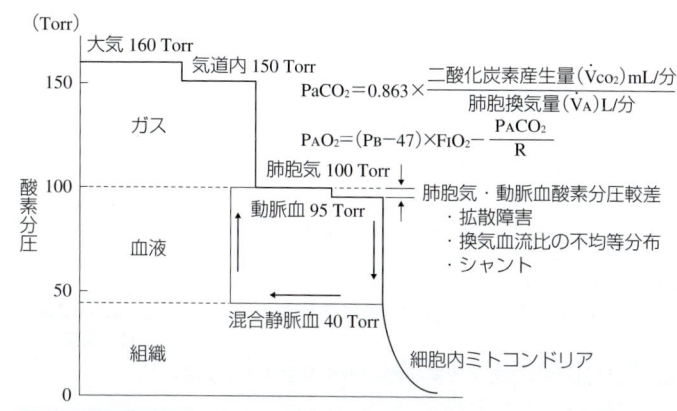

図2 O₂瀑布（O₂ cascade）：大気中から組織・細胞までの酸素分圧の変化（文献1より引用）

分圧（PIO_2）を示すので，PaO_2 は大気圧と吸入気酸素濃度の2つの環境要因が影響することが分かる．また，後述するように$PaCO_2$ は肺胞換気量で決まるので，換気がPaO_2 に影響することが分かる．また，$AaDO_2$ は肺胞レベルでのガス交換障害を反映するので，肺胞レベルでのガス交換障害がPaO_2 に影響することが分かる．室内気吸入下ではPIO_2 は前述のように150 Torrのため，PaO_2 の低下に関与する因子は，肺胞低換気と肺胞レベルでのガス交換障害である．

2）肺胞レベルのガス交換に影響を与える因子

肺胞レベルのガス交換，言い換えれば，$AaDO_2$ の開大には以下の3つの因子が関与している（図3）．
① 換気・血流比の不均等分布
② ガス拡散能の障害（拡散障害）
③ シャント

前述のようにPaO_2 の低下には，肺胞レベルのガス交換障害に加えて，換気の障害（低換気）が関与する．しかしながら，換気の障害では$AaDO_2$ の開大はみられず，鑑別が可能である．

a. 換気・血流比の不均等分布

肺胞でガス交換を行う際には，換気と血流のバランスがとれていることが重要である（換気血流比：$\dot{V}_A/\dot{Q}$）．換気が血流に比べて大きすぎれば，余分な換気は無駄になり（死腔効果），逆に，換気が血流に比べて小さければ，十分な酸素を受け取ることができない（シャント効果）．健常者の$\dot{V}_A/\dot{Q}$ は0.8とされるが，呼吸器疾患で$\dot{V}_A/\dot{Q}$ の不均等分布が多くなり，特に$\dot{V}_A/\dot{Q}$ が低下した部分が多くなるとPaO_2 は低下する．呼吸器疾患でPaO_2 が低下する原因の多くは，この$\dot{V}_A/\dot{Q}$ の不均等分布によるとされる．

b. ガス拡散能の障害

酸素は濃度の高い肺胞から低い血液まで移動していくが，これは拡散とよばれる．拡散能は，肺胞と毛細血管の間の距離に反比例し，ガス交換が行われる肺胞の面積に比例する．そのため，間質性肺炎のように肺胞の肥厚を生ずると，拡散距離が増大し，また，肺気腫のように肺胞の破壊が生じると，拡散面積が減少し，拡散障害をきたしPaO_2 は低下する．

c. シャント

シャントとは，静脈の血液が直接動脈に流れ込むことである．正常でも，解剖学的

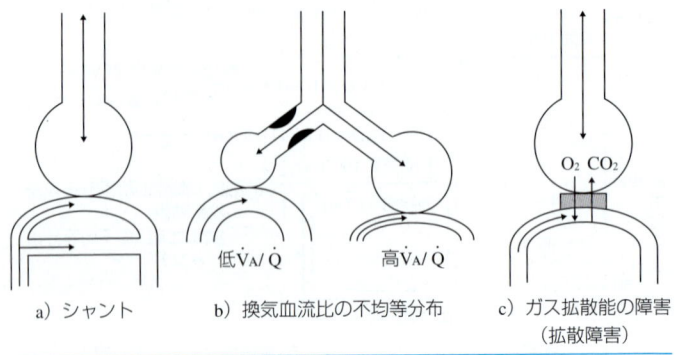

図3 肺胞レベルのガス交換障害の原因（文献3より引用）

a）シャント　b）換気血流比の不均等分布（低$\dot{V}_A/\dot{Q}$、高$\dot{V}_A/\dot{Q}$）　c）ガス拡散能の障害（拡散障害）

シャントとして2〜5％のシャントを認めるが，様々な心疾患や呼吸器疾患でシャントは低酸素血症の原因となる．シャントには，主に先天性心疾患にみられる肺外シャント，肺動静脈瘻や肺胞内に炎症性分泌物が蓄積したり，気道閉塞を起こすことにより血液が肺を素通りすることにより生じる肺内シャントがある．換気の行われない肺を通過する血液は，ガス交換を受けずに動脈血に混入し，その結果，PaO_2は低下する．シャントによるPaO_2低下の特徴は100％酸素投与によってもPaO_2の改善が少ないことである．急性肺損傷（acute lung injury：ALI）/急性呼吸窮迫症候群（ARDS）においては，高濃度の酸素投与によっても低酸素血症が改善ないが，これは肺水腫や末梢気道閉塞により換気されない肺胞が多数存在し，その結果広範なシャントをきたし，酸素化されない多量の静脈血が動脈血に流入するためである．表2にALI/ARDSの診断基準を示す．本疾患は重症な呼吸不全を呈し，しばしば人工呼吸管理が必要となる病態であり，その診断，評価には動脈血液ガス検査は必須の検査である．

3）$AaDO_2$測定の意義

低酸素血症の原因は前述のように，換気の障害と肺胞レベルのガス交換障害に大別される．低酸素血症をみた際には，これら2つの病態を鑑別することが重要である．その理由の1つは，低酸素血症の治療には酸素療法が行われるが，換気の障害と肺胞レベルのガス交換障害では酸素療法の方法が大きく異なるためである〔呼吸不全の項参照（p.391）〕．

$AaDO_2$は換気の障害では正常だが，肺胞レベルのガス交換障害では開大する．$AaDO_2$の計算式は，前述の肺胞式から導きだされる．即ち，$AaDO_2$は大気圧下では，

$$AaDO_2 = 713 \times F_IO_2 - PaCO_2/0.8 - PaO_2$$

である．F_IO_2は室内気吸入下では0.21なので，

$$AaDO_2 = 150 - PaCO_2/0.8 - PaO_2$$

となる．$AaDO_2$は正常では10 Torr以下であるが，15 Torr以上で肺胞レベルのガス交換障害があると考える．

b　換気の状態

$PaCO_2$は換気量により規定される．言い換えれば，$PaCO_2$をみれば換気の状態を知ることができる．

吸気中のCO_2分圧は0であり，呼気中のCO_2は全て肺胞由来である．また，毛細血管から肺胞までのCO_2の移行は拡散によってなされるが，CO_2の拡散能はO_2の40倍であるので，拡散障害の影響はない．そのため，肺胞気のCO_2分圧（$PACO_2$）＝$PaCO_2$と仮定できる．そのため，$PaCO_2$

表2 ALI/ARDSの診断基準(文献4より引用)

	経過	酸素化	胸部X線写真所見	肺動脈楔入圧
ALI	急性	$PaO_2/FiO_2 \leq 300$ mmHg（PEEPの値によらず）	両側性の浸潤陰影	測定時には≤ 18mmHgまたは理学的に左房圧上昇の所見がない
ARDS	急性	$PaO_2/FiO_2 \leq 200$ mmHg（PEEPの値によらず）	両側性の浸潤陰影	測定時には≤ 18mmHgまたは理学的に左房圧上昇の所見がない

は以下の式により規定される．
$PaCO_2$(Torr) = 二酸化炭素産生量($\dot{V}CO_2$ mL/分)/肺胞換気量($\dot{V}_A$ L/分)

この式からは，炭酸ガス産生量が一定であれば，$PaCO_2$は肺胞換気量によってのみ規定される．そのため，$PaCO_2$が高いことは低換気の状態を意味し，$PaCO_2$が低いことは過換気の状態を意味する．

c 酸塩基平衡の状態

1) 血液のpHを規定するもの

生体では，体液(血液)の酸塩基の状態を一定に保とうとする働きがあり，人の体液(血液)のpHは7.4±0.05の狭い範囲に保たれている．しかし，細胞は絶えず膨大な酸を産生しており，pHを一定に保つために様々な緩衝系があるが，その中で最も重要なものは重炭酸緩衝系である．

pHを重炭酸緩衝系にあてはめると，Henderson-Hasselbalchの式から，

$pH = 6.1 + \log[HCO_3^-]/0.03 \times PaCO_2$

で表される．つまり，血液のpHは$PaCO_2$とHCO_3^-のバランスで決まる．$PaCO_2$は肺で，HCO_3^-は腎臓で調節されるため，血液のpHは肺と腎臓で調節されていることが分かる．

酸・塩基平衡の呼吸性因子である$PaCO_2$と代謝性因子であるHCO_3^-が正常からはずれ，そのバランンスがpHを低下する方向に働いている時をアシドーシス，逆にそのバランスがpHを上昇させる方向に働いている時，アルカローシスという．アシドーシスの原因としては，$PaCO_2$が高くなる状態(呼吸性アシドーシス)とHCO_3^-が低くなる状態(代謝性アシドーシス)があり，アルカローシスの原因としては$PaCO_2$が低くなる状態(呼吸性アルカローシス)とHCO_3^-が高くなる状態(代謝性アルカローシス)がある．

2) 生体における酸・塩基平衡の調節機構

アシドーシスやアルカローシスが生じると，生体は，できるだけpHを一定にしようとする代償機能が働く．即ち，$PaCO_2$が増加して，呼吸性アシドーシスが生ずると，腎臓でHCO_3^-の吸収を促進してpHを7.4に保とうとする．反対に，$PaCO_2$が減少して，呼吸性アルカローシスが生じると，腎臓でHCO_3^-の吸収を抑制してpHを7.4に保とうとする．これを代償された(慢性の)呼吸性アシドーシスあるいは呼吸性アルカローシスと呼ぶ．同様に，HCO_3^-が減少して，代謝性アシドーシスが生じると，肺で換気を増大してCO_2を排泄してpHを7.4に保とうとする．反対に，HCO_3^-が増加して，代謝性アルカローシスが生じると，肺で換気を減少してCO_2の排泄を抑制してpHを7.4に保とうとする．これを代償された(慢性の)代謝性アシドーシスあるいは代謝性アルカローシスと呼ぶ．腎臓による代償は肺における代償より時間がかかるとされ，呼吸性アシドーシスやアルカローシスの腎臓での代償には1-2日かかるとされている．一方，肺における代償は数時間で起こるとされる．

生体で酸塩基平衡がどのように調節されているかを簡便に知る方法として，酸・塩基平衡ダイアグラムがある．さまざまなも

のが考案されているが，図4にMasoro & Siegelのダイアグラムを示す．実際のpH，HCO_3^-，$PaCO_2$のうち2つをこのダイアグラムにあてはめると，酸塩基平衡がどのような状態にあるかわかる．陰影のついたバンドの部分は，単純性障害を示し，バンドから外れた部分は混合性の酸・塩基障害を示している．

3) アニオン・ギャップ

体液の陽イオンの総和と陰イオンの総和は等しい．陽イオンのほとんどはNa^+である．陰イオンのほとんどはCl^-とHCO_3^-であるが，そのほか，ケトンや乳酸などが存在している．アニオンギャップ(AG)は，

$$AG = [Na^+] - ([Cl^-] + [HCO_3^-])$$

で示され，正常で 12 ± 2 mEq/L である．表3に代謝性アシドーシスにおいてAGが増加する病態と正常な病態を示した．代謝性アシドーシスでAGが増加していれば，ケトンや乳酸などの不揮発酸が増加していることを示し，代謝性アシドーシスの病態の鑑別に有用である．

4 採取の方法

動脈血を患者に負担を与えずに採血することは重要な手技である．以下にそのポイントを示す．

採血方法

血液ガス採取専用の注射器を用いる．採血には橈骨動脈，上腕動脈，大腿動脈の3カ所が用いられる．選択する際には，個々の穿刺部位の特徴を理解し，選択する必要がある．

① 上腕動脈：血管径が十分なため，穿刺しやすいが，正中神経損傷に注意が必要である．

② 大腿動脈：一番容易で確実に採取できる場所であるが，血管が深部にあるので，止血が不十分な場合は皮下血腫を作ってしまうことがある．

③ 橈骨動脈：血管径が細く，手技的には難しいが，止血が容易であり，また神経損

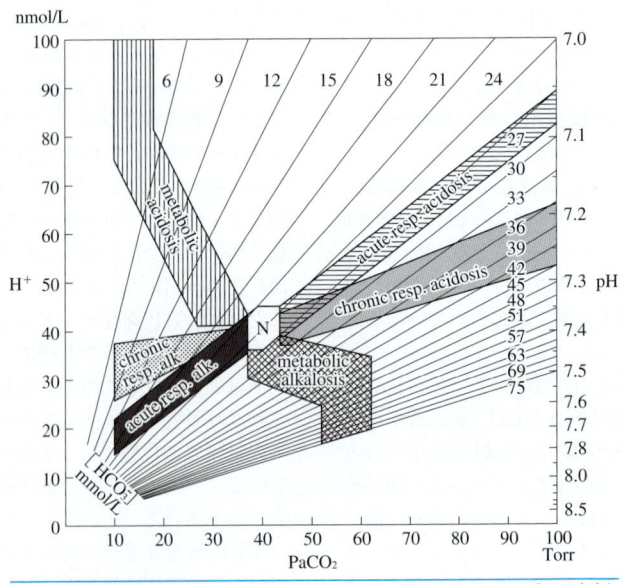

図4 酸・塩基平衡ダイアグラム(Masoro & Siegelのダイアグラム)(文献3より引用)

表3 Anion gap（AG）が正常な場合と増加している場合の代謝性アシドーシスの原因（文献3より引用）

A. anion gap 正常	B. anion gap 増加
1) HCO_3^- の喪失 　下痢 　尿管S状結腸吻合 　炭酸脱水素酵素阻害薬投与 　近位尿細管性アシドーシス 2) 腎尿細管でのH$^+$分泌障害 　近位尿細管性アシドーシス 　遠位尿細管性アシドーシス 　他の尿細管・腎間質性疾患 　低アルドステロン症	＝固有酸の産生過剰と蓄積 　乳酸アシドーシス 　ケトアシドーシス 　糖尿病 　アルコール 　飢餓 　尿毒症 　薬物 　メタノール 　エチレングリコール 　サルチル酸

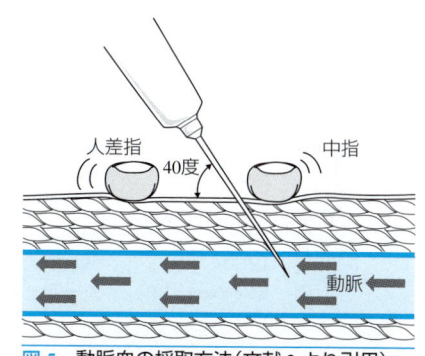

図5 動脈血の採取方法（文献2より引用）

傷の頻度が少なく，最も安全性が高い．
　穿刺部位をアルコール綿で消毒し，動脈の拍動をしっかり触れた後，注射器を動脈の中心に向かって，針先の切り口を動脈の上流に向けて約40度の角度で穿刺する（図5）．その際，採血しようとする動脈の上で，血管の走行に沿っておいた左手の人差し指と中指で，しっかり拍動を感じ，その2つの指の間で穿刺する．動脈を穿刺する直前には動脈壁に針先があたるため拍動を感じる．さらにゆっくり針先を進めると血液が中に入ってくる．深く針を進めても血液が採取されない場合は，針をゆっくり戻す．動脈を貫通している場合は，戻しの途中で血液が入ってくることが多い．採血後ははやく圧迫止血するが，動脈は血管内圧が高いため，5分以上十分止血する．止血が不十分であると皮下血腫の原因となる．

　測定は採血後直ちに行うのが原則である．測定までの時間がかかると，血球がサンプル内で酸素を消費し，二酸化炭素を産生するため，測定値の変化が大きくなる．測定までに30分以上かかる時は，氷冷保存する．測定の際の酸素濃度などの条件は測定値の解釈を行う際に重要である．そのため，カルテや伝票に採取した際の条件を記入しておく必要がある．

5 結果の解釈

　表4に動脈血液ガスの各指標の正常値を示した．これらの指標のうち，ガス交換の指標には，PaO_2，SaO_2，$PaCO_2$があり，酸・塩基平衡の指標としては，pH，HCO_3^-，Base Excess（BE），$PaCO_2$があげられる．BEは BE＝[HCO_3^-]－24 mEq/L で示され，BEがマイナスであれば代謝性アシドーシス，プラスであれば代謝性アルカローシスの状態にあると判断できる．以下に，動脈血液ガス分析の解釈のポイントを示す．

a 呼吸不全の病態の診断（図6）

①まず，PaO_2の値から，低酸素血症（PaO_2<60 Torr）の有無を確認する．
②$PaCO_2$の値から，換気障害の有無を確認する．$PaCO_2$が45 Torr以上であれば，低酸素血症の原因として，肺胞低換気が関与している．

表4 動脈血液ガスの各指標の正常値（文献2より引用）

動脈血におけるガス交換の指標と酸塩基平衡の指標

				正常値（平時）	単位
ガス交換の指標		PaO_2	（酸素分圧）	80〜100（*）	mmHg（Torr）
		SaO_2	（酸素飽和度）	95以上	％
		$PaCO_2$	（二酸化炭素分圧）	35〜45（40）	mmHg（Torr）
酸塩基平衡の指標		pH	（pH）	7.35〜7.45（7.4）	
		$[HCO_3^-]$	（重炭酸イオン）	22〜26（24）	mEq/L
		Base Excess（BE）	（ベース・エクセス）	−2〜+2（0）	mEq/L

＊PaO_2は年齢によって異なる

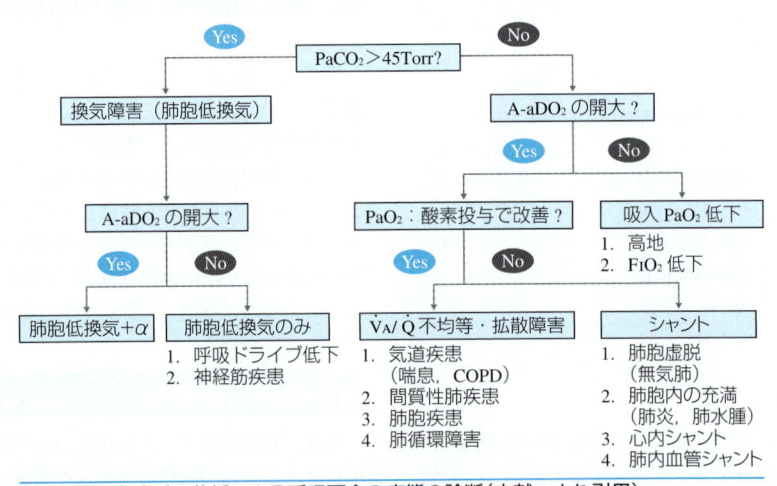

図6 動脈血液ガス分析による呼吸不全の病態の診断（文献1より引用）

③$AaDO_2$を計算する．$AaDO_2$が15 Torr以上開大していれば，呼吸不全の原因として，肺胞レベルのガス交換障害（換気血流比の不均等分布，シャント，拡散障害）が関与している．もし，呼吸不全があるにもかかわらず，$AaDO_2$が正常であれば，呼吸不全の原因は肺胞低換気のみである．

b 酸・塩基平衡の診断

1） アシドーシスかアルカローシスの判断

pHから一次的に生じた障害がアシドーシスかアルカローシスかを判断する．代償だけではpHが7.4を超えて反対に行き過ぎることはないので，pHが7.35以下であればアシドーシス，pHが7.45以上であればアルカローシスと判断する．

2） $PaCO_2$とHCO_3^-の値から酸・塩基平衡の障害が代謝性か，呼吸性かを鑑別する

Henderson-Hasselbalchの式から，pHは$PaCO_2$とHCO_3^-により決定される．そのため，これら2つの因子により，酸・塩基平衡の一次的に生じた障害が代謝性か，呼吸性かを鑑別する．

・アシドーシスでは，一次性変化が$PaCO_2$の増加（呼吸性アシドーシス）であれば，腎での代償が働き，HCO_3^-は増加する．

一方，一次性変化がHCO_3^-の低下（代謝性アシドーシス）であれば，肺での代償が働き，$PaCO_2$は低下する．
- アルカローシスでは，一次性変化が$PaCO_2$の低下（呼吸性アルカローシス）であれば，腎での代償が働き，HCO_3^-は低下する．一方，一次性変化がHCO_3^-の増加（代謝性アルカローシス）であれば，肺での代償が働き，$PaCO_2$は上昇する．

3） 混合性障害の鑑別

酸・塩基平衡の障害が代償されているのか，または呼吸性と代謝性の混合性障害なのかを鑑別する．酸・塩基平衡ダイアグラムを用いると簡便ではあるが，以下の点からある程度判断は可能である．
- 急性呼吸性アシドーシスでは$PaCO_2$が10 Torr上昇するごとにHCO_3^-は1 mEq/L増加する．代償された呼吸性アシドーシスでは3.5～5 mEq/L増加する．HCO_3^-がこの2つから予測される値の間にない時には，代謝性障害との混合性障害と考えられる．
- 急性呼吸性アルカローシスでは，$PaCO_2$が10 Torr低下するごとに，HCO_3^-は2 mEq/L減少する．代償された呼吸性アルカローシスでは，5 mEq/L減少するが，17 mEq/L以下にはならない．言い換えれば，HCO_3^-が17 mEq/Lであれば，代謝性アシドーシスとの混合性障害と考えられる．
- 代謝性アシドーシスでは，換気が促進され，$PaCO_2$が低下する．その際の$PaCO_2$の値は，$PaCO_2 = 1.5 \times [HCO_3^-] + 8$で示される．この値より大きく外れるときには，混合性障害である．
- 代謝性アルカローシスでは，HCO_3^-が10 mEq/L増加するごとに，$PaCO_2$は2～9 Torr上昇するが，$PaCO_2$が55 Torrを超えることはない．$PaCO_2$が55 Torrを超えて高い時には，呼吸性アシドーシスとの混合性障害である．

- 急性のII型呼吸不全と，慢性のII型呼吸不全の急性増悪の鑑別には，pHの低下の程度で鑑別が可能．急性のII型呼吸不全では，腎臓での代償がされていないため，$PaCO_2$ 10 Torrの上昇に対してpH 0.07～0.1の低下があるが，慢性のII型呼吸不全の急性増悪では，慢性期に腎臓での代償が働いているので，$PaCO_2$ 10 Torrの上昇に対してpH 0.03～0.04の低下にとどまっている．

6 症例提示

＜症例1＞

pH 7.12，PaO_2 40 Torr，$PaCO_2$ 80 Torr，HCO_3^- 28 mEq/L（室内気吸入下）の患者がいた．この患者の低酸素血症，酸・塩基平衡の異常の原因は何か．

本症例の解釈
- $PaCO_2$の上昇があり，低酸素血症の原因として，肺胞低換気があることは確実である．
- $AaDO_2$を計算すると，
  $AaDO_2 = 150 - 80/0.8 - 40 = 10$ Torr
  と$AaDO_2$は正常である．$AaDO_2$が正常であるから，この患者の低酸素血症状の原因としては，肺胞レベルのガス交換障害は関与せず，低酸素血症の原因としては，肺胞低換気のみである．
- pH 7.12から酸・塩基平衡の一次性障害は，アシドーシスである．
- $PaCO_2$が上昇し，HCO_3^-が増加していることから，一次性障害は，呼吸性アシドーシスと考えられる．

$PaCO_2$ 10 Torrの上昇に対するpHの低下率は0.07であり，急性のII型呼吸不全による呼吸性アシドーシスと考えられる．図4の酸・塩基平衡ダイアグラムにおいても，本症例の$PaCO_2$，HCO_3^-の値は急性呼吸性アシドーシスの範囲に入っている．

本症例のまとめ：神経筋疾患による呼吸筋疲労による急性II型呼吸不全，呼吸性アシ

ドーシスの症例である．

呼吸不全の原因としては，肺胞低換気のみで肺胞レベルのガス交換障害はないので，その治療としては，酸素投与ではなくて，人工呼吸器による換気の補助が治療の第一選択となる．$PaCO_2$ が 8 Torr 低下すると，PaO_2 が 10 Torr 増加するので，換気補助により，$PaCO_2$ を 80 Torr から 40 Torr まで低下させると，酸素投与しなくても，PaO_2 は 40 Torr から 90 Torr まで上昇する．

＜症例 2＞

pH 7.37，PaO_2 46 Torr，$PaCO_2$ 70 Torr，HCO_3^- 40 mEq/L（室内気吸入下）の患者がいた．この患者の低酸素血症，酸・塩基平衡の異常の原因は何か．

本症例の解釈

・$PaCO_2$ の上昇があり，低酸素血症の原因として，肺胞低換気があることは確実である．

・$AaDO_2$ を計算すると，
 $AaDO_2 = 150 - 70/0.8 - 46 = 16.5$ Torr
 と $AaDO_2$ は増加している．$AaDO_2$ が増加していることから，この患者の低酸素血症の原因としては，肺胞低換気と肺胞レベルのガス交換障害の両者が関与している．

・pH 7.40 と pH は正常であるが，$PaCO_2$ が上昇し，HCO_3^- が増加していることから，一次性障害は，呼吸性アシドーシスと考えられる．

pH は正常であり，$PaCO_2$ の上昇は HCO_3^- の腎臓における再吸収の増加で完全に代償されている．慢性のⅡ型呼吸不全による呼吸性アシドーシスと考えられる．図 4 の酸・塩基平衡ダイアグラムにおいても，本症例の $PaCO_2$，HCO_3^- の値は慢性呼吸性アシドーシスの範囲に入っている．

本症例のまとめ：肺結核後遺症による慢性Ⅱ型呼吸不全（呼吸性アシドーシスが腎臓により完全に代償されている）の症例である．

本症例は後日，肺炎による慢性Ⅱ型呼吸不全の急性増悪で傾眠状態で来院した．その際の動脈血液ガス分析の結果は以下ようであった．

pH 7.29，PaO_2 62 Torr，$PaCO_2$ 112 Torr，HCO_3^- 52.5 mEq/L（酸素 2 L 鼻カニュラ吸入下）

いわゆる CO_2 ナルコーシスの状態であるが，$PaCO_2$ 10 Torr の上昇に対する pH の低下は急性のⅡ型呼吸不全に比べると軽度であり，慢性呼吸不全の急性増悪と判断される．

文献

1) 日本呼吸器学会肺生理専門委員会，日本呼吸管理学会酸素療法ガイドライン作成委員会：酸素療法ガイドライン，メディカルレビュー社，2006.
2) 工藤翔二：血液ガステキスト 第 2 版，文光堂．
3) 鈴木俊介，永井厚志編著：呼吸機能の臨床：検査法から症例検討まで，中外医学社，第 2 版，2002.
4) 日本呼吸器学会 ARDS ガイドライン作成委員会：ALI/ARDS 診療のためのガイドライン 第 2 版，秀潤社，2011.

C　血液ガス検査

2 パルスオキシメータ

1 基本的な考え方

　ヘモグロビンの中で酸素と結合したヘモグロビンの割合が動脈血酸素飽和度であり（SaO₂），SaO₂を体外から簡便に測定する方法がパルスオキシメトリーで，これを利用したモニターがパルスオキシメータである．これまで，低酸素血症のモニタリングは動脈血ガス分析によりスポット検査としてなされていたが，パルスオキシメータの登場により，計時的なモニタリングが極めて容易になった．しかしながら，呼吸不全の病態の診断や酸・塩基平衡の評価には，前述のように，動脈血ガス分析が必須である．

2 測定原理

　酸化ヘモグロビンは赤外光(波長 940 nm)を，還元ヘモグロビンは赤色光(波長 660 nm)をよく吸収する．パルスオキシメータはこの2つの光をLED(発光ダイオード)を用い交互に発光させ，その吸光度の比からSaO₂を算出している．指尖部などに光をあてて，脈拍による透過光の変化で動脈成分を識別しているが，体外から当てた光は動脈血だけではなく，静脈血や組織でも吸収される．このため，脈波分析を行い，拍動している吸光成分から静脈血や組織に由来する非拍動性の吸光成分を除去したものを動脈血由来の吸光成分として分析している．パルスオキシメータで測定した酸素飽和度は経皮的動脈血酸素飽和度といい，動脈血採血から求めた酸素飽和度と区別するためSpO₂(pはpercutaneousの略)と表示する．

3 測定法

　パルスオキシメータは一般にプローブ，機器本体，プローブと本体をつなぐケーブルよりなる(図)．機器の種類は，スポット検査を目的とする小型，軽量で携帯に優れたもの，持続モニタリングを目的とする据え置き型がある．プローブはフィンガープローブが広く用いられているが，末梢循環不全があると脈波振幅が狭くなり，SpO₂測定が困難となるため，血液供給が比較的保たれる頭部(耳朶，前額，鼻梁)のセンサーを用いる．

　表1にパルスオキシメータの測定に影響を与える要因とその対処方法を示す．唐突で不安定な数値が測定された時には信頼性に乏しいので，脈波，脈拍数を十分に測定しているかを監視するとともに，表1の因子について確認する必要がある．

4 適応と結果の解釈

　表2にパルスオキシメータの主な利用目的を示した．健常者のSpO₂はおおむね96〜99%の範囲にあり，95%以下であれば何らかの疾患の存在が疑われ，90%未満であれば呼吸不全の存在が疑われる．COPDなどの慢性疾患を管理する際には，

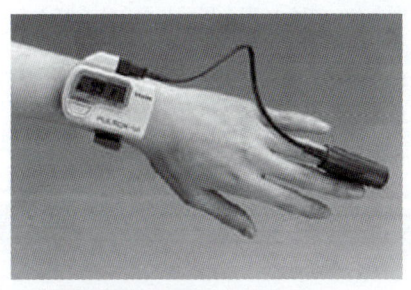

図　携帯型パルスオキシメーター
プローブ，機器本体，プローブと本体をつなぐケーブルより構成されている．

表1 パルスオキシメータの測定に影響を与える要因とその対処方法
（文献1より引用）

誤差要因	対処方法
体動	・プローブやケーブルを絆創膏で固定する ・動きの少ない部位にプローブを固定する ・体動ノイズ除去機能付のパルスオキシメーターを使用する
末梢循環障害	・測定部位を暖める ・血流のよい他の部位にプローブを付け替える ・低灌流に強いパルスオキシメーターを使用する
光の干渉	・装着部位を毛布や布で覆って光を避ける ・粘着式プローブに変更する
圧迫	・粘着式プローブに変更する ・クリップ式プローブの場合は装着部位を変更する ・プローブの上から絆創膏を強く巻きすぎない
マニキュア	・除光液できれいに取り除く

表2 パルスオキシメータの主な利用目的（文献1より引用）

1. 患者の病態把握や経過観察のためのスポット検査
   1) 入院，外来患者の定期的なバイタルチェック
   2) 在宅酸素療法患者の指導管理および教育（日常生活動作など）
   3) 慢性呼吸不全患者の在宅における日常生活管理など
2. 経過監視のための連続的モニタリング
   1) 重症患者の急激な低酸素状態を早期に認知するための監視
   2) 侵襲的な検査や治療時（気管支内視鏡，上部・下部内視鏡検査，手術中など）の監視
   3) リハビリテーション運動療法のリスクマネージメント
   4) 酸素投与量の設定の目安を得るためのモニタリング
3. 睡眠時や運動時の酸素飽和度低下を測定するための検査
4. 適応判定
   在宅酸素療法導入の適応判定，肺炎やCOPDの急性増悪時の重症度判定など

予め安定期のSpO_2を把握しておく．その基準値より3～4%低値を呈した場合には，急性増悪の可能性が高い．

パルスオキシメータは簡便で非侵襲的であるため，低酸素血症の日常診療における有用性は極めて大きい．一方で，その測定誤差はSpO_2 70～100%の範囲で±2%程度あり，また，表1に示したような様々な誤差要因があるので，結果の解釈においてはこれらの要因を考慮して判断する必要がある．

文献
1) 日本呼吸器学会肺生理専門委員会，日本呼吸管理学会酸素療法ガイドライン作成委員会：酸素療法ガイドライン，メディカルレビュー社，2006.

東京女子医科大学八千代医療センター呼吸器内科　桂　秀樹

D 呼吸機能検査

1 スパイログラム

> **Don't Forget!**
> - 呼吸機能検査は，気道・肺・胸郭・呼吸筋・呼吸中枢などの機能に影響をされる．
> - スパイロメトリーおいて，1回換気量(V_T)以外の測定には被験者の努力が必要である．
> - $FEV_1\% < 70\%$ である場合を閉塞性障害，$\%VC < 80\%$ を拘束性障害と呼ぶ．

1 一般的説明

成人は，安静時において毎分約 5～6 L の換気により約 250 mL の酸素(O_2)を摂取し，二酸化炭素(CO_2)を約 200 mL 排出して，生命維持に必要なエネルギー(アデノシン三リン酸：ATP)を産生する．呼吸は外界と血液とのガス交換に最も重要な生理機能であり，呼吸機能の異常は最終的に動脈血液ガスに反映される．呼吸機能検査は，気道・肺・胸郭・呼吸筋・呼吸中枢の機能に影響を受けるため，各検査項目が解剖学的にどの部位の機能を反映しているか考慮する必要がある．一般臨床における呼吸機能検査は，正確な診断，病態と重症度を把握し，的確な治療を行う上で重要かつ必要な検査である．日本呼吸器学会から 2004 年に呼吸機能検査ガイドラインが，2008 年に臨床呼吸機能検査第 7 版が刊行され，本稿は両者に基づいて解説する．

肺気量分画(図 1a)は，1回換気量(tidal volume：V_T)，予備吸気量(inspiratory reserve volume：IRV)，予備呼気量(expiratory reserve volume：ERV)と残気量(residual volume：RV)の 4 つの基本容量からなり，さらに基本容量の組み合わせにより全肺気量(total lung capacity：TLC)，肺活量(vital capacity：VC)，機能的残気量(functional residual volume：FRC)と最大吸気量(inspiratory capacity：IC)が定義される．

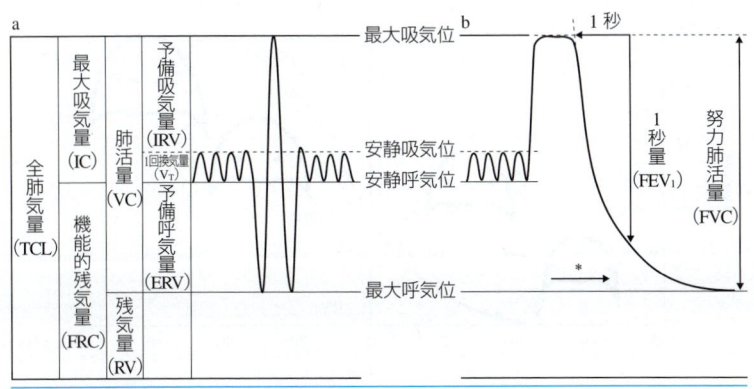

図1 肺気量分画(a)と努力性呼出曲線(b)(文献 2 より引用)

VCは緩徐に呼出した肺活量（slow vital capacity：SVC）と，最大努力で呼出した努力性肺活量（forced vital capacity：FVC）に分類される．FVCがSVCよりも5%以上大きい場合にはSVCの測定の努力不足と判断し，一方，肺気腫では最大努力で呼出させると末梢気道が閉塞して呼気気流が制限され，"空気のとらえこみ現象"が起こってFVCはSVCより低値となる．

スパイロメトリーは，口から呼出・吸入する空気量の測定を意味し，V_T以外の肺気量分画は被験者の努力が必要である．RVは，スパイロメータにより直接測定できず，ガス希釈法と体プレスチモグラフ法によりFRCから計算される．ガス希釈法は，ヘリウム（He）を含むガスを反復呼吸して測定するHe閉鎖回路法が広く用いられているが，換気が非常に低下している部分にはHeガスが到達しないため，換気の乏しい部分が存在する肺気腫などにおいては実際より低い値となる．

肺気量分画を規定する因子を考える上で，静的肺・胸郭圧量曲線（図2）は重要である．この曲線は，Y軸に肺容量（%VC）を，X軸に弾性圧（縮もうとする方向が+）をとった曲線で，弾性圧は，胸郭（Pw），肺（Pl）と両者の合計である呼吸器全体（Prs）に分割される．TLCは，Plが低下する肺気腫では増加し，Plが増加する肺線維症，横隔神経麻痺など吸気筋力が低下する神経筋疾患や後側彎症などの胸郭変形で低下する．FRCは，Plが低下する肺気腫ではPl曲線が左上方に偏位して増加し，Plが増加する肺線維症では右下方に偏位して低下する．また，胸郭の弾性収縮力が増加する後側彎症などでは，Pw曲線が右下方に偏位して低下する．RVは，PlとPwが増加する状態で低下するが，いずれもRVの低下はTLCの低下と比較して軽度である．RVが増加する原因としては，進行した慢性閉塞性肺疾患（COPD）における呼気早期の気道閉塞や，神経筋疾患により呼気筋力の低下などが重要である．

VCは VC＝TLC－RV の式（図1参照）で示されるように，TLCの低下またがRVの増加によりは低下する．肺線維症，後側彎症など胸郭変形や横隔神経麻痺など吸気筋力が低下する神経筋疾患では，TLCが低下するためにVCが低下する．一方，進行した肺気腫ではTLとRVが増加するが，RVがTLCより相対的により増加するためVCが低下する（図3）．

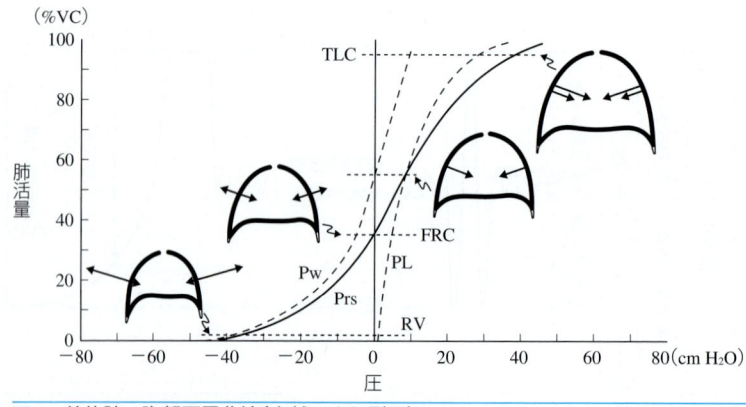

図2　静的肺・胸郭圧量曲線（文献2より引用）

フロー・ボリューム（flow-volume：F-V）曲線は，最大吸気位から最大呼気位まで最大努力で呼出させた時の呼気流量（L/秒）と呼気量の関係を示した曲線である．ピークフロー（peak expiratory flow：PEF）は，呼気開始初期に出現する呼気流量の最大値である．PEFを含む最大吸気時からVCの約25％までの最大呼気流量は，気道抵抗と呼気筋の収縮力と収縮速度によって規定され，被験者の呼出努力に依存する（努力依存性）．一方，VCの約25〜100％の肺気量での最大呼気流量は，肺弾性収縮力と気道抵抗によって規定されて呼出努力に依存せず（非努力依存性），再現性が高い．

F-V曲線は，疾患によって特有なパターン（図4）を呈するため，パターン認識が可能である．PEFは，F-V曲線の努力依存性の領域に存在するために再現性が乏しく，信頼性と診断的価値は低い．しかし，気道閉塞の状態を簡便にかつ安価な装置で連続測定が可能であり，気管支喘息やCOPDの病状の在宅でのモニタリングとして有用である．PEF，VCの50％，25％の呼気流量（$\dot{V}_{50}$，$\dot{V}_{25}$）と$\dot{V}_{50}/\dot{V}_{25}$は閉塞障害の指標として用いられ，PEFと$\dot{V}_{50}$の低下は中枢気道，$\dot{V}_{25}$と$\dot{V}_{50}/\dot{V}_{25}$は末梢気道の低下を示唆する．なお，VCが低下している場合は，$FEV_{1\%}$は閉塞性障害の指標としての有用性は低く，F-V曲線における下降脚の傾斜が緩やかなほど閉塞性障害が高度であることが示唆される．

2 閉塞性障害と拘束性障害の鑑別

努力性呼出曲線（図1b）は，最大吸気位から最大努力で呼出させた呼気量を時間スケールで記録した曲線であり，1秒量（FEV_1）やFVCなどが得られる．FEV_1は，最大吸気位から最大努力で1秒間に呼出される呼気量である．

1秒率（$FEV_{1\%}$）はFEV_1をFVCで除したGaenslerと，SVCで除したTiffeneauの$FEV_{1\%}$があり，通常$FEV_{1\%}$はGaenslerの$FEV_{1\%}$を示し，70％未満である場合を閉塞性障害と呼ぶ．進行したCOPDではRVが増加してVCが低下するため，$FEV_{1\%}$を過小評価する可能性がある．閉塞性障害の程度を経時的に評価するにはFEV_1を，COPDの病期分類は予測値に対する実測値の百分率（%FEV_1）を用いる．肺活量は，予測値に対する実測値の百分率が%VCであり，80％未満の場合を拘束性障害と呼ぶ．

表1は18〜95歳までの健常者を対象にして，立位あるいは座位で測定した日本人の正常予測式であり，換気障害の分類を図

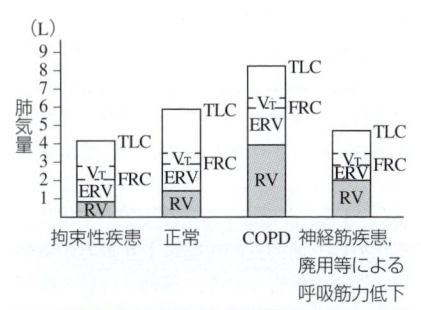

図3 健常者，肺線維症や神経筋疾患の肺気量分画（文献2より引用）

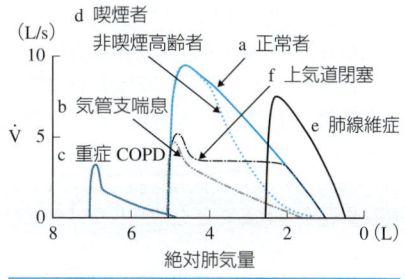

図4 各呼吸器疾患によるフロー・ボリューム（F-V）曲線（文献2より引用）

表1 日本人の正常予測式（文献1より引用）

男性	VC(L)	= 0.045 ×身長(cm) − 0.023 ×年齢 − 2.258
	FVC(L)	= 0.042 ×身長(cm) − 0.024 ×年齢 − 1.785
	FEV$_1$(L)	= 0.036 ×身長(cm) − 0.028 ×年齢 − 1.178
女性	VC(L)	= 0.032 ×身長(cm) − 0.018 ×年齢 − 1.178
	FVC(L)	= 0.031 ×身長(cm) − 0.019 ×年齢 − 1.105
	FEV$_1$(L)	= 0.022 ×身長(cm) − 0.022 ×年齢 − 0.005

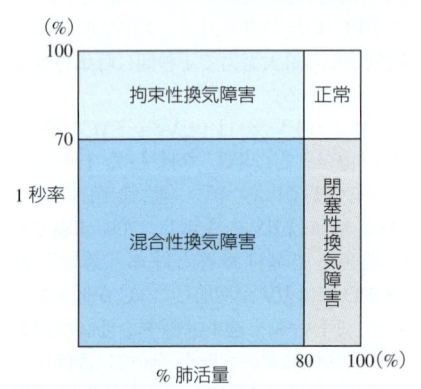

図5 換気障害の分類（文献1より引用）

5に示し，閉塞性障害と拘束性障害の両者が存在する場合は混合性障害と呼ぶ．

3 気道可逆性試験

気道の反応性は，気管支収縮薬による気道過敏性試験と，気管支拡張薬による気道可逆性試験で判定される．気道可逆性試験は，FEV$_1$またはPEFが予測値（あるいは自己最良値）の80％以下である場合に行われ，FEV$_1$が12％または200mL以上増加した場合，可逆性ありと判定する．なお判定する際は，各気管支拡張薬に対する反応性の個人差や気管支拡張薬投与前のFEV$_1$値に影響をされることを留意しなければならい．

気道可逆性試験は病状が安定時に行い，その相対的禁忌は，①使用する気管支拡張薬に対する副作用の既往，②気管支拡張薬の投与により不安定な心循環系状態（重症な不整脈，高度な頻脈と高血圧）の増悪が予想される場合などである．気道可逆性試験は，①気管支拡張薬の休薬（各薬剤の休薬時間を表2示す），②血圧と脈拍測定，③スパイロメトリーにより気道閉塞の存在の確認，④気管支拡張薬の吸入（薬剤および方法を表3に示す），⑥血圧と脈拍測定の順に測定する．

4 呼吸機能検査と運動機能

一般にCOPD患者はFEV$_1$が1.0 L以下になると，呼吸困難感により日常生活が制限される．COPDは％FEV$_1$により4つの病期に分類され（軽症：≧80％，中等症：50〜79％，重症：30〜49％，最重症：＜30％），COPDの病期と息切れ（medical research council分類：MRC，表4）のおおよそ関連性は，軽症：grade 0〜1，中等症：grade 2〜3，重症：grade 4，最重症：grade 5である．

COPD患者は呼気時に気道が虚脱するために気流が制限され，換気数の増加する運動時は呼出が不十分となってFRCが増加する（エアートラッピング）．その結果，IRVが低下してV$_T$が制限される（図6）．また，FRCが増加すると横隔膜が平坦化するために，筋節長の短縮により張力が減弱して換気が障害される．運動時の最大換気量（$\dot{V}_{Emax}$）と安静時の最大換気量（MVV）の比（$\dot{V}_{Emax}$/MVV）は，健常者では60〜80％

表2 気道可逆性試験前に中止する薬剤(文献1より引用)

	薬剤	休薬期間
β_2-刺激薬	吸入 β_2-刺激薬(短時間作用型)	8時間
	吸入 β_2-刺激薬(長時間作用型)	24時間
	内服 β-刺激薬	24時間
	β-刺激薬(貼付型)	24時間
抗コリン薬	吸入コリン薬(短時間作用型)	8時間(12時間が望ましい)
	吸入コリン薬(長時間作用型)	36時間以上(48時間が望ましい)
キサンチン製剤	テオフィリン製剤(1日2回投与の薬剤)	24時間
	テオフィリン製剤(1日1回投与の薬剤)	48時間
ステロイド	吸入ステロイド薬	12時間
	ステロイド(内服,注射)	24時間
抗アレルギー薬	抗ロイコトリエン薬	48時間
	抗ヒスタミン薬	24時間
	抗アレルギー薬(1日2回投与の薬剤)	24時間
	抗アレルギー薬(1日1回投与の薬剤)	48時間
	吸入クロモグリク酸ナトリウム	12時間

表3 気道可逆性試験に使用する代表的な気管支拡張薬(文献1より引用)

気管支拡張薬	吸入方法	投与例(成人)	吸入後の検査
短時間作用型 β_2-刺激薬	スペーサー併用 MDI*で吸入	硫酸サルブタモール　2吸入(200 μg) 塩酸プロカテロール　2吸入(20 μg)	15〜30分後
吸入用短時間作用型 β_2-刺激薬	加圧式ネブライザーで吸入	硫酸サルブタモール 0.3〜0.5 mL(1.5〜2.5 mg)	
短時間作用型抗コリン薬	スペーサー併用 MDIで吸入	臭化オキシトロピウム　2吸入(200 μg) 臭化フルトロピウム　2吸入(60 μg) 臭化イプラトロピウム　2吸入(40 μg)	30〜60分後

＊：MDI：metered dose inhaler 定量噴霧吸入器

であるが,換気障害が運動制限となる COPD 患者では100%に近づく.

5 手術適応決定のための呼吸機能検査

外科手術前の呼吸機能検査は,①手術の危険性の評価,②術後の合併症の予測,③手術方法の選択,④麻酔方法の選択において,動脈血液ガス分析ともに必須な検査である.呼吸器外科手術において,肺癌患者は高齢な喫煙者に多いためにCOPDを合併率が高く,また肺切除により肺実質の絶対量が低下するため,肺癌に対する肺切除術が特に問題となる.また,広範なリンパ節郭清により迷走神経が損傷されると喀痰貯留,無気肺などを起こしやすく,術後に

表4 MRC(Medical Research Council)の息切れ分類(文献3より引用)

Grade 0	息切れを感じない
Grade 1	強い労作で息切れを感じる
Grade 2	平地を急ぎ足で移動する,または緩やかな坂を歩いて登るときに息切れを感じる
Grade 3	平地歩行でも同年齢の人より歩くのが遅い,または自分のペースで平地歩行していても息継ぎのため休む
Grade 4	約100ヤード(91.4 m)歩行したあと息継ぎのため休む,または数分間,平地歩行したあと息継ぎのため休む
Grade 5	息切れがひどくて外出ができない,または衣服の着脱でも息切れがする

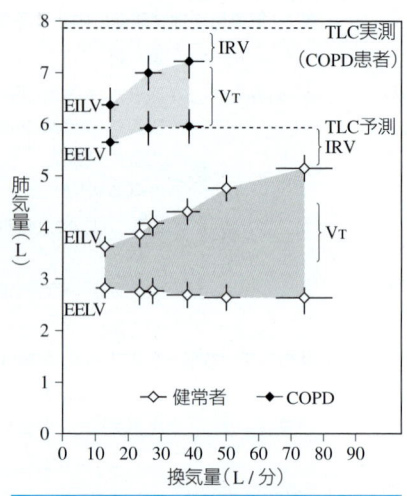

図6 健常者とCOPD患者の運動時の肺気量分画の変化(文献4より引用)

一時的に呼吸機能が低下する.そのため,術前の呼吸機能検査により,呼吸の予備能力を評価することが重要である.

わが国においては肺癌切除術に関するガイドラインは作成されていないため,本稿ではBritish Thoracic Societyで作成された肺癌切除術のガイドライン[5]に基づいて,肺癌切除術における呼吸機能上適応について概説する.

間質性肺炎または原因不明の息切れによる活動性の低下がなく,気管支拡張薬吸入後のFEV_1が,肺葉切除:>1.5 L/秒,一側肺摘除術:>2 L/秒の場合は,肺切除術の危険性は低いと判定する.気管支拡張薬吸入後のFEV_1が,肺葉切除:≦1.5 L/秒,一側肺摘除術:≦2 L/秒の場合は,次のアルゴリズム(図7)に基づいて危険性を判定する.

a 術後FEV_1とDLcoの予測値の計算法と判定

肺は合計19区域(右肺10区域,左9区域)があり,拡散能(DLco)を含む精密呼吸機能検査と肺血流シンチを施行して切除する区域の血流の有無を判定して,区域数から術後の予測FEV_1とDLcoを計算する.

1)肺葉切除

術後のFEV_1は,FEV_1=術前FEV_1×[(19−切除区域数)/19]の式から求める.また,血流がない区域が存在する場合には,血流ない区域数をa,血流がある切除する区域数をbとして,術後FEV_1=術前FEV_1×[(19−a)−b]/(19−a)の式から求める.また,DLcoも同様に前記の予測式から求める.

2)一側肺摘除術

術後のFEV_1は,術後FEV_1=術前FEV_1×(1−切除肺への血流比)の式から求める.DLcoも同様に前記の予測式から求める.

b 術後の予測FEV_1とDLco値による判定

a)予測FEV_1とDLco<正常値の40%:危険性は高いと判定する.

b)予測FEV_1とDLco>正常値の40%で,SaO_2>90%:危険性は平均的と判定する.

第6章 研修で学ぶべき検査

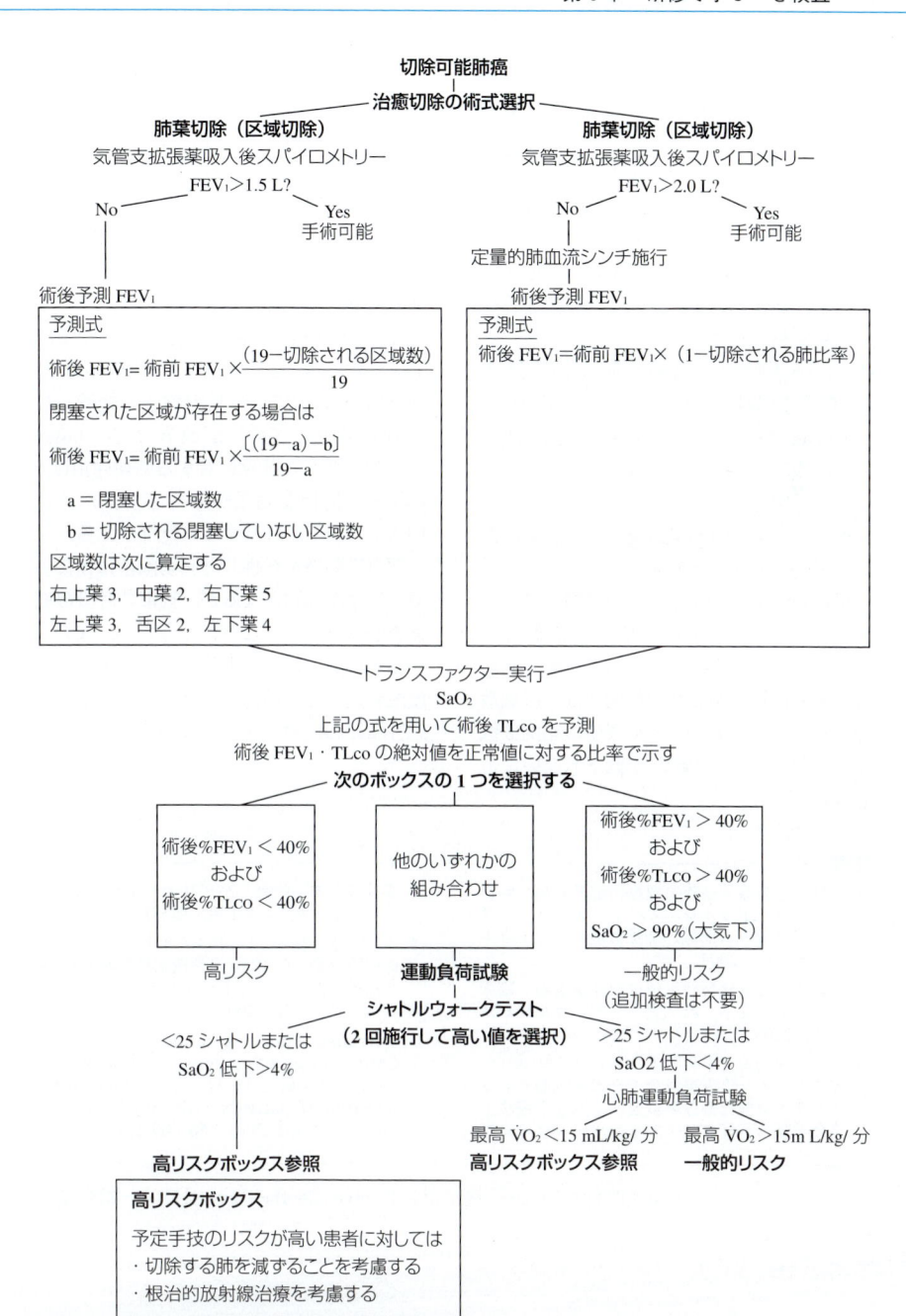

D 呼吸機能検査

```
                         切除可能肺癌
                       治癒切除の術式選択
         肺葉切除（区域切除）              肺葉切除（区域切除）
       気管支拡張薬吸入後スパイロメトリー    気管支拡張薬吸入後スパイロメトリー
              FEV₁＞1.5 L?                    FEV₁＞2.0 L?
         No              Yes              No              Yes
                         手術可能                          手術可能
                                      定量的肺血流シンチ施行
         術後予測 FEV₁                     術後予測 FEV₁
```

予測式

術後 FEV₁＝術前 FEV₁ × $\frac{(19-切除される区域数)}{19}$

閉塞された区域が存在する場合は

術後 FEV₁＝術前 FEV₁ × $\frac{[(19-a)-b]}{19-a}$

- a＝閉塞した区域数
- b＝切除される閉塞していない区域数

区域数は次に算定する

右上葉 3，中葉 2，右下葉 5
左上葉 3，舌区 2，左下葉 4

予測式

術後 FEV₁＝術前 FEV₁ ×（1－切除される肺比率）

トランスファクター実行
SaO₂
上記の式を用いて術後 TLco を予測
術後 FEV₁・TLco の絶対値を正常値に対する比率で示す

次のボックスの 1 つを選択する

術後%FEV₁＜40% および 術後%TLco＜40%	他のいずれかの 組み合わせ	術後%FEV₁＞40% および 術後%TLco＞40% および SaO₂＞90%（大気下）
高リスク	運動負荷試験 シャトルウォークテスト （2 回施行して高い値を選択）	一般的リスク （追加検査は不要）

＜25 シャトルまたは　　　　　　　　　＞25 シャトルまたは
SaO₂ 低下＞4%　　　　　　　　　　　SaO₂ 低下＜4%
　　　　　　　　　　　　　　　　　　心肺運動負荷試験
　　　　　　　　最高 V̇O₂＜15 mL/kg/分　　最高 V̇O₂＞15 mL/kg/分
高リスクボックス参照　　高リスクボックス参照　　一般的リスク

高リスクボックス
予定手技のリスクが高い患者に対しては
・切除する肺を減ずることを考慮する
・根治的放射線治療を考慮する

図 7 肺癌に対する肺切除の適応を選択するためのアルゴリズム（文献 5 より引用）

c 上記のa，b)にも当てはまらない場合はシャトルウォークテストで判定
　a) 歩行距離が＜250 m または SaO$_2$ が4％より低下した場合：危険性が高いと判定する．
　b) 歩行距離＞250 m で SaO$_2$ の低下が4％未満であった場合は，心肺運動負荷試験を行う．

d 心肺運動負荷試験を施行して最大酸素摂取量(peak$\dot{V}O_2$)で判定
　a) peak$\dot{V}O_2$＜15 mL/kg/分：危険性が高く，縮小手術または放射線療法施行を考慮する．
　b) peak$\dot{V}O_2$＞15 mL/kg/分：危険性が平均的であると判定する．

術後の予測 FEV$_1$ の絶対値で判定する場合には，1 L なら手術の危険性が低く，0.8 L なら許容限界と考えられている．しかし，閉塞性障害が高度な症例では，区域数で予測した術後 FEV$_1$ と実測値の相関は低く，予測したほど FEV$_1$ が低下しないことも多い．

肺気腫患者に対する肺容量減少術(LVRS)は，気腫化した肺の一部を切除して過膨張を軽減することによって，横隔膜などの呼吸筋の機能の改善を目的とした手術である．LVRS の一般的な患者選択基準は，%FEV$_{1.0}$＜35％，%RV＞200％で，CT で両側上葉に著しい気腫化を認める症例であり，換気血流シンチでいずれも低下した領域(target area)を切除する．術後，TLC は 15〜20％低下し，FEV$_{1.0}$ は 32〜93％上昇して，呼吸困難感の軽減して運動耐容能と QOL が改善する．target area に一致した肺癌に対する肺切除術は，LVRS と同様な効果が期待されるために FEV1 の低下が軽減する可能性がある．

間質性肺炎を合併した肺切除術は術後の急性増悪が問題となるが，術前の呼吸機能検査から予測することはできない．また，一側肺摘除術は，手術時の非切除肺の高濃度酸素換気と圧損傷により，間質性肺炎の急性増悪の危険性がより高い．

文献

1) 日本呼吸器学会肺生理専門委員会編：肺機能検査ガイドライン-スパイロメトリー，フローボリューム曲線，肺拡散能-メディカルレビュー社，2004
2) 日本呼吸器学会肺生理専門委員会編：臨床呼吸機能検査第 第7版，メディカルレビュー社，2008
3) 日本呼吸管理学会呼吸リハビリテーションガイドライン作成委員会・日本呼吸器学会ガイドライン施行管理委員会・日本理学療法士協会呼吸リハビリテーションガイドライン作成委員会編：呼吸リハビリテーションマニュアル-運動療法-第1版，照林社，2003
4) 日本呼吸器学会COPDガイドライン第3版作成委員会：COPD(慢性閉塞性肺疾患)診断と治療のためのガイドライン第3版，メディカルレビュー社，2009
5) British Thoracic Society Society of Cardiothoracic Surgeons of Great Britain Ireland Working Party：Guidelines on the selection of patients with lung cancer for surgery. *Thorax*, 2001；**56**：89-108

東京医科大学八王子医療センター呼吸器内科(第五内科)　**一和多俊男**

2 その他の呼吸機能検査

Don't Forget!

- 肺拡散能は一酸化炭素が指標ガスとして用いられる.
- Closing volume は,肺底部の末梢気道病変の検出に有用とされている.
- 臨床において測定される抵抗は,①気道抵抗,②肺抵抗,③呼吸抵抗に分類される.

1 DLco

肺拡散能は酸素(O_2)拡散能の測定が望ましいが測定が困難であるため,一酸化炭素(CO)が指標ガスとして用いられる.一酸化炭素肺拡散能(DLco)は,肺毛細血管内血液の平均一酸化炭素分圧がほとんど0であることから算出され,通常は1回呼吸法で測定される.ヘリウム(He)を含む混合ガス(約0.3% CO,約5% He,21% O_2,残り N_2)を最大呼気位から最大吸気位まで吸入させて,全肺気量位で約10秒間呼吸停止した後,できるだけ速く呼出させる.死腔を洗い出すために最初の約750 mLを捨ててから肺胞気を1,000 mL採取し,COとHe濃度からDLcoを算出する.

肺拡散能は,肺胞から肺毛細血管内腔へ拡散能,ガス交換面積,肺毛細血管血流量と血液ヘモグロビン(Hb)濃度などより規定される.DLco低下の肺における原因(表)としては,①肺胞から肺毛細血管内腔への拡散障害(肺線維症など),②ガス交換面積の低下(肺切除や広範な肺炎など),③ガス交換を行う肺胞と肺血管床の減少(肺気腫)がある.

肺気腫ではDLcoが正常であっても,測定時の全肺気量(VA)当たりの拡散能(DLco/VA)は低下する.多発性肺血栓塞栓症では,肺毛細血管血流量の低下によりDLcoは低下するが,逆に運動直後や肺う

っ血をきたす気管支喘息や左-右シャントを伴う心疾患では肺毛細血管血液量が増加してDLcoが増加することがある.種々の原因の貧血や喫煙などによりカルボオキシヘモグロビン(COHb)が増加すると,還元Hb濃度が低下してDLcoが低下する.逆に多血症ではDLcoは増加する.

慢性閉塞性肺疾患(COPD)や肺線維症において,拡散障害は運動時の低酸素血症の原因として重要である.安静時の肺胞気と肺毛細血管血流の接触時間は約0.75秒間であるが,健常者では約0.25秒間に肺動脈血中のHbが完全に酸素化され,酸素飽和度が75%から100%に上昇する.軽度な拡散障害では運動時には接触時間が短縮して低酸素血症が出現するが,高度な拡散障害では,安静時においても完全に酸素化されずに低酸素血症が出現する.

2 Closing volume および N_2 washout

Closing volume(CV)は,肺底部の末梢気道病変の検出に有用とされているが,COPDでは評価可能なCVを測定することが難しい.CVは一般に N_2 法(単呼吸 N_2 洗い出し)で測定され,最大呼気位から最大吸気位まで100% O_2 を吸入して,再び最大呼気位までゆっくり呼出させた時の呼気中の N_2 濃度を連続測定して求める.

坐位では,重力により肺尖部の胸腔内圧

表 肺胞病変・換気・血流が均等と仮定した場合における DLco 値に影響する諸因子（文献 1 より引用）

生理学的因子	病態 / 疾患
①有効肺胞膜因子（D_M）	
・拡散面積（A）	・肺組織量の低下（肺切除）
	・肺胞壁破壊（気腫病変）
	・肺胞虚脱（間質病変）
	・肺微小血管床の低下（気腫病変，間質病変，血管炎，微小血栓，PPH など）
・拡散距離（δ）	・肺胞壁間質の肥厚（間質病変）
	・肺毛細血管拡張（肝・肺症候群）
②赤血球因子（D_B）	
・肺毛細管血液量（Vc）	・心拍出量の低下（心不全）
	・肺微小血管床の低下
・Hb 量	・貧血
	・喫煙者（CO と結合する有効 Hb ↓）
・CO と Hb の結合 / 親和性	・異常 Hb 血症（CO と結合できない Hb ↑）
・共存 PO_2	・大気圧の変化（高地：θ ↑）

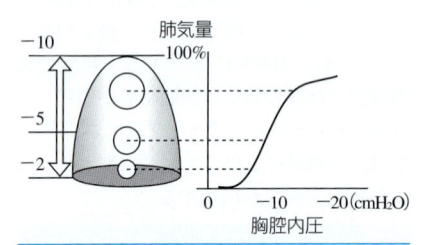

図1 機能的残気量位での各部位の容量（文献 2 より引用）

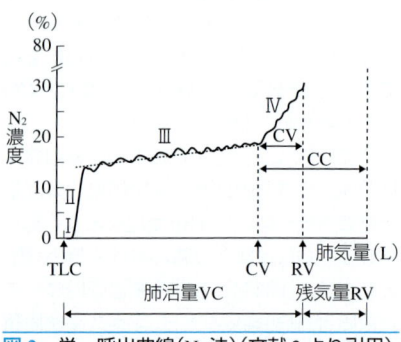

図2 単一呼出曲線（N_2 法）（文献 2 より引用）

は肺底部より約 7.5 cmH$_2$O 低いため，最大呼気位の肺尖部の肺胞は肺底部より広がっている（図1）．最大呼気位から最大吸気位まで 100% O$_2$ を吸入すると，肺尖部の N$_2$ 濃度は残気量が多いため肺底部より高くなる．続いて呼出すると，肺気量の低下に伴って重力の影響で肺底部の末梢気道が狭窄，閉塞するため，呼気は N$_2$ 濃度が高い肺尖部から呼出されて N$_2$ 濃度が高くなる．単一呼出曲線（N$_2$ 法）は，呼気気量に対する呼気 N$_2$ 濃度の変化を示した曲線であり，第Ⅰ相から第Ⅳ相に分類される．呼気 N$_2$ 濃度が高くなる肺気量位から最大呼気位までの肺気量が CV である（図2）．

3 気道抵抗，呼吸抵抗

臨床において測定される抵抗は，①気道抵抗(Raw：開口部から肺胞入口部までの抵抗)，②肺抵抗(RL：単純な足し算ではないが Raw に肺組織抵抗を加えたもの)，③呼吸抵抗(Rrs：RL に胸壁抵抗を加えた呼吸器システム全体の抵抗に分類される(図3)．

各抵抗の標準的測定方法は，Raw と RL は体プレスチモグラフ法を用いる．Raw は被験者に安静呼気位(FRC レベル)でパンティング(1 秒間に 2 回換気努力)させて測定するが，高齢者などではパンティングの施行が困難な場合も多い．RL は，安静換気時の換気量，気流速度と胸腔内圧(食道バルーンを用いて測定した食道内圧を代用)を同時に測定して 3 者の関係から求めるが，食道バルーンの挿入は被験者の苦痛を伴う．Rrs は呼吸インピーダンス(Zrs)が代用され，オシレーション法により測定される．オシレーション法は被験者の苦痛は少なくて測定が容易である．

オシレーション法は，気道の中枢側から強制的に正弦圧波を送り，その圧(口腔内圧)の振幅とフロー(気流量)の振幅を経時的に測定し，両者の比から気道・肺組織・胸郭からなる呼吸器系の抵抗である Zrs を測定する．Zrs の主成分は気道抵抗(Rrs)であり，末梢気道は中枢気道より気道径が小さいために気道抵抗が高く，時定数が中枢気道より大きいために高周波数の波(シグナル)は末梢まで到達することができない．オシレーション法で Zrs を測定する場合，5 Hz 程度の低周波では末梢気道を含む換気システム全体のデータが得られ，20 Hz 以上の高周波では中枢気道のデータが得られるため，両者の差(Zrs(5 Hz) − Zrs(20 Hz))が末梢気道抵抗の 1 つの指標として用いられることがある．近年，オシレーション法に基づく新しい測定装置が開発され，末梢気道病変の評価や薬剤の効果を判定などに用いられいる．

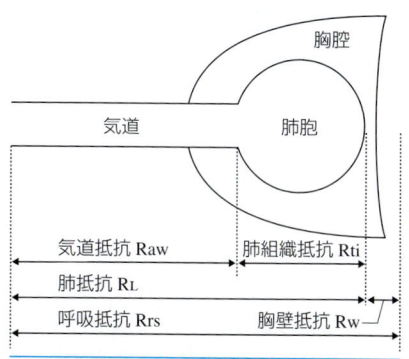

図3 呼吸システムの抵抗

文献

1) 日本呼吸器学会肺生理専門委員会編：肺機能検査ガイドライン - スパイロメトリー，フローボリューム曲線，肺拡散能 - メディカルレビュー社，2004
2) 日本呼吸器学会肺生理専門委員会編：臨床呼吸機能検査第 第 7 版，メディカルレビュー社，2008
3) 日本呼吸管理学会呼吸リハビリテーションガイドライン作成委員会・日本呼吸器学会ガイドライン施行管理委員会・日本理学療法士協会呼吸リハビリテーションガイドライン作成委員会編：呼吸リハビリテーションマニュアル - 運動療法 - 第 1 版，照林社，2003
4) 日本呼吸器学会 COPD ガイドライン第 3 版作成委員会：COPD(慢性閉塞性肺疾患)診断と治療のためのガイドライン第 3 版，メディカルレビュー社，2009
5) British Thoracic Society Society of Cardiothoracic Surgeons of Great Britain Ireland Working Party：Guidelines on the selection of patients with lung cancer for surgery. Thorax, 2001；**56**：89-108

喀痰・胃液検査

1 微生物学的検査

呼吸器感染症では，ウイルス，一般細菌，抗酸菌，真菌，原虫など広範な微生物が原因となるため，予想される原因微生物に対して適切な検体を用いて微生物検査を行う必要がある．病原体と診断法を**表1**に示した．呼吸器感染症の病原体診断には，咽頭擦過物，喀痰，血液，尿などが用いられる．適切に採取された検体を検査に用いる必要があるが，さらに，①感染症の急性期に検体を採取する．②検体は抗菌薬投与前に採取する．③検体採取後は可能な限り早く検査を開始する．の3つの条件を守る必要がある．感染症は回復期に入ると病原体が急速に消失すること，有効抗菌薬の投与によって病原微生物は1～3時間後には検体から消失すること，検体を室温に長時間放置すると肺炎球菌など低温に弱い細菌が減少し，緑膿菌など低温でも増殖できる細菌が増加し，検体採取時と菌叢が変わってしまうためである．

a 検体採取法

1) 咽頭・鼻腔擦過物

化膿連鎖球菌やインフルエンザウイルスの検出には咽頭擦過物が用いられる．咽頭

表1 呼吸器感染症の主な病原体と診断法

感染症	主な病原体		
上気道炎	インフルエンザウイルス，RSウイルス	鼻腔・咽頭擦過物	抗原検出
	ライノウイルス，コロナウイルス，アデノウイルス，		
咽頭炎・扁桃炎	化膿連鎖球菌	咽頭・扁桃擦過物	抗原検出
	EBウイルス，	血液	抗体測定(EB VCA IgA・IgG)
気管支炎・肺炎	肺炎球菌，レジオネラ，	喀痰，血液，尿，	顕微鏡検査，培養検査，尿中可溶抗原，
	インフルエンザ菌，ブランハメラ，肺炎桿菌，緑膿菌，等	喀痰	顕微鏡検査，培養検査，
	アスペルギルス，クリプトコックス，カンジダ，	喀痰，血液，	顕微鏡検査，培養検査，抗原・抗体測定，
	結核菌	喀痰，胃液，血液，	顕微鏡検査，培養検査，抗体検査，
	肺炎マイコプラズマ，肺炎クラミドフィラ，肺吸虫，	血液	抗体検査，
肺膿瘍	嫌気性菌	穿刺液，吸引液，	顕微鏡検査，培養検査，

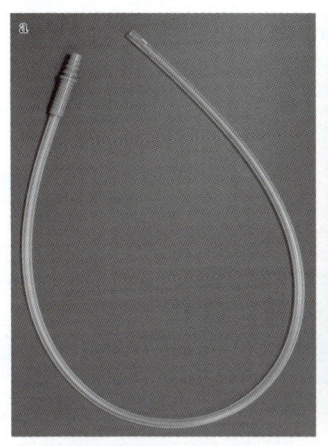

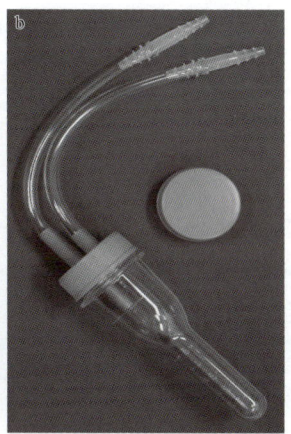

figure 1 採痰用器具
a：吸引カテーテル，b：気管吸引キット

や扁桃を擦過する時は，開口させて発赤の強い部位や膿の付着した部位をねらって強く擦過する．軽く拭ったのでは唾液のみが採取されて病原菌の検出が不確実になる．インフルエンザウイルスの検出には咽頭より鼻腔から検体を採取する方が検出率が高い．

2）痰

呼吸器感染症の病原体診断には，喀痰，吸引痰，気管支鏡採痰，肺胞洗浄液，肺穿刺液などを用いる．口腔内には，緑色連鎖球菌，ナイセリア，嫌気性菌などの常在菌がおり，痰が排出される時にこれらの細菌が汚染菌として付着する．気管支鏡を用いて下気道から直接採痰する採取法は口腔内常在菌の汚染を避けることができる．自力で排痰できる患者は原則として起床時に採痰する．採痰時は患者に強く咳をしてもらい，唾液の混入を避ける．痰が出にくい患者には採痰用具(図1)を鼻腔から挿入して採痰する．患者の上半身を少し下向きにして背中を軽くたたく，あるいは生理食塩水によるネブライザーを行うなどの処置が採痰に有効な場合がある．脱水が強い肺炎患者では痰が出にくい場合が多いが，このような患者は輸液を行うと採痰が容易になる場合がある．嚥下性肺炎では右肺のＳ６区域に肺炎が多発するため，背部の聴診が肺炎の発見に役立つ．喀痰の品質を，肉眼的性状から判断する分類法(Miller & Jones の分類)や，喀痰中の好中球と上皮細胞の割合から判断する分類法(Geckler の分類法)があるが，これらの分類法には大きな問題があり採用すべきでない．喀痰の顕微鏡検査と培養検査では喀痰に付着した口腔常在菌を除去するため，図2 に示した「喀痰洗浄法」によって処理した膿性部を検査に用いる必要がある．

3）胃　液

胃液は結核菌の検査に用いられる．結核菌を含む *Mycobacterium* 属菌は脂質に富んだ細胞壁をもつため酸に対して抵抗性である．口腔内の常在細菌は胃液の強い酸性で速やかに死滅するが，結核菌は胃液中で死滅するまでの時間が長い．また患者は喀痰を無意識に飲み込んでいるため，肺結核患者の胃液からは喀痰よりも高率に結核菌が検出される．肺結核が疑われる患者で喀痰が採取できない場合や，結核菌の検出感度を上げるために胃液を検体として検査に用

滅菌生理食塩水を入れたシャーレに喀痰を入れ、白金耳で強く攪拌し、溶解せずに残った膿性部を検査に用いる。

スライドグラスに膿性部を塗りつけメタノール固定する。最も炎症の強い部位を培養検査に用いる

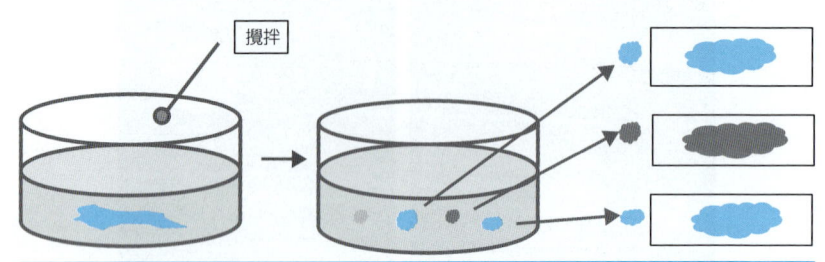

図2 喀痰洗浄法

いられる．胃液は朝食前に患者の鼻腔より胃ゾンデを挿入して採取する．

b 検査結果の解釈

1) 顕微鏡検査

呼吸器感染症の顕微鏡検査では，グラム染色，抗酸性染色，ギムザ染色などが行われる．顕微鏡検査は，微生物，炎症細胞，上皮細胞，異物などを観察する．気管支炎や肺炎患者の検体で，新鮮な好中球が多量に認められる場合は細菌感染症が急性期にあると考えられ，病原体が検出できる可能性が高い．好中球が認められても古い細胞が多い場合は感染症が治癒期にあると考えられ，このような検体では病原体が検出できる可能性は少ない．新鮮な好中球と古い好中球が混在する場合は慢性的な感染が疑われ，緑膿菌やメチシリン耐性黄色ブドウ球菌(MRSA)などが検出される可能性が高い．検体中に壊死した細胞が認められる場合は結核菌，ノカルジア，真菌などの感染が疑われる．また検体中に好酸球が多数認められる場合はアレルギー性呼吸疾患を疑う必要がある．さらに喀痰中に異常な形態を示す細胞が認められた場合は細胞診を行う必要がある．

表2と写真3, 4に示したが，顕微鏡検査で形態から菌種が推定できる細菌は多く

表2 形態から菌種が推定できる細菌・真菌

染色法	菌種が推定できる細菌・真菌
グラム染色	肺炎球菌，インフルエンザ菌，パラインフルエンザ菌，ブランハメラ・カタラーリス，肺炎桿菌，緑膿菌
抗酸性染色	結核菌，結核菌以外の *Mycobacterium* 属菌，ノカルジア
ヒメネス染色	レジオネラ
PAS染色	アスペルギルス，カンジダ，クリプトコックス

はないが，抗酸菌(結核菌を含む)，肺炎球菌，インフルエンザ菌，パラインフルエンザ菌，ブランハメラ，肺炎桿菌，緑膿菌など，臨床的に重要な細菌が含まれる．多数の好中球とともにこれらの細菌が検出された場合は治療薬選択に有益な情報となる．なお抗菌薬投与から3～5時間後に顕微鏡検査を繰り返すことによって，検体中の細菌と炎症細胞の変化から投与した抗菌薬の有効性が迅速に判断できる．これを経時的顕微鏡検査という．

2) 培養検査

培養検査は検査に時間を要するため，初期治療に用いる抗菌薬の選択には役立たな

第6章 研修で学ぶべき検査

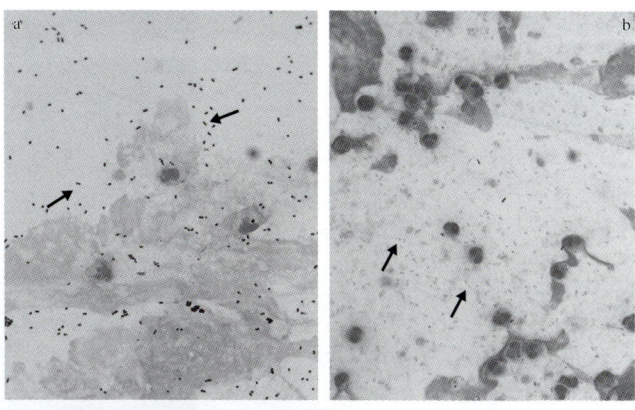

図3 喀痰中の呼吸器感染症の原因菌
a：肺炎球菌，b：インフルエンザ菌

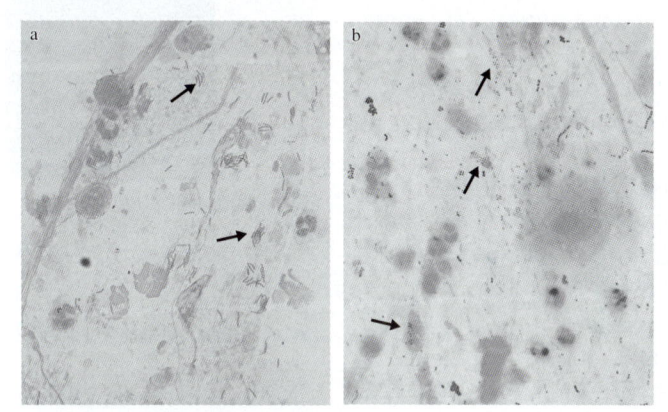

図4 喀痰中の呼吸器感染症の原因菌
a：パラインフルエンザ菌，b：ブランハメラ・カタラーリス

い検査である．しかし菌種や抗菌薬に対する感受性などの属性を調べるために必要な検査である．培養検査は広範に菌種を発育させる非選択培地と，特定の菌種や菌群のみを発育させる選択培地を用いて検査を行う．このため日常検査で検査室が検出対象としている菌種を予め知っておく必要がある．百日咳菌やレジオネラなどは日常検査では対象外であるため，これらの菌種を疑う場合は医師が検査室に指示する必要がある．培養検査でも検出菌が感染症の原因菌であるかを判断するためには顕微鏡検査の

炎症細胞の情報が必要であり，緑膿菌やMRSAなど抗菌薬耐性菌や，ヒトの常在細菌の起炎性を判断する場合は特に重要である．検出のみで呼吸器感染症の原因菌と判断できる細菌は，結核菌，レジオネラ，百日咳菌などに限られる．肺炎球菌，インフルエンザ菌，ブランハメラなどは炎症所見が認められる検体から検出された場合は原因菌の可能性が高い菌種である．緑膿菌やMRSAなどの抗菌薬耐性菌は抗菌薬投与後に，起炎性とは無関係に，菌交代現象として検出される場合が多く，検体中に好

E 喀痰・胃液検査

中球が少ない場合は原則として治療の必要はない．

2 細胞診・病理検査

表3に示したが，細胞診・病理検査では得られた呼吸器由来検体に対して，パパニコロ染色，ギムザ染色，グロコット染色，PAS染色などが，病理検査では気管支鏡または経皮的に穿刺して得られた生検材料に対して，HE染色，PAS染色，抗酸性染色などが行われる．

a 検体採取法

1）喀痰

一般的に行われている採痰法で，3〜5日間連続して早朝痰を採痰し，得られた痰を固定液（図5）に入れて蓄痰し，検査に用いる方法である．細胞質の空胞変性を生じるなど，保存の影響が細胞に生じることがある．

2）気管支鏡・穿刺針による採取法

気管支鏡や穿刺針を用いて直接的に肺などの病巣部から検体を採取する方法である．最も新鮮な細胞が得られるため観察しやすい．

3）肺胞洗浄法

気管支鏡を用いて病巣部の区域に生理食塩水を注入し，洗浄を繰り返した後に生理食塩水を回収して検査に用いる採取法である．細胞が散在する時には，生理食塩水による変性がみられることがある．

b 検査結果の解釈

細胞診では，癌，良性腫瘍，感染症などの鑑別を目的として検査が行われる．肺癌の検査では4つの組織型，腺癌，扁平上皮癌，小細胞癌，大細胞癌，の鑑別が治療法を決定する上で重要である．感染症では，*Pneumocystis jirovecii*，結核菌，真菌などが検査対象となる．また単純ヘルペスウイルス，水痘・帯状疱疹ウイルス，サイトメガロウイルス，クラミジアなどでは封入体の検出が診断の一助となる．

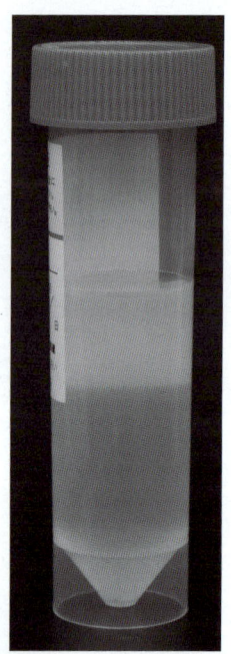

図5　喀痰細胞診に用いる固定液
50%エタノールに2%のポリエチレングリコールを含む．早朝採取した痰を入れて攪拌し，3〜5日間蓄痰する．

表3　細胞診・病理検査の染色法と主な検査対象物

染色法	検査対象微生物・細胞
パパニコロウ染色	癌細胞
ギムザ染色	血液細胞，トキソプラズマ，マラリア原虫，トリパノゾーマ，リーシュマニア
PAS染色	組織内真菌
HE染色	組織
グロコット染色	*Pneumocystis jirovecii*，真菌
好酸性染色	結核菌

医療法人社団徳風会高根病院内科　**菅野治重**

F 気管支鏡検査

気管支鏡検査

1 クリニカルパス

当科における気管支鏡検査の流れについて図1に示す．具体的には後述の術前検査を参照のこと．

2 気管支鏡の種類

気管支鏡はビデオスコープとファイバースコープに分けられる（図2）．ビデオスコープではモニターで画像をみながら，ファイバースコープでは接眼レンズで検査を行う．画質においてはビデオスコープが優れており，また画像もデジタル情報として保存可能である．よって最近はビデオスコープが普及し，同システムを導入している施設が多い．

ビデオスコープの種類も様々であるので，用途に応じて選択する．細径スコープは，肺野末梢病変の擦過・生検時，また狭窄が高度で狭窄部より末梢の観察が必要な場合などに有用である．大チャネル鉗子口は，大型の鉗子，バスケットが挿入可能であるほか，吸引力が格段に優れているため，痰の多い症例，あるいは処置により大量の出血のおそれがある症例によい適応となる．本数に余裕がある施設であれば，検査の目的に応じてスコープを選択することができ，より質の高い検査が望める．表1にビデオスコープ BF-260 シリーズの種類を示した．できれば，通常の観察用などには TYPE 260 や P 260 F を，また処置用には 1 T 260 を常備しておきたい．さらに細径ファイバーがあれば，末梢病変へのアプローチがより可能になる．

3 鉗子，ブラシなど処置具について

気管支鏡で使用する処置具はいくつかの

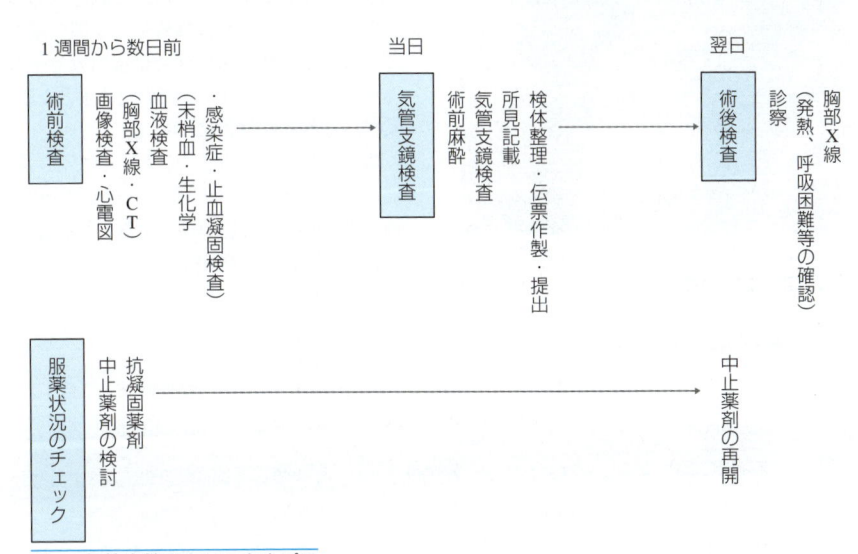

図1　気管支鏡のクリニカルパス

種類があり(図3)，使用する気管支鏡およびそのチャンネル径により使用可能なものが限定されるので検査前によく検討しておく．二次感染の予防の観点から最近はディスポーザブル製品が汎用されている．

①**生検鉗子**：生検鉗子には，組織の挫滅防止のためにカップに孔が開いたもの，接線方向でのすべり防止のために針のついたもの，鰐口などがある．

②**ブラシ**：細胞診用検体の採取に用いるが，コンタミネーションを防止する外套付きのブラシが最近は汎用されている．

③**キュレット**：先端部を曲げることができるので，気管支を選択しながら挿入することができる．採取された検体は細胞診で評価する．

④**吸引針**：気管支鏡下に用いる針には吸引用生検針があるが，最近は後述のEBUS-TBNAも開発されている．

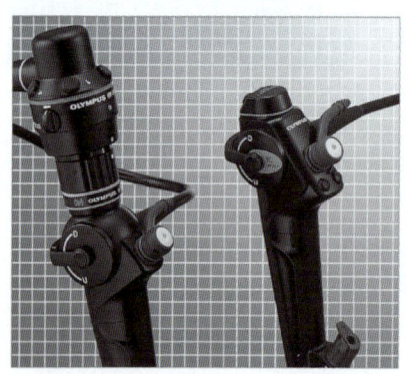

⑤**その他の処置器具**：異物把持鉗子，バルーンカテーテル，レーザープローブ，高周波スネアなどがある．

4 気管支鏡検査の適応について

基本的には肺胞付近から気管・気管支内腔および周囲の病変に対して，診断や治療を行うことが目的である．

a 診断的適応

①**画像によって検出された病変の診断目的**
CTの普及とともに小型の結節影を始めとして，肺内病変や縦隔リンパ節腫大が発見される機会が増加傾向にある．肺癌が疑われる結節影，びまん性肺疾患，炎症性病変などに，キュレットやブラシによる細胞診，また鉗子を用いた組織診が行われる．

②**無気肺や肺炎像を発見した場合**
中枢部気管支の腫瘍性病変などの有無を気管支鏡でチェックする必要がある．

③**間質性肺炎や肺胞蛋白症などが疑われた場合**
気管支肺胞洗浄(bronchoalveolar lavage：BAL)が考慮される．総細胞数の増加やその成分，また液性成分が診断の補助になる．また肺胞蛋白症では蛋白成分を含んだ特徴的な白濁液が診断の決め手となる．

④**喀痰細胞診陽性例について**
喀痰細胞診陽性例または疑い例では，胸部X線で認められないような中心型肺癌，特に早期扁平上皮癌が存在することがある．気管支鏡時には，喉頭部や声門部もよく観

ファイバースコープ　　ビデオスコープ
図2 気管支鏡の種類

表1 BF-260シリーズ

	汎用	処置用	細径	極細径
OLYMPUS	BF-260	BF-1T260	BF-P260F	BF-XP260F
先端硬性部径	4.9 mm	5.9 mm	4.0 mm	2.8 mm
鉗子チャンネル径	2.0 mm	2.8 mm	2.0 mm	1.2 mm
高周波対応	OK	OK	—	—

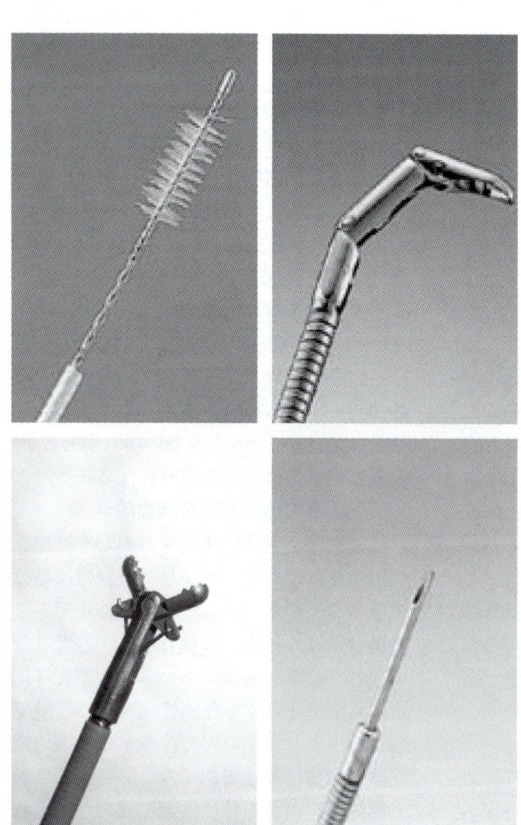

図3 気管支鏡の処置具
左上より時計回りに，ブラシ，キュレット，穿刺針，生検鉗子

察することが重要である．

b 症状による適応
喀血や血痰，および喘鳴

　気管支鏡検査の適応となる症状は，やはり喀血や血痰が多い．早期肺癌のリスクが高い重喫煙者などでは積極的に精査する必要がある．また局所的な喘鳴は気管支喘息と間違われることもあるが，早期肺癌による閉塞でも起こりうるので検査の適応を考える．

c 治療的適応

　従来は，気道異物，吸引，洗浄治療，悪性腫瘍による気道狭窄による治療などが主な適応であったが，最近は難治性気胸への対処など新しい治療法も試みられている．

①気道異物

　高齢者や小児における誤飲が多く，ピーナッツ，義歯，PTP包装などが報告されている．激しい咳嗽が主訴であるが高齢者では無症状のこともあり，注意が必要である．摘出には，通常の鉗子から鉤付き鉗子，またバスケット鉗子なども使用される．

②吸引，洗浄治療

　肺癌の手術後や高齢者の肺炎など喀痰排出困難例における喀痰吸引(bronchial toilet)に気管支鏡が使用される．また肺胞蛋白症は現在でも気管支鏡を用いた生理食塩水による肺胞洗浄が有効な治療方法である．

③気道狭窄の治療

　上気道の狭窄や閉塞は，きわめて迅速な

対応が必要である．その原因としては肺癌や食道癌などの悪性腫瘍による閉塞が多く，特に硬性気管支鏡を使用しての debulking や焼灼術での拡張，さらにステントの挿入が施行される．気管気管支軟化症や再発性多発軟骨炎などの一部の良性疾患にもステントが考慮され，また気道熱傷後の気道狭窄への対応としてバルーン拡張術も行われる．

④早期肺門部癌に対する治療

内視鏡的に発見された早期肺癌はそれだけで切除術の適応とはならず，気管支鏡による治療のいい対象となりうる．治療方法には，小線源による腔内照射，光感受性物質とレーザーの組み合わせによる photodynamic therapy（PDT）などがある．

⑤気道出血

血痰や喀血などの症状を有する場合には，その出血位置の同定や原因疾患の診断のみならず，止血の観点からも気管支鏡が考慮される．

⑥難治性気胸や気管支瘻

難治性気胸や気管支瘻において，外科的処置が全身状態から困難な症例では，EWS（Endobronchial Watanabe Spigot）が試みられることがある．気胸の場合には破損があると考えられる肺区域の責任気管支を閉塞させて，エアリークを止めるのが目的である．Spigotを目的の気管支に楔入させるのは熟練を要し，専門医と一緒に行った方がいい．

5 気管支鏡検査の禁忌

検査の目的，検査医の熟練度，施設の設備などにも影響されるので，一概には決められない．明らかな禁忌の定義は難しいが，侵襲の大きい検査であり一般的に以下の場合には施行しないことを考慮するべきである．

①重症の不整脈や心不全

検査時の負荷によって，至死的な不整脈や心不全の悪化が起こりうる．局所麻酔で投与されるリドカインでも心不全が悪化しうるために注意が必要である．

②大動脈瘤などの血管系疾患

特に囊状動脈瘤などは検査中の咳嗽などの刺激によって，容易に破裂する場合がある．検査前の画像検査にて胸部大血管の病変には留意すべきである．

③出血傾向を有する場合

DICや血液疾患を合併している場合などに，血小板やフィブリノーゲンが低値で出血傾向を有する場合がある．この程度により絶対禁忌とは判断できない場合があるが，慎重に適応を決定するようにする．

④抗凝固薬の休止が不可能な場合

抗凝固薬を完全に休止するのが不可能な症例はまれであり，ヘパリン置換術は施行できることが多い．しかし全く休止できない場合には，基本的に施行するべきではない．どうしても施行するときは観察だけに留めるが，それでも腫瘍性病変との接触で容易に出血しやすいので注意する．擦過細胞診や生検は禁忌である．

⑤認知症などがあり，検査に協力が得られない場合

高齢者で認知症がある症例では，検査台上での静止や息止めなど検査時の協力が得られないので気管支鏡の施行は難しい．

⑥重症なCOPDや間質性肺炎が存在する場合

絶対的禁忌ではないが，術中の低酸素血症，気胸の合併，術後の肺炎合併などの観点から慎重に適応を決めるべきである．

6 気管支鏡の合併症とその留意点

①出　血

呼吸器内視鏡学会の2006年アンケート調査では，鉗子生検で1％の頻度と報告されている．出血の予防は，まずその病変の危険性を判断することから始まる．可視範

囲において，気管支動脈蔓状血管腫，気管支動脈瘤などの血管性病変は鉗子で軽く押してみるなど注意深い対応が必須である．

②気　胸

気胸は主に生検鉗子により臓側胸膜を損傷するために生じる．生検鉗子にて0.61%の頻度と報告されている．生検時にX線透視で胸膜と生検鉗子の距離を確認すること，また患者に胸痛がないことをきちんと確認する．さらに胸膜直下ブラの近傍やCOPDで気腫化が著明な部位にある病変へのアプローチは慎重に適応を考える．

③リドカイン中毒

観察目的の検査時では，0.21%の頻度と報告されている．高齢者や肝障害を有する患者では，リドカイン代謝が不良で中毒症状を起こしやすい．症状としては血圧低下，意識障害，痙攣などがあげられる．検査中は基本的に発声できないので，検査中の声かけなどで意識レベルを確認して早めに発見および対処することが重要である．

その他に気管支喘息や肺炎などもあげられるが1%以下の頻度とされており，これらの一般的な処置に準ずるので他稿を参照されたい．

7 同意書

書式については，患者および家族への説明・気管支鏡の項を参照されたい．

8 実際の手技

a 術前検査

①**問診**：薬剤アレルギーの有無，高血圧，心疾患，気管支喘息，前立腺肥大の既往，治療歴について最低限問診する必要がある．
②**血液検査**：一般項目の他に，術前検査として感染症の有無も忘れてはならない．
③**胸部X線および胸部CT**：検査前に病変の位置，性状を確認するために胸部X線だけでなくCT画像が不可欠であり，どの気管支からアプローチするかを検討する．また，胸部X線にて心拡大の有無についてもチェックする．
④**心電図検査**：不整脈，虚血性心疾患，心肥大のチェックを行う．問題があれば，検査前に専門医の評価の必要性を考慮する．
⑤**血液ガス分析・呼吸機能検査**：術前の呼吸機能を把握する目的で行う．画像所見と合わせてCOPDやびまん性肺疾患を持つ患者では，検査中に低酸素血症を来すことがあるので注意を要する．
⑥**喀痰検査**：感染症が疑われたり，喀痰が多い被験者については，一般細菌と結核について塗抹や培養検査を行う．結核が強く疑われる場合には，クオンティフェロン，ツベルクリン反応などを追加する．結核症が確実となった患者には，二次感染を防ぐ意味から気管支鏡検査を避けるべきである．
⑦**内服薬のチェック**：最も問題になるのが，抗血小板薬，抗凝固薬の内服である．呼吸器内視鏡学会の手引書では，ワルファリンが3日程度，パナルジンなどは10日程度の休薬とされているが，個々の症例で対応する．降圧剤を服用している患者は，当日朝に降圧剤を内服させ，検査中に血圧上昇が予想される場合は，静脈ラインを確保し降圧剤の静注にて対処する．

b 前処置および麻酔

①**絶　食**

通常検査の4時間前から絶食にする．ただし，午後の検査は昼食の絶食のみで十分である．

②**麻酔前処置**

分泌物の抑制や迷走神経反射の予防に硫酸アトロピンやグリコピロレートなどの抗コリン薬が用いられる．しかしながら最近の臨床研究では咳嗽や患者の不快度に差がなく，ルーチンの使用の必要はないという意見もある．

③**局所麻酔**

局所麻酔は通常リドカインを用いて，ま

ずはネブライザーで前処置をして次にジャクソン型噴霧器で行う（図4）．副作用として，痙攣や循環障害等があるので留意すべきである．麻酔量は体重50 kgの患者で，400 mg（2%リドカイン液 20 mL）程度とされている．リドカインアレルギーがある場合には，テトラカインを代替薬として使用する．

④鎮静薬

鎮静薬については，ミタゾラムが使用されることが多い．COPD患者などでは，患者の鎮静度や呼吸状態を注意深く観察する．

⑤血管確保

特に生検をする場合など，径静脈的な血管確保を行い緊急対応に備えておくことが必要である．

c　術中管理用器具等

①経皮酸素モニター

酸素飽和度をモニターする必要があり，特にCOPDや間質性肺炎例では術中飽和度が90%より低下する場合があり，必要に応じて酸素投与を行う．

②心電図および血圧モニター

合併症として心疾患を有する症例を中心として，やはり使用することが望ましい．

d　気管支鏡の実際の手技

①気管支鏡の準備と点検

観察中に曇ることがあるので，まずレンズ面を点検清掃して曇り止めを塗る．さらにホワイトバランスをとることを忘れない．またサクション圧の調整をして，局所麻酔剤，鉗子，エタノールやホルマリンびん，救急ワゴンなどが整備されているか確認する．

②挿　入

被験者は仰臥位，術者は頭側に立ち，低い枕を使用してやや顎を上げるようにする．経鼻的，経口的，挿管チューブからの挿入方法がある．検査を通じて，無理に発声しないように被験者にあらかじめ伝えておく．通常左手で気管支鏡のグリップを保持して，右手ではマウスピースの直上で保持しながらゆっくりと挿入していく（図5）．この時に被験者に検査を開始することをきちんと伝える．舌根を過ぎ，喉頭蓋の後方の間隙を超えると声帯を直視できる．呼吸を普通にさせながら，声帯に接触しないよう声門の中心を見るように調整しながら先端を声門直下まで挿入する．この後の観察では，スコープ先端部が気管や気管支の中央にあるようして，粘膜損傷や咳嗽反射を防ぐ．気管支鏡先端の方向を変える時には，手首の動きと体の向きで調節を加える．

③観　察

気管内に入ったら，4%リドカインを気管支鏡のチャンネルより散布しながら末梢

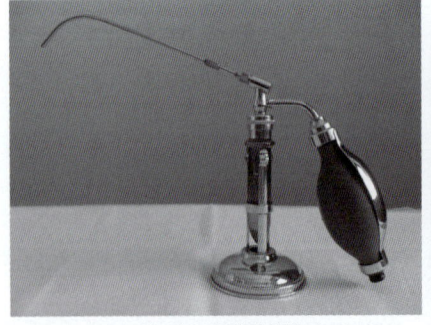

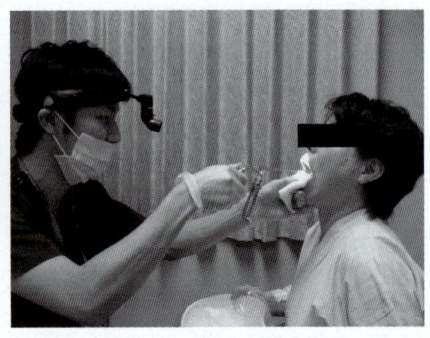

ジャクソン型噴霧器

図4　ジャクソン型噴霧器による麻酔

にすすめる．麻酔剤は吸収量が多くならないように，こまめに吸収する．気管をよく観察しながら，気管分岐部へ進み気管支壁面と気管支入口部の位置，直径，色調，炎症の有無，浮腫，血管増生などをよく観察する．特に重喫煙者における気管支分岐部の肥厚などにはよく注意する．各部位での区域気管支の正常所見に関しては，第 1 章 D を参照されたい．

以下の項目について，まず表 2 に実際の気管支鏡の手技と主な適応疾患，さらに胸腔鏡補助下手術(VATS)を考慮するタイミングをあげた．また図 6 に透視下で行われる気管支鏡を用いた擦過や生検検査を図式した．

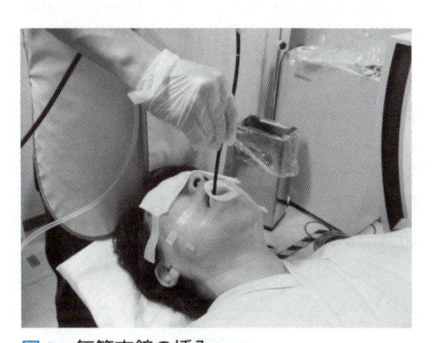

図 5　気管支鏡の挿入

④気管支肺胞洗浄(bronchoalveolar lavage：BAL)

サルコイドーシス，間質性肺炎，肺胞蛋白症などが適応となる．洗浄部位はその目的より異なるが，びまん性肺疾患などでは一般的に S 4 や S 5 が選択される．これは気管支鏡の楔入操作が比較的容易であり，回収率が高いためである．ただし病変が限局していたり，その部位の活動性が高く診断的価値が高いと判断した場合には優先される．生検や擦過などの手技が必要であれば，さきに BAL を行うか，または別の機会に行うようにする．これは回収液中への血液の混入を防ぐためである．通常は滅菌の温生理食塩液が用いられ，1 回に 50 mL を注入し 3 回程度繰り返して施行される．ゆっくりと注入するが，咳嗽を誘発しないことが重要である．また楔入が不十分でも液が漏れて回収率が減少する．肺胞成分の回収は，弱い陰圧をかけて行う．一般的に回収率は約 50 ～ 70％と報告されており，回収率が悪い場合にはその検査の解釈には十分な注意が必要である．

⑤擦過細胞診

直視下に擦過して採取する場合と，末梢病変に対して行う場合がある．まず直視可

表 2.　実際の気管支鏡の手技と主な適応疾患

気管支鏡の手技	主な適応疾患
気管支肺胞洗浄(BAL)	サルコイドーシス，間質性肺炎，肺胞蛋白症，その他のびまん性肺疾患
経気管支生検(TBB)	末梢性の孤立性病変(末梢性肺癌など)
経気管支肺生検(TBLB)	サルコイドーシス，間質性肺炎，肺胞蛋白症，その他のびまん性肺疾患
針穿刺吸引法(TBAC)	粘膜下や気管支壁内の病変，気管や気管支周囲のリンパ節病変
胸腔鏡補助下手術(VATS)	1　気管支鏡では診断困難と考えられ(小型病変や誘導枝がない)，かつ経皮生検も難しい場合 2　上記検査を施行されているが，診断できなかった場合 3　びまん性肺疾患の鑑別など，ある程度の大きさの検体での病理評価が必要な場合

能な病変に行う場合は，粘膜主体型病変と粘膜下病変に対する検査に分けて考える必要がある（図7）．粘膜主体型病変の代表例は早期扁平上皮癌である．ブラシをシースから出して数回擦過をして，シース内に戻して鉗子口から抜き取る．再度ブラシを出して，注射針やピンセットなどでスライドグラス上に軽くたたくような感じで細胞を付着させる．もう1枚スライドを重ねて薄くのばした状態にして，細胞を乾燥させないように迅速にエタノール固定を行う（図8）．ただし結核菌塗抹検査用のグラスは固定液につけずに自然乾燥させる．粘膜下病変については，ブラシのみでは目的とする検体が採取できない可能性もある．ブラシを数回施行するか，先に生検を施行して粘膜下の病変を露出させてから擦過細胞診を行うなどの工夫が必要である．

末梢病変についても，基本的には同じ手技である．ただしキュレットを用いることが多い．これは気管支の選択がブラシより容易であるためである．キュレットで採取した細胞も同様にスライドグラス上に細胞を付着させた後にエタノール固定する．

⑥経気管支生検（TBB）

透視下に末梢性病変から生検鉗子を用いて組織を採取してくることをいう．びまん性肺疾患に行われる経気管支肺生検（TBLB）とは，本来区別して用いるべきで

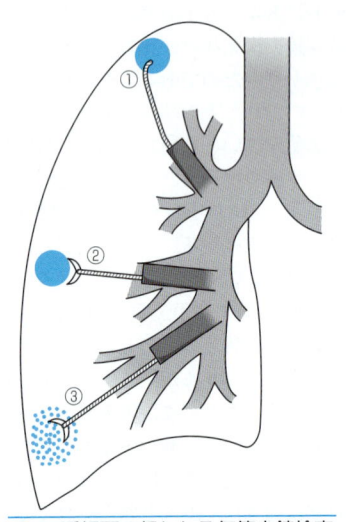

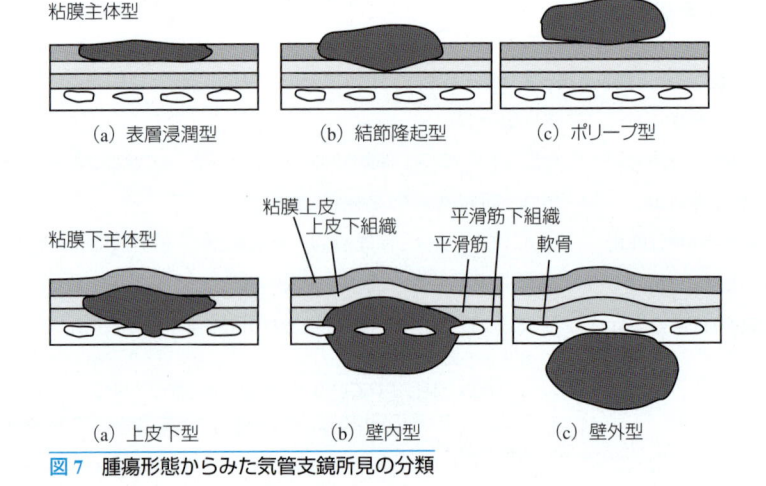

図6　透視下で行われる気管支鏡検査
①キュレットによる擦過，②鉗子による末梢病変の生検（TBB），③鉗子によるびまん性病変の生検（TBLB）

図7　腫瘍形態からみた気管支鏡所見の分類

粘膜主体型
(a) 表層浸潤型　(b) 結節隆起型　(c) ポリープ型

粘膜下主体型
(a) 上皮下型　(b) 壁内型　(c) 壁外型

粘膜上皮／上皮下組織／平滑筋／平滑筋下組織／軟骨

第6章　研修で学ぶべき検査

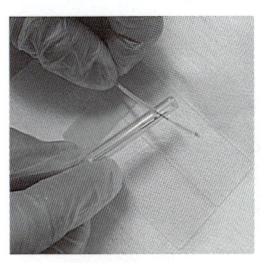

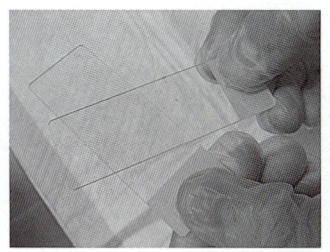

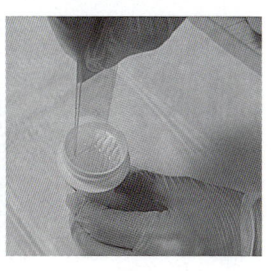

図8　細胞診検体の作成
①ブラシを出して，注射針やピンセットなどでスライドグラス上に軽くたたくような感じで細胞を付着させる．②もう1枚スライドを重ねて薄くのばした状態にする．③細胞を乾燥させないように迅速にエタノール固定を行う．

ある．気管支鏡の鉗子口から生検鉗子を進めて目的病変に誘導する．生検鉗子は先端が曲がらないので，目的気管支に到達させるのは難しい．そこでキュレット処置の後に施行した方が，キュレットが通過した経路を通るので，目的病変に到達しやすいとの報告もある．最近は後述のようにガイドシース下に誘導してエコープローブで病変内に到達していることを確認してから生検をする方法もある．なお病変が胸膜やブラに近接している場合には，TBLB同様に気胸に注意すべきである．採取検体は，通常はホルマリン溶液内で固定する．最近は化学療法の方針決定のために肺癌の組織型も重要であり，免疫染色での詳細な鑑別など組織診はますます重要になってきている．なお擦過や生検を行った後に20 mL程度の生理食塩水で検査を施行した気管支を洗浄して，細胞や菌体を回収する操作を行う場合も多い．

⑦経気管支肺生検(TBLB)

一般的に間質性肺炎やサルコイドーシスなどのびまん性肺疾患が対象になる．CTなどから病変をよく評価して，生検部位を決定する．まず生検を行う胸膜直下の部位で，胸痛の有無や胸膜との距離などを透視下に確認する．吸気をさせながら鉗子を2～3 cmほど戻してから開き，次に呼気をさせて鉗子を開いたまま押しすすめる．呼吸を止めて，鉗子を閉じて胸痛の有無をよく確認する．なければ鉗子を引き抜いて検体を採取する(図9)．検体の数は特に決まっていないが，5～6個程度が一般的である．採取検体は生理食塩水を入れたシリンジに入れて，内筒を引いて内部を陰圧にして検体を膨らませたのちにホルマリン液で固定する(図10)．これはびまん性肺疾患の診断のために，特に重要な操作である．

⑧針穿刺吸引法(TBAC)

粘膜下や気管支壁内の病変，さらに気管や気管支周囲の縦隔リンパ節病変に対して応用できる．病変を穿刺してから，吸引ピストルで吸引を10秒間ほどかける．この時に針先を軽く振動させるようにすると十分な細胞が採取できることが多い．必ず平圧に戻してから針を病変部から引き抜いて，採取した検体をスライドガラスに吹き付ける．エタノール固定を行い，また結核などの検査用には乾燥標本を作製する．末梢病変においていい誘導気管支がなく辺縁を走行しているのみと判断した場合に，この手技が試みられる場合がある．ただし熟練を要するために，基本的には呼吸器内視鏡専門医の指導の下に行うべきである．

⑨気管支腔内超音波断層法(endobronchial ultrasonography；EBUS)

現在では，①ラジアル型超音波(EBUS)プローブ，②コンベックス走査式超音波内

F　気管支鏡検査

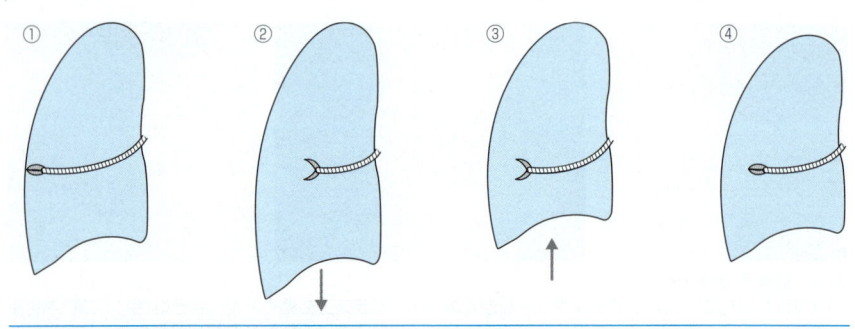

図9　経気管支肺生検（TBLB）の実際の手技
①胸膜直下の部位で，胸痛の有無や胸膜との距離などを透視下に確認する．②吸気をさせながら鉗子を2～3 cmほど戻してから開く．③呼気をさせて鉗子を開いたまま押し進める．④呼吸を止めて，鉗子を閉じて胸痛の有無をよく確認する．なければ鉗子を引き抜いて検体を採取する．

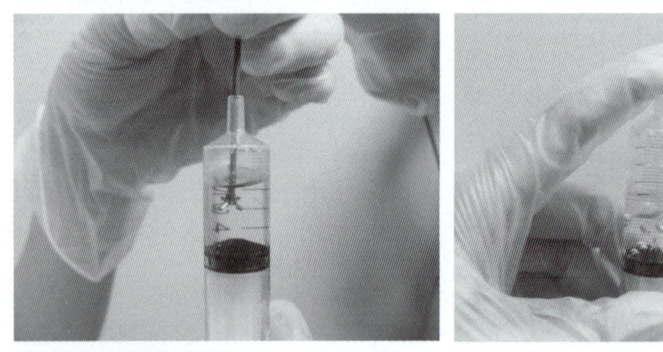

図10　TBLB検体の処理
採取検体を生理食塩水を入れたシリンジに入れる．内筒を引いて内部を陰圧にして検体を膨らませて，ホルマリン液で固定する．

視鏡が主に臨床応用されている．なお詳細な手技については省略する．

a）ラジアル型EBUSプローブ

現在オリンパス社からEBUSプローブが発売されている．さらにガイドシースが市販されており，EBUSプローブで病変位置の確認後（図11）にガイドシースを留置するので，最適な部位から繰り返しの生検ができ，さらに生検時の出血をウェッジできるなどの利点がある．このEBUSプローブとガイドシースを用いた手技による肺末梢悪性疾患の診断率は，67%～81%と良好な結果が報告されている．

b）コンベックス走査式超音波内視鏡（EBUS-TBNA）

EBUS-TBNAの対象は，リンパ節転移，気管支周囲の原発病変および転移性肺腫瘍である．気管・気管支周囲の病変をリアルタイムな超音波観察下に穿刺可能な技術であり，細胞診のみならず組織診が可能な検体を採取できる．現在，オリンパス社製とペンタックス社製が市販されている（図12）．肺癌症例においてCTもしくはPETにより陽性が疑われ，それが治療方針に大きく影響を与えるような場合には応用したい．

第6章 研修で学ぶべき検査

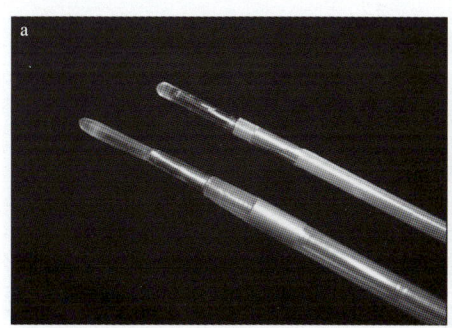

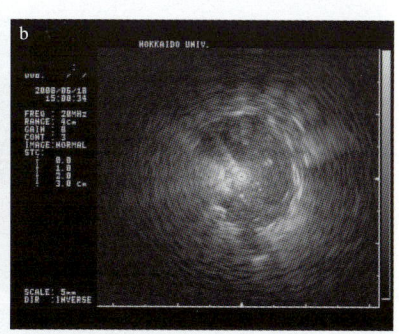

図11 EBUS プローブと実際の検査時画像
a：実際の EBUS プローブ，b：末梢病変が low echoic な領域として画出されている

＊ナビゲーションシステムの併用

事前の CT 情報を再構成して作成され，気管支鏡のような画像が動画で表示されるバーチャル気管支鏡および実際にそれを検査時に使用できるナビゲーションシステムも開発が進められてきた．国内では2008年8月にオリンパス社から Bf-NAVI として発売されている．

⑩ステント挿入術

肺癌を始めとした中枢気道の高度の狭窄は，生命を脅かし，緊急の処置を有する．できれば硬性鏡を使用して，YAG レーザーやアルゴンプラズマ凝固などを用いて前拡張を行う．閉塞部位やその長さによってステントを用意しておき，挿入術を行う．ステントの種類には大別してメタリックおよびシリコンステントがあるので，予め検討しておく．本手技もステントの適切な留置に熟練を要し，専門医の指導の下に施行すべきである．

⑪局所麻酔下胸腔鏡

局所麻酔下胸腔鏡は，原因不明の胸膜炎など胸水貯留例が適応となる．また治療的意義としては，胸腔ドレナージや癌性胸膜炎に対するタルク注入などに応用できる．原則，被験者の体位が健側下の仰臥位を基本とする．穿刺部位に対してリドカインによる局所麻酔を十分に行ってから，中腋窩

線第5～7肋間に皮膚切開を行い，同部よりポートを挿入する．気管支鏡を挿入して，胸水吸引後に臓側および壁側胸膜をよく観察する．慢性期にはフィブリンの沈着等で癒着しており，十分な観察はできないこともあるが出血の危険性も考慮して無理はしない．壁側胸膜の異常所見がみつかれば，リドカインの局所散布後に複数回の生検を行う．この時に，決して臓側胸膜の生検は行わない．一連の検査後は止血を確認してポートを抜去してから胸腔ドレーンを留置する．

e 検査終了後の患者管理

検査終了後は，意識状態や呼吸状態が安定していることを確認する．外来検査の場合にはその後に1時間程度休ませてから，帰宅を許可する．検査後2時間までは何も飲ませないようにして，2時間後から徐々に少量の飲水にてむせなどないことを確認するように指導する．術後の抗菌薬は必須ではなく，肺の基礎疾患なども考慮して判断する．

9 合併症が起こった場合の処置

①出 血

最も適切で迅速な対応が必要な合併症である．気道確保をしていない場合には，ま

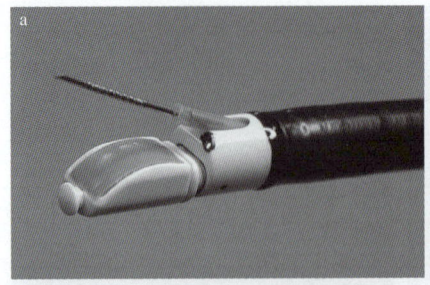

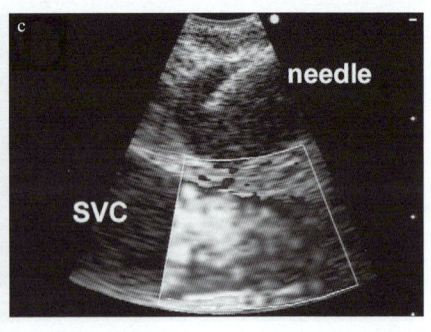

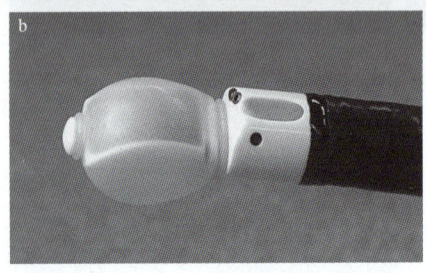

図12　コンベックス走査式超音波気管支鏡
a,b：コンベックス走査式超音波気管支鏡，c リアルタイムの超音波観察下での穿刺

ずはその確保を最優先とする．可視範囲の場合には，通常は吸引していれば止血する場合が多い．止血しない場合には，トロンビン，冷却生理食塩水による洗浄，ボスミン液(0.1%ボスミン液＋生理食塩水4〜19mL)などを散布する．それでも止血できずに主気管支まで血液があふれる症例には，患側を下にした仰臥位として健側への流れ込みを防止する．さらにレーザーや高周波装置による電気凝固を試みてみる．それでも出血が持続する場合には，健側肺への片肺挿管が必要になる．非常に難治性出血の場合には，気管支動脈塞栓術あるいは全身麻酔管理下の処置が必要になる場合もある．

②気　胸

ほとんどの場合，緊張性気胸のように重篤になることはまれである．患者が検査側の胸痛を訴えた時には迅速に検査を中止して，X線透視，またそれで分かりにくければ立位での胸部X線写真などをチェックする．処置としては，通常の気胸と同様に虚脱の程度に応じて胸腔ドレーンを挿入する．

③リドカイン中毒

症状が軽い場合は，輸液をしながら血中濃度が低下するのを待つことで対応できる．痙攣を起こした時には挿管の適応を考慮しながら，ジアゼパムまたそれで効果がない場合はフェノバルビタールなどの投与で対応をする．

10　結果の解釈

a　BAL

BAL液の分析には，細胞成分と液性成分の分析がある．健常人のBAL細胞分画を表3に示す．また以下にその所見による代表的疾患をあげる．

①**回収細胞数の増加**：サルコイドーシス，過敏性肺臓炎，リウマチ性関節炎(いずれも活動期)

②**リンパ球増加**：サルコイドーシス，過敏性肺臓炎，リウマチ性関節炎を含めた膠原病肺，薬剤性間質性肺炎

③**好中球増加**：細菌感染症，特発性肺線維症の進行期，急性呼吸窮迫症候群(ARDS)，びまん性汎細気管支炎(DPB)

④**好酸球増加**：急性好酸球性肺炎，慢性好酸球性肺炎，喘息，肺好酸球性肉芽腫症
⑤ **CD 4/CD 8 比上昇**：サルコイドーシス，農夫肺，全身性進行性硬化症(PSS)
⑥ **CD 4/CD 8 比低下**：夏型過敏性肺炎，特発性器質化肺炎(COP)，PSS 以外の膠原病肺

b 擦過細胞診および TBAC(TBNA)

①悪性腫瘍の診断：以前はパパニコロウ 5 段階評価で，class Vを陽性としていた．しかしながら最近は，細胞診陰性，疑い，陽性という基準で判定されることが多い．細胞診は，組織診と総合して判断されるべきである．なお特徴的細胞であれば転移性肺腫瘍の診断が可能な場合もある．
②細胞診は良悪性の診断以外にも，アスペルギルス，クリプトコッカス，カリニ肺炎やサイトメガロ，ヘルペス等のウイルス感染症の診断が可能となる．

c TBB および TBLB

TBLB で得られた組織所見について注意しなければならないことは，特に間質性肺炎などでは微小組織所見が病変全体を反映している保証はないことである．また検査後にどの程度病変に到達していたか，あるいはどの部位を採取できたのか(例えば TBB において病変の辺縁か，全く到達せず正常肺組織のみなのか)を評価しておくことは，後で病理所見と照らし合わせる上で重要ある．

①診断の根拠となる疾患：悪性腫瘍，結核，カリニ肺炎，肺胞蛋白症，アミロイドーシス
②検査所見に矛盾がなければ診断可能な疾患：サルコイドーシス，過敏性肺臓炎，塵肺
③ TBLB のみでは最終診断すべきでない疾患：間質性肺炎，DPB，肺好酸球肉芽腫

11 気管支鏡の洗浄および保管

最近はほとんどの施設で自動洗浄機を使用しており，手作業による洗浄の説明は省略する．内視鏡用の洗浄液としてはグラタラールやフタラールが以前使用されていたが，現在は過酢酸製剤のアセサイドも用いられている．一般細菌，抗酸菌，ウイルス，芽胞を含む広範囲の微生物に有効で，人体に対する安全性にも優れている．鉗子チャンネルなどの管内をブラシで十分に洗浄した後に，洗浄チューブなどを装着する．防水でない部分の保護のために防水キャップを装着することを忘れない．洗浄終了後は完全に乾燥した後に，専用の保管庫に収納して保管する．気管支鏡の挿入部は曲げずにまっすぐにした状態にしておく．自動洗浄機の消毒液の交換を怠るなど適切な使用方法を守らないと，洗浄機そのものが感染の温床になりうるので注意が必要である．

表3 健常人の BAL 所見

	非喫煙者	喫煙者
回収細胞数 ($\times 10^5$/mL)	0.4〜1.5	1.5〜3.0
細胞分画(%)		
マクロファージ	85〜95	95〜99
リンパ球	5〜15	1〜5
好中球	<1.0	<1.0
好酸球	<1.0	<1.0
CD 4/CD 8	1.5〜3.0	0.5〜1.5

北海道大学第一内科　**大泉聡史**

G 各種生検手技

1 CTガイド下肺生検

> **Don't Forget!**
> - 気管支鏡検査で診断できないような，小さな異常陰影がみつかることが多くなった．
> - 診断率が高い検査法であるが，良性疾患では確定診断に至らないこともある．
> - まれではあるが重篤な合併症を起こすこともあるため，適応については慎重に判断する．

1 基本的な考え方

　CTの発達により肺構造が詳細に描出されるようになっても，FDG-PETなどから有力な情報を得られるようになっても，肺癌の確定診断には今なお組織検査が不可欠である．CTを撮影する頻度が増えるに従い，単純X線写真では指摘できないような小結節がみつかることも増えている．気管支鏡検査でも超音波内視鏡や極細経気管支鏡，CTナビゲーションなどを併用することで診断率は上がるが，それらの機器は高額であり診療報酬にも反映されにくいため一般病院ではまだあまり普及していない．胸腔鏡による肺生検は確実な方法であるが，侵襲が大きく胸膜から離れた部位では同定できず術前にマーキングをしなければならない．気管支鏡検査で診断できないCTの異常陰影をどのように診ていくかは，臨床医の頭を常に悩ませている問題である．

　CTガイド下肺生検は，X線透視で確認困難な病変や1cm以下の小さな結節でも診断可能となりうる検査法である．悪性腫瘍の診断率は80〜90%以上とされるが良性疾患では正診率が低い．気胸や出血，播種，時には空気塞栓といった重篤な合併症を引き起こすため，その適応を慎重に判断することが必要である．

2 適応と禁忌

①適応
・新たに出現した，もしくは増大する結節で，気管支鏡では診断困難な症例
・悪性腫瘍が疑われるが根治術の適応がない症例
・良性疾患の可能性が高く全身麻酔下肺生検は回避したい症例

②禁忌
・検査に協力できない患者，検査のための体位を保てない患者
・難治性の咳，息止めができない患者
・出血性素因(抗血小板薬やワーファリン®など内服中も含む)，肺高血圧症
・重症のCOPD，低肺機能(片肺術後など，気胸になった場合に重篤になる症例)
・肺動静脈瘻，硬化性血管腫などの血管性病変

3 事前に確認しておくこと

・適応症例か，禁忌例ではないか
・どこから穿刺するか
・以下の内容を十分に説明し同意書を得ているか．
　a) 検査の目的と必要性，具体的な検査手順．
　b) 起こりえる合併症とその頻度・その対策

第6章　研修で学ぶべき検査

c) 100％確定診断が得られるとは限らず，追加検査が必要になる場合があること．
d) 呼吸停止など患者の協力が必要不可欠であること．
e) 検査後安静が必要であること．

4 検査の手順

前処置
① 安全のため禁食とし，生理食塩水などで静脈確保をする
② 必要に応じ鎮咳剤を内服し，前投薬として硫酸アトロピンやペンタジン®を筋注する
③ 検査室では救急カートなどの物品がそろっているかを確認しモニターをつける

生検針
当院ではセミオートマチック生検針18Gの Temno Evolution®（ケアフュージョン・ジャパン社）を使用している（図1）．各社から生検針が発売されており，針の太さ・長さ，採取できる組織の大きさ，針の形状などが違うが，使用方法も再度確認しておく．

基準点の決定
④ 穿刺ルートを考慮して楽で安定する体位をとる（できるだけ仰臥位・腹臥位）．
⑤ 皮膚の上に位置決め用のマーカー（カテーテルを切断しテープで横に並べたものを使用しているが，市販のものもある）を穿刺予定部位に貼り付ける（図2a）．
⑥ 穿刺時と同じように呼吸停止の練習をする．その後一度CT撮影をする．
⑦ 肋間動脈・内胸動脈を避け，葉間胸膜，血管や肺囊胞を貫かないように最短ルートを決定する（図2b）．

穿刺部の決定・消毒
⑧ CTでの断面を示す補助光とマーカーの位置から決めた穿刺点を油性マジックでマーキングする．穿刺部位からの距離や角度も確認しておく．穿刺部位を中心に消毒し清潔な布で周りを覆う（図2c）．

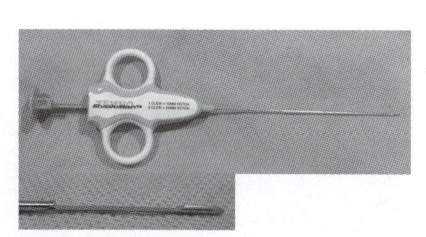

図1 生検針（Temno Evolution®）

局所麻酔
⑨ 皮下を1％キシロカイン®で十分に局所麻酔した後，方向を考えながら針を進める．CTで針の方向・深さを確認し麻酔針を残しておく（図2d）．

生検
⑩ 麻酔針の角度を参考にして生検針を進める（図2e）．再びCTで方向，深さを確認しながら胸膜の手前まで刺入し一度CTで確かめる．正しい方向に向かっているのを確認できれば，生検針を病変手前まで進め再びCTで確認する．CT透視を使える場合には，針先の角度，深さの調節が安易となり検査時間も短縮できる．正しく進んでいればそのままスタイレットを出し息止めさせて生検し抜針する（図2f）．

検査後
⑪ 呼吸困難・喀血がないか，血圧・SpO_2が低下していないか確認する．
⑫ 検体が十分にないときは患者の状態に注意しながら再度生検する．
⑬ CT台からストレッチャーに移る前に気胸や出血，大循環内に空気がないかCTで確認しておく．

病棟に戻ってから
⑭ 検査後3時間は穿刺部位を下にしてベッド上安静とする．
⑮ 安静解除の前に胸部聴診，SpO_2チェックを行い，異常がないことを確認する．
⑯ 3時間後，翌朝に単純X線撮影をして気胸がないことを確認する．

検体の処理

G　各種生検手技

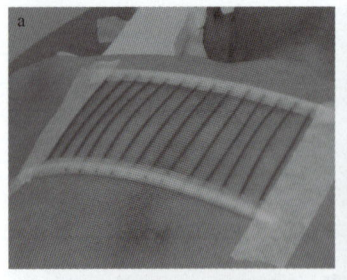

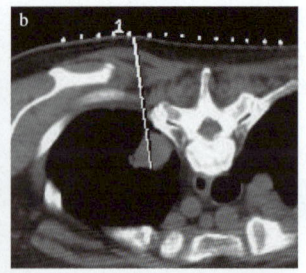

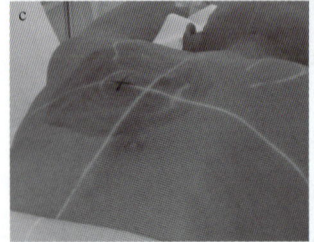

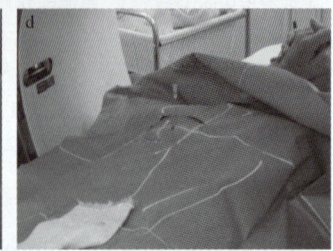

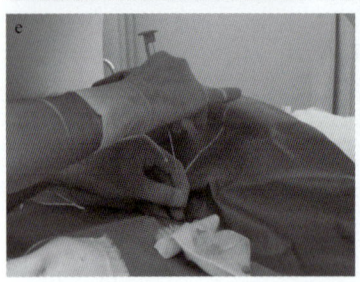

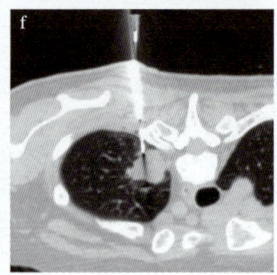

図2 検査の手順
(a)マーカーを穿刺予定部位に貼り付ける．(b)最短の穿刺ルートを決定する．(c)消毒して清潔な布で周囲を覆う．(d)CTで針の方向・深さを確認し麻酔針を残しておく．(e)麻酔針の角度を参考に生検針を進める．(f)生検して抜針する．

採取した検体をホルマリン容器に入れて病理検査に提出する．また，生理食塩水を入れた容器で針先を洗い細胞診や培養検査も行う．検体を無駄にしないように必要な検査はもれなく行うように注意する．

5 合併症

CTガイド下肺生検での致死率は0.04%（9,783例中4例）[1]と報告されている．

a 気胸

最も多い合併症で発生率は報告によって様々であるが，20～30%程度の報告が多い．CTのみで指摘される軽度なものを含めると50%程度に達するが，ドレナージが必要となるのは5～15%程度で，針の太さ，病変の大きさと深さ，気腫性肺病変，穿刺回数・穿刺距離などが多いと割合が高くなる傾向にある．

b 出血・喀血

出血はCTで観察すると穿刺部付近の肺野には50%近くにみられる．喀血は1～10%に生じその程度や頻度は針の太さに影響される．すぐに止血することが多いが重篤となる場合もある．予防には肺内で生検針を動かさないことが重要である．中等度以上の場合には血管確保している輸液に止血剤を混ぜ出血側を下にして臥位とする．

c 生検経路の腫瘍播種

穿刺針を抜く時に腫瘍を播種させるのはまれで，0.06%[1]や0.56%[2]とする報告があ

る．CT ガイド下肺生検と胸腔内播種との間には関連がないという報告[3]もある．

d　空気塞栓

大循環系への空気塞栓も腫瘍播種と同じくまれで，1,400 例中 3 件（0.21％）[2]であったという報告があるが致命的となりうる合併症である．肺胞や気管支と肺静脈が交通し深呼吸や激しい咳で空気圧が静脈圧より高くなると左房，大循環系へ入るためと推定される．咳は危険因子となるため極力抑え，もしも疑われた場合にはすぐに CT を撮影する．高圧酸素療法が有効だが，施行できない場合は酸素吸入が主体となる．

6　おわりに

患者さんは「終わってみたら楽だった」ということが多い検査であるが，胸や背中に針を刺すと説明を受け，「怖い」と思いながら CT の上に横になっている．検査中も随時話しかけて少しでも緊張を和らげられるように心がけたい．

御法度!!
- 診断率が高い検査だからと安易に施行しない．
- 気胸になる確率は高く，特に低肺機能・COPD では呼吸不全に十分注意する．

文献
1) Tomiyama N, *et al.*：*Eur J Radiol*；2006；**59**：60-64
2) Ibukuro K, *et al.*：*Am J Roentgenol*；2009 Nov；**193**(5)：W430-6
3) Sano Y, *et al.*：*Cancer*；2009 Dec 1；**115**(23)：5526-33

公立藤岡総合病院内科　　中川純一

G　各種生検手技

2 エコーガイド下肺生検

Don't Forget!

- エコーで描出できる病変はエコー下生検も可能である.
- 生検部と穿刺針を確認しながらベッドサイドで生検できる.
- 体位の制限もあまりなく, 放射線被曝もない.

1 基本的な考え方

　胸壁・縦隔・肺末梢の病変は, 超音波検査で描出できればエコーガイド下生検が可能である. 放射線被曝がなく病棟でも施行可能であるなどメリットも多く, 針先をリアルタイムに確認しながら生検できる. ガイドの方法が異なるだけで侵襲の大きさはCTガイド下肺生検とほとんど同じと考える.

2 適応と禁忌

①適応
　胸壁・縦隔・肺末梢の病変など経胸壁エコーで描出できるもの
②禁忌
・検査に協力できない患者, 体位を保てない患者.
・出血性素因(抗血小板薬やワーファリン®など内服中含む).
・低肺機能患者

3 事前に確認しておくこと

　生検針についてもCTガイド下生検と同じである. 各社から発売されており針の太さ, 長さ, 針の形状などが違うが, 針先がエコーで確認しやすくなるように工夫されているものを用いる.

4 実際の手技

①安全のため食止めとし静脈確保をする.

②心電図やパルスオキシメーターによるモニターを行う.
③患者が楽に検査が受けられるように体位を工夫し通常のプローブで観察する.
④血管や骨に重ならないように穿刺部位を決め, 油性マジックでマーキングする.
⑤穿刺部位を消毒し清潔な布で周りを覆い1%キシロカイン®で局所麻酔をする.
⑥滅菌済みプローブに角度を決めるアタッチメントを取り付け(図1), エコーのガイド線に沿って動く針先を確認しながら壁側胸膜まで十分に麻酔をする. 空気が混入するとエコーが反射してしまい, その後の検査が困難となってしまうため注意する.
⑦エコーで針先を確認しながら壁側胸膜より少し浅いところまで進める. 針先が確認しづらい時には, 針を小刻みに動かすと分かりやすい(図2).

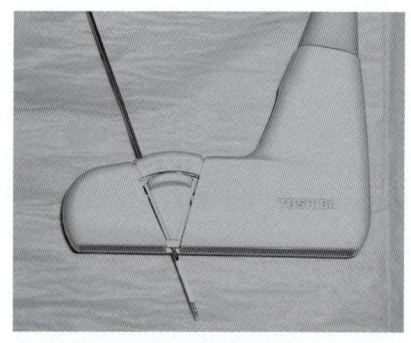

図1　アタッチメントを取り付けたプローブ

第6章 研修で学ぶべき検査

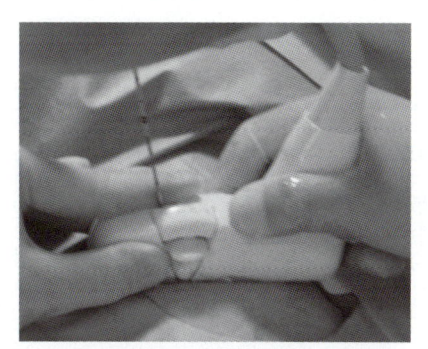

図2 針を小刻みに動かすと確認しやすい

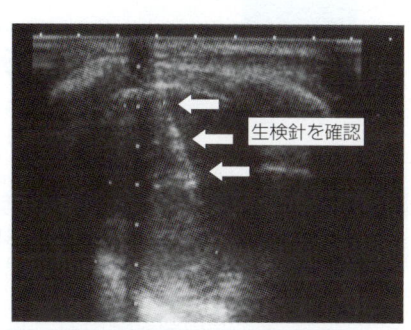

図3 エコーで確認しながら組織を採取する

⑧エコーで確認しながら生検針のスタイレットをゆっくりと出し，目標とする病変に到達していることを確認して組織を採取する（図3）.
⑨必要あれば数回繰り返す．

5 検査後，検体の処理

採取した検体をホルマリン容器に入れて病理検査に提出する．また，生理食塩水を入れた容器で針先を洗い細胞診や培養調査も必要に応じて行う．

6 合併症

肺内の結節影は超音波では描出されず対象とならない．そのため喀血，空気塞栓や気胸の発生頻度はCTガイド下生検よりも低いと思われるが，腫瘍の播種については同等と考えられる．

公立藤岡総合病院内科　中川純一

G 各種生検手技

G　各種生検手技

3　胸膜生検

Don't Forget!

- [ ] Cope針などを用いた針生検は，近年あまり行われなくなった．
- [ ] 局所麻酔下胸腔鏡を用いた胸膜生検例が増え，診断率も向上している．

1　基本的な考え方

　胸水を採取し，その生化学的検査や培養・細胞診検査をしても原因が分からない場合には胸膜生検を考慮する．以前はCope針などを用いた針生検が行われたが，局所麻酔下でも施行できる専用の胸腔スコープが開発され，トロッカー挿入程度の侵襲で施行でき診断率も高いことから，局所麻酔下胸腔鏡を用いた胸膜生検が増えている．

2　適応と禁忌

①適応：原因不明の滲出性胸水
②禁忌：全身状態不良，出血傾向，適正な体位をとれない場合

3　実際の手技

　針生検は胸腔穿刺の手技と，局所麻酔下胸腔鏡はトロッカー挿入の手技と途中まで一緒である．前処置などはそれぞれの項を参照していただきたい．

a　針生検

1）　準備するもの
　胸腔穿刺の時に準備するもの，胸膜生検針（Cope針）

2）　方　法
　胸腔穿刺と同様の体位をとり穿刺部を消毒して壁側胸膜を十分に麻酔する．
　肋間動静脈や肋間神経を傷つけないよう肋骨上縁から行う．
　Cope針（図1）は，a：先端が刃になっている外筒，b：中空で先端が鈍くフックのある外套針，c：中空で先端が斜めにとがった外套針，d：内筒，の4つの部品からできている．cの中にdを入れ，それをaに挿入して肋骨上縁から胸腔内に挿入する．胸腔内に入ったらaだけ残しc・dは抜去し，気胸にならないようにaの先端を指で押さえ，呼吸を止めてもらいながら，シリンジをつけたbをaに挿入する．血管や神経を傷つけないようにフックを肋骨の下方に向け，胸膜に引っかかるまで外筒ごと引っ張る（図2-a）．引っかかったら外筒をねじりながらふたたび胸腔内に進め，フックに引っかかった胸膜組織を外筒の刃でカットする（図2-b）．外筒は残し生検針を抜去

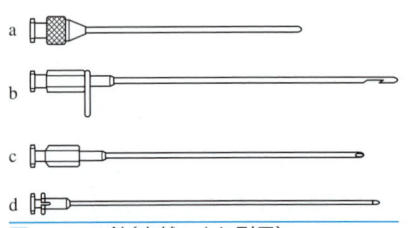

図1　Cope針（文献1より引用）

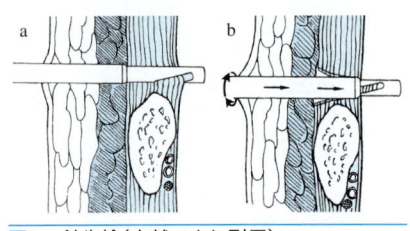

図2　針生検（文献1より引用）

第 6 章 研修で学ぶべき検査

し気胸にならないように c・d を外筒に入れておく．組織が取れるまで数回繰り返す．

b 胸腔鏡下生検（F 気管支鏡検査の項を参照）

局所麻酔下でも施行できる専用のビデオスコープ（オリンパス　LTF-260®）と専用ポート（フレキシブルトロッカー®）が市販されているが（図 3），気管支ファイバーを用いることもできる．盲目的に行う針生検と比べ，壁側胸膜に結節などの異常がある部位を選択して生検することができるため診断率は高く 92% と報告[2]されている．

1）準備するもの
トロッカーカテーテルを入れる時に準備するもの＋滅菌したスコープ

2）方　法
トロッカーカテーテルを挿入する手技と同様にフレキシブルトロッカーを挿入し，そこからスコープを入れる．胸水が多いと咳とともにフレキシブルトロッカーから胸水が噴き出すため注意する．胸水を吸引して胸腔を観察できるようになったら，壁側胸膜にある結節などを鉗子で生検する．無菌操作に注意すれば病棟処置室や内視鏡室でも施行可能である．

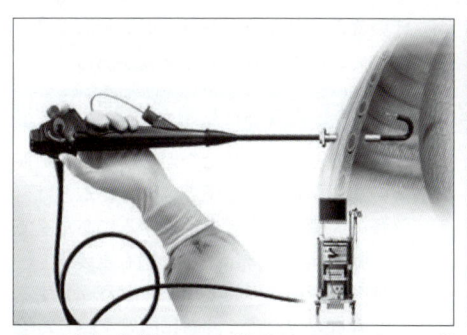

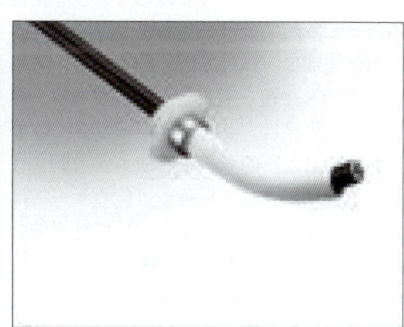

図 3　胸腔ビデオスコープ（オリンパス　LTF-260®）とフレキシブルトロッカー®

文献
1) Richard W. Light：Pleural diseases, 5Th ed, Lippincott Williams & Wilkins, 2007 386-391
2) Motoki M, et al.：JJSRE. 2006；**28**：95-98

公立藤岡総合病院内科　**中川純一**

G 各種生検手技

4 生検所見の解釈

Don't Forget!

- 蜂巣肺を示す Endstage Lung とおぼしき部位からは，生検を行わない．
- 複数葉から採取する．特に上下肺両方からの採取が望ましい．
- 病理所見・診断を得てから CRP 検討を行い，最終診断を決定する．病理診断は最終診断ではない．

1 基本的な考え方

肺生検は患者にとって極めて大きな侵襲を与える診断ステップである．びまん性肺疾患が鑑別にあがる場合，肺生検は，基本的に VATS 生検を選択する必要がある．経気管支肺生検は，サルコイドーシスや腫瘍においては診断的意義を有するが，間質性肺炎の病理パターンを診断可能なケースはほとんどない．経気管支生検にて特異的な病理パターンの診断が下されている場合は，病理医の認識に問題のある場合があるので，呼吸器病理を専門とする病理医にコンサルトを考えるべきである．また，特にびまん性肺疾患においては，病理所見は決して最終診断とはならないので，病理診断を受け取ってからの Clinical-radiological-pathological(CRP) ディスカッション(図1)によるコンセンサス診断を行うステップを忘れてはならない．チームが不完全な場合は，専門医師に速やかにコンサルトすべきであろう．

2 採取部位の重要性

IPF を鑑別する際には，肺線維症が完成した蜂巣肺の部位から生検を行うことは勧められない．なぜなら，種々の疾患で同様の終末期肺(Endstage Lung)(図2)になることがあり，病理パターンや病態機序を推測できないことも少なくないからである．蜂巣肺周辺の病変部と正常肺の境界部から少し病変部に入ったあたりがベストポイントであろうか．病気がどのようにして発生しているか，どういった炎症細胞が病変に含まれているかを確認する必要がある．

3 びまん性肺疾患の病理診断

現在のところ，残念ながらびまん性肺疾患の病理診断技術は確立されているとは言い難い．個々の患者を治療するにあたっては，肺機能や画像による経過も重要視し，病理医に経過についてフィードバックすることも重要である．診断に困難を感じる場合は，検討会への提出や，複数のコンサル

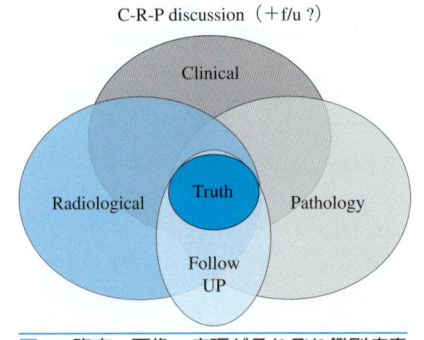

C-R-P discussion （+f/u ?）

図1 臨床・画像・病理がそれぞれ鑑別疾患を絞ってコンセンサスにより診断を行う．ただし，困難な症例の検討や，診断精度管理上より経過を加味した判断も意識されるべきであろう．

第6章 研修で学ぶべき検査

タントへの相談が望まれよう.

4 病理診断は不完全な臨床情報のもとに行うと，誤診につながる率が高くなる

　時に，病理医に先入観を抱かせないために臨床情報を伏せる臨床医が存在するが，これによって誤った診断につながることは少なくない．また病理医と臨床医の信頼関係が構築されないことによって患者が被る不利益は計り知れない．重要なことは互いに学び合う信頼関係を築き，診断精度を互いに高めるチームを作ることといえよう．臨床医が鑑別を絞り，病理医が組織像から考える診断と根拠を臨床医に返して，互いに診断精度を高めるようにしたい．

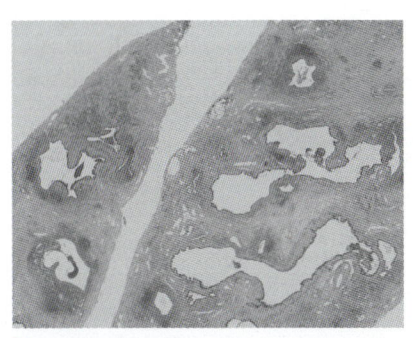

図2　Endstage Lung.
終末期肺であり，原因の特定，組織パターンの確定が正確に行いにくい．蜂巣肺なのか，牽引性の細気管支拡張に伴う囊胞形成か鑑別が困難である．生検部位としては避けたい部位である．

富山大学附属病院病理部　**富永正樹，福岡順也**

第7章

研修で学ぶべき処置, 治療法

1 吸引

気道内に分泌物が貯留すると，気道閉塞や換気量低下を引き起こす．気管吸引は気道浄化法の1つであり，患者自身の咳嗽や非侵襲的な方法で取り除くことのできない気管からの分泌物，血液などをカテーテルを用いて取り除く方法であり，気道の開放性を維持することにより，呼吸仕事量や呼吸困難感の軽減，肺胞でのガス交換能を改善することを目的とする．

1 適応

①患者自身が効果的に気道内分泌物を喀出できない場合(努力性呼吸が強い，胸部聴診で分泌物の存在が示唆される，副雑音や呼吸音低下が確認される，誤嚥している，意識障害がある，脳梗塞後，頭部手術後，術後創部痛等)．
②気管内挿管，気管切開などの人工気道を用いている場合(人工呼吸器装着中の場合気道内圧の上昇，換気量の低下)．
③痰の採取を行う場合．

2 禁忌

絶対的な禁忌はない．低酸素血症，出血傾向，気道出血，心不全，頭蓋内圧亢進状態，気道過敏性亢進状態，不整脈，感染症を合併している患者では注意を要する．

3 合併症

鼻腔，気管支粘膜等の損傷，低酸素血症，不整脈，心停止，徐脈，血圧の変動，呼吸停止，疲労，嘔吐，上気道のスパズム，不快感，疼痛，感染，無気肺，頭部疾患(頭蓋内圧上昇，脳出血，脳浮腫)，気胸等があげられる．

4 準備

必要物品：
①凝固剤付吸引瓶またはガラス整吸引器・接続チューブ(吸引カテーテルから吸引瓶を接続するチューブと吸引装置と吸引瓶を接続するチューブ)
②吸引用カテーテル：人工呼吸器使用中は可能な限り閉鎖式吸引システムを使用する．カテーテルは滅菌済みのカテーテルを使用し，人工気道の内径の1/2以下のものを使用する．開放式吸引に用いたカテーテルは1連吸引ごとに廃棄し再使用しない．
③滅菌精製水，生理食塩水，アルコール綿の入ったコップ
④滅菌カップ：カテーテル内の洗浄のために用いる．
⑤安全対策のための物品：パルスオキシメータ，用手的蘇生バッグ(アンビューバッグ®等)，酸素，心電図モニター
⑥ゴーグル，マスク，ビニールエプロン，未滅菌手袋，擦り込み式アルコール消毒液：感染症合併患者の吸引の際にはゴーグル，マスクの装着が望ましい．

5 手順

a 非挿管下での吸引(経鼻腔吸引)

①視診，触診，聴診を行い，痰の貯留している部位を確かめる．可能であればパルスオキシメータを装着して行うことが望ましい．
②患者に吸引を行う旨を説明する．耐えられない場合は合図等で伝えるように取り決めておく．
③患者の酸素化が十分であることを確認する．
④手洗い，手指消毒を行った後に滅菌手袋を装着し，カテーテルを清潔に取り出す．

吸引器に接続し，精製水で吸引可能か確かめる．

⑤カテーテルの接続部を折り曲げて陰圧がかからないようにし，鼻腔に沿って咽頭まで進める．患者に深呼吸をさせ，吸気時にタイミングを合わせて進める．カテーテルが喉頭に達すると咳が誘発される（参考：鼻腔は約 7〜8 cm，咽頭は約 12〜15 cm 程度）．
⑥カテーテルが喉頭に達したら，さらに奥へ挿入し，折り曲げた接続部を開放して吸引を開始する．陰圧（成人の場合，最大 20 kPa，150 mmHg 程度）をかけながら徐々にカテーテルを引き戻す．このときにカテーテルを回しながら引くと，気道粘膜の損傷を少なくできることもある（上下にピストン運動すると気管壁を損傷するおそれがあるため注意が必要）．低酸素血症や粘膜の損傷の予防のため，1 回の吸引時間は 10 秒以内に留め，挿入開始から終了までの時間は 20 秒以内にする．
⑦吸引後に再度理学所見を確認し，痰が十分に吸引されたか確認する．再度吸引が必要と判断された場合はバイタルサインが許容範囲内であることを確認し次の吸引操作を行う．吸引終了後は，カテーテルの外側をアルコール綿で拭き，滅菌水を吸引し内腔を洗う．終了後はカテーテルは処分する．

b 挿管下での吸引

気管内挿管されている患者は息ごらえによって胸腔内圧を高めることができず，自力での痰喀出が困難である．

また，挿管によって声門が閉鎖されないことから，細菌が入りやすい環境にあり，気管内挿管チューブによる物理的な刺激により，気道内分泌物も増えている．よって肺合併症の予防のため，少なくとも 2 時間に 1 回程度の吸引を要する．経口挿管の場合は嚥下も障害されており，口腔内吸引も頻回に要する．

①高濃度酸素を必要とする患者で吸引処置を行うと，短時間で低酸素血症に陥り，血圧低下などの変動をきたす．吸引前に SpO_2，血圧，出血傾向等の全身状態の把握を行う．
②カテーテルは人工気道（気管内チューブ等）の 1/2 以下の径のものを用いる．
③吸引操作中低酸素血症にならないように，予め高濃度酸素で十分な換気を行っておく．開放式吸引操作では呼気終末陽圧（PEEP）の付加や強制換気ができなくなるため，専用のコネクターを用いた閉鎖式吸引回路を使用することで，人工換気を中止せず，吸引する方法が推奨されている．
④滅菌手袋をはめ，カテーテルを清潔に取り出し，精製水を吸引する．
⑤カテーテルの接続部を折り曲げて吸引圧がかからないようにし，挿管チューブに挿入する．軽く抵抗を感じる位置で少し戻して吸引を開始し，カテーテルを回転させながら抜去する．
⑥吸引後すぐに高濃度酸素でバッグ加圧を行うか人工呼吸器につなげる．必要に応じ③〜⑤の操作を繰り返す．吸引終了後は人工呼吸器が正確に作動していることを確認する．

c 閉鎖式吸引回路による吸引

回路内を閉鎖空間にすることにより，清潔に，かつ，人工呼吸を中断することなく気管内吸引ができる，一方弁つきの Y 字型アダプターがある．一方弁を通してカテーテルを挿入するためリークがなく，吸引中の FiO_2，換気量を維持することができる．また，アダプターの外部でそのまま袋の中に入るので，カテーテルの清潔を保ちつつ，エアロゾルの発生による術者の感染を防御するのに役立つ．

d 輪状甲状靱帯穿刺・切開術（トラヘルパー®，ミニトラック®，クイックトラック® 等）

人工呼吸管理は不要（もしくは人工呼吸離脱後）であるものの，気道分泌物の自己喀出が十分に行えない患者に対して，吸痰

のために輪状甲状靭帯穿刺キット（ミニトラック®，クイックトラック®），輪状甲状靭帯切開キット（トラヘルパー®）を用いて，気管切開よりも低侵襲に，比較的短期間（数日から1週間程度まで），吸引ラインを確保する場合がある．緊急時の気管切開による気道確保と酸素投与にも用いられる．

使用方法（トラヘルパー®）

①背に枕を入れて頸部を伸展させ，皮膚消毒を行った後に甲状軟骨下縁の正中部の浅い陥没部より約1cm頭側に局所麻酔を行う．
②穿刺予定部位にメスで5mm程度皮膚切開をする．
③切開部より輪状甲状靭帯に向かって穿刺する．針先が気管内に入ると抵抗がなくなり，咳嗽反射が誘発される．
④内針だけを抜去し，外針を綿テープで頸部に固定する．

使用方法（ミニトラック®）

①背に枕を入れて頸部を伸展させる．術者は患者の頭側に立ち皮膚消毒，局所麻酔を行う．
②ガード付きスカルペルで輪状甲状靭帯の正中線上を気道内に向けて垂直に1cm程度穿刺する．
③イントロデューサーを穿刺口から気管内に挿入する．
④イントロデューサーを介してカニューレを気管内に挿入する．カニューレが正しい位置まで挿入されたら，フラン部を手で保持した状態でイントロデューサーを抜去する．

e 気管支内視鏡による吸引

盲目的吸引とは異なり，気道貯留物の存在する部位を確認しながら効果的な吸引ができる．通常の吸引よりもさらに奥の気管支を選択的に吸引することも可能である．小型の光源や携帯気管支鏡があると便利である．肺炎，肺化膿症，気管支拡張症，肺癌，肺水腫の患者における気道分泌物除去，気道閉塞の解除，無気肺の予防の際に用いられる．著しく粘調な気道貯留物で吸引困難な場合は少量の生理食塩水により洗浄しながら吸引することもある．術前の前投薬は不要であり，局所麻酔を少なめにして咳嗽反射が残る程度とする．頻回の吸引排除が必要な場合は気管切開や気管カニューレ留置を検討する．人工呼吸管理下の患者への実施は換気への影響が著しいため以下の点に留意しながら行う．

①専用のコネクターを用いて人工換気を続けながら行うか，Tピース回路の一方に接続したジャクソンリース回路で用手換気しながら行う．
②できるだけ口径の太いチューブを用いる．
③1回の操作を2，3分までに留める．
④心電図，SpO_2をモニターする．
⑤プロポフォール，ミダゾラムなどを用い適正な鎮静で患者の安静を保ちつつ行う．

6 吸引における注意点

①1回の吸引は低酸素血症を避けるため10秒以内とする．小児やチアノーゼ疾患では手早く行う．
②気管内吸引の安全な吸引圧は，新生児では60〜80 mmHg，小児では80〜120 mmHg，成人では120〜150 mmHg程度といわれている．
③吸引された分泌物の性状に注意を払う．滅菌試験管に採取し，細菌検査等に提出することも可能である．
④吸引後はアンビューバッグ®などで加圧し無気肺の発生を予防する．

文献

1) 日本呼吸療法医学会：気管吸引のガイドライン．人工呼吸 2008；**25**：48-59
2) 日本気管食道科学会：外科的気道確保マニュアル．金原出版，2009

埼玉医科大学呼吸器内科　**山崎　進**

2 酸素投与

1 目 的

酸素の供給が不十分となり，細胞のエネルギー代謝が障害された状態を低酸素症(hypoxia)という．低酸素症に対して吸入気酸素濃度(FiO_2)を高めて，組織への酸素供給を増加させることにより①低酸素血症(hypoxemia)の改善，②心臓の仕事量軽減，③呼吸仕事量軽減，④嫌気代謝に伴う代謝性アシドーシスの改善等を図る．動脈血酸素分圧(PaO_2)が正常であっても組織への酸素供給が不十分で低酸素症を起こすことがあるため，酸素療法を実施する際には他の因子(ヘモグロビン濃度，心拍出量，組織血流量)にも注意を払う必要がある．

2 適 応

動脈血酸素分圧が60 Torr未満，あるいはSpO_2が90%未満が適応となる．慢性呼吸不全患者における在宅酸素療法(home oxygen therapy：HOT)開始の基準は55 Torr以下である．慢性閉塞性肺疾患(COPD)をはじめとする慢性呼吸不全患者では高濃度酸素の投与によりCO_2ナルコーシスをきたすことがあり，注意を要する．症状や徴候の面からみた適応は心拍出量の低下，ヘモグロビン濃度の低下，チアノーゼ(先天性チアノーゼ疾患では禁忌になることあり)，呼吸困難，意識障害，代謝亢進(発熱)，アシドーシス等があげられる．また，重症外傷，急性心筋梗塞，全身麻酔後や外科手術中は低酸素血症の有無にかかわらず適応となる(表1)．

3 酸素投与法

投与方法は低流量システム，高流量システム，リザーバーシステム，その他に大別される(表2，3)．以下に代表的なものをあげる．

a 鼻カニュラ

両側あるいは片側の鼻腔から酸素を供給する．安価で簡便な方法であり，患者は会話や食事が可能である．苦痛が少なく長期使用に適しているが，乾燥による鼻粘膜障害がある．吸入酸素濃度の上昇が期待できないことから，6 L/分以上の吸入が必要な場合は他の方法に切り替える．口呼吸の患者では効果が減弱するため他の方法に切り替えた方がよい．

表1 酸素療法の開始基準

1. 室内気でPaO_2 < 60 Torr あるいはSaO_2 < 90%
2. 低酸素症が疑われる状態(治療開始後に確認が必要)
3. 重症外傷
4. 急性心筋梗塞
5. 短期的治療あるいは外科的処置(例：麻酔後回復期，骨盤手術)

表2 酸素療法の実際

低流量システム	鼻カニュラ 簡易酸素マスク オキシアーム® 経皮気管内カテーテル
高流量システム	ベンチュリマスク ネブライザー付酸素吸入器
リザーバーシステム	リザーバー付酸素マスク リザーバー付鼻カニュラ
その他	酸素テント 気管切開用マスク 高気圧酸素療法

表3 酸素流量と吸入酸素濃度

鼻カニュラ

酸素流量(L/分)	吸入酸素濃度の目安(%)
1	24
2	28
3	32
4	36
5	40
6	44

簡易酸素マスク

酸素流量(L/分)	吸入酸素濃度の目安(%)
5〜6	40
6〜7	50
7〜8	60

リザーバー付酸素マスク

酸素流量(L/分)	吸入酸素濃度の目安(%)
6	60
7	70
8	80
9	90
10	90〜

b 簡易酸素マスク

5〜8 L/分の酸素流量で吸入酸素濃度40〜60%を供給できる．吸入酸素濃度は鼻カニュラ同様に患者の換気量(呼吸回数，1回換気量，呼吸パターン等)に左右される．低酸素濃度吸入には適さない．

c リザーバー付き酸素マスク

呼気時にリザーバーに蓄えられた酸素が吸気時に提供されるため，より高濃度の酸素(60〜99%)を投与することができる．酸素流量不十分でリザーバーが膨らんでいない場合は期待した吸入酸素濃度が得られない．慢性呼吸不全患者への使用は CO_2 ナルコーシスの危険があるため慎重を要する．

d ベンチュリマスク

正確な低濃度酸素を高流量で投与できるため，患者の換気量に左右されず安定した吸入酸素濃度を維持できる．吸入酸素濃度を厳重にコントロールする必要のあるII型呼吸不全患者への使用に適している．色分けされたダイリューターごとに100%酸素と室内気の比が固定され，酸素濃度が規定される．

e ネブライザー付酸素吸入器(インスピロンネブライザー®，アクアパックネブライザー®)

ベンチュリーマスクにネブライザー機能を備えたもので十分な加湿が必要な開胸術後で喀痰喀出困難な患者などに適している．ベンチュリマスクと同様にベンチュリ効果を利用した空気取り入れ口調節式である．成人患者に対しては装置の酸素濃度調節ダイヤルに表示されているような高濃度酸素吸入はできない点に注意が必要である．

4 酸素投与の実際

急性呼吸不全患者では動脈血酸素分圧60 Torrを，慢性呼吸不全例や CO_2 蓄積例では50〜60 Torrを目標とする．

低酸素血症，高二酸化炭素血症の臨床症状を以下にあげる．

低酸素血症：頭痛，不眠，錯乱，妄想，運動機能低下，判断力低下，意識障害，血圧低下，頻脈，不整脈，チアノーゼ，血管拡張による四肢の温感，乏尿．

高二酸化炭素血症：傾眠傾向，頭痛，めまい，錯乱，意識消失，羽ばたき振戦，縮瞳，視神経乳頭浮腫，発汗，血圧上昇，自発呼吸の減弱．

治療の進め方(参考：表4)

慢性肺疾患患者や高二酸化炭素血症例では低濃度酸素から吸入を開始する．開始後は CO_2 ナルコーシスになっていないか，状態の変化(意識レベル，頭痛，自発呼吸)に注意を払う．酸素療法開始後30〜60分程度で動脈血液ガス分析を行い，酸素投与量を検討する．検討の際には動脈血二酸化炭素分圧($PaCO_2$)の数値よりもpHに注意を

表4 動脈血ガス分析の各数値と治療方針の目安

PaO_2(Torr)	$PaCO_2$(Torr)	pH	治療方針
> 60	正常	正常	酸素流量変更なし
	軽度上昇	正常	酸素流量変更なし．血液ガスをモニター
	高値	正常	酸素流量変更なし．血液ガスをモニター
	高値	低下	人工呼吸管理を考慮
< 60	正常	正常	酸素流量を増加．血液ガスをモニター
	軽度上昇	正常	酸素流量を増加．血液ガスをモニター
	高値	低下	人工呼吸管理を考慮

表5 CO_2ナルコーシスの主症状

1. 意識障害
2. 高度の呼吸性アシドーシス
3. 自発呼吸の減弱

表6 健常者100%酸素吸入時の臨床所見

吸入時間（時間）	臨床所見
0〜12	肺機能正常 気管・気管支炎 胸骨下痛
12〜24	肺活量低下
24〜30	肺コンプライアンス低下 肺胞-動脈酸素分圧較差（A-aDO_2）増加 運動時低酸素血症
30〜72	肺拡散能低下

払う．pHの低下，$PaCO_2$の上昇をきたす場合は人工呼吸管理も検討する．

5 酸素療法による合併症

a CO_2ナルコーシス

高二酸化炭素血症により重度の呼吸性アシドーシスとなり，中枢神経系の異常（意識障害）を呈することであり，原因は肺胞低換気であるとされる．肺胞低換気に伴い$PaCO_2$が上昇し，脳血管関門を通過したCO_2が水と反応し水素イオン（H^+）と重炭酸イオン（HCO_3^-）となる．H^+増加による脳脊髄液中のpH低下により意識障害をきたすと考えられている．CO_2ナルコーシスの主症状（表5）は，①意識障害，②高度の呼吸性アシドーシス，③自発呼吸の減弱である．病状初期には，呼吸促迫，頻脈，発汗，頭痛，羽ばたき振戦などの神経刺激症状を示す．診断には，意識障害患者を診た際に鑑別診断としてCO_2ナルコーシスを疑うことが最重要である．高二酸化炭素血症が予想される場合は事前に血液ガスをチェックする．治療は低濃度の酸素投与（例：ベンチュリマスク24%）から開始し，上記の症状の出現に注意しながら徐々に吸入酸素濃度を増量する．鎮静剤や睡眠薬等呼吸中枢抑制作用を有する薬剤の投与には注意が必要である．

b 酸素中毒

高濃度酸素環境下では，肺胞上皮細胞や血管内皮細胞における抗酸化防御機構の処理能力を超える活性酸素が産生される（直接的傷害）．また，細胞傷害に伴い肺に集積した炎症細胞からの炎症性メディエーター等の放出により肺胞上皮細胞や血管内皮

細胞がさらに傷害される(間接的傷害).酸素中毒は吸入気酸素分圧(PO_2)と吸入時間に影響され,吸入気酸素濃度(FiO_2)は関与しない.酸素中毒の臨床経過は個人差が大きく,酸素中毒発生の閾値(PO_2と吸入時間)は明らかでない(参考:**表6**).酸素中毒が進行すると硝子膜形成,肺線維化,肺高血圧などの不可逆性変化が生じ,低酸素血症が増悪するが,この状態で高濃度酸素が投与されるとさらに肺傷害が増悪する.酸素中毒の予防には,$PaO_2 \geq 60$ Torr を目標としてなるべく早期に100%酸素から離脱し,安全に長期投与が可能とされる吸入気酸素濃度が50%以下になるように努める.

文献

1) 日本呼吸器学会:酸素療法ガイドライン,メジカルビュー社,2006年.
2) Scanlan, CL, and Heuer Al : Medical Gas Therapy. In Scanlan, CL, Wilkins RL, Stoller, JK (eds) : EGAN'S Fundamentals of Respiratory Care (7th Ed.). Mosby Inc, St. Louis, 1999

埼玉医科大学呼吸器内科 **山崎 進**

3 吸入療法（手技，去痰器）

1 概要

　吸入療法は薬剤を気道に直接作用させることで効果の発現を期待する治療法である．気管支喘息や慢性閉塞性肺疾患（chronic obstructive pulmonary disease：COPD）においては吸入療法が標準治療とされている．使用する薬剤は直接ないしエアロゾルとなって吸気とともに気道内に運搬される．吸入装置や使用薬剤は各種開発されており，①気道の洗浄，水分を補給して気道と粘膜の乾燥を防ぎ，線毛運動を正常に保つ，②粘調な分泌物の除去，③気道平滑筋の攣縮を治療・予防，④気道の炎症抑制や気管支拡張作用等を目的として使用される．

2 ネブライザー装置

a　コンプレッサー式ネブライザー

　薬液を入れた管にコンプレッサーで生成した圧縮空気を通すことにより，薬液を霧化し吸入する．加圧された圧縮空気を細管から高速度で噴出させると，ベンチュリ効果によって噴出口付近の圧力が下がり，たまっている薬液が別の細管を通って吸い上げられ，気流により分裂して霧化される．粒子の大きさは 1～15 μm であり，超音波式ネブライザーよりも粒子が不均一で粗い．また，1 回あたりの吸入で使用する溶液量は 2～4 mL と少なく，過給水により気道が閉塞することがない．一般的には圧縮空気を用いるが，低酸素血症がある場合や，酸素療法を行っている患者では，圧縮空気の替わりに酸素を使用することもある．携帯も可能なジェット式ネブライザーも開発され利用されている．

b　超音波ネブライザー

　最も広く吸入療法に用いられている．超音波振動子から数百 kHz から 1～2 MHz の電気振動を発生させる．発生した超音波振動エネルギーが冷却水を通して薬液表面に集中し，振動作用（キャビテーション効果）で薬液が霧化され，1～5 μm の均等なサイズの粒子が発生する．超音波振動のエネルギーの大きさを変えることで，霧化量も変えられる．霧化された薬液はファンからの送風とともにマウスピースへ運ばれる．肺胞における過給水の原因となることが指摘されているため，使用後に排痰ドレナージを行うことが勧められる．

表1　吸入薬

去痰薬	塩酸ブロムヘキシン（ビソルボン®）	1～2 mL/回
	アセチルシステイン（ムコフィリン®，アセテイン®）	1～4 mL/回
	塩酸エチルシステイン（チスタニン®，ダイエース®）	1～3 mL/回
界面活性剤	チロキサポール（アレベール®）	1～4 mL/回
気管支拡張薬	硫酸オキシプレナリン（アロテック®）	0.2～0.5 mL/回
	硫酸サルブタモール（ベネトリン®，アスミドン®）	0.2～0.5 mL/回
	硫酸イソプロテレノール（アスプール®）	0.2～0.5 mL/回
	硫酸プロテカロール（メプチン®）	0.2～0.5 mL/回

表2 エアロゾル粒子径と到達部位

エアロゾル粒子の大きさ（μm）	気道内到達部位
30〜70	鼻腔
20〜30	咽頭
10〜20	喉頭
8〜10	気管
5〜8	気管支
3〜5	細気管支
0.5〜3	肺胞

その他，気管支喘息やCOPDで使用される吸入療法として，定量噴霧式吸入器（metered dose inhaler：MDI）やドライパウダー吸入器（dry powder inhaler：DPI）等があるが別項（p.454）を参照されたい．

3 使用する薬剤

使用薬剤（表1）は生理食塩水や1/2生理食塩水（生理食塩水＋蒸留水）で希釈するとよい．希釈液として蒸留水や高張食塩水を使用すると気道収縮を誘発する．高張な液体が咳嗽を誘発する性質を利用して誘発喀痰の採取が行われる．エアロゾル粒子の大きさと気道内の到達部位との間には関係（表2）があり，10μm以上のものは上気道までしか到達せず，目的の効果が得られないばかりか全身性の副作用を誘発することもある．また，1μm以下の粒子は肺胞まで到達しても沈着せず，再度呼出されてしまうため効果が得られないこともある．

4 吸入方法

1回15分間程度．1日3〜4回程度施行する．ゆっくり吸入し10秒程度の息止めの後に呼出する．吸入後うがいを行い口腔内に薬剤が残らないようにする．人工呼吸器でネブライザーを使用することもあり，本体に内蔵されているタイプと外付けのタイプがある．エアロゾルが人工気道に付着するため，患者の肺胞まで到達するエアロゾルは減少することが知られており，効率のよい治療法とはいえない．また，薬剤による呼気回路のフィルターの目詰まりが問題になることがあるため注意が必要である．

5 注意事項

・小児の場合エアロゾル吸入による水分負荷に注意が必要である．
・エアロゾル吸入により，気道を刺激して気管支攣縮を起こす危険がある．
・肺では吸入薬剤の血液への移行が早く（喫煙によるニコチンが代表例），薬剤によっては頻脈・不整脈が出現することがあるため高齢者では薬液の量を変更する等の工夫が必要である．

6 去痰機

振動陽圧呼気（positive expiratory pressure：PEP）器（Acapella®）

呼気に抵抗（陽圧）を与えることで末梢気道の虚脱を防ぎ，振動を作ることで振動波が肺内に伝わり，分泌物を喀出しやすくする．分泌物よりも末梢へより多くの吸気が届くようになり，咳の排痰効果を高める．COPDや気管支拡張症，囊胞性線維症患者の排痰に効果的であるとされる．

埼玉医科大学呼吸器内科　山崎　進

4 気胸，胸水への対応

1 概要

高度気胸，大量胸水貯留の際には，胸腔内に貯留した空気や液体を排出するために，チェストチューブを使用して胸腔ドレナージを行う．胸腔内を陰圧に保ち，空気や液体の貯留による呼吸障害や循環抑制を防止する効果がある．また，排出液の観察や採取も可能となる．

2 適応

胸腔ドレナージの適応は以下のように分類される．

①緊急性を要する病態
気胸（人工呼吸管理中の気胸，臨床的に不安定な高度気胸，緊張性気胸，外傷に伴う気胸），両側性気胸，医原性気胸の一部，血気胸，胸膜に漏出を伴う食道破裂．

②緊急性を要さない病態
悪性胸水，胸膜癒着術を行う場合，繰り返す胸水貯留，細菌培養陽性胸水，膿胸，肺炎随伴性胸水の一部，乳び胸，外科手術後の管理．

3 必要器具

滅菌手袋，滅菌ガウン，消毒薬（ポピドンヨード，クロルヘキシジン等），滅菌ドレープ，ガーゼ，シリンジと針，縫合セット，局所麻酔薬（1％リドカイン），メス，メス刃，糸（1号絹糸等の太いものが望ましい），曲がり鉗子（鈍的剥離に使用），ガイドワイヤーとダイレーター（細いチューブを使用する場合），チェストチューブ（トロッカーカテーテル®等），接続チューブ，閉鎖式ドレナージシステム（チェスト・ドレーン・バック®等），ドレッシング用テープ．

4 手技

①必要な器具の確認を行う．また，最新の胸部X線を確認し液体貯留の部位や気胸の程度を確認する．点滴ラインを確保し不測の事態に備える．

②体位は仰臥位，またはチェストチューブが葉間へ挿入されるのを防ぐために，術側を30度程度挙上した側臥位とする．挿入側の上肢を挙上する．

③可能であれば超音波検査を行い挿入位置を決定する．第4～6肋間，前～中腋窩線が基本的な挿入部位である．挿入予定部位の肋間と皮切線をマジックインク等でマークすることもある．

④不安や疼痛の緩和のためベンゾジアゼピンやオピオイドを用いることがある．また，血管迷走神経反応（血圧低下，徐脈等）に伴う死亡例も報告されていることから，前処置として硫酸アトロピン0.5Aを筋注することもある（禁忌：緑内障，前立腺肥大症，麻痺性イレウス，心疾患の既往）．

⑤皮切部を中心に鎖骨中線から腋窩まで広くポピドンヨードで消毒する．

⑥標準予防策をとり，術部に穴あき覆布をかける．

⑦麻酔薬は1％塩酸リドカインを用いる．事前に麻酔薬に対するアレルギーの有無を確認する．肋骨上縁に沿って針を進め，皮切部皮下，肋骨骨膜，胸膜近傍に局所麻酔薬を浸潤する．胸膜は十分に麻酔を行う．

⑧挿入部より1肋間程度（1.5～2.0cm）尾側に，肋骨と平行に2cm程度皮切する．皮切はチェストチューブの太さに応じて決定する．

⑨曲がり鉗子（ケリー鉗子等）で皮下組織を剥離し，肋骨に到達し，肋骨表面をたどって肋骨上縁より肋間に進む．鉗子で胸膜を貫き，肋間筋を肋骨に平行方向に広げる．穿刺孔を指で確認し胸腔内に通じていることと孔の大きさを確認する．
⑩剥離した孔に沿うようにチェストチューブを挿入する．内筒の先端部が外筒よりも出ていると臓器損傷の危険性があるため先端部をペアン鉗子等で保持するか，内筒を抜いた状態で挿入を試みる．なるべく小さな呼吸をしてもらい，気胸の場合は肺尖部に向けて，胸水排液の場合は背側下部側方へチェストチューブを進める．内筒を抜くと同時に外筒のチェストチューブを鉗子でクランプする（緊張性気胸や人工呼吸器による陽圧換気時はクランプ不要）．
⑪チェストチューブを閉鎖式ドレナージシステムに接続し，クランプを解除して呼吸性変動を確認する．変動がなければ葉間挿入か，胸膜外挿入の可能性があるため再挿入を検討する．
⑫チェストチューブが折れ曲がらないように，またチェストチューブ周囲に間隙ができないように太い絹糸で縫合固定する．再度消毒しガーゼで固定する．
⑬挿入後，胸部X線の正面像と側面像を撮影し，チェストチューブの位置を確認する．

5 合併症と対応

肋間動静脈穿刺による出血：まずはドレーンを留置したまま出血の程度を確認する．止血しなければいったんドレーンを抜去し，圧迫止血または縫合止血する．
①**肋間動静脈穿刺による出血**：まずはチェストチューブを留置したまま出血の程度を確認する．止血しなければいったんチェストチューブを抜去し，圧迫止血または縫合止血する．
②**肺実質損傷による血気胸**：チェストチューブを留置したまま，持続吸引する．1時間に100 mLを超える出血がある場合，大量のエアーリークが持続する場合は手術を考慮する．
③**臓器損傷**：肺，心臓，横隔膜，腹腔内臓器等の損傷例が報告されている．患者の状態によっては手術を要する．
④**大血管損傷**：大動脈，鎖骨下動静脈の損傷．患者の状態によっては手術を要する．
⑤**再膨張性肺水腫**：胸水，気胸，血胸に対し胸腔ドレナージを行った際，虚脱していた肺の再膨張が一気に起こり，肺血流の再灌流および血管透過性亢進により起こると考えられる肺水腫．肺虚脱時間が長く虚脱率が大きいほど発生しやすい．肺水腫が高度な場合，呼吸不全に陥り，また，血漿漏出による低容量性ショックをきたす場合もある．人工呼吸器を含めた適切な呼吸管理が必要となる．
⑥**感染**：挿入は無菌操作で行う．外傷によるチェストチューブ挿入の際には予防的抗菌薬投与の適応となる．

その他，肋間神経痛，皮下気腫，肺炎，膿貯留，チューブ閉塞によるドレナージ不良等が合併症として知られている．

6 胸膜癒着術

a 概　念
胸腔内に薬剤を注入して人工的に胸膜に対して非特異的炎症を惹起し，その修復過程で胸水の凝固系を亢進させて，壁側・臓側胸膜を癒着させて胸腔を閉塞する．肺の自由な進展が妨げられて肺機能が低下すること，開胸手術が必要になった場合に手術が困難になることが欠点である．したがって，若年者の気胸の治療としては可能な限り避ける．

b 使用する薬剤
化学物質，鉱物，生物製剤がある．化学物質としては抗菌薬，抗腫瘍薬，鉱物とし

てはタルク，生物製剤としては溶連菌製剤OK-432（ピシバニール®）がある．

c 手技

①チェストチューブを使用して，臓側，壁側胸膜が接するまで脱気・排液を行う．胸部 X 線で肺の再膨張を確認する．ダブルルーメンのチェストチューブを使用すると後の注入操作が行いやすい．

② 5〜10 KE の OK-432，または 100〜200 mg の塩酸ミノサイクリンを 1% 塩酸リドカイン 20 mL 入り生理食塩水 100 mL に混注し，ダブルルーメンチェストチューブの側管よりゆっくり注入する．

③チェストチューブをクランプする．薬剤が胸腔全体に達するように 15〜30 分おきに仰臥位，側臥位，横臥位と体位変換することもあるが，体位変換は必要としないとの報告も存在する．

④薬剤注入後 2〜5 時間したらクランプを開放し水封管理とする．薬剤注入後一定時間で低圧持続吸引を行うこともある．

⑤数日間は発熱し，反応性胸水が排出されることがある．解熱し排液が 100 mL/日程度となったらチェストチューブを抜去する．十分な癒着が得られるまで，数度の癒着術が必要な場合がある．

⑥リークが多く，臓側，壁側胸膜を十分に接触できない気胸では胸膜癒着術を施行後，胸腔に 1,500 mL 程度の生理食塩水を注入し，肺を数時間から 1 日程度虚脱させて穴をふさいだ後に排液させて癒着するとよい場合もある．この場合は動脈血酸素分圧，循環動態に十分な注意が必要である．

d 副作用，合併症と対策

①**アナフィラキシーショック**：OK-432 はペニシリンを含有しているため，ペニシリンアレルギーや他の β ラクタム系薬剤に対するアレルギーを有するものに対しては禁忌である．

②**間質性肺炎**：OK-432 は間質性肺炎を発症させたり，既存に間質性肺炎がある患者の間質性肺炎を増悪させる危険性があるため注意を要する．

③**発熱**：非ステロイド系抗炎症薬を投与する．例：ロキソプロフェン，1 回 60 mg，1 日 3 回経口投与．

④**疼痛**：非麻薬性鎮痛薬を使用する．例：ペンタゾシン，1 回 15 mg，症状に応じ 4 時間ごとに筋注．

文献

1) Chest-Tube Insertion. *N Engl J Med* 2007；357：e15.
2) BTS guidelines for the insertion of a chest drain. *Thorax* 2003；58（Suppl II）：ii53-ii59.

※海外の文献やガイドランも参照されたい．動画つきの解説も存在する．

埼玉医科大学呼吸器内科　**山崎　進**

5 呼吸リハビリテーション

> **Don't Forget!**
> - 呼吸リハビリは，呼吸器疾患患者の日常生活を支援する新しい医療システムである．
> - 包括的呼吸リハビリは，多専門職の学際的医療チームにより多次元的医療サービスが提供される．
> - 呼吸理学療法，運動療法，栄養療法，患者教育などの種目を中心にして展開される．
> - 呼吸リハビリの実施により，COPDにおいて呼吸困難の軽減，運動耐容能の改善，健康関連QOL・ADLの向上が得られる．

1 基本的な考え方

呼吸リハビリテーション（呼吸リハビリ）は，呼吸器疾患患者の日常生活を支援する新しい医療システムである．この中で，包括的呼吸リハビリは，多専門職の学際的医療チームにより呼吸理学療法，運動療法，栄養療法，患者教育などの種目を中心にして展開される．呼吸リハビリは，その臨床的な有用性が慢性閉塞性肺疾患COPDにおいて，呼吸困難の軽減，運動耐容の改善，健康関連QOL（HRQOL）およびADLの向上に関して確立している．

2 多次元的医療サービス

呼吸リハビリは，「患者の症状を軽減し，HRQOLやADLを向上させ，より積極的に社会参加を促すことを目的とし，呼吸器疾患患者の日常生活活動を全人間的に支援する科学的根拠に基づいた医療介入である」と定義されている．呼吸リハビリは，患者評価にはじまり，患者・家族教育，薬物療法，酸素療法，理学療法，作業療法，運動療法，社交活動などをすべて含んだ包括的な医療プログラムによって行われる（図1）．

呼吸リハビリは，患者およびその家族に対する医学的あるいは社会的評価に始まる．次に，多次元的医療サービスを多くの職域にわたる専門家チームの協力すなわち学際的チーム医療によって提供する．呼吸器疾患患者においては，運動療法耐容能の増加，器具の正しい使用，アドヒアランスの改善，自己管理能力や病態理解の向上をもたらし，最終的に，HRQOLおよびADLの向上，抑うつ・不安が軽減し，入院費減少などの医療経済的効果も得られる（図1）．

3 医療チームの構成とプログラム

医療チームの構成は，医師，看護師，理学療法士，作業療法士，呼吸療法士，栄養士，薬剤師，酸素機器業者，ソーシャルワーカー，心理療法士，介護士，臨床工学技士などであり，必要に応じて患者を支援する家族やボランティアも参加する（図2）．医療チームの中では，チームコンセプトの統一やプログラムの方向づけにかかわるディレクター（医師），スタッフ間の連携，情報の共有，プログラムの調整を行うコーディネーター（看護師，理学療法士など）の役割が非常に重要である．両者は常に患者と関わり，プログラムの進行・収得状況を把

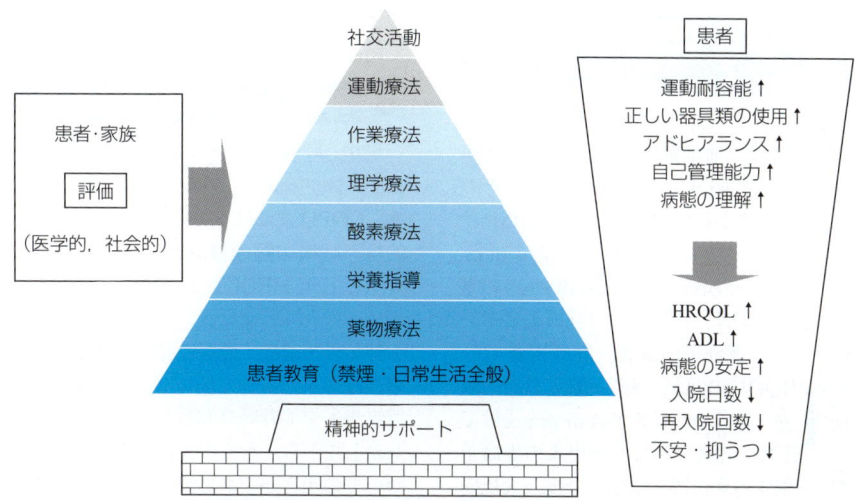

第7章 研修で学ぶべき処置，治療法

図1 包括的呼吸リハビリの基本的構築（文献4より引用）

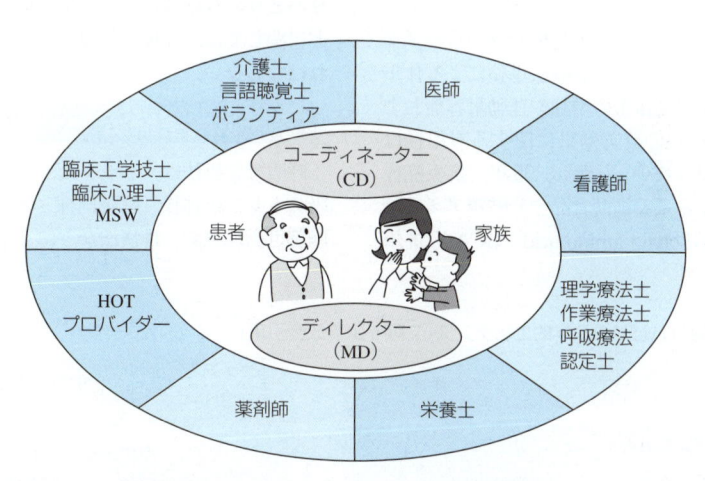

図2 包括的呼吸リハビリにおける専門職医療チーム（文献1より引用）

握し，メンバーや患者に対して，こうした情報をフィードバックし共有する必要がある．

呼吸リハビリにおいて，実際に行われるプログラムには，呼吸介助，呼吸訓練，ストレッチ体操，呼吸筋トレーニング，上・下肢筋力トレーニング，歩行訓練，ADLトレーニング，患者教育（呼吸教室），栄養療法など多岐にわたる．こうした包括的呼吸リハビリは，在宅において継続実施することが重要であり，維持プログラムの中では呼吸理学療法，運動療法，栄養療法，患者教育がその中心となる．

4 呼吸リハビリの科学的エビデンス

呼吸リハビリは，COPDにおいて，呼吸困難の軽減，運動耐容の改善，健康関連QOLおよびADLの向上に関して，その臨床的有用性が科学的エビデンス(EBM)として確立されている．GOLD(global initiative for chronic obstructive lung disease)のガイドラインでは，呼吸リハビリのエビデンスとして，運動用の改善，呼吸困難の軽減，HRQOLの向上，入院回数と日数の減少，不安・抑うつの軽減がA評価を受けている(表1)．呼吸リハビリが患者の生命予後を改善するかに関しては，今後，大規模な臨床研究により科学的に検証されなければならない．

栄養療法に関する大規模研究からのメタアナリシスでは，栄養療法単独による体重および除脂肪体重の増加や運動耐容能およびHRQOLの改善効果に関する有用性は明らかではない．しかし，近年，抗炎症作用を有する栄養補助食品や分岐鎖アミノ酸(branched-chain amino acid；BCAA)併用の運動療法の有効性を示す研究が報告されている．

5 呼吸リハビリの対象疾患

現在，呼吸リハビリの対象疾患としてエビデンスが確立しているのは，COPDである．COPDにおける呼吸リハビリの最終目的は，呼吸困難の軽減，運動耐容能の改善，そしてHRQOLとADLの向上である．

肺結核後遺症，間質性肺炎，肺がんなど慢性呼吸不全を生じるCOPD以外の呼吸器疾患も全て呼吸リハビリの対象となる．しかしながら，行うべき種目やその効果についての明らかなエビデンスが少ないことから，非COPD呼吸器疾患における呼吸リハビリの有用性および実施プログラムなどに関しては，今後，早急に検討されなければならない．

6 呼吸理学療法

呼吸理学療法は，リラクセーション，呼吸ストレッチ体操，呼吸訓練，呼吸介助，胸郭可動域運動，排痰法などにより構成さ

表1 呼吸リハビリの科学的エビデンス(文献5より改変引用)

効果	エビデンス
運動耐容能の改善	A
呼吸困難の軽減	A
健康関連QOLの向上	A
入院回数と日数の減少	A
COPDによる不安・抑うつの軽減	A
上肢の筋力と持久力トレーニングによる上肢機能の改善	B
効果はトレーニング終了後も持続	B
生存率の改善	B
呼吸筋トレーニングは特に全身運動トレーニングと併用すると効果的	C
心理・社会的介入療法は有用	C

エビデンスカテゴリー	エビデンスの根拠
A	無作為化コントロール試験(RCTs)，多量のデータ
B	無作為化コントロール試験(RCTs)，限定された量のデータ
C	非無作為化試験，観察に基づく研究報告
D	GOLDパネルのコンセンサスによる判断

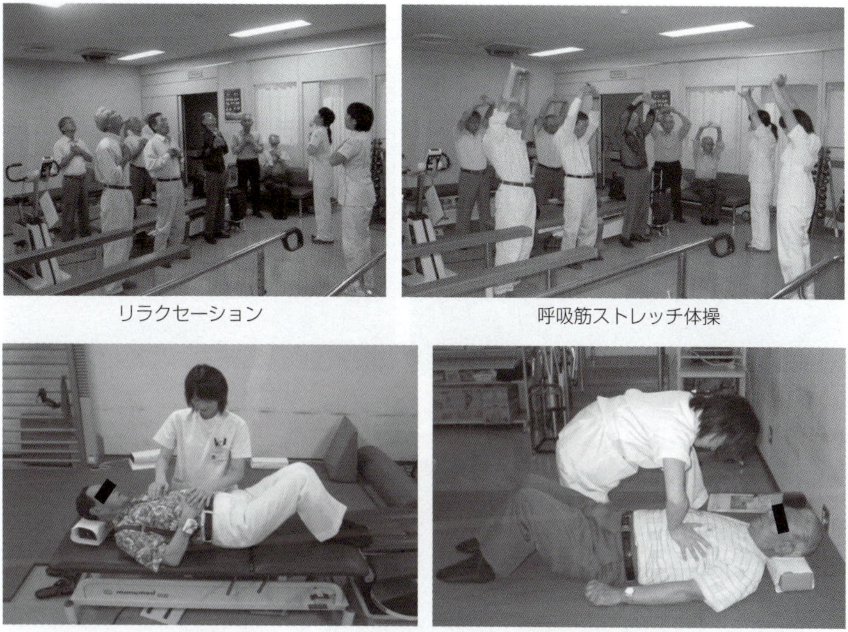

第7章　研修で学ぶべき処置，治療法

図3　呼吸理学療法の実際（市立秋田総合病院における実践）（文献1より引用）

リラクセーション　　　　　　　呼吸筋ストレッチ体操

呼吸訓練　　　　　　　　　　　呼吸介助

れる（図3）．重症COPDでは，呼吸運動パターンの異常，筋・関節の柔軟性の低下，筋力低下，姿勢の異常が認められるため，これらの改善を目的としてリラクセーション，呼吸訓練，ストレッチ体操，呼吸介助が中心となる．これらの種目は，効率のよい運動療法を行うためのコンディショニングとしても位置づけられている．
　COPDに対する主な呼吸訓練には，口すぼめ呼吸と横隔膜呼吸（腹式呼吸）がある．呼吸法を収得したら，歩行，階段昇降，入浴，洗髪などの日常一般的なADL場面において実際に実施できるように指導することが大切である．

7　運動療法

　運動療法の種目としては，持久力トレーニングと筋力トレーニングがあり，上肢および下肢それぞれに行う（図4）．運動療法は，呼吸リハビリの中核となる構成要素で，在宅において継続実施される維持プログラムにおいても同様である．患者が在宅で継続して実施することを考慮し，その簡便さやリスクの低さ，強度の調節のしやすさなどから，歩行を中心に行うのがよいと考えられる（図5）．
　歩行の処方に際しては，トレッドミル，エルゴメータによる運動負荷試験や，フィールド歩行テストによる最大酸素摂取量（$\dot{V}O_{2max}$）の測定あるいは推測を行って運動強度を決める．歩行スピードは，シャトル歩行から$\dot{V}O_{2max}$を予想し適切なスピードを体得させ運動時間を設定し，自宅周辺の地図を参照して決定する．しかし，このような運動強度の設定は，日常診療が多忙すぎる一般臨床の現場では実施が不可能な

持久力トレーニング

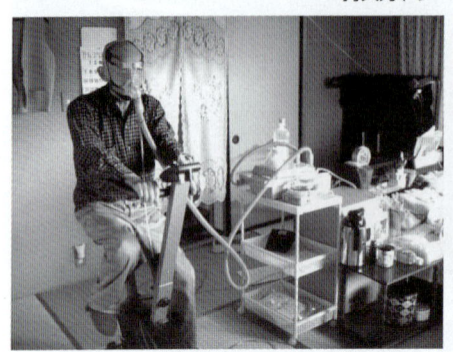

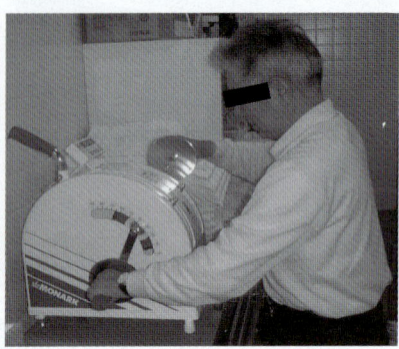

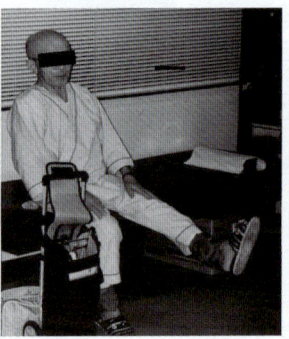

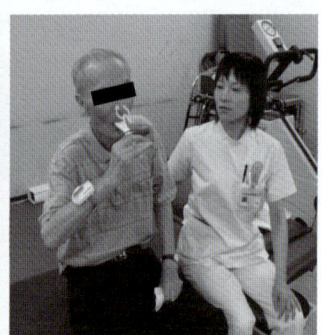

下肢筋持久力トレーニング　　　　　　　　　上肢筋持久力トレーニング

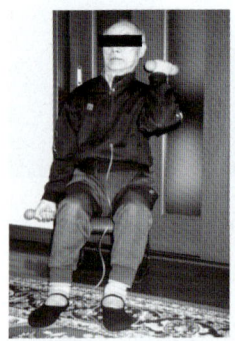

筋力トレーニング

上肢筋力トレーニング　　　下肢筋力トレーニング　　　呼吸筋力トレーニング

図4 運動療法：持久力トレーニングと筋力トレーニング（文献1より引用）

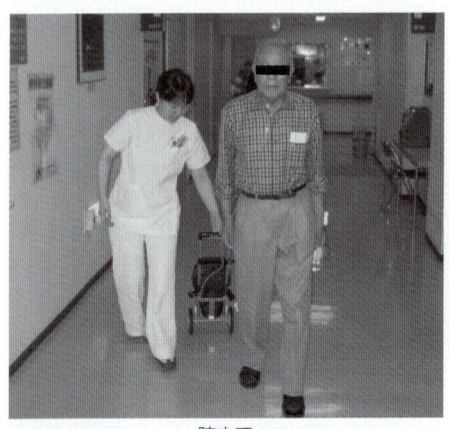

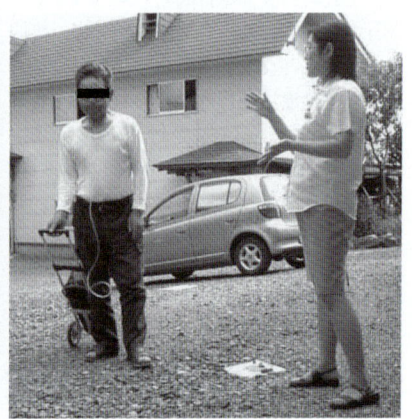

院内で　　　　　　　　　　　　　　　　　在宅で

図5 低強度運動療法としての歩行（院内と在宅）（文献6より引用改変）

〈足を前後に〉　　　　　　　　　　　〈足を左右に〉

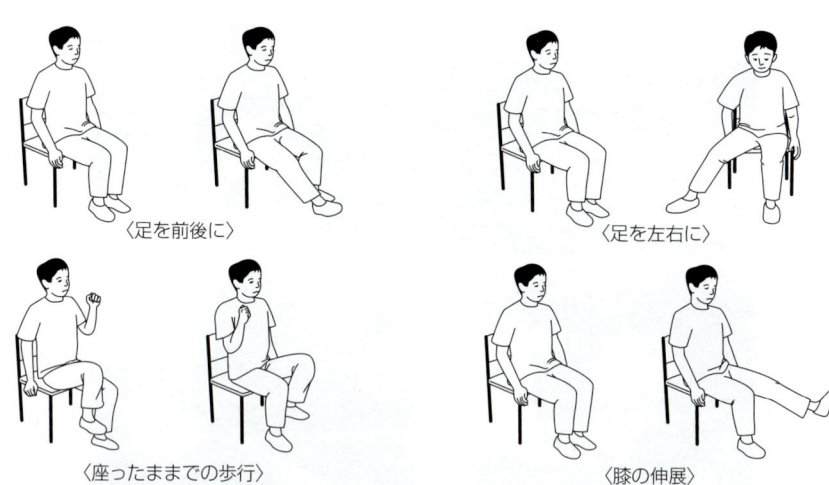

〈座ったままでの歩行〉　　　　　　　〈膝の伸展〉

図6 在宅で行う椅子体操の実際(文献1より引用)

ことが多い.

近年,呼吸困難を指標に運動強度を決定する運動療法(TDR:target dyspnea rating;目標呼吸困難スコア)が推奨されている.「椅子に座って行う体操」は,椅子にすわりTDRでステップを行う低強度運動療法で,高齢COPD患者においても容易に実施可能である(図6).

8 栄養療法

COPD患者では,マラスムス型とよばれるやせ型の症例が高率に認められる.前述のGOLDガイドラインでは,COPD患者における栄養状態を,自他覚症状,健康関連QOL,予後の重要な決定因子とし,さらに,体重が呼吸機能とは独立した予後因子であることをエビデンスAに位置づけている.COPDの栄養障害の機序には,呼吸筋仕事量増加,全身性炎症による代謝亢進,カロリー摂取量の低下などがあげられる.

栄養アセスメントとは,食事摂取状況,身体計測,臨床検査等などから得たデータを基に総合的に栄養状態を判定することである.近年,栄養アセスメントや実際の栄養指導において,管理栄養士の果たす役割の重要性が増してきている(図7).食事摂取量を増やすことが困難な場合や,中等度以上の%IBW低下を示す場合に,栄養補給療法が考慮される.実測REEの1.5〜1.7倍のエネルギー摂取を目標にして栄養補給を行う.最近,多価不飽和脂肪酸,ホエイペプチドなどの抗炎症作用を有する栄養補助食品による栄養療法,BCAAの併用による運動療法など多くの栄養療法の有用性が報告されてきている.

9 呼吸リハビリの依頼と運動処方例

運動処方に際しては,Frequency(頻度),Intensity(強度),Time(持続時間),Type(種類)のFITTを明らかにする必要がある.運動に対する不安感・恐怖感の解消,個別性の重視,日常生活上のニーズを把握した運動処方,下肢の運動を中心としたプログラムの立案が重要である.運動療法は,患者の日常生活に役立つことが大切である.日常生活における患者のニーズは,生活様式,住居環境,職業などによってそれぞれ異

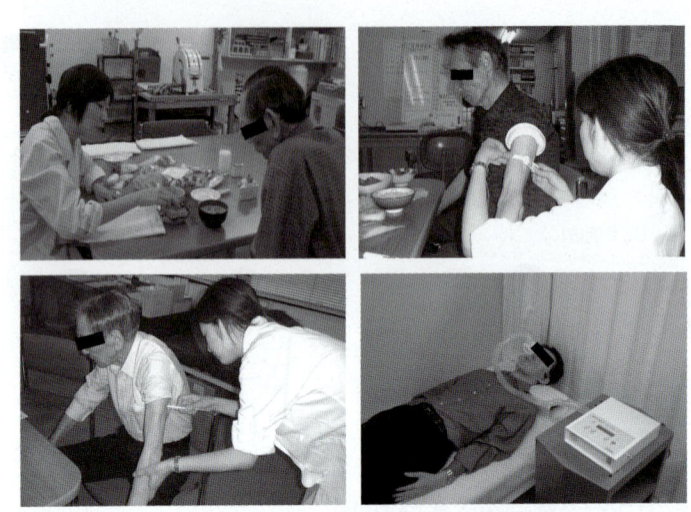

図7　栄養療法における管理栄養士の重要な役割（文献7より引用）

なる．自宅が3階でエレベーターがない場合は，階段昇降が必要になり，運動療法では階段昇降に対するトレーニングが必要となる．職業が調理師の場合には，上肢の筋力トレーニングの割合が多くなる．問診や日常会話で患者のニーズを的確に把握し，それにあった運動療法プログラムを立案することが大切である．情報の収集，情報の共有化に際してはコーディネータ役スタッフの果たす役割が大きい．

上下肢を用いた全身持久力トレーニングの処方例
①運動の種類：平地歩行，階段昇降，自転車エルゴメーター，トレッドミル
②運動の強さ：最大酸素摂取量（あるいは最大心拍数）の60～80％
③運動の持続時間：5～20分/日
④運動の頻度：3回以上/週

文献

1) 塩谷隆信．包括的呼吸リハビリテーションの現状と展望．日内会誌 2010；**99**(3)：136-143.
2) American Thoracic Society, European Respiratory Society. ATS/ERS statement on pulmonary rehabilitation. *Am Rev Crit Care Med* 2006；**173**：1390-1413.
3) Ries AL, *et al*：*Chest* 2007；**131**：4S-42S.
4) 日本呼吸器学会，日本呼吸器学会COPDガイドライン第3版作成委員会；COPD（慢性閉塞性肺疾患）診断と治療のためのガイドライン第3版．メディカルレビュー社，東京，2009年．
5) Global Initiative for Chronic Obstructive Lung Disease. Global Strategy for the Diagnosis, Management and Prevention of Chronic Obstructive Pulmonary Disease. NHLB/WHO workshop report. Bethesda, National Heart, Lung and Blood Institute, April 2001；Update of the Management Sections, GOLD website（www.goldcopd.com）, updated：December 2009.
6) 塩谷隆信，他．臨床栄養 2009；**114**(3)：278-285.
7) 渡邊暢，他．慢性閉塞性肺疾患患者における呼吸リハビリテーションと栄養療法の併用効果—分岐鎖アミノ酸強化経口栄養剤を用いて—．総合リハ 2010；**38**(4)：361-367.

6 人工呼吸療法

1 基本的な考え方

　人工呼吸療法は，従来は気管内挿管などによる人工気道を用いた侵襲的陽圧人工呼吸のみを意味していたが，近年，マスクを用いた非侵襲的陽圧換気療法（non-invasive positive pressure ventilation：NPPV）も急速に普及してきた．侵襲的陽圧人工呼吸療法の換気モードは図1に示すように，自発呼吸のない患者に対して吸気の全てを人工呼吸器が行う調節換気と，自発呼吸のある患者に対して人工呼吸器が患者の吸気に同調して行う部分的補助換気の2つに大きく分けられる．それぞれにはさらに複数の換気モードが含まれるが，部分的補助換気には多彩なモードがある．また，NPPVにも表1に示すように4種類の換気モードがある．全ての換気モードに精通することは困難であるが，代表的な換気モード（PCV，VCV，CPAP，PSV，SIMV，NPPV：S，ST，Tなど）については，適応，設定方法，メリット，デメリットを知っておく必要がある．患者の病態と使用する人工呼吸器に応じて，換気モードを選択しなければならない．

　人工呼吸療法の合併症として，従来から気胸，縦隔気腫などの圧外傷（barotraumas）

表1　NPPVの換気モード

- S（spontaneous）
- S/T（spontaneous/timed）
- T（timed）
- CPAP

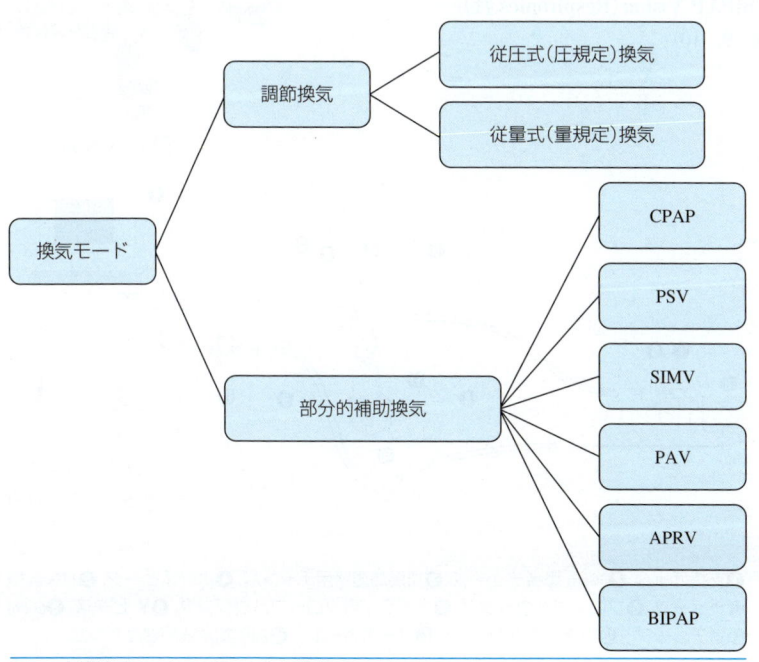

図1　侵襲的陽圧人工呼吸の主な換気モード

換気モード
- 調節換気
  - 従圧式（圧規定）換気
  - 従量式（量規定）換気
- 部分的補助換気
  - CPAP
  - PSV
  - SIMV
  - PAV
  - APRV
  - BIPAP

や血圧低下，尿量減少などの循環抑制はよく知られていた．近年は，ALI/ARDS の呼吸管理の検討から，高濃度酸素，大きな 1 回換気量による肺胞過膨張，肺胞虚脱により，さらに肺損傷が増悪する（ventilator associated lung injury ＝ VALI）ことが明らかになっている．VALI を防ぐためには，換気量・換気圧の制限と適切な PEEP（呼気終末に陽圧を負荷することで肺胞の虚脱を防ぎ，酸素化能の改善を図る．通常 10 cmH$_2$O 以下の圧を用いる）設定による肺保護戦略を実施する．

2 代表的なレスピレーター[1]

代表的な以下の 3 種のレスピレーターにつき，回路図とモニター画面を示す．
1) **Servo-i**（**MAQUET Critical Care 社**）（図 2, 3, 4）
2) **エビタ 2 dura**（**Dräger medical 社**）（図 5, 6, 7）
3) **BiPAP Vision**（**Respironics 社**）（図 8, 9, 10）

3 代表的な換気モード[2]

a 調節換気

1) 従圧式（圧規定）換気（pressure control ventilation：PCV）（図 11）

気道内圧は吸気時間の間，設定した圧に保たれるが，設定した気道内圧と吸気時間および患者の肺コンプライアンスや気道抵

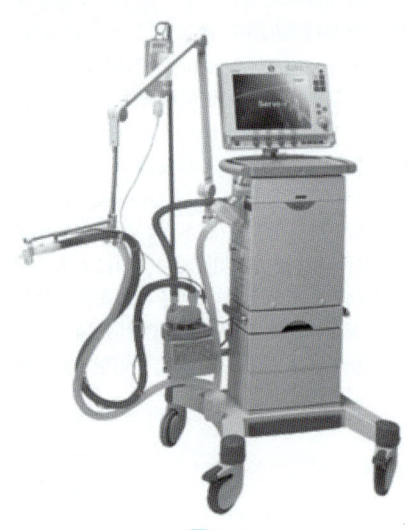

図 2 Servo-i

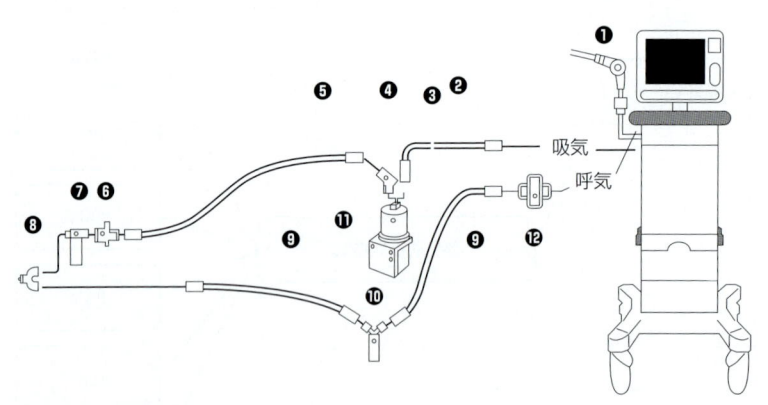

❶支持アーム，❷30cm 患者チューブ，❸加温加湿器用チャンバ，❹ホースヒータ，❺110cm 患者チューブ，❻プローブハウジング，❼ネブライ用プローブハウジング，❽Y ピース，❾60cm 患者チューブ，❿ウォータトラップ，⓫サーボガード，⓬加温加湿器用温度センサ

図 3　Servo-i の回路図

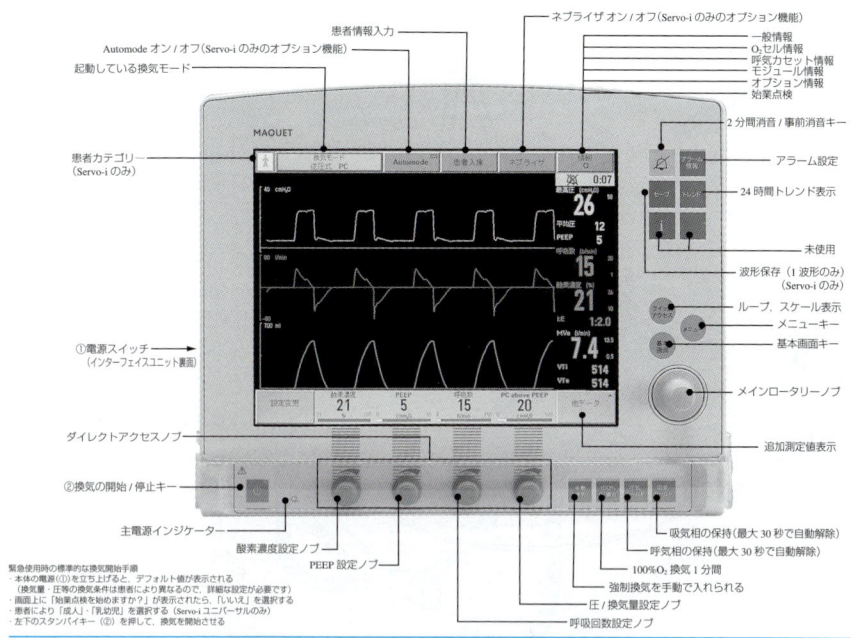

第 7 章 研修で学ぶべき処置，治療法

図 4 Servo-i のモニター画面

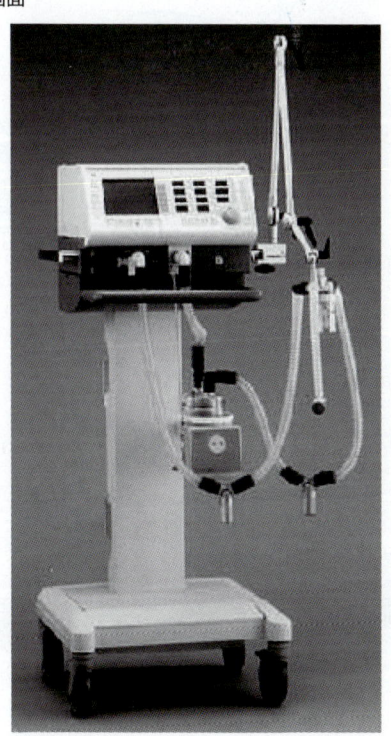

図 5 エビタ®2 dura

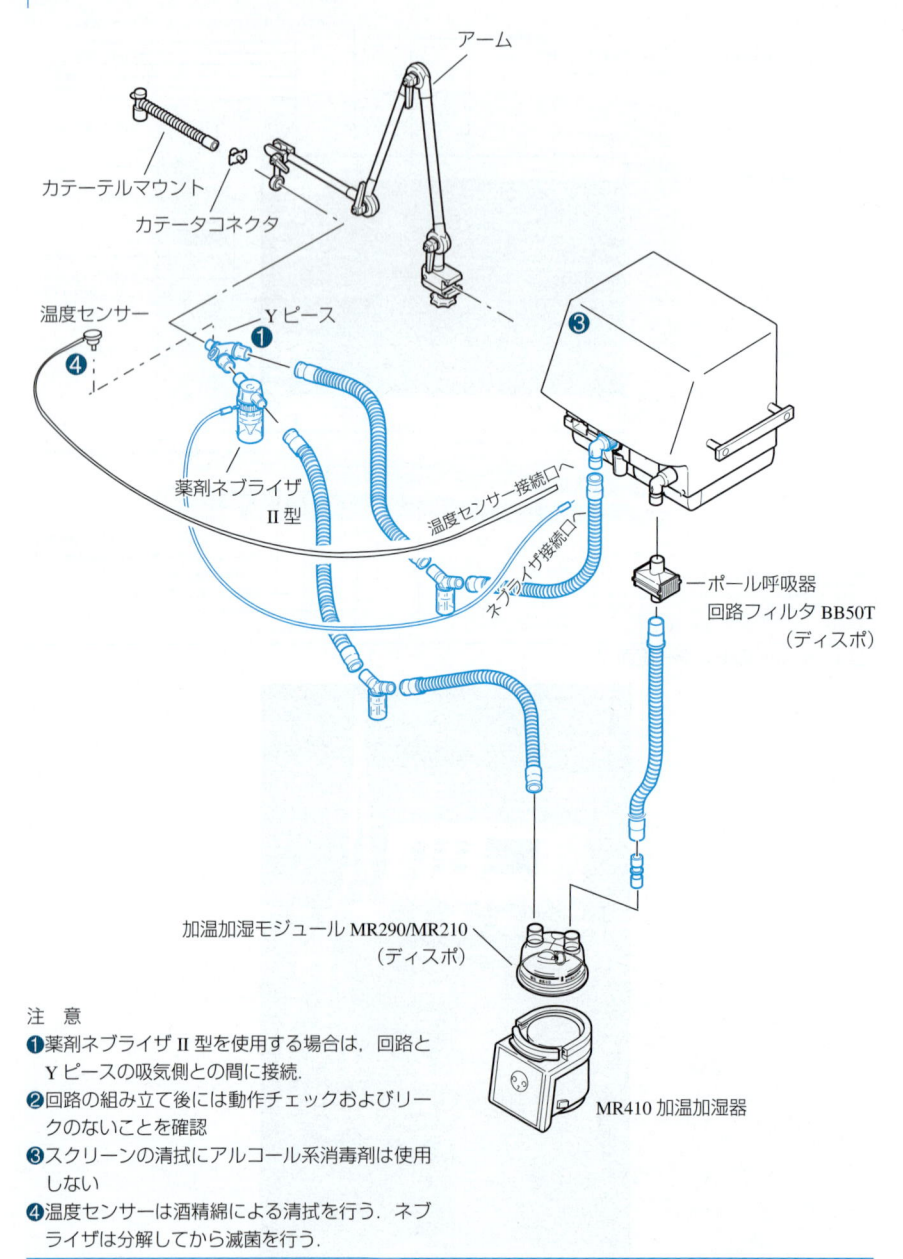

注　意
❶薬剤ネブライザⅡ型を使用する場合は，回路とYピースの吸気側との間に接続.
❷回路の組み立て後には動作チェックおよびリークのないことを確認
❸スクリーンの清拭にアルコール系消毒剤は使用しない
❹温度センサーは酒精綿による清拭を行う．ネブライザは分解してから滅菌を行う.

図6　エビタシリーズの回路図
図中の青色部分はオートクレーブ(134℃以下)による滅菌が可能.

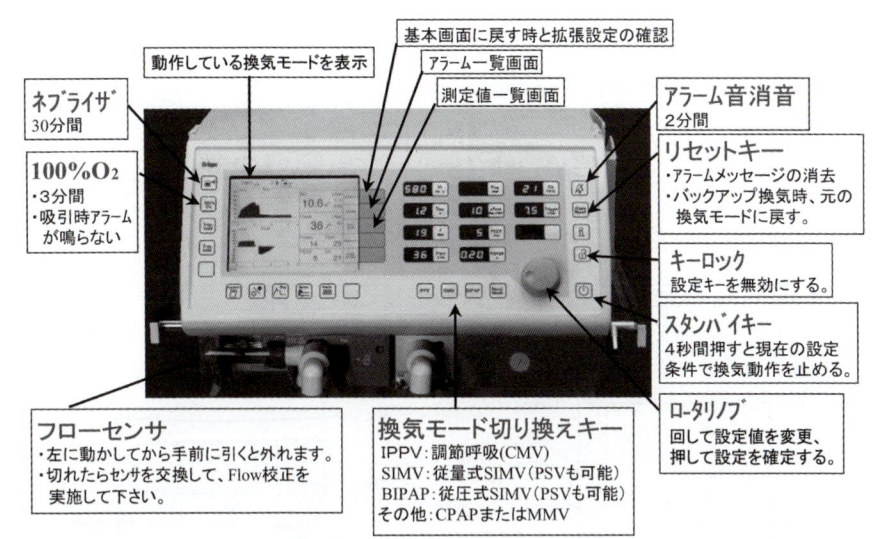

第7章 研修で学ぶべき処置，治療法

図7 エビタ®2 dura のモニター画面

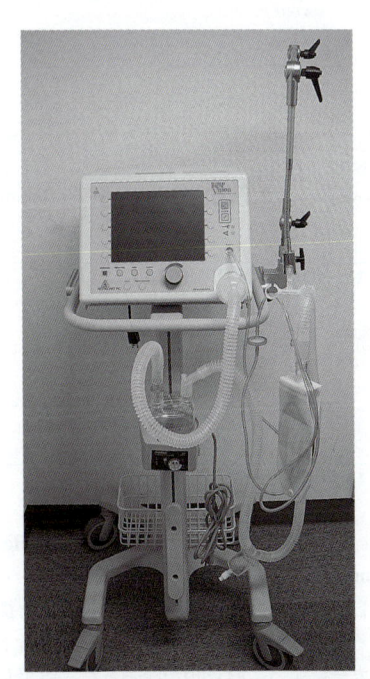

ラベル（左側上から）:
- ネブライザ 30分間
- 100%O₂ ・3分間 ・吸引時アラームが鳴らない
- 動作している換気モードを表示
- 基本画面に戻す時と拡張設定の確認
- アラーム一覧画面
- 測定値一覧画面
- アラーム音消音 2分間
- リセットキー ・アラームメッセージの消去 ・バックアップ換気時、元の換気モードに戻す。
- キーロック 設定キーを無効にする。
- スタンバイキー 4秒間押すと現在の設定条件で換気動作を止める。
- ロータリノブ 回して設定値を変更、押して設定を確定する。
- フローセンサ ・左に動かしてから手前に引くと外れます。 ・切れたらセンサを交換して、Flow校正を実施して下さい。
- 換気モード切り換えキー IPPV：調節呼吸(CMV) SIMV：従量式SIMV(PSVも可能) BIPAP：従圧式SIMV(PSVも可能) その他：CPAPまたはMMV

図8 BiPAP Vision

抗により1回換気量が変化する．1回換気量と分時換気量のモニターとアラーム設定が不可欠である．高い気道内圧による肺損傷を防ぐために多用される傾向にある．

2) 従量式（量規定）換気（volume control ventilation：VCV）（図12）

一回換気量は一定に確保されるが，低肺コンプライアンスや高気道抵抗の患者では気道内圧が上昇するのが欠点である．気道内圧のモニターとアラーム設定が不可欠である．

b 部分的補助換気

1) 持続気道陽圧（continuous positive airway pressure：CPAP）（図13）

気道および肺胞の虚脱を防止する目的で実施される．吸気・呼気時とも同一の気道内圧が負荷されるのみであり，厳密な意味では補助換気とはいえない．最高気道内圧が低いため，圧外傷が少なく，循環抑制も少ない．換気障害のない酸素化障害の患者が対象となる．

図 9 BiPAP Vision の回路図

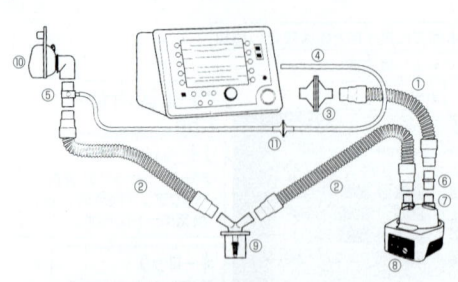

①回路ホース 60cm
②回路ホース 75cm
③メインフローフィルタ
④プロキシマルプレッシャーラインチューブ
⑤エクスハレーションポート
　（ポートエンドキャップ付）
⑥ストレートアダプタ　⑦加温加湿チェンバー
⑧加温加湿器　　　　　⑨ウォータトラップ
⑩マスク
⑪プロキシマルプレッシャーラインフィルタ

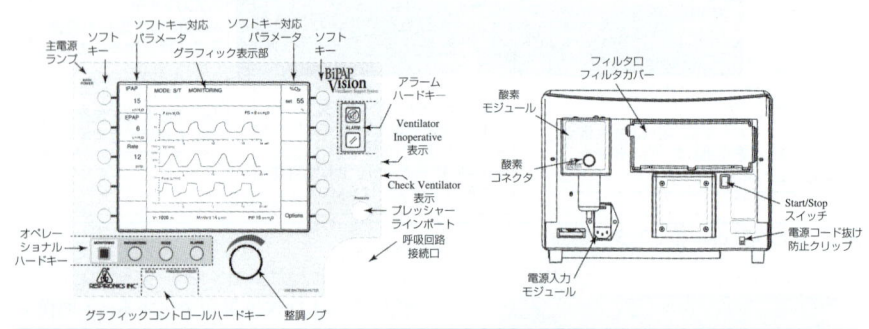

図 10 BiPAP Vison のモニター画面

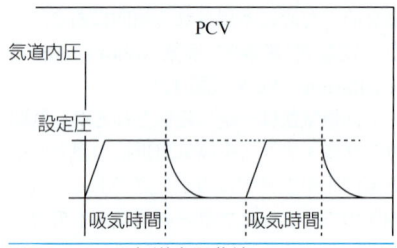

図 11 PCV の気道内圧曲線

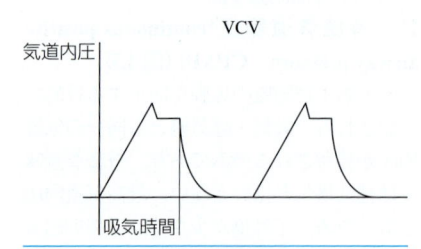

図 12 VCV の気道内圧曲線

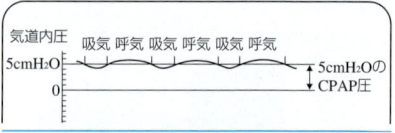

図 13 CPAP の気道内圧曲線

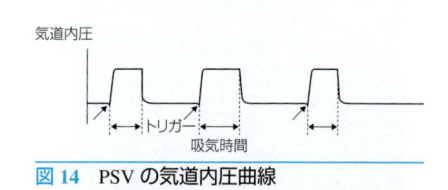

図 14 PSV の気道内圧曲線

2) 圧補助換気(pressure support ventilation：PSV)(図 14)

　自発呼吸の吸気時に一定の気道内圧を加える部分的補助換気モードである．患者トリガーによって吸気相が開始され，設定した吸気圧レベルが患者の吸気努力の終了まで維持される．吸気終了の条件は吸気流量の減少により決定されることが多い．吸気

時間・1回換気量・呼吸数は患者に依存し，毎呼吸ごとに異なる．呼吸仕事量を軽減できること，患者の呼吸パターンの変化に同調し，ファイティングが少ないことなどが利点である．吸気努力がなければ，補助換気が行われないため，最低換気量の保障がない点や自発呼吸が弱すぎるとトリガーされない点が欠点である．CPAP や SIMV との併用も可能で，人工呼吸器からのウィーニング時にも用いられる．

3) 同期式間欠的強制換気（synchronized intermittent mandatory ventilation：SIMV）（図15）

SIMV は自発呼吸の中に，自発呼吸の開始努力に合わせて間欠的に強制換気を行うモードである．強制換気には従量式，従圧式のいずれもが使用できる．強制換気を受けない自発呼吸時に Pressure Support を加えることも可能である．従量式では，自発呼吸がない場合（呼吸停止した場合）にも設定換気量の保障がある点が長所であるが，補助呼吸の際に，患者の呼吸パターンと設定した換気パターンが合わない場合（ファイティング）があるのが短所である．一方，従圧式は，従量式に比して，気道内圧を上げずに呼吸管理をすることができるので，肺コンプライアンスが低い ARDS や気道抵抗が大きい喘息重積発作などでは同調性がよく，ガス交換に有利である．欠点は肺コンプライアンスや気道抵抗により換気量が変動するため，一定の換気量が保障されない点である．

4 ALI/ARDS に対する新しい部分的補助換気

a 気道圧開放換気（airway pressure release ventilation：APRV）（図16）

1987年に紹介された APRV は，高低2つの CPAP 圧を吸気・呼気相として変動させることにより換気量を増加させる部分的

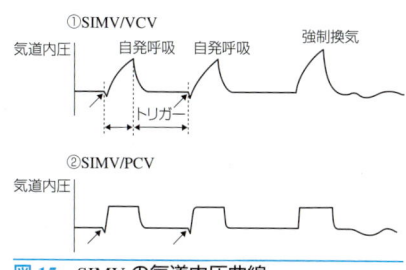

図15 SIMV の気道内圧曲線

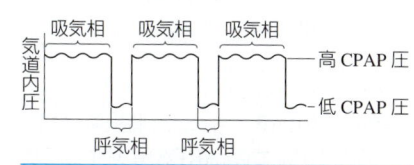

図16 APRV の気道内圧曲線

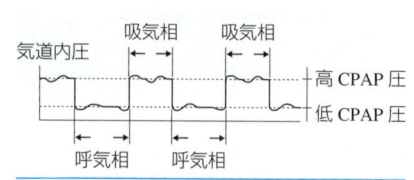

図17 BIPAP の気道内圧曲線

補助換気モードである．気道内圧の異常な上昇を防げるので VALI を回避できるモードとして注目されている．設定するのは高低2つの CPAP 圧とそれぞれの持続時間である．呼気相は自発呼吸の呼気時の肺胞虚脱を防ぐためにごく短時間（0.5～1秒）に設定する．吸気相圧から呼気相圧へ気道圧が開放されることでの換気補助が期待できる．自発呼吸の存在が前提条件であり，また，換気補助能力に限界がある点が適応上の制約である．

b 二相性（気道）陽圧呼吸（biphasic positive airway pressure：BIPAP）（図17）

1989年に紹介された換気モードで，APRV と同様に高低2つの CPAP 圧を交互に繰り返す．APRV との相違点は，低 CPAP 圧の時間（呼気相）が長くなっており，呼気相でも自発呼吸が可能なことである．

表2　NPPVの適応

急性呼吸不全	慢性呼吸不全
COPDの急性増悪 喘息 肺結核後遺症の急性増悪 間質性肺炎 心原性肺水腫 胸郭損傷 免疫不全に伴う呼吸不全 ARDS/ALI, 重症肺炎	拘束性換気障害 COPD(慢性期) 慢性心不全におけるチェーン・ストークス呼吸 肥満低換気症候群 神経筋疾患

(文献3より引用)

APRV，BIPAPともに急性肺損傷(ALI)/急性呼吸窮迫症候群(ARDS)に対する予後改善効果は確立されていない．

5　非侵襲的陽圧換気療法(NPPV)[3]

気管内挿管などによる気道確保を行わず，鼻あるいは顔マスクにより換気補助を行う方法である．気管内挿管を回避することで，それに伴う合併症(人工呼吸器関連肺炎，副鼻腔炎など)を防ぐことができ，マスクをはずせば，飲食・会話も可能である．また，多くの場合，鎮静薬の使用も不要である．NPPVは表2に示すように急性・慢性呼吸不全の両方に適応がある．急性呼吸不全の場合は，表3の導入基準を満たした場合に開始となる．換気モードには以下の4つのモードがある．

① S(spontaneous)：自発呼吸のみを補助する．いわゆるPressure Support + PEEPに相当する．

② S/T(spontaneous/timed)：主として自発呼吸を補助するが，一定時間自発呼吸のない場合にはバックアップ呼吸が始まる．

③ T(timed)：設定した呼吸数，吸気時間の割合での調節換気で，いわゆるPCVに相当する．

④ CPAP：吸気呼気時ともに一定の圧をかける．

表3　急性呼吸不全におけるNPPVの導入基準

・高度の呼吸困難を認める．
・酸素療法・薬物療法に反応不良である．
・吸気補助筋の著しい活動性，奇異性呼吸を認める．
・呼吸性アシドーシス(pH < 7.35)，高二酸化炭素血症($PaCO_2$ > 45 mmHg)．
・胸部X線検査で自然気胸を除外していること．

(文献3より引用)

表4　急性呼吸不全の場合のNPPVの許容限界

・呼吸性アシドーシスの悪化
・意識レベルの悪化，不穏
・低血圧や重篤な不整脈などの循環動態不安定
・喀痰喀出困難，誤嚥
・酸素化の不良

(文献3より引用)

NPPVには許容限界がある．急性呼吸不全の場合は，表4に示す項目の1つでもあてはまれば侵襲的陽圧人工呼吸への移行を考慮する．

6　ウィーニングの仕方

2001年にAmerican College of Chest Physicians，American Association of Respiratory Care，American College of Critical Care Medicineの3学会は，エビデ

表5 ウィーニングを考慮できる基準

- **客観的測定項目**
  ① 適切な酸素化（$FiO_2 \leqq 0.4$ で $PaO_2 \geqq 60$ mmHg，$PEEP \leqq 5 \sim 10$ cmH$_2$O，$PaO_2/FiO_2 \geqq 150 \sim 300$）
  ② 安定した循環動態（心拍数 $\leqq 140/$ 分，安定した血圧，昇圧剤の使用がないか少量の使用）
  ③ 体温 < 38℃
  ④ 呼吸性アシドーシスがない
  ⑤ 適切な Hb 値（$Hb \geqq 8 \sim 10$ g/dL）
  ⑥ 適切な精神状態（覚醒している，$GCS \geqq 13$，鎮静剤の持続点滴の使用なし）
  ⑦ 安定した代謝状態（正常な電解質値）
- **臨床評価項目**
  ① 原因疾患の急性期症状が改善している
  ② 主治医が離脱可能と判断している
  ③ 十分な咳が可能

（文献4より引用）

表6 自発呼吸テストの成功・失敗の基準

- **成功の客観的基準**
  ① ガス交換が適切（$SpO_2 \geqq 85 \sim 90\%$，$PaO_2 \geqq 50 \sim 60$ mmHg，$pH \geqq 7.32$，$PaCO_2$ の上昇 $\leqq 10$ mmHg）
  ② 循環動態が安定（心拍数 $< 120 \sim 140/$ 分，心拍数の増加 $\leqq 20\%$，収縮期血圧 $< 180 \sim 200$ かつ，90 mmHg，血圧の変動 $\leqq 20\%$，昇圧剤の使用なし）
  ③ 安定した換気パターン（呼吸数 $\leqq 30 \sim 35/$ 分，呼吸数の増加 $\leqq 50\%$）
- **失敗の臨床的基準**
  ① 精神状態の悪化（傾眠，昏睡，興奮，不安）
  ② 呼吸困難感の出現または悪化
  ③ 発汗
  ④ 呼吸仕事量の増加の兆候（呼吸補助筋の使用，奇異呼吸）

（文献4より引用）

ンスに基づいたウィーニングのガイドラインを発表した[4]．表5にウィーニングを考慮できる基準を示す．これらの基準を満たせば，ウィーニングが可能かの評価を開始することができる．ガイドラインではウィーニング可能かの評価として自発呼吸テストを行うことを推奨している．自発呼吸テストは①T-piece を介しての自発呼吸，②CPAP 圧 5 cmH$_2$O で Pressure Support なしの状態での自発呼吸，という2つの方法がある．自発呼吸環境を患者が許容できるかどうかを呼吸パターン，ガス交換ならびに循環動態の安定性，患者自身の安楽度で評価する．表6に自発呼吸テストの成功・失敗の基準を示す．評価時間は30分以上2時間以内で十分であり，2時間以上行っても成績に影響しない．自発呼吸テストに失敗した場合は，その原因を究明し，翌日再度試みる．

文献

1) 救急医学 9 月臨時増刊　呼吸管理プラクティカルガイド．へるす出版，2010
2) 谷口博之：人工呼吸器の初期設定．宮城征四郎(編)，人工呼吸器の初期設定—呼吸器病レジデントマニュアル．第 4 版，医学書院，2009；188-205
3) 日本呼吸器学会 NPPV ガイドライン作成委員会：NPPV(非侵襲的陽圧換気療法)ガイドライン．南江堂，2006
4) Evidence-Based Guidelines for Weaning and Discontinuing Ventilatory Support. *Chest* 2001 supplement；120：375S-395S

がん・感染症センター都立駒込病院呼吸器内科　**中原善朗，岡村　樹**

7 在宅人工呼吸療法

1 基本的な考え方

わが国における在宅人工呼吸症例数は，図1に示すように在宅での非侵襲的陽圧換気療法（noninvasive positive pressure ventilation：NPPV）が保険適用となった1998年以降から急激に増加し，2007年度の全国調査では16,200症例と報告されている．この内，約86％の14,000症例がNPPVであり，気管切開下陽圧換気療法（tracheostomised positive pressure ventilation：TPPV）は絶対数では著変はないが，相対的には減少している[1]．

在宅NPPVの基礎疾患としては，COPDが29％と最多で，次いで神経・筋疾患25％，肺結核後遺症21％，睡眠時無呼吸症候群10％，後側弯症5％などであった．一方，在宅TPPVの基礎疾患では，77％が神経・筋疾患であった[1]．

近年の在宅人工呼吸症例の増加は，COPDや肺結核後遺症などの呼吸器疾患によるII型慢性呼吸不全に対する在宅NPPVの増加が主因と考えられる．従来は，低酸素血症に対する酸素療法のみで，高二酸化炭素血症に対する有効な治療手段のなかったII型慢性呼吸不全において，換気補助療法であるNPPVは高二酸化炭素血症を是正することにより，患者の自覚症状の改善と安定した自宅療養の継続を可能とし，患者のQOLの向上が期待できる．しかし，在宅人工呼吸においては，患者および家族（介護者）の精神的・経済的負担は，NPPVであっても決して軽いものではない．また，わが国においては，在宅人工呼吸（特にTPPV）の支援体制が不十分であり，単に生理学的パラメータのみで在宅人工呼吸の適応を決定してはいけない．

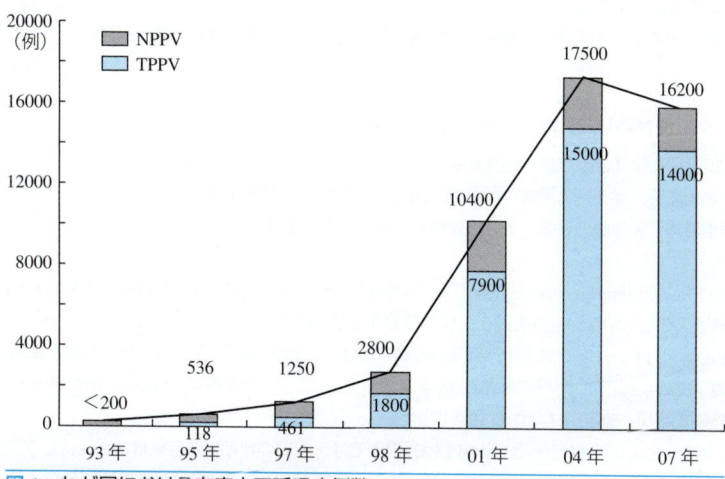

図1 わが国における在宅人工呼吸症例数
（文献1より引用）

2 適応

a 前提条件

患者および家族（介護者）が，病状と在宅人工呼吸の必要性・意義を理解していることが必須である．次に経済的に実施可能か，マンパワーが足りているかの検討が必要である．NPPVは，患者自身がマスクの着脱と人工呼吸器の操作をすることができれば，独居でも実施可能である．しかし，多くの場合が生命維持を主目的として行われるTPPVでは，介護者なしに実施することは不可能である．TPPVの実施においては，介護技術を習得した複数の介護者の確保と少なくとも実施病院・往診医（地域主治医）・訪問看護ステーション・医療ソーシャルワーカー・酸素および人工呼吸器業者で構成されるチーム医療による支援体制を整えることが必要である．

b NPPVの適応条件

表1，2に日本呼吸器学会のNPPVガイドラインに記載されている拘束性換気障害とCOPDによるⅡ型慢性呼吸不全に対する適応条件を示す[2]．

c TPPVの適応基準

TPPVの基礎疾患の多くは，神経・筋疾患であり，肺胞低換気の進行により$PaCO_2$の上昇と自覚症状，夜間睡眠時の低酸素血

表1 拘束性換気障害（慢性期）におけるNPPVの適応条件

○自・他覚症状として，起床時の頭痛，昼間の眠気，疲労感，不眠，昼間のイライラ感，性格変化，知能の低下，夜間頻尿，労作時呼吸困難，体重増加・頸静脈の怒張・下肢の浮腫などの肺性心の徴候のいずれかがある場合，以下の(a)，(b)の両方あるいはどちらか一方を満たせば長期NPPVの適応となる．
　(a)昼間覚醒時低換気（$PaCO_2 > 45$ mmHg）
　(b)夜間睡眠時低換気（室内気吸入下の睡眠で$SpO_2 < 90\%$が5分間以上継続するか，あるいは全体の10%以上を占める）
○上記の自・他覚症状のない場合でも，著しい昼間覚醒時低換気（$PaCO_2 > 60$ mmHg）があれば，長期NPPVの適応となる．
○高二酸化炭素血症を伴う急性増悪入院を繰り返す場合には長期NPPVの適応となる．

（文献2より引用）

表2 COPD（慢性期）におけるNPPVの適応条件

①あるいは②に示すような自・他覚症状があり，③の(a)〜(c)いずれかを満たす場合．
　①呼吸困難感，起床時の頭痛・頭重感，過度の眠気などの自覚症状がある．
　②体重増加・頸静脈の怒張・下肢の浮腫などの肺性心の徴候
　③
　(a) $PaCO_2 \geqq 55$ mmHg：$PaCO_2$の評価は，酸素吸入症例では，処方流量下の酸素吸入時の$PaCO_2$，酸素吸入をしていない症例の場合，室内空気下で評価する．
　(b) $PaCO_2 < 55$ mmHgであるが，夜間の低換気による低酸素血症を認める症例，夜間の酸素処方流量下に終夜睡眠ポリグラフ（PSG）あるいはSpO_2モニターを実施し，$SpO_2 < 90\%$が5分間以上継続するか，あるいは全体の10%以上を占める症例．
　　　また，OSAS合併症例で，nasal CPAPのみでは，夜間の無呼吸，自覚症状が改善しない症例．
　(c) 安定期の$PaCO_2 < 55$ mmHgであるが，高二酸化炭素血症を伴う急性増悪入院を繰り返す症例．

OSAS：閉塞型睡眠時無呼吸症候群　　　　　　　　　　　　　　　　　　　　　　（文献2より引用）

症の悪化を認める．24時間の人工呼吸が必要でなく，自力で痰を喀出でき，誤嚥のリスクが低い初期にはNPPVで在宅人工呼吸を開始する．病状が進行し，ほぼ24時間継続の人工呼吸が必要，自力での痰の喀出が困難，誤嚥性肺炎を繰り返すの内の少なくとも1つが該当すれば，気管切開を実施しTPPVに変更する．一方，在宅TPPVの禁忌として，AARC (American Association for Respiratory Care)のガイドラインでは，患者本人が在宅療養に同意していない，病状が不安定，介護技術を習得した介護者が2人未満，吸入気酸素濃度(FiO_2)が40％を超える，呼気終末陽圧(PEEP)が10 cm H_2Oを超えるなどを挙げている[3]．

3 在宅人工呼吸で使用される人工呼吸器と設定条件

a NPPV

電源のみで駆動でき，吸気圧と呼気圧を設定する従圧式(bilevel positive airway pressure：Bilevel PAP)のNIPネーザルIII, Bi-PAP harmony, NightStar 330などが使用されている．鼻もしくは顔マスクを用い，酸素吸入が必要な場合は，酸素供給装置（例：酸素濃縮装置）からマスクまたは回路の酸素ポートに酸素を流す（吸入気酸素濃度FiO_2は測定できない）．図2にNPPVの模式図を示す．また，拘束性換気障害とCOPDによるII型慢性呼吸不全におけるNPPVの設定条件の一例を表3, 4に示す[4]．

b TPPV

閉鎖回路による従量式人工呼吸器が使用されることが多い．代表的な機器としては，LP 10, LTV 950, Achieva Plusなどがある．設定条件は，動脈血液ガス値を参考に，1回換気量，呼吸回数，酸素流量を決定する．

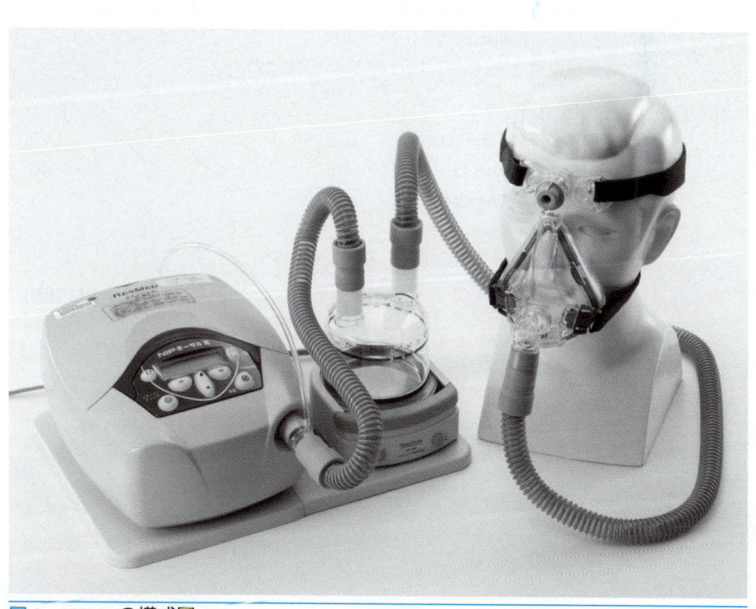

図2 NPPVの模式図
（NIPネーザルIII＋加湿器＋フルフェイスマスク）

表 3 拘束性換気障害(慢性期)における NPPV の設定条件

方法1	1. モード：T モード 2. IPAP(吸気圧)：12 〜 22 cmH$_2$O 3. EPAP(呼気圧)：4 〜 5 cmH$_2$O 4. 換気回数(f)：22 〜 30 回 / 分 5. 吸気時間率：40 〜 45% 6. 吸入酸素量：マスクのポートより 1 〜 4 L/ 分
方法2	1. モード：S モード(ST モード) 2. IPAP(吸気圧)：10 〜 18 cmH$_2$O 3. EPAP(呼気圧)：4 〜 6 cmH$_2$O 4. 1%max：1.2 秒，1%min：0.8 秒 5. バックアップの換気回数(f)：自発呼吸数より 2 呼吸少ない回数 6. バックアップ吸気時間率：40 〜 45% 7. 吸入酸素量：マスクのポートより 1 〜 4L/ 分

(文献 4 より引用)

表 4 COPD(慢性期)における NPPV の設定条件

方法1	1. モード：S モード(ST モード) 2. IPAP：8 〜 14 cmH$_2$O 3. EPAP：4 〜 6 cmH$_2$O 4. 1%max：1.5 秒，1%min：0.6 秒 5. バックアップの換気回数(f)：自発呼吸数より 2 〜 4 呼吸少ない回数 6. バックアップ吸気時間率：25 〜 40% 7. 吸入酸素量：マスクのポートより 2 〜 6L/ 分
方法2	1. モード：T モード 2. IPAP：12 〜 18 cmH$_2$O 3. EPAP：4 〜 6 cmH$_2$O 4. 換気回数(f)：20 〜 24 回 / 分 5. 吸気時間率：25 〜 40% 6. 吸入酸素量：マスクのポートより 2 〜 6 L/ 分

(文献 4 より引用)

第7章 研修で学ぶべき処置，治療法

在宅酸素療法・人工呼吸法指示書

・新規
・再開
・変更

科：主治医名　　　印

医師 ⇨ ・用度係 ⇨ ・医事担当 ⇨ ・医療相談室
（業者発注）・看護相談

保険　自費

登録番号
氏　名
生年月日
性　別
発行日

氏名		電話番号	（　）
住所	〒		

基礎疾患（該当に○）：
慢性肺気腫　・　慢性気管支炎　・　肺結核後遺症　・　気管支拡張症
肺線維症（原因不明　・　膠原病：　　　・　その他：　　　）
原発性肺癌（手術有　・　術後低肺機能　・　終末期）
その他（　　　　　）

※保険適応の基準
・高度慢性呼吸不全 ─ 動脈血酸素分圧 55mmHg 以下の者
　　　　　　　　　└ 動脈血酸素分圧 60mmHg 以下で睡眠時又は運動負荷時に著しい低酸素血症を来す者
・肺高血圧症

合併症		肺性心	有・無

呼吸困難度（大気吸入下）　Huge-Jones：　1　2　3　4　5
全身状態　（酸素吸入下）　Performance-Status：　0　1　2　3　4

身長　　cm　体重　　kg　ヘモグロビン Hb　　g/dl　アルブミン　　g/dl

呼吸機能（　年　月　日）　VC　　ml・%VC　　FEV1　　ml・FEV1%
血液ガス値大気吸入（　年　月　日）　PH　　PaO2　　PaCO2　　SaO2
酸素吸入（　l/分　　年　月　日）　PH　　PaO2　　PaCO2　　SaO2

酸素供給装置　設置用：濃縮器（機種：　　）・液体酸素　　携帯用：ボンベ（機種：　　）・液体酸素

人工呼吸器
機　種：NIP ネーザル・Bi-PAP
マスク：鼻マスク（種類とサイズ　　　）
　　　　フェイスマスク（種類とサイズ　　　）
モード：S・S/T・T
IPAP：　　cmH2O　　EPAP：　　cmH2O
呼吸数：　回/分　　%IPAP：　　%　酸素：　l/分
加温加湿器：有・無　　チンストラップ：有・無
使用時間：夜間　　時間・日中　　時間

酸素吸入流量　安静時（　l/分）　睡眠時（　l/分）　労作時（　l/分）
酸素吸入時間　常時（24時間）・労作時（　時間）・睡眠時（　時間）・他（　）
装置設置予定日　　年　月　日　午前／午後　　在宅酸素療法開始日　　年　月　日

※　診療の補助に関する指示：

※　療法上のケアーに留意するべき事項：

図3　在宅人工呼吸療法指示書（NPPV用，在宅酸素療法指示書をかねる）

4 費用

表5に，わが国における在宅人工呼吸療法の保険診療点数を示す．

5 在宅人工呼吸療法指示書

図3に，在宅人工呼吸療法指示書の一例（NPPV用，在宅酸素療法指示書を兼ねる）を示す．指示書は医師と医療施設事務方が協議して作成し，人工呼吸器の設定に必要な事項に記入漏れのないようにする．

表5 在宅人工呼吸療法の保険診療点数
（2011年3月現在）

- ●在宅人工呼吸指導管理料　　　　2,800点
- ●人工呼吸器加算
  1. 陽圧式人工呼吸器（TPPV）　7,000点
  2. 人工呼吸器（NPPV）　　　　6,000点
- ●算定例
  1. NPPV　　2,800＋6,000＝8,800点
  2. NPPV＋在宅酸素療法（酸素濃縮装置）
     2,800＋6,000＋4,000＝12,800点
  3. NPPV＋在宅酸素療法（酸素濃縮装置＋携帯用酸素ボンベ＋呼吸同調式デマンドバルブ）
     2,800＋6,000＋4,000＋880＋300
     ＝13,980点

文献

1) 石原秀樹〜，ほか：在宅呼吸ケアの現状と課題―平成19年度全国アンケート調査結果―．労働科学研究費補助金難治性疾患克服事業呼吸不全に関する調査研究班，平成19年度研究報告書，2007；60-63
2) NPPV（非侵襲的陽圧換気療法）ガイドライン．日本呼吸器学会NPPVガイドライン作成委員会，南江堂，2006
3) AARC Clinical Practice Guideline. Long-Term Invasive Mechanical Ventilation in the Home—2007 Revision & Update. Respir Care. 2007；**52**(1)：1056-1062
4) 大井元晴〜，ほか：NPPVとその管理法．第15回3学会合同呼吸療法認定士 認定講習会テキスト，3学会合同呼吸療法認定士認定委員会，2010；347-358

がん・感染症センター都立駒込病院呼吸器内科　**岡村　樹**

8 在宅酸素療法

1 基本的な考え方

　在宅酸素療法（Home Oxygen Therapy：HOT，欧米では Long-Term Oxygen Therapy：LTOT）は，主として治癒が不可能な慢性呼吸器疾患（悪性疾患も含む）を基礎疾患とする慢性呼吸不全患者に対して，生命予後の延長，さらには生活の質（QOL）の改善を目的として実施する治療手段である．慢性呼吸不全ではない患者の呼吸困難感の改善を目的に，安易に実施してはいけない．わが国では，1985 年に保険診療適用となって以来広く普及し，2010 年には推定で約 15 万人の患者が HOT を行っている．慢性呼吸不全患者の QOL を改善させるためには，多職種によるチーム医療体制の下に，患者・家族の教育，薬物療法，呼吸理学療法，栄養療法，心理療法，精神的支援などとともに，包括的呼吸リハビリテーションとして HOT を実施することが重要である．

2 適応

　1 回のみの動脈血液ガスやパルスオキシメータの測定値で，HOT の適応を決定すべきではない．原則として，入院の上検査を行い，酸素吸入以外の治療手段もよく検討し，適応を決定すべきである．また，患者および家族に HOT の必要性と目的をよく説明し，理解・承諾の上で開始しないと，実際には自宅ではほとんど酸素を吸入しなかったり，かえって HOT が精神的な負担となって自宅内に引きこもってしまうようなケースがあるので，注意が必要である．**表 1** に，わが国における HOT の保険診療適用基準を示す．

表 1 在宅酸素療法の保険適用基準
（2011 年 2 月現在）

1. チアノーゼ型先天性心疾患
2. その他の場合
　a）高度慢性呼吸不全
　　安静時 PaO_2 55 Torr 以下の患者
　　安静時 PaO_2 60 Torr 以下で睡眠時または運動負荷時に著しい
　　低酸素血症をきたす患者
　b）肺高血圧症
　c）慢性心不全
　　NYHA Ⅲ度以上で，睡眠時の Cheyne-Stokes 呼吸がみられ，無呼吸低呼吸指数が 20 以上であることが睡眠ポリグラフィー上確認されている患者

＊適応患者の判定にパルスオキシメータによる SpO_2 を用いることができる

3 導入の実際

a 酸素吸入流量の決定

　酸素吸入流量は，安静時・労作時（歩行時）・睡眠時の 3 つの状況において決定する必要がある．安静時については，PaO_2 65 ～ 75 Torr を目安に酸素吸入流量を決定する．大気吸入下で $PaCO_2$ の上昇（45 Torr 以上）が認められる患者では，酸素吸入によるさらなる $PaCO_2$ の上昇に注意する必要がある．労作時と睡眠時については，パルスオキシメータにて歩行時と夜間睡眠時の酸素飽和度をモニターし，SpO_2 90 ～ 95% を保つように酸素吸入流量を決定する．

b 酸素供給装置

1) 設置型酸素供給装置

　酸素濃縮装置と液体酸素装置の 2 種類がある．わが国では，HOT 患者の 90% 以上が吸着型酸素濃縮装置を使用している[1]．

図1に吸着型酸素濃縮装置の一例を示す．液体酸素装置は，携帯用容器に小型・軽量の機種があり，外出の頻度の多い患者で使用されている．図2に液体酸素装置の一例を示す．設置型に酸素濃縮装置，携帯用に液体酸素装置を使用することは，わが国の保険診療では認められていない．それぞれの酸素供給装置の性能比較を表2に示す．

2) 携帯用酸素供給装置

高圧酸素ボンベと液体酸素装置の2種類がある．携帯用酸素供給装置は，患者の日常生活活動範囲（ADL），ひいてはQOLに大きく影響する．小型，軽量，長時間使用可能，取り扱いが簡便などの条件を満たすものが望まれる．現在では，小型，軽量，長時間使用可能を目的として，携帯用酸素供給装置に酸素節約機器を取り付けるのが一般的である．酸素節約の機器としては，リザーバー付き鼻カニュラ，呼吸同調型酸素供給調節器，経気管酸素投与の3つがあるが，わが国では主に呼吸同調型酸素供給調節器が使用されている．図3に呼吸同調型酸素供給調節器付き携帯用酸素ボンベを示す．呼吸同調型酸素供給調節器は，デマンドバルブにより吸気初期にのみ酸素を供給するもので，酸素節約率は機種により1/2〜1/7と報告されている．しかし，呼吸同調型酸素供給調節器の中には，連続流と同じ酸素吸入流量に設定した場合，労作による呼吸数増加に対応して1回の吸気酸素量が減少して低酸素血症をきたす機種がある．逆に労作時の呼吸数増加により毎分の酸素使用量が増えた結果，予測よりも早くに供給装置の酸素がなくなってしまう機種もある．HOT開始前に実際に労作時（歩行時）に使用して，適切な酸素吸入流量を設定する必要がある．

c 患者および家族の教育

HOT開始前に，少なくとも①病状の説明，②HOTの必要性と目的，③酸素吸入流量と吸入時間，④酸素供給装置の使い方，⑤酸素の危険性について教育する必要がある．教育はHOT開始後も必要に応じて継続しなければならない．

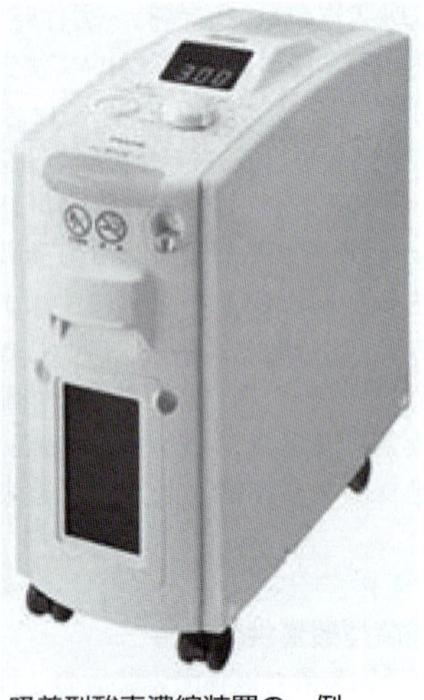

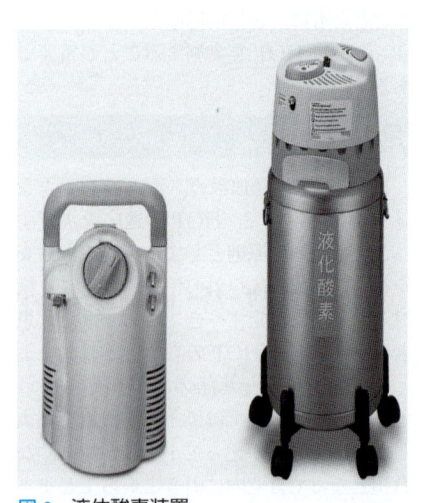

図1 吸着型酸素濃縮装置の一例
ハイサンソ3R，寸法：幅230×奥行553×高さ537 mm，重量：26.5 Kg，運転音：30 dB以下

図2 液体酸素装置
左：携帯用ヘリオス，重量0.41 Kg，気体換算酸素容量329 L．
右：設置型ヘリオスリザーバー，重量49.9 Kg，気体換算酸素容量39.790 L

表2　酸素供給装置の性能比較

酸素供給装置	吸着型酸素濃縮装置	液体酸素装置
酸素濃度	87〜96%	100%
吸入流量	〜7 L/分	〜10 L/分
酸素容量(気体)	無限	約31,000〜40,000 L
酸素充填の頻度(1日連続使用)	不要	40 L容器で1 L/分吸入時，24日に1回
携帯用としての使用	一般には不可能	可能
携帯用容器への移充填	不可能	家庭で可能
自然蒸発	なし	あり(内容量の2〜3%/日)
騒音	わずかにあり	なし
動力	電気(電気代必要)	不要
火気と装置の距離	法定2 m	法定2 m(移充填時5 m)
保険診療点数	4,000点	3,970点

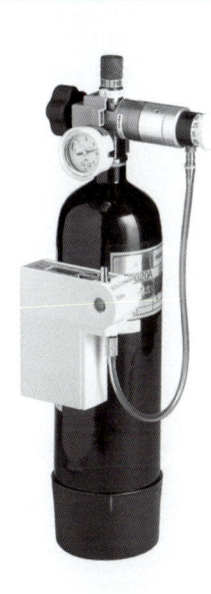

図3　呼吸同調型酸素供給調節器付き携帯用酸素ボンベ

4　費用

表3に，わが国におけるHOTの保険診療点数を示す．

5　在宅酸素療法指示書

在宅人工呼吸療法の図3を参照されたい．

表3　在宅酸素療法の保険診療点数(2011年2月現在)

●在宅酸素療法指導管理料	2,500点
●酸素濃縮装置加算	4,000点
●携帯用酸素ボンベ加算	880点
●デマンドバルブ加算	300点
●設置型液体酸素装置加算	3,970点
●携帯用液体酸素装置加算	880点

算定例1．酸素濃縮装置＋携帯用酸素ボンベ＋デマンドバルブ使用
　　＝2,500＋4,000＋880＋300＝7,680点
算定例2．液体酸素装置(設置型＋携帯用)＋デマンドバルブ使用
　　＝2,500＋3,970＋880＋300＝7,650点

文献

1) 日本呼吸器学会肺生理専門委員会在宅呼吸ケア白書ワーキンググループ編集，在宅呼吸ケア白書 2010. 日本呼吸器学会，メディカルレビュー社，2010

がん・感染症センター都立駒込病院呼吸器内科　**岡村　樹**

第8章

特別な注意を要する患者グループ

1 妊婦と呼吸器病

Don't Forget!

- 食生活の欧米化，妊婦の高齢化に伴い肺塞栓症は増加している．
- 妊婦でも積極的にインフルエンザワクチン接種および治療を行う．
- 妊娠がショックに陥った場合は必ず左側臥位をとらせる．

1 基本的な考え方

妊婦の呼吸障害としては，突発的な胸痛・呼吸困難を呈し，極めて進行の早い重篤な病態から，息苦しさを訴え，頻呼吸や頻脈を呈する程度の病態まで様々である．妊娠との合併で重篤な疾患としては，肺塞栓症，肺水腫，各種の呼吸器疾患などがあげられるが，身近な疾患としてインフルエンザ対策にも留意したい．

急性呼吸不全の主症状は，胸痛・呼吸困難である．程度の差こそあれ，これらの症候をきたす疾患は重症疾患であるので，迅速かつ適切な診断と治療が要求される．検査としては，まず血圧，脈拍，尿量，意識状態，体温などバイタルサインの確認と同時に心電図，胸部 X 線撮影，動脈血ガス分析，血液検査（血算，生化学，凝固線溶系，CRP など）を行い，適宜超音波検査，胸部 CT，場合によっては肺動脈造影や肺血流シンチ（肺塞栓症を疑う場合）を施行する．酸素飽和度をパルスオキシメーターでモニターすることも大切である．これらの所見および臨床症状により各疾患の鑑別は可能である．

2 肺塞栓症

静脈血栓塞栓症（venous thromboembolism：VTE）はこれまでわが国では比較的まれであるとされていたが，生活習慣の欧米化などに伴い近年急速に増加し，その発症頻度は欧米に近づいている．VTE で臨床的に問題となるのは，深部静脈血栓症（deep vein thrombosis：DVT）とそれに起因する肺塞栓症（pulmonary embolism：PE）である．PE は DVT の一部に発症する疾患であるが，一度発症するとその症状は重篤であり致命的となるので，急速な対処が必要となる．

妊娠中は，①血液凝固能亢進，線溶能低下，血小板活性化，プロテイン S 活性低下，②女性ホルモンの静脈平滑筋弛緩作用，③増大した妊娠子宮による腸骨静脈・下大静脈の圧迫，④帝王切開などの手術操作による総腸骨静脈領域の血管内皮障害および術後の臥床による血液うっ滞，などの理由で VTE が生じやすくなっている．発症時期は妊娠初期と後半期および産褥期の 3 相性のピークがあるが，近年，わが国でも妊娠中発症，特に妊娠初期発症が多い．妊娠初期の発症ピークが大きい理由は，エストロゲンによる血液凝固因子の増加，重症妊娠悪阻による脱水と安静臥床，さらには先天性凝固阻止因子異常の顕性化などが考えられる．日本人に最も多い先天性凝固阻止因子異常はプロテイン S 欠乏症であるが，妊娠中は正常でもプロテイン S 活性が低下し血栓形成傾向となる．

高リスク妊婦は，血栓症の家族歴・既往歴，抗リン脂質抗体陽性，肥満，高齢妊娠，長期ベッド上安静（重症妊娠悪阻・切迫流産・切迫早産・妊娠高血圧症候群重

症・多胎妊娠・前置胎盤など)，帝王切開術後，習慣流産(不育症)・子宮内胎児死亡・子宮内胎児発育不全・常位胎盤早期剥離などの既往，血液濃縮，著明な下肢静脈瘤などである．高リスク患者では，入院時または手術前にVTEの評価を行い，リスクに応じた予防法(理学的予防法や抗凝固療法)を行う．

PEで最も多い症状は，突然発症する胸部痛と呼吸困難であるが，軽い胸痛，咳嗽から血痰やショックを伴い失神するものまで多彩である．わが国の急性PEの死亡率は20〜30%とされ，特に心原性ショックを呈した症例ほど死亡率は高い．治療の基本は，呼吸および循環管理である．酸素投与下で，血圧に応じて薬物療法(塩酸ドパミン，塩酸ドブタミン，ノルアドレナリンなど)を行う．血圧・右心機能ともに正常である場合には，未分画ヘパリンによる抗凝固療法のみで治療可能である場合が多い．しかし，治療の中心は薬物的抗血栓療法であり，重症度により抗凝固療法と組織プラスミノーゲンアクチベータによる血栓溶解療法とを使い分ける．出血リスクが高い場合には非永久留置型下大静脈フィルターやカテーテル治療により薬物治療の効果を補い，重症例では経皮的心肺補助や外科的血栓摘除術も選択する．PEが疑われたら高次医療センターやICUへ速やかに搬送し，循環器専門医，麻酔科医，胸部外科専門医などによる集学的治療が必要である．なお，妊娠中にPEが発症しても治療により軽快した場合は妊娠継続も経腟分娩も可能である．安易な人工妊娠中絶は避ける．

3　過換気症候群

過換気とは二酸化炭素産生の要求以上に肺胞換気が増加し，動脈血二酸化炭素分圧($PaCO_2$)が低下した状態(hypocapnea)である．過換気症候群は，過換気による呼吸性アルカローシスと，それによる様々な臨床症状を呈する症候群であり，その発症要因には心理的因子が強く関与している．妊娠は過換気症候群の危険因子であり，特に心身症的な背景をもつ妊婦，生理的アルカローシスにある産婦に発症しやすい．

陣痛発来後，子宮収縮による痛みや不安・懸念のため呼吸数がさらに増加し$PaCO_2$が20 mmHg前後まで低下すると，呼吸性アルカローシスの状態に陥り，しびれ，痙攣などの症状を起こす．特徴的な症状を呈する場合診断は容易である．病歴として誘因となる精神的なストレスがあり，不安が強く，呼吸頻回であるが，明らかな胸部症状がない場合本症候群を疑う．

初期対応としては，まず呼気再呼吸法である．発作時には紙袋による呼気再呼吸(paper bag rebreathing)，息こらえが簡便な治療法である．ペーパーバッグ法は，5〜10 Lの紙袋を用いて患者の鼻と口を覆うようにして中の空気を再呼吸させることにより血中CO_2分圧を上昇させ，呼吸性アルカローシスを軽減させる．酸素投与は逆効果である．心理療法により患者の精神的緊張を取り除き，疼痛を取り除けば寛解することもある．患者の不安感が強く，上記の処置が無効な時は，ジアゼパム5〜10 mg筋(静)注，フェノバルビタール100 mg皮下(筋)注する．発作の予防としては，抗うつ薬が有効である．

4　仰臥位低血圧症候群

妊娠末期に妊婦が仰臥位をとった場合，増大した妊娠子宮により下大静脈が圧迫され，右心系への静脈還流の減少に伴い心拍出量が減少し，低血圧およびそれに伴う頻脈・悪心・嘔吐・冷汗・呼吸困難などを呈するものをいう．

仰臥位からの体位変換により下大静脈の圧迫を解除することが根本的な治療法となる．特に左側臥位への体位変換が，下大静脈の解剖学的位置関係からしても有効であ

る．また，仰臥位はできるだけ避けるようにする．腰椎麻酔時では予防処置を行わない場合は90％，予防処置を行っても50〜60％に本症候群が発症する．予防処置としては腰椎麻酔実施直前の大量輸液，左側への子宮偏位や右臀部の挙上等が有効である．

妊娠後期にショックとなったら側臥位にさせ，本症候群であるか否か判断しなければならない．なお本症候群はhypovolemiaを増悪させるので，妊娠後期の全てのショックに対しては側臥位をとらせるべきである．

5 肺水腫

肺水腫（pulmonary edema）は，肺胞内に水分が異常に貯留した状態である．肺毛細血管圧の上昇，膠質浸透圧の低下，毛細血管透過性の亢進などにより発症する．産科臨床では，妊娠高血圧症候群（従来の妊娠中毒症）重症，多胎妊娠，切迫早産治療のための β_2 刺激薬持続投与例などに時に合併する．また，ショック治療中にoverhydration気味となり，肺うっ血から肺水腫となる．この場合，代謝性心膜炎（心嚢水分貯留）もみられる．

症状としては，呼吸困難，頻脈，頻呼吸，咳嗽が出現し，進行すると泡沫状の痰がみられる．診断は，胸部X線では，すりガラス陰影や斑状陰影がみられ，心嚢水が貯留すると心拡大を伴う．動脈血ガス分析では，PaO_2 の低下がみられ，早期診断に有効である．早期には呼吸性アルカローシスのため $PaCO_2$ は低下するが，進行すると上昇する．

初期対応としては，胎児が子宮外生存可能な週数であれば全身麻酔下に帝王切開分娩を施行する．過剰輸液とならないよう水分を制限し，時間尿量が50〜100 mL以上確保されるように利尿薬（フロセミド）を投与する．代謝性心膜炎を合併している場合には，ジギタリス投与も考慮する．

6 インフルエンザ

a 妊婦へのインフルエンザワクチン接種の安全性および有用性について

2000年〜2003年に約200万人の妊婦がインフルエンザワクチンを接種されたが，この期間に有害反応が報告されたのは，わずか20人に過ぎなかった．これらの有害反応には，接種部位反応9人と全身反応（発熱，頭痛，筋肉痛など）8人が含まれている．流産については3件が報告されたが，ワクチンは関連なかった．このほかにも妊娠中のインフルエンザワクチン接種の安全性を示した報告は多数ある．

インフルエンザワクチンは妊婦には安全であるというばかりでなく，妊婦および胎児にも大変有用である．妊婦はインフルエンザに罹患すると重症化しやすく，死亡率が高い．また，胎児の神経系は熱に弱く，妊娠前期の妊婦が高熱を呈すると神経管閉鎖障害の危険性は2倍に引き上がり，その他の出生異常も引き起こす．分娩時の母体の高熱もまた，新生児期・発達期での危険因子（新生児痙攣，脳症，脳性麻痺，新生児死亡など）となっている．また，母体にワクチンを接種すれば抗体が産生され，胎盤を通じて胎児に移行する．その結果，新生児が出生後もインフルエンザから守られる．母体のためにも，胎児のためにも，新生児のためにも，妊婦および授乳婦にはインフルエンザワクチンが必要である．なお，ワクチン接種は全妊娠期間で安全であると考えられている．

b 妊婦へのオセルタミビル（タミフル®）の必要性

妊婦において高熱が継続すると胎児の神経系にダメージが発生する可能性があるため，妊婦がインフルエンザに罹患した場合，タミフル® を服用させて有熱期間を短縮させる必要がある．それ故，妊婦がインフルエンザを発症した時には迷わずタミフル®

を服用すべきである．また，インフルエンザ患者に曝露した時にもタミフル®やザナミビル（リレンザ®）による曝露後予防は必要である．曝露後予防をすることによってインフルエンザ発症を抑えることができれば胎児への悪影響を防ぐことができるからである．

c 妊娠中の一般的予防

妊婦であっても一般健康人と同様のインフルエンザ対策を実施すればよい．インフルエンザに罹患している人にはできるだけ近寄らないことが大切であるが，同居家族が罹患した場合には避けることができないので，患者に1m未満の距離まで近づく場合には外科用マスクを着用する．また，手洗いも大切であり，患者に接触した後や外出後の手洗いを徹底する．

妊婦がインフルエンザワクチンを接種したとしてもインフルエンザ感染を完全には防ぐことはできないため，これらの対応はワクチン接種の有無にかかわらず，実施すべきである．なお，インフルエンザは換気が良い部屋では飛沫感染しかしないが，換気が悪いと空気感染することがあるので，換気に十分に気をつけることが大切である．

7 気管支喘息

気管支喘息は，気管支の攣縮や粘膜浮腫，粘稠な分泌物での広範かつ種々の程度の気道閉塞と気道の炎症に特徴づけられ，気道過敏性を基盤とした可逆性の気道狭窄を呈する疾患である．有病率からすれば妊娠中もっとも頻度の高い呼吸器疾患で，妊婦の3～7%にみられる．喘息による母児への直接的な影響はないが，重症発作時の低酸素症の程度によっては胎児機能不全や胎児死亡も起こりうるため，喘息のコントロールと重症化を避けることが重要である．妊娠期間中の喘息の重症度は，悪化が22%，不変が49%，改善が29%とまちまちである．なお，増悪する時期は妊娠24～36週に最も多く，分娩後3か月以内に約75%が妊娠前の状態に戻る．

喘鳴を伴う発作性の呼吸困難を主症状とするが，血液ガス，胸部X線などで診断する．特に $PaO_2 < 60$ mmHg の低下は，胎児に対して危険である．治療は，非妊婦の治療と同様に行う．使用する薬剤としてはステロイド薬・β刺激薬・抗アレルギー薬・テオフィリンである．妊娠中の管理は気道炎症を改善するための長期管理薬（コントローラー）と，喘息発作時の一時的な気道狭窄を改善するための発作治療薬（リリーバー）とに分かれる．長期管理薬では，吸入ステロイド薬としてフルチカゾン吸入（フルタイド®）100μg/1吸入×2回吸入/日が第一選択薬である．発作治療薬では，酸素吸入の上，吸入β刺激薬が第一選択薬で，塩酸プロカテロール吸入剤（メプチンエアー®）10μg/1吸入×1～2吸入/回，頓用間隔4時間以上を行う．重症の場合は全身性ステロイド薬としてハイドロコルチゾン（ソルコーテフ®）100 mgを6～8時間ごと静注，またはメチルプレドニゾロン（ソルメドロール®）40～125 mg点滴静注やアミノフィリン250 mgの点滴静注などを行う．

なお，アドレナリンは子宮血管攣縮・催奇形性のため妊娠中は原則禁忌，プロスタグランジン $F_{2\alpha}$（プロスタルモンF®）・メチルエルゴメトリンマレイン酸塩（メテナリン®）は気管支攣縮を誘発するため使用しない．

8 肺結核

妊婦の肺結核は分娩までは安定するものの，分娩後に急激に悪化する例がみられ，新生児への危険も大きい．早期発見が重要であり，2週間以上続く咳，痰，発熱では本症を疑う．胸部X線検査，ツベルクリン反応またはクォンティフェロン®-TB，結核菌塗抹・培養検査およびPCRにて確定す

活動性の結核をもつ妊婦に対しては，妊娠週数にかかわらず治療を開始する．この場合，イソニアジド(INH)，リファンピシン(RFP)，エタンブトール(EMB)を用いる．ピラジナミド(PZA)については妊婦における結核の治療に使用されてはいるが，胎児における薬剤の効果に関するデータの報告はない．したがって，PZAはHIV感染女性の妊娠第2三半期以降には考慮してもよいが，そうでなければ避けるべきである．ストレプトマイシン(SM)は第8脳神経障害をきたすため禁忌である．催奇形性については，子宮内でRFPに曝露した胎児446人の3%で奇形(四肢短縮，中枢神経系異常，低プロトロンビン血症など)がみられ，EMBでは2%であり，INHとコントロールでは1%であった．母親へのRFP投与によって，新生児に出血性疾患がみられたという報告もある．しかし，妊婦の結核治療にRFPを投与した大規模な試験のほとんどがRFPは安全であることを示唆している．INHについては，肝機能障害が多いので，肝機能検査を励行する．最近の結核感染が明らかな例に対するINHによる予防内服は分娩後に開始するが，HIV感染者では妊娠中に開始する．

御法度!!

- 妊娠中に肺塞栓症が発症しても安易な人工妊娠中絶は避ける．
- β_2刺激薬投与中は肺水腫となりやすいため，過量輸液は避ける．
- 気管支喘息合併妊婦では，プロスタグランジン$F_{2\alpha}$やメチルエルゴメトリンマレイン酸塩は気管支攣縮を誘発するため使用しない．

県西部浜松医療センター　**小林隆夫**

2 老人と呼吸器疾患

1 はじめに

呼吸器疾患はそもそも高齢者に多い．また，呼吸器系は，その加齢変化が最も顕著に認められる臓器系であり，疾病と老化を峻別して評価しないと病態を見誤る．医学的には65歳以上を高齢者（老年者）としており，80歳以上を後期高齢者と呼ぶ．本項では，高齢呼吸器疾患を診察する際の問題点を明らかにし，具体的な診療のポイントとコツを示す．

2 呼吸器系の加齢変化（表1）

呼吸器系の老化は，次の3点に集約される．機能的に1秒量の低下で示される肺弾性収縮力の低下．肋軟骨の石灰化，筋萎縮などに伴い胸郭が硬くなることを示す胸壁コンプライアンスの増加（結果として，肺自体も広がりにくくなるので，肺活量が低下する），主要呼吸筋である横隔膜筋力の低下である[1]．

肺気量分画では，全肺気量は加齢によって影響を受けないが，残気量が増えるため，肺活量が減る（図1）．残気量が増えて，肺過膨張となりやすく，横隔膜は押し下げられて平坦に伸ばされるため横隔膜筋の発生圧が低下する．

肺機能と心機能の双方が低下するため運動耐容能（最大酸素摂取量）が低下する．また，上気道反射（咳，嚥下反射）の低下によって，誤嚥が生じやすくなり，肺の免疫能が低下するため，肺炎を発症しやすい．

3 過大評価と過小評価

肺活量，1秒量，肺拡散能ともに年齢毎の正常値があり，高齢者では，正常値そのものが若年者よりも低い．その結果，1秒量2Lは若年者では正常範囲よりかなり低い値だが，高齢者では正常範囲に近い．したがって，高齢者の肺機能を予測値に対する％でのみ評価すると過大評価になる．呼吸器症状の多くは，肺機能の絶対値に相関し，高齢者の正常値とは必ずしも一致しない．

一方で，肺機能検査のほとんどは本人の努力を要する検査であり，測定された数値の絶対性を常にあてにするのではなく，状態が変化したら肺機能の再評価を行う必要がある．フローボリューム曲線などを自分

表1 呼吸器系の加齢変化の特徴

1) 肺弾性収縮力の低下（1秒量の低下）
2) 胸壁コンプライアンスの増加（胸隔自由度低下，肺活量低下）
3) 横隔膜筋力の低下
4) 動脈血酸素分圧（PaO_2）の低下
5) 残気量の増加
6) 睡眠時無呼吸の増加
6) 運動耐容能（最大酸素摂取量）の低下
7) 肺局所の免疫能の低下
8) 上気道反射（咳，嚥下反射）の低下

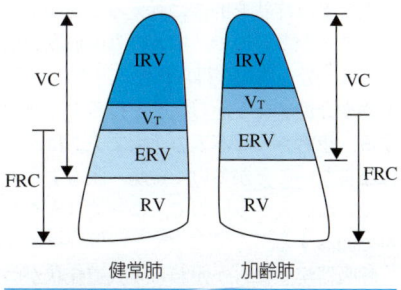

図1 加齢による肺気量の変化
ERV：予備呼気量，FRC：機能的残気量，IRV：予備吸気量，RV：残気量，V_T：1回換気量，VC：肺活量

表2 老年者を診察するポイント

1) 症状を聞き出す（老年者は，症状を訴えないことが多い，本人の「大丈夫」はあてにならない，家族から病歴を得る）
2) ゆっくり大きな声で問診する
3) 呼吸器疾患でも必ずしも気道症状がみられるわけではない（「咳・痰がないからといって肺炎でない」とはいえない）
4) 呼吸困難（息切れ）の訴えは弱い（息切れは，比較的進行した肺障害である可能性が高い）
5) 肺炎なのに，発熱がないことがある（食欲不振，元気がない，が，最も重要な肺炎のサイン）
6) 他臓器（胃癌，胃食道逆流，胃潰瘍，脳梗塞）に関連した誤嚥をはじめとする呼吸器症状に注意

表3 老年者呼吸器疾患診断の pitfall

1) 高齢，難聴，痴呆，病歴が長い，などの影響で十分な病歴の把握が難しい
2) 加齢変化により健常でも肺は過膨張気味なので，聴診（肺音）は聞こえにくい
3) 胸部X線は肺過膨張によって肺野全体が黒っぽくなるため，肺紋理を追いにくい
4) 胸部X線は背骨の変形により黒っぽく，みえにくい部分が多くなる
5) 肺機能正常値は加齢によって変化する（測定値には必ず絶対値を添える必要がある）
6) 呼吸不全時にCO_2ナルコーシスになりやすい

の目で確認し，うまく検査ができなかった値について，本人の能力を過小評価しないように注意する．

胸部X線写真は，高齢者では読みにくいことが多い．軽度の過膨張は，透過性を亢進し，X線写真は全体に黒っぽくみえるため，軽度の浸潤影などはみえにくい．胸部CT画像が進歩しているため，これらと対比して診断を進めることが大切である．

4 老年者を診察するポイント（表2）

老年者は症状を的確に訴えることができないことが多いので，本人のみの病歴聴取はでは十分な情報が得られない．なるべく，家族や介助者などから病歴を得るよう努力する．患者さんご本人の「大丈夫」はあてにならないことが多い．難聴，眼もよくみえていない人が多いので，ゆっくり大きな声で問診する．

呼吸器疾患にもかかわらず気道症状がつよくないことが多い．咳・痰がないからといって肺炎でない，とはいえない．また，実際には咳は強くないのに，咳が続くと訴える場合もある．通常は夜間に咳が減るので，夜間，眠れているようであれば，過剰な愁訴の可能性が高い．呼吸困難（息切れ）は，慢性閉塞性肺疾患（COPD）をはじめとして最も重要な呼吸器症状であるが，現在の高齢者は忍耐強い人が多く，通常，息切れの訴えは弱い．したがって，息が切れると訴える時には，比較的進行した閉塞性障害（COPD・喘息），肺線維症，心不全，心房細動による頻脈など，である可能性が高い．また，呼吸器以外の臓器（胃癌，胃食道逆流，胃潰瘍，脳梗塞）に関連した誤嚥をはじめとする呼吸器症状がみられる頻度が高いので，並存疾患，既往歴，手術歴にも十分に注意する．胃切除（特に，胃全摘出）後の誤嚥性肺炎（postgastrectomy aspiration pneumonia：PGAP）は，日本での特殊病態の1つであり，食後・就寝時の上半身ベッド挙上が最も重要である[2]．

5 老人の呼吸器疾患診断の pitfall（表3）

耳が遠いので病歴聴取の際には，耳元で比較的大きな声でゆっくり問診する方がよい．また，患者自身が高齢，難聴，痴呆，病歴が長い，などの影響で十分に病歴を把握することが難しい．小児科同様，家族か

らの病歴聴取が重要である．

加齢変化により健常でも肺は過膨張気味となるため，聴診は聞こえにくい（80歳以上の聴診所見として normal vesicular sound と書かれた病歴の多くは疑わしい，聴診が全く分かってない可能性が高い）．胸部X線は，肺が過膨張気味のため，肺野全体が黒っぽく写るため，肺紋理を追いにくい．さらに背骨が曲がっていることが多く，平板の撮影フィルムがぴったりとつかないため，離れてしまう部分はますます黒っぽく写ることが多い．

肺機能の正常値には加齢変化があり，例えば，動脈血酸素分圧（PaO_2）は，若年の健康な人では 90～100 mmHg だが，加齢によって低下する（正常値は PaO_2 = 100 − 0.3 ×年齢(mmHg)．しかし，加齢変化で 60 mmHg 以下になることはなく，加齢のみで呼吸不全になることはない．肺機能も加齢変化を受ける．したがって，若年者の %VC 80％ と老年者の %VC 85％ では，絶対値としては，若年者の方が高い．呼吸器疾患の症状は，肺機能の絶対値との関連が大きいので，同じ年齢の人と比べている「予測値に対する％」という値の意味は低い．測定値には必ず絶対値を添える必要がある．

呼吸中枢機能は，定常状態では，加齢の影響を受けにくいことが分かっているが，呼吸不全が進行した場合などでは，反応が鈍くなる．パーキンソン病では，高炭酸ガス換気応答が低下している．高齢呼吸不全患者では CO_2 ナルコーシスになりやすい．

6 老人に多くみられる疾患

a 肺癌

日本の癌死因1位であり，特に高齢者で多い．70歳以上の肺癌を，一般的に高齢者肺癌という．高齢者であっても，Ⅰ，Ⅱ期は手術，Ⅲ期以降は，化学療法を行う．化学療法は，腎機能低下を考慮して，プラチナ製剤でもカルボプラチン（CBDCA）が選択される場合が多い．進行非小細胞肺癌についてもドセタキセル単剤療法が生存期間の延長を示すなど，高齢者肺癌の化学療法臨床研究は急速に進歩している．ただし加齢とともに間質性肺炎など化学療法の際に注意すべき併存症も増加するため，薬剤選択は慎重に行う必要がある．手術は，年齢や手術耐容能を考慮して胸腔鏡を使って縮小手術を行うこともある．高齢者ほど，生活の質の維持に配慮が求められる．

b 慢性閉塞性肺疾患（COPD）

世界的な人口の高齢化と喫煙人口の増加に伴って，世界規模では 2020 年に疾患順位を3位以内に上げることが予測されている．高齢者であっても，吸入抗コリン薬を中心とする気管支拡張薬によって閉塞性換気障害を改善し，息切れを減少させて，一定レベルの生活の質を維持することが可能である．

c 肺結核後遺症

結核罹患者は，結核が治っても，肋膜の癒着や肥厚，肺内病変の瘢痕，気管支拡張，気腫性病変または，胸郭成形術などの治療の影響が残っている場合が多い．このために呼吸機能障害が起こることを肺結核後遺症と呼ぶ．肺アスペルギルス症や非結核性抗酸菌症を合併する場合もある．在宅酸素療法の原因疾患として重要であり，酸素療法により予後の改善が図れる．

d 間質性肺炎

間質性肺炎は，原因が不明の場合が多いが，粉塵吸入例のある高齢者に多くみられる．発病から10年で約半数の方が亡くなり，肺癌を合併しやすい．可能であれば，肺組織を採取して病型を決定して治療を行う．欧米では稀な急性増悪が日本人では多く，予後に直結する．急性増悪に対しては成人例と同様，副腎皮質ホルモンの大量療法（ステロイドパルス療法）を行う．

e 気管支喘息

高齢者の気管支喘息も「気道の炎症」,「気道過敏性」,「気道収縮の可逆性」で定義されることに変わりない. 治療も, 吸入ステロイド薬の定期使用が原則である. 長期間の喘息罹患例が多く, 気道のリモデリングが進行して, 寛緩期にも気道閉塞を示す症例もある.

f 誤嚥性肺炎

肺炎像が胸部 X 線で確認され, 誤嚥のエピソードが確認された場合に診断する. あまり ADL のよくない高齢者の肺炎のほとんどは, 誤嚥性肺炎と考えてよい. その原因は, 口腔咽頭分泌物や常在細菌の誤嚥(不顕性誤嚥)である. この誤嚥性肺炎リスクを調べる客観的な方法として, 筆者らは簡易嚥下誘発テスト(東大法)を開発した[3,4]. 小児用経鼻細管を鼻腔から挿入し, グルコース液を 0.4 mL 注入で, 3 秒以内に嚥下反応が観察されれば(「ごっくん」という喉の動きがみられれば), 正常である(図2). この試験で, 2.0 mL でも嚥下反応がみられない時は, 明らかな異常で, 食事の中止, 嚥下リハビリテーションの対策が必要となる. 繰り返す場合には, 嚥下造影を行って, 嚥下障害の病態を把握して嚥下リハビリテーションを行う必要がある. 食後の座位の保持や口腔内を清潔に保つこと, 歯磨きの励行も予防に役だつ. 特殊な薬物療法として, アンジオテンシン変換酵素阻害薬(ACE 阻害薬)が, 嚥下反射を改善し誤嚥の頻度が減る.

最近, 介護施設などで発生した肺炎について, 市中肺炎と区別して医療ケア関連肺炎(health care-associated pneumonia : HCAP)と分類することが提唱されている. 今後, HCAP が高齢者肺炎, 誤嚥性肺炎とともに注目される可能性がある.

g 肺結核と非結核性抗酸菌症

肺結核は, いまだに世界最大の感染症であり, 高齢者に多い. 高齢者では結核既感染率が高く, 細胞性免疫低下によりこれらの既感染者が発病する危険が高い. 治療によるし副作用の頻度も高く, 合併症のために十分な治療を行うことができない場合もある. 診断を喀痰培養検査に基づいて行い, 補助診断法とクォンティフェロン TB-3 G (QFT)の有用性が明らかになってきている. 治療は成人同様, イソニアジド+リファンピシン+エタンブトール(またはストレプトマイシン)+ピラジナミドの6か月短期化学療法を主体とするが, 副作用や他疾患の合併により, 治療薬を制限しなけらばいけない場合があり, この場合は, 治療期間を延長する.

非結核性抗酸菌症は, 中高年の女性を中心に増えている. 気管支拡張症患者, 肺結核後遺症患者に多い. 原因菌は, マイコバクテリウムアビウム・イントラセルラーレ複合菌(*M. avium-intracellulare complex*)が多く肺 MAC 症と呼ばれる. 次に, マイコバクテリウムカンサシー菌(*M. kansasii*)が多い. 治療は, MAC 症には, クラリスロマイシン高用量(600 mg/日)とリファンピシン+エタンブトールが標準治療であるが, 治療効果は必ずしも高くない. カンサシー菌は, 抗結核薬が奏効し, 3剤併用治療12～18か月で治癒を期待できる.

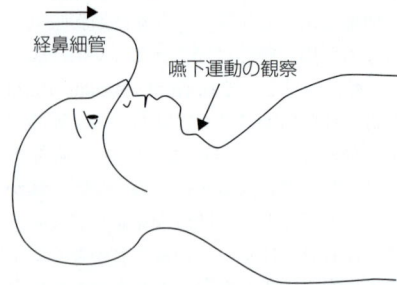

図2 簡易嚥下誘発テスト東大法(simple-swallowing-provacation-test : S-SPT)

h 睡眠時無呼吸症候群（sleep apnea syndrome：SAS）

SASは，いびきがあって，太った中年男性に多い．高齢者は2割以上がSAS患者であるというデータもあり，加齢で増加する．医学的には，終夜ポリソムノグラフィー（polysomnography：PSG）という検査を行って1晩あたり無呼吸（10秒以上続く気流停止）が30回以上，あるいは睡眠1時間あたりの無呼吸が5回以上で睡眠時無呼吸症候群（SAS）と診断される．ただし，眠気や集中力低下などは，1時間あたりの無呼吸が20回以上になると多く，経鼻持続陽圧呼吸（nCPAP）法が著効を示す．加齢で無呼吸頻度は増加するが，中高年の重症SASに比べると生体への悪影響，予後への影響は少ない．

i びまん性嚥下性細気管支炎（diffuse aspiration bronchiolitis：DAB）

びまん性嚥下性細気管支炎（DAB）では，喘鳴と呼吸困難発作が主訴となることから高齢者喘息と紛らわしい[5]．鑑別のポイントは，喘鳴は広汎に認められるが食事摂取との関連が深いことである．絶食にて症状の改善がみられれば，喘息ではなく，DABである可能性が高い．気道過敏性はなく，通常の喘息治療（β_2刺激薬などの気管支拡張薬）は無効なため，高齢者で喘鳴を聴取した場合，喘息の治療に先立って，症状と食事との関連，誤嚥の有無を確認することが大切である．「食事のたびに悪くなる喘息をみたら」，DABを鑑別する必要がある．

7 おわりに

高齢者の慢性呼吸器疾患は，ゆっくりと進行し，根治しない場合が多い．しかし，残った肺機能を有効に利用し，良好な酸素利用を図り，自立した生活を営めるように治療を行うことは不可能ではない．高齢者の死因の第1位は肺炎であり，呼吸器科医がその場に立ち会うことは少なくない．単に，疾病を治すのではなく，何が最善なのかを患者さん自身とご家族の立場になって考えて実践していただきたいと思う．

文献

1) 寺本信嗣．老年者の呼吸器症候．福地義之助編集，老年呼吸器病学，永井書店，大阪，pp88-102，2001年
2) Marumo K, et al：Chest. 1995；**107**：453-6.
3) Teramoto S, et al：Lancet 1999；**353**：1243.
4) Teramoto S, et al：Lancet 2000；**356**：1352.
5) Teramoto S, et al：Chest. 1999；**115**：602-603.

国立病院機構東京病院呼吸器内科　**寺本信嗣**

3-① 合併症のある患者と呼吸器病
循環器病患者

I 呼吸器疾患と循環器疾患 – 呼吸困難を呈する患者への対応

> **Don't Forget!**
> ☐ 問診と身体所見が最も重要.
> ☐ BNPのみで判断しない.
> ☐ チーム医療を.

1 基本的な考え方

呼吸困難を呈して受診した患者を目の前にした際,呼吸器疾患,循環器疾患の判別が困難な場合がある.COPDを例に考えてみる.COPDの進行とともに肺胞破壊,肺血管床の減少,低酸素血症などにより,肺高血圧,さらに右心不全となる.呼吸器疾患と循環器疾患は密接に関連している.高齢化社会においては,両者の合併した症例はしばしば認められる.肺気腫,間質性肺炎に合併した心筋梗塞後の心不全,心不全に合併した肺炎などがその典型であろう.呼吸器疾患なのか,循環器疾患なのかの鑑別診断も重要であるが,その病態を把握し,総合的に診断,治療を行うことが必要であり,チーム医療が求められている.

呼吸困難の原因となる代表的な呼吸器疾患と循環器疾患を表1に示す.

2 問診と身体所見

a 初診時のチェックポイント
1) 既往歴聴取

基礎疾患のみならず,環境(職業,ペット,住居),旅行歴(感染症,血栓症の両面から),使用薬剤,特に最近内服を開始した薬剤(薬剤性肺炎,薬剤副作用),などの情報を得ることが大切である.特に高齢者においては,複数の医療機関に通院している場合が多く,使用薬剤の確認には注意が必要である.

2) 症状の問診

呼吸器疾患と循環器疾患による呼吸困難を区別する重要なポイントは,問診と身体所見である.

① 呼吸困難の発症は?:突然なのか,数十分〜数時間単位なのか,数日単位なのか,週単位,月単位など.
② 付随する症状は? 呼吸困難に付随する症状も重要である.
  a) 胸痛:突然の呼吸困難で胸痛を伴えば,心筋梗塞,肺血栓塞栓症,気胸など迅速な対応が必要になる疾患から鑑別診断を行う.
  b) 発熱:呼吸困難に発熱を伴えば,まず

表1 呼吸困難の原因となる疾患

呼吸器疾患	肺炎
	ARDS
	COPD
	気管支喘息
	間質性肺炎
	胸膜疾患(気胸,胸膜炎)
	異物吸引
循環器疾患	うっ血性心不全
	狭心症
	心筋梗塞
	心膜炎
	不整脈
	肺血栓塞栓症

肺炎が疑われる．もちろん，循環器疾患で心内膜炎，心筋炎，心膜炎なども忘れてはならない．
　　c)喀痰：その性状は重要である．膿性痰（呼吸器感染症），ピンク色の泡沫状（心不全）
　　d)呼吸困難出現パターン：発作性夜間呼吸困難（心不全，呼吸器疾患共に）労作時呼吸困難（心不全，呼吸器疾患共に）
　③呼吸の異常：呼吸補助筋の使用や口すぼめ呼吸（COPD），胸郭の動きの左右差（気胸，胸水）．
　④その他の所見：浮腫，全身倦怠感，体重増加，右側頸静脈怒張，下腿浮腫などである．片側の下肢の痛み，ふくらはぎの把握痛（血栓性静脈炎→肺梗塞）などをチェックする．
　b　聴診
　wheeze, crackle は呼吸器疾患，心不全ともに聴取される．左右差を確認し，深吸気，強制呼気にて行うことも重要である．心不全時のⅢ音ギャロップの聴取は特異度が高く有用である[1]．肺高血圧のⅡ音の亢進の有無についてもチェックする．

3　検査

a　胸部単純Ｘ線写真
　基本的検査である．心拡大，両側の胸水，両側肺門中心性陰影があれば心不全が疑われる．陰影の局在，心拡大のない片側の胸水などでは呼吸器疾患を疑う．身体所見とも併せて診断の方向を考える．必要に応じて胸部CTも施行する．

b　心電図
　虚血性心疾患の有無，心不全の原因などの検索に有用となる．

c　心エコー検査
　急性心不全が疑われた場合，心エコーは欠かすことのできない検査である．心エコーの役割は，基礎疾患の診断，血行動態と心内圧の推定などである．特に高齢者の急性心不全の半数は収縮能が正常（preserved ejection fraction heart failure）であること，即ち拡張障害が主体であることは覚えておかねばならない．
　心エコーにて確認すべき事項を以下に示す．
　①弁膜疾患の有無
　②壁運動異常の有無（虚血性心疾患の存在）
　③心筋の肥厚
　④心膜疾患の有無
　⑤心機能評価（収縮機能と拡張機能）
　心不全の評価においては，収縮機能のみならず，拡張障害の評価も重要となる．心エコー検査によって1回拍出量，パルス・ドプラ法による左室流入血流速波形の評価を行う．

d　血液検査
　白血球分画，CRPをはじめとする炎症反応の有無は，呼吸器疾患と慢性心不全を鑑別するのに有用であるが，もちろん心筋梗塞，心膜炎など循環器系の炎症性疾患もあり，これのみで鑑別にならない．そのほか特異的な検査を以下に示す．

1) BNP (Brain natriuretic peptide)
① BNPとは？
　脳性ナトリウム利尿ペプチド（BNP）はproBNPとして心筋細胞で合成され，生理活性を有するBNPと活性を有しないNT-proBNPに分解される．血中には1：1で分泌されるが，血中半減期はBNPの方が短いためNT-proBNP値が高く測定される．両者の測定値は基本的に相関し，腎機能障害時には上昇する．BNPは近年迅速測定が可能となり，慢性心不全の診断のみならず，急性心不全診断における有用性も検討されている．身体所見，胸部写真，聴診所見，BNPを比較した場合，BNPが最も急性心不全の正診率が高かったとする報告もある．呼吸困難を呈しており，心不全を否定できない場合は必ず測定すべき項目である．

② BNP のカットオフは？

低値であれば心不全は否定できる．50 pg/mL 以下で 96％，10 pg/mL 以下で 83.4％の精度で心不全を除外できるとされる[2]．基本的には 100 pg/mL 未満であれば，心不全は否定的であり，400 pg/mL 以上あれば，心不全が疑われる．あくまでも診断補助に使用するマーカーであり BNP 値のみで判断するべきではなく，その他の所見とも併せて心不全の評価を行う[2]（図）．基礎心疾患の合併のため，BNP がもともと上昇している症例もあることに注意すべきである．

2）トロポニン T

①トロポニンとは？

トロポニンとは心筋フィラメント上の蛋白であり，トロポニン I, T, C で形成されている．急性心筋梗塞診断のゴールドスタンダードになりつつある．近年心不全における微少心筋障害を検出できることが報告されている．

②トロポニン T のカットオフは？

トロポニン T 値が 0.1 ng/mL 以上となれば急性冠症候群の存在が疑われる．慢性心不全においてもトロポニン T 値は 0.01 ng/mL 以上となり，高値を示すほど予後が悪い，とする報告があるが，心不全におけるカットオフ値は今後の検討課題である．

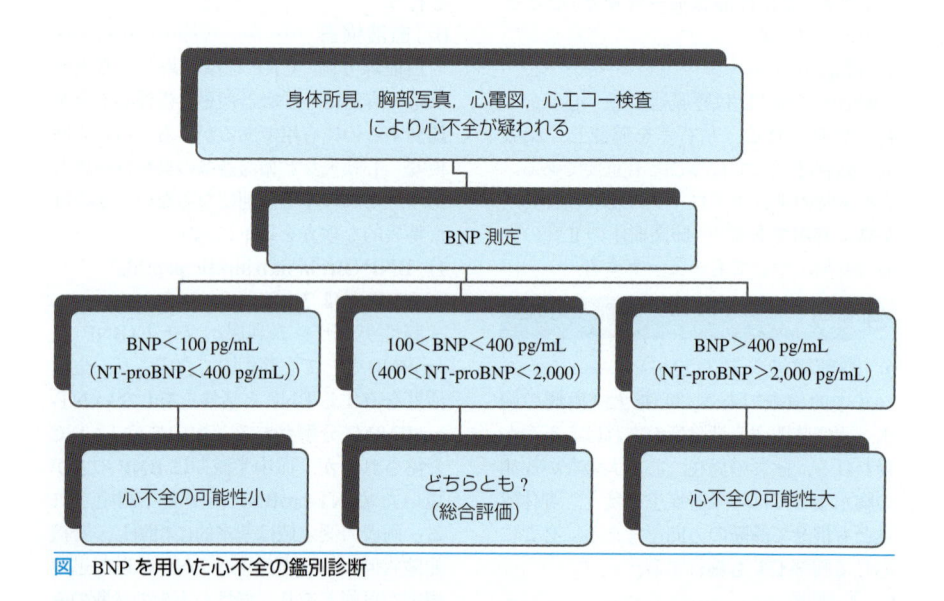

図　BNP を用いた心不全の鑑別診断

- 身体所見，胸部写真，心電図，心エコー検査により心不全が疑われる
- BNP 測定
- BNP＜100 pg/mL（NT-proBNP＜400 pg/mL）→ 心不全の可能性小
- 100＜BNP＜400 pg/mL（400＜NT-proBNP＜2,000）→ どちらとも？（総合評価）
- BNP＞400 pg/mL（NT-proBNP＞2,000 pg/mL）→ 心不全の可能性大

文献

1) Wang CS *et al.*：*JAMA* 2005；**294**：1944-1956
2) Dickstein K *et al.*：*Eur Heart J* 2008；**29**：2388-2442

II. 呼吸器系の検査の前に

> **Don't Forget!**
> - 使用している治療薬はもれなくチェック．
> - ワルファリン使用患者はまず，中止して良いかを検討．
> - 抗血小板剤，抗凝固剤の中止期間は呼吸器内視鏡学会手引き書を参考に．

1 基本的な考え方

循環器疾患を基礎に持つ患者に対して呼吸器系の検査を行う際には，基礎となる循環器疾患の重症度と内服薬の確認は最低限必要である．呼吸器疾患検査で最も注意すべきなのは気管支鏡検査であり，心筋梗塞後あるいは虚血性心疾患，抗凝固療法中の患者などでは，施行の可否について循環器の担当医にコンサルトすべきである．

また，気管支鏡検査施行にあたっては，パルスオキシメトリー，心電図モニターは最低限行うべきである．

2 対応の実際

a 抗血小板薬や抗凝固薬を内服中の患者

1）観血的検査を行う前に

複数の病院，複数の診療科での加療が行われている患者も多く，薬剤手帳などで内服薬を確認することが必要である．気管支鏡検査にあたって最も問題になるのは，抗凝固薬などの使用患者である．2010年6月に改訂された，日本呼吸器内視鏡学会「気管支鏡検査を安全に行うために」手引き書による，代表的な抗血小板薬と抗凝固薬の検査前における中止期間の目安を表2に示す．

表2 抗血小板薬と抗凝固薬の手術時における中止期間の目安

一般名	代表的商品名	術前中止期間
ワルファリンカリウム	ワーファリン®	3～7日
アスピリン	バイアスピリン®	7～10日
塩酸チクロピジン	パナルジン®	7～14日
クロピドグレル	プラビックス®	7～14日
シロスタゾール	プレタール®	3～4日
イコサペント酸エチル	エパデール®	7～10日
ベラプロストナトリウム	プロサイリン®，ドルナー®	1～3日
塩酸サルポグレラート	アンプラーグ®	1～3日
ジピリダモール	ペルサンチン®	1日
トラピジル	ロコルナール®	1日
塩酸ジラセプ	コメリアン®	1日

日本呼吸器内視鏡学会「気管支鏡検査を安全に行うために」手引き書より

2）抗血小板薬，抗凝固薬をどのように中止するのか

　まず，中止が可能かの決定である．基本的には担当の循環器医師へコンサルトする．血栓症，塞栓症のリスクの高く，長期間の中止が困難と判断されれば，半減期の短いヘパリンによる代替療法を行う．具体的には，ワルファリンの場合は中止後，作用時間の短いヘパリンに変更(1.0〜2.5万単位／日程度)，リスクの高い症例では活性化部分トロンボ時間(APTT)が正常コントロールの1.5〜2.5倍に延長するようにヘパリン投与量を調節する．術前4〜6時間からヘパリンを中止するか，直前に硫酸プロタミンを投与して中和する．術後はヘパリンを再投与し，問題なければワルファリンを再開する[2]．

b　ペースメーカーの使用患者について

　近年，ペースメーカーを使用している患者も増加している．治療用のγ線はペースメーカーに影響を与えることが分かっていたが，診断用のX線は問題ないとされてきた．しかしある種のペースメーカーでCT撮影中にリセットされた事例が報告され，業界全体で自主点検が行われた．その結果リセットを生じたのは，一部の機種のみであることが判明し，これらの機種は現在販売されていない．診断用のX線は時間の短縮による線量の減少が図られているが，瞬間強度は強くなっている．胸部CTを行う際は機種の確認を行う必要がある．もちろん，治療用の放射線をペースメーカーに照射することは禁忌である．

文献

1) 気管支鏡診療を安全に行うために　日本呼吸器内視鏡学会安全対策委員会編　2010年6月改訂
2) 循環器弛緩における抗凝固・抗血小板療法に関するガイドライン(2009年改訂版)日本循環器学会

Ⅲ．呼吸器系の治療の前に

> **Don't Forget!**
> ☐ その治療は循環動態を悪化させないか？
> ☐ 呼吸器症状を悪化させている薬剤はないか？
> ☐ その薬剤は併用してよいか？

1　基本的な考え方

　例えばCOPD患者に併存する疾患で最も多いのは高血圧をはじめとする循環器疾患である．循環器疾患に対して使用している薬剤が呼吸器症状の原因となっていないか，呼吸器疾患に対して薬剤を追加する際に問題はないか，双方の面から判断する必要がある．

2　治療の実際

a　循環器疾患治療薬の注意点

1) 薬剤の副作用として出現する呼吸器症状

　循環器疾患への治療を受けている患者が呼吸器内科を受診した場合，使用薬剤の副

作用を考える必要がある．抗不整脈薬では，アミオダロンをはじめ，アプリンジン，メキシチールで間質性肺炎の報告がある．アンジオテンシンⅡ受容体拮抗薬(ARB)は大きな問題はないが，アンジオテンシン変換酵素(ACE)阻害薬の使用は，咳感受性を亢進させ，咳嗽を増悪させる可能性がある．

2) β遮断薬

循環器疾患と呼吸器疾患合併患者で使用上特に問題になるのは，β遮断薬であろう．β遮断薬は循環器疾患の治療においては，基本的な薬剤であるが，基本的に気管支喘息患者への使用は禁忌である．

一方COPD患者に対しては，心臓選択性のβ遮断薬を使用しても，問題はないことが判明した．予後が改善するような症例もあることから，β遮断薬の使用が必要な場合は，副作用を確認しながら慎重に使用してもよい[1]．

b 循環器疾患患者に呼吸器疾患の治療を追加する際の注意点

その治療が循環動態に影響を与えないか，循環器疾患の治療との併用に問題がないかの2点について考える必要がある．特にワルファリンとの薬剤相互作用には注意を要する．

1) COPD，喘息の治療薬

呼吸器疾患で頻用される，$β_2$刺激薬，抗コリン薬，テオフィリンはいずれも動悸，不整脈の誘発，心不全の増悪など心循環器系に影響をもたらす可能性があるので注意が必要である．テオフィリンは，他薬との併用による濃度の変化に注意する．可能であれば，全身作用の少ない吸入薬などを考慮する．

2) 感染症の治療薬

マクロライド系，ニューキノロン系，抗真菌薬にはQT延長をきたすものがあり，使用禁忌の抗不整脈薬も存在することから，個々の薬剤について併用可能か検討する必要がある．

3) 抗腫瘍薬

抗腫瘍薬投与によって循環器系の副作用をきたす頻度は低いものの，重症化する場合があるので注意が必要である．循環器疾患を合併している患者への留意点を以下にあげる．

①大量輸液と心機能の問題．

プラチナ製剤などの使用時に大量輸液を行う場合，心機能低下があるかどうかには心エコーの評価を行う．左室駆出率(EF)が50％以上であれば問題ないとされるが，低下症例では循環器担当医へコンサルトする必要がある．治療にあたっては，心電図などを用いた適切なモニター下に行う．

②抗腫瘍薬の循環器系への影響

a. 心毒性：アントラサイクリン系特にドキソルビシンが有名である．総投与量に関連する．同系のアムルビシンでの報告は少ない．

b. 不整脈：タキサン系薬剤，また制吐薬(5-HT3受容体阻害薬)，大量輸液による電解質異常による場合もある．

c. 高血圧：アバスチンによるものが注目されている．

文献

1) Tseday E. et al.: *J Am Coll Cardiol* 2004; **44**: 497-502

弘前大学保健管理センター　髙梨信吾　弘前大学医学部循環呼吸腎臓内科　林　彰仁

3-② 糖尿病患者
合併症のある患者と呼吸器病

Don't Forget!
- 糖尿病の既往歴をチェック！
- ステロイド薬には元来血糖上昇作用がある．
- ステロイド高血糖の評価は朝食前と昼食後2時間血糖値を用いる．

Ⅰ　ステロイド治療時

1　基本的な考え方

　ステロイドホルモンには元来インスリン感受性低下などによる血糖上昇作用がある．したがって，糖尿病の有無にかかわらず，ステロイドホルモン投与時には血糖が上昇する傾向が生じる．特に糖尿病患者では，その傾向が顕著となり，ステロイド使用量に比例して血糖コントロールが悪化するため，高容量ステロイド使用時には即座に，それほど多くないステロイド使用でも中長期的な血糖コントロールにおける注意が必要となる．また，ステロイド作用は投与当日から現れ，朝投与した場合にその日の昼食後血糖の高値が誘発される．したがって，朝食前血糖とともに昼食後2時間の血糖値を投与日から測定することが重要である．

2　ステロイド投与の実際

1）投与前

　糖尿病に限らず，ステロイド投与では多くの合併症，副作用（表1）が発現するので一通り患者のリスクを考慮する．特に糖尿病患者では投与に伴い悪化は必発であるのでその既往歴は重要である．既往歴のない患者でもステロイド投与後は耐糖能異常が生じていないかどうかチェックすることが必要である．

2）投与時

　投与量，投与期間によってその影響はさまざまである．パルス療法（メチルプレドニゾロン1 g/日）や中～高用量ステロイド治療（プレドニゾロン30～60 mg/日以上）では高血糖誘発が予想されるので，糖尿病患者では厳重な注意が必要である．高血糖が予想される患者ではステロイド投与初日から下に示す目安に従って，インスリンを投与する．糖尿病患者でもステロイド投与量がPSL 30 mg/日に満たず，血糖上昇が危険域まで達しないと予想される場合や非糖尿病患者では，投与初日は血糖の推移をモニターする．ステロイドホルモンの作用発現には数時間を要するので，朝投与した場合には昼食後2時間が血糖値のピークを迎える．このため，朝食前血糖とともに昼食後2時間血糖を測定し，それぞれ140 mg/dL，200 mg/dL以上の場合は対策が必要となる．

3　インスリン投与法

a　パルス療法の場合

　一過性に危険域まで血糖が上昇する場合がある．このため，パルス当日はスライディングスケールで対応することが望ましい（表2）．しかし，スライディングスケール

表1　ステロイドの副作用

糖尿病（耐糖能異常）	脂質代謝異常
易感染性	白内障・緑内障
消化性潰瘍	精神障害
中心性肥満	副腎不全
骨粗しょう症	

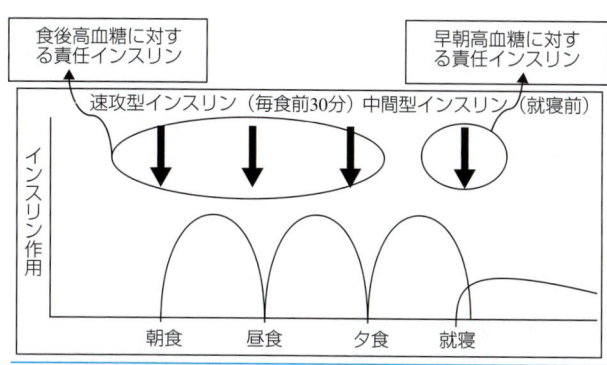

第8章　特別な注意を要する患者グループ

図1　責任インスリン方式

(図中ラベル)
食後高血糖に対する責任インスリン
早朝高血糖に対する責任インスリン
速攻型インスリン（毎食前30分）　中間型インスリン（就寝前）
インスリン作用
朝食　昼食　夕食　就寝

表2　スライディングスケールの1例

血糖値(mg/dL)	速効型インスリン(U)
～70	ブドウ糖内服ないし 50%ブドウ糖液 20 mL 静注
71～200	経過観察
201～250	2
251～300	4
301～350	6
351～400	8
401～	10

各食前血糖値に応じ，上記単位数の速効型インスリンを追加投与
場合により就寝前血糖値に応じ上記の 1/2 単位数の中間型インスリンを追加投与

コツ

スライディングスケールと責任インスリン方式
血糖値が不安定で今後の予測ができないが，早急にコントロールを要する時に用いられる．現在の血糖値を基にしてインスリン量を決定するので，投与後の過不足が生じやすく，高血糖，低血糖を繰り返すことが懸念される．（表2）

責任インスリン方式
通常の注射したインスリン量がその後の血糖値を想定している．このインスリンのことを『責任インスリン』という．2～3回の血糖の動きをみてから高すぎ，あるいは低すぎる時間帯に効くべき責任インスリン量を調節する．（図1）

療法は後追いの血糖コントロール法であり，できるだけ固定打ちに移行するよう，血糖の推移を把握する．

b 中ないし高用量のステロイド投与の場合

ステロイド誘発性血糖上昇は食後が主なため，毎食前の速効型，超速効型インスリン投与法が一般的である．しかし，ここでは，ステロイド作用と類似した作用時間特性を持つ中間型インスリンを用いた，簡便法を紹介する．

すでに投与されている経口血糖降下薬ないしインスリンに加えて，ステロイド投与量と体重に応じて中間型インスリンを朝1回投与として加える（表3）．投与開始はじめの数日間は血糖の日内変動をモニタリングし，インスリン量を適宜調節する．中間型で血糖コントロールがつかなければ従来通り速効型を朝・昼・晩の3回食前投与を行う．投与量は表3と同様に計算し，朝昼晩，1：1：1 ないし 1：2：1 と分割して投与する．ステロイド減量時にはインスリン必要量も低下するため，適宜減量を行う．ある程度血糖値が安定してくれば，症例によっ

て経口血糖降下薬への変更は可能である．

c 低用量ステロイド投与の場合
現行の治療を継続しつつ血糖の推移をモニターする．ステロイドによる作用は昼食後血糖に反映されるので，昼食後血糖のチェックを必ず行う．

d 吸入ステロイド投与の場合
喘息やCOPDで吸入ステロイドが汎用される．その投与量はごく少量で局所投与のため，ステロイドの全身臓器への影響は軽微である．このため，糖代謝への影響はあまり考える必要はない．

表3 PSL投与量に応じた中間型インスリンの投与量の目安（文献1を改変）

プレドニゾロン（PSL）量（mg/日）	インスリン量（U/kg）
≧ 40	0.4
30 〜 40	0.3
20 〜 30	0.2
< 20	0.1

文献
1) Clore JN, et al.：Endocrine Practice 2009；15：469-474

II 術前のDMコントロール

1 基本的な考え方

糖尿病患者は術後感染や深部静脈血栓症のリスクが高く，また，心血管合併症も多いことから周術期合併症のハイリスク群である．その管理目標は適正な血糖コントロールと低血糖の防止である．

2 術前管理：（表4）

血糖値の目標は空腹時100 〜 140 mg/dLもしくは食後160 〜 200 mg，食後尿糖1+以下とする．食事療法のみの患者で，上記がクリアーされればそのまま手術に臨むこともあるが，手術侵襲により血糖値は上昇するので，血糖モニターを怠ってはならない．経口血糖降下剤ないしインスリン療法中の患者では，速効型インスリンの毎食前注射に変更する．コントロール状況に応じて中間型，持効型インスリンを追加する．

3 術中管理

術中血糖管理は150 〜 250 mg/dL，尿糖1+以下，ケトン体陰性を目標とする．術当日はインスリン皮下注射を中止し，静脈内投与に統一する．速効型インスリン注入量は，ブドウ糖量5gに速効型インスリン1単位の割合を基準とする．たとえば10%ブドウ糖液500 mLを100 mL/時（ブドウ糖10 g/時）で投与する場合，速効型インスリン100単位を生理食塩水に溶かし100 mLとし（1単位/mL），2 mL/時の速度で注入を行う．4 〜 6時間ごとに血糖測定を行い，150 〜 250 mg/dLになるようインスリン投与量を調節する．細胞がブドウ糖を取り込む際，血清Kを同時に取り込むため，血清カリウム値が4.5 mEq/L以下の場合はKCl，20 mEqを10%ブドウ糖液500 mLに混注する（GIK療法）．

4 術後管理

術後は手術侵襲によるストレス状態にあり血糖が上昇しやすい．また，術後血糖のより厳密なコントロールが術後予後改善につながるとも報告されていることから，術後血糖の管理は重要である．さらに，術後3日〜1週間程度で手術ストレスは軽減するためインスリン必要量が低下する．このため低血糖への注意も必要である．

目標としては血糖150 mg/dL程度とする．術後絶食が続く場合は糖質の1日必要

量 150〜200 g を点滴で投与し，術中同様，インスリン，KCl の補給を行う．経口摂取可能な場合は術前に準じた血糖コントロールを行う．

表4 周術期の糖尿病管理（文献1を一部改変）

1. 術前コントロールの目標
   尿ケトン体陰性
   空腹時血糖 100〜140 mg/dL，または食後血糖 200 mg/dL 以下
   尿糖は 1＋以下
2. 手術延期：以下のいずれかの場合
   尿ケトン体陽性
   空腹時血糖 200 mg/dL 以上，食後血糖値 300 mg/dL 以上
3. 術前からインスリンによって血糖を管理する
   速効型インスリンを主軸に
4. 術当日はインスリン皮下注射を中止し，静脈内投与に統一する

⚠ Pitfall

術後に覚醒しない糖尿病患者
【患　者】80歳男性
【既往歴】Ⅱ型糖尿病
【現病歴】消化器癌担癌状態で外来通院中に栄養状態不良により緊急入院となった．絶飲食，高カロリー輸液管理となり，糖尿病に関しては朝夕の血糖チェックによるスライディングスケールが行われた．この指示は6日後の手術当日まで継続されたが血糖コントロール不良のままであった．消化器病変に対する手術当日に病棟にて血糖値 376 mg/dL であり，速効型インスリン8単位が皮下注射された．麻酔導入後再度血糖値が 387 mg/dL であり，スケールに従って，速効型インスリン8単位が皮下注射された．術中は血糖値 201 mg/dL を確認した．術後麻酔離脱し，病棟での血糖は 91 mg/dL であった．スケールに従い，無処置であったが2時間後に意識の回復がみられず，血糖値を測定したところ 34 mg/dL の低血糖であった．

このケースでは術前の血糖コントロールに際し，漫然とスライディングスケールを用い，コントロール不良が続いたことと，術当日にもスライディングを不適切に使用し続けたことで低血糖発作を招き，重篤な事故につながる可能性があった．

✋ 御法度‼

- スライディングスケールの放置．あくまで急性期のその場しのぎであり，連日血糖値の変動とインスリン必要量をチェックし，固定量を算出する．
- 無意識患者でのインスリン過量投与．重症，人工呼吸器中患者でのインスリン投与ではまめな血糖チェックで低血糖を防止する．

文献

1) 糖尿病学会（編）：第12章特殊な病態における糖尿病治療　1. 外科手術時．糖尿病専門医研修ガイドブック（改訂第3版），診断と治療社，2006：253-255

富山大学医学部第一内科　林　龍二，戸邉一之

3-③ 合併症のある患者と呼吸器病
腎不全患者

Don't Forget!

- 腎不全患者への薬剤投与に際しては，多くの場合腎機能に見合った投与量の減量が必要である．
- 腎不全患者に特徴的な胸部X線像は肺水腫および肺内石灰化などである．
- 腎不全患者によくみられる肺合併症としては肺水腫，肺胞出血，感染症などである．

1 基本的な考え方

腎不全患者における呼吸器疾患は重篤化しやすい．これは腎不全患者ではすでに心疾患など他の疾患を合併している場合が多く，呼吸器疾患を合併すると容易に多臓器不全に陥ってしまうからである．特に末期腎不全患者(透析患者)においては，免疫力低下や他臓器の予備能も低下しているため重篤化する可能性が高い．その上腎不全患者では薬物投与時，その種類や投与量において様々な制約を受けるので治療も難渋する場合が多い．したがって腎不全患者に呼吸器疾患が合併した場合は，心臓をはじめとした他の臓器の状態に気を配りながら治療を進めていくことが肝要である．

2 薬剤投与時の注意点

一部の肝代謝が中心の薬剤を除くと，腎不全では薬物投与量を減量する必要がある．呼吸器疾患診療に際に主に使用される薬剤について以下に記した．

a 抗生物質

一部の肝代謝の薬剤(マクロライド系，セフォペラゾン/スルバクタムなど)は通常量使用可能であるが，その他の薬剤のほとんどは腎排泄であるため減量が必要となる．個々の薬剤での使用量は様々であり詳細は他書を参照されたい[1,2]．しかし急を要する際，臨床的には，eGFRが30 mL/分を切る場合には通常量の半量使用を原則として使用すれば大きな間違いはないと思われる．ただしアミノグリコシドやバンコマイシンは腎毒性があるため血中濃度を測定し投与計画を立てるべきである．

b 気管支拡張薬

テオフィリンは主に肝代謝であるため腎不全の場合でも通常量の使用が可能である．しかし安全域が比較的狭いため血中濃度をモニターした方が安全である．吸入薬(β刺激薬，ステロイド薬，抗コリン薬)は腎不全患者には通常通り使用可能である．

c 抗腫瘍薬

抗腫瘍薬は腎障害で使用しにくいものが多数みられる．したがって腎障害患者における化学療法はかなりリスクの高いものとなる．特にシスプラチンなどの白金製剤は腎毒性が強いと考えられている．投与の際は腎機能により量の細かな調整が必要である．

その他，非ステロイド系抗炎症薬(NSAIDs)は腎の血管拡張性エイコサノイドの産生を阻害することにより腎障害をきたすと考えられるため，漫然とした使用は厳に慎むべきである．また消化性潰瘍治療薬であるH_2遮断薬も腎障害時には減量が必要である．

なお治療薬ではないが，造影剤の使用にも注意が必要である．造影剤は確実に腎に

第 8 章　特別な注意を要する患者グループ

負担をもたらすが，現在その予防薬は存在しない．したがって腎障害患者においてはできるだけ造影剤の使用は避けるべきである．しかしやむをえず使用する場合は，投与前に生理食塩水 500 mL を点滴し，投与後も 500 mL 点滴することがよいとされている．

腎障害患者における薬剤全体の使用法の詳細については日本腎臓学会の CKD 診療ガイドライン[3]を参照されたい．

3　腎不全患者の画像所見

a　肺水腫

腎不全で比較的よくみられるものとしては尿毒症肺（uremic lung）と呼ばれるものであり，この主体は肺水腫である．病態としては腎障害による体液貯留と心不全と考えられているが，このほか尿毒症自体による肺毛細血管壁の透過性亢進やある種の尿毒素などの関与も考えられている．胸部単純 X 線写真上特徴的なのは，蝶形陰影（butterfly shadow）といわれる肺門から末梢に拡がる斑状影である．このほか septal line（Kerley 線）や peribronchial cuffing（気管支周囲の浮腫，細胞浸潤，線維化などで気管支壁が肥厚しドーナツ状にみえること），vascular pedicle width（VPW：上縦隔の血管影の幅：左側は正中から大動脈分岐部までの距離，右側は奇静脈弓の高さで正中から上大静脈外縁までの距離でありこの和．正常は 48 ± 5 mm）の拡大なども特徴的である．CT 上ではびまん性または斑状影が癒合したもの，すりガラス上陰影，気管支血管束の肥厚，血管系の拡張，小葉間隔壁の肥厚などの所見がみられやすい．

b　肺内石灰化

腎不全では腎機能低下に伴い低カルシウム，高リン血症がみられる．このため PTH が上昇し，二次性副甲状腺機能亢進症となる．これにより異所性石灰化をきたしやすくなる．一般的には胃，腎臓，心臓，肺，血管壁などが石灰化をきたしやすいといわれている．特に血清カルシウムとリンの積が 70 以上となる場合やアルカローシスになると石灰化沈着しやすいといわれている．肺では一般的に上葉で沈着しやすい．これは換気/血流が高く高二酸化炭素血症になるため組織 pH が上昇しやすいためと考えられている．胸部単純 X 線写真でみられる所見として，すりガラス陰影，石灰化した結節影，びまん性の肺胞影などが知られている．しかし単純 X 線ではこれらの所見の検出は容易ではない．CT，特に高分解能 CT では，上葉有意にすりガラス様の結節影がみられ，小葉中心性に分布するが，区域性分布はみられない．鑑別としては，過敏性肺臓炎，経気道感染（小葉中心性分布を示すもの），肺胞出血などがあげられる．

腎不全患者では上記の通り肺水腫，肺内石灰化などみられるため，感染症，腫瘍などが捉えにくい場合がある．したがって感染症，腫瘍などが疑われる際には積極的に CT 検査を施行することが重要である．参考までに肺水腫＋肺胞出血の症例の胸部 X 線，CT を示した（図 1a，b）．

4　腎不全患者によくみられる呼吸器合併症

a　肺水腫

腎不全，特に末期腎不全の段階になると肺水腫がみられることは珍しくない．病態としては体液の過剰貯留と肺毛細血管壁の透過性亢進が中心であるが，そのほか尿毒素などの関与も考えられている．治療は，薬剤により利尿薬，低心機能の場合は強心薬を使用する．薬剤により利尿がつかない場合は機械的除水（extracorporial ultrafiltration method：ECUM）も考慮する．腎機能低下が著明であり尿毒素の関与が強く疑われる場合は透析療法を行う．

b　感染症

腎不全では液性免疫および細胞性免疫の

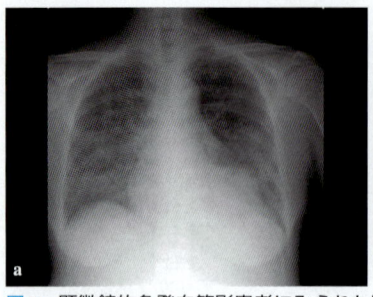

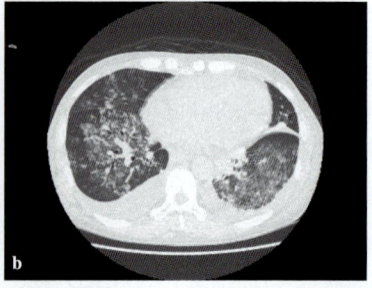

図1 顕微鏡的多発血管炎患者にみられた肺水腫＋肺胞出血．(a)胸部単純X線写真，(b)胸部単純CT．
60歳女性，1週間前より労作時呼吸困難，血痰を認め徐々に悪化したため近医受診，全身浮腫，胸部異常影と腎障害（Cr 6.2 mg/dL）を認めたため当科に救急搬送された．気管支肺胞洗浄にて肺胞出血と診断，後にMPO-ANCA 133 U/Lと高値が判明した．腎生検では半月体形成性腎炎認め，ステロイドパルス療法，シクロスポリン投与により肺病変，腎病変とも改善がみられた．

いずれも低下している．このため弱毒菌や真菌，ウイルスなどによる感染症をきたしやすい．特に気をつけなければいけないものが結核菌であるが，このほか黄色ブドウ球菌，肺炎桿菌，非定型抗酸菌，アスペルギルス，クリプトコッカス，ニューモシスチス，サイトメガロウイルスなども重要である．

これらの感染症に加えて腎不全患者では結核の罹患率も高い．咳嗽，喀痰が持続し一般抗菌薬による治療が無効な発熱がみられる場合，倦怠感，食欲不振，体重減少などがみられる場合は結核を疑って検査を進める必要がある．胸部X線所見では，S1，S2，S6に好発する結節影，斑状影，これらが癒合した陰影などであり，しばしば空洞を伴う．しかし糖尿病，ステロイド投与中など免疫低下状態では典型的な画像所見を呈さない場合も多い．また重要な点として腎不全患者では肺外結核が多いということである．腎不全患者の不明熱の場合は結核を疑ってみる必要があると考えられる．

c 肺腎症候群

いわゆる急速進行性腎炎と肺出血を合併するものを肺腎症候群と呼び，Goodpasture症候群，抗好中球細胞質抗体（ANCA）関連血管炎（顕微鏡的多発血管炎，Churg-Strauss症候群，Wegener肉芽腫症），全身性エリテマトーデス（systemic lupus erythematosus；SLE）などでみられる．頻度としてはANCA関連血管炎によるもの，特にわが国では顕微鏡的多発血管炎によるものが多い．しかし肺腎症候群以外にも腎不全においては肺出血をきたす場合がみられる．これは尿毒症による血小板機能障害などによる出血傾向が関与していると考えられる．胸部CT上，小葉中心性の粒状影やすりガラス様の濃度上昇がみられる．気管支肺胞洗浄（BAL）ではヘモジデリン貪食肺胞マクロファージが認められる．

肺腎症候群では肺出血以外にも様々な肺病変を伴うことが知られている．Wegener肉芽腫症では結節性病変が特徴的であり，顕微鏡的多発血管炎では間質性肺炎も比較的頻度が高い．Churg-Strauss症候群では好酸球性肺炎，気管支喘息を合併することが知られており，SLEでも間質性肺炎がみられる場合が多い．通常の間質性肺炎では，間質影は中枢から末梢へ向かって広がるが，胸膜直下の末梢領域までは広がらないといわれているが，膠原病における間質性肺炎では，病変は発症領域も含めて分布するようである．

診断には特異的な抗体の測定が重要である．抗糸球体基底膜抗体（抗 GBM 抗体）はGoodpasture 症候群に特異的であり，MPO-ANCA は顕微鏡的多発血管炎，Churg-Strauss 症候群でみられ，PR3-ANCA は Wegener 肉芽腫症でみられる（表）．

肺腎症候群の治療は，基本的にはステロイド療法と免疫抑制療法である．ステロイドはメチルプレドニゾロン 500 〜 1,000 mg 点滴するいわゆるパルス療法を 3 日間，3 クール行うのが標準的治療である．これに加えて免疫抑制薬としてシクロホスファミドなどの併用を行う．場合によっては液性因子の除去目的に血漿交換も行われる．

表　肺腎症候群にみられる血清学的マーカー

疾患名	血清学的マーカー
Goodpasture 症候群	抗 GBM 抗体
顕微鏡的多発血管炎	MPO-ANCA
Churg-Strauss 症候群	MPO-ANCA
Wegener 肉芽腫症	PR3-ANCA
全身性エリテマトーデス	ANA，ds-DNA 抗体

御法度!!

- 腎不全患者に安易に消炎鎮痛薬を使用しない．
- 腎障害を悪化させないために不要な造影検査は極力避ける．
- 血管炎症候群，膠原病では肺合併症のチェックを忘れない．

文献

1) 南学正臣編．腎機能低下時の薬剤ポケットマニュアル．中外医学社　2009．
2) 富野康日己編．腎機能低下患者への薬の使い方．医学出版　2010．
3) 21. 薬物投与．日本腎臓学会編．エビデンスに基づく CKD 診療ガイドライン．東京医学社，2009；270-280．

弘前大学大学院医学研究科地域医療学講座・附属病院腎臓内科　**中村典雄**

☑ 20 年経っても診療では毎日悩むことばかり

最近の地方大学の状況に違わず，当大学でも研修医・スタッフが非常に少なくマンパワー不足に苦労している．僕も卒後 20 年以上になりさすがに病棟担当医として入院患者さんを受け持つのは堪えるが何とかやっている．しかし外来診療をしている限り入院となる患者さんは必ずでてくるので，そのような患者さんを直接自分で担当できることは，大変でもあるがとても嬉しいことである．ちなみに今年度からようやく当直を外れることになった．若干寂しいところもあるが体力的には大変に助かっている．

さて，最近学生や研修医に以下のようなことをよく話している．「自分が研修医のころは 10 年も経てばどんな患者さんを前にしても悩むことなく診療できると思っていたが 20 年過ぎた今でも毎日悩むことばかりだ」と…．悩まなくなったらそれは医者を辞める時だろうと今は思っている．

先日，来年度の研修医のマッチングの結果が公表されていたが，当大学の初期研修医は非常に少なくがっかりだった．せめて後期研修医が増えてくれればよいのであるが…．

（中村典雄）

第9章

救急患者への対応̶呼吸器緊急処置クイックリファレンス

1 気管支喘息発作

> **Don't Forget!**
> - 自覚症状，理学所見，検査所見を総合的に判断し重症度を決定する．
> - ハイリスク患者では，症状が軽微であっても重症として治療する．

呼気時に高調な連続性ラ音（wheezes）を聴取すれば，気管支喘息発作が鑑別の第一にあがる．重症度，気管支喘息死亡のリスクに応じて治療する（図1）．

1 重症度判定

自覚症状，理学所見，検査所見を総合的に判断し，重症度を決定する．自覚症状と理学所見を基に治療を開始し，併行しながら，他疾患鑑別のための検査を進める．重症度判定を表1に示す．この際，ピークフロー（PEF）を計測しておくと，治療への反応，患者の通常状態との比較に有用である．ハイリスク患者（表2）では，症状が軽微であっても，重症として治療する．

a 心臓喘息との鑑別

理学所見による心臓喘息との鑑別は時に困難なことがある．既往歴に心疾患があり，頸静脈の怒張や浮腫を認め，胸部X線で心拡大，胸水，肺水腫を認める場合には，心不全による喘鳴であることが多い．通常の気管支喘息治療には反応しない．

b アスピリン喘息について

成人気管支喘息患者の約10％は，NSAIDs（非ステロイド性抗炎症薬）の内服，注射，外用薬により，使用直後から1時間以内に気管支喘息発作を起こす．鼻症状を有し，鼻茸を有していることが多い．塩基性NSAID（ソランタール®など）は，アスピリン喘息を起こしにくいとされるが，皆無ではないので注意を要する．

2 手技（吸入，酸素投与，ステロイド投与）

a 吸入

サルブタモール（ベネトリン®）を標準的には0.3 mL，体格の大きい人には0.5 mL，生理食塩水2 mLとともに，ネブライザーで吸入する．吸入補助器を使用して，アイロミール®を1～2パフ吸入してもよいが，気管支喘息発作が重篤な時には，ドライパウダーやp-MDI（pressurized metered dose inhaler）による吸入は息こらえが困難で，十分な吸入ができない可能性がある．20～30分おきに1時間まで反復可能．心拍数が130を超えないようにする．

b 酸素投与

気管支喘息発作の場合，酸素投与が原因となって，CO_2ナルコーシスになることはほとんどないので，低酸素血症が疑われる場合には，躊躇せずに酸素投与を行う．PaO_2 80 torrを目標とする．重積発作の場合には，気管内挿管がすぐできるように準備しておく．

c アミノフィリン，ステロイド投与

アミノフィリン（ネオフィリン®）の点滴静注は，$β_2$刺激薬の反復吸入に併用しても，追加効果がほとんど認められず，頭痛，悪心，嘔吐，不整脈，痙攣など有害事象の危険性があり，推奨されない．$β_2$刺激薬の反復吸入と全身性ステロイド薬（経口，点滴注射）により，気管支喘息発作の治療は可能である．

第9章 救急患者への対応―呼吸器緊急処置クイックリファレンス

```
初期評価・重症度評価：中発作以上であれば下記治療を実施しながら入院
                    ↓
                  初期治療
酸素吸入を実施し，SpO₂＞90%に維持する
ベネトリン® 0.3～0.5 mL＋生理食塩水 2 mLネブライザーで吸入．症状改善まで，20分ごとに1時間
までソルメドロール® 40 mg＋生理食塩水 100 mL 1時間で点滴静注
                    ↓
                1時間後に再評価
```

良好な反応	不完全な反応	反応なし
最終治療から症状軽快が持続	致死的喘息の危険因子	致死的喘息の危険因子
身体所見：正常	身体所見：軽度から中等度の症状	身体所見：重篤な症状，意識障害
PEFが自己ベストの70%以上	PEFが自己ベストの50～70%	PEFが自己ベストの30%以下
室内気でSpO₂＞90%	SpO₂ 改善なし	PaCO₂＞45 Torr　PaO₂＜60 Torr

帰宅	入院
SABA使用	
経口ステロイド	

図1　気管支喘息発作の救急治療

表1　気管支喘息発作の重症度

	小発作	中発作	大発作	呼吸停止直前
呼吸困難	歩行困難，横になれる	横になれない	起座呼吸	
会話	文章	フレーズ	単語	
意識	時に興奮	興奮	興奮	混濁
呼吸数	増加	増加	しばしば＞30/分	
喘鳴	中等度　しばしば呼気時のみ	大きい	普通は大	聞こえない
呼吸補助筋	運動なし	あり	あり	奇異性呼吸
心拍数	＜100/分	100～120	＞120	徐脈
奇脈	なし　＜10 mmHg	時にある　10～25 mmHg	しばしば　＞25 mmHg	呼吸筋疲労のためなし
短期作用型β₂刺激薬吸入後のPEF	80%以上	約60～80%	予測値または患者最高値の60%未満または反応時間が2時間未満	
PaO₂	正常	＞60 Torr	＜60 Torr　チアノーゼのこともあり	
PaCO₂	＜45 Torr	＜45 Torr	＞45 Torr	
SpO₂	＞95%	91～95%	＜90%	

表2　気管支喘息死亡の危険因子

- 過去に重篤な気管支喘息増悪をきたしたことがある
- 意識障害，気管内挿管歴，ICU入室歴
- 過去1年間に2回以上気管支喘息のために入院したことがある
- 過去1年間に3回以上救急受診したことがある
- 1か月以内に気管支喘息のため，入院あるいは救急受診したことがある
- 短期作用型β_2刺激吸入薬を月に2本以上使用
- 気道閉塞の症状，低酸素血症を感じにくい
- 心疾患，COPD，重篤な精神疾患を有する

表3　気管支喘息の入院基準

- 気管支喘息増悪に対する治療が不十分
  PEF　50〜70%：2時間の治療で反応なし，4時間の治療で反応不十分
  PEF＜50%：1時間以内に反応なし．
- 長期間（数日から1週間）症状が持続
  外来で数日間，気管支喘息増悪に対する治療を反復している場合など
- 病院へのアクセスが困難
- 精神科疾患などで意思の疎通が困難
- 合併症（肺炎，気胸，COPD，心疾患）を有する
- 気管支喘息死亡のリスクを有する

ステロイドはヒドロコルチゾン（ソルコーテフ®）200〜500 mg，または，メチルプレドニゾロン40〜125 mg（ソルメドロール®）を1時間で点滴静注する．ゆっくりと点滴すれば問題ないとされるが，ステロイド誘発喘息が危惧される場合には，ベタメタゾン（リンデロン®）4〜8 mgを静注する．

d　入院の決定

気管支喘息の死亡リスク（表2）がある患者は，迷わず入院とする．上記の中等度の症状で治療を開始して4時間経過，または高度症状で治療を開始して1時間経過しても喘鳴や呼吸困難が持続する場合には，入院とする．重篤症状があれば，直ちに入院の適応である．その他，気管支喘息の入院歴がある場合，受診まで数日以上の症状が持続していた場合，帰宅後に再受診が困難な場合には，入院を考慮する．気管支喘息の入院基準を表3にまとめた．

NTT東日本関東病院呼吸器科　臼井一裕

2 呼吸停止・心停止

> **Don't Forget!**
> - 人工呼吸器には，1回換気量を設定する従量式と，吸気圧を設定する従圧式とがある．
> - 循環動態を不安定にさせるような心室頻拍および心室細動は，除細動の絶対適応である．

1 挿管（経口）

①仰臥位で頭部を後屈させた状態（sniffing position）で，バック・マスク換気を行い，SpO_2 を十分に上げておく．後頭部に硬いもの（挿管枕など）をいれておくと，比較的楽にこの体位が保持できる．

②喉頭鏡，挿管チューブ，スタイレット，キシロカインゼリー，10 mL のシリンジ，バイトブロック，吸引チューブ，固定用テープを準備する．喉頭鏡の光量が十分にあることを確認する．適切な気管内チューブを選択する（気管内チューブの選択基準：表1）．男性で 8.0 mm，女性で 7.5 mm が多い．シリンジで挿管チューブのカフを膨らませて，カフ漏れがないことを確認する．

③挿管が必要な患者は，意識が混濁していることが多く，鎮静を必要としないことが多い．患者の協力が得るのが困難な場合は，ミダゾラム（ドルミカム®）10 mg 1 A を生理食塩水 20 mL に希釈後，鎮静が得られるまで静脈注射する．その後，鎮静が必要な場合には，1 mg/ 時間，またはプロポフォール（ディプリバン®）0.3 mg/kg/ 時の持続静脈注射で鎮静してから挿管する．

④右手の親指を下顎歯に，中指を上顎歯に押しつけて開口する（交叉法）．

⑤喉頭鏡は口の右側から挿入し，舌を左によけて奥に進める．喉頭鏡を90度回転させた状態で舌に押しあて，時計方向に90度回転させながら左側へ進めるとよい．

⑥喉頭蓋が見えたら，さらに喉頭鏡を喉頭蓋谷へと進める．

⑦喉頭鏡を平行移動させる要領で 30～45 mm 上方へ持ち上げ，声帯を確認する．喉頭鏡に力を入れるのはこの時のみ．この際，手首をこねない．声帯を確認しながら，右手に持った気管チューブを挿入する．チューブ先端が声帯を通過するまで目を離さない．

⑧カフが声帯を通過したら，スタイレットを抜き，さらに 2～3 cm 進める．

⑨カフに空気を入れ，陽圧換気し，視診で胸郭が挙上することを確認し，両側末梢肺野の呼吸音を聴取，心窩部からの胃の

表1 鼻カニュラと簡易酸素マスクの酸素流量と吸入酸素濃度

	鼻カニュラ						簡易酸素マスク		
酸素流量(L/分)	1	2	3	4	5	6	5～6	6～7	7～8
F_IO_2 の目安	24	28	32	36	40	44	40	50	60

⑩片側の口角にバイトブロックを併用して、気管チューブを固定する。切歯縁から男性で23 cm，女性で21 cm が多い．
⑪胸部 X 線を撮影し，チューブの先端が気管分岐部の 2〜3 cm 上になるように調整する．

2 人工呼吸器の設定

a 人工呼吸器の初期設定

人工呼吸器には，1回換気量を設定する従量式と，吸気圧を設定する従圧式とがある．いずれの呼吸管理を選択するかにより，予後に差はないとされる．

SIMV(synchronous intermittent, mandatory ventilation)とは，設定された換気回数だけ，自発呼吸に合わせて，設定された換気量の強制換気を行う換気法である．PS(pressure support)は，自発呼吸に合わせ，設定された吸気圧まで換気を行う方法である．SIMV と PS を組み合わせて実施する人工呼吸管理が主体で，自発呼吸がある患者に，強力な鎮静を実施して，自発呼吸をなくした状態で CMV(control mechanical ventilation, control mandatory ventilation)を行う呼吸管理は，鎮静に伴う合併症の点で望ましくない．

1回換気量 8 mL/ 標準体重 kg，換気回数 10〜15回，F_iO_2 1.0 で開始し，最高気道内圧が 35 cmH$_2$O，呼吸回数が 30/ 分を超えないように，1回換気量(6 mL/ 標準体重 kg 程度まで下げられれば望ましい)と PS を調整する．動脈血液ガス分析を実施し，pH が 7.30 以上を保っていれば，高二酸化炭素血症は容認(permissive hypercapnia)し，無理に換気量を上げることによる気道内圧上昇による圧損傷の予防を優先する．

PEEP(positive endo-expiratory pressure)は，吸気終末に肺胞が虚脱するのを防ぐ目的に用いる．十分な酸素化が得られない場合，PEEP 5 cmH$_2$O から開始し，十分な酸素化が得られるまで上げる．ただし，肺炎や ARDS では 10 cmH$_2$O，気管支喘息や COPD などの閉塞性肺疾患では 4 cmH$_2$O で十分であることが多い．

b 人工呼吸器関連肺炎の予防対策

人工呼吸関連肺炎は，致死率が高いので，全身状態の改善とともに，人工呼吸離脱基準を満たせば，速やかに抜管する．挿管中は，口腔内ケアを実施するとともに，経鼻胃管，制酸薬，経鼻挿管は，人工呼吸関連肺炎のリスクを増加させるのでなるべく避ける．抗菌薬の予防投与の有効性は証明されていない．

c 人工呼吸離脱の基準

鎮静の必要性については，毎日必ず検討する．場合によっては，毎日，鎮静薬を中止とし，精神変調の有無やバイタルサインを確認し，安定していれば，鎮静のない状態での人工呼吸管理継続を検討する．

人工呼吸器からの離脱方法として，T-tube 法，SIMV 法，PS 法がある．近年は，T-tube 法による SBT/SAT 法(鎮静剤を毎日中止し，自発呼吸下での呼吸管理を実施する)による人工呼吸器からの離脱法が優れていると考えられている．

- **T-tube 法**：T-tube による自発呼吸を 5〜10 分からはじめて，徐々に長時間にし，数時間自発呼吸が可能であれば，抜管．または，30 分から 2 時間，T-tube による自発呼吸を実施し，問題なければ，抜管．
- **SIMV 法**：強制換気回数を 2〜4 回ずつ減らし，5 回以下になったら抜管．
- **PS 法**：PS を 2〜4 cmH$_2$O ずつ減量し，PS < 5 cmH$_2$O となったら抜管．

3 酸素投与法

a 低流量システム(表1)

患者の1回換気量以下の酸素ガスを供給．患者の換気量に F_iO_2 が依存する．鼻カニュラ，簡易酸素マスクが該当する．

第9章 救急患者への対応—呼吸器緊急処置クイックリファレンス

表2 ベンチュリーマスク

F_iO_2(%)	24	28	32	36	40	50
酸素流量	4	4	6	8	8	10
ノズルの色	青	黄	白	緑	ピンク	オレンジ

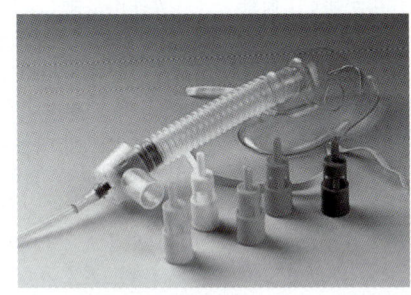

図 ベンチュリーマスク

表3 リザーバーマスク酸素流量と吸入酸素濃度

酸素流量(L/分)	6	7	8	9	10
F_iO_2の目安(%)	60	70	80	90	90〜

1) 鼻カニュラ

5 L/分までの酸素投与が可能．流量とF_iO_2のおおまかな目安は表を参照．

2) 簡易酸素マスク

マスク内の呼気ガスを再吸入しないために，5 L/分以上の流量が必要．そのため，F_iO_2は40%以上となり，$PaCO_2$上昇の心配のない患者に投与．

b 高流量システム

患者の1回換気量異常の酸素ガスを供給．ベンチュリーマスクとリザーバーマスクが該当する．

1) ベンチュリーマスク(表2，図)

純酸素と空気を一定の割合でノズルを介して混合する．患者の換気量に依存することなく，一定のF_iO_2が得られる．

2) リザーバーマスク(表3)

$F_iO_2 > 60$%以上の酸素投与が必要なときに使用する．

4 循環維持(除細動器の使用法，循環・血圧の維持)

a 除細動器の使用法

循環動態を不安定にさせるような不整脈，即ち心室頻拍および心室細動は除細動の絶対適応である．

除細動は200 Jから開始し，不成功の場合には，200 Jをもう一度試みる．それでも不成功の場合には，360 Jを試みる．

b 循環・血圧の維持

1) ドパミン(イノバン®)

5 μg/kg/分(5γ)で開始し，10γで効果不十分な場合には，ショックの原因の見直しと他のカテコラミンの併用ないし切り替えが必要である．1〜2γで腎，腹腔動脈の血液量を増加させ，利尿作用を示す．2〜10γでβ受容体を刺激し，心拍出量を増加させ，血圧を上昇させる．10γ以上では，末梢血管収縮，腎血流低下，肺動脈圧上昇など，α受容体刺激による好ましくない作

用が出現する．0.3%（3 mg/mL）イノバン®プレフィルドシリンジの場合，体重50 kgでは，1 mL/時で投与すると，1γ相当である．

2) ドブタミン（ドブポン®）

β_1選択性が高い．強心作用が強く，血管抵抗への影響はほとんどない．1～5γで投与する．0.3%（3 mg/mL）ドブポン®プレフィルドシリンジの場合，体重50 kgでは，1 mL/時で投与すると，1γ相当である．

3) ノルアドレナリン（ノルアドリナリン®）

強力な末梢血管収縮作用を有する．0.01 μg/kg/分で開始し，0.1～0.3 μg/kg/分で維持する．長期間の使用は，腎機能低下をもたらす．敗血症性ショックなど，末梢血管拡張による血圧低下時の血圧維持に有効である．体重50 kgの場合，ノルアドリナリン® 3 A（1 mg/1 mL）を生理食塩水100 mLに溶かし（0.03 mg/mL），1 mL/時で開始すれば，0.01γ相当となる．

4) アドレナリン（ボスミン®）

β作用が強く，強心作用は得られるが，末梢血管抵抗と拡張期血圧が下がることがある．心肺停止時の心肺蘇生と，アナフィラキシーショックの際には，第一選択となる．心肺停止時には，ボスミン® 1 mgを3～5分間隔で静脈注射し，5 mgを上限とする．アナフィラキシーショックの場合には，ボスミン 1 mgを大腿外側部に筋肉注射する．アナフィラキシー既往のある患者には，エピペン®を十分な説明の元，処方する．

NTT東日本関東病院呼吸器科　**臼井一裕**

3 緊急処置が終わったら

Don't Forget!

- [ ] 呼吸・循環動態が安定したら，生命に危機を及ぼしうる疾患を念頭に置きながら，原因疾患の鑑別を行う．
- [ ] 肺蘇生後の動脈血液ガス分析は，代謝性アシドーシスを示すことがほとんどである．

救急患者に対する初期治療は，ABCDE（airway 気道，breathing 呼吸，circulation 循環，dysfunction of central nervous system 意識，exposure 脱衣と身体露出）の評価と救急処置を実施する（図1）．

ショック状態にある場合には，ショックの鑑別（表1）を実施する．

呼吸・循環動態が安定したら，生命に危機を及ぼしうる疾患を念頭に置きながら，原因疾患の鑑別を実施する．まずは，5H＋5T〔Hypovolemia, Hypoxia, Hypothermia, Hype/Hypo potassemia/glycemia, H＋（acidosis）, Tension pneumothorax, Cardiac tamponade, Thrombosis（Myocardial infaction）, Pulmonary thromboembolism）, Intoxication（Anaphylaxis, Intoxication）〕は緊急性を要するので，鑑別の念頭に置く．

1 想定される呼吸器疾患

a 緊張性気胸
- 症　状：突然の胸痛，呼吸困難，意識消失
- 所　見：片肺の呼吸音低下，ショック
- 検　査：胸部X線，動脈血液ガス分析
- 治　療：胸腔ドレナージ

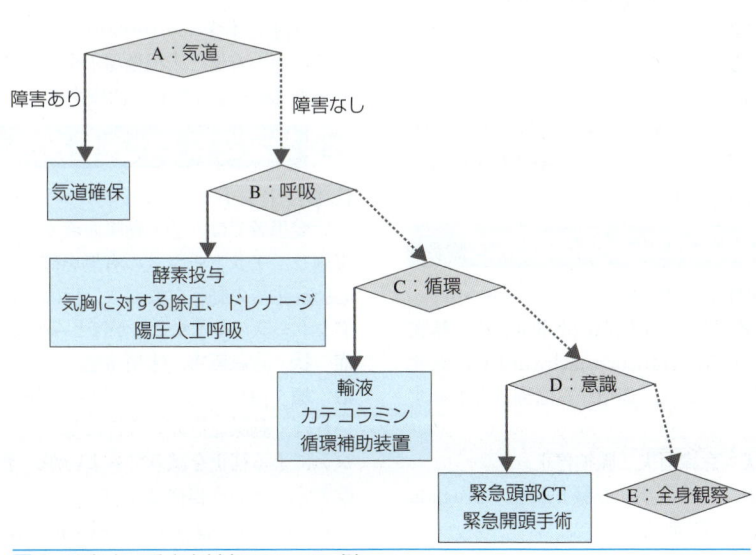

図1　緊急度・重症度判定フローの1例

表1 ショックの分類

ショックの分類	想定される疾患
循環血液量減少性ショック	出血, 脱水, 急性膵炎, 広範囲熱傷
血液分布異常性ショック	アナフィラキシー, 脊髄損傷, 敗血症
心原性ショック	心筋梗塞, 心臓弁膜症, 致死性不整脈, 心筋症, 心筋炎
心外閉塞・拘束性ショック	肺血栓塞栓症, 心タンポナーデ, 緊張性気胸

b 肺血栓塞栓症

症 状：呼吸困難, 胸痛, 咳, 喀血など.
所 見：頻呼吸と頻脈. 重症になるとめまい, 低血圧, 意識消失.

スクリーニングのための検査
・動脈血液ガス分析：$AaDO_2$ の開大.
・心臓超音波検査：右室負荷所見.
・D-dimer 上昇.
・胸部 X 線：X 線透過性亢進. 肺動脈陰影の拡大.
・心電図：頻脈. 軸偏位. ST-T 変化. 右室負荷所見.
・下肢静脈超音波検査：深部血栓静脈症 (DVT) の有無評価.

確定診断のための検査
・造影ヘリカル CT：診断の中心.
・肺血流シンチ
・肺動脈造影

治 療
・ヘパリン 5,000 単位を急速静注後, 1,000 単位/時間で持続静注. APTT を正常の 2 倍程度に保つ.

2 想定される循環器疾患

a 致死的不整脈

心室細動 (ventricular fibrillation), 無脈性心室頻拍 (ventricular tachycardia) は致死的不整脈であり, 速やかに除細動を実施する.
症 状：意識消失, 脈拍停止.
原 因：心筋梗塞. 心臓弁膜症. Brugada 症候群. QT 延長.

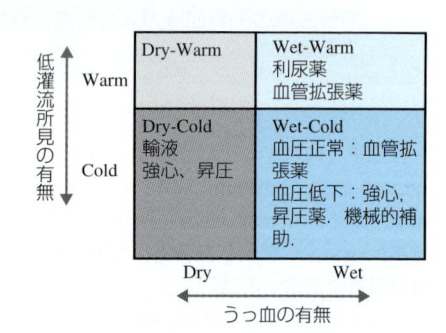

	Dry	Wet
Warm	Dry-Warm	Wet-Warm 利尿薬 血管拡張薬
Cold	Dry-Cold 輸液 強心, 昇圧	Wet-Cold 血圧正常：血管拡張薬 血圧低下：強心, 昇圧薬. 機械的補助.

低灌流所見：Na低下, 腎機能低下, 脈圧減少, 四肢冷感, 傾眠.
うっ血所見：起座呼吸, 頸静脈圧上昇, 浮腫, 腹水, 肝頸静脈逆流.

図2 急性心不全の臨床病型と選択される治療

b 急性心不全
うっ血の有無と末梢循環不全の有無により病型 (図2) を分類し, 治療する.

3 想定される代謝性疾患

代謝性アシドーシス
急変患者では, 必ず動脈血液ガス分析を実施し, アシドーシスの有無を確認する. 心肺蘇生後の動脈血液ガス分析は, 代謝性アシドーシスを示すことがほとんどである.
症 状：意識障害, 末梢冷感.
治 療：pH < 7.0 では, 換気が保たれていれば, 動脈血液ガス分析に基づき, メイロンによる補正を試みてもよいが, 予後を改善するという根拠はない.

7% メイロン投与量 = SBE (mEq/mL) × 体重 × 0.25.

第9章　救急患者への対応—呼吸器緊急処置クイックリファレンス

呼吸性アシドーシスの場合は，メイロンによる補正をする必要はない．

文献

1) 谷川攻一　Primary survey and resuscitation/Secondary survey and emergency treatment　救急医学　2010；**34**：1483-1487.
2) 日本循環器学会，他：急性心不全治療ガイドライン（2006年改訂版）：循環器病と治療に関するガイドライン（2004-2005年度合同研究班報告）．（http://www.j-circ.or.jp/guideline/pdf/JCS2006_maruyama_h.pdf）

NTT東日本関東病院呼吸器科　**臼井一裕**

4 各種疾患への対処

Don't Forget!

- 24時間以内に100 mL以上，1回に50 mL以上の喀血の場合，大量喀血と診断し治療を優先する．
- 緊張性気胸は，若年者の自然気胸や陽圧人工呼吸管理による圧損傷による気胸，外傷性気胸の場合に多い．

1 肺水腫

a 診断

胸部X線，胸部CTで急性，両側性にair-bronchogramを伴うconsolidationが蝶形分布を示す．

b 原因

心原性，非心原性に分類する．肺動脈楔入圧が18 mmHg以下または，臨床所見や心エコー検査などで左房圧の上昇所見が認められない場合には，非心原性肺水腫と診断する．

c ALI/ARDS

PaO_2/FiO_2 300以下で急性肺損傷（ALI），200以下で急性呼吸窮迫症候群（ARDS）と診断する．先行する基礎疾患（表1）があり，急性に発症した低酸素血症，胸部X線上両側のびまん性浸潤陰影を認め（図1），かつ心原性肺水腫が否定できる状態である．肺炎や誤嚥といった直接的な肺傷害や敗血症，外傷，熱傷といった間接的な肺傷害によっても生じる．直接損傷と間接損傷に分類される．診断には，厳密には，肺動脈楔入圧が18 mmHg未満であることを確認し，心原性肺水腫であることを否定する必要があるが，無用な右心カテーテル挿入は死亡率を上昇させ，また，右心カテーテル検査値による厳密な輸液管理による生存の改善は得られないため，心エコー検査や臨床所見から左心不全が否定されればよい．

d 治療

1) **心原性肺水腫**

心不全の治療を実施する．病型に応じて，治療を実施する（前項を参照）．

2) **ALI/ARDS**

基礎疾患の治療を実施する．

有効な薬物療法はない．肺保護戦略に基づいた人工呼吸器管理ときめの細かい全身管理を実施する．即ち，人工呼吸器関連肺傷害防止のため，低1回換気量，高PEEPにより，最大気道内圧をなるべく低く保つ（30 cmH_2O 以下）．水分バランスは負に保つ．

表1　主なALI/ARDSの原因疾患

直接損傷	間接損傷
頻度の多いもの	**頻度の多いもの**
肺炎	敗血症
胃内容物の吸引	外傷，高度の熱傷（特にショックと大量輸血）
頻度の少ないもの	**頻度の少ないもの**
脂肪塞栓	心肺バイパス術
吸入傷害（有毒ガスなど）	薬物中毒（パラコートなど）
再灌流性肺水腫	急性膵炎
溺水	自己免疫疾患
放射線肺傷害	輸血関連肺傷害
肺挫傷	

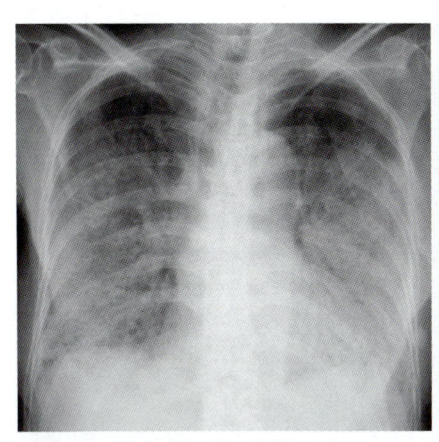

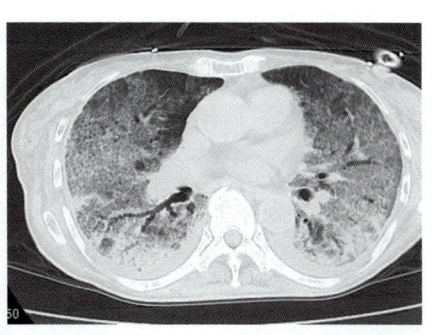

第9章　救急患者への対応―呼吸器緊急処置クイックリファレンス

図1　ARDS の胸部 X 線と胸部 CT 像

2　喀　血

a　診　断

24時間以内に100 mL 以上，または1回に50 mL 以上の喀血の場合，大量喀血と診断し，治療を優先する．気道の確保，十分な酸素化，循環動態の安定をまず実施する．

b　原　因

気管支拡張症，肺結核，肺癌，肺アスペルギローマ症，肺ムコール症，肺膿瘍，肺炎，肺胞出血，肺動静脈奇形，肺塞栓症，易出血状態，僧房弁狭窄症，解離性胸部大動脈瘤など．

c　治　療

①体位：病歴や胸部 X 線などで，出血部位が特定できる場合には，頭側を高くして患側を下にする．健康側肺への血液流入を防ぐ．
②静脈路を確保し，出血量やバイタルサインに応じて輸液する．輸液のみで，血圧が維持できない場合には，ドパミン投与や輸血を検討する．同時に，アドナ® 100 mg＋トランサミン® 1,000 mg を点滴する．
③気管支鏡を施行し，出血部位を確認する．気管支鏡を責任気管支に楔入し，ボスミン® 1 A を生理食塩水 100 mL で希釈したボスミン® 生理食塩水を 20 mL 注入，トロンビン 5,000 単位を生理食塩水 10 mL に溶解して散布，などにより止血を試みる．
④止血が困難な場合には，患側気管支をバルーンカテーテルで閉塞し，健側に血液が流入しないようにするか，健側肺への片肺挿管を実施する．
⑤上記処置でも循環動態が保てない場合には，気管支動脈塞栓術を検討する．肋間動脈から前脊髄動脈が分枝していることがあり，注意を要する．

3　緊張性気胸（図2）

a　診　断

肺から漏れ出た気体が，吸気時に肺に戻らず，吸気時にも胸腔内圧が陽圧になると，静脈が圧迫され，静脈還流量が減少し，時にショック状態となる．

緊張性気胸は，若年者の自然気胸や，陽圧人工呼吸管理による圧損傷による気胸，外傷性気胸の場合に多い．

急速に呼吸状態が悪化し，片側の呼吸音低下（ただし，外傷や人工呼吸器管理の場

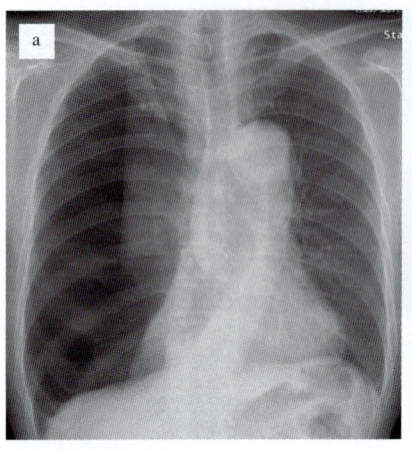

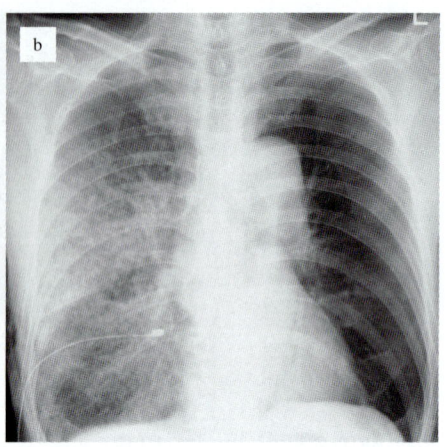

図2 緊張性気胸の1例
a：右気胸を認める．縦隔陰影の左方への移動，右胸郭の拡大，横隔膜低位を認める．b：右胸腔ドレーン挿入，4時間後．再膨張性肺水腫を併発．

合，両側気胸併発のこともあるので注意が必要)を認めた場合，気胸を疑う．

　視診で，片側胸郭の膨流や肋間の開大や，気管の偏位を認め，頻脈(140 bpm以上)，血圧低下を認めた場合，緊張性気胸を疑う．

　症状が安定していれば，酸素吸入を行い，胸部X線を撮影し，気胸の確認を実施する．循環動態，呼吸状態が不安定であれば，胸部X線撮影を待たずに，下記の治療を開始する．

b　治　療
① 十分な酸素化を実施する．
② イソジン，18 Gの静脈留置針，20 mLのシリンジ，生理食塩水を用意する．
③ 聴打診を実施し，安全と思われる部位または第2または第3肋骨の鎖骨中線上を18 Gの静脈留置針で，消毒後，胸腔穿刺を実施する．
④ 内筒を抜き，20 mLのシリンジの外筒のみを接続し，5 mLの清潔な生理食塩水を注入する．胸口腔内の空気が常に出続けるようであれば，緊張性気胸と診断できる．吸気に生理食塩水が胸腔内に吸引されるまで留置針は挿入したままにしておく．
⑤ この時点で胸部X線を撮影していなければ，撮影する．
⑥ 胸腔ドレーンを挿入する．

NTT東日本関東病院呼吸器科　**臼井一裕**

第10章

各疾患のみかたと対応

A 心不全，呼吸不全

1 心不全

Don't Forget!

- 高齢化社会に入り心不全は増加しており無症候性の時期からの介入が重要である．
- 急性心不全と慢性心不全の管理治療指針は異なる．
- 慢性閉塞性肺疾患(COPD)を合併する心不全患者の交感神経β遮断薬使用については循環器内科医と連携が重要である．
- 心不全とCOPDの合併患者の管理治療指針の確立が必要である．

1 心不全の定義

「様々な原因により心臓のポンプ機能が障害され全身の組織代謝に必要な血液量を駆出できない状態」を心不全と呼ぶ．即ち心不全とは，様々な原因により心臓のポンプ機能が障害されたために起こる心臓自体と全身の代償機転よりなる症候群である．心筋障害をきたす原因として多いのは虚血性心疾患，高血圧，心筋症，弁膜症などである．

心不全は典型的な加齢関連疾患であり，社会の高齢化に伴い増加している．また，1度心不全で入院すると1年以内に再入院する率は30～40%にのぼる．これにより，患者のみならず家族や社会の負担は大きく多大な医療資源を消費する．

2 心不全の分類

心不全は，症候群であるので病型による分類はないが，病態生理により以下のような分類がなされる．

①左心不全と右心不全：障害部位による．
②前方不全と後方不全：心不全の成因が駆出障害による場合を前方不全とよび，血液のうっ滞による場合を後方不全と呼ぶ．障害部位と障害様式（前方不全と後方不全）ごとに心不全の症状と症候を列挙したものを表1に示す．
③収縮不全と拡張不全：収縮能（駆出率）が保たれていないものを収縮不全とし，保たれているものを拡張不全とする．
④急性心不全と慢性心不全：発症様式による．急性心不全には新規発症の心不全と慢性心不全の急性増悪が含まれる．慢性心不全では神経体液性因子（交感神経系，レニン・アンジオテンシン系など）の活性化が病態の進展に重要であり，急性心不全と慢性心不全では治療法が異なる．

表1 心不全の症状と症候

障害部位	障害様式	病態	症状，症候
左心不全	前方不全 後方不全	全身臓器の低灌流 肺うっ血	易疲労性，失神，乏尿，チアノーゼ 呼吸困難
右心不全	前方不全 後方不全	肺の低灌流 全身臓器のうっ血	（左心不全の前方不全と同じ） 静脈怒張，肝脾腫大，下肢浮腫，腹水，食欲不振

3 心不全の診断と臨床評価

問診,身体所見,検査により心不全の診断を行う.Framingham Study の心不全診断基準(表2)を参考にする.血行動態評価および重症度分類のため,「臨床所見による心不全病型分類」(図1)が有用である.

a 心不全と呼吸不全の鑑別

心不全,呼吸器疾患ともに,呼吸困難,咳,全身倦怠,肺のラ音,などの症状・症候を伴うことがあり,症状・症候が心不全によるものか呼吸器疾患によるものか鑑別が難しい場合がある.検査結果の解釈には以下のような注意が必要である.

①心電図:慢性閉塞性肺疾患(COPD)により肺の過膨張がある場合,低電位となる傾向にある.

②胸部X線:COPDにより,肺の過膨張がある場合,心胸郭比と肺うっ血を過小評価する可能性がある.

③心エコー検査:COPD がある場合,通常の傍胸骨アプローチでは心臓の描出が難しいことがある.心臓の形態と機能の正確な評価に MRI が必要とされる場合がある.

④脳性利尿ホルモン(brain natriuretic peptide:BNP):血中 BNP 濃度が 100 pg/mL 以下であれば心不全は否定的である.また数百 pg/mL に上昇している場合は心不全が積極的に疑われる.

b 肺動脈圧の測定

心不全および呼吸器疾患の病態進展には,ともに肺高血圧の程度が重要な意味をもつ.心エコー検査で三尖弁逆流による圧較差から以下の式により肺動脈収縮期圧を推定することができる.

推定肺動脈収縮期圧 = 4×(三尖弁逆流圧較差)^2 + 10 mmHg

※平均右房圧を 10 mmHg と仮定した場合

後述のように,肺動脈圧は右室拍出量と肺血管抵抗により規定される.しかし,左心系に比し右心系の収縮力は後負荷(肺血管抵抗)に大きく左右される.よって,肺血管抵抗が高い場合には右心の心拍出量が低下し肺動脈圧は低下するので,三尖弁逆流による推定値は必ずしも肺血管抵抗のよい指標ではなく,正確な肺血管抵抗の測定には Swan-Ganz カテーテルが必要である.

4 心不全の治療

a 急性心不全の治療

急性心不全治療の目標は心筋障害を極力抑えて的確に救命することである.初期治療では,まず症状,症候および血行動態を早期に改善し,その安定を維持することが目標となる.そのため,病態や発症機転,血行動態,重症度を的確に把握し,心不全の原因疾患,誘因や増悪因子,合併症を適

表2 Framingham 診断基準(文献1を改変)

大基準2つか,大基準1つおよび小基準2つ以上を心不全と診断する

[大基準]
- 発作性夜間呼吸困難または起座呼吸
- 頸静脈怒張
- 心拡大
- 急性肺水腫
- 拡張早期性ギャロップ(Ⅲ音)
- 静脈圧上昇(16 cmH$_2$O 以上)
- 循環時間延長(25 秒以上)
- 肝頸静脈逆流

[小基準]
- 下腿浮腫
- 夜間咳嗽
- 労作性呼吸困難
- 肝腫大
- 胸水貯留
- 肺活量減少(最大量の1/3 以下)
- 頻脈(120/分以上)

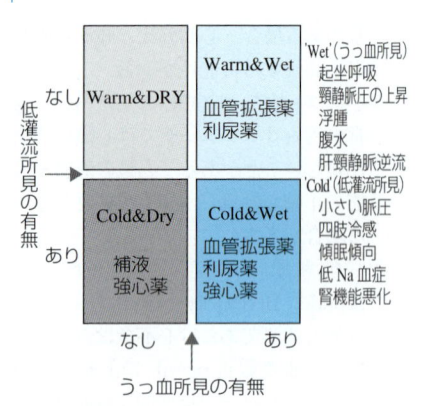

図1 臨床所見による心不全病型分類（文献2を改変）

切に診断し，迅速に治療を開始して心筋障害を最小限に留めることが重要である．原因疾患に対しては，疾患特異的な根本的治療を直ちに必要とする場合は少なくなく，当該施設で治療が不可能な場合には高次施設への紹介・転院を円滑かつ迅速に行う必要がある．

薬物治療では，「臨床所見による心不全病型分類」（図1）をもとに病態を把握し，利尿薬，血管拡張薬，強心薬を用いWarm & Dryの状態になることを目標とする．速効性があり用量調節が容易な静注薬を用いることが多い．

b 慢性心不全の治療

慢性心不全治療の目標は患者の生命予後と生活の質の改善である．強心薬の長期投与が慢性心不全患者の予後を悪化させ，交感神経β遮断薬が予後を改善するとの大規模臨床試験の結果は，急性心不全の治療と慢性心不全の治療が本質的に異なることを意味する．慢性心不全では，神経体液性因子（レニン・アンジオテンシン系，交感神経系など）の過度の活性化を抑制するため，アンジオテンシン変換酵素阻害薬（ACE-I），アンジオテンシンⅡ受容体拮抗薬（ARB），交感神経β遮断薬が標準治療薬として使用

される．大規模臨床試験に基づくエビデンスをふまえた慢性心不全の標準治療戦略を示す（図2）．この図は，適切な心不全治療を行うためには，予防の段階からの介入が重要であることを示す．内科医すべてに注意を喚起したい．

呼吸器疾患を合併する心不全患者への交感神経β遮断薬については，以下の理由により，循環器内科医との連携のうえ積極的な投与が望まれる．

① 陰性変力作用をもつため，急性心不全が十分にコントロールされていない状態では原則使用しない．
② 喘息には原則禁忌であるが，COPD合併患者に交感神経β遮断（特に$β_1$選択性）は安全に使用しうる．
③ 心不全が重症である場合は，ごく少量より開始して心不全の悪化がないことを確認しながら漸増する必要がある．

5 心不全と呼吸器疾患は密接に関連する

a 慢性閉塞性肺疾患（COPD）は心不全を引き起こす

慢性肺疾患，特に慢性閉塞性肺疾患（COPD）は，血管リモデリングにより肺血管抵抗を増加させ，最終的に非可逆的な肺高血圧を引き起こす．この病態の主要因は低酸素血症による血管収縮であると考えられている．肺高血圧の進展とともに悪化する右心機能障害が予後規定因子として重要である．

また，下記の式からも明らかなように心不全の悪化がさらなる肺高血圧を導く．

平均肺動脈圧＝（右室拍出量×肺血管抵抗）＋肺動脈楔入圧

よって，呼吸不全と心不全は密接に関係しており，両者を適切に管理して初めて肺高血圧を管理しうる．

COPDに伴う右心不全の進展には，十分な注意と治療が必要である．その最も重要

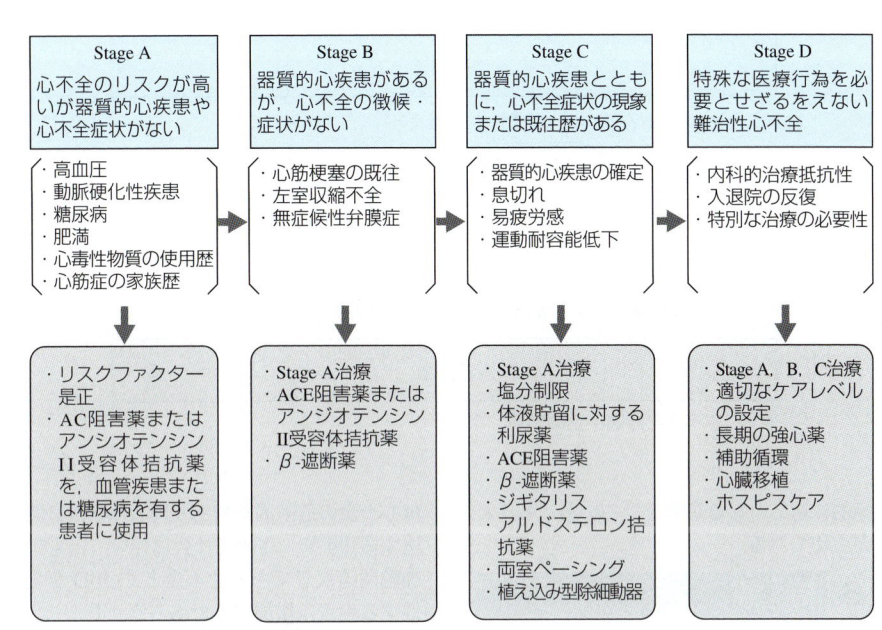

Stage A	Stage B	Stage C	Stage D
心不全のリスクが高いが器質的心疾患や心不全症状がない	器質的心疾患があるが，心不全の徴候・症状がない	器質的心疾患とともに，心不全症状の現象または既往歴がある	特殊な医療行為を必要とせざるをえない難治性心不全
・高血圧 ・動脈硬化性疾患 ・糖尿病 ・肥満 ・心毒性物質の使用歴 ・心筋症の家族歴	・心筋梗塞の既往 ・左室収縮不全 ・無症候性弁膜症	・器質的心疾患の確定 ・息切れ ・易疲労感 ・運動耐容能低下	・内科的治療抵抗性 ・入退院の反復 ・特別な治療の必要性
・リスクファクター是正 ・AC阻害薬またはアンシオテンシンII受容体拮抗薬を，血管疾患または糖尿病を有する患者に使用	・Stage A治療 ・ACE阻害薬またはアンジオテンシンII受容体拮抗薬 ・β-遮断薬	・Stage A治療 ・塩分制限 ・体液貯留に対する利尿薬 ・ACE阻害薬 ・β-遮断薬 ・ジギタリス ・アルドステロン拮抗薬 ・両室ペーシング ・植え込み型除細動器	・Stage A，B，C治療 ・適切なケアレベルの設定 ・長期の強心薬 ・補助循環 ・心臓移植 ・ホスピスケア

図2 慢性心不全の管理治療指針（文献3を改変）

な点は，肺高血圧の程度を的確に評価し，その進展を少しでも抑制することである．そのためには，低酸素血症のコントロールが不十分であれば，基礎にある肺疾患に対する治療を強化するとともに，必要に応じて在宅酸素などの酸素吸入を考慮する必要がある．COPDに伴う右心不全に対して循環作動薬をいかに使用するかについては十分な知見はないが，対処的にACE-I，ARB，利尿薬，ジギタリスが使用される．

b 心不全は睡眠時無呼吸を合併する

慢性心不全患者の33～40％にCheyne-Stokes呼吸に伴う中枢性睡眠時無呼吸（central sleep apnea：CSA）が認められる．健常人にCSAはほとんどみられないことからCSAは心不全の結果起こると考えられる．心不全にCSAが起こる機序として，①就寝時に静脈灌流が増加し肺うっ血が起こる，②肺での伸展受容体が刺激され中枢性に過換気が起こる，③結果として血中CO_2レベルが低下し無呼吸に陥る，と説明されている．無呼吸は血中CO_2レベル上昇，O_2レベル低下をきたし，交感神経活性をあげ，心不全をさらに悪化させると考えられる．心不全にCSAを伴うと予後は悪い．また，夜間酸素投与，持続気道陽圧換気（continuous positive airway pressure：CPAP），bilevel pressure support servo-ventilation，adaptive pressure support servo-ventilationは心不全を改善する．

慢性心不全患者の11～37％に閉塞性睡眠時無呼吸（obstructive sleep apnea：OSA）が合併する．OSAとCSAを併せもつ混合型の睡眠時無呼吸患者も多く，睡眠時無呼吸に対する介入が心不全治療に有効である．また，OSAは，心不全の基礎疾患となる高血圧や心房細動などの循環器病の危険因子であり，OSAの治療は高血圧などの治療にも有効である．

このように，心不全患者の多くに睡眠時無呼吸合併し睡眠時無呼吸の治療により心不全が改善する可能性がある．よって，積

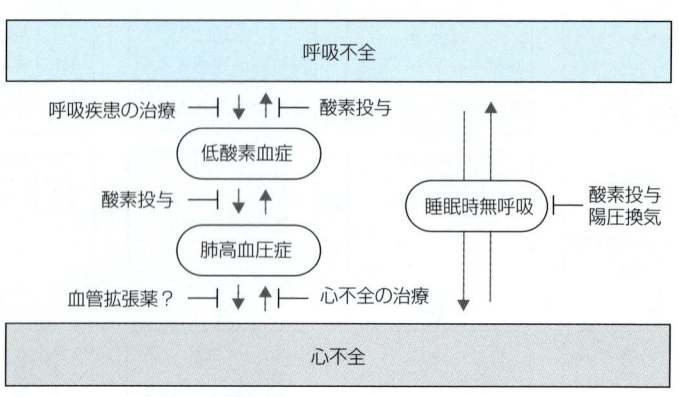

図3 心不全と呼吸不全の関連

極的に適応となる患者をひろいあげることが大切である.

6 結語

COPD患者の7～21%に心不全を合併し, 心不全患者の10～39%にCOPDを合併すると報告されている. COPDの存在は心不全の危険因子であり両者は密接に関連する(図3). 高齢化社会に伴い, ともに加齢関連疾患である心不全とCOPDを合併する患者は増加するであろう. しかし, その管理治療方針を決定するための知見は不十分であり, 今後の検討が切に期待される.

文献

1) Mckee PA, *et al. NEngl J Med.* 1971；**285**：1441-1446
2) Nohria A, *et al. J Am Coll Cardiol.* 2003；**41**：1797-1804
3) Hunt SA. Acc/aha 2005 guideline update for the diagnosis and management of chronic heart failure in the adult：A report of the American college of cardiology/American heart association task force on practice guidelines(writing committee to update the 2001 guidelines for the evaluation and management of heart failure). *J Am Coll Cardiol.* 2005；**46**：e1-82

京都大学大学院医学研究科循環器内科学　**塩井哲雄**

A 心不全，呼吸不全

2 呼吸不全

Don't Forget!

- 呼吸不全は低酸素血症あるいは高二酸化炭素血症に陥った状態である．
- 生理学的要素ごとに呼吸不全を臨床評価することが重要である．
- Ⅰ型呼吸不全では十分量の酸素投与を，Ⅱ型呼吸不全では低濃度の酸素投与を行う．

1 基本的な考え方

呼吸不全は，低酸素血症あるいは高二酸化炭素血症に陥った状態を指し，Ⅰ型からⅣ型まで分類される．生理学的病態としては，神経系，筋肉系，気道系，肺胞系，血管系のいずれか１つあるいは複数の障害によりもたらされており，要素ごとに評価することが重要である．低酸素血症の改善が治療の最重要点ではあるが，Ⅰ型（低酸素血症性）では十分量の酸素投与を，Ⅱ型（高二酸化炭素血症性）では低量の酸素投与を行う．アシドーシスや低酸素血症の改善が乏しい場合は，機械的人工換気が必要となる．

2 呼吸不全とは

呼吸不全は，欧米では，呼吸器系の必須要素のうち１つ以上が機能不全，即ち低酸素血症（PaO_2 <60 Torr）あるいは高二酸化炭素血症（$PaCO_2$ >45 Torr）に陥ることによって生じるガス交換障害の状態と定義されている．一方わが国では，厚生省呼吸不全調査研究班（1978 年）により，室内気吸入時の PaO_2 ≦60 Torr またはそれに相当する呼吸障害を呈する状態と定義され，PaO_2 61～70 Torr を準呼吸不全，呼吸不全の持続が１か月以上の場合を慢性呼吸不全としている（図 1）．

3 呼吸不全の分類

欧米では，Ⅰ型からⅣ型まで分類し，Ⅰ型は急性低酸素血症性呼吸不全，Ⅱ型は肺胞低換気による換気不全，Ⅲ型は周術期の無気肺による呼吸不全，Ⅳ型はショックにより呼吸筋への血流低下による呼吸不全としている．わが国の分類では，Ⅰ型とⅡ型に分類され，Ⅰ型は PaO_2 ≦ 60 Torr かつ $PaCO_2$ ≦45 Torr，Ⅱ型は PaO_2 ≦ 60 Torr かつ $PaCO_2$ >45 Torr と分類されている．欧米のⅠ型，Ⅱ型と比べ，Ⅱ型に PaO_2 ≦ 60 Torr の条件が加わるものの，基本的には大きな隔たりはない（表 1）．

a Ⅰ型呼吸不全

肺胞への水分漏出とそれに引き続いて肺内シャントが生じた場合，換気血流比不均等が生じた場合，間質の肥厚等で拡散能が低下した場合などに発症し，いずれも肺胞気-動脈血酸素分圧較差（A-aDO$_2$）は開大する．心不全や急性呼吸促迫症候群（ARDS）などによる肺水腫，肺炎，肺胞内出血，間質性肺炎などの時みられる．

b Ⅱ型呼吸不全

中枢神経系の呼吸刺激障害，呼吸器系の神経筋機能失調，呼吸器系に対する負荷の増大などにより二酸化炭素の排出障害をもたらす．

1) 呼吸刺激障害

原因として，薬剤過剰投与，脳幹損傷，

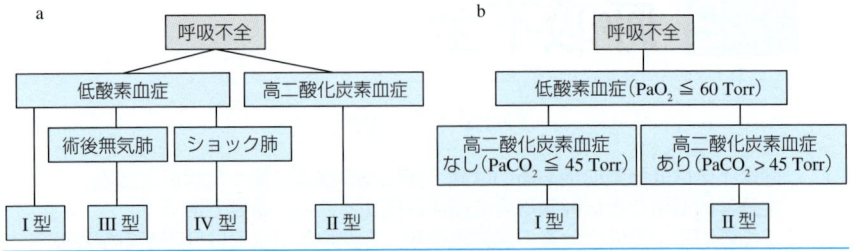

図1 呼吸不全の分類．a：欧米，b：わが国における分類．

表1 呼吸不全の分類と原因

分　類	原　因
Ⅰ型	心不全，肺水腫，肺炎，肺胞内出血，間質性肺炎など
Ⅱ型	呼吸刺激障害 　薬剤過剰投与，脳幹損傷，睡眠障害，甲状腺機能低下症など 神経筋機能失調 　重症筋無力症，Gullain-Barré 症候群，筋委縮性側索硬化症，横隔神経障害，ミオパチー，電解質異常，呼吸筋の衰弱など 呼吸器系に対する負荷 　気管支攣縮，肺胞水腫，無気肺，内因性呼気終末陽圧，肺塞栓，敗血症など
Ⅲ型	術後無気肺
Ⅳ型	ショック肺

睡眠障害による呼吸，甲状腺機能低下症がある．

2) 神経筋機能失調

原因として，重症筋無力症，Gullain-Barré 症候群，筋萎縮性側索硬化症，横隔神経障害などの神経筋伝達障害と，ミオパチー，電解質異常，疲労などの呼吸筋の衰弱などがある．

3) 呼吸器系に対する負荷

気管支攣縮などの抵抗性負荷，肺胞水腫，無気肺，内因性呼気終末陽圧 (auto-PEEP) などの肺コンプライアンス低下による負荷，死腔の増加を伴う肺塞栓，敗血症などの分時換気量の需要増加による負荷などでみられる．

c Ⅲ型呼吸不全

無気肺の結果として起こり，周術期などでよくみられる．全身麻酔時の機能的残気量の低下が原因となり下側肺部位が虚脱することでみられる．

d Ⅳ型呼吸不全

ショック患者において呼吸筋への血流低下により生じる．呼吸筋への酸素運搬は，正常時は心拍出量の5%未満であるが，ショック状態では心拍出量の40%必要となり，重要臓器への酸素運搬量の低下がもたらされる．

4 呼吸不全の生理学的因子

正常な呼吸では，神経系，筋肉系，気道

表2 呼吸不全の生理学的要素と異常をもたらす病態

要素	障害機能	代表的病態
神経系	呼吸調節機能	鎮静薬，COPD，間質性肺炎，薬物中毒，術後低体温，脳幹梗塞など
筋肉系	ポンプ機能	薬物使用あるいは中毒（筋麻痺性物質，アミノグリコシド，ステロイド，ボツリヌス），ミオパチー，筋炎，甲状腺機能低下，重症筋無力症，Gullain-Barré症候群など
気道系	気道システム機能	気管支喘息，COPD，細気管支炎，気管内腫瘍・異物など
肺胞系	肺胞コンパートメント機能	肺炎，肺水腫，肺出血，薬物反応，肺挫傷など
血管系	肺血管機能	急性肺塞栓症，肺高血圧症，肺動静脈瘻，心内シャントなど

系，肺胞系，血管系の5つの要素が正常に機能することが必要であり，1つでも機能障害に陥ると呼吸不全を生じる可能性がある．多くの疾患では，この5要素のうち複数の障害が同時に生じている（表2）．

a 神経系

延髄の呼吸中枢の背側あるいは腹側核と，その求心性，遠心性神経路からなり，大脳皮質と協調して呼吸調節を行っている．これらの機能異常をきたす疾患では，呼吸調節機能障害による呼吸不全となる．

b 筋肉系

正常状態では，横隔膜，内肋間筋，胸骨上筋，胸鎖乳突筋などの吸気筋により胸腔内圧を陰圧にすることで肺胞への空気の流入をもたらし，弾性収縮力のみで呼出をもたらしている．筋肉系の機能異常をきたす疾患では，ポンプ機能障害による呼吸不全となる．

c 気道系

上気道，軟骨を有する気管支，末梢気道が含まれ，空気の通路の閉塞や機能異常をきたす疾患では，気道システム機能障害による呼吸不全となる．

d 肺胞系

呼吸再気管支，肺胞管，肺胞からなり，効率的なガス交換のために十分な表面積と弾性力が求められる．肺胞の虚脱，肺水腫，肺胞障害などでは，肺胞コンパートメント機能障害による呼吸不全となる．

e 血管系

肺胞を取り囲んでいる肺毛細血管網からなり，これらの機能異常をきたす疾患では，肺血管機能障害による呼吸不全となる．

5 呼吸不全の評価

a 初期評価

呼吸不全が疑われる患者を診察した時，初期評価として以下の項目に対し順を追って確認する．①上気道開存の有無，②チアノーゼの有無，③呼吸数，呼吸の深さ，呼吸パターン観察，④鼻翼呼吸，口すぼめ呼吸，呼吸補助筋使用などの有無，⑤胸壁の形状と動き，⑥左右肺の打聴診，⑦動脈血ガス分析（パルスオキシメーターでは$PaCO_2$の情報が得られないので不十分である）．

b 生理学的因子の評価

呼吸不全における5要素のうち障害因子を評価することは，病態把握，治療方針決定のためにも極めて重要である(表3)．

1) 神経系(呼吸調節機能障害)

5要素の中で最も頻度は少ない．呼吸抑制を誘発しうる薬剤の併用が原因であることが多いが，慢性閉塞性肺疾患や間質性肺疾患などでもみられることがある．意識レベル低下を伴っていることも多いが，意識清明でも明らかな高二酸化炭素血症や低酸素血症が存在するのに呼吸数が少ない(12回/分未満)場合や，呼吸補助筋を使用していない場合には呼吸調節機能障害を疑う．単純な神経系異常による呼吸不全の場合は，高二酸化炭素血症と低酸素血症の程度は相関して変化するため，A-aDO$_2$は正常である．

2) 筋肉系(呼吸ポンプ機能障害)

筋力低下をもたらしうる薬物使用，長期間の人工呼吸管理，神経筋疾患などでみられる．腹部の奇異呼吸があれば，横隔膜の疲弊を示しており，筋肉系による呼吸不全が疑われる．呼吸筋機能の評価には，肺活量と最大努力吸気圧測定がよく行われる．肺活量が10 mL/kg未満で，最大努力吸気圧が-20 cmH$_2$O未満であれば，呼吸筋機能不全である．また，呼吸機能の統合的な指標として浅表性頻呼吸指数(呼吸数/1回換気量)があり，これが105以下であれば，機械的人工換気からの離脱を進められる．

3) 気道系(気道システム機能障害)

気道系の異常は，聴診で連続性ラ音が聴取されることによりある程度鑑別することが可能である．中枢気道が腫瘍等で狭窄した場合，吸気相にストライダーを聴取する．気管支痙攣では呼気相に笛様音といびき様音のいずれかあるいは両者が聴取される．中枢気道に分泌物貯留している時は荒い呼吸音や低音性いびき様音が聴取され，末梢気道の閉塞や気管支攣縮が生じた場合には

表3 呼吸不全の生理学的要素と評価

要素	機能異常を示す所見
神経系	呼吸数 < 12回/分 (低酸素血症，高二酸化炭素血症時)
筋肉系	奇異呼吸の存在 肺活量 < 10 mL/kg 吸気圧 < -20 cmH$_2$O 浅表性頻呼吸指数 > 105
気道系	連続性ラ音聴取 気道抵抗 > 10 cmH$_2$O/L/秒 auto-PEEPの存在
肺胞系	肺浸潤影 断続性ラ音聴取 静的呼吸器系コンプライアンス <30 mL/cmH$_2$O
血管系	頸静脈圧亢進 右心ストレイン，右脚ブロック

呼気相に高音性の笛様音が聴取される．高度の末梢気道狭窄の場合は，肺の過膨張やauto-PEEPが生じ，呼気全体に持続性の弱い喘鳴を聴取することがあるが，極端な気流減少のためむしろ喘鳴が聴取し難くなることもあるので注意が必要である．より客観的な評価法として，気道抵抗の測定がある．人工呼吸器装着中の患者の場合，吸気の最後に0.5〜1.0秒の短いポーズ時間を設定すると，気道抵抗は，[(最大吸気圧-吸気終末プラトー圧)/吸気終末流量]により算出される．挿管された患者における正常値は(挿管チューブの太さにも影響されるが)，3.0〜8.0 cmH$_2$O/L/秒とされている．

4) 肺胞系(肺胞コンパートメント機能障害)

肺胞系の異常では肺組織の硬化がもたらされ，胸部X線写真における肺炎，肺水腫などの陰影の存在に加え，打診上の濁音や聴診上のcracklesなどの身体診察所見によ

り評価できる．人工呼吸器装着中の患者の肺の硬さを示す静的呼吸器系コンプライアンスは，［吸気量/(吸気終末プラトー圧－PEEP)］で算出され，低値となれば肺は硬く，高値となれば肺が柔らかいことを意味し，正常値は 35～50 mL/cmH$_2$O とされている．

5) 血管系（肺血管機能障害）

血管系の異常を理学的所見から直接評価することは困難であるが，頸静脈圧上昇，聴診上Ⅱ音亢進や分裂などの右心不全徴候を示す場合がある．心電図では右心ストレインパターンあるいは右脚ブロックが，胸部 X 線では肺動脈拡張所見を認めることがある．確定診断には，心エコー検査，右心カテーテル検査，胸部 CT スキャン検査などが必要となる．

6 呼吸不全の治療

呼吸不全の治療は，患者の生理学的安定の確保と元疾患の治療である．疾患ごとに生理的要因を分析し，因子ごとの治療の組み合わせが必要となる．疾患ごとの治療ならびに人工呼吸器設定や調節に関しては他項に譲り，ここでは呼吸不全一般に共通する初期治療の概略を述べる．

a 気道の確保

まず行うべきことは上気道の閉塞の有無の確認である．特に意識のない患者では，頭部後屈と下顎挙上による気道確保を行う．異物や吐物により気道が閉塞されている場合には吸引や鉗子除去，あるいは横隔膜下を強く圧迫して吐出させる Heimlich 法を行う．

b 低酸素血症の改善

生理学的安定のために最も重要なことは低酸素血症の改善である．Ⅰ型呼吸不全では十分な酸素投与を行い，PaO$_2$>60 torr を確保する．Ⅱ型呼吸不全では CO$_2$ ナルコーシスの危険性があるため，PaO$_2$ 60 torr 前後を目標に少量から酸素投与を行い，低濃度の酸素を供給できるベンチュリーマスクの使用が推奨される．アシドーシスや低酸素血症が改善されない場合は機械的人工換気が必要となる．機械的人工換気には，気管内挿管で行う人工換気と，鼻マスク型人工換気が存在するが，アシドーシスの強い低酸素血症の場合は，大部分の症例で気管内挿管が必要となる．

c 血行動態の改善・維持

高二酸化炭素血症の患者に対し，人工換気により急速に二酸化炭素分圧を低下させた場合，末梢血管が拡張し血圧低下をもたらす可能性があるので注意が必要である．また，補液量は，例えば肺水腫の場合は利尿薬投与が必要であるが，敗血症性に伴う呼吸不全ではむしろ水分補充が必要であり，疾患ごとの対応が必要となる．

✋ 御法度 !!

- ❖ 呼吸不全をひとまとめにせず，生理学的要素に基づいた評価を行う．
- ❖ Ⅱ型（高二酸化炭素血症性）呼吸不全の場合に，高濃度酸素投与は行わない．

文献

1) Lilly C, et al.：Respiratory Failure. In：Kasper DL, et al.(eds), Harrison's Principles of Internal Medicine. 16th ed, The McGraw-Hill Companies, Inc., New York, 2005
2) 日本呼吸器学会，日本呼吸管理学会（編）酸素療法ガイドライン．メディカルレビュー社 2006

和歌山県立医科大学内科学第三講座　**南方良章**

B 肺炎，気道感染症

1 急性上・下気道炎

Don't Forget!

- ☐ 原因の大部分はウイルスであり安静，休養や水分補給などの一般的な対応が最も重要である．
- ☐ 抗菌薬の投与対象は原則的に明白な細菌感染例，重症例，基礎疾患保有例などに限定される．
- ☐ 重症例を見逃さないためには呼吸不全，脱水，意識障害などの兆候に注意する．

1 基本的な考え方

急性上気道炎および下気道炎は日常診療において遭遇する頻度が最も高い疾患であり，一人の人間が年間に平均して4回程度罹患することがいくつかの報告により示されている．いずれの病型においても起炎菌の過半数はウイルスが占めているため安静，水分補給，栄養管理などの一般的な注意および対症的な薬物療法が治療の中心となる．また抗菌薬投与の適応，消炎鎮痛薬併用の是非などに関しては本章を十分理解した上で症例に応じて柔軟に対応することが望ましい．

2 発症病型

急性上気道炎および下気道炎の主な病型を表1に提示する．いわゆるかぜ症候群は鼻腔～上部気道を中心とした軽症病型の総称であり，病変の主体が明確であり局所症状の強い咽頭炎や扁桃炎，喉頭炎などとは区別して扱われる場合が多い．下気道炎に関しては通常の気管支炎とは別にさらに末梢気道の病変が主体となり喘鳴や胸部レ線上の粒状陰影を伴う細気管支炎を区別して扱う場合がある．ただしこれらの分類はあくまでも気道領域における病変の主座に重点をおいた便宜的なものであり，厳密な定義が存在するわけではない．

3 原因微生物

急性上気道炎，特にかぜ症候群の原因微生物としては種々の気道病原性ウイルスが全体の90%前後を占めている（表2）．その他の急性上気道炎も概ねウイルス感染例が過半数を占めているが，急性（化膿性）扁桃炎に関しては溶連菌などの細菌感染症やEBウイルスなど他と異なる微生物が関与する場合も少なくない．急性気管支炎においてもやはり一次的には気道病原性ウイルスが関与する頻度が高いが，複数菌感染，あるいは先行するウイルス感染に続発する二次感染といった形で肺炎球菌，インフルエンザ菌，百日咳菌，マイコプラズマ，肺炎クラミジアなどの微生物が関与する頻度が増加してくる．急性細気管支炎は小児例ではRSウイルス，ヒトメタニューモウイルス，あるいはインフルエンザウイルスな

表1 急性上気道炎および下気道炎の分類

急性上気道炎	急性下気道炎
かぜ症候群	急性気管支炎
急性咽頭炎	急性細気管支炎
急性扁桃炎	
急性喉頭炎	

第 10 章　各疾患のみかたと対応

B　肺炎、気道感染症

表2　急性上気道炎，下気道炎と主な原因微生物

急性上気道炎
　気道病原性ウイルス群
　　・通年性　ライノウイルス，コロナウイルス
　　・冬季主体　インフルエンザウイルス，パラインフルエンザウイルス
　　　　　　　　RSウイルス，ヒトメタニューモウイルス
　　・夏季主体　エンテロウイルス，アデノウイルス
　溶連菌（扁桃炎）
　EBウイルス（扁桃炎）

急性気管支炎
　気道病原性ウイルス群
　インフルエンザ菌
　肺炎球菌
　百日咳
　肺炎マイコプラズマ
　肺炎クラミジア

急性細気管支炎
　気道病原性ウイルス群
　肺炎球菌
　インフルエンザ菌
　肺炎マイコプラズマ

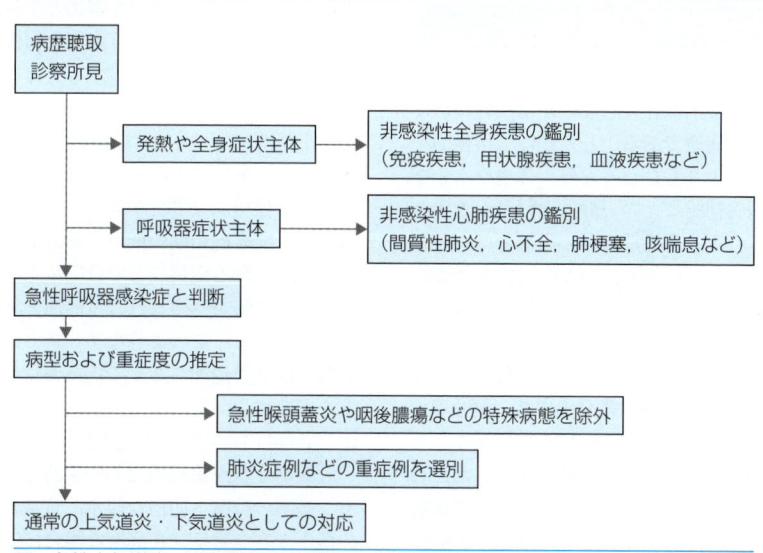

```
病歴聴取
診察所見
  │
  ├──→ 発熱や全身症状主体 ──→ 非感染性全身疾患の鑑別
  │                              （免疫疾患，甲状腺疾患，血液疾患など）
  │
  └──→ 呼吸器症状主体 ──→ 非感染性心肺疾患の鑑別
                              （間質性肺炎，心不全，肺梗塞，咳喘息など）
  │
急性呼吸器感染症と判断
  │
病型および重症度の推定
  │
  ├──→ 急性喉頭蓋炎や咽後膿瘍などの特殊病態を除外
  │
  ├──→ 肺炎症例などの重症例を選別
  │
通常の上気道炎・下気道炎としての対応
```

図　急性上気道炎・下気道炎の診断および鑑別診断

どが中心となるが，成人例においてはマイコプラズマ，肺炎球菌，インフルエンザ菌などに由来する症例が多い．

4　診断および鑑別診断（図）

急性上気道炎および急性下気道炎は頻度が高く軽症例が多数を占める病態である．したがって日常診療においては病歴聴取や診察の段階である程度症例を選別した上で全身状態不良例や肺炎疑い例などに限定して検査を施行する場合が多い．肺炎球菌尿中抗原，溶連菌，インフルエンザ迅速診断キットなどは診断上の有用性が高いが，ルーチンで検査するのではなく個々の症例

に応じて適切に使用することが望ましい．

急性上気道炎では重症化するケースはまれであるが，急性喉頭蓋炎や扁桃周囲〜咽後膿瘍は急速に状態が悪化する危険性が高く十分な警戒が必要である．一方の急性下気道炎では肺炎との鑑別がやはり重要となる．なお微熱や倦怠感，咽頭痛，咳嗽などの症状は決して呼吸器感染症に特異的なものではない．「かぜをひいた」「だるい」「のどが痛い」「咳が出る」などの症状で医療機関を受診する患者の中には低頻度ながら膠原病，血液疾患，急性肝炎，亜急性甲状腺炎，あるいは肺梗塞や心筋梗塞などの種々の疾患が含まれていることを忘れてはいけない．

5 一般的な治療方針

原因の大部分はウイルス感染であり，特に有効な薬剤は存在しないが自然軽快が期待できる病態である．したがって積極的な薬物療法よりもむしろ安静，休養や水分補給，栄養補給などの一般的な対策が重要となる．ただし急性期症例の大部分は一般論的な「指導」というよりは何らかの「治療」を希望して受診するので，現実的には症状や患者希望に応じてある程度の対症的薬物療法を追加する場合が多い．具体的には抗ヒスタミン薬配合の複合感冒薬，鎮咳薬，去痰薬，含嗽薬，あるいは漢方製剤などを患者の症状に応じて適宜使用する．ただし感染症患者の急性期症状はある意味では病原体の侵入に対する生体の防御反応であり，薬物療法による過度の介入は感染症の改善をむしろ阻害する可能性もある．通常の成人例に対する常用量投与で問題が顕在化する可能性は非常に低いが，例えば抗ヒスタミン薬や鎮咳薬の過量投与は潜在的には去痰不全を誘発する危険性がある．

6 消炎鎮痛薬投与の考え方

上述したように発熱は感染に対する基本的な生体防御反応であり，また消炎鎮痛薬は比較的副作用も多い薬剤であるため原則的には使用は推奨されない．あえて投与する場合には発熱に随伴する症状が高度な症例や疼痛が高度な場合に限ってなるべく頓用で処方することが望ましい．

7 抗菌薬投与の考え方

急性上気道炎および下気道炎症例において抗菌薬の投与を積極的に考慮するべきケースは比較的限定されている．

a 病歴あるいは診察所見上で明白な細菌感染が示唆される症例

病歴上で膿性（黄色，緑色）の喀痰，鼻汁を確認することは細菌感染合併の可能性を考慮すべき単純かつ有力な根拠となる．診察所見上は白苔付着を伴う高度の扁桃の腫大，発赤も細菌感染を示唆する有力な所見といえる．

b 呼吸器症状が高度な症例

ウイルス単独による気道感染症では呼吸器症状は穏やかな場合が多く，高度な呼吸器症状，酸素飽和度の低下，聴診上湿性ラ音が聴取される症例などでは細菌感染症合併あるいは肺炎への移行の可能性を考慮する必要がある．このようなケースではまず必要な検査を追加した上で抗菌薬投与の是非を判断する．

c 全身症状が高度な症例

呼吸器症状が比較的乏しい症例であっても，高熱の持続，明白な脱水，意識レベルの低下など全身症状が高度な場合には，やはり検査結果を踏まえた上で総合的に判断することが必要となる．

d 背景病態，基礎疾患の重症度

重篤な基礎疾患の存在はもちろん抗菌薬投与を考慮すべき1つの要件となるが，明らかなかぜ症候群にまで半予防的に抗菌薬を投与するのではなく，あくまで臨床症状や検査所見を踏まえた上で判断することが望ましい．慎重な経過観察が可能な状況で

あればウイルス感染の可能性が高い症例に安易に抗菌薬を投与することは回避すべきである.

8 抗菌薬処方時の原則

むやみにキノロン薬などの広域抗菌薬を使用せずに可能な限り喀痰グラム染色, 迅速診断キットなどを用いて原因菌を推定した上で適切な抗菌薬を選択する. また十分量を短期間投与するように心がける. EBウイルス感染の可能性が否定できない扁桃炎症例にはペニシリン系抗菌薬の投与は回避する (薬疹誘発の危険性が高い).

処方例
- 非特異的な上気道症状に対して
  ペレックス®顆粒　3.0g　分3
  葛根湯　7.5g　分3
- 湿性の咳に対して
  メジコン®(15 mg)　3錠　分3
  ムコダイン®(500 mg)　3錠　分3
- 発熱に対して
  アセトアミノフェン®(200 mg)　2錠　頓用
- 咽頭痛に対して
  イソジンガーグル®　30 mL　含嗽
  SPトローチ®(0.25 mg)　6錠　分6
- 溶連菌陽性の扁桃炎症例
  サワシリン®(250 mg)　4錠　分4
- 成人百日咳疑い症例
  クラリシッド®(200 mg)　2錠　分2
- 膿性痰を伴う急性気管支炎症例
  クラビット®(250 mg)　2錠　分1

9 季節性インフルエンザについて

季節性インフルエンザはいくつかの点で他の気道病原性ウイルスと異なる特質を有している (表3). したがって高齢者や基礎疾患保有者では積極的な検査診断および薬物療法が推奨される. ただし健常成人の場合は抗インフルエンザ薬の投与は必須ではなく, 自然軽快する疾患であることや副作用, 耐性化などの問題も踏まえて説明と了解のもとにケースバイケースで判断すれば問題はない.

その他内科領域でのインフルエンザの薬物療法に関しては, 異常行動との因果関係は明らかではないが20歳未満の症例におけるタミフル®の投与は原則禁忌になっている. またアスピリン, ジクロフェナク, メフェナム酸などの解熱鎮痛薬の投与は小児例では脳症との関連が示唆され15歳未満の症例では禁忌となっており成人例でも慎重な対応が望まれる.

表3 他の呼吸器病原性ウイルスとインフルエンザとの相違点

- 迅速診断が可能である
- 治療薬が存在する
- 全身症状が高度である
- 続発性細菌感染の頻度が比較的高い
- 細気管支炎, 肺炎, 脳症など単独でも重症化する場合がある
- 流行性疾患である

御法度!!

- 細菌感染の可能性が低い症例には安易に予防的な抗菌薬投与は行わないこと.
- 伝染性単核症の可能性がある症例にはペニシリンは使用しないこと.
- 解熱鎮痛薬は原則的に頓用以外では処方しないこと (とくにインフルエンザ症例では慎重に).

坂総合病院呼吸器科　**高橋　洋**

B 肺炎，気道感染症

2 市中肺炎

Don't Forget!

- 市中肺炎は「どんな菌が原因となったか」を想定できるかが鍵になる．
- 市中肺炎では耐性菌を増やさない診療を心がけるべきである．
- 最終的に「何故肺炎になったか」まで治療することが重要である．

1 基本的な考え方

市中肺炎（CAP）は内科，救急外来で診療される主要な内科疾患の1つである．高齢者での罹患率が特に高く，近く超高齢社会をきたすことが予想されるわが国では，CAP診療は特に重要な課題である．そうした中，全医療機関を対象として作成された日本呼吸器学会のCAPガイドライン（2005年刊行）[1]では，原因菌微生物を推定できるよう喀痰培養を含めた検査をすることや，原因菌の薬剤感受性に応じた抗菌薬の選択が推奨されている．一方，米国胸部学会/米国感染症学会（ATS/IDSA）のCAPガイドライン（2007年刊行）[2]では，ルーチン検査は胸部X線写真のみとされ，喀痰検査などの病原体検査は抗菌薬投与に変更をきたす可能性がある場合に制限されている．この両学会のCAPガイドラインの相違点が生じた理由の一つとして，CAPの主要病原菌である肺炎球菌がわが国で高率にマクロライド耐性化していることがあげられる（分離株の80%以上）．ATS/IDSAでは軽症のCAPでは経験的治療としてマクロライド単剤での治療が推奨されているが，わが国ではマクロライド単剤投与では肺炎球菌が十分カバーされず，CAPに対する経験的治療としての十分な効果が期待できない．わが国でマクロライド耐性肺炎球菌の増加を招いた理由として，急性上気道炎など必ずしも抗菌薬投与を必要としないケースでの抗菌薬のルーチン投与や，PK/PD理論からは低用量となる抗菌薬投与が行われてきたことを考えなければならない．また肺炎球菌の薬剤耐性については，ペニシリン耐性株も多く，インフルエンザ菌の耐性株であるBLNARも年次的に増加をきたしている．わが国でCAPを単剤でカバーしうる抗菌薬はレスピラトリーキノロンであるが，今後CAPにおいて原因菌を推定し，適正な抗菌薬使用を心がけなければレスピラトリーキノロンもマクロライド同様，使用できる臨床状況が限られてくる可能性が高い．もっとも米国と日本では医療制度の違いがあり，わが国で対象となるCAPの中には，推定される原因菌に薬剤耐性が予想される介護施設関連肺炎も多く含まれていることも，わが国のCAPで原因菌検索が必要とされる理由の1つにあげられる（今後CAPガイドラインに加えて介護施設関連肺炎ガイドラインも新たに作定される見込みである）．いずれにしてもCAPにおいては，目前の患者を救命することに加えて，適正な抗菌薬使用によりこれ以上の耐性菌の増加を抑制する，といった多くの医師の努力が不可欠である．ガイドラインはCAP患者を適切に診療するための手段であると同時に，10年先の市中耐性菌を減らすことも目指している．今後各種ガイドラインの改訂や，CAPの原因微生物の変化が起きていく中で，確実なCAP診療を行うことが肝要であり，本項ではそ

第 10 章　各疾患のみかたと対応

表1　市中肺炎の主要な原因微生物の頻度

病原微生物	5大学病院と関連病院* 入院 232例	基幹病院 入院 349例	大学病院 入院 400例	大学病院 外来 106例	診療所 外来 168例	欧州10カ国26研究** 入院 5,961例
肺炎球菌	24.6	23.8	26.3	12.3	22	28
インフルエンザ菌	18.5	6	13	4.7	14.3	4
マイコプラズマ	5.2	11.2	9.3	27.4	14.9	8
クラミドフィラ(クラミジア)・ニューモニエ	6.5	3.4	6.8	11.3	25	12
レジオネラ	3.9	1.4	1.5		0.6	4
黄色ブドウ球菌	3.4	1.4	3.3	0.9	7.1	2
クラミドフィラ(クラミジア)・シッタシ	2.2	0.3	1.3			2
モラクセラ・カタラーリス	2.2	1.7	3.5	1.9	6.5	1
クレブシエラ	1.3	1.4	2		1.2	
ミレリ・グループ	2.2	1.1	1.8			
嫌気性菌	3.9	1.1	5.5			
コクシエラ	0.9		0.5			2
緑膿菌	0.4	1.1	2			
真菌	0.4	0.6				
ウイルス	16.4	1.4	3	1.9		8
その他	2.8	2.9	0.8			5
(複数菌感染の割合)	(15.2)	(6.1)	(14)	(7.5)	(17.9)	
不明	26.7	45.6	34.5	47.2	27.9	

(%)

■：非定型肺炎の病原微生物
国内研究データの原因微生物頻度は全て複数菌感染の重複を含む
*インフルエンザ流行中の冬期4か月，**原因微生物頻度の合計は100％になっていない

のための基本的な考え方について述べる．

2　市中肺炎の原因微生物

わが国での原因微生物の頻度を表1に示す．CAPを起こす病原性をもった微生物は比較的限られており，診療する際には原因微生物を考慮できることが重要である．CAPでは，肺炎球菌，インフルエンザ菌，クレブシエラ菌，モラクセラ・カタラーリス，マイコプラズマ，肺炎クラミジア，レジオネラは常に想定する．特殊な条件として，COPDでは緑膿菌，インフルエンザウ

イルスの二次感染としては黄色ブドウ球菌も考慮する．実際の診療では，原因菌が明らかにならないことも多い．発症前90日以内の入院歴，介護関連施設からの受診，透析や外傷治療中であれば，院内肺炎に準拠した原因菌も考慮する．

マイコプラズマ，肺炎クラミジア，レジオネラについては報告する施設により頻度が異なる．前2者については症状が比較的軽症であるため診療所での頻度が高く，レジオネラについては重症例が多い基幹病院〜大学病院での頻度が高いものと考えられる．またレジオネラについては，わが国で2003年に尿中レジオネラ抗原が保険収載されてから報告数が増加しているが，欧米でCAPの10％の頻度とされる程の頻度には至っていない．レジオネラ尿中抗原で検出できるのがレジオネラ血清1型に限られること，わが国でのレジオネラ集団発生時の検索でレジオネラ血清3型も多く含まれていたとの報告もある[3]．尿中抗原では診断しえないレジオネラ肺炎も少なからず存在するため，レジオネラが疑われる症例では喀痰培養にBCYE-α培地を加えるなどの対応を検討する必要がある．

病原微生物の想定はCAP診療の肝であるが，上述のように現在検出が困難である原因微生物もある頻度で含まれており，また気候の変化，海外渡航者の増加により同じCAPでも全く想定される原因微生物が異なってくる．自分の診療地域の原因微生物の傾向や，症例ごとの原因微生物の想定，考察を繰り返すことが重要である．

3 診 断

a 問 診

現病歴，既往歴，生活歴に加えて，生活状況(食事，職業)，周囲の感染の有無，旅行，ペットの有無を聴取する．感染源の心あたりがあるかを尋ねると有用な情報が聞き出せることがある．また問診する時点で，咳嗽が強ければ肺結核も必ず念頭におき患者にサージカルマスクを着用させることを忘れてはいけない．

b 身体所見

意識状態，血圧，脈拍，SpO_2，呼吸回数ならびに全身倦怠感などを確認する．ガイドラインでも重症度の指標とされているが，特に呼吸回数は重要な所見である．頻呼吸である場合，CO_2の貯留が診察時みられなくても，呼吸筋疲労や喀痰増加への予備能が低く，特に夜間急激に呼吸不全が進行することがある．また全身倦怠感は客観的指標ではないが実際の診療では病状の改善をよく反映することを経験する．SpO_2，CRPといった数値のみに注目して診療せず，総合的な理学所見をとるよう心がけたい．

胸部聴診所見については，多くは患側肺のラ音を聴取するが，肺気腫の合併時などは聴取困難となる．wheezing，心雑音の有無について確認することも重要である．

c 検査所見

1) 血液検査

白血球数，CRPの上昇がみられる．非定型肺炎では白血球は比較的低い上昇にとどまる．

2) 尿中抗原

尿中抗原測定は病原菌の一部が気道で処理され尿中に流出したものを免疫クロマトグラフィー法で検出するもので，肺炎球菌，レジオネラとも測定時間は15分程度と短時間の検査が可能である．いずれも肺炎発症3日以降で陽性となり，その後2〜8週間陽性が持続する．特異度は非常に高い．一般的な特徴を**表2**にまとめた．

3) 血清抗体価

マイコプラズマ肺炎，クラミジア肺炎については症状，臨床所見から疾患を疑い，血清抗体価の測定で診断を確定する．マイコプラズマはPA法でIgMを，肺炎クラミジアはELISAでIgA，IgGの上昇を確認

表2 成人市中肺炎における尿中抗原・血清抗体価について

尿中抗原について

	感 度	特異度	備 考
肺炎球菌	約65〜80%	約90〜97%	肺炎球菌髄膜炎では髄液に使用しても有用
レジオネラ	約50〜70%	約90%	Biotest-EIAではL.pneumophila 1型以外も多少検出する

血清抗体価について
マイコプラズマの場合

抗体価測定法	陽性基準	感度・特異度の目安	備 考
PA（受身粒子凝集反応）	シングル320倍，ペア4倍以上	（シングル320倍で）感度56%，特異度97%	IgM検出
IC（イムノカード法）	陽性/陰性	感度高い/健常成人の30%に陽性で特異度ははっきりしない	IgM検出（PAとは異なるIgMとされている）
寒冷凝集素反応	32倍以上	感度50%程度，特異的ではない	

C.pneumoniaeの場合

抗体価測定法		陽性基準
ヒタザイム® C.pneumoniae抗体	IgM	シングルID 1.60以上で確診，1.10≦ID＜1.60で疑診（成人）
	IgG	ペアID 1.35以上の上昇で確診，シングルID 3.00以上で疑診
	IgA	ペアID 1.00以上の上昇で確診，シングルID 3.00以上で疑診

することが一般的である（表2）．宿主の抗体産生能に依存した診断法であり，両病原体とも再感染の場合は上昇する抗体が異なる（再感染ではIgMの上昇を来たさない）ため，再感染が多い高齢者での両病原体による肺炎の確実な診断は難しい．実際は「咳症状が強い」，「細菌性肺炎としては発熱，倦怠感，炎症反応が弱い」という臨床症状と，画像所見を手がかりとして疑うことが重要である．日本呼吸器学会の非定型肺炎の鑑別項目を参照にされたい（表3）．

d 喀痰検査

喀痰グラム染色は喀痰中の好中球の出現，原因菌の菌体が確認でき，特に貪食像を認める場合は肺炎の原因菌として診断的意義が高い．また誤嚥性肺炎を疑うケースではグラム染色で多種菌が確認されるが，その後原因菌が培養されないこともしばしば経験する．グラム染色のピットフォールとしては，重症例では喀痰の採取が困難となりグラム染色の感度が低くなる傾向があることや，検査に習熟しないものが行った検体

表3 成人市中肺炎ガイドラインより：細菌性肺炎と非定型肺炎の鑑別
（鑑別に用いる診断基準）

1. 年齢60歳未満
2. 基礎疾患がない，あるいは，軽微
3. 頑固な咳がある
4. 胸部聴診上所見が乏しい
5. 痰がない，あるいは，迅速診断で原因菌が証明されない
6. 末梢血白血球数が10,000/μL未満である

6項目中4項目以上合致した場合　非定型肺炎疑い
6項目中3項目以下の合致　細菌性肺炎の疑い
この場合非定型肺炎の感度は77.9％，特異度は93.0％

ではグラム陽性菌と陰性菌の区別がつかない，といったことがあげられる．しかしグラム染色は，短時間で簡便に多くの情報が得られることから，可能な限り習熟につとめ実施すべきであろう（当科のCAP症例では検体採取できた全例で担当医がグラム染色を施行している）．グラム染色も細菌培養も，重要な点は「原因菌を推定する」ことであり，全く原因菌が想定されていなければ結果を治療に活かすことができない．CAP全体でみると喀痰が採取できる症例は20～30％と限られてくるが，細菌性肺炎を示唆する膿性痰を認めるような症例では多くの場合，グラム染色，喀痰培養により確定診断が得られる．

e 画像所見

胸部X線写真は必須であり，浸潤影，斑状影，粒状線状影といった炎症所見を認めることができる．胸部CTは必ずしも撮像する必要はないが，胸部X線写真で検出しえない微小な変化や胸膜直下の炎症像を確認する際には有用である．典型的な画像所見を図1に示す．

f 重症度

肺炎を治療する上で，患者の状態から重症度を判定することは入院適応や，適切な抗菌薬を決定する上で重要である．日本呼吸器学会ガイドラインでは，肺炎患者の生命予後を反映するという観点から英国胸部疾患学会（British Thoracic Society：BTS）で推奨されているCURB-65にならったA-DROPシステムを採用している（表4）．「年齢」，「性別」，「血圧」，「脱水」，「低酸素血症」ならびに「意識障害」を判定項目として，重症度を軽症，中等症，重症に超重症を加えた4つに分類し，重症以上は入院，軽症以下は外来での治療を推奨している（図2）．

4 治療

CAPの治療では，原因微生物を推定した上で標的を絞って治療することが重要であり，ある程度原因微生物を想定できれば，狭域の抗菌薬による治療が可能である．

しかしながらCAPでは原因微生物が約半数で明らかにならず，また重症CAPにおいては治療の遅延が許されず，救命を最優先とした経験的治療が必要となることがある．わが国のガイドラインに示されている経験的治療を表に示す（表5）．

原因菌を推定することは，決して全てのケースで簡単なわけではない．安易な経験的治療はすべきではないが，患者の生命を危険にさらしてまで狭域な抗菌薬を選択することは更に避けるべきである．EBM診療が推奨されて久しいが，実地医療は経験なくして良質な医療たりえない．適正な抗菌薬を選択できる力は，確実に病原微生物を推定できる力であり，その上で患者にとって最善の治療，マネジメントができるこ

（a.浸潤影）

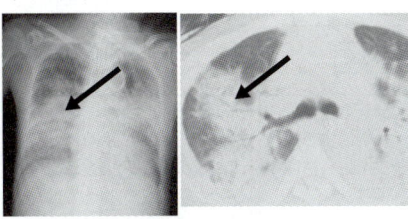

（b.粒状影，網状影）

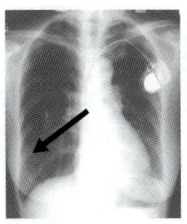

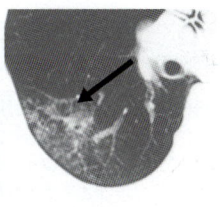

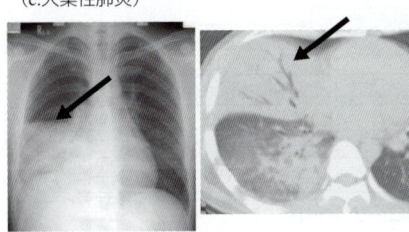

a.浸潤影：両側中肺野に浸潤影を認め，気道散布性でairbronchogramを伴う．
（レジオネラ肺炎重症例の1例）

b.粒状影，網状影：左下肺野に網状影あり，CTでは小葉中心性粒状影と線状陰影を認める．呼吸細気管支中心の炎症を反映した所見である．
（マイコプラズマ肺炎の1例）

（c.大葉性肺炎）

c.大葉性肺炎：中葉全体の均一な浸潤影．感染初期の滲出液が著明であるとKohn小孔を通じて肺葉全体に進展し大葉性肺炎の陰影を呈する．
（肺炎球菌肺炎の1例）

図1　市中肺炎の画像所見（長崎大学病院第2内科で経験した症例）

表4　A-DROP システム

1. 収縮期血圧 90 mmHg 以下．
2. または SpO_2 90% 以下（PaO_2 60 Torr 以下）
3. 脱水あり，または BUN 21 mg/dL 以上
4. 意識障害
5. 男性 70 歳以上，女性 75 歳以上

判定基準と治療の場

軽症	上記指標のいずれも満足しないもの	外来治療
中等症	上記指標の1つまたは2つを有するもの	外来または入院
重症	上記指標の3つを有するもの	入院治療
超重症	上記指標の4つまたは5つを有するもの	ICU入院

ただし，ショックがあれば1項目のみでも超重症とする

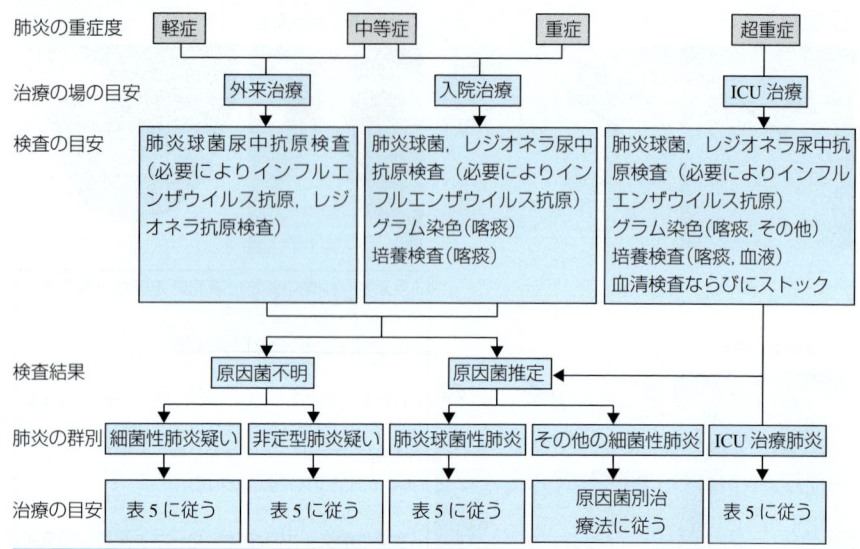

```
肺炎の重症度    軽症      中等症      重症          超重症
治療の場の目安   外来治療   入院治療               ICU治療
検査の目安
  [軽症] 肺炎球菌尿中抗原検査（必要によりインフルエンザウイルス抗原，レジオネラ抗原検査）
  [中等症・重症] 肺炎球菌，レジオネラ尿中抗原検査（必要によりインフルエンザウイルス抗原）／グラム染色(喀痰)／培養検査(喀痰)
  [超重症] 肺炎球菌，レジオネラ尿中抗原検査（必要によりインフルエンザウイルス抗原）／グラム染色(喀痰，その他)／培養検査(喀痰，血液)／血清検査ならびにストック
検査結果       原因菌不明              原因菌推定
肺炎の群別  細菌性肺炎疑い／非定型肺炎疑い／肺炎球菌性肺炎／その他の細菌性肺炎／ICU治療肺炎
治療の目安    表5に従う    表5に従う    表5に従う    原因菌別治療法に従う    表5に従う
```

図2 日本呼吸器学会における抗菌薬選択の基本フローチャート

とである．不適正な狭域抗菌薬投与は最も行ってはならないことを肝に銘じるべきである．

またCAPそのものの治療からは外れるが，CAPでは「なぜ肺炎になったか」までを治療することも忘れずに心がけたい．高齢者の肺炎では低栄養が原因となり肺炎を発症することを多くみるし，誤嚥を繰り返す場合は栄養摂取の方法も検討しなければならない．若年者の肺炎では，喫煙や育児の疲労が原因かもしれないし，HIVが潜んでいるかもしれない．避けられるものであれば，同様の肺炎を反復しないように指導することも重要な治療となるのである．

表5　成人市中肺炎における経験的治療

細菌性肺炎疑い

外来：①基礎疾患，危険因子がない場合：β-ラクタマーゼ阻害剤配合ペニシリン系薬(高用量)
　　　②65歳以上，軽症の基礎疾患あり：β-ラクタマーゼ阻害剤配合ペニシリン系薬±マクロライド系またはテトラサイクリン系経口薬
　　　③慢性呼吸器疾患，最近の抗菌薬使用，ペニシリンアレルギー：レスピラトリーキノロン経口薬
　　　④外来で注射；セフトリアキソン(半減期が長く1日1回投与で治療可能)

入院：①基礎疾患なし，若年成人：β-ラクタマーゼ阻害剤配合ペニシリン系薬，ピペラシリン(高用量)
　　　②65歳以上，軽症の基礎疾患あり：①に加えセフェム系注射薬
　　　③慢性呼吸器疾患あり：①，②に加えカルバペネム系，ニューキノロン系注射薬

非定型肺炎疑い

外来：①基礎疾患がないか軽い，若年成人の場合：マクロライド系，テトラサイクリン経口薬
　　　②65歳以上，または慢性の心，肺疾患がある場合：①またはレスピラトリーキノロン，ケトライド経口薬

入院：テトラサイクリン注射薬，マクロライド系注射薬　またはニューキノロン注射薬

肺炎球菌性肺炎

外来　①アモキシシリン高用量(1.5～2g)，ペネム系経口薬
　　　②PRSPが疑われる場合：レスピラトリーキノロン，ケトライド系経口薬

入院　ペニシリン系注射薬(高用量)，セフトリアキソン，第4世代セフェム，カルバペネム系注射薬，バンコマイシン注射薬

ICU治療肺炎（1群，2群から薬剤を選択し併用）

1群：カルバペネム系，第3，4世代セフェム＋クリンダマイシン，モノバクタム＋クリンダマイシン，グリコペプチド系＋アミノ配糖体系
2群：ニューキノロン系注射薬，マクロライド系注射薬　ミノサイクリン注射薬

> **御法度!!**
> ❖ 安易な経験的治療は控えるべきである．
> ❖ 原因微生物が推定できないのに狭域の抗菌薬投与を行うことは慎むべきである．

文献

1) 河野　茂　他：「呼吸器感染症に関するガイドライン」成人市中肺炎診療ガイドライン．日本呼吸器学会．2007．
2) Mandell LA, et al. Clin Infect Dis 2007；44：S27-72.
3) Sasaki T, et al. J Infect Chemother 2008；14：117-122

長崎大学病院第二内科　**長岡健太郎**，長崎大学病院検査部　**柳原克紀**

B 肺炎,気道感染症

3 院内肺炎

Don't Forget!

- 肺炎は,結核を常に鑑別する.
- 院内肺炎では耐性菌,低感受性菌の頻度が高くなる.
- 耐性菌の可能性を考慮して初期治療に広域抗菌薬を選択した場合,de-escalation を行う.

1 基本的な考え方

院内肺炎とは,なんらかの原因で病院に入院している患者に,入院後48時間以降に発症した肺炎のことである.これに対し,病院に入院していない患者に発症した肺炎を「市中肺炎」と呼び,院内肺炎と区別している.また,院内肺炎の中でも人工呼吸器による管理を受けている患者には肺炎の発症する頻度が高く,これを人工呼吸器関連肺炎(ventilator-associated pneumonia;VAP)と呼ぶ.このように区別する理由は,院内肺炎の患者は,市中肺炎に比較し,予後が不良で,原因菌として耐性菌の頻度が高いからである.ただし,この定義は医療制度が異なれば,対象となる患者が異なることに注意が必要である.海外の論文を読む時に,同じ「院内肺炎(Hospital-acquired pneumonia, nosocomial pneumonia 等)」の言葉で表現された肺炎でも,日本と同じ患者集団を表していない時がある.例えば,日本では療養型病床に入院している患者に発症した肺炎を院内肺炎と分類するが,米国では同じ状況の患者を市中肺炎と分類している.

院内肺炎は,入院中に起こるため,その原因には,すでに患者のもっている微生物が原因となって発症する内因性感染と,外部から侵入し定着・発症する外因性感染とがある.内因性感染は,抗菌薬の投与などにより,感受性菌や常在細菌が抑制され,相対的に耐性菌や病原細菌が増殖し,このような状態の宿主に,免疫抑制などの機能的障害,あるいは手術等による物理的な障害が加わることで肺炎が発症する場合である.このため,耐性菌の頻度が高くなる.一方,外因性感染は,医療者の手指の汚染からの院内感染などによって感染した菌が肺炎を起こす場合である.病院内にはメチシリン耐性黄色ブドウ球菌(MRSA)や緑膿菌,アシネトバクターなどの薬剤耐性菌が多いため,発症した感染症は耐性菌によることが多くなる.

日本は耐性菌の多い国だと考えがちであるが,たとえば多剤耐性アシネトバクターの分離率は極めて低率であり,MRSAを除けば,耐性菌は全般に少ない国であるということができる.これは,次第に普及してきている院内感染対策の効果も大きいと考えられる.院内感染対策の重要性は,院内肺炎の発症機序を考えれば明らかである.抗菌薬の適正使用や,手指衛生,適正な消毒の遵守などの予防など,院内肺炎にはいくつかの守るべき対策があり,それを守ることで発生頻度を低下させることができる(「院内感染対策」の項参照).

2 原因微生物

前述のように,院内肺炎の原因微生物には,市中肺炎に比べて耐性菌が多くなる.

一般に入院早期には，市中肺炎と同様の微生物が原因となり，入院期間が長くなると耐性菌の頻度が多くなるとされている．そこで，米国のガイドライン[1]では，入院5日以内に発症した肺炎を「早期」院内肺炎とし，肺炎球菌，インフルエンザ菌，メチシリン感受性黄色ブドウ球菌（MSSA）が主な原因細菌であり，5日目以降の「晩期」肺炎と区別する．晩期院内肺炎では緑膿菌やMRSA，薬剤耐性アシネトバクターなどの頻度が高くなるとされている．平均在院日数が，米国の約6日間と比べて日本では20日間前後と長いため，同じような分類はできない．実際日本では入院5日以内に起こる肺炎は少なく，分離菌にも差が認められていない．

表に院内肺炎の喀痰からの分離菌の種類と頻度を示す[2]．これらの細菌が必ずしも原因菌であるというわけではなく，定着しているだけの菌も含まれる．また，例えば，喀痰を検体とする場合には，嫌気性菌の分離培養は行われないため，院内肺炎の原因としての嫌気性菌の関与については実際に評価できていない．しかし，誤嚥などを契機とする肺炎の発症には嫌気性菌の関与が想定されるため，実際の原因菌がどのような頻度で肺炎を起こしているのかは，いまだに明確ではない．

ただし，耐性菌が分離される頻度は市中肺炎に比較すれば高率であることは事実であり，緑膿菌とMRSAは院内肺炎の分離菌として重要である．

薬剤耐性のアシネトバクターは，日本では極めて分離頻度が少ない（カルバペネム耐性で2％程度）が，諸外国では，薬剤耐性アシネトバクター（*Acinetobacter baumannii*）が院内感染の原因として大きな問題となっている．このような点も，海外の文献を参考にする時に気をつけなければならない注意点である．

表　院内肺炎発症患者喀痰からの分離菌（文献2より引用）

菌　種	院内肺炎患者分離菌（812株）
黄色ブドウ球菌	25.6
緑膿菌	18.1
クレブシエラ属	8.3
エンテロバクター属	2.1
ステノトロフォモナス	1.6
セラチア属	3.0
インフルエンザ菌	3.6
肺炎球菌	5.0
アシネトバクター属	0.7
大腸菌	2.7
他の連鎖球菌	6.7

3　診　断

a　身体所見

肺炎は肺胞領域の炎症であるから，病態に伴う特徴的身体所見を見逃さないことが重要である．重症度の指標として呼吸数がある．一分間に20回以上の呼吸は頻呼吸であり，低酸素血症の存在を疑わせる．チアノーゼ，意識障害，脱水の所見も重症を示唆する所見である．低血圧，ショックなどは重篤な病態であり，集中治療室における管理の必要性のメルクマールになる．日本呼吸器学会成人院内肺炎ガイドライン[3]の重症度分類も参考になる（図1）．

b　画像診断

肺炎は，微生物による肺胞領域の炎症である．そのため，診断は，肺胞領域の病変であることの証明と，炎症の診断を行う．肺胞領域の病変であることの診断は，胸部単純X線写真で新たな陰影の出現を確認することで行われる．細菌性肺炎では肺胞性の陰影（浸潤陰影）が認められ，ウイルス性

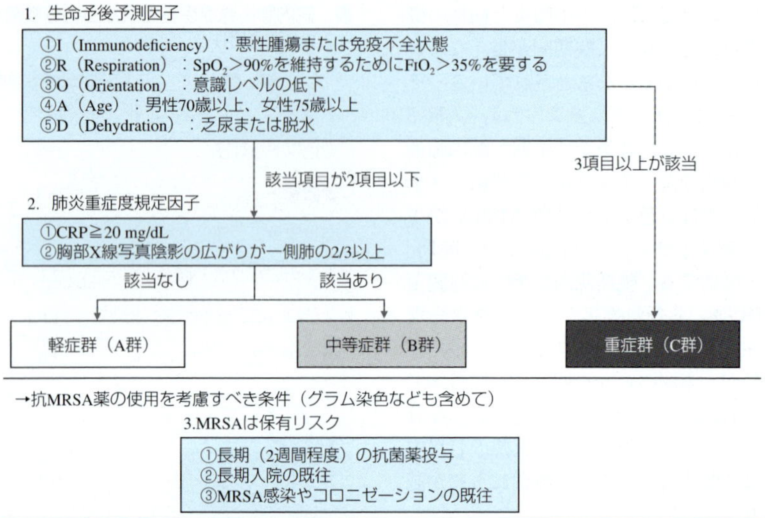

1. 生命予後予測因子
   ① I（Immunodeficiency）：悪性腫瘍または免疫不全状態
   ② R（Respiration）：$SpO_2 > 90\%$を維持するために$FiO_2 > 35\%$を要する
   ③ O（Orientation）：意識レベルの低下
   ④ A（Age）：男性70歳以上，女性75歳以上
   ⑤ D（Dehydration）：乏尿または脱水

   該当項目が2項目以下 → / 3項目以上が該当 →

2. 肺炎重症度規定因子
   ① $CRP \geq 20$ mg/dL
   ② 胸部X線写真陰影の広がりが一側肺の2/3以上

   該当なし → 軽症群（A群）
   該当あり → 中等症群（B群）
   重症群（C群）

   → 抗MRSA薬の使用を考慮すべき条件（グラム染色なども含めて）

3. MRSAは保有リスク
   ① 長期（2週間程度）の抗菌薬投与
   ② 長期入院の既往
   ③ MRSA感染やコロニゼーションの既往

図1 院内肺炎重症度分類（文献3より引用）

では，間質性の陰影を主として認めるが，多くの場合は混合性の病変を示す．また，感染症以外の原因による肺の陰影とも鑑別が必要であり，心不全，薬剤性肺炎，肺癌などとの鑑別は常に念頭に置く必要がある．同じ感染症でも，結核は早急な対応が必要であり，結核の鑑別は最も優先される．

c 症状と炎症反応

炎症の所見は，発熱，白血球の増加，CRPなどの炎症反応の上昇であり，特に局所炎症の所見としては，喀痰，咳嗽，胸痛，呼吸困難などが認められる．院内肺炎においては，炎症反応の陽性化や増悪は肺炎に特異的なものではないので，他の臓器の炎症や薬剤の影響も考慮して，全身の診察も同時に進める．

d 細菌学的検査

細菌学的な検査では，喀痰の塗抹検鏡と細菌培養，薬剤感受性試験が行われる．肺炎の場合，喀出痰の検査では，分離された細菌が原因菌であるのか単なる定着菌，汚染菌であるのかの鑑別は不明である．肺炎の原因菌の同定には，喀痰では不十分であり，感染病巣局所から，気管支鏡を用いて，気管支肺胞洗浄（bronchoalveolar lavage：BAL）法や被覆した検体採取用ブラシ（protected specimen brush：PSB）による採痰などの侵襲的検査方法で採取された下気道由来痰を，検査室で定量培養することで決定できるとされている[1]．あるいは，それでも十分ではなく，このようにして採取された痰の中の2%以上の白血球が貪食していることが，原因菌の判断基準として必要である[4,5]など，原因細菌の決定は極めて困難である．

そこで，日本呼吸器学会の成人院内肺炎のガイドライン[3]では，良質な喀痰もしくは気管内吸引痰には原因微生物が含まれているという前提で，そこに含まれていない細菌は原因微生物ではないと判断し，抗菌薬のエンピリック治療をde-escalationすることを勧めている．しかし，この方法でde-escalationできるのはMRSAと緑膿菌であり，嫌気性菌，レジオネラなどは培養結果からは否定できないため，細菌学的な検査のみではなく，臨床症状の経過を判断する

ことも重要である.

肺炎の原因微生物の診断に，血液培養も重要な検査材料となる．血液培養は，皮膚の常在細菌の汚染を鑑別するために，2セット行う方が望ましい．血液培養から，呼吸器原因菌や喀痰から分離されるのと同じ細菌が分離された場合には，原因菌である可能性が極めて高くなる．

4 治 療

抗菌薬による治療が根本的な治療であるが，対症療法として水分の補給，酸素の投与や喀痰のドレナージなども必要に応じて行う重要な治療である．

抗菌薬の選択にあたっては，患者の年齢，腎機能，肝機能などの基礎的状態の把握が必要である．特に腎機能障害のある場合には，選択する抗菌薬が限定されたり，あるいは投与量の調節が必要となったりする．

初期抗菌薬の選択は，エンピリックに行われる．エンピリック治療を行う場合，それまでの細菌の培養結果，抗菌薬の投与履歴，などを考慮して耐性菌の危険因子の有無を判断する．

米国のガイドライン[1]と異なり，日本のガイドライン[3]では，耐性菌の因子ではなく，重症度に応じた抗菌薬選択を示している．図1に日本呼吸器学会院内肺炎ガイドラインの重症度分類を示す．耐性菌の因子に関する検討では，A群においては，耐性菌の有無にかかわらず，予後は変わらず，B群以降は耐性菌の分離された症例の予後は耐性菌の分離されなかった群に比べて不良であった，とされている．そのため，A群の患者に対しては，呼吸器感染症の起炎菌である肺炎球菌やインフルエンザ菌を中心とする原因細菌を対象とした抗菌薬選択を推奨し，B群，C群の患者に対しては，緑膿菌をはじめとするグラム陰性非発酵菌を含む耐性菌を対象とした抗菌薬選択を推奨している．全ての群の患者に対して，

MRSAが原因菌と考えられる時には抗MRSA薬の選択が行われる．

図2に，各群別の抗菌薬選択を示す．

A群では，肺炎球菌，インフルエンザ菌，MSSAなどの細菌を対象として，セフトリアキソン(CTRX)，βラクタマーゼ阻害薬であるスルバクタムとアンピシリンの合剤(SBT/ABPC)，およびパニペネム/ベタミプロン(PAPM/BP)を推奨している．このうち，PAPM/BPはカルバペネム系抗菌薬であるが，抗緑膿菌作用が弱いために，A群で推奨されている．他のカルバペネム系抗菌薬と交差耐性が生じるため，緑膿菌が分離された症例には使用しない方がよい．

B群では，A群の細菌群に加えて，緑膿菌，アシネトバクターなどの耐性のブドウ糖非発酵菌も対象に含めた細菌を対象として抗菌薬を選択する．そこで，抗緑膿菌作用を有し，単剤で有効なものとして，タゾバクタム/ピペラシリン(TAZ/PIPC)，カルバペネム系〔イミペネム/シラスタチン(IPM/CS)，メロペネム(MEPM)，ドリペネム(DRPM)〕があげられ，嫌気性菌をカバーする抗菌薬と併用で用いる，第3,4世代セフェム系，あるいはキノロン系抗菌薬が推奨されている．

C群では，B群の抗菌薬に加え，ブドウ糖非発酵グラム陰性桿菌を二重にカバーする抗菌薬，即ちアミノグリコシド系あるいはキノロン系抗菌薬を追加する．この場合，レジオネラを否定できない場合には，キノロン系抗菌薬を選択する．

MRSAが疑われる場合や，すでにMRSAが分離されている場合には，バンコマイシン(VCM)，テイコプラニン(TEIC)もしくはリネゾリド(LZD)を併用する．

抗菌薬治療の期間の目安は，およそ10日間であり，それ以上同じ抗菌薬を使用すると耐性菌の頻度が増加するといわれている．

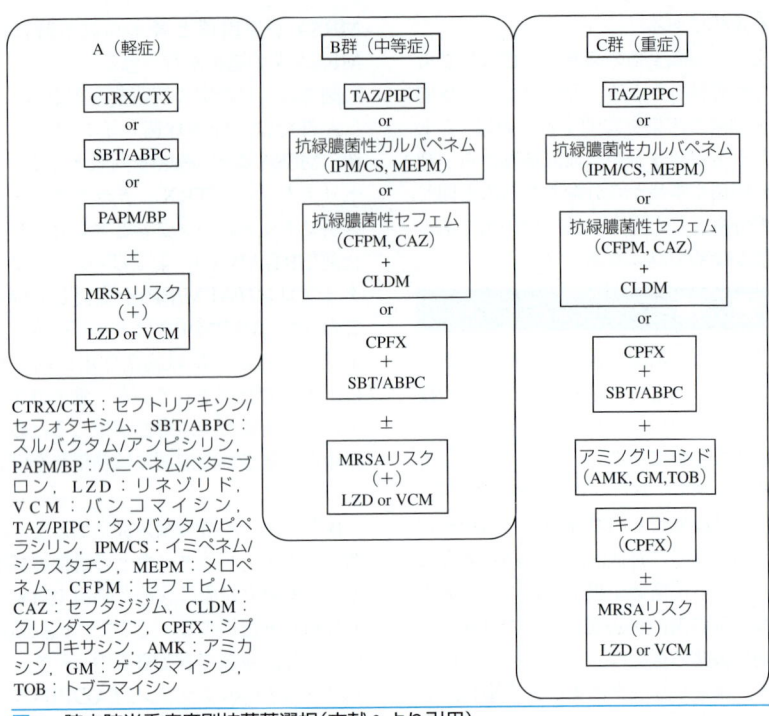

```
┌─────────────────┐  ┌─────────────────┐  ┌─────────────────┐
│   A（軽症）      │  │  B群（中等症）   │  │  C群（重症）     │
│                 │  │                 │  │                 │
│    CTRX/CTX     │  │    TAZ/PIPC     │  │    TAZ/PIPC     │
│       or        │  │       or        │  │       or        │
│    SBT/ABPC     │  │ 抗緑膿菌性カルバペネム │  │ 抗緑膿菌性カルバペネム │
│       or        │  │  (IPM/CS, MEPM) │  │  (IPM/CS, MEPM) │
│    PAPM/BP      │  │       or        │  │       or        │
│        ±        │  │  抗緑膿菌性セフェム │  │  抗緑膿菌性セフェム │
│   MRSAリスク    │  │   (CFPM, CAZ)   │  │   (CFPM, CAZ)   │
│      (+)        │  │        +        │  │        +        │
│   LZD or VCM    │  │      CLDM       │  │      CLDM       │
└─────────────────┘  │       or        │  │       or        │
                     │      CPFX       │  │      CPFX       │
                     │        +        │  │        +        │
                     │    SBT/ABPC     │  │    SBT/ABPC     │
                     │        ±        │  │        +        │
                     │   MRSAリスク    │  │ アミノグリコシド │
                     │      (+)        │  │ (AMK, GM, TOB)  │
                     │   LZD or VCM    │  │        +        │
                     └─────────────────┘  │    キノロン     │
                                          │    (CPFX)       │
                                          │        ±        │
                                          │   MRSAリスク    │
                                          │      (+)        │
                                          │   LZD or VCM    │
                                          └─────────────────┘
```

CTRX/CTX：セフトリアキソン/セフォタキシム，SBT/ABPC：スルバクタム/アンピシリン，PAPM/BP：パニペネム/ベタミプロン，LZD：リネゾリド，VCM：バンコマイシン，TAZ/PIPC：タゾバクタム/ピペラシリン，IPM/CS：イミペネム/シラスタチン，MEPM：メロペネム，CFPM：セフェピム，CAZ：セフタジジム，CLDM：クリンダマイシン，CPFX：シプロフロキサシン，AMK：アミカシン，GM：ゲンタマイシン，TOB：トブラマイシン

図2 院内肺炎重症度別抗菌薬選択（文献3より引用）

　抗菌薬の投与方法，投与量は，抗菌薬の薬剤特性の理解が必要である．抗菌薬の臨床効果を薬物の薬物動態学(pharmacokinetics：PK)と薬力学(pharmacodynamics：PD)をもとに，投与量，投与方法を決定する[3]．

御法度!!
- 肺の陰影があるからといって抗菌薬を処方してはならない．
- 喀痰からの分離細菌＝原因菌と考えてはならない．
- 根拠もなく，広域抗菌薬を長期にわたって投与してはならない．

文献
1) 1)American Thoracic Society and Infectious Diseases Society of America. *Am J Respir Crit Care Med* 2005；**171**：388-416.
2) Watanabe A, *et al. Intern Med* 2008；**47**：245-254.
3) 日本呼吸器学会呼吸器感染症に関するガイドライン作成委員会．成人院内肺炎診療ガイドライン．日本呼吸器学会，東京，2008.
4) Masterton RG, *et al. J Antimicrob Chemother* 2008；**62**：5-34.
5) Sirvent JM, *et al. Chest* 2003；**123**：518-523.

大阪大学医学部附属病院感染制御部　**朝野和典**

4 免疫不全状態にある患者の肺炎

Don't Forget!

- 免疫不全の状態では，発熱が軽微であったり全くなかったりする上に，免疫不全が強い時期には胸部X線でも異常陰影が出現しにくい．
- 免疫不全患者における肺炎の鑑別診断を考える際には，肺炎の病変が"限局性"かあるいは"びまん性"かという観点から鑑別を進めていく方が容易である．

1 免疫不全状態の分類と想定すべき原因微生物（図1）

免疫不全はその障害される免疫機構により，好中球減少（機能不全），液性免疫不全，細胞性免疫不全に大別できる．ただし実際の症例では，これらがそれぞれ単独で起こることはまれであり，ほとんどはこれらの免疫不全が組み合わされた形をとる点に注意が必要である．

例えば，HIV感染症は細胞性免疫不全を呈する代表的な疾患であるが，ワクチンなどに対する特異抗体産生能も低下していることが知られており，病期が進めば汎血球減少から好中球減少も併発しうる．血液系の悪性腫瘍では原疾患，あるいは治療に伴う好中球減少を起こすが，同時にリンパ球数も減少しているため，それに伴う細胞性免疫不全も合併していると考えねばならない．

a 好中球減少（機能不全）

好中球の減少（< 500/μL），あるいは好中球機能障害によって起こる免疫不全状態である．臨床現場では好中球数減少症として，血液系悪性疾患や抗腫瘍薬の使用，または薬剤性による骨髄抑制が原因となる．ステロイドの使用は好中球数を増加させるが，一方で好中球の貪食能，殺菌能は障害され

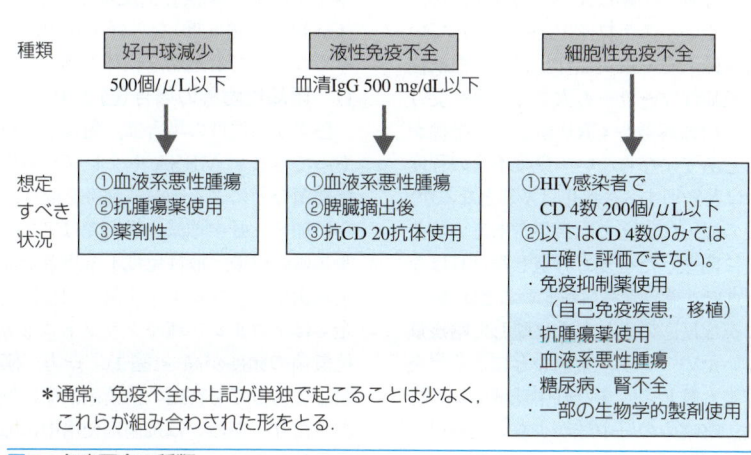

種類	好中球減少	液性免疫不全	細胞性免疫不全
	500個/μL以下	血清IgG 500 mg/dL以下	
想定すべき状況	①血液系悪性腫瘍 ②抗腫瘍薬使用 ③薬剤性	①血液系悪性腫瘍 ②脾臓摘出後 ③抗CD 20抗体使用	①HIV感染者でCD 4数 200個/μL以下 ②以下はCD 4数のみでは正確に評価できない． ・免疫抑制薬使用 　（自己免疫疾患，移植） ・抗腫瘍薬使用 ・血液系悪性腫瘍 ・糖尿病，腎不全 ・一部の生物学的製剤使用

*通常，免疫不全は上記が単独で起こることは少なく，これらが組み合わされた形をとる．

図1 免疫不全の種類

ることが知られており，好中球機能不全状態を引き起こす．糖尿病，尿毒症，悪性腫瘍の患者でも続発性の好中球機能障害が起こることが知られている．

b 液性免疫不全

血清IgG値が500 mg/dL未満となった状態．脾摘後の液性免疫不全が有名であるが，最近，リツキシマブ（リツキサン®）などB細胞減少を来す薬剤が治療に用いられる頻度が高まっており，これにより重度の液性免疫不全をきたしうる．

c 細胞性免疫不全

HIV感染症は細胞性免疫不全を来す代表的な疾患である．その他，抗腫瘍薬，ステロイド，免疫抑制薬の使用に関連して細胞性免疫不全状態となる．糖尿病や腎不全でも細胞性免疫不全をきたし，結核の発症率が高い．

2 診断

a 肺炎診断における問題点

免疫不全患者に発症する肺炎では，非免疫不全患者に起こる肺炎とはいくつかの点で異なっている．

まず免疫不全の病態では，発熱が軽微であったり全くなかったりする上に，免疫不全が強い時期には胸部X線でも異常陰影が出現しにくい．ステロイドが投与されている場合には，その抗炎症作用により血液検査での炎症性マーカーも大きく影響を受けるため，白血球数やCRP値などの指標がほとんどあてにならない．免疫不全の程度が高いほど鑑別すべき疾患は多彩となるが，感染性の原因に加えて原疾患やあるいはその治療に関連した病変も考慮しなければならない点で，確定診断は難しいことが多い．さらに炎症反応の乏しさを反映して喀痰量が少ないため，グラム染色などによる起炎菌の推定も難しく，また好中球減少症の場合には，喀痰中の好中球が少ないため得られた検体の評価も難しい．

b 診断の流れ

免疫不全患者における肺炎の鑑別診断を考える際には，免疫不全のタイプから考えるよりも，肺炎の病変が"限局性"かあるいは"びまん性"かという観点から鑑別を進めていく方が容易である．病変がびまん性分布でなければ，免疫不全患者であっても一般的な院内肺炎の原因菌（MRSA，緑膿菌，クレブシエラ）による細菌性肺炎である可能性が高いが，初期の抗菌薬治療が無効であったり，病変がびまん性分布の場合には，特殊な病原体や耐性菌，非感染性の可能性も考慮する必要がある．

限局性陰影の場合は，喀痰の塗抹・培養検査，尿中抗原検査を実施し，非免疫不全患者と同様の考え方で初期治療を実施する．初期治療が無効である場合やびまん性陰影の場合には，各種血清抗原検査やPCR，ウイルス分離検査を行う一方，鑑別疾患を絞り込むための気管支肺胞洗浄（BAL），経気管支肺生検（TBLB）などの侵襲的検査の実施も積極的に考慮する．

抗菌薬による治療を行う前に，喀痰などの呼吸器由来検体をを可能な限り採取して，塗抹，培養検査を実施することが重要である．好中球減少状態である場合は，塗抹標本を100倍で鏡検し上皮細胞が25個未満（Geckler分類6群）なら好中球がほとんどみられなくても適切な検体と判断する．

1） 限局性陰影の場合（図2, 3）

陰影が限局性の場合は，免疫不全患者であってもまずMRSAやクレブシエラ属や緑膿菌などによる細菌性肺炎を疑う．これらに加え，好中球減少患者ではアスペルギルス属の感染，液性免疫不全患者では，肺炎球菌やインフルエンザ菌，細胞性免疫不全ではノカルジア属やクリプトコッカス，抗酸菌の頻度が高い（図2）．一方，限局性陰影であっても初期の抗菌剤治療に無効であったり，あるいは抗菌剤使用中に肺炎像が出現した場合には，耐性菌による肺炎を

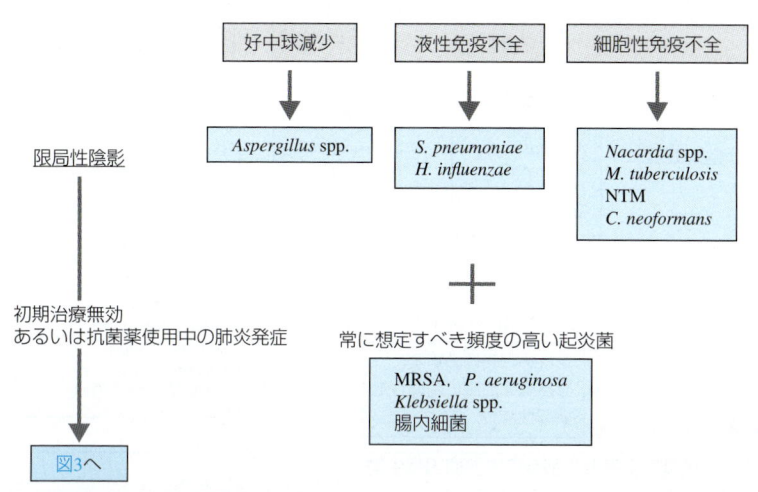

図2 免疫不全患者の肺炎の主要原因微生物
NTM：非結核性抗酸菌

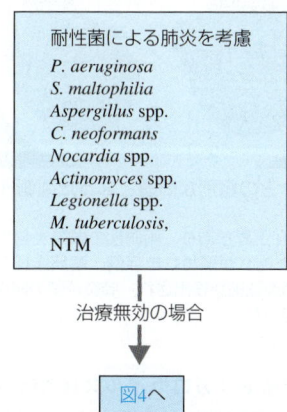

```
         好中球減少        液性免疫不全        細胞性免疫不全
             ↓                ↓                    ↓
        Aspergillus spp.   S. pneumoniae      Nacardia spp.
                           H. influenzae      M. tuberculosis
                                              NTM
                                              C. neoformans
限局性陰影
                              +
初期治療無効
あるいは抗菌薬      常に想定すべき頻度の高い起炎菌
使用中の肺炎発症
                    MRSA, P. aeruginosa
                    Klebsiella spp.
                    腸内細菌
      ↓
    図3へ
```

図3 免疫不全患者の肺炎の主要原因微生物

```
初期治療無効
あるいは抗菌薬使用中の肺炎発症

耐性菌による肺炎を考慮
 P. aeruginosa
 S. maltophilia
 Aspergillus spp.
 C. neoformans
 Nocardia spp.
 Actinomyces spp.
 Legionella spp.
 M. tuberculosis,
 NTM

    ↓ 治療無効の場合
   図4へ
```

好中球減少症では，アスペルギルス属が最も重要であることには変わりはないが，細胞性免疫不全の合併からニューモシスチス肺炎（PCP），サイトメガロウイルス（CMV）肺炎，結核菌が重要な鑑別疾患となってくる．HIV患者では肺炎球菌による細菌性肺炎がPCPのようなびまん性陰影を呈しうる（図5）．一方，画像上の肺炎像は必ずしも感染性であるとは限らない．特にびまん性陰影を呈している場合には，非感染性肺炎の頻度も高いことを念頭に置く必要がある．悪性細胞の肺浸潤，心不全，肺胞出血，薬剤性肺炎などの頻度が高い．

考慮する（図3）．抗菌薬に耐性頻度の高い緑膿菌やセラチア属をはじめ，一般的に抗菌薬の無効な真菌，抗酸菌感染を念頭に置いた診断・治療を行っていく必要がある．

2) びまん性陰影の場合（図4）
びまん性陰影の場合の鑑別は多岐に渡る．

c 主要な肺炎の診断について
1) ニューモシスチス肺炎（PCP）
診断はLDHの上昇，細胞性免疫不全の存在，典型的な画像所見（肺門有意の両側性すりガラス様陰影）により疑われる（図6）．β-D-グルカンは多くの症例で高値となり，感度が高いため画像所見との組み合わせによりPCPの診断に有用である．

HIV患者では，気管支内視鏡検査を実施し，気管洗浄液からサイトスピン標本を作製し，Diff Quik染色でP.jiroveciiの菌体

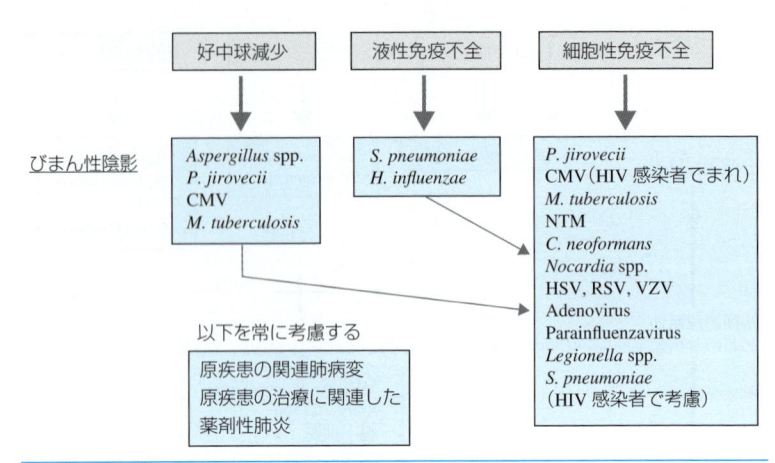

```
                好中球減少          液性免疫不全      細胞性免疫不全
                    ↓                  ↓                ↓
びまん性陰影    Aspergillus spp.    S. pneumoniae    P. jirovecii
                P. jirovecii        H. influenzae    CMV（HIV 感染者でまれ）
                CMV                                  M. tuberculosis
                M. tuberculosis                      NTM
                                                     C. neoformans
                                                     Nocardia spp.
                                                     HSV, RSV, VZV
                                                     Adenovirus
                        以下を常に考慮する            Parainfluenzavirus
                                                     Legionella spp.
                        原疾患の関連肺病変            S. pneumoniae
                        原疾患の治療に関連した        （HIV 感染者で考慮）
                        薬剤性肺炎
```

図4　免疫不全患者の肺炎の主要原因微生物

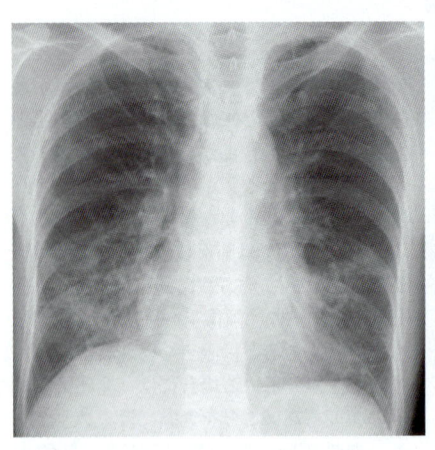

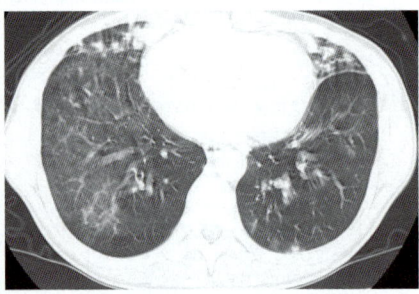

図5　PCPとの鑑別が問題となった両側性肺炎球菌肺炎
軽度の LDH 上昇があり，両側性の単純 X 線所見から，当初は PCP が疑われた症例．喀痰塗抹および培養から肺炎球菌が検出され，肺炎球菌の尿中抗原も陽性であった．

を証明することが重要である．HIV 患者では無症候性の P. jirovecii の保菌状態がありうるため，喀痰の PCR を肺炎の診断の根拠とするのは危険である．一方，非 HIV 患者では，ニューモシスチスの菌体量が少ないため内視鏡検査を実施しても菌体の証明が難しい場合が少なくない．また急速な呼吸不全の進行がみられるため，侵襲的検査の実施が難しいことも多い．ただし HIV 患者の場合と異なり，喀痰の PCR が陽性の場合には PCP の可能性が極めて高い．

2）サイトメガロウイルス（CMV）肺炎

確定診断は困難である上に予後は不良であるため，非 HIV 感染での細胞性免疫不全患者で，CMV 抗原血症の存在と臨床所見から臨床的に疑われた場合には，確定診断にこだわらずに直ちに治療を開始すべきである．一方，HIV 患者では臨床的 CMV 肺炎はまれであり，気管支洗浄液から CMV が PCR で検出されたり血中から CMV が検出されても多くは治療の対象とはならないため，治療の判断は臨床症状等

第 10 章　各疾患のみかたと対応

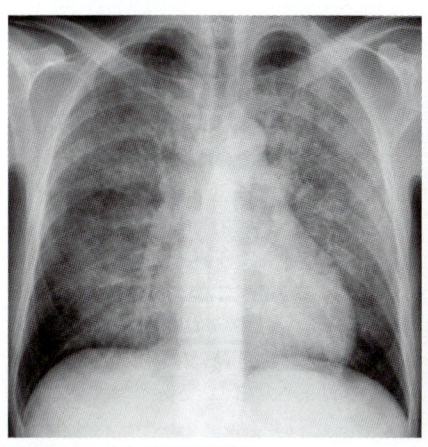

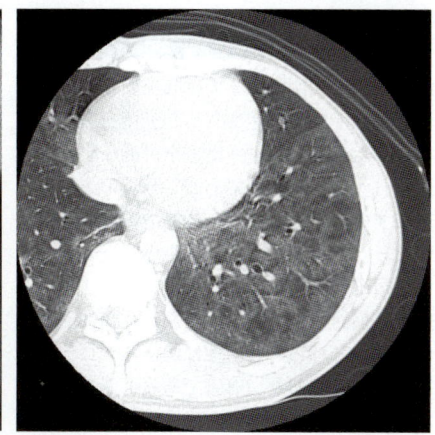

図6　PCP の典型的画像所見
左は典型的な PCP の単純 X 線像．病変は肺門に強く，外套領域の sparing がみられる．
別の症例の HRCT（右）ではすりガラス様の濃度上昇を示している病変部内に，モザイク状に多角形の形態を有する比較的正常な肺胞領域が確認できる．

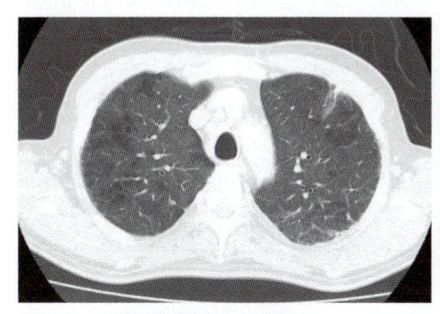

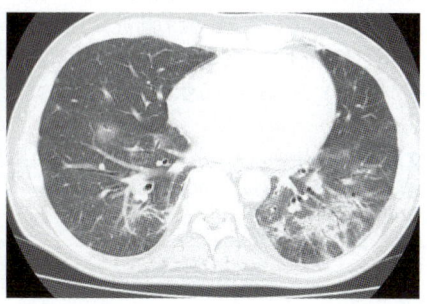

図7　CMV 肺炎が疑われた症例
CMV による伝染性単核球症を契機に HIV 感染が判明．CD 4 数 110/μL．PCP が疑われたが，BALF で P. jirovecii（－）．血中 CMV 2,000 copies/mL であり，抗 CMV 薬による治療で陰影の改善が得られた．

から総合的に判断する必要がある（図7）．

3）真菌性肺炎（PCP を除く）

　肺アスペルギルス症は好中球減少時の肺炎で初期の抗菌薬治療が無効であった場合に，まず疑われるべき重要な疾患である．胸部 CT にて，①結節影の周囲に淡い濃度上昇領域（halo sign）がみられたり，②浸潤影の中に円形の壊死像（necrotic lung ball）がみられた場合には，肺アスペルギルス症の診断に有用であるとされている．β-D-グルカンやアスペルギルス抗原検査は有用だが感度は不十分である．TBLB 等で組織内にアスペルギルスの菌糸の増殖を認めれば，診断確定できる．

　クリプトコッカス肺炎ではクリプトコッカス抗原の感度が高く診断に有用である（80 ～ 90％）．特に HIV 感染者では PCP との合併がしばしばみられる．クリプトコッカス肺炎では β-D-グルカンの上昇はみられない．

3 治療

　原因菌が判明するまでは肺炎の重症度も考慮した上で，想定される起炎菌を広くカバーしたエンピリック治療を可能な限り迅速に行うことが重要である．肺炎の予後を左右する因子としては，初期治療薬の選択がもっとも重要であるが，重症肺炎の場合には宿主の過剰反応に対する補助療法の可能性も検討されている．ただし，肺炎治療におけるこれらの有用性に関するエビデンスは限られており，有害である可能性すらありうるので，その判断は慎重に行い決して安易に行われるべきではない．

a　ステロイド

　HIVに合併したPCPでは特に重症例（$PaO_2<70$ Torrまたは$AaDO_2>35$ Torr）におけるステロイド併用の有用性（死亡率低下）が確立している．一般的肺炎における有用性は確立していないが，有効な抗菌治療が行われているという状況下で，ステロイドによる抗炎症作用がガス交換能改善により予後を改善する可能性がある．

　肺炎におけるステロイドの是非に関しては，2008年に報告されたメタアナリシスで重症市中肺炎においてステロイドがオッズ比0.21で死亡率を低下させたことが報告されている[1]．また重症肺炎によるサイトカイン過剰産生により肺血管透過性が亢進することによって起こるARDSに関しては，メタ解析によりステロイドの予防投与はARDSへの進展予防効果はなかったが，死亡率を低下させることが示されている[2]．

b　免疫グロブリン

　5 g/日，1日1回，3日間といった方法で使用されるが，肺炎治療における有用性を示したエビデンスは現時点では存在しない．一方，敗血症においてはいまだ不十分ながらも，いくつかの報告でその有用性が示されており，理論的には肺炎にも有効である可能性はあると考えられる．

文献

1) Siempos II, *et al. J Antimicrob Chemother*. 2008. **62**(4)：661-8.

2) Peter JV, *et al. BMJ*. 2008. **336**(7651)：1006-9.

国立国際医療研究センター　エイズ治療・研究開発センター　**照屋勝治**

B 肺炎，気道感染症

5 人工呼吸器関連肺炎

Don't Forget!

- ☐ VAP は早期診断と適切な抗菌薬による初期治療が重要．
- ☐ 抗菌薬の選択には，細菌学的検査とその施設の local factor を考慮する．
- ☐ 死亡率が高く，耐性菌が原因となることが多いため，治療とともに予防が重要．

1 基本的な考え方

人工呼吸器関連肺炎(VAP)は死亡率の高い院内感染症で，ICU などの人工呼吸管理下にある重症患者に発症する肺炎のことを指す．原因菌は市中肺炎と比較すると多彩である点に特徴があり，複数菌や耐性菌が関与することもあるため，適切な初期治療を行うことが重要となる．抗菌薬の選択に関しては，患者背景，ICU の種類，その病院の分離菌の感受性(local factor)によって大きく異なる点には留意する必要がある．また，発症すると重篤になりやすいため，VAP は治療とともに予防が大切である．

2 定 義

VAP は，「気管挿管による人工呼吸器開始 48 時間以降に新たに発症した肺炎」と定義され，気管挿管，人工呼吸管理前には肺炎がないことが条件となる．発症時期により，気管挿管後 4 日以内の「早期 VAP」と，5 日以降発症の「晩期 VAP」に分類され，それぞれ原因菌の頻度や重症度が異なるとされている．

人工呼吸管理を受けている患者の 8〜28% に VAP が発症するといわれており，特に ICU でその発症リスクが高く，人工呼吸管理期間中，平均 1 日 1% ずつ VAP 発症率が上昇すると報告されている．

VAP は死亡率が 24〜76% と高い院内感染である点が問題視されており，これは挿管されていない患者における中心静脈ライン感染症，重症敗血症や呼吸器感染症による死亡率を上回るものである．

VAP 発症のリスク因子には，抗菌薬投与歴，熱傷，外傷，中枢神経疾患，呼吸器疾患，心疾患，顕性誤嚥，筋弛緩薬などがある(表1)．これは人工呼吸器そのものによるものではなく，併存するいくつかの要因(チューブ，鼻腔や咽頭分泌物の誤嚥，基礎疾患の存在，局所そして全身の宿主防御能の障害)によるとされている．

3 発症機序

VAP の発症に関しては，細菌の侵入経路はほとんど全てが経気道的であり，血行性，あるいはリンパ行性の侵入は極めてまれと考えられている．特に，口腔咽頭に存在する病原菌が，気管チューブの外側からカフをすり抜けて気道内に侵入することによって感染が起こるとされている．

VAP の発症は，病原性細菌の口腔内への定着(colonization)が重要であり，経鼻挿管，経鼻胃管があれば副鼻腔炎や，その他歯垢，消化管内容物などの逆流が関与することも指摘されている．

4 診 断

診断に関しては，臨床的な評価とともに，気管内分泌物の細菌学的検査を用いて行う

表1 VAP発生の独立した危険因子

宿主要因	治療要因	その他の要因
血清アルブミン＜ 2.2 g/dL	H₂遮断薬投与±制酸薬	季節：秋,冬
年齢≧ 60歳	筋弛緩薬,鎮痛薬の持続投与	
ARDS	4単位*(米国)以上の血液製剤投与	
慢性呼吸器疾患(気管支拡張症,肺気腫,肺結核後遺症など)	頭蓋内圧モニタ	
	人工呼吸期間＞ 2日	
昏睡または意識障害	PEEP負荷	
熱傷,外傷	頻回の人工呼吸器回路変更	
臓器不全	汚染された人工呼吸器具,ネブライザー	
疾患の重症度	再挿管	
大量の胃液誤嚥	経鼻胃チューブ挿入	
胃内細菌コロニゼーションとpH上昇	水平仰臥位(セミファーラー位に対して)	
上気道の細菌コロニゼーション	ICUからの退室	
副鼻腔炎	以前の長期抗菌薬投与,抗菌薬無治療	

＊米国1単位＝ 400 cc

が,市中肺炎と異なり,その診断は難しいことが多い.

診断にあたっては,発熱や頻脈,白血球増多,PaO_2の低下,膿性の気道分泌物など感染症を示唆する身体所見,胸部X線写真で,新しいもしくは悪化する浸潤影,肺実質の感染を示唆する細菌学的所見を組み合わせて総合的に判断を進める.しかし,細菌学的検査については,ICUの患者の多くは,上気道に肺炎の原因菌となりうる菌が定着していることが多いため,その菌が実際に肺実質の感染をおこしているかどうか判断できないこともある.このため,抗菌薬使用前に気管支鏡を用いて検体採取を行い,気管支肺胞洗浄(BAL)や検体保護ブラシ(protected-specimen brush：PSB)などによって採取された検体を用いた定量的な培養結果を含めた検査結果を総合して行う必要がある.ただし,気管支鏡を用いた侵襲的な方法での検体採取は,実臨床ではできないことも多く,このような時は気管吸引検体と他の臨床所見にて診断することが必要となる.

またVAPは重篤になることが多いので,検体採取,診断に時間をかけすぎて,治療が遅れないようにすることは必須である.

5 治療

VAPは人工呼吸管理を受けている重症患者に発症し,VAP発症群は非発症群と比較すると予後が悪いことが報告されていることから,VAPの診断がついたらすぐに適切な治療を開始することが重要である.VAPの原因となる細菌の多くは好気性のグラム陰性菌であることが報告されており,主に緑膿菌,アシネトバクター,プロテウス,大腸菌,肺炎桿菌,インフルエンザ菌などで,グラム陽性菌では黄色ブドウ球菌が多いとされている.また急性呼吸窮迫症候群(ARDS)を発症した症例では複数菌が分離されることも多く報告されている.(表2)

原因菌に関してはその病院と紹介元の施設のlocal factorに密にリンクし,院内感染菌や耐性菌が主体となる.

抗菌薬の選択

抗菌薬の選択については,特に晩期VAPでは耐性菌が原因菌となっていることが多いため,緑膿菌,アシネトバクター属,

表2 気管支鏡検査で証明された人工呼吸器関連肺炎（VAP）の起炎菌
（24研究における延べ1689エピソード，2490種）

原因菌	頻度（%）
緑膿菌	24.4
黄色ブドウ球菌[*1]	20.4
腸内細菌[*2]	14.1
ヘモフィルス属	9.8
ストレプトコッカス属	8
アシネトバクター属	7.9
肺炎球菌	4.1
ナイセリア属	2.6
ステノトロフォモナスマルトフィリア	1.7
コアグラーゼ陰性ブドウ球菌	1.4
嫌気性菌	0.9
真菌	0.9
その他（それぞれ1%未満）[*3]	3.8

* 1：メチシリン耐性黄色ブドウ球菌（MRSA）55.7%，メチシリン感受性黄色ブドウ球菌（MSSA）44.3%
* 2：大腸菌24.1%，プロテウス属22.3%，エンテロバクター属18.8%，クレブシエラ属15.6%，セラチア属12.2%，シトロバクター属5.0%，ハフニア2.1%
* 3：コリネバクテリウム属，モラクセラ属，エンテロコッカス属

MRSAなども考慮に入れる必要がある．

　この場合，不適切な初期抗菌薬治療が予後と強く関連すること，また耐性菌発現を予防することを念頭に置いて抗菌薬を選択しなければならない．その際，VAP発症前の抗菌薬使用の有無，呼吸器検体による直接顕微鏡的検査による原因菌の推定，その病院のlocal factorを考慮する．呼吸器検体や血液培養から原因菌の薬剤感受性が得られたら，それに基づいて抗菌薬をde-escalationし，広域のβラクタム薬の長期使用を避けなければならない．

　抗菌薬を開始したら72時間後に検体を採取し，抗菌薬治療の効果を評価し，効果のある抗菌薬を適正な量，適正な期間使用する必要がある．耐性菌発現を防止するためにも，抗菌薬開始前の培養が陰性で，抗菌薬開始後の評価でも感染症を裏づける所見に乏しい場合は，抗菌薬を中止することも視野に入れる．

　長期間の抗菌薬使用は，耐性菌の定着を導くため，抗菌薬使用期間は必要最小限の日数で行うようにする．治療に難渋するような高度耐性菌でない限り，適切な抗菌薬治療で，良好な経過であれば，7〜8日間が標準的な治療期間となる．

　また初期治療の反応が悪ければ，血液培養や気管支鏡を用いて呼吸器検体を採取し，患者の再評価を行わなければならない．

6　VAPの予防

　VAPに関しては，気管挿管，人工呼吸管理を受けている患者の全身状態も悪い上に，耐性菌が起炎菌となることが多いことから，予防が重要となり，その対策は人工呼吸器バンドルの実施，ならびにVAP発症リスク因子の回避が中心となる．

a　人工呼吸器バンドルの実施

　人工呼吸器バンドルは，①30〜45度の座位を保つ，②毎日沈静の中止を行い，抜

管できるか評価すること，③消化性潰瘍の予防，④深部静脈血栓症（DVT）予防の4つの主要構成要素から成り，この項目全てが同時に行われる時に最も効果的であるといわれている．

b 挿管チューブ，人工呼吸器管理

不要な挿管は避け，できれば非侵襲的陽圧換気療法を用いる．

挿管の際は経鼻挿管より経口挿管を行い，鎮静薬投与時間の短縮，中止を試み，早期抜管ができないか評価し，挿管期間を短くする．また抜管の際は患者の状態を十分評価した上で抜管し，できるだけ再挿管を避ける．

人工呼吸器の回路は明らかに汚染がある時，もしくは損傷があるときに交換し，定期的な交換は行わない．

閉鎖式の気道分泌物吸引カテーテルを用いる．カフ上吸引ポート付きの挿管チューブを用いて，カフ上の吸引を行う．挿管チューブのカフ圧は20 cm H_2O で維持し，下気道への細菌の流入を防止する．また口腔ケアを行い，口腔内の衛生を保つようにする．

c 標準予防策の徹底，サーベイランス，スタッフの教育

特に人工呼吸管理中の患者の吸痰やケアの際の手洗い，アルコール性消毒薬による手指衛生，標準予防策を徹底することが基本である．これらを順守するためにも医療スタッフの教育が重要である．

また抗菌薬の選択に重要な，その病院のlocal factorを把握するための細菌学的なサーベイランスを行うことも重要である．

御法度!!

- 広域の抗菌薬を，患者の再評価なしに漫然と長期間使用しない．
- 臥位ではなく半座位を保つようにする．
- 抗菌薬治療のみでなく，全身管理とVAP発症のリスク因子への対策を怠らない．

文献

1) 日本呼吸器学会「呼吸器感染症に関するガイドライン作成委員会」 成人院内肺炎診療ガイドライン p52-59
2) Jean Chastre, et al：*Am J Respir Crit Care Med* 2002；**165**：867-896
3) Antoni Torres, et al：*Intensive Care med* 2009；**35**：9-29
4) American Thoracic Society and the Infectious Disease of America；*Am J Respir Crit Care Med* 2005；**171**：388-416
5) John Muscedere, et al：*Journal of Crit Care* 2008；**23**：126-137

那覇市立病院内科　**知花なおみ**

B　肺炎，気道感染症

6　抗菌薬の正しい使い方

> **Don't Forget!**
> - ☐ 経験的治療を始めたら，標的治療への de-escalation を心がける．
> - ☐ 抗菌薬投与は PK/PD に基づいた高容量かつ短期間が原則．
> - ☐ 抗菌薬が効かない時は，「感染症」という初期診断からまず疑う．

1　基本的な考え方

　感染症治療は一般に，経験的(エンピリック)治療と標的治療の2つのステップからなる．経験的治療は，患者背景や臨床経過や感染臓器から原因微生物を想定することから始まる．そして可能な限り感染臓器由来の検体を採取し，原因微生物の同定と薬剤感受性検査を検査室へ依頼する．これと同時に，グラム染色にて想定微生物を絞り込んで，それに有効な抗菌薬を開始する．原因微生物やその薬剤感受性が判明した際には，それに対する標的治療へと移行する．この経験的治療から標的治療へと抗菌スペクトラムを適正化するプロセスが de-escalation である．気管支鏡検査などの侵襲的検査で検体を直接採取できない時でも，肺炎で良質な喀痰検体が得られれば，そこから培養されなかった細菌を抗菌スペクトラムから積極的に外すことも，現実的な de-escalation である．そして副作用や耐性菌の出現を避けるために，抗菌薬の投与は，忍容可能な「高用量」をなるべく「短期間」行うのが原則である．

2　肺炎の臨床経過はどのように追うか？

a　治療効果の判定

　細菌性肺炎の治療効果は治療開始後3日目に判定する．その際，表1の各パラメーターの特徴をよく理解し，単一のパラメーターの動きに振り回されないことが重要である．例えば，白血球や CRP は基礎疾患の修飾を受け，肺炎の病勢を反映していない可能性がある．発熱のみが続く場合には薬剤熱の可能性も考えられる．また胸部 X 線所見の改善は概して遅く，治療が奏功していても陰影が改善しないことがありうる(ただし陰影の悪化は治療効果の不良を示唆する)．

b　経験的初期治療が奏功していると判断した場合

　標的治療への de-escalation を行う．さらに，入院治療で静注抗菌薬を投与している場合には，表2の基準を用いて，経口抗菌薬による外来治療への移行(スイッチ療法)を考慮する．静注薬から切り替える経口薬は，同じ薬剤あるいは同系統の抗菌薬が原則であるが，経口での血中濃度低下も考慮して，起因菌に有効な抗菌薬を選択する．細菌性肺炎における抗菌薬の投与期間は，原因微生物によって異なる．肺炎球菌やイ

表1　細菌性肺炎の治療奏功パラメーター

- ●細菌学的所見の改善(グラム染色での菌量減少)
- ●酸素化の改善(呼吸数などのバイタルサインも含む)
- ●解熱
- ●白血球数の低下
- ●CRP の低下
- ●胸部 X 線所見の改善

表2 静注薬から経口薬への切り替え基準(市中肺炎)

- 体温：37.8℃以下
- 心拍数：100回/分以下
- 呼吸数：24回/分以下
- 収縮期血圧：90 mmHg以上
- 酸素飽和度：90%以上(室内気)
  あるいは動脈血酸素分圧：60 Torr以上
- 経口摂取：可能
- 精神状態：正常

表3 感染性の肺炎様陰影に抗菌薬が効かない原因

- 初期治療で想定した以外の病原微生物ではないか？
  (非定型肺炎，ウイルス，抗酸菌，真菌)
- 患者宿主側に要因はないか？
  (既存の呼吸器疾患，免疫不全状態，膿瘍腔の形成)
- PK/PDの観点から，抗菌薬の投与は十分な用法用量か？
- 薬剤耐性菌ではないか？

表4 主な耐性菌

- メチシリン耐性黄色ブドウ球菌(MRSA)
- ペニシリン耐性肺炎球菌(PRSP)
- βラクタマーゼ非産生アンピシリン耐性インフルエンザ菌(BLNAR)
- 多剤耐性緑膿菌(MDRP)
- 基質特異性拡張型βラクタマーゼ(ESBL)産生菌
- バンコマイシン耐性腸球菌(VRE)

ンフルエンザ菌であれば7～10日(あるいは解熱後3～5日)，黄色ブドウ球菌や緑膿菌はそれぞれ組織破壊能や抗菌薬耐性を考慮して3～4週間，またレジオネラやクラミジアは細胞内増殖性を考慮して1～2週間が見込まれる．

c 経験的初期治療が無効と判断した場合

闇雲に抗菌薬を変更・追加するのではなく，初期診断が間違っていないか，そもそも感染症以外の疾患ではないかを冷静に考えなければならない．細菌性肺炎と誤診される非感染性疾患としては，①うっ血性心不全，②悪性腫瘍(肺癌)，③炎症性肺疾患(薬剤性肺炎や器質化肺炎など)の頻度が多い．その上で，やはり感染性疾患が考えられる場合には，表3の項目に従って，初期抗菌薬が無効であった原因を考えていく．

3 薬剤耐性菌の動向

前項の通り，初期治療失敗の原因において，薬剤耐性菌は一要因に過ぎない．しかし，市中や院内における主な耐性菌(表4)の動向を把握しておくことは，適切な初期治療抗菌薬を選択する上で極めて有用である．

このうち呼吸器領域で重要な薬剤耐性菌は，ペニシリン耐性肺炎球菌(PRSP)とβラクタマーゼ非産生アンピシリン耐性インフルエンザ菌(BLNAR)である．

PRSPのブレイクポイントは従来，ペニシリンG(PCG)のMIC 2μg/mL以上とされ，PRSPの蔓延が懸念されていた．しかし肺炎症例においては，大部分のPRSPが高用量ペニシリンで十分治療可能であり，「PRSPの看板『ペニシリン耐性』に偽りあり」とされていた．このような臨床状況を受け，2008年CLSI(Clinical and Laboratory Standards Institute)のブレイクポイントが改訂され，髄膜炎以外のPRSPのブレイクポイントは，非経口ペニシリン系薬で8μg/mL以上となった．幸いこの基準を超える「真のPRSP」に遭遇することはまれであり，現行のガイドラインに従っ

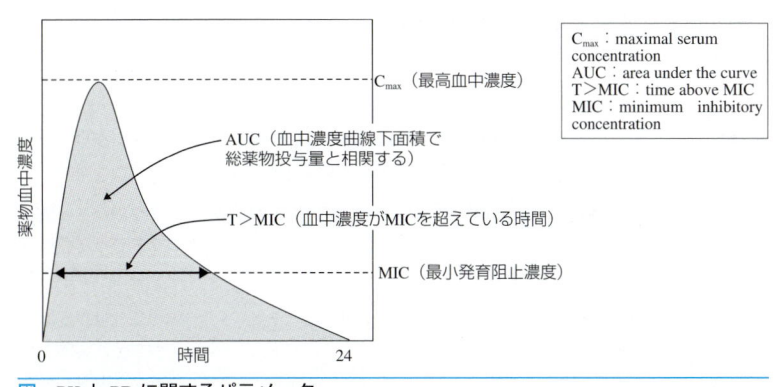

C_{max}：maximal serum concentration
AUC：area under the curve
T＞MIC：time above MIC
MIC：minimum inhibitory concentration

図　PKとPDに関するパラメーター

た治療が通常奏功する．
　一方BLNARは最近急速に広がってきており注意が必要である．インフルエンザ菌にはもともとアンピシリンが有効であった．70年代にβラクタマーゼ産生菌が，80年代にアンピシリンとの結合親和性の低下したBLNARが出現してきた．現在市中のインフルエンザ菌のうち，βラクタマーゼ産生菌が10％，BLNARが30％程である．COPDの増悪時などにインフルエンザ菌を疑った時は，BLNARを念頭に，経口であればニューキノロン系薬あるいはマクロライド系薬を，注射剤ではピペラシリンあるいはセフトリアキソンを経験的治療に用いる．

4　嫌気性菌の関与

　誤嚥性肺炎や膿胸や肺膿瘍など，嫌気性菌がかかわる呼吸器系感染症は多い．しかし，喀痰などの経気道的検体から嫌気性菌は通常培養されないので，嫌気性菌の関与が疑われる臨床状況では，細菌学的検査で嫌気性菌が同定されなくでも，抗菌スペクトラムから嫌気性菌を外すことはできない．嫌気性菌のほか，グラム陽性球菌への抗菌活性を期待して，クリンダマイシンを第3/4世代のセフェム系薬あるいはニューキノロン系薬に併用することは多い．その際，

Bacteroides fragilis など一部の嫌気性菌でクリンダマシン耐性株が増えていることと，クリンダマイシンはマクロライド系薬と交叉耐性を示すこと（どちらも50Sリボソームサブユニットへ作用して抗菌活性を発揮する）には注意が必要である．

5　PK/PDに基づく投与法

　PK（pharmacokinetics：体内薬物濃度の推移）とPD（pharmacodynamics：微生物に対する抗菌薬の作用）を考えて各抗菌薬を用いる．これを顧みないと期待される抗菌効果が得られないだけでなく，不必要な副作用も引き起こしてしまう．PKパラメーターにはC_{max}とAUCがあり，PDパラメーターにはMICがある（図）．これらを組み合わせた，C_{max}/MIC，AUC/MIC，T＞MICがPK/PDパラメーターとなる．
　抗菌薬は濃度依存型と時間依存型の2つに分けられ，それぞれ抗菌効果に関わるPK/PDパラメーターは異なる（表5）．
　濃度依存型は抗菌薬の濃度上昇に伴って殺菌作用が増す．血中濃度に関連するC_{max}/MICやAUC/MICが，抗菌効果を予測するPK/PDパラメーターである．抗菌作用を高めるためには，分割投与を避け1回投与量を増やすことが効果的である．
　一方，時間依存型は，ある濃度以上で菌

表5 抗菌作用のタイプと抗菌効果を予測するPK/PDパラメーター

抗菌作用と持続効果		PK/PDパラメーター	投与方法	代表的な抗菌薬
濃度依存型		C_{max}/MIC AUC/MIC	1回投与を増やす 1日投与回数を減らす	アミノグリコシド系薬 キノロン系薬
時間依存型	長い持続効果	AUC/MIC	1日投与量を増やす	マクロライド系薬 テトラサイクリン系薬 グリコペプチド系薬
	短い持続効果	T>MIC	分割投与	ペニシリン系薬 セフェム系薬 モノバクタム系薬 カルバペネム系薬

と接触すると，その接触時間に応じて抗菌作用を発揮する．抗菌作用の持続の長短によって，抗菌効果を予測するPK/PDパラメーターは異なる．マクロライド系薬（クラリスロマイシンやアジスロマイシン）やテトラサイクリン系薬などは，持続効果が長く，菌/抗菌薬の接触時間と血中濃度を加味したC_{max}/MICがPK/PDパラメーターである．これに対して，持続時間の短いβラクタム薬では，T＞MICが抗菌効果を予測するPK/PDパラメーターとなる．T＞MICを増やすためには，投与回数を増やすことが効果的である．

6 海外と異なるわが国の用法用量

抗菌薬の安全性を重視する日本では，効果を重視する米国と比べ，投与量が一般に低めに設定されている．特に，ペニシリン系薬とアミノグリコシド系薬で，その差異が目立つ（表6）．肺炎球菌感染症に対してペニシリン系薬を使用する際や，重症グラム陰性桿菌感染症に対してアミノグリコシド系薬を使用する際などは，わが国の用量では不十分という状況が起こりうる．さらに，わが国ではPK/PDのコンセプトの普及が遅れたことから，用法が押し並べて「1日2回に分割投与」となっている．これに対し米国では，時間依存性のペニシリン系薬では1日4〜6回の頻回投与が，濃度依存性のアミノグリコシド系薬では1日1回投与が，PK/PDの観点から推奨されている．わが国の用法用量は，国際的に標準的な用法用量を参考に，今後改善されていくものと思われる．それまで米国と同じ用法用量が必要な症例には，添付文書と異なる用法用量を用いることを患者や家族へ説明しながら，治療を進めていくことになる．

7 腎機能障害時の投与法

腎機能障害時の使用法から，抗菌薬は次の3つのグループに分けられる．
①腎機能障害時には慎重に使わなければならない抗菌薬
②腎機能障害があっても常用量が使える抗菌薬
③その他

①にはアミノグリコシド系薬とグリコペプチド系薬がある．有効性と安全性濃度域が狭く，治療薬物モニタリング（therapeutic drug monitoring：TDM）を随時使用しながら，腎機能に応じて用法用量をきめ細かく設定しなければならない．なお，アミノグ

表6 日米間で用法用量に差異のある主な静注抗菌薬

	日本での1日投与量（用法）	米国での1日投与量（用法）
アンピシリン	1〜4 g（1日1〜2分割）	150〜200 mg/kg（1日4〜6分割）
ピペラシリン	2〜8 g（1日2〜4分割）	12〜24 g（1日4〜6分割）
アンピシリン-スルバクタム	6 g（1日2分割）	6〜12 g（1日4分割）
ゲンタマイシン	80〜120 mg（1日2〜3分割）	5 mg/kg（1日1回）
トブラマイシン	120〜180 mg（1日2〜3分割）	5 mg/kg（1日1回）
アミカシン	200〜400 mg（1日2分割）	15 mg/kg（1日1回）

リコシド系薬の毒性はトラフ値と相関するので，トラフ値を下げるように，またグリコペプチド系薬は時間依存性に抗菌作用を示すので，トラフ値を一定の範囲に保つようにする．

②には表7に示すような抗菌薬があげられる．腎機能障害時でも用量調節が必要ない抗菌薬（腎外排泄型）は記憶しておくと，臨床現場で役立つことが多い．

③には①と②以外の抗菌薬が含まれる．一般にクレアチニンクリアランス予測値が50 mL/分以上であれば，常用の用法用量で使用可能である．

表7 腎機能障害時でも用量調節不要の抗菌薬

- アジスロマイシン
- セフトリアキソン
- クリンダマイシン
- ドキシサイクリン
- ミノサイクリン
- モキシフロキサシン
- リネゾリド
- イトラコナゾール（経口）
- ミカファンギン
- ボリコナゾール（経口）
- リファブチン

御法度‼

- 経験的初期治療を始める際は，そのde-escalationのために，微生物学検体の採取を忘れてはならない．
- 初期治療の失敗，即ち「広域抗菌薬へ変更」ではない．
- 抗菌薬の用法用量でPK/PDを無視してはならない．

文献

1) 日本呼吸器学会「呼吸器感染症に関するガイドライン作成委員会」（編），成人院内肺炎診療ガイドライン．日本呼吸器学会，東京，2008．
2) 日本呼吸器学会市中肺炎診療ガイドライン作成委員会（編），成人市中肺炎診療ガイドライン．日本呼吸器学会，東京，2007．
3) Mandell LA, et al.: *Clin Infect Dis* 2007；**44**：S27-S72．
4) Gilbert DN et al. (eds), The Sanford guide to antimicrobial therapy 2010, 40th ed, American Therapy, Sperryville, 2010.

東北大学病院呼吸器内科　**菊地利明**

B 肺炎，気道感染症

7 肺化膿症

> **Don't Forget!**
> - 肺化膿症は，肺胞，気道，血管を含む肺実質の崩壊を伴う限局性の膿の集積を特徴とする疾患．
> - 口腔咽頭内容物の誤嚥が原因として重要である．
> - 歯周病の合併が多いため，口腔内の診察と口腔ケアも合わせて実施する．

1 基本的な考え方

　肺化膿症(lung abscess)は，肺の化膿性炎症であり，肺実質に壊死，空洞，膿瘍を認める疾患である．肺膿瘍とも呼ばれる．肺炎は肺組織の構築が保たれるのに対し，肺化膿症は肺組織が破壊されるが，両者を明確に区別できるものではない．特に口腔咽頭内容物の誤嚥が原因の大半を占めるため，その発症機序から誤嚥性肺炎と合わせて考えられることも多い．化膿性炎症が胸腔まで到達する場合，膿胸を併発する（膿胸についてはp.739を参照）．肺結核による膿瘍は乾酪壊死が主体であり，肺化膿症とは組織学的に異なる．肺真菌症は化膿性炎症とは異なるが，理学所見や胸部画像検査などでは鑑別が困難である．

2 病 理

　膿瘍には多数の多核球と，病巣の新旧に応じて様々な数のマクロファージがみられる．膿瘍は，出血，フィブリン，炎症細胞で周囲組織から分画され，時間経過とともに，膿瘍周囲に線維性の壁が形成される．肺膿瘍から膿が自然排泄されると空洞になる．空気，壊死性破砕物，炎症性滲出物が含まれた液体が貯留することがしばしばで，その場合，胸部X線で容易に認識できる液面が形成される．

3 発症機序

　口腔咽頭内容物の顕性もしくは不顕性誤嚥が発症の主要因であることが多く，気管の解剖学的構造から右肺優位に発症しやすい．誤嚥の起こりやすい長期介護保険施設入所者，アルコール中毒者，薬物中毒者，てんかんなどの意識障害後，脳血管障害等による嚥下障害を認める者に多くみられる．これらの患者はしばしば歯周病を合併しているため，口腔内の観察は必須である．また，再発防止のため口腔ケアは極めて重要である．

　血行性感染で肺化膿症を発症することもある．抜歯後，三尖弁の疣贅，血管内カテーテル留置，Lemierre症候群（感染性血栓性頸静脈炎）が要因となる（敗血症性塞栓症）．多発性に散布される肺化膿症を認めた場合，感染源の検索を怠ってはならない．

4 起炎菌

　市中肺炎の起炎菌は単一病原体によることが多いが，肺化膿症は複数の病原体による混合感染であることが多い．また嫌気性菌の割合が高いために，起炎菌の同定が難しい．肺化膿症の起炎菌を表に示す．起炎菌として頻度の高い病原体は *Klebsiella pneumoniae*, *Streptococcus milleri* group である．

第 10 章　各疾患のみかたと対応

表　肺化膿症の起炎菌（文献 1 より改変引用）

嫌気性菌（anaerobes）	40（33.9%）
Peptostreptococcus species	11（9.3%）
Prevotella species	8（6.8%）
Unidentified anaerobes	7（5.9%）
Bacteroides species	6（5.1%）
Fusobacterium species	3（2.5%）
Propionibacterium acne	2（1.7%）
Porphyromonas asaccharolytica	1（0.8%）
Veillonella species	1（0.8%）
Clostridium perfringens	1（0.8%）
グラム陽性球菌（gram-positive cocci）	31（26.3%）
Streptococcus milleri	19（16.1%）
Viridans streptococci	5（4.2%）
Group A or B streptococci	3（2.5%）
Staphylococcus aureus	2（1.7%）
Enterococcus faecalis	1（0.8%）
Pediococcus species	1（0.8%）
グラム陰性桿菌（gram-negative bacilli）	42（35.6%）
Klebsiella pneumoniae	30（25.4%）
Haemophilus influenzae	3（2.5%）
Eikenella corrodens	3（2.5%）
Escherichia coli	3（2.5%）
Pseudomonas aeruginosa	1（0.8%）
Burkholderia pseudomallei	1（0.8%）
Haemophilus parainfluenzae	1（0.8%）
グラム陽性桿菌（gram-positive bacilli）	5（4.2%）
Nocardia asteroides	4（3.4%）
Rhodococcus equi	1（0.8%）

文献 1 における起炎菌の総分離数：118

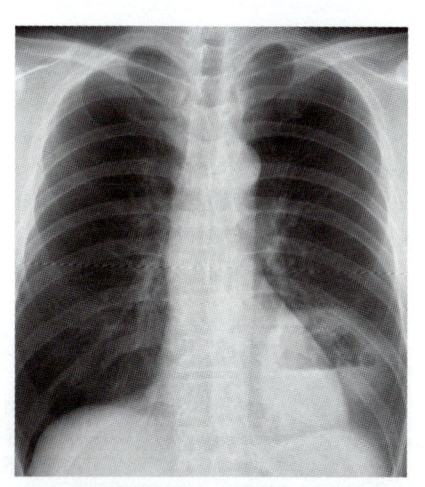

図 1　肺化膿症の胸部 X 線写真（左下肺野に壁の厚い空洞病変があり，鏡面形成がある）

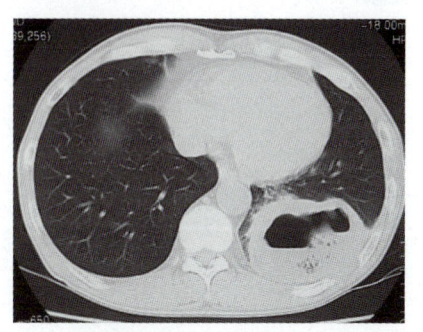

図 2　肺化膿症の胸部 CT 写真（左下葉に巨大な空洞病変があり，内部に脱落した壊死組織や鏡面形成を伴う）

5　検査と診断

　特異な症状や検査所見はない．空洞形成時には膿性痰を認め，嫌気性菌感染では腐敗臭痰となる．血液検査では炎症反応の上昇を認める．喀痰グラム染色では多数の好中球と病原体を認めるが，嫌気性菌が主体の感染症であるため有意な病原体が培養で同定されることは少ない．そのため胸部画像検査が診断の決め手となる．胸部 X 線（図 1）では，空洞や鏡面形成（ニボー）を認める．胸部 CT（図 2）が最も有用な診断法であり，葉間をまたぐ辺縁不整の浸潤影，内部に脱落した壊死組織やニボー（水面）を認める．造影 CT では病巣内の壊死を観察しやすく，内面を縁取る増強効果を認める．胸部画像検査からの鑑別疾患は，肺癌，Wegener 肉芽腫症，肺真菌症，肺結核などの抗酸菌感染症であるが，特に重要なものは肺癌である．

6 治療と治療例

多剤耐性株が増えている *Klebsiella pneumoniae* の検出割合が高いこと，*Streptococcus milleri* group がペニシリンやクリンダマイシン耐性になり始めていることから，経験的治療として β ラクタマーゼ阻害薬配合ペニシリン系抗菌薬（例：ピペラシリン／タゾバクタム PIPC/TAZ 4.5 g × 4），第 3 世代セフェム系抗菌薬とクリンダマイシンやメトロニダゾールの併用（例：セフトリアキソン CTRX 2 g × 2 ± クリンダマイシン CLDM 0.6 g × 4），カルバペネム系抗菌薬（例：ドリペネム DRPM 0.5 g × 3）による治療が推奨される．

> **御法度!!**
> - 肺化膿症の起炎菌は同定が困難であり，検出頻度が高い *Klebsiella pneumoniae*，*Streptococcus milleri* group 等をスペクトルに含む経験的治療が推奨される．
> - 肺化膿症と肺癌は鑑別が困難であるため，肺化膿症の患者を診察する場合，肺癌の可能性を忘れてはならない．

文献
1) Jiun-Ling Wang, *et al*. *Clin Infect Dis* 2005；**40**：915-922.
2) 河原栄監訳．ルービン カラー基本病理学．初版，西村書店，2004．

埼玉医科大学呼吸器内科　**平間　崇**

B 肺炎，気道感染症

8 インフルエンザと新興呼吸器ウイルス

Don't Forget!
- インフルエンザ流行期間中は感染対策に注意する．
- インフルエンザは重症化する例もあり注意が必要．
- 各抗インフルエンザウイルス薬の特性を理解して使用する．
- 近年新興呼吸器ウイルス感染症の出現が続いており，情報に注意する．

1 インフルエンザの概要

インフルエンザウイルスによる急性感染症．本ウイルスには，A，B，Cの3型があり，ヒトに典型的な症状を呈するのはA型とB型．通常寒い季節（北半球では12月〜3月頃）に流行する．A型インフルエンザウイルスは時として新しい亜型（新型インフルエンザ）が出現し，世界的な大流行（パンデミック）を起こす．2009年には北米から約40年ぶりに新型インフルエンザ〔パンデミック（H1N1）2009〕が出現し，世界的流行となった．インフルエンザは一般に予後良好の急性感染症であるが，まれに重症化することもある．

2 インフルエンザの臨床像

1〜3日間ほどの潜伏期間の後に，突然の発熱（通常38℃以上の高熱），頭痛，全身倦怠感，筋肉痛，関節痛などが現れ，咳嗽，鼻汁，咽頭痛などの上気道症状がこれに続き，約1週間で軽快する．流行期に典型的症状を認めれば臨床診断は比較的容易であるが，近年は市販の迅速診断キットが広く用いられている．

治療は，抗インフルエンザウイルス薬が用いられる．わが国で使用可能なものを表に示した．アマンタジンはA型にのみ有効であることと耐性化のため近年はほとんど使用されない．オセルタミビルとザナミビルは近年国内で頻用されてきた．2010年，ペラミビルとラニナミビルが発売され，注目されている．紙面の関係で詳述しないが，それぞれの特性を理解して使用することが重要である．

予防として流行期前のワクチン接種が勧められる．2009〜2010年シーズンまでは，A/H1N1（ソ連型），A/H3N2（香港型），B型の3種を対象とした3価ワクチンが用いられてきたが，2010〜2011年シーズンからソ連型とパンデミック（H1N1）2009とが入れ替えられた．

感染経路は主に飛沫感染とされている．院内でも流行しやすいので，流行期間中は手指衛生などの標準予防策と，患者診療時にはマスク着用（咳エチケット）で対応する．

3 新興呼吸器ウイルス感染症

近年，呼吸器症状を主とする新興ウイルスが複数出現し注目されている．平素から新型感染症の出現にも注意が必要である．重要なものを示す．

a 鳥インフルエンザ（A/H5N1）感染症

鳥の感染症と考えられていたインフルエンザウイルスA/H5N1亜型によるヒト感染症．最初のヒト感染例が報告されたのは1998年だが，以後感染者数は徐々に増加し，累積数は世界15か国で532人，うち315人が死亡している（2011年3月14日現

表 国内で使用可能な抗インフルエンザウイルス薬

商品名	作用機序	有効な型	投与経路
シンメトレル®等（アマンタジン）	M2蛋白阻害	A型	経口
リレンザ®（ザナミビル）	ノイラミニダーゼ阻害	A型とB型	吸入
タミフル®（オセルタミビル）			経口
ラピアクタ®（ペラミビル）			（単回）静注
イナビル®（ラニナミビル）			（単回）吸入

在WHOの報告による）．

ウイルスを保有する鳥との濃厚接触によりまれにヒトに感染する．患者の過半数は20歳未満．38℃以上の発熱，咳嗽，咽頭痛，鼻汁，下痢，筋肉痛，頭痛などで発症．発症後3〜5日目頃に呼吸困難が出現し，肺炎となる．人工呼吸管理を必要とする例が多い．死因は呼吸不全のほか，腎機能障害，肝機能障害，心不全等である．治療としてノイラミニダーゼ阻害薬が用いられるが，投与量の増量や，投与期間の延長も提案されている．

2011年3月の時点で邦人の感染例はない．感染症法上二類感染症に指定されており，診断した場合は直ちに届け出る．

b **SARS**

重症急性呼吸器症候群（SARS）は，2002年11月頃中国広東省で発生した．2003年7月に終息するまでの間，世界で8,096名の感染者と774名の死亡者が報告された．わが国では感染者は報告されなかった．

病原体はSARSコロナウイルス（SARS-CoV）である．本ウイルスは何らかの野生動物からヒトの世界に入ってきたものと推定されており，コウモリ由来とする説がある．

成人の場合，感染すると通常2〜10日（中央値5〜6日）の潜伏期間のあと急激な発熱，頭痛，全身倦怠感，筋肉痛などで発症．発症後2〜7日後に乾性咳，呼吸困難などの下気道症状が出現する．約20％は肺炎から呼吸不全に進行し，人工呼吸管理を必要とする例も多い．死亡率は10％以下で，高齢者や基礎疾患を有す者は高い．確立した治療法はない．

2011年8月時点で世界で報告患者はいないが，感染症法上二類感染症に指定されており，診断した場合は直ちに届け出る．

c **ハンタウイルス肺症候群**

ネズミを自然宿主とするハンタウイルス属のウイルスによる急性呼吸器感染症．ウイルスはネズミの糞，尿中に排出されるため，これらのエアロゾルを介してウイルスを吸い込むことにより感染するが，ネズミの咬傷でも感染する．臨床症状は，発熱，悪寒，筋肉痛，呼吸困難で，肺水腫を呈す．ワクチンや有効な治療法は確立されていないため，対症療法が主．致死率は40〜60％と高い．予防として，流行地におけるネズミとの接触に注意する．日本では報告例は無いが，四類感染症に定められており，診断した医師は直ちに届け出る．

B 肺炎，気道感染症

9 肺結核症

Don't Forget!

- 結核はヒトからヒトへと空気感染する二類感染症であり，診断した医師は直ちに保健所に発生届を提出しなければならない．
- 肺結核の見逃しは院内集団感染を生じる危険性があり特に避ける必要がある．
- 肺結核は症状と画像所見で疑い，喀痰などから結核菌を検出することで確定する．

1 基本的な考え方

結核は結核菌（*Mycobacterium tuberculosis*）という特殊な細菌（抗酸菌）による慢性感染症である．全身すべての臓器や組織で発病しうるが，肺結核と結核性胸膜炎が全体の90％近くを占める．結核の最大の特徴はヒトからヒトへと感染することである．特に肺結核は感染性が高い場合が多く，診断の遅れが集団感染を招くおそれがある．結核には感染と発病の二段階があり，その間に長期間の潜伏期があること，また感染者の約10％のみが発病することも特徴である．結核の治療は抗菌化学療法で行うのが基本であるが，多剤耐性結核や一部の肺外結核では現在も外科療法の併用が必要である．

わが国の結核罹患率は，化学療法の発達，公衆衛生活動，社会経済的な発展などにより戦後急速に減少した．しかし結核に対する関心の低下と高齢者の増加のため，1990年台後半の3年間一時的に上昇傾向に転じたため，1999年厚生省は結核緊急事態宣言を発した．対策の強化や関心の高まりにより，2000年以降罹患率は再度低下傾向になっている．2009年の結核罹患率は人口10万対19.0，新規結核患者数は24,170人であった．70歳以上の占める割合は年々増加し，2009年にはついに50％を超えた．

結核の感染経路は空気（飛沫核）感染であり，喀痰中に多量の結核菌を含む肺結核患者が主な感染源となる．咳やクシャミなどで飛び出した飛沫の一部は床に落下する前に水分が蒸発し，結核菌2～3個の塊である飛沫核となる（図1）．飛沫核は粒子径5ミクロン程度で長期間空気中を浮遊し，24時間程度感染性を保つ．この飛沫核を肺胞まで吸い込む事が感染の必要条件である．結核菌の分裂速度は遅くまた体内には各種感染防御機序があるため，ほとんどの結核菌は分裂・増殖する前に処理される．しかし頻回・多量に吸い込んだ場合，防御機序をすり抜けて結核菌が肺内で増殖を開始し

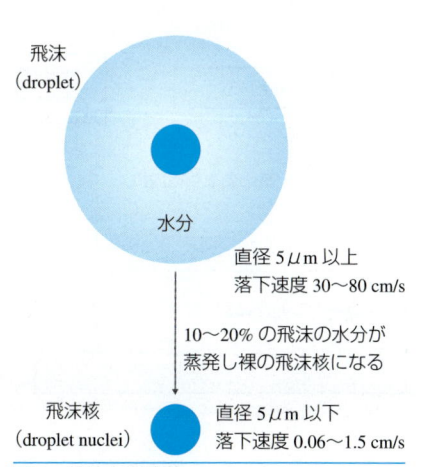

飛沫 (droplet)

水分

直径 5μm 以上
落下速度 30～80 cm/s

10～20％の飛沫の水分が蒸発し裸の飛沫核になる

飛沫核 (droplet nuclei)

直径 5μm 以下
落下速度 0.06～1.5 cm/s

図1　飛沫と飛沫核

感染が成立する．その後約8週間で結核菌特異的な細胞性免疫が成立し，結核菌は肉芽腫中に封じ込められていったん増殖を停止することになる．半年から70年以上の潜伏期を経て結核菌が再増殖を開始すると，いずれ何らかの症状なり所見が出現するに至る．これが発病であり，病気としての結核である．結核の感染と発病のおおまかな流れを図2に掲示した．

2 肺結核の診断

肺結核の診断の遅れは周囲に感染を広げるおそれがあるため，他の病気以上に避けなければならない．臨床的に肺結核を疑い診断する流れの概要を図3に示した．2週間以上続く，咳・痰・発熱が典型的な症状である．このような患者は必ず胸部X線写真と，喀痰抗酸菌検査を行う．肺結核の胸部X線写真は，肺尖・上肺野の多発性結節影・浸潤影で，しばしば空洞を伴うというものである．図4に空洞を伴う例，図5に伴わない例を掲示した．活動性肺結核のHRCT像として，木の芽様所見(tree in bud appearance)が有名である(図6)．これは乾酪壊死物質などで太まった細気管支の分岐像が，芽吹き出した木の枝に似ていることから命名された．木の芽様所見は治療後消失するので，陳旧性病巣には存在しない．厳密には肺結核とは異なるが，呼吸器臨床で大切な粟粒結核の胸部画像を図7に提示する．粟粒結核とは血行性に2臓器以上に広がった重症の結核である．肺，肝臓，脾臓，腎臓，骨髄，髄膜，脳などに病変を作る．初期には胸部X線写真の異常が目立たず不明熱とされることもある．胸部CT，特にHRCTでは初期から典型的なランダム分布を示す微細粒状影が認められる．

肺結核や肺癌の画像は複雑多岐に及ぶため，このような画像は肺結核(肺癌)ではないと決めつけることが最も危険であり，呼吸器臨床にある程度慣れた医師が特に陥りやすいピットフォールとなっている．結核と癌の可能性は常に念頭に置いて鑑別に努めなければならない．

結核の発病因子として最も頻度が高いのが糖尿病であり，現在結核入院患者の20%

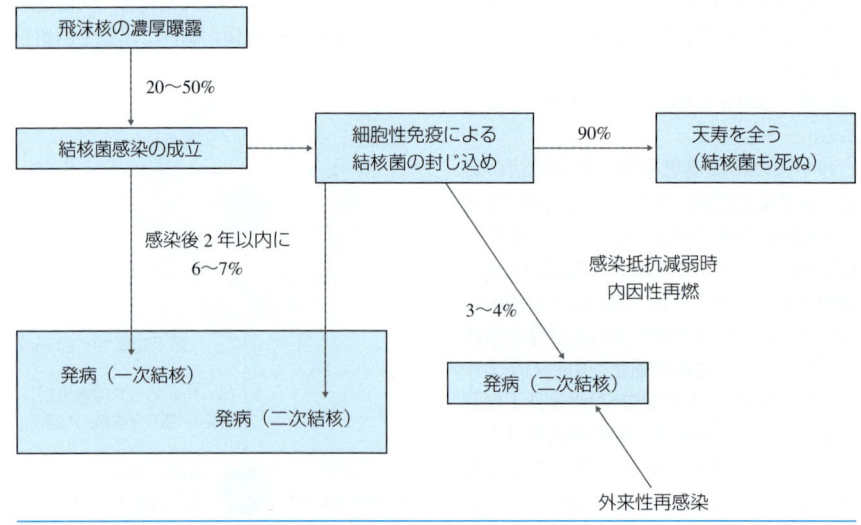

図2　結核の感染と発病のおおまかな流れ

第10章　各疾患のみかたと対応

B　肺炎、気道感染症

```
┌─────────────────────────┐
│ 2週間以上続く咳, 痰, 発熱のある患者  │
│ (特に糖尿病などの基礎疾患がある場合)  │
└─────────────┬───────────┘
              ↓
┌─────────────────────────┐
│ 胸部X線で典型像, HRCTで木の芽様所見  │
└─────────────┬───────────┘
              ↓
┌─────────────────────────┐
│ 喀痰検査, 胃液採取, 気管支鏡検査     │
└─────────────┬───────────┘
              ↓
┌─────────────────────────┐
│ QFTゴールド, 白血球数・赤沈・CRPなど │
└─────────────┬───────────┘
              ↓
┌─────────────────────────┐
│ 診断的治療2か月後の画像所見の改善    │
└─────────────────────────┘
```

図3　肺結核診断のおおまかな流れ

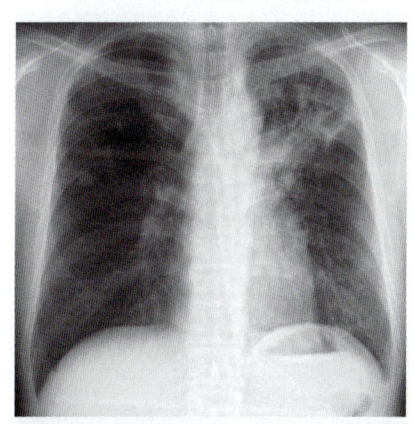

図4　30代男性, 肺結核.
両側肺尖・上肺野に陰影あり, 左には空洞も認める

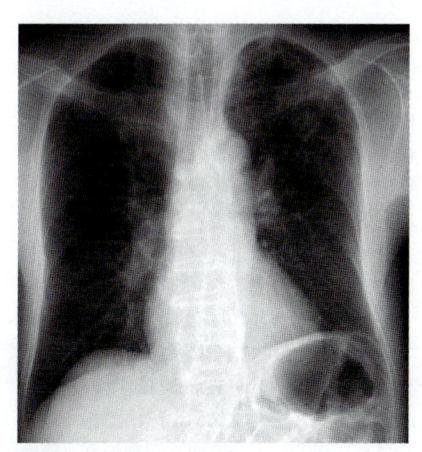

図5　70代男性, 肺結核.
両側に多発結節影を認める

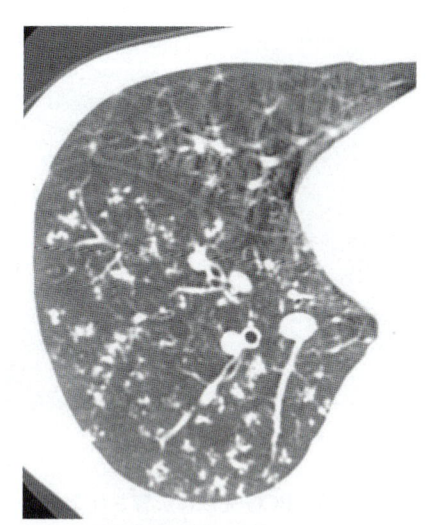

図6　肺結核患者のHRCT像
木の芽様所見が認められる

程度に合併している. 次いで多くみられるのが悪性腫瘍である. 特に肺癌は結核と合併することが珍しくない. その他, 人工透析, 慢性関節リウマチなどでの生物製剤投与, 副腎皮質ホルモンの長期投与, 塵肺, 胃切除後などがリスクとしてあげられている. 70歳以上の高齢者や感染2年以内が疑われる比較的若年者では特に要因がなくても結核を発病しうる.

　結核発病の前提となる感染を直接診断する方法は現在もない. 感染者は結核菌特異的な細胞性免疫が成立していることを利用し間接的に診断する. 従来はツベルクリン反応のみがその手段であったが, 現在ではクォンティフェロンTB(QFT)ゴールドが主流となっている. ツベルクリン反応は, 接種する抗原の多くがBCGと共通しているため, わが国では健常者の大部分が陽性となってしまう. QFTゴールドは, 結核菌には存在するがBCGにはない3種類の抗原を用い, 試験管内でリンパ球を刺激し分泌されるインターフェロンγ量から, 結核菌特異的な細胞性免疫の有無を判定する

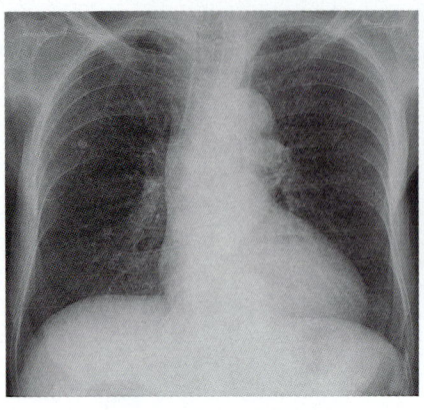

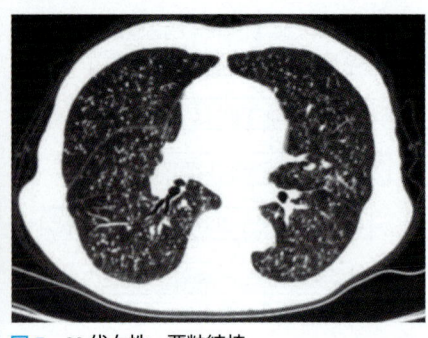

図7 80代女性，粟粒結核．
下肺野中心にランダムに分布する微細粒状影を多数認める

検査である．BCG免疫に影響されない長所からわが国で急速に普及している．QFTゴールドの感染診断の感度は93%程度，特異度は98%程度と報告されている．しかし結核感染者の90%は生涯発病しないのだから，QFT陽性が病気としての結核を意味する訳ではなく，あくまで診断の補助的意味しかもたないことは明らかである．

肺結核が疑われる症例には必ず喀痰検査を実施する．早朝喀痰を3回提出するのが一般的である．唾液ではなくよい喀痰を出すように指導する．どうしても喀痰が出ない場合，3% NaCl液を吸入させて喀痰をとる誘導喀痰，早朝空腹時の胃液採取，気管支鏡による洗浄採痰などの方法を適宜実施する．検体は抗酸菌塗抹と培養に必ず提出する．臨床検体から結核菌が培養される事が現在も結核診断のゴールドスタンダードである．培養には迅速性と感度に優れたMGITなどの液体培地を用いる．塗抹検査は1時間以内に結果が判明するが，非結核性抗酸菌との鑑別ができないため陽性でも結核の確定診断とはならない．しかし菌量が多くないと陽性にならないため，感染性の指標として用いられている（図8）．PCRなどの核酸増幅法は，検体中の結核菌特異的な核酸を短時間で増幅・検出する優れた

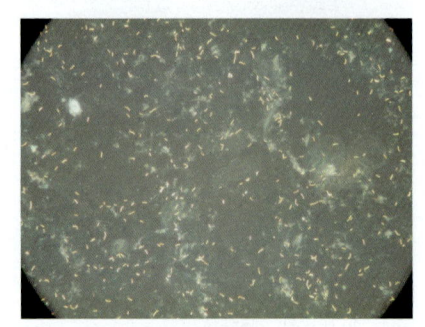

図8 均等化集菌塗抹蛍光染色
3＋（ガフキー9号相当）多数のオレンジ色の桿菌が存在

方法である．感度も液体培地に匹敵し，半日程度で結果が判明するため迅速な結核の確定診断が可能である．しかし塗抹・培養検査と必ず併用しなければならないため，特に結核が疑わしい場合や塗抹陽性例に使用するのが一般的である．

軽度の肺結核ではどうしても結核菌が検出できないことがある．実際我が国で診断される肺結核の約20%は結核菌が検出されていない，いわゆる臨床診断の結核である．典型的な画像所見がある60歳未満のQFT陽性者であれば，結核菌が検出できない場合でも，患者に十分説明し同意の上，標準化学療法を2か月間実施し画像の明らかな

改善が得られた場合, 肺結核の最終診断として治療を継続する(診断的治療). この際肺癌を十分除外しておくことが特に重要である.

結核と診断した医師は確定診断の有無によらず直ちに保健所に患者発生届を提出しなければならない. 診断的治療を含めて治療を開始すれば結核と診断したことになる点に注意する. 喀痰抗酸菌塗抹陽性の結核患者は, 結核病棟への隔離入院が必要となる. その際感染症法37条の公費補助により医療費は無料となる. 37条の適応は, 喀痰以外の塗抹陽性や培養陽性の場合も認められることがある. 隔離入院が不要な外来治療例などは, 37条の2の適応を受け医療費の一部補助を受けることができる. 公費補助の可否は患者住所地の保健所で開催される結核診査会で決定される. その際肺結核の画像を分類するいわゆる学会分類はこの教科書の図表集に記載されている. 37条の適応となり隔離入院となった患者の退院基準は厚労省課長通達により定められた(表1). この基準を満たさない限り, 退院はもちろん外出・外泊も原則禁止である. その他に入院届や退院届などの提出が必要である. このように結核は感染症法に規定された二類感染症であり, いろいろな申請書類や決まりごとがある.

3 肺結核の治療

結核が克服されたのはストレプトマイシン(SM)を嚆矢とする抗結核薬の開発による. 特にイソニアジド(INH)とリファンピシン(RFP)は, それぞれ活発に分裂する菌とまれに分裂する菌に対して強力な殺菌作用をもつ. 両者の併用を基本とした6〜9か月の化学療法によりほとんどの症例を治癒させることが可能となった.

現在の結核標準療法を図9に示した. 特に禁忌がない限り4剤で始める標準療法Aを用いる. 耐性菌にも対応できる上, 治療期間が短く服薬アドヒアランスにも優れているからである. ピラジナミド(PZA)が使用できない例では標準療法Bを用いる. 3剤目はSMでもエタンブトール(EB)でもよいが, 耐性率が少なく経口で服薬しやすいEBを選択するのが一般的である. 表2に掲示する場合は, どちらの標準療法ともに3か月間治療期間を延長する.

結核菌の薬剤耐性はゲノムDNAの突然変異により生じる. 1990年代以降主要な抗結核薬のターゲット遺伝子とその変異が

表1 結核感染症課長通知による結核の退院基準

A 退院させなければならない基準
咳, 発熱, 結核菌を含む痰などの症状が消失した時. 結核菌を含む痰の消失とは, 異なった日の喀痰の培養検査の結果が連続して3回陰性であることをもって確認することとする. ただし3回目の検査は, 核酸増幅法の検査とすることもできる. その場合, 核酸増幅法の検査の結果が陽性であっても, その後の培養検査の結果が陰性であった場合, 連続3回陰性とみなすものとする.
B 退院させることができる基準
以下のアからウまでの全てを満たした場合 ア. 2週間以上の標準的化学療法が実施され, 咳, 発熱, 痰等の臨床症状が消失している. イ. 異なった日の喀痰の塗抹検査または培養検査の結果が連続して3回陰性である(3回の検査の組み合わせは問わない) ウ. 患者が治療の継続及び感染拡大の防止の重要性を理解し, かつ, 退院後の治療の継続及び他者への感染防止が可能であると確認できている.

標準療法 A（80歳以上と慢性肝炎・痛風患者・妊婦を除いた症例）

薬剤	用量
INH	5mg/kg，300まで
RFP	10mg/kg，600まで
EB	15mg/kg，750まで
PZA	25mg/mL，1,500まで

標準療法 B（80歳以上または慢性肝炎・痛風患者・妊婦）

INH、RFP：9か月
EB：2か月

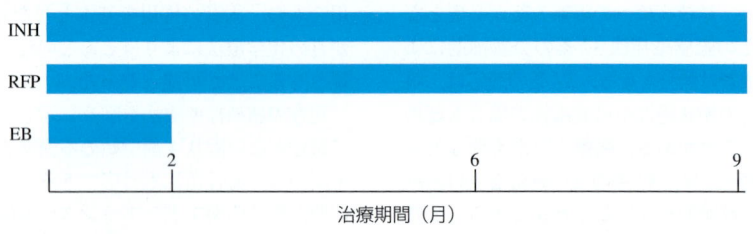

治療期間（月）

図9 結核標準化学療法

表2 標準化学療法を3か月延長しなければならない場合

1. 広範空洞型肺結核や粟粒結核などの重症結核
2. 治療2か月終了後も培養陽性
3. 糖尿病や塵肺合併
4. 全身的な副腎皮質ステロイド薬や免疫抑制薬の投与
5. 再治療

次々と発見された．幸い各々の薬剤に対する耐性は独立して生じるため，複数の薬剤に一気に耐性になることはない．肺結核患者の体内には10億から100億の結核菌が存在している．INHに対しては100万分裂に1回，RFPに対しては1億分裂に1回程度自然耐性菌が生じるといわれている．しかし無治療であれば圧倒的に多い感受性菌に抑制され耐性菌が増殖することはない．しかし例えばINHの単剤治療が行われていると，INH感受性菌が急速に減少するため少数だったINH耐性菌が選択的に増殖し1か月ほどでINH耐性菌のみになってしまう．この際INHとRFPを併用しておけばまれに生じるINHやRFPの耐性菌が選択的に増殖することはない．このように結核化学療法の基本は多剤併用療法であり単剤治療はご法度である．しかし多剤併用しているのだが実は有効薬が1つであるという状況はまれに生じてしまう．SMとINHは戦後すぐから多用されており耐性菌の頻度が比較的高い．従って初回治療であっても，両者もしくはどちらかに耐性である危険性はある程度存在する．薬剤耐性の有無が判明するには小川培地の時代で2か月くらい，液体培地を用いる現在でも1か月くらいを要する．その間標準療法をすることになるが，特にINH・RFP・SMで治療した場合1か月以上RFP単剤治療となってしまうおそれが少ないながら存在する．同様な状況は薬剤感受性が判明する前に，薬剤を変更や追加する場合にも生じる．薬剤耐性菌と判明した場合，耐性菌結核の治療に精通した施設に相談のうえ治療方針を決定する方が無難である．

結核治療で医師を悩ます第一の問題点は薬剤副作用である．結核患者の高齢化が進み問題はより深刻化している．検査値異常も含めると半数近くの患者に何らかの副作用が生じるという報告もある．複数の抗菌薬を長期間投与するためであるのはいうまでもない．皮疹，発熱，肝障害，白血球数減少，血小板減少，末梢神経障害，消化器症状，視力障害，第8脳神経障害，腎機能障害などが代表的な副作用である．多剤併用療法であるため，原因薬剤が分かりにくいのも問題点である．紙面の都合で詳細は省略するので，各薬剤の能書などを参照されたい．INHとRFPは標準療法の要の薬剤であるため，アレルギー反応による皮疹・発熱程度の副作用の場合，極少量から徐々に増量することで減感作を行い，可能な限り両薬剤を中止しないようにする．日本結核病学会治療委員会の提言に従い減感作を実施する．詳しくは参考文献（HPから入手可能）を参照のこと．減感作中に再度副作用が生じた場合，再投与は断念しなければならない．耐性菌の誘導を防止するため，減感作は有効薬2剤（EBとSMなど）の投与下に1剤ずつ行うのが原則である．

最後に服薬アドヒアランス向上のための直接服薬確認療法（DOTS）について述べる．結核治療には長期間複数薬剤の服用が必要であるが，これは意外に難しく服薬中断になる例が後を絶たなかった．このため米国で発達したのがDOTSであり，担当者が必ず目の前で患者の服薬を直接確認するというものである．わが国ではまず入院患者を対象とした院内DOTSが普及し，現在は外来治療でも何らかの服薬支援を行う「日本版DOTS戦略」が行われている．毎日診療所や院外薬局に通院させて服薬確認をする，週に1回自宅訪問し残薬数をチェックする，電話で服薬の確認をするなどの方法が地方自治体ごとに実施されている．

御法度!!

- 肺結核や肺がんは典型的な画像を呈さないこともあるので，画像所見のみで結核や癌を簡単に否定してはならない．
- 肺結核の診断的治療2か月終了時点で明らかな画像所見の改善がない場合，漫然と治療を継続してはならない．確定診断のための再精査をためらわない．
- 結核の単剤治療は決して行ってはならない．薬剤感受性が不明の段階では，初期治療の効果が乏しくても，安易に薬剤変更や追加を行わない．

文献

1) 財団法人結核予防会編．結核の統計 2010. 財団法人結核予防会，東京　2010
2) 鈴木克洋：呼吸と循環 2009；57：299-303, 2009
3) 日本結核病学会治療委員会：結核 2008； 83：529-535.（http://www.kekkaku.gr.jp/hp/commit/commit3/V83N7P529-535-tiryou.pdf）
4) 鈴木克洋：総合臨床 2008；57(11)：2621-2624.
5) 日本結核病学会治療委員会抗結核薬の減感作療法に関する提言結核．1997；72：697-700.（http://www.kekkaku.gr.jp/ga/ga-1.htm）

NHO 近畿中央胸部疾患センター　**鈴木克洋**

B 肺炎，気道感染症

10 非結核性抗酸菌症

Don't Forget!

- 抗酸菌感染症には結核以外にも伝染性を欠くNTM症が存在し，増加中．
- 中高年女性の慢性咳嗽，胸部X線写真中葉・舌区異常陰影はNTM症を疑う．
- 難治性かつ再発もまれではなく，患者さんとのコミュニケーションが重要．

1 基本的な考え方

非伝染性の抗酸菌感染症．慢性経過をとり，治療困難な呼吸器感染症の1つ．抗酸菌は，マイコバクテリウム属に属する細菌の別称である．塩酸アルコールによる脱色に抵抗性を示すことからこの名がつけられた．結核は現在でも伝染病として重要な位置を占めており，結核菌群以外の培養可能な抗酸菌による感染症を非結核性抗酸菌症（NTM症）と呼称する．おおまかな診断・治療のスキームを表1に示す．

2 疫学

一般的に最近増加傾向を示していると考えられている．しかしながら，届出疾患になっておらず，日本全体で何人発生しているか正確には分かっていない．ただ，非結核性抗酸菌症研究協議会が全国の病院にアンケートを送って調査した結果によるNTM症の年間発生率は2005年に10万対5.7，実数では6,500人以上と推定されている．同協議会は1971年から90年の間にも同様の調査を行っており，この結果によるとNTM症の罹患率は1970年代には10万対0.8～1.9，80年代後半には10万対2.1～2.9の間と推定されている[1]．大部分の先進国では以前は10万対1.0～1.8程度といわれていたが，米国では1993年には*Mycobacterium avium complex*（MAC症）だけで10万対2.9～3.6と高くなっている．

また，米国市中病院の報告では，結核とNTM症の比率は1976年から1981年は3.2対1だったのが，1986年から1991年には1対1.6と逆転している[2]．このようなNTM症増加には，CTや気管支内視鏡検査の進歩により軽症例が発見されるようになったこと，病態が広く認識されるよう

表1 診断・治療のスキーム

中高年女性の慢性咳嗽，胸部X線写真中葉・舌区異常陰影
↓
喀痰検査，胸部CT
↓
中葉・舌区の気管支拡張症．喀痰検査を確認
↓
症状あり，進行している
↓
Yesなら治療を開始．治療薬の副作用，奏功率の低さ，再発についても説明する
Noなら経過観察続行
↓
副作用に注意．診察，採血でチェック
↓
喀痰検査が基本検査だが，胸部X線写真，CT画像も参照に効果判定
↓
12か月以上治療し，奏功しているなら中止．その後も定期的なフォロー
↓
再発時には，専門施設への相談

表2 肺非結核性抗酸菌症の診断基準(日本結核病学会・日本呼吸器学会，文献3より引用)

A. 臨床的基準(以下の2項目を満たす)

1. 胸部画像所見(HRCTを含む)で，結節性陰影，小結節性陰影や分枝状陰影の散布，均等性陰影，空洞性陰影，気管支または細気管支拡張所見のいずれか(複数可)を示す．
   ただし，先行肺疾患による陰影がすでにある場合は，この限りでない．
2. 他の疾患を除外できる．

B. 細菌学的基準(菌種の区別なく，以下のいずれか1項目を満たす)

1. 2回以上の異なった喀痰検体での培養陽性．
2. 1回以上の気管支洗浄液での培養陽性．
3. 経気管支肺生検または肺生検組織の場合は，抗酸菌症に合致する組織学的所見と同時に組織，または気管支洗浄液，または喀痰での1回以上の培養陽性．
4. まれな菌種や環境から高頻度に分離される菌種の場合は，検体種類を問わず2回以上の培養陽性と菌種同定検査を原則とし，専門家の見解を必要とする．

以上のA，Bを満たす

になったことも理由として考えられるが，実際上も増加傾向にあると考えられる．

3 症状

特異的症状はなく，慢性症状を呈する．咳嗽や喀痰が主たる症状だが，血痰，全身倦怠感，体重減少などをきたす場合もある．また，全く無症状で胸部X線写真異常陰影のみの場合もある．

4 診断

非結核性抗酸菌は環境常在菌であるため，菌が検出されたからといって直ちに原因菌と診断できない．診断基準として，2007年ATS/IDSAから改訂版が発表された．わが国でも日本結核病学会と日本呼吸器学会が合同で，ATS/IDSAガイドラインに準拠した2008年改訂版を発表した[3]．表2に記載する．ここで注意すべきは臨床症状を条件としていないところである．

臨床的基準として，画像が重要視される．中葉・舌区のnodular bronchiectasisが典型的画像である(図)．しかし，肺結核を疑う空洞所見を呈することや，肺癌と鑑別に苦慮する結節陰影を呈することもある．

細菌学的基準として喀痰検査が重要視されるが，以下の留意事項に注意する．①喀痰抗酸菌塗抹・培養検査が最も重要な検査であり，3回連続で行うのが望ましい．②非結核性抗酸菌は環境常在菌であるためヒト検体からの1回だけの検出では混入の可能性が否定できないので，NTM症との診断には菌を複数回検出することが必要である．また，肺結核や肺癌など他の疾患を除外診断することが必要である．③菌種ごとに病態，予後，治療法が異なるので，菌種の同定を正確に行う．

NTM症の中ではMAC症のみPCR検査が現時点では可能である．胸部CT上肺NTM症の画像に矛盾しない所見があり，病変が軽いため喀痰量も少なく，PCRのみが陽性となる症例も少なからずみられる．MACは環境常在菌だが，臨床上疑診例でPCR陽性の場合には，MAC症の可能性は非常に高いという報告がある[4]．しかしながら培養検査が陽性になっても治療がすぐ

に開始される訳ではないことを考えると，PCR 検査のみで診断を行わず，必ず塗抹・培養検査を併用し，他の臨床所見と総合して判断を行うことが肝要だろう．治療の成功率は低く，再発率は高い．治療に当たって，進行するかどうかを基本にすれば，喀痰培養陽性所見が証明されるまで，経過を見ておいても問題は少ないと思われる．

5 分類

培養で生えてきた抗酸菌を，PCR 法（MAC 症のみ），DDH 法（DNA-DNA ハイブリダイゼーション法）などで同定することにより分類される．NTM 症中 70% 程度を占める MAC 症はヒトの身体の様々な部位で感染症を起こす．中でも呼吸器感染症の頻度が高く，また生命にかかわるため重要視されている．次いで *M. kansasii* が多く，この 2 菌株で 90% 以上を占める．他には，*M. abscessus*, *M. fortuitum*, *M. chelonae*, *M. szulgai* などが検出されることがある．

6 MAC 症の分類および画像

MAC 症では，臨床上および画像上より以下に分類される．①健康な成人，特に中高年の女性に好発する，中葉・舌区に小葉中心性の小結節影と気管支拡張を認める小結節・気管支拡張型が代表的なものである（図）．また，②上肺野に空洞を伴う結節影を認める結核類似型や，③ HIV 感染者で，播種性病変とともに肺門リンパ節などのリンパ節腫脹を特徴とする型や，④過敏性肺臓炎と鑑別が必要な hot-tub lung 型の報告がされている．

7 治療

治療への留意事項として以下があげられる．①他人への感染性は全くない．②薬剤による化学療法はある程度有効ではあるが，完治することは少なく一生の付き合いになる病気である．③発病には体の抵抗力の関

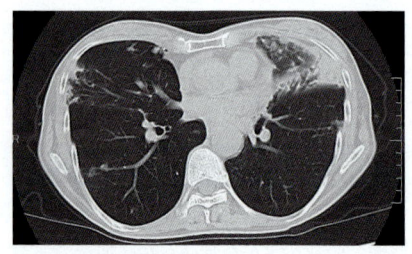

図　NTM 症（MAC 症）画像
右中葉・左舌区を中心とした結節，気管支拡張像を認める．

表3　治療の概要（投与量は体重により増減する）

MAC 症（以下を併用）
- リファンピシンカプセル（150 mg）　2〜4 カプセル　分 1
- エタンブトール（エブトール®）錠（250 mg）　2〜3 錠　分 1
- クラリスロマイシン（クラリス®）錠（200 mg）　3〜4 錠　分 1〜2
- ストレプトマイシン注もしくはカナマイシン注　15 mg/kg　週 2〜3 回　筋注（重症例に対して）

***M. kansasii* 症（以下を併用）**
- イソニアジド（イスコチン®）錠（100 mg）　2〜3 錠　分 1
- リファンピシンカプセル（150 mg）　2〜4 カプセル　分 1
- エタンブトール（エブトール®）錠（250 mg）　2〜3 錠　分 1

与も大きいと思われる．過労により悪化することがあるので無理しないこと．

確実に治癒に導く治療法は，現在ない．症状を楽にし，進行を抑え，日常の生活を送れるようにすることが目標となる．治療の方針は，病変や症状の重症度，患者の年齢や抵抗力の強さ，社会的状況など多くの因子を考慮して決定される．長期間の薬剤投与が必要とされ，副作用に注意を払う．また，改善例でも再発が頻発する．したがって，診断がついても全例に直ちに治療を行うわけではない．ただし，将来的に悪化する可能性があるので定期的な経過観察は必要である．なお，M. kansasii 症は薬剤の効果が良好なことから積極的に治療を行う．標準的な内科的治療を表3に示す．抗結核薬の2～3剤と一般抗菌薬（クラリスロマイシン：CAM）を組み合わせて18か月以上，または喀痰の排菌が陰性になって1年以上投与を行う．その間，喀痰検査，症状の改善，画像所見の改善などを目安にして治療効果を判定する．肺MAC症の化学療法による菌陰性化率に関する多くの報告によると，CAM 導入前では菌陰性化率は約15～20％とされてきた．その後 CAM を治療薬として併用した成績では，50～60％前後と比較的良好な成績となっている．しかし，英国では，CAM のエビデンスは低いとされ，イソニアジド（INH）＋リファンピシン（RFP）＋エタンブトール（EB）を推奨しており，世界的な定型的治療とはいいがたい．結核とは異なり，薬剤感受性試験は，CAM 以外は臨床効果と相関しない．原田らの報告では，MAC 症初回治療の場合，排菌の陰性化は約80％，画像上の改善も約70％に得られている．しかし排菌が陰性化した症例でも5年後には約半数に再発がみられる．重症例では20例中13例（65％）が死亡している[5]．

8 外科療法

外科療法の主体は肺切除術であり，結核と異なり胸郭形成術などの成績は報告されていない．病状のコントロールを目的にしており，絶対治癒ではなく，術前術後化学療法が必須となる．わが国の指針では，排菌源の主病巣が明らかで，①化学療法に抵抗性，②排菌が停止していても，再発再燃が危惧される空洞性病巣・気管支拡張病変，③排菌源からのシューブを繰り返し，急速な進行を認める場合などが外科治療の適応とされる．手術に耐えられる全身状況が当然必要とされる．また，対側肺や同側他葉の散布性陰影を生じている症例でも適応とされている．適応に合致する症例であれば，術後合併症も少なく，術後の菌陰性化率も高いとされている．しかしながら，外科療法に積極的な施設からの報告に片寄っているのが現状であり，系統だった成績はなく，患者・家族ともよく相談して決定すべき治療である．

9 専門医への相談

結核が否定され NTM 症と判明すれば緊急で専門医に送る必要性はない．治療を行うべきかどうか迷う例，治療を行っているにもかかわらず悪化する例，治療を終了すべきかどうか迷う例，再発例などでは考慮する．

> ## 御法度!!
> - 結核療養所への連絡を急ぐべからず．喀痰抗酸菌塗抹陽性といえども，NTM症あり．結核療養所への連絡はNTM症鑑別後に行う．
> - 治療を急ぐべからず．緩徐な進行が主であり，治療奏功例もそう多くない．副作用が前面にでてしまうこともあることを考慮にいれておく．
> - 結核を忘れるべからず．画像上NTM症と考えても，肺結核の場合あり．喀痰検査などの基本的検査を怠ってはならない．

文献

1) 露口一成，他：日本胸部臨床 2007；**66**：541-548.
2) Griffith DE, *et al*：*Am J Respir Crit Care Med* 2007；**175**：367-416.
3) 日本結核病学会非結核性抗酸菌症対策委員会：結核 2008；**83**：525-528.
4) 加治木章，他：結核 1996；**71**：692-695.
5) 原田進：結核 1996；**71**：540-544.

福岡大学病院呼吸器内科　**藤田昌樹**

✓ 外来の一日

御多分にもれず，当科も医師不足である．青息吐息の状態だ．ところが大学病院といえども，一般の方からみれば近隣病院と何ら変わりなく，感冒症状で気軽に受診される．ただでさえ診療は遅れ気味．血の気の多い博多っ子の血が騒ぐのか，患者さんは一言物申さずにはいられないようだ．こちとらも博多生活が長くなり，そうおとなしくは聞いていられない．いったん立った気はなかなか収まらず，外来時間はますます長くなる．こうして，いつ終わるか見当がつかない外来日が過ぎてゆく．研究棟に戻る渡り廊下からみえる油山は，夕焼けに染まり美しい．遠くにみえるヤフードーム，早くホークスの応援に行きたいものだ．でも研究棟には仕事が待っている．中洲と病院を20分で結ぶ地下鉄直結の新病棟が完成（2011年1月）しても，同じ生活が続くのだろうか．中洲は遠くになりにけり．

（藤田昌樹）

B 肺炎，気道感染症

11 肺真菌症

Don't Forget!

- 免疫不全者の増加，人口の高齢化に伴い，深在性真菌症の臨床的重要性が高まっている．
- 確定診断には病変局所からの病理組織学的な真菌の検出や無菌部位からの培養検査が必要とされる．
- 真菌学的検査法には，①直接検鏡法，②病理組織学的検査法，③培養検査法，④血清学的検査法がある．

1 深在性真菌症の基本的な考え方

近年の高度医療の普及による免疫不全者の増加，人口の高齢化に伴い，深在性真菌症が増加傾向を示しており，臨床的重要性が高まっている．肺における主な原因真菌としては，アスペルギルス属，クリプトコッカス属である．ほかにカンジダ属，接合菌類，トリコスポロン属，輸入感染症としてコクシジオイデス属，ヒストプラズマ属などがある〔ニューモシスチス肺炎に関しては，「免疫不全状態にある患者の肺炎」の項（p413）を参照〕．わが国における深在性真菌症の診断・治療ガイドライン[1]によると，確定診断法は病変局所からの病理組織学的な真菌の検出や無菌部位からの培養検査が必要とされる．しかし，本症を発症するような患者では全身状態が不良であったり，急速に病状が悪化することが多く，確定診断に至らない場合も少なくない．そこで実際の臨床現場では，補助診断法としての画像診断，非無菌部位からの培養検査，血清診断，遺伝子診断を用いて臨床診断を行い早期治療に結びつけている．

2 真菌学的検査法の基本

現在用いられている真菌学的検査法は，①直接検鏡法，②病理組織学的検査法，③培養検査法，④血清学的検査法がある．一般に真菌症の診断には起因菌の寄生形態を病巣内に確認することが重要であり，迅速性の点より病巣より得られた検体に対して①または②が行われる．染色法として，グラム染色，HE染色，KOH法，PAS染色，Fungiflora Y染色，墨汁法などが行われる．これらと並行して可能な限り③を施行する．真菌の診断におけるゴールドスタンダードは喀痰などの分離培養から菌種同定を行うことである．培地としてはサブロー・デキストロース寒天培地やポテト・デキストロース寒天培地を用い，37℃または27℃（または室温）で培養し，期間は2〜4週間は継続することが望ましい．菌種同定は分離真菌の形態学的観察に基づいて行われることが多い．しかし，分離培養できない場合も多く，またアスペルギルス属やカンジダ属といった環境中に存在する真菌の場合は混入の可能性も常に考慮しなければならない．こうした場合には，補助的診断として④が必要となる．日常臨床で頻用される血清学的検査には，β-D-グルカン各種真菌特異抗原・抗体がある．β-D-グルカンは主要な病原真菌に共通の細胞壁構成多糖成分の1つである．したがって，抗原検査のような特異性はなくスクリーニン

グ検査として位置づけされており，通常接合菌症やクリプトコッカス症では上昇しない．一方セルロース製剤を使用した透析膜やアルブミンやグロブリンなどの血液製剤で偽陽性を生じるため，測定結果の解釈にはバックグラウンドに注意する必要がある．各種真菌の特異抗原としては，カンジダのマンナン抗原，クリプトコッカスのグルクロノキシロマンナン抗原，アスペルギルスのガラクトマンナン抗原が臨床応用されている．肺アスペルギローマや慢性壊死性肺アスペルギルス症（CNPA）では，ガラクトマンナン抗原は検出されにくいことから，アスペルギルス沈降抗体を検出することが臨床診断上，重要である．

3 肺アスペルギルス症

a 病因・診断

200種類以上のアスペルギルス属のうち，90%以上が *Aspergillus fumigatus* であり，最も病原性が強く重要である．その他，*A. flavus, A. niger, A. terreus, A. nidulans* にも病原性がある．これらは深在真菌症として土壌，空気中，水，腐敗植物，食品などに存在し，空気中の胞子の吸入により経気道的に侵入するが，発症することはまれである．肺アスペルギルス症は，病態によって肺アスペルギローマ，CNPA，侵襲性肺アスペルギルス症（IPA），アレルギー性気管支肺アスペルギルス症（ABPA）に分類される（なお，ABPAに関しては，p599を参照）．

肺アスペルギローマは，陳旧性肺結核による空洞性病変に発生するものが最も多いが，気管支拡張，肺囊胞，肺気腫，肺線維症などの肺構造破壊性病変にも続発して発生する．典型的な画像所見の経過としては，既存空洞の壁が肥厚し，空洞の内面が剝離，脱落して次第に菌球（fungus ball）を形成する（図1，2）．時には，明らかな菌球がみられず，肥厚した空洞壁，胸膜肥厚のみ

を認めることもある．

CNPAは肺アスペルギローマとIPAの中間に位置する病態で，発熱などを伴い画像的にも空洞の周囲に浸潤影が広がるいわば活動期の状態と解される．この時期には抗真菌薬が効果を発揮することが多い．

IPAは，悪性腫瘍，臓器移植に対する化学療法やステロイド等の免疫抑制薬投与を受けている compromised host にみられる病態である．画像上結節影や浸潤影として認められ，胸部CTでは結節周囲にすりガラス様の濃度上昇（CT-halo sign）が認められやすく早期診断に有用である（図3）．

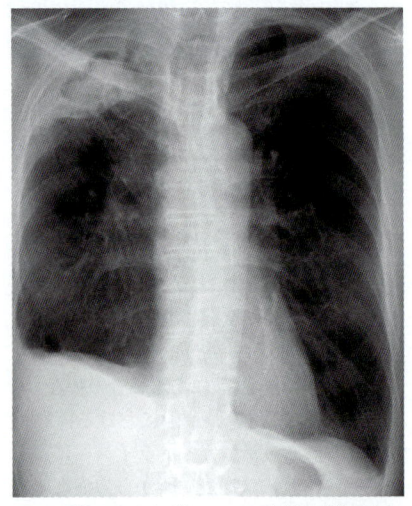

図1 肺アスペルギローマの胸部X線写真

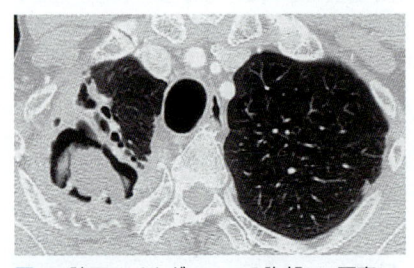

図2 肺アスペルギローマの胸部CT写真
右肺尖の空洞内に fungus ball を認める．空洞壁の肥厚，胸膜肥厚も伴っている．

b 治療（深在性真菌症の診断・治療ガイドライン[1]より抜粋）

1) 肺アスペルギローマ
＜第一選択＞
原則として外科的切除

＜第二選択＞
・ボリコナゾール（ブイフェンド®）200 mg/回（1日2回経口投与）
（loading dose：初日のみ 300 mg/回）
・イトラコナゾール（イトリゾール®）200 mg/回（1日1回経口投与）

2) CNPA
初期治療（緩解導入）
＜第一選択＞
・ボリコナゾール（ブイフェンド®）4 mg/kg/回（1日2回点滴静注, 2週間以上）
（loading dose：初日のみ 6 mg/kg/回）
・ミカファンギン（ファンガード®）150～300 mg/日（1日1回点滴静注）
・アムホテリシンBリポゾーム製剤（アムビゾーム®）2.5～5.0 mg/kg/日（1日1回点滴静注）

＜第二選択＞
・イトラコナゾール（イトリゾール®）200 mg/日（1日1回点滴静注）
（loading dose：200 mg/回 1日2回点滴静注を2日間）
・アムホテリシンB（ファンギゾン®）1.0～1.5 mg/kg/日（1日1回点滴静注）

緩解維持療法
・ボリコナゾール（ブイフェンド®）200 mg/回（1日2回経口投与）
・イトラコナゾール（イトリゾール®）200 mg/回（1日1回経口投与）

3) IPA
＜第一選択＞
・ボリコナゾール（ブイフェンド®）4 mg/kg/回（1日2回点滴静注, loading dose：初日のみ 6 mg/kg/回）あるいは 200 mg/回（1日2回経口投与, 2週間以上）

＜第二選択＞
・アムホテリシンBリポゾーム製剤（アムビゾーム®）2.5～5.0 mg/kg/日（1日1回点滴静注）
・イトラコナゾール（イトリゾール®）200 mg/日（1日1回点滴静注）
（loading dose：200 mg/回 1日2回点滴静注を2日間）
・ミカファンギン（ファンガード®）150～300 mg/日（1日1回点滴静注）
・アムホテリシンB（ファンギゾン®）1.0～1.5 mg/kg/日（1日1回点滴静注）

以上が，現在推奨されている治療法である．治療期間に関しては，いまだ確立されていないのが現状であるが，薬価が高く，また長期投与による耐性化の問題も懸念されるため，無制限の投与は避けるべきである．病状が安定したら約3か月～1年で一度治療を終了し，再燃するようであれば再治療することが望ましいと考える．

4 肺クリプトコッカス症

a 病因・診断

クリプトコッカス症は，空気中に飛散した *Cryptococcus neoformans*（*C. neoformans*）を経気道的に吸入することによって感染するとされ，肺が主な感染病巣となる．胸膜直下に到達した *C. neoformans* は，肺胞マ

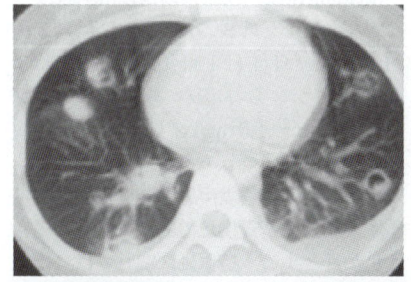

図3 侵襲性肺アスペルギルス症の胸部CT写真
周囲の淡い濃度上昇（CT-halo sign）を伴う多発の結節影を認める．

クロファージによる貪食殺菌に抵抗し，肺胞を充満するように増殖する．肺クリプトコッカス症は，基礎疾患を有しない患者に発症する原発性肺クリプトコッカス症と，担癌患者やAIDSなどのimmunocompromised hostに発症する続発性肺クリプトッコカス症に臨床上分類される．原発性肺クリプトコッカス症の大部分は自然治癒するが，少数例では宿主側の細胞性液性免疫の低下や，菌側の因子が関係して広範に進展するといわれている．一方，続発性肺クリプトッコクス症では急速に進行し重症化する例が散見される．画像所見は基礎疾患の有無により異なることが指摘されており，原発性では単発結節(図4)が多く，続発性では，consolidation(図5)を示すことが多いとされる．また，約半数に空洞形成を認める．画像で本疾患が疑われる場合は，感度，特異度ともに優れている(約90%)血清中クリプトコッカス抗原の検査を行う．確定診断のためには真菌学的，病理組織学的に菌体の存在を証明することが重要である．

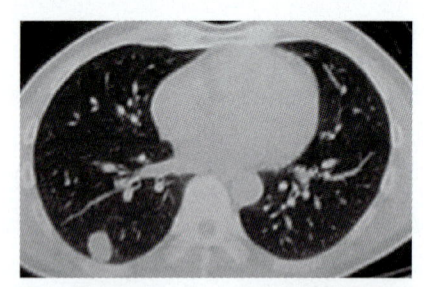

図4 肺クリプトコッカス症(結節影)の胸部CT写真
右下肺の胸膜直下に境界明瞭な結節影を認める．

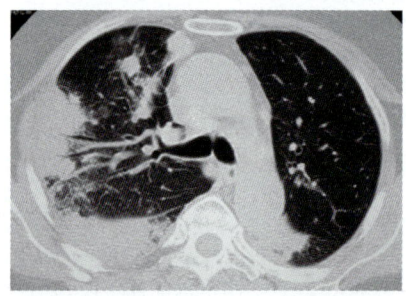

図5 肺クリプトコッカス症(浸潤影)の胸部CT写真
右上葉，右下葉S^6と左下葉S^6にair bronchogramを伴うcosolidationを認める．

b 治療(深在性真菌症の診断・治療ガイドライン[1]より抜粋)

＜第一選択＞
- フルコナゾール(ジフルカン®)200〜400 mg/日(1日1回点滴静注あるいは経口投与)
 (loading dose：400〜800 mg/日，1日1回点滴静注あるいは経口投与を2日間)
- ホスフルコナゾール(プロジフ®)200〜400 mg/日(1日1回点滴静注)
 (loading dose：400〜800 mg/日，1日1回点滴静注を2日間)
- イトラコナゾール(イトリゾール®)200 mg/日(1日1回点滴静注あるいは経口投与)
 (loading dose：200 mg/回1日2回点滴静注を2日間)

＜重症例や第一選択の無効例＞
- 上記にフルシトシン(アンコチル®)100 mg/kg/日の経口投与を併用
- ボリコナゾール(ブイフェンド®)200 mg/回(1日2回経口投与)
 (loading dose：初日のみ300 mg/回)
- アムホテリシンB(ファンギゾン®)1.0〜1.5 mg/kg/日(1日1回点滴静注)またはアムホテリシンBリポゾーム製剤(アムビゾーム®)2.5〜5.0 mg/kg/日(1日1回点滴静注)

治療期間は，基礎疾患のない原発性の場合は3か月，基礎疾患のある続発性の場合は6か月とする．抗原価に関しては，ほとんどの症例で低下する一方で，長期間にわたり高値が持続するものもあり，治療上の確たる指標とはなりにくい．

5 その他の肺真菌症

　アスペルギルス，クリプトコッカス以外の肺真菌症としては，カンジダ，接合菌（ムーコル），トリコスポロン，輸入感染症としてコクシジオイデス，ヒストプラスマなどによるものがある．これらは，頻度的にまれであり確定診断も困難なことが多い．しかし，致死的な経過をとる場合もあり，背景因子や問診などよりこれらの疾患を疑い早期に診断し治療を行っていく必要がある．

文献
1) 在性真菌症のガイドライン作成委員会（編），深在性真菌症の診断・治療ガイドライン 2007, 協和企画，2007.

国立病院機構東京病院呼吸器疾患センター呼吸器内科　**松井芳憲，赤川志のぶ**

12 肺・胸腔寄生虫症

Don't Forget!

- 日本国内においても，肺・胸腔に病巣を形成する寄生虫に感染する．
- 血液検査で好酸球増多があれば寄生虫疾患を疑うが，好酸球増多を伴わない寄生虫疾患もある．
- 治療の経験がなければ，専門家に相談する．

1 寄生虫の分類

寄生虫は原虫と蠕虫に分けられる．原虫は1個の細胞から構成されている単細胞動物であり，蠕虫は多細胞動物である（ただし，蠕虫は正式の分類用語ではない）．さらに蠕虫は線虫，吸虫，条虫に分けられる．原虫，蠕虫ともに肺・胸腔に病巣を形成するものが存在する．

2 日本国内における発生

日本国内においては，寄生虫症はそれほど多い疾患ではない．そのため，寄生虫症に対する臨床医の関心は低い．特に肺・胸腔の寄生虫症は，消化管の寄生虫症に比べてまれである．医学中央雑誌に収載された，2000年以降にわが国で報告されている肺・胸腔に病巣を形成した寄生虫を以下に示す．日本国内においても，肺・胸腔の寄生虫症は，日常の診療現場において無視できない疾患である．

①原　虫：赤痢アメーバ（*Entamoeba histolytica*），トキソプラズマ（*Toxoplasma gondii*），口腔トリコモナス（*Trichomonas tenax*）．
②蠕　虫：イヌ糸状虫（*Dirofilaria immitis*），トキソカラ（*Toxocara* sp. イヌ回虫 *Toxocara canis* とネコ回虫 *Toxocara cati* は臨床的に区別しがたいため，トキソカラ症あるいはイヌ・ネコ回虫症と総称される），ブタ回虫（*Ascaris suum*），糞線虫（*Strongyloides stercoralis*），肺吸虫〔*Paragonimus* sp. 日本で感染する代表的な肺吸虫としてウエステルマン肺吸虫（*P. westermani*）と宮崎肺吸虫（*P. miyazakii*）がある〕，マンソン孤虫（larval stage of *Spirometra erinaceieuropaei*），単包虫（larval stage of *Echinococcus granulosus*），多包虫（larval stage of *Echinococcus multilocularis*）．

3 感染経路と感染源

肺・胸腔寄生虫症の中で日本国内で患者数が多いものは，赤痢アメーバ症，イヌ糸状虫症，トキソカラ症，ブタ回虫症，肺吸虫症であり，これらのヒトへの代表的な感染経路を表1に示す．ほとんどの疾患は，虫卵や幼虫を経口摂取して感染する．

4 症状および画像所見

わが国における代表的な肺・胸腔寄生虫症として上記5疾患があるが，それに地域性がみられる2疾患（糞線虫症と多包虫症）を加えて症状と画像所見を概説する．しかし，症状および画像所見に疾患特異的なものはない．

a 赤痢アメーバ症

赤痢アメーバは肺膿瘍や膿胸を引き起こし，症状として胸痛，呼吸困難，血痰などがみられる．赤痢アメーバ肝膿瘍が胸腔へ

表1 日本の代表的な肺・胸腔寄生虫症とヒトへの代表的な感染経路

肺・胸腔寄生虫症	ヒトへの代表的な感染経路
赤痢アメーバ症	シストの経口摂取（シスト混入飲食物摂取や性行為時）.
イヌ糸状虫症	イヌ糸状虫が寄生しているイヌを吸血し，ミクロフィラリアを保有するようになった蚊による刺咬.
トキソカラ症	幼虫を保有している動物肉の生食（ウシやニワトリの肝の生食が代表的）．虫卵の経口摂取.
ブタ回虫症	幼虫を保有している動物肉の生食（ウシやニワトリの肝の生食が代表的）．虫卵の経口摂取.
糞線虫症	フィラリア型幼虫が皮膚を通過して感染（経皮感染）.
肺吸虫症	メタセルカリアを保有する淡水産カニ（サワガニ，モクズガニ）の生食．未熟虫体を保有する野生動物肉の生食（イノシシやクマが代表動物）.
多包虫症	虫卵の経口摂取.

穿破し赤痢アメーバ膿胸を起こした場合は，画像検査で右側の胸水貯留所見がみられる．赤痢アメーバ症自体は男性同性愛者に多いことはよく知られており，さらに赤痢アメーバ感染者においてHIV感染者の占める比率は増加している．

b　イヌ糸状虫症

無症状で，健康診断などの単純X線検査で偶然に発見される症例が多い．画像検査で結節影や腫瘤影を呈する症例が多く，肺の原発性あるいは転移性腫瘍との鑑別が重要である．腫瘤影が自然経過で消失した症例[1]，空洞形成がみられた症例[2]やそれに胸水を伴った症例[3]が報告されており，FDG-PETで集積を認め肺の悪性腫瘍との鑑別が困難であった症例[4,5]もある．

c　トキソカラ症

イヌ回虫やネコ回虫の幼虫はヒトの体内を移行し，肺へ移行した場合に肺炎を起こす．末梢血液検査で好酸球増多がみられる症例が多い．画像検査で1〜2cm程度のすりガラス様の散在陰影[6]や周囲にすりガラス陰影を伴う多発結節性陰影[7]がみられる．好酸球性胸水を呈した症例[8]や，短期間に移動・消失した結節陰影を呈した症例[9]も報告されている．

d　ブタ回虫症

ブタ回虫の幼虫はヒトに感染し，感染した幼虫は肺へ移行して肺炎を生じる．症状として，咳や発熱，倦怠感などがある．末梢血液検査で好酸球増多がみられる症例が多い．画像検査で浸潤影と移動性の結節陰影がみられた症例[10]や，すりガラス様陰影を呈した好酸球性肺炎の症例[11]が報告されている．

e　糞線虫症

症状として発熱，咳嗽，呼吸困難などがある．画像検査で浸潤影を呈した好酸球性肺炎の肺糞線虫症[12]や，プレドニゾロン投与中の患者にびまん性間質性陰影を呈した肺糞線虫症[13]が報告されている．特に，沖縄や奄美地方では，あるいは同地方の出身者では，考慮すべき疾患である．

f　肺吸虫症

症状として，咳嗽，血痰，胸痛などがある．胸部の画像検査で浸潤影，結節陰影，胸水貯留（図参照），気胸を認めることがある．末梢血の好酸球増多を伴う症例が多い．Pseudochylothoraxがみられた症例[14]，大量の胸水貯留を認めた症例[15]，FDG-

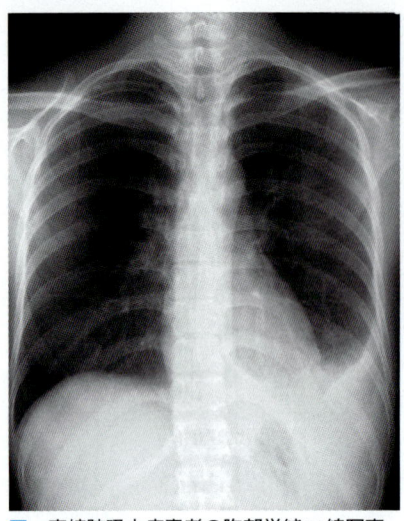

図　宮崎肺吸虫症患者の胸部単純X線写真．左胸水が認められる（ただし，肺吸虫症に特異的な所見ではない）．

PETで陽性を示し肺の悪性腫瘍との鑑別が困難であった症例[16]が報告されている．

g　多包虫症

主症状は咳嗽で，画像検査で腫瘤陰影がみられる．肝の多包虫病巣から血行性に肺へ転移したと推測される症例が主体である．北海道では，あるいは北海道出身者では，考慮すべき疾患である．

5　診　断

末梢血液の好酸球増多を認めた場合は蠕虫症の可能性が高くなるが，蠕虫の中でも好酸球増多を伴わない場合がある．原虫の感染では，通常，好酸球増多は伴わない．しかし，**末梢血で好酸球増多を認めた場合には寄生虫症も考えて対応する**．

症状および画像所見に疾患特異的なものはないため，症状と画像所見のみでは確定診断はできない．患者から寄生虫を分離し，その寄生虫を観察して診断する．検査に供する患者検体としては，喀痰や胸水が用いられ，肺吸虫症では便の虫卵検査も行われ

表2　日本の代表的な肺・胸腔寄生虫症と薬剤

肺・胸腔寄生虫症	薬　剤
赤痢アメーバ症	メトロニダゾール
イヌ糸状虫症	なし
トキソカラ症	アルベンダゾール
ブタ回虫症	アルベンダゾール
糞線虫症	イベルメクチン
肺吸虫症	プラジカンテル
多包虫症	アルベンダゾール

る．しかし，肺・胸腔寄生虫症の場合は，患者検体から寄生虫を分離することが困難なことも多く，血清や胸水から寄生虫の遺伝子を分離して，あるいは抗体を検出して診断することが一般的に行われている．イヌ糸状虫症の場合，悪性腫瘍を疑われ，手術で摘出された病巣の病理検査の結果，イヌ糸状虫症と診断される症例が多い．前述したように，肺・胸腔寄生虫症では胸水や血清を用いた検査が重要であるが，多くの場合，一般病院では検査が不可能である．その場合には**医学部の寄生虫学教室や国立感染症研究所寄生動物部あるいは各都道府県の衛生研究所に相談**するとよい

6　治　療

一般的には，有効性が確認されている薬剤を投与する．**表2**に代表的な肺・胸腔寄生虫症と使用薬剤を示した．具体的な投与方法については，熱帯病治療薬研究班の『寄生虫症薬物治療の手引き』を参照されたい（http://www.miyazaki-med.ac.jp/parasitology/orphan/html/page-DL.htm）．寄生虫症の治療では，特殊な薬剤を使用する場合もあり，経験がなければ治療方法を専門家に問い合わせるとよい（感染症を専攻する医師，医学部の寄生虫学教室のスタッフなど）．

日本ではパモ酸ピランテル（コンバント

リン®)が容易に入手できることから，寄生虫の種類にかかわらず投与される傾向がある．しかし，この薬剤は回虫症，鉤虫症などの限られた寄生虫症に有効であり，パモ酸ピランテルが無効な寄生虫症も多い．

> ✋ **御法度!!**
>
> ❖ 日本国内では，もはや寄生虫に感染することはないと思ってはならない．
> ❖ パモ酸ピランテル(コンバントリン®)を寄生虫症の万能薬と思ってはならない．

文献

1) 孫野直起，他：日本呼吸器学会雑誌 2009；**47**：467-470．
2) 高山裕介，他：日本呼吸器学会雑誌 2009；**47**：372-375．
3) 佐野ありさ，他：日本呼吸器学会雑誌 2000；**38**：490-493．
4) 吉田耕太郎，他：臨床放射線 2010；**55**：795-800．
5) 井貝　仁，他：日本呼吸器外科学会雑誌 2007l **21**：193-196．
6) 米田頼晃，他：*Clinical Parasitology* 2008；**18**：49-51．
7) 三田村未央，他：感染症学雑誌 2007；**81**：305-308．
8) 関　雅文，他：感染症学雑誌 2006；**80**：716-720．
9) 久松靖歴史，他：日本呼吸器学会雑誌 2008；**46**：420-424．
10) 平川英司，他：日本内科学会雑誌 2009；**98**：144-146．
11) 床島眞紀，他：感染症学雑誌 2004；**78**：1036-1040．
12) 中村謙介，他：日本内科学会雑誌 2006；**95**：2542-2543．
13) 入船和典，他：臨床今治 2005；**17**：1-3．
14) 重城喬行，他：日本呼吸器学会雑誌 2009；**47**：890-894．
15) 奥村さやか，他：*Clinical Parasitology* 2008；**18**：35-37．
16) 三和　健，他：日本胸部臨床 2007；**66**：148-153．

東京都立墨東病院感染症科　**大西健児**

C 慢性気道炎症を原因とする疾患

1 気管支喘息

Don't Forget!

- 喘息の診断では細かな病歴聴取が重要である．
- 喘息のコントロールにおいて中心となるのは吸入ステロイドであり，目指すは症状ゼロである．
- 喘息死の予防へのファーストステップは患者教育である．

1 機序

　気管支喘息は慢性気道炎症を特徴とする疾患である．可逆性のある気道狭窄や，非特異刺激に対する気道過敏性の亢進を伴う．臨床的には，繰り返し起こる咳，喘鳴，呼吸困難で発症する．炎症が持続すると，非可逆性の気道狭窄（リモデリング）が誘導される．気道炎症においては，好酸球，Th 2細胞を主体とするリンパ球，マスト細胞などの炎症細胞や，サイトカインなどの液性因子が関与する．好酸球の気道への浸潤は最も特徴的な所見であり，その程度は喘息の重症度と相関する．わが国の喘息ガイドライン（喘息予防・管理ガイドライン2009）[1]における，気管支喘息の定義を表1に示す．

　気管支喘息や花粉症などは家族内発生が多いことから，遺伝的素因に基づいて発症する生まれつきの過敏症（アレルギー）であると考えられている．この素因をアトピー素因と呼び，IgE抗体を産生しやすい素因があるかで判断される（皮膚テスト／特異的IgE抗体）．気管支喘息はアトピー素因の有無によりアトピー型喘息と非アトピー型喘息に分類される．一般にアトピー型喘息とは，環境アレルゲンに対してIgE抗体が証明される場合とされる．

　小児発症喘息のほとんどはアトピー型で，他のアレルギー疾患を合併しており，多くは軽症である．小児喘息は寛解しやすい特徴があるが（outgrow），実際に気道過敏性や呼吸機能検査まで正常化するケース（完全寛解）は約30％である．一方，成人喘息における完全寛解は約10％である．

　アトピー型喘息においては，一度アレルゲンが体内に侵入すると，アレルゲンに対するIgE抗体が産生され，マスト細胞上の

表1　気管支喘息の定義（喘息予防・管理ガイドライン2009より）

成人喘息は気道の慢性炎症，可逆性のある種々の程度の気道狭窄と気道過敏性の亢進，そして，臨床的には繰り返し起こる咳，喘鳴，呼吸困難で特徴づけられる閉塞性呼吸器疾患である．気道狭窄は，自然に，あるいは治療により可逆性を示す．気道炎症には，好酸球，リンパ球，マスト細胞などの炎症細胞，気道上皮細胞，線維芽細胞，気道平滑筋細胞などの気道構成細胞，および種々の液性因子が関与する．持続する気道炎症は，気道傷害とそれに引き続く気道構造の変化（リモデリング）を惹起し，非可逆性の気流制限をもたらし，気道過敏性を亢進させる．

第10章　各疾患のみかたと対応

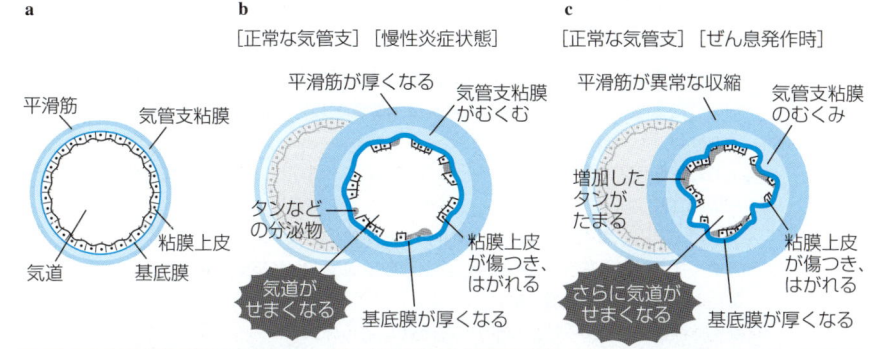

[正常な気管支]　[慢性炎症状態]　　　　[正常な気管支]　[ぜん息発作時]

図1　気管支断面図の病理学的シェーマ（（独）環境再生保全機構「ぜん息などの情報館」より転載）
a：健常人，b：慢性炎症患者（リモデリング合併），c：喘息発作患者における気管支断面

IgE受容体に結合する．アレルゲンが再侵入し，IgE抗体と結合すると，IgE抗体が架橋し，マスト細胞が活性化する．活性化したマスト細胞からは，ヒスタミンなどの物質が放出され，気道が収縮する．この一過性の気道収縮を即時型反応という．また6時間後以降に気道は再び収縮し，これを遅発型反応というが，活性化したTh2細胞や好酸球が関与する．Th2細胞は様々なサイトカインを産生して気道炎症を持続させる．IL-4やIL-13は①B細胞からのIgE産生を亢進させる，②直接気道過敏性亢進を誘導する，③血管内皮細胞における好酸球に選択的な接着分子VCAM-1発現を誘導する．IL-5やGM-CSFは，好酸球を活性化させ，生存を延長させる．好酸球が脱顆粒するとmajor basic proteinなどの特異顆粒蛋白が放出され，気道上皮細胞を剥離し，気道過敏性を亢進させる．好酸球はロイコトリエンを産生して気道平滑筋を収縮させる．また，好酸球から産生されるTGF-βは気道の線維化を誘導する．

健常人，慢性炎症患者（リモデリング合併），喘息発作患者における，気管支断面の病理学的シェーマを図1に示す．

2　診　断

わが国のガイドラインには診断の目安が記載されている（表2）[1]．病歴上，最も大事なことは，症状が発作性に出現することである．したがって，安静時は苦しくないが労作でいつも苦しくなるという病歴は，他の呼吸器疾患（慢性閉塞性肺疾患，間質性肺炎など）の可能性を強く疑わせる．症状の日内変動があることが特徴であり，症状（気流制限）の可逆性を示唆する．夜間から早朝にかけて増悪することが多い．例えば冷気や湯気などの刺激により，咳が誘発されることがしばしばあり，気道過敏性の亢進を示唆する．

聴診所見では，呼気延長と喘鳴の有無が重要である．喘息における喘鳴は，肺野を最強とし，呼気に聴取されることが多い．強制呼出によって，咳や喘鳴が顕著となることもしばしば経験される．喘息においても，頸部に比較的強く聴取される場合や吸気終末に聴取される場合があるが，これらのケースでは気管内腫瘍など中枢気道疾患の可能性を考慮する必要がある．気胸，細菌性肺炎，間質性肺炎など他の呼吸器疾患の除外目的で①呼吸音の左右差，②他の肺雑音の有無も聴診して確認する．心不全の

表2 成人喘息での診断の目安（喘息予防・管理ガイドライン2009より）

① 発作性の呼吸困難，喘鳴，咳（夜間，早朝に出現しやすい）の反復
② 可逆性気流制限：自然に，あるいは治療により寛解する．ピークフロー値の日内変動20％以上，β_2刺激薬吸入により1秒量が12％以上増加かつ絶対量で200 mL以上増加
③ 気道過敏性亢進：アセチルコリン，ヒスタミン，メサコリンに対する気道収縮反応亢進
④ アトピー素因：環境アレルゲンに対するIgE抗体の存在
⑤ 気道炎症の存在：喀痰，末梢血中の好酸球数の増加，ECP高値，クレオラ体の証明，呼気中NO濃度上昇
⑥ 鑑別診断疾患の除外：症状が他の心肺疾患によらない

表3 未治療患者の症状と目安となる治療ステップ（喘息予防・管理ガイドライン2009より）

	治療ステップ1 （軽症間欠型相当）	治療ステップ2 （軽症持続型相当）	治療ステップ3 （中等症持続型相当）	治療ステップ4 （重症持続型相当）
対象となる症状	・症状が週1回未満 ・症状は軽度で短い ・夜間症状は月2回未満	・症状が週1回以上，しかし毎日ではない ・月1回以上日常生活や睡眠が妨げられる ・夜間症状は月2回以上	・症状が毎日ある ・短時間作用性吸入β_2刺激薬がほぼ毎日必要 ・週1回以上日常生活や睡眠が妨げられる ・夜間症状が週1回以上	・治療下でもしばしば増悪 ・症状が毎日ある ・日常生活が制限される ・夜間症状がしばしば

除外は特に重要で，心雑音だけでなく下肢の浮腫及び頸静脈怒張の有無を診察する．

これらの問診や診察で，気管支喘息が強く疑われる場合，①気道可逆性検査，②気道過敏性検査，③喀痰好酸球検査，④皮膚テストまたは血清特異的IgE抗体検査を行う．

現実的には①喘鳴や咳が発作性に出現し，②気道可逆性や過敏性を疑わせる症状があり，③喀痰より好酸球が検出され，④他疾患が否定されれば，気管支喘息の診断でよいと思われる．特異的IgE抗体の存在は必須でなく，検出できない場合は非アトピー型と分類される．

3 治療

気管支喘息は気道の慢性炎症であり，薬物治療の主体は，吸入ステロイド（ICS）をはじめとする抗炎症療法である．わが国のガイドラインでは，ステップごとに推奨される治療が記載されている[1]．未治療患者においては，初診時の重症度を目安に治療ステップを選択する（**表3**）．一方，重症度にはステップという表現はなく，軽症間欠型，軽症持続型，中等症持続型，重症持続型という表記のみで対応する．ステップごとの治療を**表4**に示す．

薬物治療中の患者においては，コント

表4 ステップによる治療（喘息予防・管理ガイドライン2009より）

		治療ステップ1	治療ステップ2	治療ステップ3	治療ステップ4
長期管理薬	基本治療	吸入ステロイド薬（低用量）	吸入ステロイド薬（低～中用量）	吸入ステロイド薬（中～高用量）	吸入ステロイド薬（高用量）
		上記が使用できない場合，以下のいずれかを用いる	上記で不十分な場合に以下のいずれか1剤を併用	上記に下記のいずれか1剤，あるいは複数を併用	上記に下記の複数を併用
		LTRA テオフィリン徐放製剤 （症状がまれであれば必要なし）	LABA （配合剤の使用可） LTRA テオフィリン徐放製剤	LABA （配合剤の使用可） LTRA テオフィリン徐放製剤	LABA （配合剤の使用可） LTRA テオフィリン徐放製剤 上記の全てでも管理不良の場合は下記のいずれかあるいは両方を追加 抗IgE抗体 経口ステロイド薬
	追加治療	LTRA以外の抗アレルギー薬	LTRA以外の抗アレルギー薬	LTRA以外の抗アレルギー薬	LTRA以外の抗アレルギー薬

表5 コントロール状態の評価（喘息予防・管理ガイドライン2009より）

	コントロール良好 （全てが該当）	コントロール不十分 （いずれかが該当）	コントロール不良
喘息症状（日中および夜間）	なし	週1回以上	コントロール不十分の項目が3つ以上あてはまる
発作治療薬の使用	なし	週1回以上	
運動を含む活動制限	なし	あり	
呼吸機能（FEV1およびPEF）	正常範囲内	予測値あるいは自己最高値の80%未満	
PEFの日（週）内変動	20%未満	20%以上	
増悪	なし	年1回以上	月1回以上

増悪が月に1回以上あれば他の項目が該当しなくてもコントロール不良と評価する

ロール状態を表5に基づき判断し，コントロール良好を目指す．ガイドラインでは喘息の治療目標が定められている（表6）．3～6か月コントロール良好であればステップダウンを考慮する．コントロール不十分であれば治療ステップを1段階アップ，コントロール不良であれば治療ステップを2段階アップする．

表6 喘息治療の目標（喘息予防・管理ガイドライン2009より）

①健常人と変わらない日常生活がおくれること
②正常に近い肺機能を維持すること
③夜間や早朝の咳や呼吸困難がなく十分な夜間睡眠が可能なこと
④喘息発作が起こらないこと
⑤喘息死の回避
⑥治療薬による副作用がないこと
⑦非可逆的な気道リモデリングへの進展を防ぐこと

なお，救急発作の対処法については，他項（クイックリファランス）を参照されたい．

a ICSの喘息治療における重要性

好酸球性気道炎症を放置すると，①急性増悪の頻度が高まり（場合により突然死），②気道リモデリングが進行する．喘息が軽症であっても好酸球性気道炎症は存在している．ICSはこのような炎症を強力に抑制し，その効果はロイコトリエン受容体拮抗薬（LTRA）やテオフィリンなどに比べて高い．急性増悪については，炎症（喀痰好酸球数）を指標にすることで，頻度を減らすことができると報告されており，ICSなどの抗炎症療法は急性増悪の予防に重要である．人口動態統計からは，ICSの普及とともに，喘息死亡数は減少が認められていることが示されている．一方，気道リモデリングについては，好酸球炎症を放置しておくと，軽症であっても進行する．ICSはリモデリング形成を部分的に抑制する．

ICSは早期に導入した方が，呼吸機能改善効果が高い．またICSをやめると，大部分で再発または気道過敏性亢進を認める[2]．ICSは早期に導入し，特に通年性環境アレルゲンに感作されたアトピー性喘息では最小量でもよいので，維持する必要があると考えられる．

現在わが国で使用可能なICSとして，フルタイド®（フルチカゾンプロピオン酸エステル），パルミコート®（ブデソニド），キュバール®（ベクロメタゾンジプロピオン酸エステル），オルベスコ®（シクレソニド），アズマネックス®（モメタゾンフランカルボン酸エステル）があげられる．フルタイド®，パルミコート®，アズマネックス®はドライパウダー製剤である．キュバール®，オルベスコ®は代替フロンガスであるハイドロフルオロアルカンを基材とするpMDI（噴霧式定量吸入器）である．フルタイド®にもpMDIがある．これらの薬剤の平均粒子径は，もっと大きいのがフルタイド®（5 μm 程度）であり，小さいのがキュバール®とオルベスコ®（1.1 μm 程度）である（表7）．末梢気道への到達のためには，粒子径 2 μm 以下のICSが優れるとされる．

副作用として，口腔内カンジダや嗄声などの局所症状がみられるが，全身性副作用は極めて軽微である．局所症状は，粒子径の小さいICSに変更したり，ICSの量を減らしたりすることで改善する．

オルベスコ®は中等症持続型喘息において1日1回の吸入でも可能であることが示されている．基本的にICSは妊婦にも安全であるが，アメリカFDAは唯一パルミコート®の妊婦への安全性をカテゴリーBと認定している．

b ICS/長時間作用型β_2刺激薬（LABA）配合剤の特徴

ICS単独使用でコントロールできない患者に対するLABA追加は，①LTRA追加，②テオフィリン追加，③ICS増量と比較して，呼吸機能や臨床症状を有意に改善させる．

ICS/LABA配合剤の最も良い適応は，ICS単独使用でコントロールできない場合で，特に呼吸機能が低い例や臨床症状が強い例である．重要な特徴として，LABA追加による呼吸機能の改善効果が早いことがあげられる．したがって，ICS未使用の初

表7 吸入ステロイドの粒子径

薬品名（商品名）	溶解液	平均粒子径（μm）	肺沈着率（%）
加圧式定量噴霧器			
ベクロメタゾン（キュバール®）	液化代替フロン	1.1	51
フルチカゾン（フルタイドエアー®）	液化代替フロン	2.8	29
シクレソニド（オルベスコ®）	液化代替フロン	1.1	52
ドライパウダー式吸入器			
フルチカゾン（フルタイドディスカス®）	ディスカス	5.2	11〜16
ブデソニド（パルミコート®）	タービュヘラー	2.6	30
モメタゾン（アズマネックス®）	ツイストヘラー	2.0	40

診患者でも，呼吸機能が低い例や臨床症状が強い例では，良い適応と考えられる．わが国では現在，アドエア®（FP/SM；フルチカゾン・サルメテロール配合剤）およびシムビコート®（BUD/FM：ブデソニド・ホルモテロール配合剤）が使用可能である．両者の比較においては，呼吸機能改善効果の早さでBUD/FMが優れており，ICS/LABAの特徴をさらに発揮しやすい．

一方，問題点としては，LABAが生命にかかわる喘息増悪のリスクを増悪させるとの指摘がある．①LABAの抗炎症効果が弱い，②β_2受容体遺伝子多型（Arg 16 Gly）に対するLABAの気管支拡張効果減弱の可能性などがその原因として考えられている．ICSの追加で，そのリスクを消失させることができるかについては今後の検討が必要である．

c　LTRAの特徴

LTRAはICSに次ぐ抗炎症効果を発揮し，さらに直接リモデリングを抑制する可能性が示唆されている．オノン®（プランルカスト），シングレア®（モンテルカスト）などがあげられる．LTRAは，気道炎症の改善を指標とした場合，LABAより明らかに優れる．中等量ICSを使用しても気道炎症が残存する場合，LTRAの追加が勧められる．またLTRAは，ICSだけでは制御しにくい末梢気道病変にも有効であると考えられる．

気管支喘息の50〜80％でアレルギー性鼻炎の合併がみられる．鼻炎合併喘息では，LTRAは鼻症状だけでなく，呼吸機能も非合併例に比べ有意に改善させる．さらに鼻炎合併喘息では，ICS＋LTRAの方がICS＋LABAと比べ，喘息症状をコントロールしやすい．即ち鼻炎合併例では，LABAの得意分野である呼吸機能や症状コントロールにおいても，LTRAの効果が十分に期待できる．

d　テオフィリン

テオフィリンは長時間作用性の気管支拡張薬である．効果の主体は気管支拡張作用であるが，様々な抗炎症作用も報告されている．ヒストン脱アセチル酵素（histone deacetylase：HDAC）活性の増強を介したステロイドの作用増強も知られている．副作用として頭痛，悪心，頻脈などがある．テオフィリンの有効血中濃度は8〜20 μg/mLであり，越えると副作用が出現する．気管支拡張効果は血中濃度に依存するため，血中濃度を測定することが重要で，それによって十分な投薬が可能となる．

e 抗IgE抗体

抗IgE抗体(ゾレア®:オマリズマブ)は重症喘息における増悪頻度を抑制することが報告されており,我が国のガイドラインでも重症持続型(治療ステップ4)で適応がある.通年性吸入抗原に感作されている重症アトピー型喘息患者で,血清IgEが30〜700 IU/mLが適応となる.アレルギー性鼻炎に対しても治療活性を有することが確認されている.

f 喘息患者で鎮痛解熱剤を投与する際の注意点

後述するアスピリン喘息の鑑別が重要である.アスピリン喘息は喘息患者の約10%であり,典型的には,成人後に発症する,女性で非アトピー型の重症喘息で,鼻茸・副鼻腔炎を合併し,嗅覚低下を伴う場合が多い.しかし問診だけでは鑑別がつかないこともある.喘息発症以後(特に最近1〜2年以内)において,比較的COX1阻害作用の強いNSAIDsが安全に使用できていれば,NSAIDs過敏喘息はほぼ否定できる.したがって①喘息発症後,最近使用して問題なかったNSAIDsは使用可能,②最近の内服歴が不明であればアセトアミノフェン300 mg/日が無難,③アセトアミノフェンで鎮痛が難しい場合,病歴より疑わしければ,ペンタジンやレペタンが無難.病歴より疑わしくなければNSAIDsチャレンジしてもよいが,初めての内服は病院で行い,万が一に対応できることが望ましい.

g 難治性喘息に関する入院の決定,入院後の治療方針,具体的な投薬プロトコール

コントロール不良で,β_2刺激薬の吸入を頻回に行うときには,プレドニン20〜30 mg/日を5〜7日程度投与する.これでも改善が無い場合は入院を勧める.

入院においては,安静とし,発作の誘因で治療可能なものは対処する.ステロイドは高用量とし,1日量として,ハイドロコートン®600〜1,200 mgまたはソルメドロール®250〜375 mgを2〜4回に分けて点滴投与する.β_2刺激薬吸入(メプチン®0.3〜0.5 mLまたはサルタノール®0.3〜0.5 mLを生理食塩水に希釈し,ネブライザーで吸入)を1日4回行う.1日量としてネオフィリン®250〜500 mgを持続点滴する.発作が寛解した時点で,減量またはプレドニン内服(30〜50 mg/日)に変更し,中止を目標とする.アスピリン喘息の治療については後述する.

4 患者教育

アメリカ喘息ガイドライン(EPR3:Expert Panel Report 3)では,患者指導の重要性を記載しており,実際の治療を患者と協力して行うことを特に推奨している[3].自己管理計画書(アクションプラン:①普段から行うこと(薬物治療,アレルゲン回避),②喘息悪化時の対応〔悪化の認識法(症状,ピークフロー(PEF)値),治療手順〕を文書として与えることが必要である.

同時に,喘息に悪影響を与える環境要因や合併症の制御の重要性も強調している[3].喘息発症・悪化の原因となっているアレルゲンを探索し,回避することが重要である.一段階での回避では不十分で,多面的かつ包括的なアレルゲン回避が重要と考えられている.また,禁煙も重要である.喫煙は直接気道や肺に刺激し悪影響を与えるだけでなく,HDAC活性を低下させ,ICSの効果を減弱させることが知られている.また環境要因の制御の一手段として,アレルゲン免疫療法を適応例で考慮することが記載されている.合併症としては,アレルギー性気管支肺アスペルギルス症(ABPA),胃食道逆流,肥満,睡眠時無呼吸,鼻炎・副鼻腔炎,ストレスがあげられ,それぞれの制御が喘息管理に重要としている.

PEFは,毎日決まった時間に,最低でも朝と夕方の1日2回,測定することが勧め

第10章　各疾患のみかたと対応

5　特殊な疾患

a　咳喘息（cough variant asthma：CVA）

　咳喘息とは，喘鳴や呼吸困難を伴わない慢性咳嗽を主訴とし，呼吸機能はほぼ正常だが気道過敏性が亢進し，気管支拡張薬治療で咳嗽が消失する気管支喘息の亜型と定義される．喘鳴が無い点以外は，ほぼ気管支喘息と同様であると考えられる．気道過敏性の亢進を認め，喀痰中好酸球の増加も認める．経過中に成人では30％前後に喘鳴が出現し，喘息に移行する．治療は，症状が間欠的であれば，気管支拡張薬（β_2刺激薬吸入またはテオフィリン内服）を頓用で用いる．症状が持続するか，気管支拡張薬頓用でコントロールできない場合，ICS，LABA，LTRAなどを使用する．

b　アトピー咳嗽（atopic cough）
p.190参照

c　アスピリン喘息

　COX阻害作用を持つNSAIDsにより，強い喘息発作と鼻症状が誘発される．典型的には，成人後に発症する非アトピー型重症喘息で，女性に多い．好酸球性鼻茸副鼻腔炎を合併し（90％），嗅覚低下を伴う場合が多い．鼻症状が1〜2年先行した後に喘息が発症し，その後NSAIDs過敏性を獲得する．発作の典型的経過は，NSAIDs服用一時間以内に鼻閉，鼻汁が生じ，ついで喘息発作が出現する．発作の多くは激烈でときに致死的であるが，24時間以上持続することは少ない．喘息/鼻症状を誘発するNSAIDsは，内服や坐薬だけでなく，貼付，塗布薬も含まれる．喘息発症以後（特に最近1〜2年以内）において，比較的COX1阻害作用の強いNSAIDsが安全に使用できていれば，NSAIDs過敏喘息はほぼ否定できる．

　ほとんどの例で大発作以上であり，急速に悪化する．アドレナリン投与も早めに準

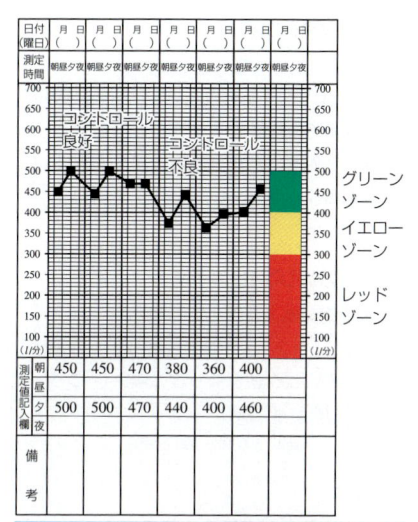

図2　ピークフローによる喘息管理
①グリーンゾーン；自己最良PFR値の80〜100％，安全な状態と考えられる．
②イエローゾーン；自己最良PEF値の60〜80％，要注意と考えられる．
気管支拡張薬を使うなど，指示されたことを実行し，改善しなければ医師への相談が必要．
③レッドゾーン；自己最良PEF値の60％以下，緊急事態と考えられる．
指示されたことを実行しても改善しない場合には，救急受診が必要．

られる．一般には早朝に最も低く，午後になると高くなりやすい．日内変動率20％以内がコントロールの目標である．PEF値の自己最良値を100％とし，ピークフロー値が100〜80％にある時は「グリーンゾーン」，80〜60％の時は「イエローゾーン」，60％以下に低下した時は「レッドゾーン」と，3つに分けて考えることで，喘息コントロールを判断する（図2）．イエローゾーンでは，喘息症状が出現し，医師の指示に従い治療を追加する必要が出てくる．レッドゾーンは大きな発作を起こす危険が高い状態のため，追加治療でも改善しない場合は，速やかに救急外来を受診することが勧められる．

表8 アスピリン喘息で危険な薬剤

危険(絶対禁忌)
① 酸性 NSAIDs 全般
② コハク産エステルステロイドの急速静脈注射

やや危険(一定確率で発作)
① アセトアミノフェン 500 mg 以上
② 添加物を含んだ医薬品の急速投与

ほぼ安全(喘息が安定していない時は, まれに発作)
① PL 顆粒®
② アセトアミノフェン 300 mg 以下
③ 塩基性 NSAIDs
④ エトドラク(ハイペン®)

安全(喘息の悪化はない)
① モルヒネ, ペンタゾシン
② 内服ステロイド
③ 特異的 COX2 阻害薬

表9 運動負荷試験

・10% 以上の 1 秒量低下で陽性
・最大心拍数の 90% 以上で, (6〜)8 分間, 乾燥下での運動
・換気量増加に伴う気道乾燥と浸透圧変化による刺激

表10 運動誘発喘息の予防

① β_2 刺激薬吸入(15〜30 分前)
② ロイコトリエン受容体拮抗薬内服(5 時間前)
③ クロモグリク酸ナトリウム吸入(インタール®)(15〜60 分前)
④ 抗コリン薬吸入(30〜60 分前)

備する. アスピリン喘息で危険な薬剤及び安全な薬剤を表8に示す. 医薬品に含まれる添加物に注意が必要である. 吸入では特にビソルボン®の単独吸入は避ける. コハク酸エステルステロイド(サクシゾン®, ソルコーテフ®, ソルメドロール®, 水溶性プレドニン®)の(急速)静注は禁忌である. したがって経静脈投与は, リン酸エステルステロイド(ハイドロコートン®, リンデロン®, デカドロン®)を選択するが, こちらにも添加物が含まれており, 急速静注は避け, 一時間程度の点滴静注が勧められる. また添加物の量を考えると, 薬効の高いリンデロン®, デカドロン®が勧められる. ステロイド内服は安全である.

d 運動誘発喘息(EIA)

気道では, 寒冷かつ乾燥した空気を常時加温加湿する. 特に大量の水分が気管支から奪われることになり, 気管支上皮の浸透圧が上昇し, 一部で剥離・脱落も生じる. その結果, 前述した炎症カスケードが気道に惹起されて気道が収縮する. 自己申告の喘鳴は疑わしく, 運動誘発喘息の診断には, 客観的検査が必要とされている(表9). 運動誘発喘息の予防法を表10に示す. 気道に慢性炎症が存在することも多く, 吸入ステロイドの常用も効果が高い.

文献

1) 日本アレルギー学会:喘息予防・管理ガイドライン 2009. 協和企画, 2009.
2) Haahtela T, *et al.*: *N Engl J Med* 1994; **331**: 700-705.
3) U.S. Department of Health and Human Services. National Heart, Lung, and Blood Institute. National Asthma Education and Prevention Program: Expert Panel Report 3 (EPR-3): Guidelines for the Diagnosis and Management of Asthma. 2007.

埼玉医科大学呼吸器内科・アレルギーセンター **中込一之**

C 慢性気道炎症を原因とする疾患

2 慢性閉塞性肺疾患

Don't Forget!

- □ COPDは未診断のことが多く，COPDと疑い呼吸機能検査を行うことが重要．
- □ 閉塞性障害，息苦しさ，運動耐容能，体重，増悪の頻度から総合的に重症度を判定．
- □ 多面的な治療を「包括的呼吸リハビリテーション」として行う．

1 基本的な考え方

慢性閉塞性肺疾患(COPD)は，タバコ煙などの長期吸入による肺の炎症性疾患で，非可逆性の気流閉塞を呈する．慢性の咳，痰，労作時息切れを主症状とする．スパイロメトリーにて$FEV_1/FVC < 70\%$の時にCOPDと診断される．

$\%FEV_1$に基づく病期，息切れ，体重，運動能，増悪頻度などから総合的に重症度を決定する．投薬治療やワクチン接種だけでなく，禁煙指導・運動療法・栄養指導・在宅酸素療法など多面的な治療を「包括的呼吸リハビリテーション」として行い，ADL，QOLの改善や増悪の防止，死亡率の低下を目指す．

2 COPDの定義，疫学

a 定義

COPD (慢性閉塞性肺疾患)のJRSガイドライン第3版(2009年)における定義は，"タバコ煙を主とする有害物質を長期に吸入することで生じた肺の炎症性疾患である．呼吸機能検査で正常に復することのない気流閉塞を示す．気流閉塞は末梢気道病変と気腫性病変が様々な割合で複合的に作用することにより起こり，進行性である．臨床的には徐々に生じる体動時の呼吸困難や慢性の咳，痰を特徴とする"となっている．

COPDという名称は，1960年台に初めて持続性気流閉塞が主体となる患者に用いられた．1975年に開催されたAmerican Thoracic Society (ATS) とAmerican College of Chest Physicians (ACCP)の合同会議にて，気流閉塞の可逆的な気管支喘息と非可逆的なCOPDを別に扱うことが提起された．1986年のATS会議では，COPDには肺気腫，末梢気道疾患，慢性気管支炎が含まれることになった．

2001年に，COPDの国際的ガイドラインであるGlobal Initiative for Chronic Obstructive Lung Disease (GOLD)が公表された．肺気腫や慢性気管支炎などの疾患名はCOPDの定義から外されることとなり，現在のJRSガイドラインのCOPDの定義に強い影響を与えている．

COPDは，慢性気管支炎や肺気腫などの疾患概念を包含している．慢性気管支炎は，喀痰症状が年に3か月以上あり，それが2年以上連続してみられ，ほかの原因となる肺および心疾患がみられない場合の病名となる．肺気腫は，終末細気管支より末梢の気腔が肺胞壁の破壊を伴って異常に拡大し，明らかな線維化が認められない病変を指し，形態学的な名称である．疾患概念について，JRSのCOPDガイドライン第2版の図を引用し示す(図1)．

b 疫学

わが国では有病率8.6%と推測されており，2006年には死因の第10位である．

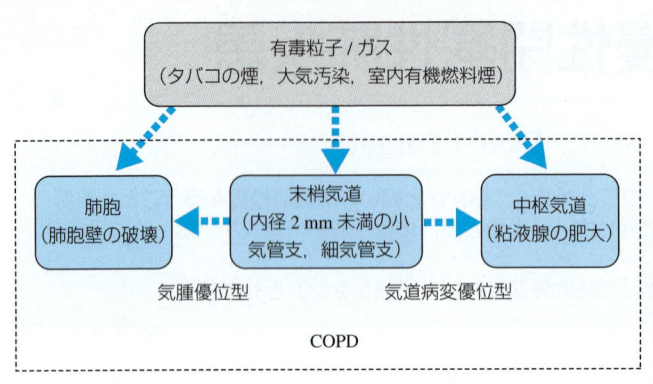

図1 COPDの疾患概念
（文献1より引用）
従来の呼称からすると，左側が肺気腫，右側が慢性気管支炎に近い概念と考えられる．

わが国のCOPD患者は530万人と推測されているが，2005年にて病院でCOPDと診断された患者数は22万3千人であり，診断，治療が追いついていない状況にある．

3 機序，病理

a 機序

外因性危険因子としては，受動喫煙を含めたタバコ煙，大気汚染，調理や暖房のための有機燃料（バイオマス）の屋内燃焼，職業性の粉塵・刺激性の蒸気や煙への曝露がある．

内因性因子としては，遺伝素因があると考えられている．α_1アンチトリプシン欠損症が代表例だが，わが国では非常にまれである．

タバコ煙などの外因性因子の刺激により，末梢気道及び肺胞近傍にてプロテアーゼ・アンチプロテアーゼ，あるいはオキシダント・アンチオキシダントの均衡が崩れ病態が形成されると考えられている．

b 病理

中枢気道においては，気管支粘膜下腺の増大がみられ，喀痰の増加の一因になっている．気管支喘息にてみられる上皮の剥離や基底膜の肥厚はあまりみられない．

末梢気道では杯細胞の増生，炎症細胞浸潤，壁の線維化，平滑筋肥大などの病変がみられ，気流閉塞の一因になる．

肺胞においては，壁の破壊及び気腔の拡大（気腫化）がみられ，明らかな線維化病変はみられない．小葉中心型肺気腫，汎小葉型肺気腫，遠位小葉型肺気腫に分けられる．小葉中心型肺気腫は喫煙者に多く見られ，肺の上葉に特に多く分布する．汎小葉型肺気腫はα_1アンチトリプシン欠損症の際の肺気腫などで見られ，肺野全体に均一に分布する．

4 診断（図2）

a 診断基準

慢性に咳，喀痰，体動時呼吸困難がみられる患者において，気管支拡張薬吸入後のスパイロメトリーで1秒率（FEV_1/FVC）が70%未満と閉塞性障害を認めた場合，COPDと診断する．検査にて他疾患（気管支喘息，びまん性汎細気管支炎，気管支拡張症，間質性肺疾患，うっ血性心不全など）を除外する．

気管支拡張薬の吸入によりFEV_1が12%かつ200 mL以上増加すれば気道可逆性ありと判断，気管支喘息の合併も考える必要がある．

b 病期分類

COPDの病期分類には，対標準1秒量（%FEV_1）を用いる（図2）．

```
┌─────────────────────────────┐
│ 40歳以上                    │
│ 10年以上の喫煙歴あり         │
│ 咳，痰，頻回の感冒症状，労作時の呼吸困難 │
│                             │
│ →COPD 疑い                  │
└─────────────────────────────┘
              │
              ↓    呼吸機能検査

┌──────────────────────────────────────────────────┐
│ FEV₁/FVC < 70% → COPD と診断                     │
│                                                  │
│ 病期は                                           │
│  I 期：   %FEV₁ ≧ 80%          ：軽度の気流閉塞   │
│  II 期：  80% > %FEV₁ ≧ 50%    ：中等度の気流閉塞 │
│  III 期： 50% > %FEV₁ ≧ 30%    ：高度の気流閉塞   │
│  IV 期：  30% ≧ %FEV₁ または                     │
│           50% > %FEV₁ かつ慢性呼吸不全 ：極めて高度の気流閉塞 │
└──────────────────────────────────────────────────┘
```

図2 COPDの診断および病期決定の流れ

c 自覚症状及び臨床所見

慢性の咳，痰と体動時の呼吸困難が多い．呼吸困難の評価方法については British Medical Reseach Council（MRC）の質問票などがあるが，第1章(p.28)を参照されたい．

身体所見は軽症のうちは見出しにくい．樽状胸郭，呼吸数の増加や口すぼめ呼吸，胸鎖乳突筋や斜角筋などの呼吸補助筋の肥厚，吸気時の肋間や鎖骨上窩の陥入がみられる．吸気時に下部肋骨が内側へ陥凹する所見を Hoover 徴候という．下腿浮腫がみられる場合は右心不全の存在を考慮する．胸部の打診では鼓音を呈し，声音振盪の減弱がみられる．安静呼吸中の喘鳴は，増悪時によく聴取される．

d 画像所見及び病型分類

胸部X線写真(図3)の正面像では，肺野の透過性亢進，横隔膜の低位平坦化，滴状心，肋間腔の開大が，側面像では横隔膜の平坦化，胸骨後腔の拡大がみられる．

胸部CT，特に高分解能CT（HRCT）は，肺気腫の発見とその評価に有用である（図4）．汎小葉型肺気腫では肺野全体が低吸収を示す．小葉中心型肺気腫では，初期には正常肺野に囲まれた壁のない低吸収領域（low attenuation area：LAA）がみられ，進行するとLAAが拡大・融合し，大きな低吸収領域を形成する．

5 治療

a 安定期の管理(図5)

病期だけでなく，症状や増悪頻度を含めて重症度を包括的に評価し，治療方針を決める必要がある．

COPDの予防および進行の抑制には，禁煙指導が最重要である．①本数×喫煙年数が200以上，②Tobacco Dependence Screener にて5項目以上の該当，③禁煙の意思あり，の3条件を満たす場合に"ニコチン依存症"として保険診療で治療できる．治療は行動療法と薬物療法を併用する．処方薬にはニコチンパッチと内服薬のバレニクリン（チャンピックス®）がある．詳細は他項を参照(p.486)されたい．

ワクチンは増悪予防に重要である．イン

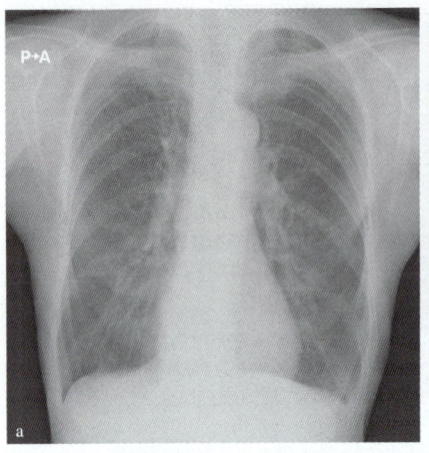

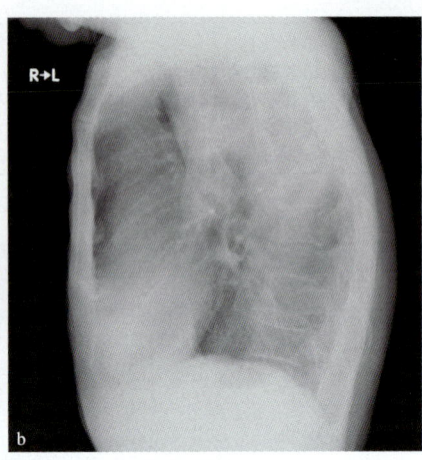

図3 COPD患者の胸部X線〔正面像(a)および側面像(b)〕

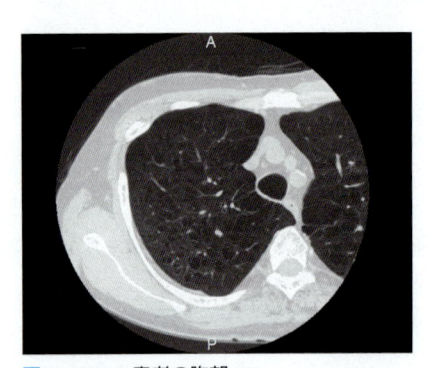

図4 COPD患者の胸部CT

フルエンザワクチンは全てのCOPD患者に，肺炎球菌ワクチン(ニューモバックス®)は65歳以上のCOPD患者および65歳未満で%FEV_1が40%未満のCOPD患者に勧められる．

　気管支拡張薬などの薬物療法は，症状の軽減や増悪予防，QOLや運動耐容能の改善に役立つ．重症度に対応し治療方法を段階的に増強する．軽症のCOPDでは，運動などの必要時に短時間作用型気管支拡張薬(サルタノール®，メプチン®など)を頓用で使用する．中等症では，長時間作用型抗コリン薬(スピリーバ®)，長時間作用型β_2刺激薬(long-acting beta$_2$-agonist：LABA)(セレベント®)などの吸入，メチルキサンチン系薬剤の投与(ユニフィル®など)を検討する．吸入が困難な患者の場合はLABAの貼付剤(ホクナリンテープ®など)の使用も考慮する．気管支喘息合併の場合は，LABAは吸入ステロイド薬(inhaled corticosteroid：ICS)(フルタイド®，オルベスコ®など)との併用がよい．増悪を繰り返す場合はICSの併用が望ましい．LABAとICSの合剤〔アドエア®，シムビコート®(適応は気管支喘息のみ)〕も使用される．喀痰調整薬(ムコダイン®，ムコソルバン®など)やマクロライド(クラリシッド®など)も増悪抑制や自覚症状改善などのため投薬可能である．

　抗コリン薬は，緑内障の合併では禁忌，前立腺肥大症合併の場合慎重投与である．副作用は，抗コリン薬では口渇や尿閉，β_2刺激薬では手の震え，動悸，LABAで筋肉のつりなどみられ，吸入ステロイドでは嗄声や口腔カンジダがしばしば認められる．経口ステロイドを安定期に長期間使用することは，ステロイド・ミオパチーその他副

第10章 各疾患のみかたと対応

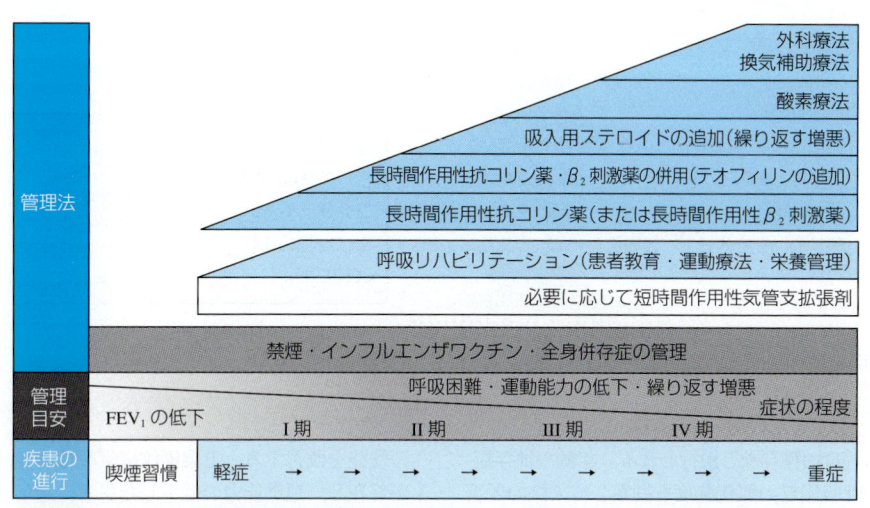

C 慢性気道炎症を原因とする疾患

管理法							
						外科療法 換気補助療法	
					酸素療法		
				吸入用ステロイドの追加（繰り返す増悪）			
			長時間作用性抗コリン薬・β_2刺激薬の併用（テオフィリンの追加）				
			長時間作用性抗コリン薬（または長時間作用性β_2刺激薬）				
		呼吸リハビリテーション（患者教育・運動療法・栄養管理）					
		必要に応じて短時間作用性気管支拡張剤					
	禁煙・インフルエンザワクチン・全身併存症の管理						
管理目安	FEV_1の低下		呼吸困難・運動能力の低下・繰り返す増悪				症状の程度
		I期	II期	III期	IV期		
疾患の進行	喫煙習慣	軽症 →	→ →	→ →	→ →	→	重症

FEV_1の低下だけでなく，症状の程度を加味し，重症度を総合的に判断したうえで治療法を選択する．
増悪を繰り返す症例には，長時間作用性気管支拡張薬に加えて吸入用ステロイドや喀痰調整薬の追加を考慮する．

図5 安定期のCOPD管理（文献1より引用）

作用があり有益性も少ないため推奨されない．

COPDは骨粗しょう症，動脈硬化，抑うつが高頻度に合併することを念頭に置いて診療すべきである．心不全の合併がある場合，心臓選択性のβ遮断薬による気流閉塞の悪化はまれであることが明らかにされており，COPD合併心不全患者では，その使用も検討すべきである．

b 増悪期

増悪の定義は以下の通りである．
"COPDの増悪とは，呼吸困難，咳，喀痰などの症状が日常の生理的変動を超えて急激に悪化し，安定期の治療内容の変更を要する状態をいう．ただし，他疾患（心不全，気胸，肺血栓塞栓症など）の合併による増悪を除く"．増悪は，COPD患者の呼吸機能，生命予後を悪化させる．

増悪の重症度は，呼吸困難の増加，喀痰量の増加，喀痰の膿性化を指標に決定する．

ウイルス感染や細菌感染を防ぐワクチン，増悪の誘因となる喫煙をやめさせることが予防の観点から重要である．

増悪時の薬物療法の基本はABCアプローチ（抗菌薬：antibiotics，気管支拡張薬：bronchodilators，ステロイド：corticosteroids）である．呼吸困難の悪化に対する第一選択薬は，短時間作用性β_2刺激薬（サルタノール®，メプチン®など）の吸入である．ステロイドの全身性投与は，III-IV期の増悪症例，入院管理が必要な症例，呼吸困難が高度な症例などに勧められる．外来管理の場合，プレドニゾロン（プレドニン®など）20～40 mg/日を7～10日投与することが一般的で，漸減の必要性はない．喀痰の膿性化があれば細菌感染の可能性が高いことから，抗菌薬使用が推奨される．外来の場合，H. influenzae, S. pneumoniae, M. catarrhalisなどを標的として経口ニューキノロン薬（クラビット®，ジェニナック®など），アジスロマイシン（ジスロマック®）の投与，経口ペニシリン系薬剤の5～14日

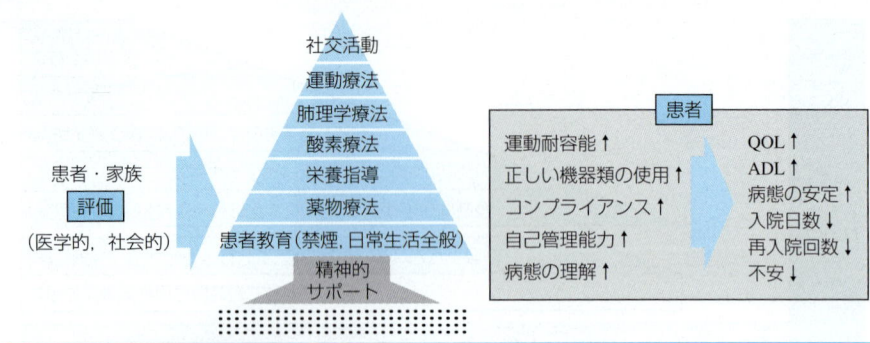

図6 COPDにおける包括的呼吸リハビリテーション(文献4より引用)

程度の投与などが行われる．年齢や併存症，呼吸困難の悪化速度を勘案して入院の要否も考慮する．

高度の低酸素血症が認められる場合は，CO_2 ナルコーシスに注意しつつ酸素投与を併用する．換気補助療法としては非侵襲的陽圧換気療法(NPPV)が第一選択である．

c 種々の治療オプション

安定期のCOPD管理においては，在宅酸素療法，在宅換気補助療法，外科療法，呼吸リハビリテーション(狭義)が有用である．

在宅酸素療法(HOT)が生命予後を改善することは実証されており，慢性呼吸不全患者が適応となる．さらに $PaCO_2$ 55 Torr 以上の高二酸化炭素血症や夜間の低換気などがある症例，増悪を繰り返す症例にはNPPVを第一選択とした在宅人工呼吸療法の導入を考慮する．HOT，NPPVの詳細については他項(p.335, 341)を参照されたい．

内科的治療の治療効果に限界がある場合，肺容量減少手術(lung volume reduction surgery：LVRS)も検討する．同手術は，末梢の血流が欠如し機能していない限局した気腫部分を切除して過膨張を減らし，残存肺の機能を改善する．上葉優位に気腫性病変が偏在し，運動能力の低下した患者に適応を検討すべきである．FEV_1 の改善効果は手術後およそ3年間認められるとされる．

呼吸リハビリテーションは，運動療法が中心であり，その効果は薬物療法に上乗せされる．開始時には，呼吸パターンの修正や柔軟性のトレーニング，維持プログラムとしては，全身持久力トレーニングや筋力トレーニングが主体で，運動習慣がライフスタイルに組み込まれることが望ましい．詳細は他項(p.318)を参照されたい．

Body mass indexの低下が予後の悪化に関連するため，栄養管理は重要である．食事摂取量の増加が難しい場合は栄養補給療法を考慮するが，炭水化物の過剰投与は二酸化炭素の産生を増加させて換気の負担になる可能性があるとされ，注意すべきである．

運動療法だけでなく，薬物療法，酸素療法，栄養指導，患者教育などを含めた治療全体を包括的にとらえて患者のリハビリテーションを進める，とする考えを，"包括的呼吸リハビリテーション"と呼ぶ(図6)．アクションプラン，医療における地域連携なども重要な要素といえる．

御法度!!

- COPD の診断および病期決定には，気管支拡張薬吸入前でなく吸入後の FEV_1/FVC，$\%FEV_1$ を用いねばならない．
- 安定期 COPD の管理に，経口ステロイド投与は推奨されない．
- 在宅酸素療法は，慢性呼吸不全における予後などの改善を目指して導入するべきであり，息苦しさなどから安易に導入してはいけない．

文献

1) COPD（慢性閉塞性肺疾患）診断と治療のためのガイドライン第 2, 3 版．メディカルレビュー社．2004 および 2009 年．
2) National Institute of Health, National Heart, Lung, and Blood Institute Global Initiative for Chronic Obstructive Lung Disease : Global strategy for the diagnosis, management, and prevention of chronic obstructive pulmonary disease. 2001.
3) Fukuchi Y, et al. Respirology 2004 ; **9** : 458-65.
4) 木田厚瑞：包括的呼吸リハビリテーション，チーム医療のためのマニュアル．メディカルレビュー社，東京，1998

日本医科大学呼吸ケアクリニック　**石井健男**

3 囊胞性肺疾患

1 基本的な考え方

肺囊胞とは肺内に形成される囊状の構造物のことで，結核や腫瘍に起因する空洞など肺組織の破壊によるものを除外するとの定義があるが，病理学や画像診断学の立場からも各々の定義がなされていて統一された明確な見解はない．肺に囊胞を形成する疾患は先天性，後天性含めて様々な原因があるが，気胸・囊胞性肺疾患学会によって肺囊胞分類[1]がなされている（表）．本項では日常臨床上で重要と思われる疾患を中心に述べる．

2 気腫性肺囊胞

a ブラ(bulla)，ブレブ(bleb)

ブラ(bulla)は肺胞間の隔壁の破壊により肺胞が融合して生じた気腔で，ブレブ(bleb)は胸膜弾性板の直下に空気が貯留したものと定義されるが，臨床的に区別することは困難で，一括して気腫性肺囊胞（ブラ，ブレブ）と呼ぶことが多い．若年者自然気胸は肺尖部のブラ，ブレブの破裂によって発症するものと考えられている[2]．ブラ，ブレブは胸部単純X線写真で確認できることもあるが，胸部CTでより容易に確認できる（図1a, b）．

b 巨大気腫性肺囊胞

一側胸腔の1/3以上を占める囊胞は巨大気腫性肺囊胞と定義され，両側性にみられることもまれではない．囊胞内は肺血管陰影が認められないので気胸との鑑別が重要である．巨大肺囊胞では無血管領域でも線状，索状の陰影がしばしば認められることや，辺縁が正常肺に向かって凸の形態をとるが，胸部CTではより容易に鑑別診断可能である（図2a, b）．

表 肺囊胞分類(2008年)（文献1より一部改変）

Ⅰ）気腫性肺囊胞
  1. ブラ(bulla)，ブレブ(bleb)
  2. 巨大気腫性肺囊胞
  3. ニューマトセル
  4. 間質性肺気腫
  5. 外傷後肺囊胞
  6. 肺葉性肺気腫

Ⅱ）気管支性肺囊胞
  1. 気管支性肺囊胞（狭義）
  2. 囊胞性気管支拡張症
  3. 気管支閉鎖症
  4. 肺分画症
  5. 気管支肺・前腸奇形
  6. 先天性囊胞性腺腫様奇形

Ⅲ）リンパ管性肺囊胞
  1. リンパ管腫様囊胞
  2. 先天性肺リンパ管拡張症

Ⅳ）寄生虫性肺囊胞
  1. 包虫症
  2. 肺吸虫症

附）全身疾患と肺囊胞
  1. ランゲルハンス細胞組織球症
  2. リンパ脈管筋腫症
  3. 囊胞性肺線維症
  4. マルファン症候群
  5. エラース・ダンロス症候群

囊胞の増大により隣接する正常肺組織が圧迫されて無気肺となっていることが多く，手術により囊胞が切除されると圧迫されていた正常肺の含気が得られて呼吸機能が回復する．肺囊胞が進行性に増大する場合は手術適応があるが，その他に囊胞壁に肺癌の発生をきたす場合があり（図3a, b），増大傾向がなくても囊胞壁の肥厚や囊胞内腔への液貯留がみられる場合も手術適応とな

第10章　各疾患のみかたと対応

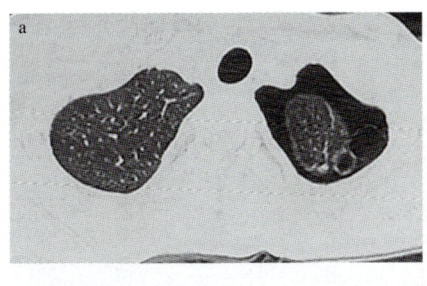

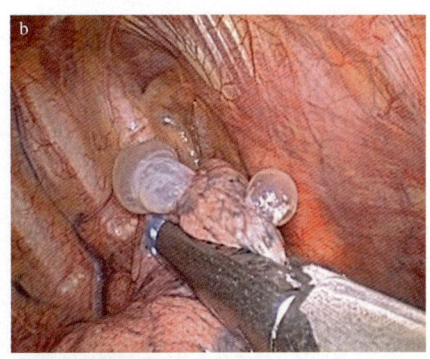

図1　肺尖のブラ．a)：胸部CT写真　b)：胸腔鏡手術時の肉眼所見

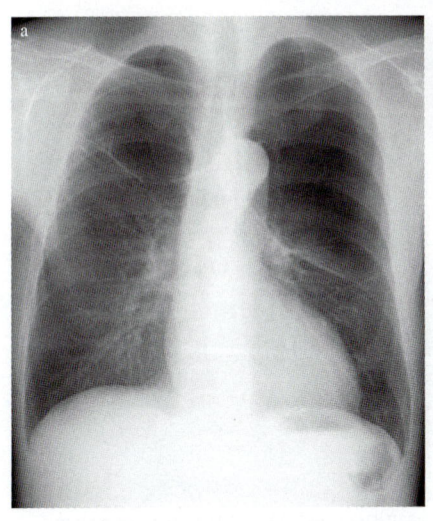

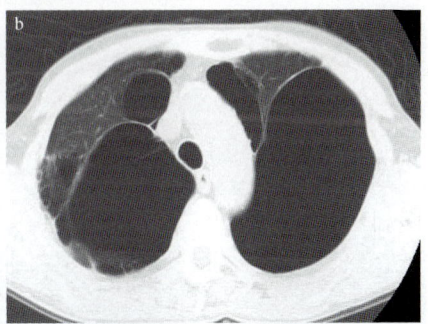

図2　巨大気腫性肺囊胞．a)：胸部単純X線写真では気胸との鑑別が重要である．b)：胸部CT写真では正常肺に向かって凸の形態をとるので鑑別できる．

C　慢性気道炎症を原因とする疾患

る．まれに炎症を契機に囊胞が縮小，消失することも報告されている[3)]．

c 肺葉性肺気腫

新生児，乳児にみられ，気管支の狭窄による air trapping により罹患肺葉が膨張拡大して周囲組織を圧排する．先天性の気道の形成異常だけでなく炎症や腫瘍，心疾患など様々な原因で発症しうる．無症状のものから呼吸困難，チアノーゼなど致死的なものまであり，通常は気腫化した肺葉の切除手術を行う．手術に際して麻酔による陽圧換気は気腫化肺葉を増悪させるので麻酔

医と連携した迅速な手術が必要である．巨大肺囊胞と同様に気胸との鑑別が重要である．

3　肺気腫に対する lung volume reduction surgery

わが国では喫煙が主な原因である肺気腫症は進行性の慢性疾患で投薬，酸素投与，呼吸リハビリテーションなどの治療が行われる．進行すると肺の過膨脹により横隔膜は下降平坦化して固定され胸郭の運動が著しく制限される．そうした場合に気腫化の

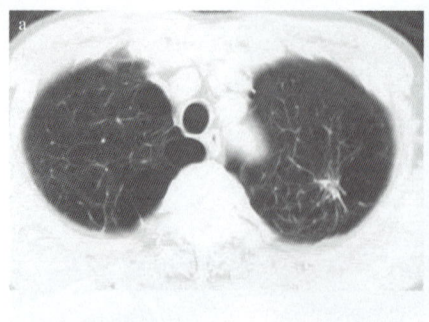

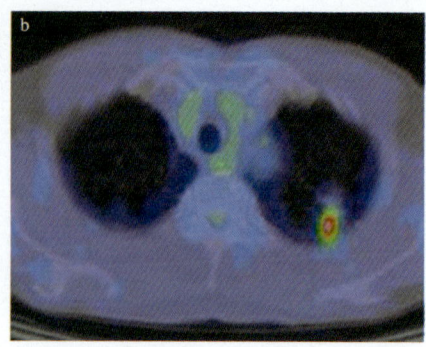

図3 72歳男性．肺癌を合併した気腫性肺嚢胞．a)：胸部CT写真で嚢胞壁の一部に肥厚と腫瘤性の変化を認める．b)：FDG-PETで高集積を認め生検にて肺腺癌と診断された．

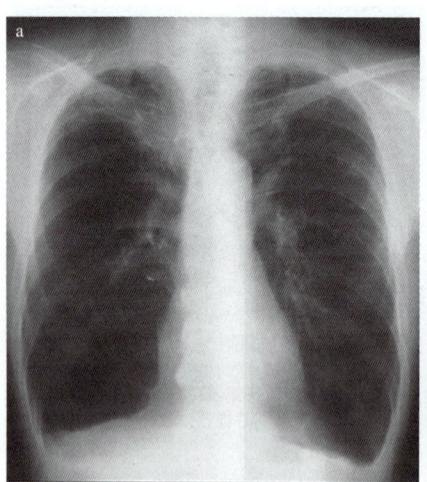

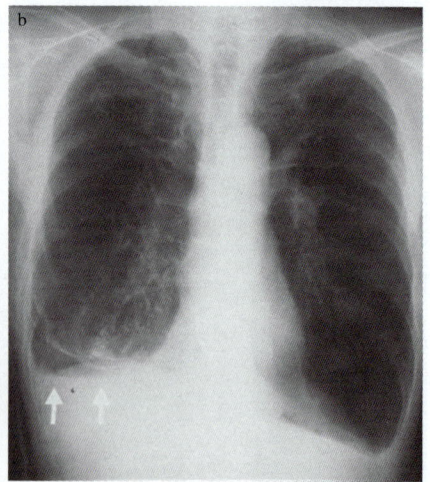

図4 LVRS．a)：術前．肺気腫により横隔膜は下降平坦化し低肺機能である（$PaO_2 = 35.0$ Torr，$PaCO_2 = 62.8$ Torr，VC $= 1,400$ mL，$FEV_1 = 390$ mL，Hugh-Jones Ⅴ）．b)：右側手術後．横隔膜は上昇し（矢印）呼吸機能は著明に改善した（$PaO_2 = 69.0$ Torr，$PaCO_2 = 38.0$ Torr，VC $= 1930$ mL，$FEV_1 = 720$ mL，Hugh-Jones Ⅲ）．

高度な部分を切除することにより胸腔内に可動の余裕を作り，呼吸機能を改善する手術がlung volume reduction surgery（LVRS：肺容量減量手術）である（図4）．LVRSは症状の重篤な重症の肺気腫患者ほど効果があるが，手術のリスクは高く，効果は長期間継続することなく長くても4～5年で手術前と同様の状況に戻ってしまうことが確認されていて，あくまでも姑息的な治療としての位置づけであり，最近では極めて限られた症例にのみ施行されている．

4 気管支性肺嚢胞（狭義）

前腸から呼吸器系器官が分化する過程で組織の一部が遺残分離したもので，縦隔や肺内に嚢胞として認められる．無症状で胸部異常陰影として発見されることが多く，縦隔発生の場合は縦隔腫瘍として扱われる．

まれに囊胞が増大して周囲組織の圧迫症状を生じることや，囊胞内に感染や気道との交通を生じて症状をきたす場合がある．

確定診断は，切除手術による病理組織学的検索による．囊胞の内容は壁の気道上皮から分泌される粘液で充満し，壁は気道上皮，軟骨，気管支腺，平滑筋などの気管支構造を有する．しかし必ずしもこれら全ての構造が壁内にあるとは限らない．また，気道と食道の原基が同じことから食道囊胞との鑑別もしばしば困難である．

5 その他の囊胞性肺疾患

a 肺リンパ脈管筋腫症（lymphangio-leiomyomatosis：LAM）

妊娠可能年齢の女性に発症し，平滑筋細胞に類似した未熟な細胞（LAM）細胞が増殖する疾患で肺病変が好発する．腎血管脂肪腫（angiomyolipoma）を合併することもある[4]．肺病変は LAM 細胞の増殖により末梢気道が狭窄，閉塞して air trapping をきたし，肺胞が破壊されて多数の囊胞を形成して特徴的な CT 画像を呈する（図5）．難治性の気胸を繰り返すことが多い．遺伝子変異が検出されるなど病態の解明は進んでいるが，進行性の疾患で現時点では有効な治療はなく，ホルモン治療などが行われる．重症例は肺移植の対象疾患である．

b ランゲルハンス細胞組織球症 （Langerhans cell histiocytosis）

ランゲルハンスの増殖を中心とする肉芽腫性変化を生じる疾患で，喫煙との関

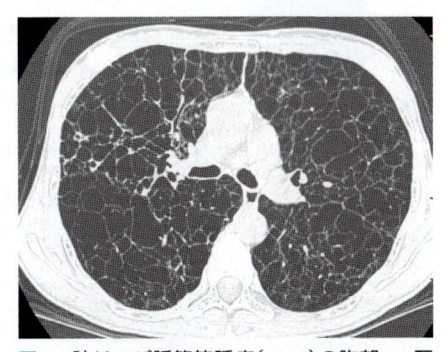

図5 肺リンパ脈管筋腫症（LAM）の胸部 CT 写真．境界明瞭な薄壁の囊胞を両側にびまん性に認める．

係が認められる喫煙関連肺疾患の1つである．肺では X 線上，網状影と大小の囊胞状陰影が上葉優位に認められる．一般に予後は良好であり，禁煙によって改善することが多いが，進行例や重症例に対しては明確な根拠はないが，ステロイド治療が行われる．

> ⚠ **Pitfall**
> ・巨大肺囊胞や新生児，乳児の肺葉性肺気腫では気胸との鑑別が重要である．
> ・高齢者の気腫性肺囊胞は肺癌の併存に注意を要する．
> ・lung volume reduction surgery（LVRS：肺容量減少手術）の効果は一時的であり，姑息的手術である．
> ・気管支囊胞は多くの場合縦隔に発生し縦隔腫瘍として扱われる．
> ・全身疾患に伴う囊胞性肺疾患がある．

文献

1) 日本気胸・囊胞性肺疾患学会編：気胸・囊胞性肺疾患規約・用語・ガイドライン（2009年版）．金原出版．東京．2009；15-19．
2) 大畑正昭：自然気胸．克誠堂出版．東京1982，12-15．
3) 金子公一，ほか：気胸．1998；**1**(1)：216-219．
4) 林田美江，ほか：日呼吸会誌．2008；**46**(6)：425-427

埼玉医科大学国際医療センター呼吸器外科　**金子公一**

C 慢性気道炎症を原因とする疾患

4 気管支拡張症

> **Don't Forget!**
> - 気管支拡張症は非可逆的な気管支内腔の拡張をきたす病態と定義されている．
> - 診断には，胸部HRCTが有用で，近年は非結核性抗酸菌症に伴う症例が増加している．
> - 治療は，原因疾患に対する治療と気管支拡張症の症状に対する治療に分けられる．

1 基本的な考え方

　気管支拡張症（bronchiectasis：BE）は亜区域支より末梢の気管支の非可逆的拡張をきたす病態を表現する病名である．気管支拡張症をきたす原因疾患は先天性因子と後天性因子に分類され，気道感染を繰り返す症候群である．症状は血痰や喀血を認めることもあるが，無症状で胸部X線や胸部CT検査で偶然発見されることもある．慢性副鼻腔炎の有無を問診することも重要で，もしあれば副鼻腔気管支症候群の検索が必要となる．診断には画像検査，特に胸部HRCTが重要である．

　治療は，原因疾患に対する治療と気管支拡張症の症状に対する治療に分けられる．原因疾患に対する治療は，非結核性抗酸菌症に対する治療のように抗菌作用を期待して行う場合とびまん性汎細気管支炎に対するマクロライド療法のように抗炎症作用を期待して行う場合がある．気管支拡張症の症状に対する治療は，喀痰や気道内分泌物の貯留の軽減のための吸入療法や去痰薬投与などがあげられる．

2 疾患の解説

　気管支拡張症は気管支内腔の非可逆的な拡張をきたす病態と定義されている[1]．気管支壁の繰り返す炎症が周囲間質の線維化を起こし，気管支壁が脆弱化する．このような気管支壁が牽引された結果，恒久的な気管支の拡張が起こる．気管支拡張症は原因疾患により，表に示すように先天性と後天性因子に分類され，1つの疾患ではなく，様々な病態のend stageを総合した呼び名となっている．先天性の気管支壁異常・気管支軟骨の形成不全などが要因となる疾患は，Williams-Campbell症候群などがあげられる．

　原発性線毛運動不全症（primary ciliary dyskinesia：PCD）は線毛の機能不全症であり，気道の感染防御機能が低下しているために，慢性下気道感染が進行すると気管支拡張症の進展をきたす．Kartagener症候群は，内臓逆位，慢性副鼻腔炎，気管支拡張症を三徴とする症候群でPCDの一部分症と考えられている．後天性では，肺炎を繰り返す小児などで二次的な線毛運動異常により気管支拡張症が誘導されるといわれている．また，炎症にアレルギー反応が合わさって気管支拡張症を生じる疾患として，アレルギー性気管支肺アスペルギルス症（ABPA）があげられる．膠原病の慢性関節リウマチの症例で約半数に気管支拡張症が認められる．

3 症 状

　咳嗽，喀痰を伴うことが多い．感染の合

表 気管支拡張症の原因疾患

1. 先天性

原発性線毛機能不全
　PCD，Kartagener 症候群
気管支構造の異常
　Williams-Campbell 症候群，Mounier-Kuhn 症候群
分泌異常
　嚢胞性線維症（CF）
免疫異常
　免疫グロブリン欠損，低下症（IgA，IgG サブクラス）
その他
　びまん性汎細気管支炎，Marfan 症候群，肺分画症，α1-アンチトリプシン欠損症

2. 後天性

感染症
　①乳幼児期の肺炎，麻疹，百日咳，アデノウイルス感染
　②結核，非結核性抗酸菌症，真菌症，HIV 感染症
閉塞性
　気管支内腫瘍，異物，リンパ節腫大
毒性物質吸入・誤嚥
膠原病
　慢性関節リウマチ，全身性エリテマトーデス，Sjögren 症候群，再発性多発性軟骨炎
その他
　潰瘍性大腸炎，Crohn 病，Young 症候群，yellow nail 症候群

併（急性増悪）を繰り返すこともある．下気道感染症を慢性に持続すると，気管支動脈が増生し，血痰・喀血を起こす．慢性副鼻腔炎を伴うものもあり，副鼻腔気管支症候群と総称される．身体所見では，ばち指を認めることが多く，聴診所見では吸気時に水疱音（coarse crackle）を聴取する．

4 診 断

a 検査所見

急性増悪時には白血球数，CRP，赤沈の上昇がみられるため，定期的な経過観察が必要である．下気道感染症や肺炎などの感染増悪をきたすことがあるため，喀痰の細菌培養，抗菌薬への感受性検査は重要である．

b 画像所見

1）胸部 X 線写真

気管支壁の肥厚（tram line）や嚢胞（cyst）様陰影が認められ（図1），拡張した気管支内部に分泌物が貯留すると棍棒様にみえ（mucoid impaction），拡張した複数の気管支に分泌物が溜まると手袋状陰影（gloved finger sign）にみえる．病変の広がりからは限局性とびまん性に分けられる．

2）胸部 CT 写真

胸部 CT が気管支拡張症の確定診断には必須の検査となっている．拡張した気管支内部に分泌物が貯留している所見を示した（図2）．また，HRCT で気管支拡張症の診断基準が確立されている．大基準として，隣接した動脈より気管支径が拡張，気管支の先細りの欠落，肺野に 1～2 cm 大の気管支があげられ，小基準として，過度の気

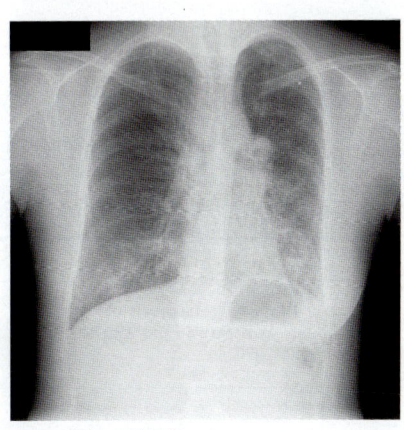

図1　胸部 X 線写真

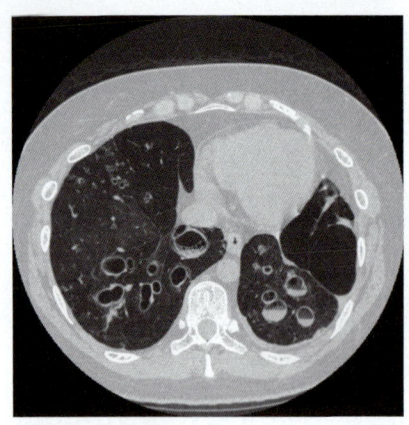

図2 胸部 CT 写真

管支壁肥厚,粘液栓,気管支の集簇があげられる[2].

c 鑑別診断

気管支拡張症の診断は画像診断(特に胸部 CT 検査)により拡張性病変を確認すれば容易である.アレルギー性気管支肺アスペルギルス症,びまん性汎細気管支炎,肺抗酸菌感染症が鑑別疾患としてあげられるが,びまん性気管支拡張症の中では基礎疾患の鑑別診断も重要となる.

5 治 療

原因疾患に対する治療では,乳幼児期の肺炎や百日咳,成人期の非結核性抗酸菌症に対してマクロライド系抗菌薬を主体とした治療が行われる.気管支拡張症の症状に対する治療では急性増悪の頻度を減らしながら QOL の改善が重要になる.そのためには,気道分泌物のスムーズな排泄(呼吸リハビリテーションや去痰薬)と慢性炎症のコントロールが必要である.

a 抗菌薬治療

急性増悪時には,初期では肺炎球菌,インフルエンザ菌,進行すると緑膿菌が原因菌となりやすい.喀痰を採取し,グラム染色を行って原因菌を同定することが重要である.

b マクロライド療法

マクロライドの少量持続投与(投与法はびまん性汎細気管支炎に準じる)は,抗炎症作用および免疫制御作用,気道分泌抑制作用,細菌機能のモジュレーションを期待して行われる治療法で試みる価値があると思われる.

c 喀血に対する治療

一部に大量喀血をきたす症例もあり,こうした症例は気管支動脈塞栓術もしくは外科的切除の適応となる.

御法度!!

- 基礎疾患,背景疾患の原因を鑑別することが治療法の選択で重要となる.
- 確定診断には,画像検査特に胸部 CT が必須である.
- 治療では呼吸リハビリテーションや去痰薬投与といった円滑な排痰が重要である.

文献

1) Fraser RG, *et al.* Diagnosis of diseases of the chest. WB Saunders, Philadelphia, 1990 ; 2186-2220.

2) McGuinnes G, *et al. Radiol Clin North Am* 2002 ; **40** : 1-19.

川崎医科大学呼吸器内科 **小橋吉博**

C 慢性気道炎症を原因とする疾患

5 副鼻腔気管支症候群

> **Don't Forget!**
> - ☐ 上気道疾患の慢性副鼻腔炎に下気道疾患の慢性気管支疾患の合併した症候群である.
> - ☐ 診断には長期持続する咳嗽および後鼻漏,鼻汁といった症状の存在が重要である.
> - ☐ 治療は,14員環マクロライドを中心とした少量長期投与法が基本である.

1 基本的な考え方

1. 基本的な考え方

副鼻腔気管支症候群(sinobronchial syndrome:SBS)は,上気道疾患である慢性副鼻腔炎に慢性下気道疾患である気管支拡張症,慢性気管支炎,びまん性汎細気管支炎などを合併したもので,特殊なタイプとして primary ciliary dyskinesia, Kartagener症候群,免疫不全症(免疫グロブリン欠損,低下症), cystic fibrosis, Young症候群,yellow nail症候群などがあげられる.

日本呼吸器学会から発表された『慢性咳嗽に関するガイドライン』[1]では,慢性咳嗽の主な原因の1つにSBSをあげており,その診断基準を表1に示した.初発症状は喀痰,咳嗽が多く病歴上,上気道炎症状が先行していることが多く,副鼻腔炎の既往歴や手術歴を有する例が少なくない.後鼻漏,鼻汁といった症状を伴うことがあり,咽頭部で後鼻漏の存在を直接確認できることもある.

病因に関しては,上気道と下気道の病変のいずれが先行し,他方の病因となるのかが大きな問題であった.即ち上向説,下向

表1 副鼻腔気管支症候群の診断基準

1. 呼吸困難発作を伴わない咳嗽が8週間以上継続.
2. ①後鼻漏,鼻汁および咳払いといった副鼻腔炎に伴う自覚症状
   ②上咽頭や中咽頭における粘液性ないし粘液膿性の分泌物の存在ないし敷石状所見といった副鼻腔炎に伴う他覚所見
   ③鼻汁中における好中球の存在といった他覚所見
   ④副鼻腔単純X線写真ないし副鼻腔CT検査における副鼻腔炎を示唆する所見の4つの所見のうち,1つ以上を認める.
3. 喀痰に肺胞マクロファージと多数の好中球を認めるが,好酸球は認めないかごく少数
4. 気道可逆性は陰性
5. 気道過敏性は亢進していない
6. 咳感受性は亢進していない
7. 14,15員環マクロライド系抗菌薬や去痰薬が有効

(上記の1~7の全てを満たす)

説であるが，現在では感染防御機構破綻説があげられている．

治療は，通常マクロライド療法の単独ないしは去痰薬との併用が有効である．こうした治療を3か月以上行っても有用でない場合には副鼻腔炎に対する手術療法が考慮される．

2 概念と病態

わが国では1979年に三上らが"副鼻腔気管支症候群"の臨床像をまとめ，下気道病変を慢性気管支炎，気管支拡張症，びまん性汎細気管支炎の3つに分類し，疾患概念を初めて報告した[2]．このSBSは遷延性および慢性咳嗽を呈する代表的疾患群であり，胸部の画像所見，呼吸機能検査で明らかな異常を呈しないSBSの頻度は多く，臨床医にとっては大切な疾患である．

SBSという概念には様々な疾患が含まれている（表2）．わが国では，SBSをきたす疾患の中にびまん性汎細気管支炎（DPB）も含まれるが，DPBに関しては次項で解説したい．

3 各疾患・症候群についての解説

a 原発性線毛運動不全症（primary ciliary dyskinesia）

全身臓器の線毛の超微形態異常による機能障害のため，気道の重要な防御機構の1つである上・下気道上皮の粘液線毛クリアランスが低下する．このため，細菌の増殖，慢性の気道感染を生じてくるとされている．小児期から繰り返す上・下気道感染症を主徴とし，慢性副鼻腔炎，中耳炎，慢性気管支炎，気管支拡張症，男性不妊，角膜異常，嗅覚障害などが認められる．約半数の症例で右胸心，内臓逆位がみられ，これらがKartagener症候群として古くから有名である．

診断には，問診が重要であり，慢性的に

表2 副鼻腔気管支症候群に含まれる疾患，病態

1. びまん性汎細気管支炎
2. primary ciliary dyskinesia，Kartagener症候群
3. 免疫グロブリン欠損・低下症（IgA，IgGサブクラス，IgE）
4. common variable immunodeficiency
5. Young症候群
6. bare lymphocyte症候群
7. yellow nail症候群
8. cystic fibrosis

（杉山幸比古：副鼻腔気管支症候群．日本臨床 1999；57：2119-2122より引用）

咳嗽，膿性痰がないか，また鼻閉感，鼻汁などの慢性副鼻腔炎の症状に注意する．家族歴や右胸心，内臓逆位の存在，男性不妊の有無も診断の糸口となる．副鼻腔炎のチェックとして副鼻腔X線像，CTも行う必要がある．確定診断のためには，線毛の超微形態像の電子顕微鏡による確認を行う．

b 免疫グロブリン欠損・低下症（IgA，IgGサブクラス，IgE）

免疫グロブリン欠損・低下症では気道における液性免疫能の低下により慢性の気道感染症が生じている．診断は，各種免疫グロブリンを測定すれば容易にできる．

c bare lymphocyte syndrome（BLS）

BLSではHLAクラスⅠ抗原の発現が欠損している先天性の疾患でこれにより免疫応答に障害が生じる免疫不全症である．診断は，HLAタイピングでクラスⅠ抗原が検出されないことで鑑別できる．

d cystic fibrosis（CF）

CFは塩素イオンチャネル（CFTR）の遺伝子異常で，常染色体劣性遺伝を示す．白人に多いが，わが国では極めてまれである．気道上皮細胞のイオン輸送に障害があり，粘液の粘度が高くなって気道クリアランスが低下する．そのため慢性気道感染や気管

支拡張症を生じ，進行すると緑膿菌のcolonizationが問題となる．診断は家族歴，関連臓器の症状，汗中のCl⁻濃度＞60mEq/Lが有用である．

e　Young症候群

Young症候群は原発性線毛運動不全症と異なり，精子の構造に異常はなく，閉塞性無精子症の形式をとる．しかし，臨床像は原発性線毛運動不全症と同様に男子不妊を伴ったSBSである．

4　治療

SBSの治療は，慢性副鼻腔炎と慢性下気道炎症性疾患の合併症に対して行われる．SBSの治療もDPBで導入された14員環マクロライドを中心とする少量長期投与療法が基本である．急性増悪に対しては，ニューキノロン系抗菌薬を2週間までの短期に限って十分量投与する．喀痰貯留は気道感染を増悪させ，咳嗽も含めた臨床症状の増悪をきたしてくる．そのため，喀痰の多い患者には気道浄化療法も重要である．喀痰喀出困難な症例には，生理食塩水や去痰薬，気管支拡張薬などの吸入療法も考慮し，また体位ドレナージなどの理学療法も症状の改善に有効なことがある．

> **御法度‼**
> - SBSは遺伝的素因も含めて多数の疾患を含むので，その病因の検索は重要である．
> - 診断には副鼻腔X線およびCTが重要であるため，忘れずに行う．
> - 治療にはマクロライド少量長期投与療法が有効であるため，診断後直ちに行う．

文献

1) 日本呼吸器学会慢性咳嗽に関するガイドライン作成委員会．日本呼吸器学会，2005．
2) 三上理一郎，他．日本医事新報 1979；2892：3-12．

川崎医科大学呼吸器内科　**小橋吉博**

C 慢性気道炎症を原因とする疾患

6 びまん性汎細気管支炎

Don't Forget!

- 発症には人種特異性があり，日本人ではHLA-B54遺伝子異常との関連性が強い．
- 気道の防御機能が低下しているため，呼吸細気管支領域に慢性炎症を発症する．
- 治療は，従来難治性であったがマクロライド療法の導入で予後は著しく改善した．

1 基本的な考え方

びまん性汎細気管支炎（DPB）の患者では，気道の防御機能が低下しているため，下気道に細菌感染を繰り返す．細菌は外毒素を産生し，感染部位には好中球が集積してエラスターゼや活性酸素により上皮細胞の障害をきたす．病変の主座は呼吸細気管支にあり，細気管支壁はリンパ球などの炎症細胞浸潤により肥厚し，狭窄や閉塞をきたす．この結果，狭窄部位より中枢側は気管支拡張，末梢側には air trapping のため気腔の拡大を生じる．頻回に下気道感染症を繰り返すうち，原因菌は初期から中期にかけてインフルエンザ菌であったものが進展すると緑膿菌に菌交代を生じる．感染と炎症の悪循環から次第に気管支拡張は進展し，呼吸不全に至る．

治療は，現在マクロライド療法が中心であるが，この場合のマクロライドは抗菌薬としてではなく，気道炎症を抑える働きをしていると考えられている．マクロライドの新作用として，気道の過剰分泌の抑制，気道上皮細胞などからの好中球遊走因子IL-8産生の抑制，細菌機能のモジュレーション，呼吸器系ウイルスによる生体内の過剰なサイトカイン・ストームの抑制などいろいろな機序をもつとされている．

2 疾患の解説

DPBは1960年代にわが国の本間，山中らによって確立された疾患で両側びまん性に呼吸細気管支領域の慢性炎症を特徴とする[1]．臨床的には慢性副鼻腔炎を伴う慢性下気道感染症の形式をとり，副鼻腔気管支症候群の一型と考えられている．

DPBの発症に男女差はなく，発症年齢は40〜50歳代をピークとして若年から高齢者まで幅広く，日本での有病率は1995年時点で10万人あたり3.4とされている．

DPBの発症要因は明らかではないが，何らかの環境要因と内的要因の相互作用により発症する多因子疾患とされている．DPBの発症は東アジア地域に集中しているのに対して，欧米では非常にまれというように人種特異性があること，家族発症がみられること，高率に慢性副鼻腔炎を合併あるいは既往にもつことなどから何らかの遺伝的要因が関与していることが以前から指摘されていた．DPBにおけるヒト白血球抗原（HLA）との関連は日本人ではHLA-B54抗原との関連性が強いのに対して，韓国人ではHLA-A11抗原との関連が強いといったように日本と韓国でそれぞれ違うHLAと疾患との関連がみられることから，HLA-A遺伝子座とHLA-B遺伝子座の間にDPB

3 症状

主要な症状は長期に持続する咳嗽，大量の膿性痰，進行する労作時の息切れがあげられる．大半の症例が慢性副鼻腔炎を合併しているため，鼻閉感，後鼻漏などの症状を伴うことが多い．身体所見では，吸気時に両側肺底部にcoarse crackleが聴取される．

4 診断

a 検査所見

慢性炎症を反映して，末梢血白血球数増加，CRP高値，赤沈亢進を認める．また，80％の症例では寒冷凝集素価の上昇（64倍以上）を認める．

呼吸機能検査では閉塞性換気障害が主体であるが，進行すると肺活量が減少し，残気量が上昇する．

細菌学的検査では，主要な原因微生物として初期から中期にかけてはインフルエンザ菌や肺炎球菌などの感染が多いのに対して，進行すると緑膿菌への交代を生じる．緑膿菌はいろいろな菌体外毒素の産生やバイオフィルムを形成し，難治性の慢性気道感染症となる．

b 画像所見

1）胸部X線写真（図1）

肺野は全体に過膨張で，両側中下肺野を中心にびまん性粒状影，小結節影を認める．こうした所見に中葉舌区から始まる気管支拡張像が加わっていく．

2）胸部CT写真（図2）

①びまん性の小葉中心性小粒状影，②分岐する線状陰影，③気道壁の肥厚と拡張像がみられる．

c 鑑別診断

DPBの診断の手引きを表に示す．持続する咳嗽，喀痰と労作時の息切れがあり，慢性副鼻腔炎の合併，びまん性の小葉中心性粒状影などの特徴的な画像所見を認めればDPBと診断できる．ただし，正確な病理学的診断を得るためには，胸腔鏡下肺生検などの外科的肺生検が必要となる．

5 治療

DPBの基本治療はマクロライド療法である．早期の症例に治療を開始するほどより高い治療効果が得られるため，診断後は直ちに治療を開始する．治療は通常，エリスロマイシン（EM）を400〜600 mg/日，分2もしくは分3の経口投与で6か月〜数

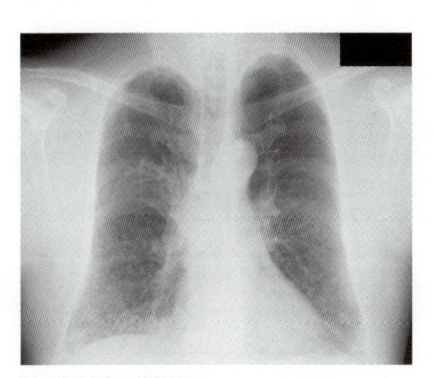

図1　胸部X線写真

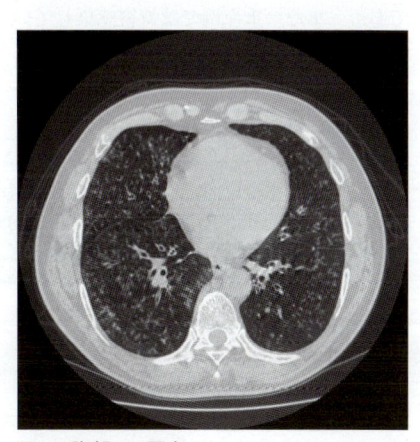

図2　胸部CT写真

表 びまん性汎細気管支炎の診断の手引き

主要臨床所見

(1) 必須項目
　①臨床症状：持続性の咳，痰および労作時息切れ
　②慢性副鼻腔炎の合併ないし既往
　③胸部 X 線または CT 所見
　　胸部 X 線：両肺野びまん性散布性粒状影または胸部 CT：両肺野びまん性小葉中心性粒状病変
(2) 参考項目
　①胸部聴診所見：断続性ラ音
　②呼吸機能および血液ガス所見：1 秒率低下(70% 以下)および低酸素血症(80 Torr 以下)
　③血液所見：寒冷凝集素価高値

臨床診断

(1) 診断の判定
　確実：上記主要所見のうち必須項目①②③に加え，参考項目の 2 項目以上を満たすもの
　ほぼ確実：必須項目①②③を満たすもの
　可能性あり：必須項目のうち①②を満たすもの
(2) 鑑別診断
　鑑別診断上注意を要する疾患は，慢性気管支炎，気管支拡張症，原発性線毛運動不全症，閉塞性細気管支炎，囊胞性線維症などである．病理組織学的検査は本症の確定診断上有用である．

(厚生省特定疾患びまん性肺疾患調査研究班班会議，平成 10 年 12 月 12 日より引用)

年間行う．もし，肝障害，胃腸障害などの副作用が生じた場合は同じ 14 員環マクロライドのクラリスロマイシン(CAM)，ロキシスロマイシン(RXM)に変更してもよい．EM 療法中の感染等による急性増悪に対しては，ニューキノロン系抗菌薬が有用である．また，重症例では持続感染している緑膿菌自体が急性増悪の原因菌になることがあるので，カルバペネム系抗菌薬の投与が勧められる．マクロライド療法は，軽症例のみでなく重症例においても急性増悪の回数の減少を認めたり，急性増悪の予防にも有効とされてきていることから，進行例においても根気よく，長期間にわたってマクロライド療法を継続していくことが重要と思われる．

御法度!!

- 副鼻腔炎の合併を忘れず，耳鼻科医への相談も必要である．
- 補助的診断に寒冷凝集素価，HLA-B54，呼吸機能検査も有用なので忘れずに行う．
- 治療はマクロライド少量長期療法を診断後直ちに開始する．

文献

1) Homma H, et al. Chest 1983；**83**：63-69.
2) 土方美奈子, 他. 日本胸部臨床 2010；**69**：717-722.

川崎医科大学呼吸器内科　**小橋吉博**

7 閉塞性細気管支炎

Don't Forget!

- 細気管支領域での包囲性狭窄や細気管支内腔の閉塞をきたす疾患である．
- 原因不明の進行性閉塞性肺機能障害では鑑別診断にあげることが重要．
- 血液幹細胞移植，肺移植の移植後合併症として重要である．

1 疾患の概説

閉塞性細気管支炎（bronchiolitis obliterans：BO）は特発性あるいは様々な原因によって引き起こされる細気管支領域での包囲性狭窄や細気管支内腔の閉塞をきたす疾患である．本疾患は病理学的には constrictive bronchiolitis であり obliterative bronchiolitis とも呼称される．特発性のほか，膠原病（特に関節リウマチ）やウイルス，マイコプラズマ感染症，薬剤副作用などが原因となりうる．従来はまれな疾患であったが，近年では，臓器移植後（血液幹細胞移植後，肺移植後）に発症する BO が問題となっている．1996年に台湾から *Sauropus androgynus*（日本名はアマメシバ）摂取に伴う BO の発症が報告され，日本でも，2003年に症例が報告されアマメシバは発売禁止となっている．

2 症状・経過

進行性の呼吸困難が主要な症候である．乾性咳嗽や労作時呼吸困難などの自覚症状で発症し，不可逆性に進行し重篤な閉塞性呼吸機能障害を生じる．移植後の BO は移植2〜6か月で発症する．発症のリスクファクターとして慢性 GVHD の存在，移植時の高年齢，移植後100日以内のウイルス感染，全身放射線照射の併用などが知られている．

3 診断

肺機能検査では，不可逆性の閉塞性障害を示し残気量も増加する．胸部 X 線写真は，ほぼ正常か，過膨張を示す．CT においても病勢が進行しなければ，異常と捉えられる所見は乏しいが，高分解能 CT（high-resolution CT，HRCT）の呼気相での撮影（モザイク様陰影）が有用であるとされているが（図1），異常を指摘できない場合もある．肺血流・肺換気シンチグラムでは，同一部位の多発性陰影欠損を認めることがあり（図1），異常所見が乏しい胸部 X 線写真と対照的である．

閉塞性細気管支炎の確定診断には組織診断が重要であるが，1秒量の低下をはじめ肺機能が悪く，外科的肺生検に適さない症例も少なくない．さらに本疾患は細気管支領域に限局して病変が存在するため，外科的生検を行っても，たまたま病変のある細気管支が含まれていないと診断できない場合もある．また完全に閉塞した細気管支は，時として同定しにくいこともある（図2）．

以上のような病理診断の難しさから，移植後の BO については，移植直後の1秒量（FEV_1）をベースラインとし，これより低下がみられる症例を bronchiolitis obliterans syndrome（BOS）として捉える概念が導入されている．

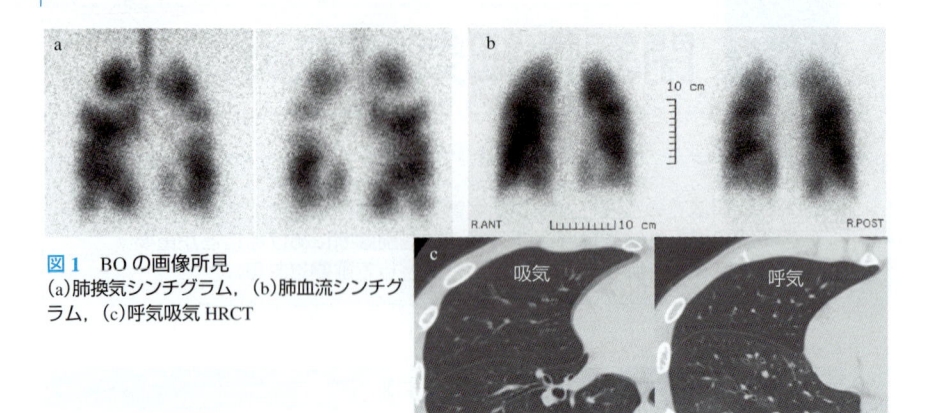

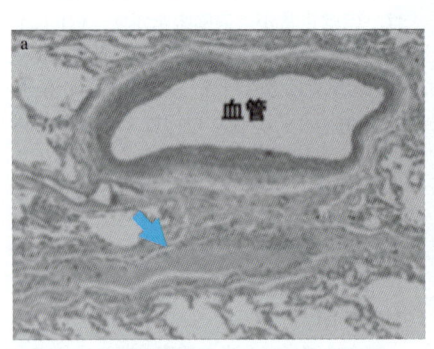

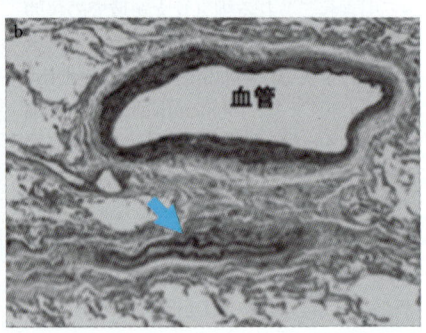

図1 BOの画像所見
(a)肺換気シンチグラム，(b)肺血流シンチグラム，(c)呼気吸気HRCT

図2 BOの組織所見
H-E染色(a)では完全閉塞した細気管支はやや同定困難であるが(矢印)，弾性繊維染色(b)により，細気管支壁がはっきりと観察される．

4 治療

BOに対するエビデンスの確立した有効な薬物療法はない．移植後のBOあるいはBOSに対しては経験的にステロイド，免疫抑制薬，吸入ステロイド，吸入気管支拡張薬などが使用されているが効果の確立したものではない．また予防法も確立していない．BOSの一部の症例ではマクロライドの長期投与の有効性を示唆する報告もある．進行例は肺移植(肺移植後BOの場合は再移植)の適応となる．

御法度!!

- BOは病理学的にconstrictive bronchitisであり，BOOP-bronchiolitis obliterans organizing pneumonia (器質化肺炎)と混同してはいけない．
- 画像所見が正常でもBOは否定しない．

文献
1) Hasegawa Y, et al.：Respiration 2002；69：550-5.
2) 長谷川好規：日内会誌 2008；97：1895-9.

名古屋大学大学院医学系研究科呼吸器内科　**今泉和良，長谷川好規**

☑ 臨床研究の審査

　2004年から，前任医局長の役を引き継ぐ形で，若輩ながら足かけ4年ほど治験センターの施設内倫理審査委員会（IRB）の委員を勤めた．委員には交代で審査案件があてられ，分厚い治験資料を下読みして，委員会で brief presentation をする．幸いに学内の当該分野の専門家による学術的な面での事前審査レポートが添えられているので，主に被験者保護を主眼に，計画概要→被験者への説明同意書→計画書→最後にもう1度説明同意書の順で目を通して，1か月に1度のお役目を果たしていた．委員長がこの面でお詳しい先生で大変よい勉強の機会になった．

　現在の勤務先に赴任後，医師主導の国際共同治験の連絡役として3か月ほど米国の大学に出張した．先方の主任研究者の紹介でこの大学の IRB の委員長にお願いして，IRB の実際の審査にオブザーバーとして出席する機会を得た．前任地での経験と比較すると，委員構成や議事進行・手順などは同様であるが，①学内に2つの medical IRB（2週ごとの交互開催で，毎週 IRB 審査がある体制）と，1つの social/behavioral IRB があり，独立 IRB とも提携して，審査を迅速に行っている，②進行中の研究の経過報告が綿密である，③製薬会社の定型的な多施設治験の審査は少なく（独立 IRB の審査に委託），NIH がスポンサーになっている研究や自主臨床研究の審査が多い，④書面を使わず700ページ近い資料を PDF ファイルで活用している，などの点が印象に残った．

　IRB の委員長のお話では，米国内では，IRB に人員・費用などを十分に割けずに規則違反となって研究中止を命じられた有力施設が複数あり，IRB に費用を出すことについて一定の理解があるが，なおリソースは不足しているとのことだった．日本でも，臨床研究の倫理指針がようやく改正されたが，現在の経済状況で，将来の医療を形作る臨床研究の被験者保護やコンプライアンスの維持を具体的にどう支えていくかの思案に若い世代の先生方もぜひ加わっていただきたいと感じている．

（新潟大学医歯学総合病院生命科学医療センター　田澤立之）

C 慢性気道炎症を原因とする疾患

8 ニコチン依存症と喫煙関連肺疾患

Don't Forget!

- 喫煙は予防しうる最大の疾病原因である．
- 喫煙（タバコ使用）は，ニコチン依存によって引き起こされる．
- COPDの主要原因は喫煙であり，禁煙なくしてCOPD治療はありえない．

1 能動喫煙の疫学

能動喫煙は，「ニコチン依存」によって引き起こされる物質依存の一型であり，予防しうる最大の疾病原因である．「喫煙」という言葉は「タバコ煙吸引（吸入）」の実態を正確に表しておらず，より適切には「タバコ使用」の表現がよい．繰り返す「タバコ使用」の根本の病態は「ニコチン依存症」である．

a 能動喫煙による死亡

1） 世界的な傾向

2000年8月，世界銀行とWHO（World Health Organization）は，全世界のタバコによる死者数を，20世紀に1億人，21世紀に10億人であると発表しており，タバコ対策がいかに疾病対策の重要な柱であるかが示された．

WHOは，2002年10月には「タバコは，1時間あたり560人，1日あたり13,400人，1年間では490万人を殺している」と公表しており，これは6秒間に1人がタバコの犠牲で死亡することを示している．さらに「2020年には，年間840万人がタバコによって殺され，現在の若年喫煙者の2人に1人はタバコが原因で死亡し，タバコによる死者の70％は発展途上国の住民が占めるだろう」と予測している（The Tobacco Atlas WHO 2002）．

イギリス医師会員を対象にしたコホート研究によると，喫煙者が喫煙関連疾患で死亡する確率は50％である．また同じくDollらは，喫煙者の寿命は10年短く，60歳で禁煙の場合3年，50歳では6年，40歳9年，30歳10年というように，禁煙により寿命が延びることを示している[1]．

2） 能動喫煙による死亡－日本の場合　祖父江友孝・片野田耕太らの推計

2008年，厚生労働省研究班（主任研究者：祖父江友孝）は，喫煙関連死亡者数を，2005年時点で196,000人（男163,000人，女33,000人）と推計し公表した[2]．

算出方法は以下の方法によっている．40～79歳の男女約297,000人（喫煙率：男性54％，女性8％）を対象とし1980～1990年代から約10年間追跡した．調査期間中に25,700人が死亡した．このデータを2005年の死亡統計にあてはめ算出すると，年間死亡者1,084,000人のうち，喫煙関連の死者は，男性163,000人，女性33,000人であった．（なお2005年当時の喫煙率は男性39％，女性11％であり，疫学調査開始時の喫煙率と比べると，男性では15ポイント低下し，女性は微増している）．

また，今回の解析では，タバコを吸っていて病気で亡くなるリスクが示されている．表1に示す．現在は吸わないが過去に喫煙していた人も含めると，男性の27.8％，女性の6.7％が，喫煙関連疾患で死亡していたことになる（吸わない人のリスクを1とした場合）．

第10章 各疾患のみかたと対応

表1 喫煙により増加する死亡リスク

男 性

消化性潰瘍（胃潰瘍，十二指腸潰瘍）	7.1倍
喉頭癌	5.5倍
肺癌	4.8倍
くも膜下出血	2.3倍

女 性

肺癌	3.9倍
COPD	3.6倍
心筋梗塞	3.0倍
子宮頸癌	2.3倍

（2008年，厚生労働省研究班：主任研究者＝祖父江友孝）

Peto と Lopez らの推計

　Peto と Lopez らによると，日本における喫煙関連疾患の死亡数（2000年）は，約11万人3千人であり（男；約9万人，女；約2万3千人），全死亡に占める喫煙関連疾患の割合は約12％と推定されている．これは病気以外の全ての死亡の合計7万4千人よりも多い（※）．

　その内訳は，肺癌 42,000人（37％）を含む癌が 62,000人（55％），心血管疾患 21,000人（19％），呼吸器疾患 20,000人（18％），その他 10,000人（9％）となっている．

※他殺，自殺，交通事故死，航空機事故死，列車事故死，労災死，自宅内事故死，転落死，溺死，中毒死，火災死，洪水・暴風などの自然災害死，その他の事故死など．

b　呼吸器への喫煙影響

　呼吸器系は，直接タバコ煙の曝露を受ける臓器であり，能動喫煙により機能的・形態的変化が生じる．症状としては，咳・痰・喘鳴・息切れ等の自覚症状に主に現れ，曝露期間が長期間に及ぶと，呼吸機能検査などに変化が生じるなどの他覚所見が確認できる場合もある[3]．

1）肺機能への影響

　喫煙により，呼吸機能上の変化が生じる．急性影響としては，タバコ煙吸入の急性反応としての気道収縮があり，慢性影響としては1秒量の低下が認められる．初期には低下が明らかでなく正常範囲とされるケースも多いが，その場合も，よくよくフローボリューム曲線をみると，末梢気道閉塞所見である $\dot{V}_{50}$，$\dot{V}_{25}$ の低下，クロージングボリュームの低下が認められることが多い．これを見落とさなければ，COPD の初期病変として患者に「異変」を知らせ，禁煙の動機づけにしてもらうこともできる．

　さらに喫煙を続け病変が進むと，当然ながら残気量の増加や拡散能の低下が認められるようになり，COPDとしての治療も必要となってくる．病気が進行する前に，いかに早期に禁煙へ導くことができるかが，臨床医の腕の見せ所でもある．

2）喫煙による肺の形態的変化

　形態的変化として，中枢気道においては，線毛の消失，粘液腺肥大，杯細胞の増加，気管支粘膜上皮の扁平上皮化生などが引き起こされ，末梢気道では，炎症萎縮，杯細胞化生，扁平上皮化生，平滑筋肥大，細気管支周囲の線維化などが起きる[3]．

3）慢性閉塞性肺疾患（COPD）の増加

　呼吸器を専門とする医師にとって，診療の大きなウェイトを占める喫煙関連肺疾患として COPD がある．「Nippon COPD Epidemiology（Fukuchi, Y et al. 2004）」により，日本では，全国で約570万人の COPD 患者がいることが明らかになった．このうち診断されている COPD は約1割で，戦後の喫煙人口の高齢化に伴い今後さらに増えると予想される．

　現在，COPD は死因の第4位に位置しているが，WHO は 2020年までに第3位になることを予測している．COPD の主要な原因は喫煙である（表2）．

表2　WHOによる死亡順位の予測

1990年	2020年
1　虚血性疾患	1　虚血性疾患
2　脳血管障害	2　脳血管障害
3　下部呼吸器感染症	3　慢性閉塞性肺疾患(COPD)
4　下痢性疾患	4　下部呼吸器感染症
5　分娩に伴う傷害	5　呼吸器癌
6　慢性閉塞性肺疾患(COPD)	6　交通事故
7　結核	7　結核
8　麻疹	8　胃癌
9　交通事故	9　HIV
10　呼吸器癌	10　自殺

(Murray, C.J.L. et al.：Lancet 1997；**349**：1498.)

4) そのほかの喫煙関連肺疾患

喫煙がリスクを高める呼吸器疾患としては, 肺癌に加えてCOPDが広く知られているが, そのほかにも気管支喘息, 自然気胸, 間質性肺疾患, 睡眠時無呼吸症候群, 呼吸器感染症, 急性好酸球性肺炎などの様々な呼吸器疾患のリスクを高める(表3).

2 受動喫煙の疫学

a 受動喫煙の有害性

受動喫煙の有害性については議論の余地がない. 受動喫煙に曝露された時, 急性症状として, のど・目・鼻の粘膜刺激症状としての痛み, 流涙, 鼻づまり, 咳, 頭痛, めまいなどが引き起こされる. うつ, 化学物質過敏症, そのほかの体調不良が現れることもある. さらに慢性的には, 肺癌, 副鼻腔癌, 喉頭癌, 虚血性心疾患, 脳梗塞, 気管支喘息, 肺炎, 呼吸機能低下, COPD, 末梢動脈閉塞症, 自然流産, 糖尿病やメタボリックシンドロームのリスクが高まる. また乳幼児突然死症候群(SIDS)や子どもの喘息の発症と悪化, 中耳炎, などのリスクが高くなる(図1).

Dollは, タバコの有害性を示す的確な表現として,「非喫煙者が1日1時間, 喫煙者とともに同室で過ごすと, アスベストを含有する建物で20年間を過ごすことと比べて, 肺癌発症確率は100倍近く高くなる」と述べている.

b 受動喫煙による死者数

2010年 The Lancet に発表された Öberg らの論文によると, 世界では受動喫煙により年間約60万人が死亡している(2004年推計値). これは全世界の死亡者の1%に相当し, うち1/3は子どもであった.

調査は192か国を対象とした2004年のデータである. 世界の非喫煙者のうち, 子どもの40%, 女性の35%, 男性の33%が, 受動喫煙曝露を受けていたとされる. 受動喫煙によって死亡した人の47%が女性であり, 28%が子ども, 男性は26%であった.

死因では, 約60%が心臓疾患(37万9千人)で, 約30%が下気道感染症(16万5千人)であった. 続いて, 気管支喘息6%(3万6,900人), 肺癌4%(2万1,400人)の順に多く, 心臓疾患, 下気道感染症の占める

表3 喫煙でリスクが高まる呼吸器疾患

- 肺癌
- COPD
- 気管支喘息
- 自然気胸
- 間質性肺疾患
- 睡眠時無呼吸症候群
- 呼吸器感染症
- 急性好酸球性肺炎
- その他

(新版喫煙と健康, 保健同人社 136-145, 2002)

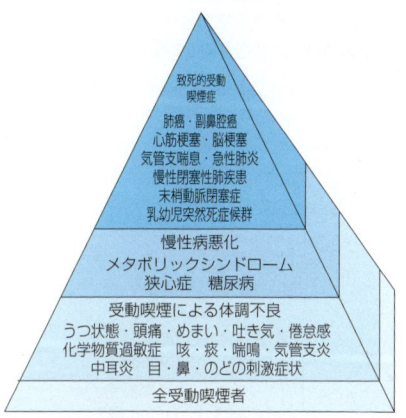

図1 受動喫煙で起きる病気[4]

(ピラミッド図)
- 致死的受動喫煙症
- 肺癌・副鼻腔癌／心筋梗塞・脳梗塞／気管支喘息・急性肺炎／慢性閉塞性肺疾患／末梢動脈閉塞症／乳幼児突然死症候群
- 慢性病悪化／メタボリックシンドローム／狭心症 糖尿病
- 受動喫煙による体調不良／うつ状態・頭痛・めまい・吐き気・倦怠感／化学物質過敏症 咳・痰・喘鳴・気管支炎／中耳炎 目・鼻・のどの刺激症状
- 全受動喫煙者

割合は、9割だった。

c 受動喫煙による死者数(日本)

山口直人は、能動喫煙が原因で肺癌死する人を約3万8,000人、即ち非喫煙者1万1,000人のうち1,000人〜2,000人が、受動喫煙が原因で肺癌死したと推計した(2001年)。これは、肺癌死者約5万2,000人について推計した結果であり、疫学調査によって危険率が異なるため推計には差があるが、肺癌で亡くなる非喫煙者の8人に1人は受動喫煙が原因であることになる。

また、2010年、国立がんセンター片野田耕太は、対象疾患を肺癌と虚血性心疾患について、2005年時点での受動喫煙曝露割合を用いて推計し、男性2,221人(家庭407人, 職場1,814人)、女性4,582人(家庭2,771人, 職場1,811人)、合計6,803人(家庭3,178人, 職場3,625人)が毎年受動喫煙により死亡していると推計した(表4)。職場では、受動喫煙による肺癌のために毎年約800人が亡くなり、このほか2,800人以上が虚血性心疾患で死亡していることになる。この結果は肺癌と虚血性心疾患のみを対象としているため、受動喫煙による他患死亡は含まれない。The Lancet論文の受動喫煙死亡者の死因では、約60%が心臓疾患、約30%が下気道感染症であるとされ、肺癌は4%である。このことから、実際の受動喫煙死亡者数は、今回の推計値より大きな数値となる可能性がある。

3 タバコによる社会的損失

国立がんセンター後藤公彦の試算によると、タバコ産業経済メリットは総額2兆8千億円である。社会コストは5兆6千億円であり、約2倍である。この試算では、タバコのための社会が被る社会コストに、COPDの医療費や受動喫煙被害の医療費や損失が含まれていない。さらに受動喫煙被害の研究にかかった損失、喫煙関連疾患への研究労力のために他疾患の研究治療が遅れた損失などは含まれていない。喫煙関連医療費は2030年には現在の3.3倍になり、タバコ消費量を半分にした場合でも1.7倍に増えるとされる(図2)。

4 今後の方向性

喫煙率を下げるには高所大所に立った政策が必要である。これまでの研究から、喫煙率を下げるには、増税が最も効果的であることが明らかになっている。政府税調で、厚生労働省の副大臣は「日本のタバコは諸外国に比べて安い」と指摘し、1箱当たりの価格を400円から欧米並みの600円程度に引き上げるよう要望したが、財務副大臣

表4 受動喫煙が原因の死亡数は年間約 6,800 人

疾患	曝露場所	人口寄与危険割合* 男性	女性	受動喫煙起因年間死亡数† 男性	女性
肺癌	家庭	0.4%	6.2%	201	1,131
	職場	0.9%	1.9%	448	340
虚血性心疾患	家庭	0.5%	4.8%	206	1,640
	職場	3.2%	4.3%	1,366	1,471

合計すると男性 2,221 人(うち職場 1,814 人),女性 4,582 人(うち職場 1,811 人)
相対リスクは Taylor R, et al. Aust N Z J Public Health 2001;25(3):203-11;Medetti F, et al.Med Lav 1998;89(2):149-63;Law MR, et al. BMJ 1997;315(7114):973-80;Wolls AJ, J Am Coll Cardiol 1999;31(1):1-9 に基づく.曝露割合は林謙治「未成年者の喫煙および飲酒行動に関する全国調査(確定版)」総括研究報告.
＊厚生労働省科学研究補助金健康科学総合研究事業 2005(非喫煙者内)に基づく.
† 2008 年人口動態統計死亡数に基づく.
(片野田ら,厚生の指導 2010)

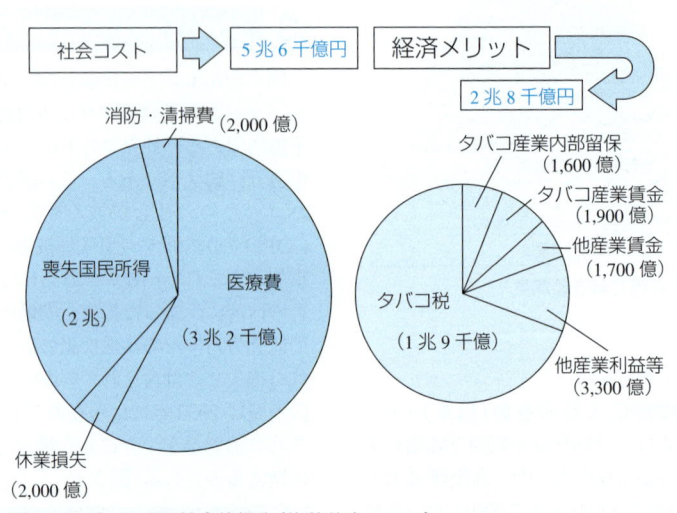

図2 タバコによる社会的損失(後藤公彦, 1996)

社会コスト → 5兆6千億円　経済メリット → 2兆8千億円

社会コスト：消防・清掃費(2,000億)、喪失国民所得(2兆)、医療費(3兆2千億)、休業損失(2,000億)

経済メリット：タバコ産業内部留保(1,600億)、タバコ産業賃金(1,900億)、他産業賃金(1,700億)、他産業利益等(3,300億)、タバコ税(1兆9千億)

は,23 年度からの再増税に難色を示し,結果,22 年度税制改正大綱では「増税の判断は,タバコの消費や税収,葉タバコ農家,小売店などに及ぼす影響を見極めつつ行う」と明記されてしまったという.これはいかにも残念であり,タバコについては,健康問題なのだから,財務省ではなく厚生労働省が管轄するべきである.そのためには法改正が必要ではあるが.

また増税以外にも,公共の空間および職域空間において喫煙規制は広がってきており,喫煙規制による喫煙者減少が各種産業現場などで徐々に表れてきている.

効果としては,やはり職場全域での完全

禁煙実施の場合が最も有効であり，指定喫煙所での喫煙が可能な職場では，喫煙率はある程度まで下がるが「下げ止まり」が観察されるようになる．そのような場合，一定の告知期間を経て，「敷地内完全禁煙」に移行する措置が必要となる．この場合確実に禁煙効果が表れ，その効果は絶大である．

5 日本における禁煙治療

a ニコチン依存症を知る

1）「タバコ使用」の位置づけ

2000年，米国AHRQ（Agency for Healthcare Research and Quality）の「たばこ依存治療ガイドライン（A Clinical Practice Guideline for Treating Tobacco Use and Dependency /2000）」では，「ニコチン依存症は，再発しやすいが繰り返し治療することにより，完治しうる慢性疾患である」と定義されている．

2005年，「禁煙ガイドライン」では，「喫煙は喫煙病（依存症＋喫煙関連疾患）という全身疾患であり，個人の趣味・嗜好の問題ではなく，積極的に禁煙治療を行うべき疾患である．」という認識が示されている．

2）ニコチンの脳への作用

ニコチンは脳内のニコチン作動性アセチルコリン受容体（いわゆるニコチン受容体）に結合して，ドパミンをはじめとする多くの神経伝達物質の遊離を促進する．ドパミンは快感・報酬感をもたらす神経伝達物質であり，ニコチンの脳内報酬回路への作用は薬物依存の成立に中心的に関係していると考えられている．また，ドパミン以外にも多くの生理的物質が影響を受け，快感・覚醒・気分に変化をもたらす．そのためいったんニコチン依存が形成されると，ニコチン枯渇状態では，不快感や気分の変調を感じるようになる[5]．

3）脳内報酬回路における依存の形成過程

脳内報酬回路に本来ある神経伝達物質の代わりに受容体にニコチンが結合する．これによりドパミンの放出が増加する．ドパミンは，人に快感や報酬感をもたせる物質であり，イライラやストレスなどのタバコの離脱症状を抑える働きがある．喫煙者は，喫煙によるニコチン摂取でドパミンによる快感や報酬感を回復しようとして喫煙を繰り返している[6]．

ニコチン受容体へのニコチンの競合結合は，作用，脱感作，取り込みを延長し，刺激時間を長くする．ニコチン濃度が低下すると，過剰興奮状態となりニコチン摂取への切望が高まり次の喫煙が促されることになる．このような過程を繰り返すことによりニコチン依存が形成されると考えられている（図3）．

4）ニコチン血中濃度の推移

喫煙者では肝臓で酵素誘導が起きているため，代謝亢進によりニコチンの血中濃度は非喫煙者の1時間と比べ短い半減期で減衰する．タバコ煙の吸引により高まったニコチン血中濃度は，おおよそ30から40分程度で半減すると考えられている．これにより，喫煙者は1時間に1本程度のタバコ煙の吸煙を常習とする場合が多い[5]．

5）ニコチンの離脱症状

ICD-10において，ニコチン依存による「離脱症状」とは，タバコを持続的に使用した後，タバコから完全または相対的に離脱するときに生じる一群の症状をいい，症状の発生と経過は，ニコチン摂取後の時間，およびニコチン使用中止または減量の直前の使用量に関係する．合併症には痙攣も生じることがある，とされている．

禁煙による離脱症状の徴候については，DSM-Ⅳ（表5）およびICD-10（表6）を参考にされたい．

6）ニコチン依存症の診断

ニコチン依存症の診断基準は，米国精神医学会　精神障害の診断・統計のマニュアル第4版（DSM-Ⅳ）に示されている（表7）．また，臨床の場におけるニコチン依存の程

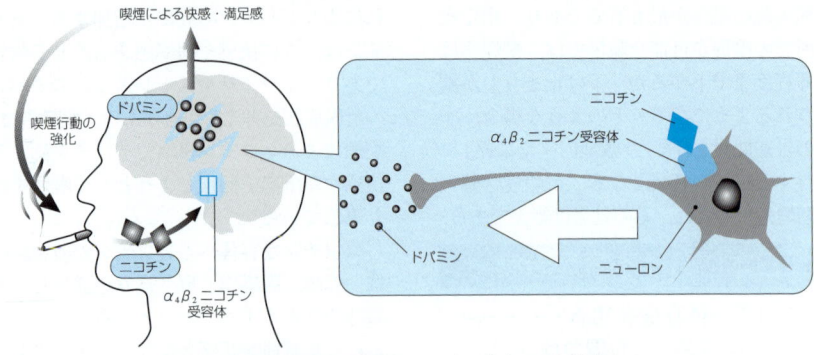

図3 ニコチンの脳への作用と脳内報酬回路における依存の形成過程

表5 ニコチン離脱症状診断基準[3]
〔米国精神医学会 精神障害の診断・統計のマニュアル第4版(DSM-Ⅳ)より〕

(1) 不快または抑うつ気分
(2) 不眠
(3) 易怒性，欲求不満，または怒り
(4) 不安
(5) 集中困難
(6) 落ち着きのなさ
(7) 心拍数の減少
(8) 食欲増加または体重増加

■少なくとも数週間にわたり毎日ニコチンを使用しており，ニコチン使用の中止または減量に引き続き，24時間以内に表に示す8項目のうち少なくとも4項目の徴候が現れる場合をニコチン離脱症状と診断する．

表6 タバコ離脱の症状[3]
〔WHO 国際傷病疾病分類第10版(ICD-10より)〕

(1) タバコ(または他のニコチン含有物)を熱望すること
(2) 倦怠感，虚脱感
(3) 不安
(4) 不快気分
(5) 易刺激性，落ちつきのなさ
(6) 不眠
(7) 食欲亢進
(8) 咳の増加
(9) 口腔内の潰瘍形成
(10) 集中困難

度の把握には，FTQ(Fagerström Tolerance Questionnaire)やFTND(Fagerström Tolerance test for nicotine dependence)(表8)などの患者記入式アンケートが利用しやすい．日本では健康保険適用に際しTDS(The Tobacco Dependence Screener；タバコ依存症スクリーナー)(http://www.haigan.gr.jp/uploads/photos/169.pdf)の実施が求められるようになった[7]．前者はニコチンによる身体依存を，また後者はニコチンによる精神依存の程度をより的確に表すと考えられている．

保険適用のためにTDSを行いFTNDは実施しない施設もあるようだが，FTNDは国際的にも長年にわたり広く用いられ，記入者にとっては，その質問項目の数の少なさ，内容の分かりやすさの点において非常に優れており，筆者の外来では併用実施している．

b 医療機関での治療

1) 行動療法と薬物療法

一般に認知行動療法を中心に，喫煙ステージ(無関心期，関心期，準備期，実行期，維持期)別の動機付け，動機強化を意識したカウンセリングを行い，ニコチン依存の

表7 ニコチン依存症の診断基準（米国精神医学会　DSM-Ⅳより）[3]

1	著明な耐性を認め，薬物の反復使用により使用量が増加している
2	ニコチン離脱症状があり，これによる不快感を軽減・回避するためにニコチンを摂取（喫煙）する．
3	本人の希望に関わらず大量に長期間使用している．
4	いつも禁煙したいと思っていて努力するが成功しない．
5	1日のうちかなりの時間を薬物入手やその利用（立て続けに喫煙）に費やす
6	薬物の使用により，職業その他の社会活動が制限され，娯楽活動の放棄もある．
7	体に悪いと知りながらも使用を続ける

3つ以上が12か月以内に起きている場合，ニコチン依存と診断する．
1．2．が存在する場合：身体依存あり
1．2．が存在しない場合：身体依存なし

表8 ニコチン依存度テスト（Fagerström test for nicotine dependence；FTND）[5]

	質問	回答	得点
1	朝起きて，最初のタバコを吸うのは何分後ですか？	5分以内 6～30分 31～60分 60分以降	3 2 1 0
2	禁煙の指定がある場所でも禁煙するのがつらいですか？	はい いいえ	1 0
3	1日の喫煙で，どちらがよりやめにくい？	朝の最初の1本 その他の1本	1 0
4	1日に何本吸いますか？	31本以上 21～30本 11～20本 10本以下	3 2 1 0
5	起床後数時間のほうが，他の時間帯より多く喫煙しますか？	はい いいえ	1 0
6	風邪などの病気の時も，喫煙しますか？	はい いいえ	1 0

強い場合は薬物療法を併用する[6]．

日本では，ニコチンガムまたはニコチンパッチを用いるニコチン置換療法（nicotine replacement therapy, NRT）と非ニコチン製剤バレニクリン（経口薬）がある．バレニクリンは，脳内 $\alpha_4\beta_2$ ニコチン受容体部分作動薬であり，中枢神経系に特異的に発現しニコチン依存の形成に寄与しているニコチン受容体に選択的に作用する．作動薬作用によりタバコに対する切望感，離脱症状を軽減し，拮抗薬作用によりタバコ使用で得られる満足感が抑制される．

2011年3月現在，NRT製剤である商品名ニコチネルTTS(30，20，10)と経口薬バレニクリン(チャンピックス®)は保険適用の薬剤として薬価収載されている．また，ニコチンガム・各種ニコチンパッチが市販薬として入手可能になっている．禁煙治療における各種薬剤の禁煙率のプラセボに比べたオッズ比を表9に示した[7]．

2） 禁煙後の注意点

AHRQの「たばこ依存治療ガイドライン」に示されるように，「ニコチン依存症は再発しやすいが繰り返し治療することにより，完治しうる慢性疾患である」．依存性物質の場合，3か月以内の再発が多いことが知られている．医療機関では，禁煙後の再発に留意し受診のたびに禁煙を確認する．また6か月以上禁煙できている場合でも，受診時には喫煙確認を怠らず再発予防に努める必要がある．

6 禁煙活動の進め方

カナダでの成功から学ぶことができる(図4)[8]．タバコ広告の厳格な制限，高いタバコ税，副流煙を規制する多くの法律，大きな写真を使ったタバコパッケージの警告表示，広告禁止を含む政府プログラムの予算増加，タバコ訴訟での原告勝訴は，喫煙率を下げる非常に有効な手段となる．医療従事者は，健康問題の専門家として，常に禁煙活動の先頭に立つべきである．

表9 禁煙治療薬の禁煙効果に関するメタアナリシス[7]

種類 (試験数)		禁煙率のオッズ比	(95%信頼区間)
ニコチン製剤	ガム(52)	1.66	(1.52-1.81)
	パッチ(38)	1.81	(1.63-2.02)
	鼻腔スプレー(4)	2.35	(1.63-3.38)
	インヘーラー(4)	2.14	(1.44-3.18)
	舌下錠・トローチ剤(5)	2.05	(1.62-2.59)
	全体	1.77	(1.66-1.88)
ブプロピオン(19)		2.06	(1.77-2.40)
バレニクリン(6)		3.22	(2.43-4.27)

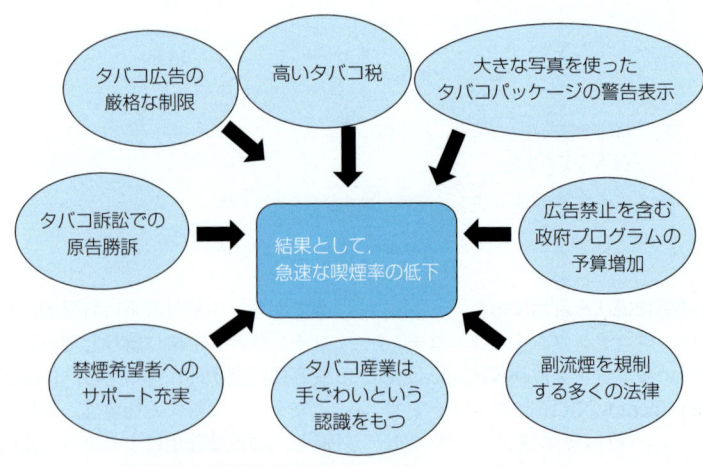

図4 カナダにおける包括的アプローチ

7 おわりに

国内では2003年に健康増進法が施行され，受動喫煙の防止の観点から禁煙が推進されてきた．さらに，2005年2月27日「たばこ規制に関する世界保健機関枠組条約」(WHO Framework Convention on Tabacco Control：WHO FCTC) が国際法として発効され，日本も国際水準での喫煙対策が求められている．

禁煙は，疾病治療・健康管理の必須事項であり，多忙な臨床現場の医師こそ，「ニコチン依存症は完治しうる慢性疾患」の認識に立ち，的確な禁煙指導を日常業務に取り入れていただきたい．

御法度!!

- 優しい医者が，患者に「禁煙したほうがいいですよ」と勧めること．禁煙しない選択肢もあると誤解されがち．「禁煙が必要です」とはっきり伝えること．
- 患者の「やめられないんです．本数を減らそうと思います」に対して，肯定したり，うなずいてはならない．
  → 患者は「主治医は20本だったら吸っていいと言っていた」と記憶してしまう．
- 「だいたい禁煙できています」を鵜呑みにして「完全禁煙」と思い込んではならない．さらに「たまには1, 2本くらいは吸ってしまうことありますか？」と聞いてみると，「ええ，それくらいは…」などと，患者は結構正直に話す．

文献

1) Doll R, et al.：BMJ 2004；**328**：1519-1528.
2) Sobue T. et al.：J Epidemiol 2008；**18**(6) 251-264.
3) 新版 喫煙と健康 保健同人社 2002，13-26，136-145，174-251，265-272.
4) 松崎道幸：受動喫煙ファクトシート2．日本禁煙学会，2011
5) 阿部眞弓：禁煙指導法．日本呼吸器学会雑誌 2004；**42**(7)：607-615
6) 阿部眞弓：禁煙に関心のない喫煙者への喫煙介入の考え方．日本医事新報，第4023号：1-9，2001
7) 禁煙治療のための標準手順書第4版
8) たばこ規制戦略ガイド．日本対がん協会，2005

東京農工大学／東京女子医科大学呼吸器内科・附属女性生涯健康センター　阿部眞弓

D　腫瘍性疾患

1 原発性肺癌

Don't Forget!

- 肺癌はわが国の癌死亡原因の最多を占め，さらに増加傾向にある．
- 分子標的治療薬の導入，多くの臨床試験により治療法が進歩している．
- 最新のエビデンスを理解し，眼前の患者さんに最適な治療法を提供しなくてはならない．

1 総論

A 疫学

肺癌は，気管支及び肺胞上皮から発生する上皮性悪性腫瘍の総称である．厚生労働省の統計によると，わが国では 2006 年に 63,200 人あまりが肺癌で死亡しており，全癌死亡原因の約 19% と最多を占めていた．性別にみると男性では癌死亡原因の第 1 位，女性では大腸癌，胃癌に次いで第 3 位であった．肺癌の年間罹患数は現在 80,000 ～ 90,000 人で年間死亡数の 1.2 ～ 1.3 倍と推定されており，このことは本疾患罹患者の生存期間が短く，予後不良な疾患であることを意味している．肺癌は罹患数，死亡数ともに増加傾向にあり，特に高齢者症例の増加が目立っている．

B 病因

肺癌の最大の原因は喫煙である．喫煙者の非喫煙者に比した肺癌罹患リスクは欧米では 10 倍以上とされるが，わが国では男性で 3 ～ 5 倍，女性で 3 ～ 4 倍とされている．また，組織別にみると，小細胞肺癌や扁平上皮癌は，腺癌に比し，喫煙の影響がより大きいとされる．喫煙指数（1 日喫煙本数×喫煙年数）と肺癌罹患リスクの間には明らかな相関関係が存在する．禁煙をしても，肺癌罹患リスクが低下するには 5 ～ 10 年以上の期間が必要である．喫煙以外の原因としては，アスベスト曝露，大気汚染，遺伝的素因などがある．アスベストの使用はすでに禁止されているが，曝露から肺癌発症までには 10 ～ 20 年以上の長期間を要することから，病歴聴取時に職業歴，アスベスト吸入歴の有無を確認することは大変重要である．アスベスト以外の職業関連因子としてはクロム，マスタードガス，コバルト，ヒ素などの曝露が肺癌の発症に関連している．

C 発生母地

肺癌の発生母地は，組織型によって異なる．即ち，小細胞肺癌は神経内分泌細胞，扁平上皮癌は基底細胞，腺癌は細気管支領域の気管支上皮細胞や，肺胞領域のⅡ型肺胞上皮細胞，クララ細胞などにそれぞれ由来すると考えられている．

D 肺癌検診

新規肺癌症例の半数以上は，診断時に手術適応のない進行期肺癌である．わが国では，早期発見・早期治療による肺癌死亡者数の減少を目的に，40 歳以上を対象に胸部単純 X 線写真による年 1 回の肺癌検診が実施されている．40 歳以上で 6 か月以内に血痰のあった場合，50 歳以上で喫煙指数が 600 以上の場合を高リスク群とし，喀痰細胞診が合わせて実施される．現在の肺癌検診受診率は 25% 程度と必ずしも高くなく，受診率の向上が課題である．CT を用いた検診については現在検討が進められている．

第10章 各疾患のみかたと対応

表1 肺癌(肺の悪性上皮性腫瘍)のWHO分類

1.2 Preinvasive lesions; 前浸潤性病変	
1.2.1 Squamous dysplasia, Carcinoma in situ	扁平上皮異形成，上皮内(扁平上皮)癌
1.2.2 Atypical adenomatous hyperplasia	異型腺腫様過形成(AAH)
1.2.3 Diffuse idiopathic pulmonary neuroendocrine cell hyperplasia	びまん性特発性肺神経内分泌細胞過形成(DIPNECH)
1.3 Malignat; 悪性病変	
1.3.1 Squamous cell carcinoma	扁平上皮癌
Variants 1.3.1.1 Papillary	乳頭型
1.3.1.2 Clear cell	淡明細胞型
1.3.1.3 Small cell	小細胞型
1.3.1.4 Basaloid	類基底細胞型
1.3.2 Sall cell carcinoma	小細胞癌
Variants 1.3.2.1 Combined small cell carcinoma	混合型小細胞癌
1.3.3 Adenocaroinoma	腺癌
1.3.3.1 Acinar	腺房型
1.3.3.2 Papillary	乳頭型
1.3.3.3 Bronchioloalveolar carcinoma	細気管支肺上皮癌
1.3.3.3.1 Non-mucinous	粘液非産生性
1.3.3.3.2 Mucinous	粘液産生性
1.3.3.3.3 Mixed mucinous and non-mucinous or indetermimate cell type	粘液産生性・非産生性混合型あるいは不確定型
1.3.3.4 Solid adenocarcinoma with mucin	粘液産生充実型腺癌
1.3.3.5 Adenocarcinoma with mixed subtypes	混合型腺癌
1.3.3.6 Variants	特殊型
1.3.3.6.1 Well-differentiated fetal adenocarcinoma	高分化胎児型腺癌
1.3.3.6.2 Mucinous ("colloid") adenocarcinoma	膠様(コロイド)腺癌
1.3.3.6.3 Mucinous cystadenocarcinoma	粘液嚢胞腺癌
1.3.3.6.4 Signet-ring adenocarcinoma	印環細胞癌
1.3.3.6.5 Clear cell adenocarcinoma	淡明細胞腺癌
1.3.4 Large cell carcinoma	大細胞癌
Variants 1.3.4.1 Large cell neuroendocrine carcinoma	大細胞神経内分泌癌
1.3.4.1.1 Combined large cell neuroendocrine carcinoma	混合型大細胞神経内分泌癌
1.3.4.2 Basaloid carcinoma	類基底細胞癌
1.3.4.3 Lymphoepithelioma-like carcinoma	リンパ上皮腫様癌
1.3.4.4 Clear cell carcinoma	淡明細胞癌
1.3.4.5 Large cell carcinoma with rhabdoid phenotype	ラブドイド形質を伴う大細胞癌
1.3.5 Adenosquamous carcinoma	腺扁平上皮癌
1.3.6 Carecinoma with pleomorphic, sarcomatoid or sarcomatous elements	多形，肉腫様あるいは肉腫成分を含む癌
1.3.6.1 Carcinoma with spindle and/or giant cells	紡錘細胞あるいは巨細胞を含む癌
1.3.6.1.1 Pleomorphic carcinoma	多形癌
1.3.6.1.2 Spindle cell carcinoma	紡錘細胞癌
1.3.6.1.3 Giant cell carcinoma	巨細胞癌
1.3.6.2 Carcinosarcoma	癌肉腫
1.3.6.3 Pulmonary blastoma	肺芽腫
1.3.6.4 Others	その他
1.3.7 Carcinoid tumours	カルチノイド腫瘍
1.3.7.1 Typical carcinoid	(定型的)カルチノイド
1.3.7.2 Atypical carcinoid	非定型的カルチノイド
1.3.8 Carcinomas of sulivary-gland type	唾液腺型癌
1.3.8.1 Mucoepidermoid carcinoma	粘表皮癌
1.3.8.2 Adenoid cystic carcinoma	腺様嚢胞癌
1.3.8.3 Others	その他
1.3.9 Unclussified carcinoma	分類不能癌

2 組織型

A 概要

　肺癌には多彩な組織型が存在する．日本肺癌学会による肺癌取扱い規約が2010年10月に改訂され(改訂第7版)，WHO分類に準拠する病理診断の指針が示された(表1)．肺癌の代表的な組織は腺癌，扁平上皮癌，大細胞癌，小細胞癌である．従来，小細胞癌以外の肺癌については，治療方針に大きな違いがないことから，非小細胞肺癌としてまとめられてきた．しかし，近年，扁平上皮癌とそれ以外の癌，特に腺癌では，治療薬の効果や副作用の発現に違いがあることが判明した．そのため非小細胞肺癌の中でも，扁平上皮癌と非扁平上皮癌に分けて治療方針を考えるようになった．各組織像の画像所見と病理所見の例を示す．

B 腺癌

　近年増加傾向にあり，肺癌全体の50〜60%を占め，最も頻度が高い．組織学的には腺管への分化，あるいは粘液の産生が認められる．サブタイプとして腺房型，乳頭型，細気管支肺胞上皮型，粘液産生充実型，混合型などがある．1つの病変に複数のサブタイプが認められることも多い(図1)．肺の末梢で発生し，初期段階では自覚症状に乏しいことが多い．しかし，細気管支肺胞上皮型では肺胞壁にそって腫瘍細胞が増生するため，肺炎様の陰影と症状を呈することがあり，注意が必要である．腫瘍マーカーではCEA，SLXが上昇することがある．腺癌では，EGFRやK-ras, EML4-ALKなど，発癌に関連する遺伝子異常の種類により，病態や選択すべき治療が異なる．

C 扁平上皮癌

　喫煙との因果関係が強く，肺癌全体の25〜30%を占める．肺門部の発生が多く，気道の閉塞により，咳や血痰などの自覚症

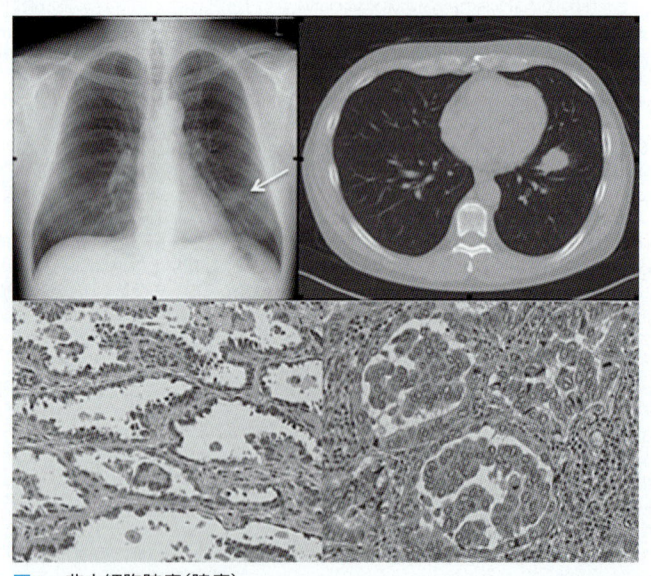

図1　非小細胞肺癌(腺癌)
50代，男性．検診発見，組織像では肺胞隔壁に沿った癌細胞の増殖(左下図：細気管支肺胞上皮型)と乳頭状の癌細胞の増殖(右下図)の混在を認める．
c-T2aN0M0，ⅠB期，手術後，UFTによる術後補助化学療法

第 10 章　各疾患のみかたと対応

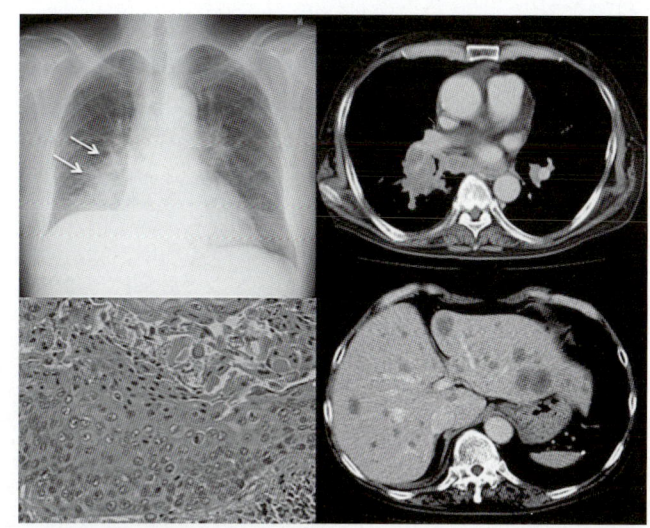

図2　非小細胞肺癌（扁平上皮癌）
60代, 男性. 血痰で発症した扁平上皮癌. 組織像では角化傾向が認められ, 壊死を伴っている. 画像では, 右肺下葉中枢側が病変により閉塞し無気肺を呈している. 多発肝転移を認め, c-T2N3M1b, Stage Ⅳ, プラチナ併用化学療法（CDDP + GEM）

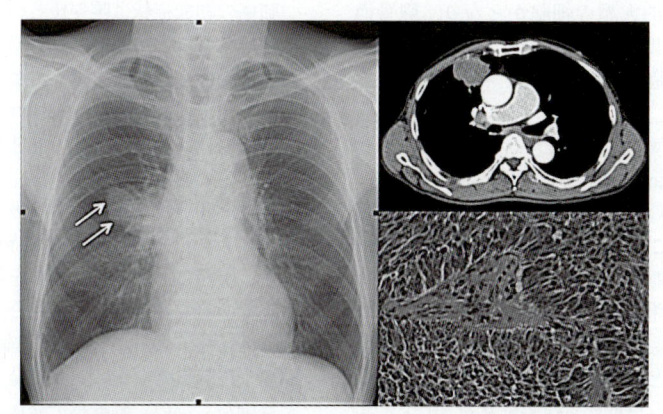

図3　非小細胞肺癌（大細胞癌）
70代, 男性. 検診発見. 組織像では比較的大型で紡錘形の細胞増生が認められる. 神経内分泌マーカーは陰性であり大細胞神経内分泌癌とは診断されなかった. c-T2bN2M0, Stage ⅢA, 手術後, CDDP + VNR による術後補助化学療法

D　腫瘍性疾患

状が比較的現れやすい. 喀痰細胞診が診断に有用であることも多い. 組織学的には細胞の角化, あるいは細胞間橋を示し, 壊死をきたしやすい（図2）. 腫瘍の増大に伴い中心部の壊死が進行すると空洞性病変を呈する. 腫瘍マーカーでは SCC, CYFRA が

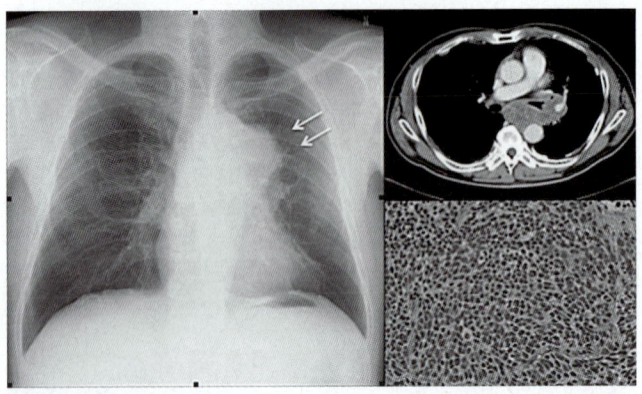

図4 小細胞肺癌（限局型）
60代，男性．咳で発症した小細胞肺癌，限局型．組織像では小型で細胞質に乏しい細胞の集簇が認められる．画像では左肺門部の腫瘤により気管～左主気管支の圧排が認められる．気管への浸潤があり c-T4N2M0, ⅢB 期．CDDP＋VP16 療法と加速過分割法による胸部放射線療法の同時併用療法．

上昇することがある．

D 大細胞癌

肺癌全体の 5% 程度を占める．組織学的には比較的大型の細胞からなり，腺管構造・扁平上皮への分化が認められず，小細胞癌の細胞学的特徴を欠く未分化な癌である（図3）．サブタイプの1つである大細胞神経内分泌癌は，CD 56, synaptophysin, chromogranin といった神経内分泌細胞のマーカーが陽性で，小細胞肺癌に類似した病態を示すことがあるので注意が必要である．

E 小細胞癌

肺癌全体の約 10～15% を占める．肺門部での発生が多く，進行が極めて早いため，咳や痰などの症状から発見されることが多い．また，早期から遠隔転移をきたしやすい．一方で，化学療法や放射線療法に対する反応性が高く，治療方針は他の組織型と異なる．組織学的には細胞質が乏しい小型の円形～卵円形の細胞の集簇を認める（図4）．神経内分泌細胞のマーカーが陽性であることが多い．腫瘍マーカーとしてはNSE, ProGRP が用いられる．特にProGRP の特異度は高く，有用である．

3 診 断

A 症 状

肺癌の初発症状は咳や痰といった感冒様症状であることが多く，長引く感冒様症状がある場合には肺癌を疑うことが重要である．加えて血痰や胸痛，息切れなどの症状がある場合には，肺癌の可能性をより強く疑うべきである．喫煙歴の他，アスベスト曝露歴，間質性肺炎などの呼吸器疾患は肺癌のリスクであり，病歴聴取時に特に留意する．肺癌は，他臓器に転移を起こしやすい癌であることから，転移先の症状，例えば脊椎転移による腰背部痛，脳転移による頭痛や視野異常などの症状で発見されることも少なくない．脳転移で発症した症例を示す．50 歳代女性，車の自損事故を繰り返したことから視野異常の存在が判明し，全身精査の結果，肺癌（腺癌）の転移性脳腫瘍と診断された症例である（図5）．本症例では呼吸器症状は全くなかった．また，後述する腫瘍随伴症候群で認められる電解質異常による症状や神経症状を契機に肺癌と診断される場合もある．

第 10 章　各疾患のみかたと対応

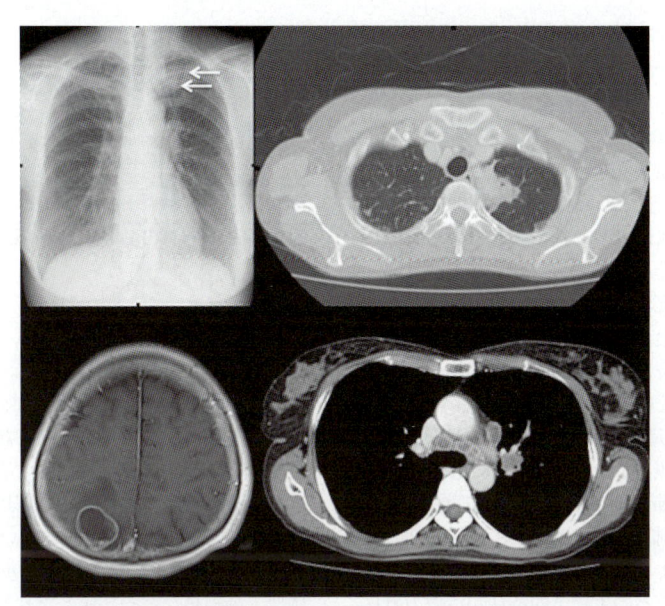

D 腫瘍性疾患

図5　非小細胞肺癌(腺癌)
50代,女性.車を運転中に事故を繰り返し視野異常を指摘されたことをきっかけに脳腫瘍が発覚した症例.肺癌(腺癌)からの転移性腫瘍と診断され c-T2aN3M1b, Stage Ⅳ. 脳転移手術後,全脳照射を実施.活性型EGFR遺伝子変異陽性にてゲフィチニブによる治療を実施

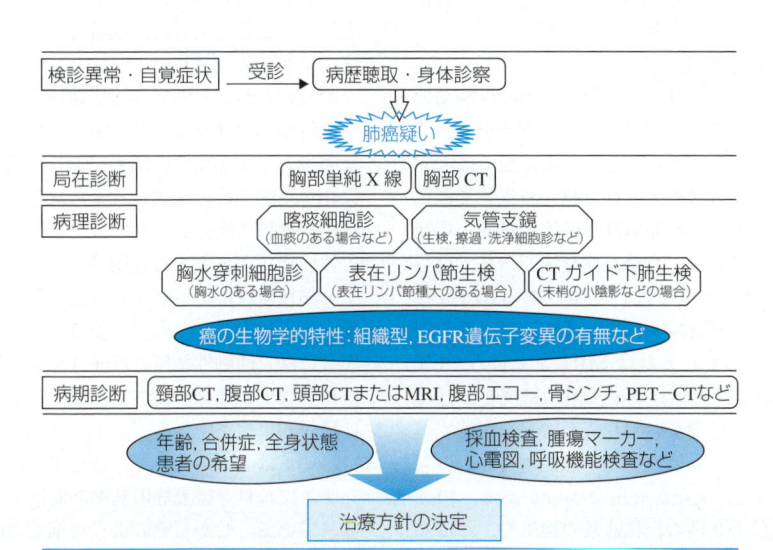

図6　肺癌の診断〜治療方針決定の流れ

B 診断の流れ

肺癌の診断は存在診断→病理診断→病期診断と進めていく(図6).

1) 局在診断

胸部単純X線写真と胸部CT検査にて実施する．CTでは胸膜播種や周囲組織への浸潤の有無のほか，造影検査によって縦隔～肺門リンパ節の腫大について評価する．

2) 病理診断

喀痰排出があり，特に血痰が認められるような場合には喀痰細胞診を実施する．喀痰排出がない，または喀痰細胞診で診断がつかない場合には気管支鏡検査を行う(p.281参照)．この他，状況に応じて，表在リンパ節の経皮生検，胸水細胞診，CTガイド下肺生検(p.294, 298, 300参照)などで診断する．近年では，肺癌の組織型や遺伝子型などの生物学的特性が治療方針に影響を与えることも多い．特に，後述するEGFR遺伝子変異についての検査は細胞診検体や術後組織標本でも可能である．気管支鏡検査で採取した細胞診検体の一部を保存し，病理診断後にEGFR遺伝子変異検査に提出する方法を示す(図7)．

3) 病期診断

縦隔～肺門リンパ節腫大の評価は病期分類や治療方針の決定に大きな影響を与えるが，CTや縦隔鏡検査による評価には限界がある．近年導入された超音波気管支鏡による腫大リンパ節の針生検法は感度・特異度ともに高く，有用な検査法であり，縦隔鏡検査にとって代わりつつある(p.696参照)．遠隔転移の検索は，腹部CT，骨シンチ，頭部CTまたはMRI等で行う．CTやMRIは，転移病巣描出の精度を上げるため，禁忌でない限り造影検査を実施すべきである．腫瘍性病変が悪性かどうかの判定にPET検査が有用な場合がある．PET検査は潜在性の転移病巣の検出や，治療効果判定への応用が検討されている(第6章B参照)．

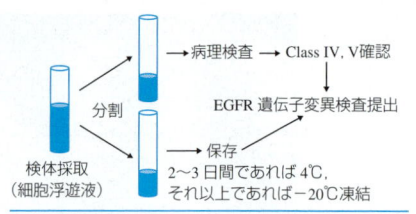

図7 細胞診検体のEGFR遺伝子変異検査提供

C 腫瘍マーカー

主な肺癌の腫瘍マーカーを示す(表2).これらの検査の感度は20～60%と様々である．複数のマーカーを併せて調べることで，低い感度をある程度克服することができる．それぞれのマーカーで癌以外に疑陽性を呈する状態が報告されている．特にCEAは，加齢や喫煙のほか，糖尿病や肝硬変，肺結核などで高値となりうるが，良性疾患で正常値の2倍以上の値となることは稀である．また，ICTP(1型コラーゲンC末端テロペプチド)は骨吸収の過程で血中に放出される骨基質由来のペプチドであり，肺癌をはじめ，乳癌，前立腺癌などにおける骨転移で上昇し，病勢を反映する．

D 結核との鑑別

肺癌の診断において，時に結核との鑑別や合併が問題となることがある．癌患者では免疫力や栄養状態の低下により，健常者に比し易感染性の状態と考えられる．過去に結核罹患の既往がある場合，肺癌の発症に伴い病状が再燃する可能性もある．画像上，結核の合併を示唆する所見；例えば病変の石灰化や主病変周囲の衛星病変がある場合には，活動性結核の可能性を念頭に喀痰や気管支鏡下採取検体を抗酸菌培養検査に積極的に提出すべきである．結核の診断については，末梢血リンパ球を用いたクオンティフェロン検査等の補助診断法も導入されている．しかしそのような補助診断法で陽性結果がでても，活動性の結核なのか既感染なのかの特定は難しい．結核の診断

第 10 章　各疾患のみかたと対応

表2　肺癌の腫瘍マーカー

マーカー	正常値	感度（肺癌全体）	特異度（肺癌全体）	感度（組織型別）	肺癌以外	良性疾患
CEA	≦ 5 ng/mL（EIA） ≦ 2.5 ng/mL（RIA）	約50%	89%	60%（腺癌）	消化器癌，乳癌，卵巣癌，子宮癌	糖尿病，肝炎，肝硬変，膵炎，腎不全，肺結核，間質性肺炎，喫煙など
SLX	≦ 38 U/mL（RIA）	約30%	83%	40〜50%（腺癌）	消化器癌，卵巣癌	膵炎，間質性肺炎，気管支拡張症などの慢性呼吸器疾患など
SCC	≦ 2 ng/mL（EIA） ≦ 1.5 ng/mL（RIA）	約25%	93%	約60%（扁平上皮癌）	食道癌，子宮頸癌，頭頸部癌	乾癬，天疱瘡，腎不全，重症の呼吸器疾患など
CYFRA	≦ 3.5 ng/mL（EIA） ≦ 2.0 ng/mL（RIA）	50〜60%	87%	60〜80%（扁平上皮癌）	消化器癌，子宮頸癌	肺結核，肺炎，肺膿瘍，間質性肺炎など
NSE	≦ 10 ng/mL（RIA）	約30%	94%	約60%（小細胞癌）	甲状腺髄様癌，神経芽細胞腫，褐色細胞腫など	脳血管障害，脳腫瘍，溶血など
ProGRP	< 46 pg/mL（血清） < 70 pg/mL（血漿）（EIA）	約25%	97%	約60%（小細胞癌）	甲状腺髄様癌	腎不全

D　腫瘍性疾患

は菌体の検出が基本であり，強く疑われる場合には，繰り返しの培養検査提出を心がけるべきである（p.33, 351, 433参照）．

4　治　療

　肺癌の治療方針は病理診断や病期診断の結果，必ずしも自動的に決定されるものではない．患者の年齢，全身状態，合併症，希望などを考慮し，採血や呼吸機能検査などによる主要臓器機能評価をふまえ，最新のエビデンスに照らしながら慎重に検討すべきものである．各種ガイドラインは適宜改訂され，オンラインアクセス可能なものも多い．

A　ステージ分類と治療の方法

　肺癌の病期分類は腫瘍の大きさや状態（T因子），リンパ節転移の有無，状態（N因子），遠隔転移の有無，状態（M因子）によって決定される．肺癌のTNM分類は，日本の症例約7,000例を含む全世界の100,000例以上のデータの解析をふまえて2009年に改訂された（p.30参照）．TNM分類第7版では過去のデータをもとに，治療方針や予後の違いを反映したものとなっており，第6版からの改訂のポイントは以下の通りである．

①T因子：2 cm，3 cm，5 cm，7 cmの区切りが設けられ，細分化された．

表3　非小細胞肺癌の病期別治療方針

ⅠA期	手術療法
ⅠB期	手術療法＋術後補助化学療法
ⅡA期	手術療法＋術後補助化学療法
ⅡB期	
ⅢA期	手術療法＋術後補助化学療法
	化学療法＋放射線療法＋手術療法
	化学療法＋放射線療法
ⅢB期	化学療法＋放射線療法
	化学療法
Ⅳ期	化学療法

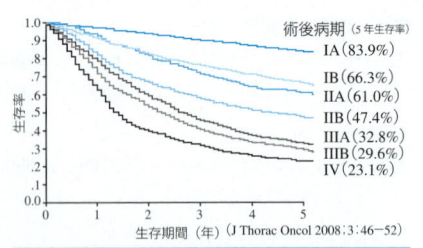

図8　わが国の非小細胞肺癌術後生存曲線
（1999年に手術を受けた13,010例の追跡調査）

術後病期（5年生存率）
IA（83.9％）
IB（66.3％）
IIA（61.0％）
IIB（47.4％）
IIIA（32.8％）
IIIB（29.6％）
IV（23.1％）

(J Thorac Oncol 2008；3：46-52)

また，同一肺葉内転移（従来T4）がT3，同側肺他葉内転移（従来M1）がT4とされた．

②N因子；新しいリンパ節マップが採用された（p.30参照）．

③M因子；胸膜播種，悪性胸水，悪性心囊水（従来T4）と対側肺転移（従来M1）をM1a，他臓器転移（従来M1）をM1bとして細分化された．

B 非小細胞肺癌の治療方針

1）概要

Ⅰ期，Ⅱ期の非小細胞肺癌では手術療法が標準的な治療法として推奨される．80歳以上の高齢であっても，自立し，理解力があり，心臓，腎臓，肺，肝臓などの主要臓器機能が保たれている場合には手術療法が選択可能である．Ⅲ期については病態に応じて手術療法，放射線療法，化学療法を組み合わせた集学的治療が行われる．75歳以下の場合，術後ⅠB～ⅢA期では術後補助化学療法が検討される．Ⅳ期については化学療法を中心として，症状緩和を目的とした放射線療法が適宜実施される（表3）．わが国における肺癌13,010例の手術症例の検討では，全体の5年生存率は61.4％と報告されている．非小細胞肺癌の術後病期別の治療成績を示す（図8）．

2）病期別治療方針

0期；喀痰細胞診または気管支洗浄細胞診で悪性細胞を認めるが，画像上，あるいは気管支鏡で原発腫瘍の局在同定ができない場合をTx，TxN0M0を潜伏癌（潜在癌）と定義する．悪性細胞の局在を確認できるが，病巣が気管支上皮内にとどまっていると考えられる場合をTis，TisN0M0を0期と定義する．0期では，手術療法や光線力学的治療法（photodynamic therapy：PDT）の適応が考えられる．重喫煙者では0期の病巣が多発することがあり注意が必要である．

Ⅰ期；手術療法；肺葉切除と肺門・縦隔リンパ節郭清が基本である．呼吸機能上の問題等で肺葉切除に耐えられないと考えられる場合に区域切除や部分切除などの縮小手術が行われることがある．合併症など，何らかの理由で手術が不可能なⅠ期の非小細胞肺癌に対しては，定位照射法などによる根治的の胸部放射線療法が行われ，手術療法に匹敵する治療成績が報告されている．

Ⅱ期；手術療法；肺葉切除と肺門・縦隔リンパ節郭清が基本である．合併症など，何らかの理由で手術が不可能なⅡ期の非小細胞肺癌に対しては，根治的放射線療法の適応がある．

Ⅲ期；Ⅲ期の非小細胞肺癌は局所進展型の非小細胞肺癌と呼ばれる．臨床的に多様な病態が含まれ，その治療方針は多岐にわたる．根治も可能な病態が含まれ，治療方針

は慎重に検討されなければならない．ⅢA期に関しては手術が可能かどうか，ⅢB期に関しては根治的な放射線治療が可能かどうかの判断が特に重要である．

ⅢA期；T3N1症例では手術療法が積極的に行われる．T1〜3N2症例では，縦隔リンパ節腫大が1か所にとどまる場合に手術療法も考慮される．手術適応のないⅢA期の非小細胞肺癌ではプラチナ併用2剤による化学療法と胸部放射線療法の併用が勧められる．化学療法と放射線療法の併用方法としては，75歳未満の全身状態良好な症例では同時併用が勧められ，75歳以上では化学療法先行後の放射線療法（逐次療法）が勧められる．化学療法が困難な場合には次善の策として根治的胸部放射線療法を検討する．一方，当初手術不可能と判断されたT4N0〜1症例において，化学放射線療法により病変の縮小を認め手術可能と判断された場合，手術が有用な場合がある．症例毎に慎重な検討が必要である．放射線療法に併用する化学療法としては，シスプラチン（CDDP）＋ビノレルビン（VNR），カルボプラチン（CBDCA）＋パクリタキセル（PTX），CDDP＋ドセタキセル（DTX）による治療などが行われる．ゲムシタビン（GEM）と胸部放射線治療の同時併用は，重篤な食道炎や間質性肺炎のリスクがあり，禁忌である．また，イリノテカン（CPT-11）と胸部放射線治療との同時併用も間質性肺炎のリスクがあり避けるべきである．ペメトレキセド（PEM）と胸部放射線治療の同時併用については現在検討が進められている．胸部放射線療法としては現在1日1回2Gyで総量60〜66Gyの治療を行う．局所進行非小細胞肺癌に対する化学療法と放射線療法の同時併用療法の奏効率は70%前後，生存期間中央値は20〜24か月程度である．現状では，本治療により20〜30%は治癒するが70〜80%は再発する．再発形式としては遠隔転移再発と局所再発がそれぞれ半数を占めている．

ⅢB期；基本的に手術適応のない場合が多い．リンパ節転移が対側縦隔と両側鎖骨

表4 抗腫瘍薬とバイオマーカー

抗腫瘍薬	バイオマーカー	概要
シスプラチン，カルボプラチン	ERCC 1 (excision repair cross-complementation group1)	ERCC 1が高発現→プラチナ系薬剤に耐性である可能性が高い．
ゲムシタビン	RRM1 (regulatory subunit of ribonucreotide reductase 1)	RPM1が高発現→ゲムシタビンに耐性である可能性が高い．
ペメトレキセド	TS (thymidylate synthase)	腺癌ではTS活性が相対的に低い→ペメトレキセドの効果が高い．
ドセタキセル，パクリタキセル，ビノレルビン	Class Ⅲ beta-tubulin	Class Ⅲ beta-tubulinが高発現→ドセタキセル，パクリタキセル，ビノレルビンに耐性である可能性が高い．
イリノテカン	UGT1A1遺伝子多型	UGT1A1*28，UGT1A1*6などの多型を示す場合は，イリノテカンの代謝が遅延し，その副作用が増強する．
ゲフィチニブ，エルロチニブ	EGFR遺伝子変異 MET増幅	EGFR遺伝子変異； Exon 19 deletion, Exon 21 L858Rなど→EGFR-TKI高感受性，Exon 20 T790M→EGFR-TKI耐性 MET増幅→EGFR-TKI耐性

上までの範囲で，照射野が一側肺の 50%を超えない場合，根治的放射線治療が可能と考えられる．その場合は，ⅢA 期に準じて化学療法と放射線療法の併用療法を検討する．根治照射が不可能と考えられる場合は次項に示すⅣ期に準じて全身化学療法を検討する．

Ⅳ期：手術不能，根治照射不能な進行期非小細胞肺癌で全身状態が良好の場合には，化学療法によって生存期間の延長とともに生活の質 Quality of life(QOL) の改善が期待できる[1]．一方で化学療法には様々な副作用があり，その程度によっては生命を脅かす事態になりうる．実施にあたっては，最新のエビデンスを理解した上で，治療により予測される患者さんの利益と不利益について慎重に検討する必要がある．Ⅳ期では脳や骨への転移がしばしば認められることから，これらによる症状を緩和する目的で放射線治療を行う．骨転移が認められる場合，ゾレドロン酸（ゾメタ®）などのビスホスホネート製剤投与により，骨折などのリスク軽減が期待できる．なお，Ⅳ期の中で単発の脳転移，あるいは副腎転移のみが認められ，原発巣が手術可能な場合に，両者を切除することで良好な結果が得られる可能性がある．

3) 術後補助化学療法について

75 歳以下の術後患者を対象とした複数の臨床試験により術後補助化学療法の有用性

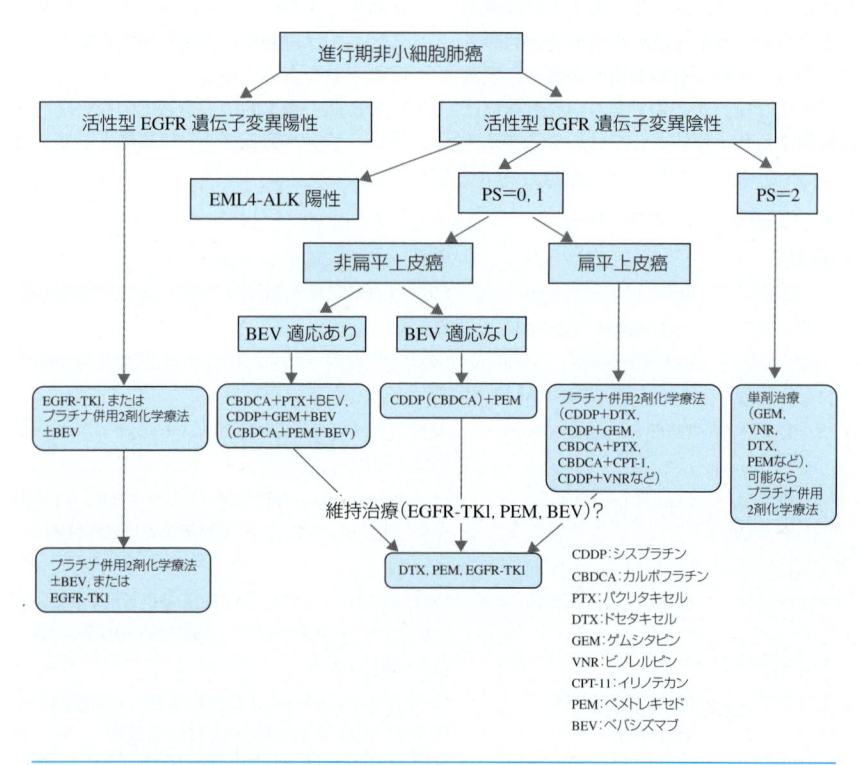

図 9 進行非小細胞肺癌に対する化学療法

が明らかにされている．術後ⅠB期ではUFTによる治療を2年間行うことにより5年生存率で11%の改善が期待できる．また，術後IB～ⅢA期において，プラチナベースの2剤併用補助化学療法により5年生存率で4～15%の改善が期待できる．レジメンとしてはCDDP＋VNR療法に関する報告が多い．現状では術後ⅠB期ではUFT内服治療，術後Ⅱ～ⅢA期ではプラチナ併用化学療法による術後補助療法を実施することが標準的と考えられる．しかし，術後補助化学療法は生存期間延長の可能性というメリットの反面，副作用による治療関連死や晩期毒性などのデメリットもある．最近では抗腫瘍薬の治療効果予測因子として，様々なバイオマーカーが明らかにされている（表4）．そのような情報に基づいた術後補助化学療法の最適化が期待されている．

4）進行期非小細胞肺癌に対する化学療法の考え方

従来，進行期非小細胞肺癌に対する標準的な化学療法の基本はプラチナ併用化学療法（CDDPあるいはCBDCAのいずれか一

表5 非小細胞肺癌に対する化学療法の例

Ⅲ期局所進行非小細胞肺癌に対する放射線化学療法	○ CDDP ＋ VNR；CDDP 80 mg/m²(Day1) ＋ VNR 20 mg/m²(Day1,8)，4週ごと 　胸部放射線治療；化学療法のDay2以降，2 Gy/日，週5日，合計60 Gy ○ CDDP ＋ DTX；CDDP 40 mg/m²(Day1,8) ＋ DTX 40 mg/m²(Day1,8)，4週ごと 　胸部放射線治療；化学療法のDay1以降，2 Gy/日，週5日，合計60 Gy
根治照射の適応のないⅢ期およびⅣ期非小細胞肺癌	○ CDDP ＋ DTX；CDDP 80 mg/m²(Day1) ＋ DTX 60 mg/m²(Day1)，3週ごと ○ CDDP ＋ GEM；CDDP 80 mg/m²(Day1) ＋ GEM 1,000 mg/m²(Day1,8)，3週ごと ○ CDDP ＋ VNR；CDDP 80 mg/m²(Day1) ＋ VNR 25 mg/m²(Day1,8)，3週ごと ○ CDDP ＋ CPT11；CDDP 80 mg/m²(Day1) ＋ CPT11 60 mg/m²(Day1,8,15)，4週ごと ○ CDDP ＋ PEM；CDDP 75 mg/m²(Day1) ＋ PEM 500 mg/m²(Day1)，3週ごと ○ CBDCA ＋ PTX；CBDCA(AUC＝6)(Day1) ＋ PTX 200 mg/m²(Day1)，3週ごと ○ CBDCA ＋ PTX ＋ BEV；CBDCA(AUC＝6)(Day1) ＋ PTX 200 mg/m²(Day1) ＋ BEV 15 mg/kg(Day1)，3週ごと 　（非扁平上皮癌，喀血のない患者，脳転移のない患者など） ○ゲフィチニブ；250 mg/日（活性型EGFR遺伝子変異を有する場合）
二次化学療法	○ DTX；60 mg/m²(Day1)，3週ごと ○ PEM；500 mg/m²(Day1)，3週ごと ○ゲフィチニブ；250 mg/日　内服 ○エルロチニブ；150 mg/日　内服
術後補助化学療法（術後4週をめどに開始する）	○ UFT；250 mg/m²/日　内服，2年間 ○ CDDP ＋ VNR；CDDP 80 mg/m²(Day 1) ＋ VNR 25 mg/m²(Day 1,8)，3(～4)週ごと，4コースまで
高齢者	○ VNR；25 mg/m²(Day1,8)，3週ごと ○ GEM；1,000 mg/m²(Day1,8)，3週ごと ○ DTX；60 mg/m²(Day1)，3週ごと

方と，DTX, PTX, GEM, PEM, CPT-11, VNRのうちのいずれか1つを組み合わせた2剤併用療法）であった．治療効果と安全性が確認できる場合，4～6コースの治療を行い，その奏効率（病変の大きさが3割以上縮小する確率）と生存期間中央値はそれぞれ20～30%，11～14か月であった[2,3]．一方で，近年の分子標的治療薬導入と多くの臨床試験の結果，癌の生物学的特性などに基づいて症例毎に最適な治療を選択するという，治療のオーダーメイド化の流れが加速している．2010年末時点でのわが国における進行期非小細胞肺癌に対する化学療法のフローチャートを示す（図9）．重要な点は下記である．

① 活性型EGFR遺伝子変異の有無について積極的に検索し，同変異が陽性の場合はEGFR-TKIによる治療を早い段階（初回治療あるいは二次治療など）で使用する[4-6]．

② PEMはGEMやDTXに比し，非扁平上皮癌においてより高い有効性が示されており，組織型に基づいた薬剤の選択を考慮する[7]．

③ ベバシズマブ（BEV）は非扁平上皮癌において，プラチナ併用化学療法に上乗せをすることで高い奏効率と生存期間の延長が期待できる[8]．一次治療から使用が検討されるべき薬剤であるが，出血のリスクのために，扁平上皮癌，喀血の既往のある場合は禁忌，脳転移のある場合も原則禁忌とされている．また，空洞性病変，大血管への浸潤などが認められる場合にも，出血のリスクに関して慎重な検討が必要である．

実際の治療内容例を示す（表5，図10，11，12）．

5）EGFR-チロシンキナーゼ阻害薬（EGFR-TKI）の使い方について

EGFRは細胞膜貫通型受容体蛋白質であり，多くの固形癌で過剰発現し，予後不良因子とされている．非小細胞肺癌では40～80%にEGFRの過剰発現が認められる．EGFRの活性化によるシグナル伝達を制御して癌の進行を抑制するために，EGFRの細胞内ドメインに存在するチロシンキナー

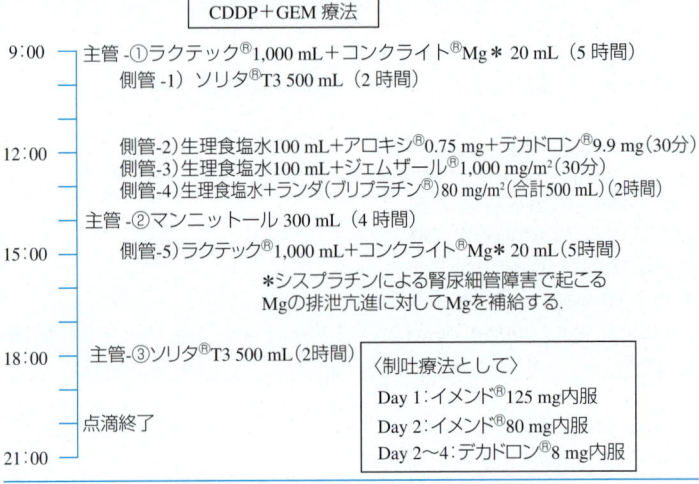

```
                    ┌ CDDP＋GEM療法 ┐

 9:00 ─┬─ 主管-①ラクテック®1,000 mL＋コンクライト®Mg＊20 mL（5時間）
       └─ 側管-1）ソリタ®T3 500 mL（2時間）

12:00 ─┬─ 側管-2）生理食塩水100 mL＋アロキシ®0.75 mg＋デカドロン®9.9 mg（30分）
       ├─ 側管-3）生理食塩水100 mL＋ジェムザール®1,000 mg/m²（30分）
       ├─ 側管-4）生理食塩水＋ランダ（ブリプラチン®）80 mg/m²（合計500 mL）（2時間）
       ├─ 主管-②マンニットール 300 mL（4時間）
15:00 ─┴─ 側管-5）ラクテック®1,000 mL＋コンクライト®Mg＊20 mL（5時間）
             ＊シスプラチンによる腎尿細管障害で起こる
               Mgの排泄亢進に対してMgを補給する．

18:00 ──── 主管-③ソリタ®T3 500 mL（2時間）
                                    〈制吐療法として〉
       ──── 点滴終了                 Day 1：イメンド®125 mg内服
21:00                                Day 2：イメンド®80 mg内服
                                    Day 2～4：デカドロン®8 mg内服
```

図10 CDDP＋GEM療法

第10章　各疾患のみかたと対応

CDDP＋PEM療法

治療開始1週間前にメチコバール®1,000 μgを筋注し,パンビタン内服(1 g/日)を開始する.

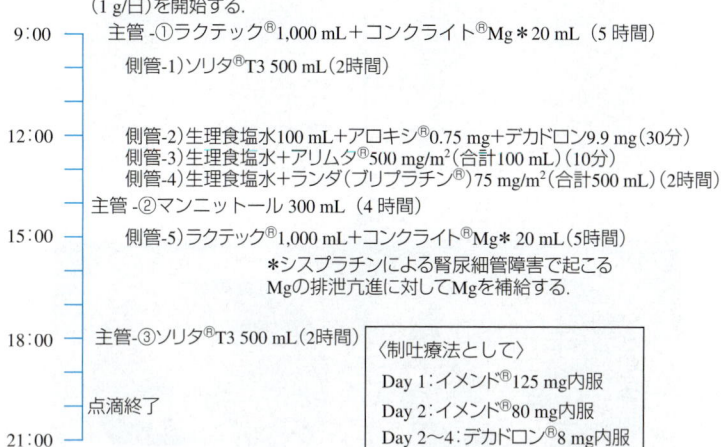

- 9:00　主管-①ラクテック®1,000 mL＋コンクライト®Mg＊20 mL（5時間）
  - 側管-1) ソリタ®T3 500 mL（2時間）
- 12:00
  - 側管-2) 生理食塩水100 mL＋アロキシ®0.75 mg＋デカドロン9.9 mg（30分）
  - 側管-3) 生理食塩水＋アリムタ®500 mg/m²（合計100 mL）（10分）
  - 側管-4) 生理食塩水＋ランダ（ブリプラチン®）75 mg/m²（合計500 mL）（2時間）
  - 主管-②マンニトール 300 mL（4時間）
- 15:00
  - 側管-5) ラクテック®1,000 mL＋コンクライト®Mg＊20 mL（5時間）
    ＊シスプラチンによる腎尿細管障害で起こる
    Mgの排泄亢進に対してMgを補給する.
- 18:00　主管-③ソリタ®T3 500 mL（2時間）
- 　　　　点滴終了
- 21:00

〈制吐療法として〉
Day 1：イメンド®125 mg内服
Day 2：イメンド®80 mg内服
Day 2～4：デカドロン®8 mg内服

図11　CDDP＋PEM療法

CBDCA＋PTX＋BEV療法

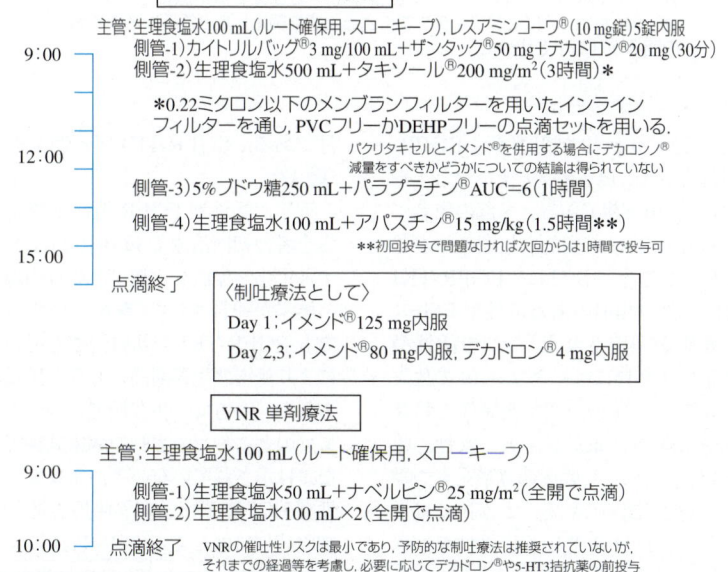

- 9:00
  - 主管：生理食塩水100 mL（ルート確保用,スローキープ）,レスアミンコーワ®（10 mg錠）5錠内服
  - 側管-1) カイトリルバッグ®3 mg/100 mL＋ザンタック®50 mg＋デカドロン®20 mg（30分）
  - 側管-2) 生理食塩水500 mL＋タキソール®200 mg/m²（3時間）＊
    ＊0.22ミクロン以下のメンブランフィルターを用いたインラインフィルターを通し,PVCフリーかDEHPフリーの点滴セットを用いる.
    パクリタキセルとイメンド®を併用する場合にデカロンノ®減量をすべきかどうかについての結論は得られていない
- 12:00
  - 側管-3) 5％ブドウ糖250 mL＋パラプラチン®AUC＝6（1時間）
  - 側管-4) 生理食塩水100 mL＋アバスチン®15 mg/kg（1.5時間）＊＊
    ＊＊初回投与で問題なければ次回からは1時間で投与可
- 15:00　点滴終了

〈制吐療法として〉
Day 1：イメンド®125 mg内服
Day 2,3：イメンド®80 mg内服,デカドロン®4 mg内服

VNR単剤療法

- 9:00
  - 主管：生理食塩水100 mL（ルート確保用,スローキープ）
  - 側管-1) 生理食塩水50 mL＋ナベルビン®25 mg/m²（全開で点滴）
  - 側管-2) 生理食塩水100 mL×2（全開で点滴）
- 10:00　点滴終了
  VNRの催吐性リスクは最小であり,予防的な制吐療法は推奨されていないが,それまでの経過等を考慮し,必要に応じてデカドロン®や5-HT3拮抗薬の前投与を行うこともある.

図12　CBDCA＋PTX＋BEV療法

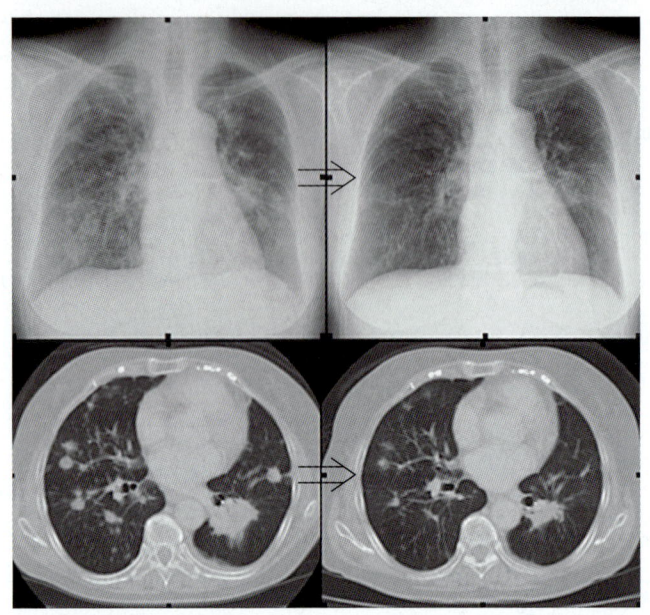

図13 非小細胞肺癌（腺癌）
70代，女性．咳を主訴に受診し，胸部多発腫瘤影を指摘された．精査の結果，腺癌，c-T4N0M1b，Ⅳ期，と診断された．活性型 EGFR 遺伝子変異陽性（Exon19 deletion）にてゲフィチニブによる治療を開始したところ 2 週間で病変の明らかな縮小を認めた．

ゼの選択的，可逆的な阻害薬；EGFR-TKI が開発され，現在ゲフィチニブとエルロチニブが使用可能である．一部の患者において EGFR-TKI の劇的な治療効果が認められたことをきっかけに，EGFR-TKI の奏効性と強い相関のある活性型 EGFR 遺伝子変異が同定された[9]．この活性型 EGFR 遺伝子変異にはエクソン 19 の欠失変異とエクソン 21 の点突然変異（L 858 R など）などがあり，東アジア人，女性，腺癌，非喫煙者といった臨床的背景をもつ場合に高い頻度で認められる．わが国では世界に先駆けて EGFR 遺伝子変異検査が保険適用となっている．活性型 EGFR 遺伝子変異を有する場合，進行期非小細胞肺癌に対する EGFR-TKI の奏効率と生存期間中央値は，それぞれ 70% 以上，24〜30 か月である．EGFR-TKI 奏効例を提示する（図13）．

近年，活性型 EGFR 遺伝子変異を有する患者の初回治療で EGFR-TKI とプラチナ併用化学療法を比較する第Ⅲ相臨床試験の結果が報告された（表6）．いずれの試験でも EGFR-TKI を初回治療で用いることにより無増悪生存期間の有意な延長が認められた．一方で，生存期間についてはこれまでのところ，いずれの臨床試験でも有意な差は示されていない[4-6]．重要なことは活性型 EGFR 遺伝子変異陽性の進行期非小細胞肺癌に対して EGFR-TKI による治療を早い段階（一次治療か二次治療など）で実施することである．

EGFR-TKI の副作用の中で最も注意を要するものは間質性肺疾患である．間質性

表6 活性型 EGFR 遺伝子変異陽性例に対して EGFR-TKI を初回化学療法で用いた臨床試験

試験名	レジメン	患者数	PFS	OS
IPASS[4]（subset）	ゲフィチニブ CBDCA＋PTX	132 129	23.5％＊ 5.4％＊ （P＜0.001）	21.6か月 21.9か月
NEJ002[5]	ゲフィチニブ CBDCA＋PTX	114 114	10.8か月 5.4か月 （P＜0.001）	30.5か月 23.6か月 （P＝0.31）
WJTOG 3405[6]	ゲフィチニブ CDDP＋DXT	86 86	9.2か月 6.3か月 （P＜0.0001）	報告なし

PFS；Progression-free survival，無増悪生存期間
OS；Overall survival，全生存期間
＊12か月の時点で病状増悪を認めない確率

肺疾患の発症リスクとしては，喫煙，PS不良，既存の間質性肺疾患合併などがあげられ，治療開始1～2か月以内の発症が多い．微熱や息切れ，乾性咳といった症状で始まることが多く，そのような症状を見逃さないことが重要である．間質性肺炎の徴候が認められた場合には，EGFR-TKI 投与を中止し，胸部 CT や血液ガス検査などによる診断を試みる．治療としてはステロイドパルス療法などが試みられる．間質性肺疾患以外の副作用としては肝障害，皮疹，下痢などが挙げられる．これらの副作用は減量または休薬による軽快が期待できる．

EGFR-TKI では，従来の抗腫瘍薬に比し骨髄抑制はほとんど認められず，悪心・嘔吐も軽微である．このことから，従来は化学療法の適応外であった高齢者や PS 不良の症例に対しても，活性型 EGFR 遺伝子変異を有する場合には EGFR-TKI による治療を検討すべきである．一方，活性型 EGFR 遺伝子変異を有する場合に EGFR-TKI の有効性は高いが，数か月から1～2年以内に耐性が現れてくる．その背景に EGFR 遺伝子の二次的な変異（エクソン20の点突然変異 T 790 M）や MET の増強があることなどが明らかにされている．現在，耐性を克服するための研究が進められている．

エルロチニブはゲフィチニブと異なり，扁平上皮癌症例や活性型 EGFR 遺伝子変異を有さない症例でも効果が認められるなど，患者背景によらず一定の治療効果が期待できる．さらに，ゲフィチニブに耐性となった後にエルロチニブを用いた場合，一定の効果が期待できるとの見解もある．副作用としての間質性肺疾患のリスクは両者で差がないが，皮疹はエルロチニブでやや強い傾向がある．これらの差異には，エルロチニブでは最大耐用量 150 mg が推奨用量とされた一方，ゲフィニチブでは最大耐用量 700 mg よりも少ない 250 mg が推奨用量とされたことが関与している可能性がある．活性化型 EGFR 遺伝子変異陽性例に対して初回治療で EGFR-TKI を用いることに関するこれまでのエビデンスの多くは，ゲフィチニブを用いた臨床試験によるものである．両者の効果を直接比較する臨床試験が現在複数実施されており，その結果から，両者の使い分けに一定の指針ができることを期待する．

6) ベバシズマブ(BEV)について

癌が一定の大きさを超えて増大するためには，腫瘍局所の血管新生が必要である．癌細胞は自らが血管内皮細胞成長因子(Vascular endothelial growth factor；VEGF)を産生し，血管新生を促進している．VEGF の過剰発現は非小細胞肺癌をはじめ多くの癌の予後不良因子である．BEV は腫瘍局所の血管新生を阻害して腫瘍増大を抑制することを目的に開発された VEGF-A に対するヒト化モノクローナル中和抗体である．CBDCA + PTX + BEV の併用療法によって無増悪生存期間と全生存期間の延長が示されている[8]．治験時に扁平上皮癌症例において致死的な出血が有意に多く認められたことから，本薬剤の適応は非扁平上皮癌に限定されている．また，出血のリスクから，脳転移症例，空洞性病変を有する症例，大血管に広く接する中枢側の病変を有する症例などは原則禁忌，または慎重投与とされている．出血以外の副作用として，高血圧症や蛋白尿の可能性がある．BEV は極めて高い腫瘍縮小効果が期待でき，禁忌事項のない症例では使用を検討すべき薬剤である．一方で，治療効果と相関するバイオマーカーの発見が期待されている．

7) その他の分子標的治療薬：

肺癌の治療における新たな分子標的として EML4-ALK が大きな注目を集めている．EML4-ALK は微小管会合蛋白質 EML4 と受容体型チロシンキナーゼ ALK が融合した活性型チロシンキナーゼである．両者はもともと 2 番染色体短腕の近い部位に別々に存在しているが，何らかの原因で両者が逆位に結合したものが EML4-ALK である．EML4-ALK の発現は非小細胞肺癌の 4 ～ 5% に認められ，特定の肺癌発症に本質的な役割を果たしていることが 2007 年に明らかにされた[10]．EML4-ALK が認められる非小細胞肺癌は，比較的若年の症例で，急速進行性の腺癌が多いことが示されている．EML4-ALK 発現非小細胞肺癌では ALK チロシンキナーゼ阻害薬が極めて高い抗腫瘍効果を示すことが海外の臨床試験で示されており，大きな期待を集めている．その他，EGFR，MET，IGF などを標的とした新たな治療薬の臨床試験が数多く進められている．

8) 維持療法について

進行期非小細胞肺癌の初回化学療法後に，治療を中断せず，何らかの治療を継続する治療戦略を維持療法とよぶ．CDDP + PEM 療法後の PEM による維持療法や，プラチナ併用化学療法後のエルロチニブによる維持療法の有用性などが示唆されている．2010 年末の時点で，維持療法は標準的治療として確立されたものではなく，その可否について検討が行われている．

9) 二次治療以降の治療について

進行期非小細胞肺癌に対する初回化学療法(プラチナ併用 2 剤化学療法)の奏効率は 20 ～ 30% である．初回治療が有効でない症例，初回治療奏効後に再発した症例に対する化学療法は二次治療と呼ばれる．標準的な二次治療は DTX，PEM，ゲフィチニブ，エルロチニブによる単剤治療であり，その奏効率は 10% 程度，生存期間中央値は 4 ～ 8 か月程度である．三次治療以降については患者さんの全身状態や臓器機能が良好であることを前提に，原則として単剤での治療を検討する．海外のガイドラインでは，組織型や患者背景によらず一定の効果が期待でき，骨髄抑制や悪心嘔吐などの副作用が軽微であることからエルロチニブによる治療があげられている．一般的に治療ラインが進むほど，期待される奏効率は低下していく傾向にあり，患者さんの利益と不利益に関して，より慎重な検討が必要になる．

10) 高齢者肺癌の治療について

肺癌はもともと高齢者での発症が多いが，

近年，人口の高齢化を背景に高齢者肺癌の増加が目立っている．高齢者では主要臓器機能の低下，合併症の増加などのために治療上の制約を受ける可能性がある．現状では，75(70)歳以上の全身状態良好な進行期非小細胞肺癌症例に対しては，VNR，GEM，DTX のいずれかによる単剤治療が標準的な治療である．その奏効率はおおむね 20% 程度で生存期間中央値は，6〜14 か月である．しかし，高齢であってもプラチナ併用化学療法が可能で，その効果が期待できる場合もあると考えられる．高齢者は一般的に個人差が大きく，暦年齢だけで治療方針を決定することには限界がある．高齢者の評価を，暦年齢だけでなく，PS，合併症の有無，認知機能など多彩な項目で行い，治療法選択に活かそうとする試みが進められている．

C 小細胞肺癌の治療方針

1) 概略

小細胞肺癌は極めて進行が早い一方で，化学療法と放射線療法の奏効性が高い．病変が一側胸郭内と対側縦隔リンパ節転移，両側鎖骨上リンパ節転移までにとどまっており，根治照射が可能な場合を限局型小細胞肺癌，限局型を超えて進展している場合を進展型小細胞肺癌と定義し，それぞれ治療方針が異なる．(**表7, 8**)また，後述するランバート・イートン症候群などの特徴的な腫瘍随伴症候群を呈することがある．

2) 限局型小細胞肺癌の治療

限局型小細胞肺癌は化学療法と放射線治療を併用することにより根治の可能性がある．化学療法としては，CDDP ＋エトポシド(VP-16)療法を 4 コース，また，放射線治療としては加速過分割法によって 1.5 Gy を 1 日 2 回，合計で 45 Gy 実施することが標準的な治療法である[11]．両者の併用療法については，治療の早期から同時に併用することが重要である．本治療による奏効率は約 80%，生存期間中央値は 20 か月前後，5 年生存率は 25% 前後と考えられる．同時併用療法が困難と判断される場合には化学療法→放射線療法の逐次療法を行う．これ

表7 小細胞肺癌の治療方針

限局型	手術療法＋術後補助化学療法（Ⅰ期）
	化学療法＋放射線療法
進展型	化学療法

表8 小細胞肺癌に対する化学療法の例

限局型小細胞肺癌
○ CDDP ＋ VP-16；CDDP 80 mg/m^2(Day1)＋ VP16 100 mg/m^2(Day1〜3)，3 週ごと
　　　胸部放射線治療；化学療法の Day2 以降，1.5 Gy × 2 回 / 日，週 5 日，合計 45 Gy

進展型小細胞肺癌
○ CDDP ＋ CPT-11；CDDP 60 mg/m^2(Day1)＋ CPT-11 60 mg/m^2(Day1,8,15)，4 週ごと
○ CDDP ＋ VP-16；CDDP 80 mg/m^2(Day1)＋ VP-16 100 mg/m^2(Day1〜3)，3 週ごと
○ CBDCA ＋ VP-16；CBDCA(AUC ＝ 5)(Day1)＋ VP-16 100 mg/m^2(Day1〜3)，3 週ごと
　　　　　　　　　　　　　　　　　　　　　　　　　　　　　　（高齢者や PS 不良例など）

再発小細胞肺癌
○ Amrubicin；45 mg/m^2(Day1〜3)，3 週ごと
○ Nogitecan；1.0 mg/m^2(Day1〜5)，3 週ごと

表9 RECISTによる治療効果の評価
1. 病変を測定可能病変と測定不能病変に分類する.
2. 測定可能病変の中から主要なものとして, 1臓器あたり最大2病変まで, 合計で最大5病変までを標的病変とする. 標的病変以外の病変は非標的病変とする.
3. 治療前後の画像を比較し, 標的病変, 非標的病変それぞれについての効果を測定する.
4. 下記のように総合効果判定を行う.

Eur J Cancer 2009；45：228-247

標的病変の効果	非標的病変の効果	新病変出現の有無	総合効果
CR	CR	なし	CR
CR	CR/PD以外, またはNE	なし	PR
PR	PD以外, またはNE	なし	PR
SD	PD以外, またはNE	なし	SD
NE	PD以外	なし	NE
PD	問わない	問わない	PD
問わない	PD	問わない	PD
問わない	問わない	あり	PD

CR：Complete response 完全奏効（病変の消失）
PR：Partial response 部分奏効（病変長径和30％以上の縮小）
SD：Stable disease 安定（CR, PR以外の状況, 非標的病変ではSDを用いない）
PD：Progressive disease 進行（病変長径和20％以上の増加, または明らかな増悪）
NE：Not evaluable 評価不能

らの治療で完全寛解が得られた場合は, 予防的全脳照射をすることによって, 生存期間のさらなる延長が期待できることが示されている. 一方, 他疾患経過中に偶然発見された場合などで, リンパ節転移や遠隔転移が認められずⅠ期の小細胞肺癌と診断されることがあり, その場合は手術療法も検討される. ただし, そのような場合であっても, 潜在性の転移を有する可能性を考慮し, 術後の補助化学療法を積極的に実施すべきであると考えられている.

3）進展型小細胞肺癌の治療

進展型小細胞肺癌の治療の基本は全身化学療法である. 使用レジメンとしては, CDDP＋VP16による治療が標準的治療とされてきたが, わが国における臨床試験で, CDDP＋VP-16療法とCDDP＋CPT-11療法が比較され, 後者の治療成績が勝る結果が示された[12]. その後海外でも追試が行われ, CDDP＋CPT-11療法はCDDP＋VP-16療法に比し, 遜色のない治療法であることが証明された. 進展型小細胞肺癌は現在のところ根治困難な病態ではあるが, 治療奏効率は高い. そのため全身状態不良例や高齢症例の場合でも, 化学療法の可能性を検討すべきである. そのような場合, CDDPは腎毒性や消化器毒性が比較的強いことから, CBDCAが代用される. また, 進展型小細胞肺癌で化学療法奏効後, 予防的全脳照射を行うことによって生存期間の延長が期待できることが海外より報告された. 現在わが国でこの結果を検証する第Ⅲ相臨床試験が進行中である.

4）再発小細胞肺癌の治療

小細胞肺癌は化学療法, 放射線療法への感受性が高いが, 高い確率で再発する. 初回治療奏効後, 3か月以上の期間をおいて再発した場合, 初回治療と同様のレジメン

を含む化学療法の効果が期待でき，sensitive relapse という．一方，初回治療無効例や初回治療終了後3か月以内に再発した場合は，その後の化学療法に抵抗性であることが多く refractory relapse という．Sensitive relapse に対して初回と同様の薬剤を選択する場合を除き，再発小細胞肺癌に対する標準的な二次治療はノギテカン単剤による治療である．その他，アムルビシン単剤による治療も有効である．CPT-11，VP-16 は初回治療で用いられなかった場合に選択可能である．PTX や GEM は臨床試験において小細胞癌に対する有効性が示されているが，わが国では保険適応とされていない．小細胞肺癌に対して効果が確認された分子標的治療薬はこれまでのところなく，検討が続けられている．

D 化学療法の治療効果評価と副作用対策について

1) 治療効果の評価

肺癌などの固形腫瘍に対する治療効果の評価を標準化する目的で RECIST (Response evaluation criteria in solid tumors)が用いられる（表9）．RECIST では，全ての病変を測定可能病変と測定不能病変に分ける．骨転移や胸水などは測定不能病変となる．さらに，測定可能病変の中から主要なものを1臓器あたり2病変まで，合計で5病変まで選択して標的病変とし，病変の長径和を求める．標的病変以外の病変を非標的病変とし，標的病変と非標的病変のそれぞれについて治療前後の評価を行い，総合判定をする．CR (complete response 完全寛解)や PR (Partial response 部分奏効)が確定するためには少なくとも4週以上にわたって同様の状態が持続していることが必要とされる．治療方針の継続，中止，変更は，RECIST の判定結果に加え，副作用や患者さんの希望も考慮して総合的に判断する．

2) 副作用の評価

化学療法は表10 に示すように様々な副

表10 抗腫瘍薬の副作用

特に留意すべき副作用／ワンポイントアドバイス

骨髄抑制 悪心嘔吐 食欲低下 下痢 便秘 腎障害 肝障害 肺障害 心臓障害 神経障害 脱毛 血管炎 皮膚障害 前身倦怠感 味覚障害 など	シスプラチン：	腎障害，悪心嘔吐，聴力毒性 腎尿細管障害によって Mg 排泄亢進～低 Mg 血症に至る可能性があり，点滴内に Mg 製剤を追加する
	カルボプラチン：	Cavert 式；AUC×(GFR + 25)で投与量算出，AUC は通常 5～6 GFR を 24h Ccr で代用する時は体表面積補正を行わない
	パクリタキセル：	アナフィラキシーに対するステロイド，抗ヒスタミン薬などの前投薬が必要 末梢神経障害，筋肉痛，関節痛に対して，NSAID が時に有効
	ドセタキセル：	浮腫，アナフィラキシー
	ゲムシタビン：	血小板減少が目立つ，脱毛は少ない．
	イリノテカン：	下痢
	ヒノレルビン：	血管炎(短時間で投与後，生理食塩水でフラッシュする)．神経障害
	ペメトレキセド：	葉酸／ビタミンの前投与が必要．皮疹を認めた場合は次回からステロイド予防投与を考慮する．
	ベバシズマブ：	出血，高血圧，蛋白尿
	UFT，TS-1：	粘膜障害
	ゲフィチニブ，エルロチニブ：間質性肺疾患，肝障害，皮膚障害	
	エトポシド：	アナフィラキシー
	アムルビシン：	間質性肺疾患，心毒性，肝障害

表11 発熱性好中球減少のリスク分類と抗菌薬治療の実際

MASCC score

	スコア
症状の程度(いずれか1つを選択)	
症状なし	5
軽い症状	5
中等度以上の症状	3
血圧低下なし	5
慢性閉塞性肺疾患なし	4
固形癌である，あるいは真菌感染を有さない	4
脱水なし	3
発熱発症時には入院していなかった	3
年齢60歳未満	2

J Clin Oncol 2000；18：3038-3051

- 26点満点で21点以上を低リスクと判断し経口抗菌薬による治療を考慮する．
  - シプロフロキサシンまたはレボフロキサシンのいずれか単独，±アモキシシリン/クラブラン酸
- 20点以下は高リスクと判断し，抗菌薬静脈内投与を考慮する．
  - セフェピム
  - セフタジジム
  - カルバペネム
  - ピペラシリン/タゾバクタム
- 下記のようなリスクがある場合は当初からバンコマイシンなどの併用を検討する
  - 中心静脈カテーテル感染が疑われる
  - メチシリン耐性黄色ブドウ球菌やペニシリン耐性肺炎球菌の保菌者
  - 血液培養でグラム陽性球菌陽性
  - 血行状態不安定(ショックなど)
  - 粘膜障害が強い
  - ST合剤やキノロン系薬剤の予防投与あり

作用を引き起こす(表10)．副作用の程度には個人差や薬剤による差がある．化学療法の副作用を客観的に評価するための指標として，CTCAE (Common terminology criteria for adverse events) が用いられる．CTCAEの項目は多岐にわたり，多様な副作用をカバーしている (p.62 参照)．副作用の客観的な評価は，治療を受ける患者の安全性の確保において極めて重要である．また，臨床試験においても，治療効果とともに安全性の評価が求められる．

3) 骨髄抑制の対処法

化学療法では骨髄抑制によって白血球減少，貧血，血小板減少をきたす．薬剤による差や個人差があるが血球減少のピークは治療後10～14日前後であることが多い．好中球が減少し，特に500/μL以下となると感染のリスクが高くなる．感染合併に伴い，1回の検温で38℃以上の発熱/または1時間以上持続する37.5℃以上の発熱を呈し，好中球数が500/μL未満の場合/または1,000/μL未満で500/μL未満に減少することが予測される場合を発熱性好中球減少とよぶ．発熱性好中球減少が認められた場合，全身の診察と血液培養，喀痰培養，尿培養提出などによって，感染巣の検索を行うべきである．また表11のように患者のリスクを評価し，治療方針を検討する．治療にもかかわらず7日以上発熱が持続する場合には真菌感染の可能性を念頭に置く必要がある．発熱性好中球減少に対して，抗菌薬とともに顆粒球コロニー刺激因子(G-CSF)を併用することで，感染症死の減少や入院期間の短縮が期待できる．貧血に対してはHb 7.0 g/dLをめどに赤血球輸血を実施する．比較的急速に進行する場合や，息切れ・倦怠感などの症状が目立つ場合にはより早い時期に輸血を検討すべきである．血小板減少については10,000/μL以上では重篤な出血のリスクは少ないと報告されている．実臨床では20,000/μLをめどに血小板輸血を実施する．

4) 悪心嘔吐の対策

化学療法に伴う悪心嘔吐のコントロールは治療を安全に円滑に進める上で大変重要である．化学療法に伴う悪心嘔吐はその発現時期によって①急性期(治療開始24時間以内)，②遅発期(治療開始2～5日)，③

第 10 章　各疾患のみかたと対応

表 12　化学療法に併用する制吐療法の例

○高度催吐性化学療法；シスプラチン併用化学療法
　1 日目
　　　　アプレピタント 125 mg　内服
　　　　5-HT3 拮抗薬点滴静注（パロノセトロン，グラニセトロン，オンダンセトロンなど）
　　　　デキサメタゾン 9.9 mg 点滴静注
　2〜3 日目
　　　　アプレピタント 80 mg　内服
　　　　デキサメタゾン 8 mg　内服
　4（〜5）日目
　　　　デキサメタゾン 8 mg　内服

○中等度催吐性化学療法；カルボプラチンやイリノテカンを含む治療
　1 日目
　　　　アプレピタント 125 mg　内服*
　　　　5-HT3 拮抗薬点滴静注（パロノセトロン，グラニセトロン，オンダンセトロンなど）
　　　　デキサメタゾン 4.95 mg 点滴静注*　　　*アプレピタントはオプション．
　2〜3 日目　　　　　　　　　　　　　　　　　アプレピタントを用いない場合は
　　　　アプレピタント 80 mg　内服*　　　　　デキサメタゾンを 1 日目 9.9 mg に，
　　　　デキサメタゾン 4 mg　内服*　　　　　　2〜3 日目 8 mg に増量する．

○低度催吐性化学療法；ゲムシタビン単剤，ドセタキセル単剤など
　1 日目
　　　　デキサメタゾン 6.6 mg 点滴静注

制吐薬適正使用ガイドライン（日本癌治療学会編）より抜粋

予測性嘔吐（治療開始前）の 3 種類に分類される．一方，抗腫瘍薬にも，催吐性の強いものや比較的弱いものがある．CDDP は高度催吐性薬剤，CBDCA と CPT-11 は中等度催吐性薬剤，GEM，DTX，PTX，VP-16 などは低度催吐性薬剤と分類される．使用する抗腫瘍薬の催吐性によって，悪心嘔吐のリスクを評価し，それに応じた制吐療法を実施することが重要である．ニューロキニン受容体拮抗薬のアプレピタントと新世代 5-HT3 拮抗薬のパロノセトロンは遅発性の悪心嘔吐の制御に特に有用であることが証明されている．日本癌治療学会のガイドラインに基づいた制吐療法の処方例を示す（表 12）．

E　放射線治療のオプション

標準的な胸部放射線治療は 1 日 1 回 2 Gy，週 5 日の単純分割照射法で 60（〜66）Gy の治療が行われる．従来の胸部放射線治療は二次元治療計画に基づいた予防的リンパ節領域照射（elective nodal irradiation；ENI）が一般的であった．近年では PET-CT による病変部の正確な把握，三次元治療計画などに基づいて，照射野をしぼった病巣部照射野放射線治療（involved field radiation therapy；IFRT）が行われるようになり，病変部に対する線量の増量が試みられている．

放射線治療は癌細胞だけでなく正常細胞にもダメージを与えるが，回復は正常細胞の方が早く 4〜6 時間で照射後の亜致死障害から回復する．このことを利用し治療効果を高めるために，1 日に 2〜3 回の照射を行う過分割照射法が開発された．一回あたりの照射量によって過分割照射法（1.2 Gy/回，1 日 2 回），加速分割照射法（1.8〜2.0 Gy/回，1 日 2 回），加速過分割照射法（1.5 Gy/回，1 日 2 回）などがある．加速過分割照射法は限局型小細胞癌の標準的治療の中で用いられる．非小細胞肺癌におい

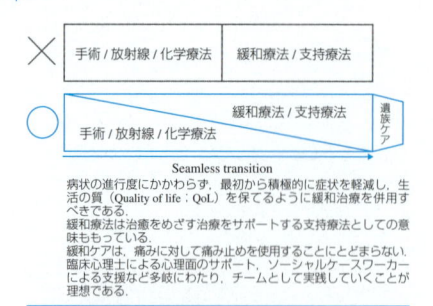

図14　緩和ケアのありかた（WHO 2002）

病状の進行度にかかわらず，最初から積極的に症状を軽減し，生活の質（Quality of life；QoL）を保てるように緩和治療を併用するべきである．
緩和療法は治癒をめざす治療をサポートする支持療法としての意味ももっている．
緩和ケアは，痛みに対して痛み止めを使用することにとどまらない．臨床心理士による心理面のサポート，ソーシャルケースワーカーによる支援など多岐にわたり，チームとして実践していくことが理想である．

ても，過分割照射法の有用性について検討が進められている．過分割照射法では単純分割照射法に比し高い治療効果が期待できる一方，正常組織に与える影響も大きく，食道炎などの有害事象の増強が問題となることがある．

照射技術の進歩によって，病変部に安全に集中して治療を行うことができるようになった結果，早期癌に対する放射線治療の局所制御率は極めて高いものとなっている．何らかの理由で手術ができない早期の非小細胞肺癌症例では，定位照射による胸部放射線治療が積極的に検討される．

肺癌では脳転移が高い頻度で認められる．転移性脳腫瘍の原発巣として，肺癌は最多を占めている．症状を有する脳転移に対しては放射線治療が積極的に用いられる．大きさが3 cm程度まで，数が3個程度までであれば，γナイフなどを用いた定位放射線治療も検討される．それ以上の病変の場合には原則として全脳照射が用いられる．なお，単発で病巣が5 cm以上と大きく，症状が比較的急速に進行する場合などでは脳転移の切除も検討される．

陽子線治療や重粒子線治療は，病変部への放射線エネルギーの集中が可能であること，酸素濃度の低い腫瘍組織にも有効であることなどから期待されている新しい治療法である．これらの治療は，治療装置に高額の投資が必要で，治療施設は限られており，保険適用は認められていない．

F　緩和ケア

1）概　要

緩和ケアとは生命を脅かす疾患による問題に直面している患者とその家族に対して疾患の早期より身体的・心理的・社会的・スピリチュアルな問題に関してきちんとした評価を行い，それが障害とならないように予防したり対処したりすることでQuality of life（生活の質・生命の質）を改善することである．

何らかの症状を自覚した，あるいは癌と診断されたその瞬間から，患者には必ず何らかの痛みが伴うとされる．痛み自体は本人にしか分からないものであるが，周囲はその存在に十分配慮することが必要である．緩和ケアは，病状進行に伴い，積極的な治療の適応がなくなった後，終末期を安楽に過ごせるように開始していくものではなく，早期から積極的な治療とともに開始併用していくべきであること（Seamless transition）がWHOによって示されている（図14）．

身体的な痛みを包括的に評価するためには，痛みの原因と痛みの強さ，部位，性状，パターン，誘因などを適切に評価する必要がある．痛みの強さについて，最強の痛みを10，痛みがない状況を0として，患者自身に評価してもらうNRS（Numeric rating scale）が有用である．また，痛みの強さによって疼痛治療を段階的に追加していくWHO方式が有用である（図15）．

2）痛みの種類と対処法

身体的な痛みには体性痛，内臓痛，神経障害性疼痛がある．

①体性痛；骨転移局所の痛みや手術創部痛などのように比較的局在が明らかであり，体動によって増強する．NSAIDをはじめとする非オピオイド系の薬剤とオピオイド系薬剤が有効である．突出痛に対しては鎮痛薬追加による適切なレスキューを行うことが重要である．また，骨転移

第10章 各疾患のみかたと対応

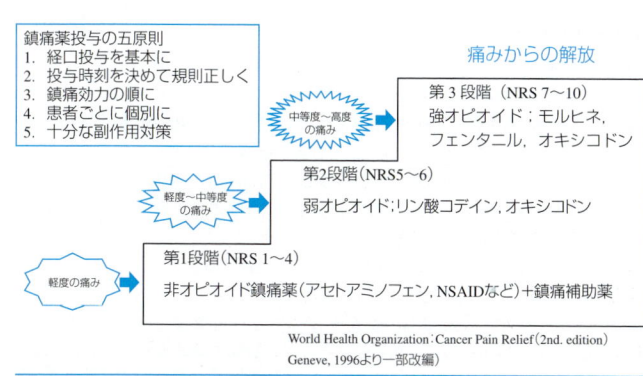

鎮痛薬投与の五原則
1. 経口投与を基本に
2. 投与時刻を決めて規則正しく
3. 鎮痛効力の順に
4. 患者ごとに個別に
5. 十分な副作用対策

痛みからの解放

中等度～高度の痛み → 第3段階（NRS 7～10）
強オピオイド：モルヒネ，フェンタニル，オキシコドン

軽度～中等度の痛み → 第2段階（NRS5～6）
弱オピオイド：リン酸コデイン，オキシコドン

軽度の痛み → 第1段階（NRS 1～4）
非オピオイド鎮痛薬（アセトアミノフェン，NSAIDなど）＋鎮痛補助薬

World Health Organization：Cancer Pain Relief（2nd. edition）
Geneve，1996より一部改編

図15　WHO方式癌性疼痛治療

による痛みに対しては緩和照射が有効である．

② 内臓痛；食道，胃，大腸などの管腔臓器の閉塞や肝臓・腎臓などの被膜に及ぶ病変による痛みなどで，局在が分かりにくく，深く押されるような痛みや不快感と表現される．内臓痛に対してはオピオイドの効果が期待できる．

③ 神経障害性疼痛；脊椎転移の硬膜外進展などによる脊髄圧迫，パクリタキセルなどによる末梢神経障害，癌の腕神経叢へ浸潤などで認められ，しびれや電気のはしるような痛みなどと表現される．神経障害性疼痛に対しては非オピオイド系薬剤やオピオイド系薬剤の効果はあまり期待できないが，鎮痛補助薬が有効な場合がある．鋭く刺すような痛みにはガバペンチンなどの抗痙攣薬，しびれる，しめつけられる，やけるような痛みにはカルバマゼピンなどの抗うつ薬，腹膜炎による腹満感などにはメキシチレンなどの抗不整脈薬が用いられる．

非オピオイド系薬剤のうち，アセトアミノフェンは1,200～2,400 mg程度まで使用可能であるが，肝機能障害に注意する．またNSAIDは，腎機能障害や胃粘膜障害に注意する．弱オピオイド系薬剤のペンタゾシン（ペンタジン®，ソセゴン®）やブプレノルフィン（レペタン®）は，一定量以上投与しても効果は頭打ちとなるため，癌の疼痛コントロールには向かない．オピオイド系薬剤にはモルヒネ，オキシコドン，フェンタニルの3種があり，内服薬，注射薬，坐薬，貼付薬がある．オピオイド系薬剤には吐き気や便秘など様々な副作用がある．吐き気や便秘はモルヒネで強い傾向がある．吐き気に対してはプロクロルペラジン（ノバミン®），メトクロプラミド（プリンペラン®），ドンペリドン（ナウゼリン®）などが有効の場合がある．便秘に対しては，酸化マグネシウム，センノシド（プルセニド®）などで対処する．活性代謝物やレセプター親和性の差を利用して副作用を軽減，鎮痛効果を改善することを目的にオピオイドローテーションが行われる．処方例を示す（**表13**）．

3）呼吸困難の対処と鎮静

進行期～終末期の肺癌では高い頻度で呼吸困難感の訴えがある．呼吸困難感の程度は低酸素血症の重症度とは必ずしも相関しない．対策としてはモルヒネが第一選択であり，抗不安薬としてロラゼパム（ワイパックス®），ジアゼパム（セルシン®）などが併用される．治癒が見込めない病態で治療抵抗性の耐え難い苦痛があり，生命予後が2～3週以下の場合などでは，鎮静が検討

表13 疼痛コントロールの例

腰椎転移による腰背部痛に対して
　　コルセットを作製し，緩和照射を開始した．
　　また骨折のリスクを軽減する目的でゾレドロン酸（ゾメタ®）を投与した．
処方1）　セレコキシブ（セレコックス®）200 mg 2×朝夕食後
　　　　突出痛に対してロキソプロフェン（ロキソニン®）60 mg を頓用
　　　　胃・十二指腸粘膜保護を目的にミソプロストール（サイトテック®）800 µg 朝昼夕食後，眠前
処方2）　セレコキシブを 400 mg まで増量．
処方3）　硫酸モルヒネ除放錠（MS コンチン®）20 mg　2×朝夕食後を追加．
　　　　便秘に対して酸化マグネシウム 1.5 g 3×毎食後を併用．
　　　　レスキュードーズとして塩酸モルヒネ液（オプソ®）5 mg を設定し，ベースのモルヒネを漸増．
処方4）　MS コンチンを 120 mg/ 日まで増量したところ，強い吐き気が出現し，プロクロルペラジン（ノバミン®），メトクロプラミド（プリンペラン®）で対処したが軽快せず，食事摂取にも影響がでたため，オキシコドン徐放錠（オキシコンチン®）80 mg 2×朝夕食後に変更し，レスキュードーズもオキシコドン散（オキノーム®）10 mg に変更したところ，吐き気は治まり疼痛コントロールも良好となった．
左肺尖部腫瘍に伴う，頸部から左上肢に放散する，さすような，しびれるような痛みに対して
処方1）　メロキシカム（モービック®）10 mg 1 日 1 回朝食後
　　　　胃・十二指腸粘膜保護を目的にミソプロストール（サイトテック®）800 µg 朝昼夕食後，眠前
処方2）　ガバペンチン（ガバペン®）200 mg 1×眠前併用開始し，1 週間ほどでやや痛みの軽減あり．
処方3）　ガバペンを 400 mg 1×眠前に増量したところ，さらに軽減が認められた．

される．鎮静とは，苦痛緩和を目的として患者の意識を低下させる薬物を投与すること，あるいは苦痛緩和のために投与した薬物によって生じた意識の低下を意図的に維持することである．半減期が短く，即効性が高いことからミダゾラム（ドルミカム®）がよく用いられる．0.2～1.0 mg/ 時　持続静注，皮下注で開始し漸増の上，20～40 mg/ 日で維持する．

5　重要な合併症とその対処

A　腫瘍随伴症候群（Paraneoplastic syndrome）

癌患者に認められる症状のうち，腫瘍による直接浸潤や機械的圧迫，閉塞などで生じる症状以外の，全身症状または遠隔症状を呈する病態を腫瘍随伴症候群と呼ぶ（**表14**）．肺癌では 10～20％ に腫瘍随伴症候群を合併するとされる．腫瘍随伴症候群は原発巣の発見に先行して初発症状として認められることも多く，患者の QOL に大きく影響する．特異的な治療を要する場合があり，診断と治療の遅れが重篤な事態を招きうる．頻度の高い腫瘍随伴症候群に関して理解しておくことが重要である．

1）神経症候群

癌細胞に関連して産生される抗体が，正常細胞，特に神経細胞に発現している抗原に交差反応することによって起こる．神経症候群は小細胞肺癌で認められることが多い．代表的なものにランバート・イートン症候群（Lambert-Eaton myasthenic syndrome；LEMS）がある．筋力低下を示す病態として鑑別にあがる重症筋無力症（myasthenia gravis；MG）との比較を表に示す（**表15**）．腫瘍随伴性小脳変性症では癌細胞に対する高 Yo 抗体が小脳プルキンエ細胞に交差反応し，四肢の運動失調，構音障害，めまい，眼球振盪などの症状を起こす．腫瘍随伴性辺縁系脳炎では抗 Hu 抗体が認められ，記憶障害，認知症，幻覚などの症状を呈することが多い．

2) 内分泌症候群

● SIADH（syndrome of inappropriate antidiuretic hormone secretion）では癌細胞が産生する抗利尿ホルモン（ADH）により腎集合管における水の再吸収が亢進し，体内に水分が貯留する．その結果，循環血漿量が増加し，糸球体濾過量の増加やレニン・アルドステロン系の抑制，心房性 Na 利尿ペプチドの分泌亢進などを介して尿中 Na 排泄は持続し，低 Na 血症が進行する．

SIADH の原因の約 60% を小細胞肺癌が占めるが，非小細胞肺癌や悪性リンパ腫でも認められることがある．進行につれ，倦怠感，悪心・嘔吐，頭痛，食思不振，筋肉痛などが出現し，血清 Na<120 mEq/L になると傾眠，昏睡，痙攣，意識障害等の重篤な中枢神経症状を呈する．診断基準と治療方針を示す（表16）．

● 高カルシウム血症；悪性腫瘍全体の 10〜20% に高カルシウム血症が認められる．骨転移が認められなくても，癌細胞が産生する副甲状腺ホルモン関連蛋白（PTH-rP）により高カルシウム血症をきたすことがある．血液中のカルシウムの約半分はアルブミンと結合しており，遊離カルシウム値が重要である．癌患者では栄養状態低下のために血清アルブミンがしばしば 4 g/dL 未満に低下している．その場合は遊離カルシウムを正当に評価するために，血清補正 Ca 濃度(mg/dL) ＝血清総 Ca 濃度(mg/dL) ＋ [4- 血清アルブミン濃度(g/dL)] によって補正を行う．補正 Ca 濃度が 12 mg/dL 以下の場合には症状はほとんどないか，あっ

表14 腫瘍随伴症候群の分類

・神経筋症候群	Lambert-Eaton 症候群 腫瘍随伴性小脳変性症 腫瘍随伴性辺縁系脳炎 腫瘍随伴性網膜症
・内分泌症候群	ADH 不適合分泌症候群（SIADH） 高カルシウム血症 異所性 ACTH 産生腫瘍
・皮膚，骨関節症状	ばち状指，肥大性骨関節症
・血液症候群	白血球増多症状，DIC
・その他	皮膚筋炎・多発筋炎，腫瘍熱，ネフローゼなど

表15 LEMS と MG の比較

	LEMS	MG
男女比	3：1	1：2
好発年齢	50〜70 代	＜10，30〜40 代女性，40〜50 代男性
基礎疾患	60〜70% に SCLC	15% に胸腺腫
初発症状	歩行障害，口渇，インポテンツ	複視，易疲労感，近位筋優位の筋力低下
筋電図所見	Waxing 高頻度反復刺激で振幅漸増	Waning 低頻度反復刺激で振幅漸減
抗体	抗 VGCC 抗体 （80% 以上で検出）	抗 AChR 抗体 （全身型で 80%，眼筋型で 50〜60% 検出）
治療	SCLC の化学療法，ステロイド，血漿交換，免疫グロブリン，3,4- ジアミノピリジン	胸腺腫の手術 / 化学療法，抗コリンエステラーゼ阻害薬，ステロイド，免疫抑制薬，血漿交換，免疫グロブリン
予後など	LEMS 合併 SCLC は SCLC の中では比較的経過が緩徐	MG 自体は適切な治療により 80% 以上の確率で軽快する

表16 SIADHの診断基準

厚生労働省　間脳下垂体機能障害に関する調査研究班　2010年改訂

Ⅰ．主症状
1. 特異的ではないが，倦怠感，食欲低下，意識障害などの低ナトリウム血症の症状を呈しやすい．
2. 脱水の所見を認めない．

Ⅱ．検査所見
1. 低ナトリウム血症：血清ナトリウム濃度は135 mEq/Lを下回る．
2. 血漿バゾプレシン値：血清ナトリウムが135 mEq/L未満で，血漿バゾプレシン値が測定感度以上である．
3. 低浸透圧血症：血漿浸透圧は280 mOsm/kgを下回る．
4. 高張尿：尿浸透圧は300 mOsm/kgを上回る．
5. ナトリウム利尿の持続：尿中ナトリウム濃度は20 mEq/L以上である．
6. 腎機能正常：血清クレアチニンは1.2 mg/dL以下である．
7. 副腎皮質機能正常：早朝空腹時の血清コルチゾールは6 μg/dL以上である．

Ⅲ．参考所見
1. 原疾患の診断が確定していることが診断上の参考となる．
2. 血漿レニン活性は5 ng/mL/時以下であることが多い．
3. 血清尿酸値は5 mg/dL以下であることが多い．
4. 水分摂取を制限すると脱水が進行することなく低ナトリウム血症が改善する．

[診断基準] 確実例：Ⅱで1～7の所見があり，かつ脱水の所見を認めないもの．**[鑑別診断]** 低ナトリウム血症をきたす次のものを除外する．
1. 細胞外液量の過剰な低ナトリウム血症，心不全，肝硬変の腹水貯留時，ネフローゼ症候群
2. ナトリウム漏出が著明な低ナトリウム血症：腎性ナトリウム喪失，下痢，嘔吐

SIADHの治療

次のいずれか(組み合わせも含む)の治療法を選択する．
1. 原疾患の治療を行う．
2. 1日の総水分摂取量を体重1kg当たり15～20 mLに制限する．
3. 食塩を経口的または非経口的に1日200 mEq以上投与する．
4. 重症低ナトリウム血症(120 mEq/L以下)で中枢神経症状を伴うなど速やかな治療を必要とする場合はフロセミドを随時10～20 mg静脈内に投与し，尿中ナトリウム排泄量に相当する3％食塩水を投与する．その際，橋中心髄鞘崩壊を防止するために1日の血清ナトリウム濃度上昇は10 mEq/L以下とする．
5. 異所性バゾプレシン産生腫瘍に原因し，既存の治療で効果不十分な場合に限り，成人にはモザバプタン塩酸塩錠(フィズリン®)1日1回1錠30 mg食後に経口投与する．投与開始3日間で有効性が認められた場合に限り，引き続き7日間まで継続投与することができる．
6. デメクロサイクリン(レダマイシン®)を1日600～1,200 mg経口投与する．

ても軽微であることが多い．食欲不振，全身倦怠感などに始まり，14 mg/dL以上で記憶障害，傾眠，昏迷，といった中枢神経症状や腎機能障害，さらに16 mg/dL以上では昏睡状態や急性腎不全のおそれがあり，緊急対応が必要となる．高Ca血症に伴う脱水の是正を目的とした補液が重要である．治療の概要を示す(表17)．

●異所性ACTH産生腫瘍

癌細胞がACTHあるいはACTH様物質を産生することによってクッシング症候群を呈する．異所性ACTH産生腫瘍の約半数は肺癌が占める．高血圧症，高血糖，浮腫，低K血症，筋力低下などが認められるが中心性肥満や満月様顔貌はあまり認められない．診断は血中のACTH高値，尿中

表17　高カルシウム血症の治療

1. 心機能や腎機能に留意した上で生理食塩水を 200 ～ 300 mL/ 時で点滴静注する．
2. 脱水がある程度補正された後には，尿中 Na 排泄を促進するとともに，Na 付加に伴う心臓への負担を軽減する目的でループ利尿薬の投与を行う．サイアザイド系利尿薬は Ca 排泄を抑制することから禁忌である．
3. ゾレドロン酸をはじめとするビスホスホネート製剤は破骨細胞による骨吸収を強力に抑制することで高 Ca 血症の是正に有用である．一度の投与で 2 ～ 4 週間にわたり効果が持続するが，作用の発現までに数日間を要する．また副作用として顎骨壊死，発熱，筋肉痛，頭痛などの可能性があり，注意を要する．発熱や筋肉痛には NSAID が有効である．
4. カルシトニン製剤はビスホスホネート製剤と同様の作用機序であるが，即効性があり，投与後 4 時間ほどで作用が発現してくる．高 Ca 血症の速やかな是正が必要な時に用いられる．
5. ステロイド剤は腸管からの Ca の吸収を抑制する作用があり，高 Ca 血症の治療に用いられることがある．

17-OHCS 高値，デキサメサゾン抑制試験不応性，下垂体腺腫の否定などでなされる．治療は原病の治療とともに，副腎皮質ステロイドホルモンの産生抑制薬（ミトタン，メチラポンなど）が使用される．ACTH 産生腫瘍は，化学療法に耐性のことが多く，化学療法中に重症感染症や消化性潰瘍を合併することもある．

B Oncological emergency

肺癌に伴う緊急の処置を必要とする病態のうち，代表的なものについて述べる．

1）胸水

進行期肺癌ではしばしば胸水の貯留を認める．胸部単純 X 線立位正面像で胸水貯留が指摘できる場合は 500 mL 以上の貯留が考えられる．試験穿刺で滲出性の胸水であった場合，悪性の胸水が考えられる．中等量以上の胸水貯留ではドレナージを検討する（p.315 参照）．

2）心嚢水

心嚢は胸腔に比し狭いスペースであるため，200 mL ほどの貯留でも心機能に影響を与え，呼吸困難，起座呼吸，頻脈など心タンポナーデの症状を呈しうる．症状がある場合にはわずかな量のドレナージでも症状はかなり改善する．超音波検査でエコーフリースペースが 10 mm 以上あれば穿刺が可能と考えられる．穿刺は通常，剣状突起の左縁から 45 度の角度で左肩甲骨の下端を目指して行うことが多い．貯留が不均一である場合などは心尖部からのアプローチを試みることもある．心臓穿刺，不整脈，気胸などの致死的な合併症の可能性があるため，熟練した指導者のもと，心臓モニターを装着し，超音波ガイド下に実施すべき手技である．心嚢水も胸水と同様に再貯留の可能性があり，9 Fr 程度のカテーテルを留置して持続ドレナージを行い，ブレオマイシンなどによる癒着術を試みることがある．穿刺ドレナージでも難治性の場合，全身状態や予後を考慮した上で，局所麻酔下剣状突起下心膜開窓術などの外科的な処置を行うことがある．

3）気管・主気管支閉塞

肺癌では，気管〜気管支内腫瘍や縦隔リンパ節転移によって気管や気管支が閉塞をきたすことがある．本病態は呼吸困難，呼吸不全に直結し，生命を脅かしうるため，迅速な対応が必要となる．手術による対応が不可能な場合，YAG レーザー治療，アルゴンプラズマ凝固法などの高周波治療，放射線治療などが検討される．レーザー治療は区域気管支よりも中枢の太い気管支の狭窄が適応と考えられる．これらの治療で

D 腫瘍性疾患

表18　気道閉塞に対するステント留置の適応

1. 腫瘍の進行性局所増大により気道の確保が難しく，その他の治療法の適応がない場合．
2. 癌浸潤による気管-気管支瘻など不安定な気道状態を呈する場合．
3. 狭窄度50%以上でありフローボリューム曲線で気流制限を呈するか，呼吸困難などの症状を呈する場合．
4. 推定生存期間が4週間以上見込まれる場合．
5. ステント留置によって明らかに気流制限改善などの肺機能的改善が見込まれる場合．
6. 医学経済面でコストベネフィットが期待できる場合．

宮澤輝臣：肺癌のすべて（文光堂）2003 366

改善が認められなかったり，再発を繰り返したりする場合にはステントの留置を検討する．ステントにはシリコン製，金属製とそのハイブリッド型のものがあり，その形状にも様々なものがある．ステント留置は，安全を期するために全身麻酔下に硬性気管支鏡を用いて行うことが原則である．自己拡張型の金属ステントやハイブリッド型ステントの中には，局所麻酔下に通常の気管支鏡で留置可能なものもあり，全身麻酔が不可能な場合に使用される．ステントは異物であるために，挿入後の喀痰排出困難，肉芽形成による再狭窄などの問題が高い確率で起こりうる．留置の適応，必要性に関して，留置後の状況予測も含めた慎重な検討が必要である．ステント留置の適応を示す（表18）．

4）癌性髄膜腫症

癌性髄膜腫症は腫瘍の血行性播種，転移性中枢病変からの直接浸潤などによって脳軟膜やくも膜下腔などに癌細胞が播種性に広がる病態である．脳実質への転移を伴っている場合が多く，腺癌，小細胞癌で比較的よく認められる．癌細胞が脳脊髄腔を播種性に進展する病態のため，その症状は，下肢麻痺や失禁のほか，下肢の感覚障害，筋力低下，疼痛，頭痛，吐き気，意識障害，複視など多彩である．癌性髄膜腫症は極めて進行した難治性の病態であり，無治療で経過をみた場合の生存期間中央値は4～6週間である．髄液検査にて脳脊髄液中に癌細胞を検出することで診断できるが，初回検査での陽性率は50%程度であり，検出率をあげるためには3回までは検査を繰り返す意義があるとされる．髄液中の蛋白高値，糖低値，髄液圧上昇などは癌性髄膜腫症の参考所見である．画像検査では造影MRI検査が診断に有用で，髄膜の薄い造影効果を伴う肥厚像，脳圧亢進による脳室拡大などが認められる場合がある．急性白血病などの血液疾患で実施される抗腫瘍薬の髄注療法は，肺癌においては効果が乏しい．放射線治療としては全脳（全脊髄）照射が検討される．

5）上大静脈症候群

腫瘍によって上大静脈が圧排されるために頭部や上肢からの心臓への血液還流が障害され，顔面や上肢が浮腫をきたす病態である．比較的慢性の経過の場合は肋間静脈，椎骨静脈，傍脊骨静脈などを経て奇静脈にいたるシャントが形成される．急性の経過で重症の場合には，浮腫の他，頭痛，意識障害，咳，喘鳴，起坐呼吸などの症状も認められる．治療としては放射線治療や化学療法により，圧排の原因となっている腫瘍の縮小を目指すことが基本である．浮腫の軽減を目的に利尿剤を投与することがある．これらの治療の適応や効果がなかった場合に血管内ステント留置が考慮される．

6）脊髄圧迫

腫瘍の脊椎骨への転移が硬膜外まで進展し，脊髄を圧迫することにより，その脊髄

レベルに応じて痛み，運動麻痺，知覚鈍麻，膀胱直腸障害などの症状を呈する病態である．麻痺を認め急速に進行する場合は，予後を考慮した上で，歩行能などの機能維持を目的に，椎弓切除術，後方徐圧固定術などの緊急手術を行うことがある．最も重要なことは，本病態が疑われた場合，速やかにMRIなどの画像検査を行って整形外科医に相談することである．手術の適応がない場合には放射線治療が実施され，痛みの軽減や，歩行能の保持が期待できる．本症において大量のステロイドが併用されることがあるが，明確なエビデンスはない．

文献

1) Chemotherapy in non-small cell lung cancer：a meta-analysis using updated data on individual patients from 52 randomised clinical trials. Non-small Cell Lung Cancer Collaborative Group. BMJ 1995；311：899-909
2) Schiller J, et al.：N Engl J Med 2002；**346**：92-98
3) Ohe Y, et al.：Ann Oncol. 2007；**18**：317-323
4) Mok T, et al.：N Engl J Med 2009；**361**：947-957
5) Mitsudomi T, et al.：Lancet Oncol 2010；**11**：121-128
6) Maemondo M, et al.：N Engl J Med 2009；**361**：947-957
7) Scagliotti GV, et al.：J Clin Oncol. 2008；**26**：3543-3551.
8) Sandler A, et al.：N Engl J Med 2006；**355**：2542-2540
9) Lynch T, et al.：N Engl J Med 2004；**350**：2129-2139
10) Soda M, et al.：Nature 2007；**448**：561-566
11) Turrisi AT 3rd, et al.：N Engl J Med. 1999；**340**：265-271.
12) Noda K, et al.：N Engl J Med. 2002；**346**：85-91.

新潟大学医歯学総合病院生命科学医療センター　**田中洋史，吉澤弘久**

D 腫瘍性疾患

2 転移性肺腫瘍

> **Don't Forget!**
> - 肺は悪性腫瘍の転移の好発臓器である.
> - 既往歴・合併疾患に腫瘍性疾患があれば転移性肺腫瘍と重複癌の両方の可能性を考慮する.
> - 原発腫瘍によって，外科的切除の対象となる場合や，化学療法の対象となる場合がある.

1 基本的な考え方

転移性肺腫瘍とは，他の臓器や組織から転移した肺腫瘍であり，①血行性転移，②リンパ行性転移，③経管腔性に分類される．大循環系静脈に進入した腫瘍細胞に対して，肺の毛細血管が血液のフィルターの役割を果たすため，肺は血行性転移の好発臓器である．転移性肺腫瘍の大部分は血行性転移である．

自覚症状に乏しく，検診や定期検査として施行された胸部写真・CTでの発見例が多い．

画像的には多発で辺縁明瞭かつ平滑な結節影であることが多い．乳癌肺転移のように浸潤影や癌性リンパ管症など多様な画像所見を示す場合もある．

確定診断には組織診を要する．気管支鏡・CTガイド下生検・エコーガイド下生検・胸腔鏡下肺生検(VATS)・開胸生検などから，侵襲が少なく確実に組織採取できる検査を選択する．全身検索としてPETや頸部-骨盤CT・骨シンチ・頭部MRIなどで原発腫瘍の局所再発の有無や肺以外の病変の有無も検査する．既原発腫瘍の治療中に腫瘍マーカーの上昇を伴う場合や，複数の陰影で発見される場合には，臨床的に転移性肺腫瘍と判断される．

転移性肺腫瘍の組織診断・免疫組織染色により原発巣を類推することが可能だが，原発巣と肺病巣が共に扁平上皮癌の場合には鑑別が困難であり，症例ごとに臨床的に判断される．

転移性肺腫瘍は早期癌ではなく進行癌ではあるが，癌治療の進歩により全身状態の改善や延命も期待できる．診断が遅れると患者が適切な治療を受ける機会を逸することになりかねないため，安易に経過観察せずそれぞれの専門医に相談することが肝要である．

2 病　態

日本では高齢化社会に伴い，新規癌発生数は増加の一途をたどっている．また，癌治療の進歩により，それぞれの癌生存率も向上し，その結果，担癌患者は増加している．一般的には原発癌の根治治療後5年間無再発であれば治癒と判断されるが，術後長期間(5〜10年以上)経過しても肺転移が出現する癌としては乳癌，直腸癌，腎癌などがある．担癌患者では血液中にも癌細胞(circulating tumor cells：CTC)が存在することが報告され，これらのごく一部が転移を生じていると考えられている．

a 血行性転移

転移性肺腫瘍の主な転移経路である．微細な網目構造になった豊富な毛細血管が血液のフィルターの役割をする．肺癌，腎癌，

膀胱癌などでは肺が1番目のフィルターとなる．門脈（胃癌，肝癌，胆嚢癌，結腸・直腸癌，膵癌）を介する癌では肝が1番目のフィルターで，肺は2番目のフィルターとなる．

転移の成立には，まず腫瘍細胞が転移先臓器での血管内皮やリンパ管内皮へ接着し，次に内皮細胞間の細胞間橋を通過し，組織内に迷走・定着し，新生腫瘍血管を導き栄養を確保するという段階が想定され，これらには血管内皮細胞増殖因子（vascular endothelial growth factor：VEGF）や接着因子，血液凝固因子など多数の因子が関与すると考えられる．

b リンパ行性転移

腫瘍細胞が局所リンパ節を介して胸管または右リンパ管に流入し，上大静脈を経て血行性転移と同様に肺に達するか，縦隔・肺門リンパ節を経て癌性リンパ管症を生じる．

c 経管腔性転移

肺癌の一部（細気管支肺胞上皮癌など）では喀痰中に癌細胞が排出され，咳嗽時に泡沫状の喀痰として他肺区域に流入することで肺内転移が広がると考えられる．また頭頸部癌でも稀に気管・気管支を介し肺転移すると考えられている．

3 症　状

最も頻度の高い末梢肺野の多発性結節の場合，多くは無症状である．胸部異常陰影として原発腫瘍の経過観察中に胸部X線写真の定期検査で偶然，または検診で発見されることが多い．腎癌や結腸・直腸癌，胃癌などでは肺転移巣が気管支へ進展，または気管支壁に転移することもあり，咳嗽，喀痰，血痰，喘鳴，呼吸困難感などをきたす．胃癌，乳癌，卵巣癌，膵癌などで胸膜に波及し胸膜炎を生じると発熱，胸痛，呼吸困難感，咳嗽，喀痰などを呈する．縦隔に浸潤すると反回神経麻痺による嗄声，上大静脈症候群，食道通過障害を呈しうる．癌性リンパ管症が進行すると呼吸困難感などを生じる．

4 診　断（図1）

a 問診

既往歴・合併疾患などを本人が思い出せない場合や，本人に病名が告知されていない場合も考え，問診は家族同席で行う．前医からの画像や検診写真を取り寄せる．

b 画像所見（胸部X線写真・胸部CT）（図2，3）

胸部X線写真で異常陰影を認め，腫瘍が否定できない場合，陰影の性状を描出し，生検の検討のため胸部CTは必須である．転移性肺腫瘍の画像所見は辺縁明瞭な多発性結節であることが多いが，多彩である．局所再発や，他臓器への転移の有無についてPET・骨シンチ・頸部-骨盤部CT・頭部MRI・胃カメラ・大腸カメラなどを必要に応じて検討する．乳癌や結腸・直腸癌などの治療中に治療効果の指標となる腫瘍マーカーが上昇した場合や，原発巣も悪化した場合，複数の転移として発見される場合にはその原発腫瘍の転移性肺腫瘍と臨床的に判断される場合も多い．

1）多発性結節

転移性肺腫瘍の多くは多発性結節である．辺縁明瞭かつ平滑な多発性結節を胸部X線写真や胸部CTで認める．腫瘍性疾患の合併・既往がなく肺以外に病変が指摘できない場合は，原発性肺癌，胸膜悪性中皮腫，原発不明癌などの肺転移を疑う．原発性肺癌では，肺転移巣は末梢気管支の関与しない辺縁鮮明かつ平滑の結節影であることが多く，原発巣は末梢気管支の関与や，辺縁不鮮明で棘状影（spicula）や胸膜陥入像（pleural indentation）を示すことが多い．

2）単発性結節（Cannonball）

肺転移の5％程度が単発性結節である．結腸・直腸癌，腎癌，精巣腫瘍，乳癌，

発見	画像診断	組織診断	腫瘍マーカー
無症状のことが多い.	胸部CTは必須. 悪性疾患合併例や再発が疑われる場合は，PETや骨シンチ，脳MRIなどの全身検索も行う. 肺以外に生検可能な病変がないか検索する.	侵襲が少なく，組織採取が容易・確実な検査を選択. 1. 気管支鏡検査 2. エコーガイド下生検 3. CTガイド下生検 4. 胸水でのセルブロック 5. 胸腔鏡下生検（VATS） 6. 開胸肺生検 画像や腫瘍マーカー，経過から臨床的に診断する場合もある.	補助診断として腫瘍マーカーを検索. CEA, CA 125, CA 19-9, CYFRA, ProGRPなど 特に下記の癌による転移を疑う場合，病勢を知るため有用. 前立腺癌（PSA），肝細胞癌（AFP, PIVKAII, AFPL 3分画），絨毛癌（hCG），精巣癌（AFP, hCG）

図1　転移性肺腫瘍診断のフローチャート

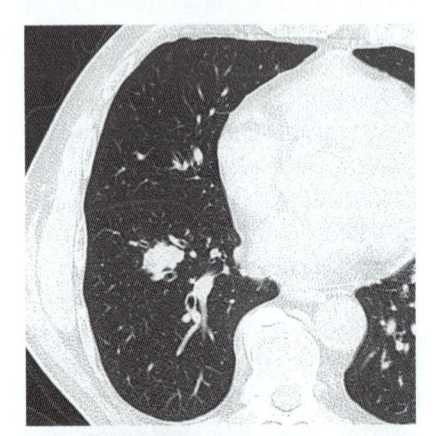

図2　乳癌肺転移
末梢気管支の関与がみられない辺縁不整な結節影．CTガイド下生検にて診断．

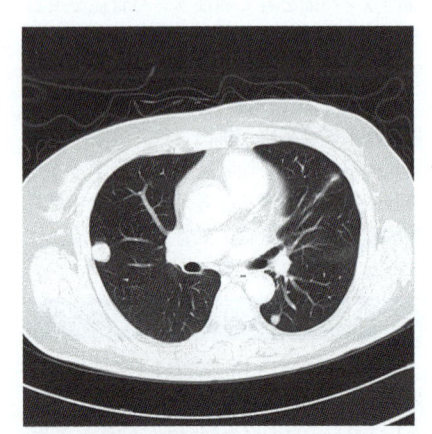

図3　結腸癌肺転移
両肺野に多発する辺縁明瞭な結節影．経気管支肺生検にて診断．

悪性黒色腫，骨肉腫などの肺転移では辺縁明瞭かつ平滑な単発性結節像を示すことが多い．過誤腫などの肺良性腫瘍や原発性肺癌との鑑別を要する．単発性肺結節で辺縁不整，やや不明瞭な陰影では，原発性肺癌や良性腫瘍，炎症性病変との鑑別を要する．骨肉腫・軟骨肉腫や悪性黒色腫合併症例における肺内単発性結節影は肺転移を強く疑う．

3）多発微小結節（Snowstorm）

甲状腺癌，腎癌，絨毛癌，骨肉腫，乳癌，膀胱癌，前立腺癌などがびまん性小結

節像を呈するこのパターンを生じる．原発性肺癌の肺転移でも生じうるが，その場合原発巣は微小結節ではなく通常1～2 cm以上の単発性結節影である．

4）間質性陰影

乳癌，肺癌，胃癌，膵癌，前立腺癌，子宮頸癌，甲状腺癌，原発不明の腺癌では癌性リンパ管症として肺転移を生じることがある．HRCTでは気管支血管束の肥厚や二次小葉間隔壁の肥厚がみられ，時に胸水を伴う．原発性肺癌による癌性リンパ管症は局所進行した原発巣の周囲に広がる．

5）空洞を伴う結節影

空洞を伴う転移性肺腫瘍は頭頸部癌や子宮頸癌などの扁平上皮癌，結腸癌(腺癌)，膀胱癌(移行上皮癌)でみられる．空洞病変の鑑別疾患は，肺癌(Cancer)または嚢胞性気管支拡張症(Cystic bronchiectasis)，Wegener肉芽腫症や慢性関節リウマチなどの自己免疫疾患(Autoimmune disease)，敗血症性塞栓症(Vascular)，結核・肺化膿症などの感染症(Infection)，外傷(Trauma)，肺分画症など先天性疾患(Young, congenital)である．それぞれの疾患の頭文字をとってCAVITYと覚える．

6）石灰化を伴う結節影

結節の一部に石灰化を伴う転移性肺腫瘍はまれであるが，多くは骨肉腫や軟骨肉腫で，甲状腺癌や乳癌の一部でも生じる．

7）気管支壁内転移

結腸・直腸癌，腎癌，悪性リンパ腫，乳癌，悪性黒色腫などがある．

c 細胞診・組織診

転移性肺腫瘍の確定診断には，組織診と免疫組織染色による病理診断が有用である．組織診を行っても検体の挫滅などの劣化，微小な検体のため確定診断に至らない場合，より確実な他の生検法を検討する．原発腫瘍と転移巣が共に扁平上皮癌の場合(頭頸部癌や食道癌などの肺転移)には組織診・免疫組織染色でも原発性肺癌か転移かの診断は困難で，臨床情報と併せて判断される．

1）気管支鏡検査

a）擦過・吸引細胞診，経気管支肺生検(TBLB)

血行性転移では気管支が病変に関与せず，病変部を生検できない場合もある．その場合には無理に気管支鏡にこだわらず，CTガイド下生検を検討する．

b）経気管支穿刺吸引細胞診(TBAC)

TBLBで到達できないが病変のすぐ近傍まで気管支鏡が到達した場合に考慮される．Virtual bronchoscopyでは，気管支樹から離れた位置の腫瘍に対しTBACの方向を仮想空間でガイドする技術も開発されており，この場合に有用であろう．

c）超音波気管支鏡ガイド下穿刺吸引針生検(EBUS-TBNA)

中枢気管支に接する病変であれば検討する．

2）エコーガイド下生検

胸壁に接する病変であれば第一選択となる手技である．生検針で行うことが望ましいが，穿刺法の工夫により穿刺吸引細胞診だけでも組織が採取できる場合がある．

3）CTガイド下生検

病変が胸壁に近い症例や胸壁に接するがエコーガイド下生検困難であれば検討する．

4）胸腔穿刺

胸水貯留例では胸腔穿刺により多量に(150～200 mL)胸水を採取し，遠心分離後の沈殿物を固定してセルブロックを作成すると免疫組織染色が可能となる．

5）胸腔鏡下肺生検(VATS)・開胸肺生検

1）～4）の方法では十分な組織が採取できず診断に至らない場合に検討する．十分量の検体が採取できる．胸腔鏡は開胸肺生検より一般に侵襲は少ないが，中枢病変では切除線が確保できず困難なこともある．

d 腫瘍マーカー

補助診断として有用な場合がある．前立腺癌ではPSA，肝癌では α-fetoprotein

（AFP）・PIVKAII・AFP L 3分画，絨毛癌ではh-CG，精巣腫瘍ではAFP・hCGが腫瘍マーカーとして有用である．これら以外の腫瘍マーカーは治療前に異常高値であれば，治療効果の評価や，経過観察中の再発スクリーニングに有用である．

5 治療

癌腫ごとにガイドラインが策定され，特にNCCN（National Comprehensive Cancer Network）によるがん診療ガイドラインは年1回以上の改訂がなされ，最新のエビデンスが反映されている．症例毎に集学的に検討されるべきである．

a 外科的切除

結腸・直腸癌，骨肉腫，腎癌，乳癌，悪性黒色腫などでは，全身状態良好で原発巣のコントロールが十分得られており，肺転移巣が完全切除可能であれば手術が検討される．従来は手術適応として「単発性結節で，原発巣が切除されて十分な無再発期間を経ていること」とされていた．結腸・直腸癌では「①手術に耐えられる全身状態．②原発巣が制御されている．③転移巣を遺残無く切除できる．④他の遠隔転移がないか制御可能である．⑤転移巣切除後の残存臓器の機能が十分温存できる．」を全て満たす場合に切除することで生存期間延長に寄与する．骨肉腫では肺転移のみによる再発時には切除が勧められる．悪性黒色腫・腎癌・乳癌でも単発性肺転移による再発時には手術が検討される．

b 化学療法

転移性肺腫瘍は，原発臓器の癌の性格を受けついでいることが多いため，原発臓器や全身状態により，選択される化学療法は異なる．近年の分子標的薬開発により，単独あるいは抗癌剤との併用で，治療効果が向上してきている．化学療法に熟達した専門医のもとで施行されるべきである．

c 放射線治療

姑息的治療として疼痛コントロール，症状出現予防のために行われることはあるが，無症状・多発病変のことが多い転移性肺腫瘍には放射線治療はあまり行われない．3 cm以下の単発性肺転移には定位照射が検討される．

d 緩和療法

転移性肺腫瘍は進行癌であり予後不良である．全身状態不良のため手術や化学療法などの「積極的治療」が勧めらない症例だけでなく，これら積極的治療が勧められる症例でも，早期から緩和療法を併用することがQOL改善のみならず予後延長に寄与する．

🖐 御法度!!

❖ 患者の利益を損なわないために，重複癌の可能性を安易に否定すべきではない．全身状態不良など，積極的治療の適応ではない場合や，原発腫瘍の経過から明らかな場合を除いて組織診を行い，臨床情報と併せて診断する．

宮城県立がんセンター呼吸器科　**松原信行**

D 腫瘍性疾患

3 まれな肺腫瘍

Don't Forget!

- 肺腫瘍のほとんどは肺癌で，それ以外の腫瘍は「まれな肺腫瘍」である．
- 代表的な良性肺腫瘍である過誤腫(hamartoma)，硬化性血管腫(sclerosing hemangioma)や，悪性腫瘍であるカルチノイド(carcinoid)，腺様嚢胞癌(adenoid cystic carcinoma)などがある．代表例としてカルチノイドと過誤腫を解説する．

1 カルチノイド(carcinoid)

カルチノイドは神経内分泌腫瘍(neuroendocrine tumor：NET)の1つである．カルチノイドのうち肺カルチノイドは30％ほどを占めるが，肺腫瘍の中ではまれであり，1％ほどに過ぎない．2004年WHOによる分類では通常の光学顕微鏡で同定可能な所見(細胞分裂像数，壊死，核異型，クロマチン増量，N/C比，核小体など)に基づき，低悪性度(定型カルチノイド)，中悪性度(非定型カルチノイド)，高悪性度(大細胞神経内分泌癌と小細胞神経内分泌癌)と分類された．近年ではMIB-1(Ki-67)陽性率が悪性度の指標の1つとなり，ソマトスタチン受容体(SSTR)発現がオクトレオチド治療効果予測として検討されている．

肺神経原性腫瘍は，腸クロム親和性細胞またはKulchitsky細胞と呼ばれる，気管支粘膜にびまん性に分布する神経内分泌細胞由来である．これらの細胞は副腎皮質ホルモンであるACTHやセロトニンなどを産生可能であり，小細胞肺癌や消化管カルチノイド肝転移例ではカルチノイド症候群を呈しうる．しかし肺カルチノイドでカルチノイド症候群を生じることはまれである．

a 疫 学

肺カルチノイドは他の肺癌に比べると若年発症であり，診断時年齢は平均50〜56歳である．カルチノイドは性差なく発症するが，肺カルチノイドの発症は女性に優位である．大細胞神経内分泌癌(LCNEC)や小細胞肺癌が喫煙習慣と明らかに関連することに比べ，カルチノイドへの喫煙習慣の関連はないことから，喫煙習慣は低分化な腫瘍発症に関与するといわれている．

b 現 症

多くは無症状である．中枢気道を閉塞し，無気肺を生じて発見されることは非定型気管支カルチノイドには典型的である．他には咳嗽，喘鳴，喀血などの症状がある．

c 診 断

図1にカルチノイドの診断・治療の概略を示した．胸腹部CTは病期診断に必須である．気管支に関与する辺縁明瞭な結節影で，点状またはびまん性の石灰化を伴うのが典型例である(図2)．ソマトスタチンレセプタースキャン(オクトレオチドスキャン)は，カルチノイド症候群の症状を伴わない気管支カルチノイドに対しても，CTを補完する目的で周術期や局所再発・転移検索のために施行される．カルチノイドは低代謝性腫瘍であり，非小細胞肺癌などと比較するとFDG集積が少ないため，PETの有用性には議論の余地がある．

病期分類には非小細胞肺癌のTNM分類を用いる．定型カルチノイドの80〜90％がⅠ期で診断されるが，非定型カルチノイ

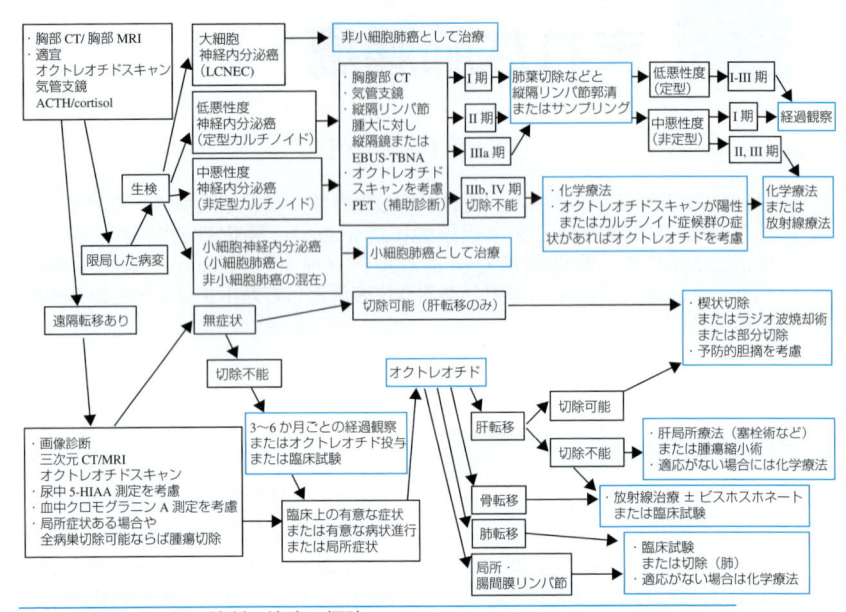

図1 カルチノイドの診断・治療の概略
(NCCN ガイドライン　神経内分泌腫瘍　v2. 2010, v1. 小細胞肺癌 2011 を一部改変)

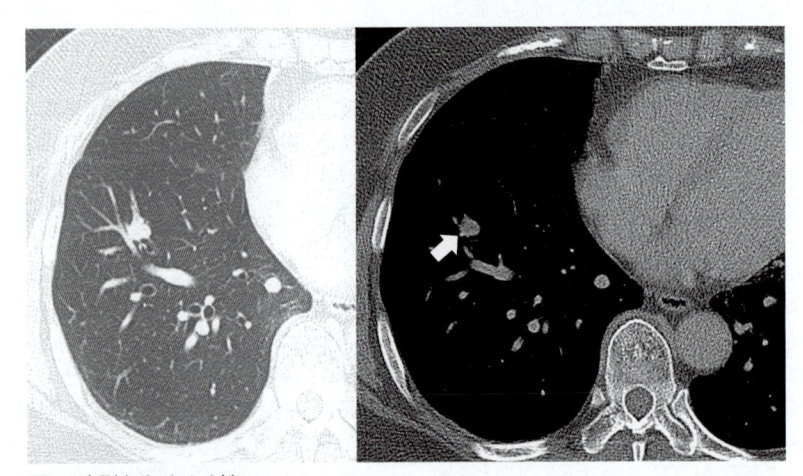

図2 定型カルチノイド
右下葉に辺縁明瞭な 1 cm ほどの小結節を認める．結節影に点状石灰化(矢印)を認める．

ドはⅠ期が 50% 弱である．肺門・縦隔リンパ節転移は非定型カルチノイドに多い．遠隔転移は比較的まれである．肺カルチノイドの発生部位の 68% は主気管支や葉気管支である．わずか 10〜20% のカルチノイドが画像診断で末梢肺野の結節影として指摘される．

d　予　後

一般に肺カルチノイドの予後はよいとされる．定型カルチノイドより非定型カルチ

第 10 章　各疾患のみかたと対応

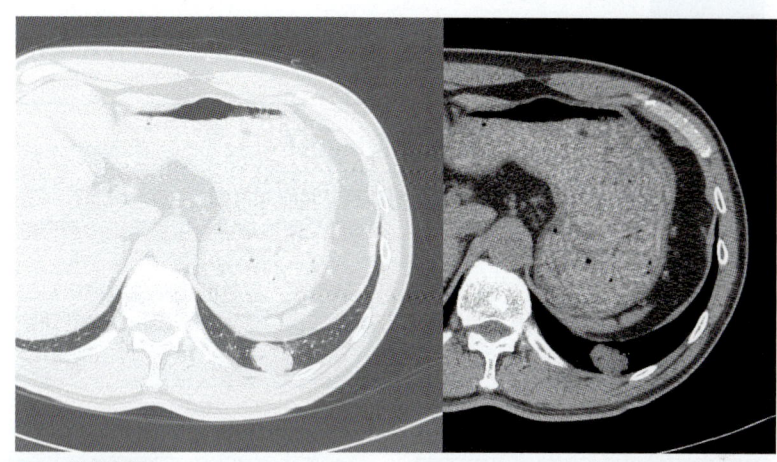

D　腫瘍性疾患

図3　肺過誤腫
左下葉，肺底部に 2 cm ほどの辺縁明瞭な結節を認める。

ノイドは悪性度が高く，比較的予後が悪い．定型カルチノイドでは 5 年生存率は 87 ～ 100%，10 年生存率は 87 ～ 93% である．非定型カルチノイドでは 5 年生存率は 40 ～ 59%，10 年生存率は 31 ～ 59% である．また遠隔転移を伴う場合の 5 年生存率は 14 ～ 25% である．小細胞肺癌や非小細胞肺癌と比べ，明らかに予後がよい．ただし胸腺カルチノイドは非定型カルチノイドが多く，リンパ節転移や術後局所再発のために 5 年生存率は 30 ～ 40% である．

e　治療

全身状態の良い患者には，手術が唯一の根治的治療と考えられている．肺葉切除が標準的治療であるがリンパ節転移のない症例では縮小手術も検討されている．気管支鏡は術前診断に重要である．遠隔転移を有する進行期の症例では化学療法や放射線療法も検討されるが効果は乏しい．ソマトスタチン受容体(SSTR 2a や SSTR 5)陽性のカルチノイドでは，分子標的治療としてオクトレオチドが検討されている．

2　肺過誤腫

気管支の上皮成分と間葉成分からなる良性腫瘍である．過誤腫とはその臓器・器官の構成要素である細胞や組織が局所的に増大した病変である．男女比は 2 ～ 3：1 と男性に多い．無症状で検診発見例が多い．肺野末梢に発生するが，まれに気管支内腔に発生する．X 線胸部写真や胸部 CT では比較的固い辺縁明瞭な円形または分葉状結節影を呈する(図3)．典型的にはポップコーン様の石灰化を呈するが，石灰化は 15% ほどの症例に過ぎないため肺癌との鑑別に難渋する．組織像では多くの軟骨組織を含み，その他に線維性組織や脂肪・筋・上皮組織を含む．無症状で増大傾向がない場合は経過観察を行うが，肺癌との鑑別に難渋する場合や周囲圧迫による肺機能低下，腫瘍末梢の肺炎を繰り返す場合には手術(胸腔鏡下切除など)を検討する．

宮城県立がんセンター呼吸器科　**松原信行**

D 腫瘍性疾患

4 縦隔腫瘍

Don't Forget!

- 腫瘍の発生部位により胸部単純 X 線写真で特有な徴候(sign)を示す．
- 正岡Ⅲ，Ⅳ期や胸腔内播種再発した胸腺腫に対する容量減量手術の意義はある．
- 切除不能な浸潤性病変(浸潤性胸腺腫，胸腺癌，悪性胚細胞性腫瘍，リンパ腫，原発不明癌)は確実な組織診断を早急に行い化学療法のレジメを決定する．

1 基本的な考え方

縦隔内臓器・組織から発生した真性腫瘍と囊腫を縦隔腫瘍と呼ぶ．心・大血管，気管気管支，食道から発生した腫瘍は含まない．

腫瘍の増大により心臓・大血管等の重要臓器の圧排症状があるため良性であっても切除を勧める．

2 縦隔の解剖

縦隔は胸腔の中央にある組織間隙で，前方は胸骨，後方は脊椎骨，左右は縦隔胸膜，下方は縦隔膜で境され，上方は胸郭上口となり隔壁がなく，頸部へ連続する．胸郭上口(thoracic inlet)は第 1 胸椎，第 1 肋骨，胸骨上縁で囲まれた面で縦隔と頸部の解剖学的境界である．縦隔腫瘍取り扱い規約[1]での縦隔の区分を図 1 に示す．Felson の区分(X 線写真側面像)と曽根の区分(CT)を基本とし，左腕頭静脈下縁と気管正中と交差する点を含む水平面(CT 上で)より上方を縦隔上部，その面より下方で心囊後面より前方を前縦隔，椎体前縁後方 1 cm から横突起外側縁までを後縦隔，その間すなわち心囊後面から椎体前縁後方 1 cm を中縦隔と区分する．各腫瘍の好発部位を図 2 に示す．

3 縦隔腫瘍の種類と頻度・性差

縦隔腫瘍の頻度：①胸腺腫関連腫瘍 ②先天性囊胞，③神経原性腫瘍，④胚細胞性腫瘍

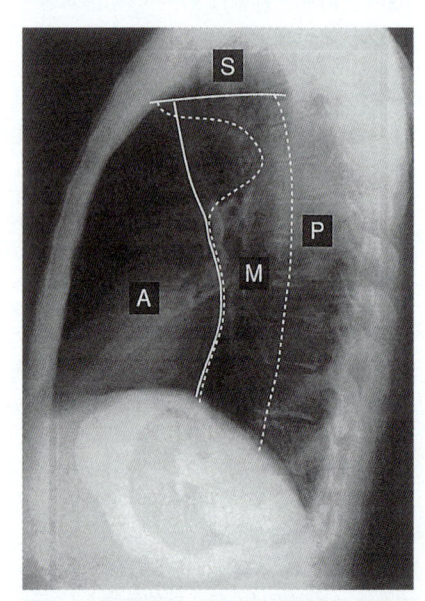

図 1　胸部単純 X 線写真左側面像による縦隔区分(実線)，CT による縦隔区分の投影線(点線)(縦隔腫瘍取り扱い規約　第 1 版　から引用)
S：縦隔上部，M：中縦隔，A：前縦隔，P：後縦隔

第 10 章　各疾患のみかたと対応

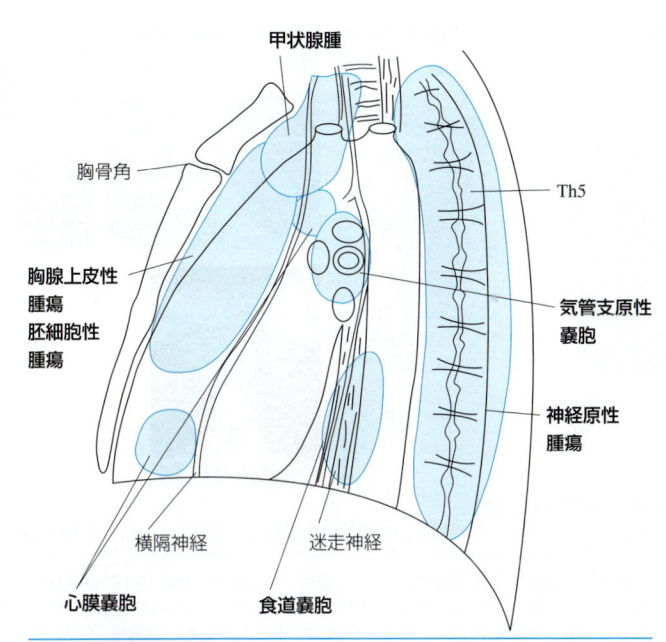

D　腫瘍性疾患

図2　縦隔腫瘍の好発部位
※神経原性腫瘍は神経の走行部分に発生する．太字は腫瘍の名称，他は解剖構造の名称．

(図中ラベル：甲状腺腫，胸骨角，胸腺上皮性腫瘍／胚細胞性腫瘍，横隔神経，心膜囊胞，食道囊胞，迷走神経，神経原性腫瘍，気管支原性囊胞，Th5)

表1　縦隔腫瘍手術例[2]
（胸部外科学会集計 2008 年手術例）

縦隔腫瘍 （総数 4,142 例）	手術数	全縦隔腫瘍 での割合(%)
胸腺腫	1,712	36.8
胸腺癌	240	5.8
胚細胞性腫瘍	234	5.6
良性	166	4.0
悪性	67	1.6
先天性囊胞	669	16.2
神経原性腫瘍	479	11.6
リンパ腫	266	6.4
甲状腺腫	128	3.1
その他	408	9.9

悪性リンパ腫等手術適応にならない疾患は過小評価されていることを考慮する

(奇形腫含む)，⑤リンパ性腫瘍，⑥縦隔内甲状腺腫の順(**表1**)[2]．

性別：未分化胚細胞性腫瘍(絨毛上皮腫や胎児癌)は男性に多い．他は目立った性差なし．

4　症　状

　周辺臓器である気道・心大血管・食道・神経の圧迫，浸潤による症状が主となる．気管狭窄，心タンポナーデや上大静脈症候群は緊急の対応を要する．時に腫瘍穿破による胸痛や胸腔内への出血によるショックがみられる．無症状で検診にて発見される例も多い．

5　画像診断

　縦隔腫瘍は発生部位により原発臓器が推測でき診断確定に役立つ(**図2**)．胸部X線写真上では特徴的な以下のサインがある．

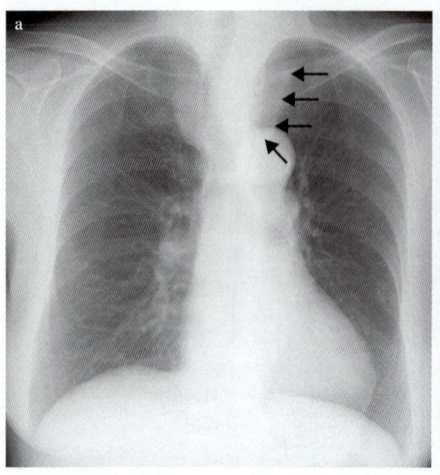

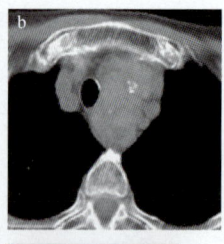

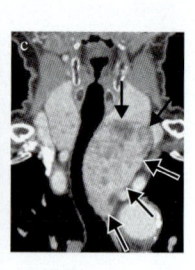

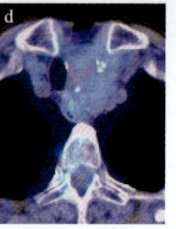

図3 上縦隔腫瘍（縦隔甲状腺腫）
a：左 cervico-thoracic sign（矢印）と中部気管の右側偏位を認める．右側にも偏位した腕頭動静脈によって同サイン様にみえる部分が存在する．b：単純 CT．腫瘤像は境界明瞭で左腕頭静脈，鎖骨下動脈，総頸動脈を左側に圧排する．内部に石灰化を認める．c：造影 CT 前額断．病変（矢印）は甲状腺に連続していることが分かる．d：FDG-PET．FDG の腫瘤への集積はほとんどみられない．治療：頸部を伸展すると腫瘤が上方へよく動いた．頸部襟状切開で腫瘍を全摘出することができ，腺腫様甲状腺腫と診断された．

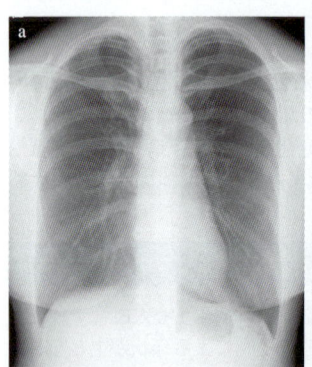

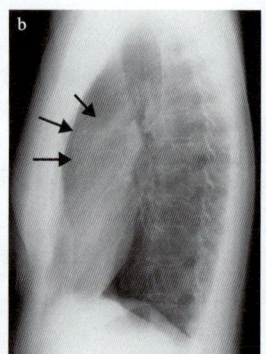

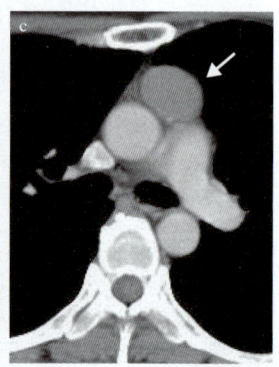

図4 前縦隔腫瘍（胸腺腫，非浸潤性）
a：胸部 X 線写真 PA 像では縦隔影近傍に異常陰影を認めない b：側面 RL 像で前縦隔の病変（矢印）を指摘できる．c：造影 CT．腫瘤像は境界明瞭，内部均一で造影効果が少ない（白矢印）．治療：重症筋無力症（MG）を合併しており胸骨正中切開拡大胸腺全摘術が施行された．Type B1 正岡分類 I 期の胸腺腫であった．MG の合併が無ければ胸腔鏡下手術も選択肢に入る．

① **cervico-thoracic sign（頸胸部徴候）**：上縦隔腫瘍の陰影が上方でぼやけて追うことができないと陽性．腫瘍の上方が肺と接していないことを示す．鎖骨より上で辺縁の不明瞭なものは前縦隔（広義）のものである（例：縦隔甲状腺腫　図3）．

② **hilum-overlay sign（肺門重畳徴候）**：肺門部腫瘤の中に肺血管がはっきり透見できる

第10章 各疾患のみかたと対応

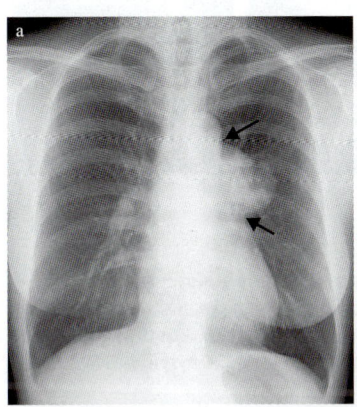

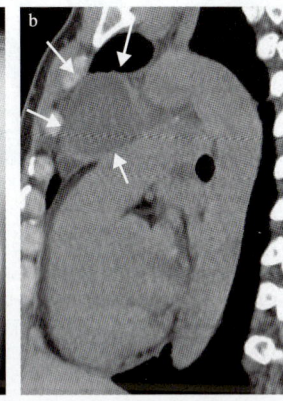

図5 前縦隔腫瘍（胚細胞性腫瘍，奇形種）
a：胸部単純X線写真では左第1弓の突出部分にextrapleural sign（矢印）を認める．腫瘤影部分に肺血管の走行が透見されhilum-overlay signを示す．また下行大動脈へのsilhouette sign陰性．腫瘤は前縦隔腫瘍であることが分かる．
b：単純CT矢状断．腫瘤は前縦隔に存在し厚壁の嚢胞性病変（白矢印）と判断される．治療：胸骨正中切開胸腺全摘術が施行されたが，腫瘤は周囲との癒着が強く左肺舌区部分合併切除を要した．黄白色混濁液を含んだ嚢胞型奇形種（良性）であった．

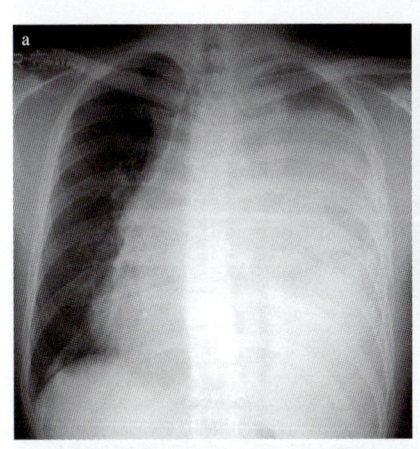

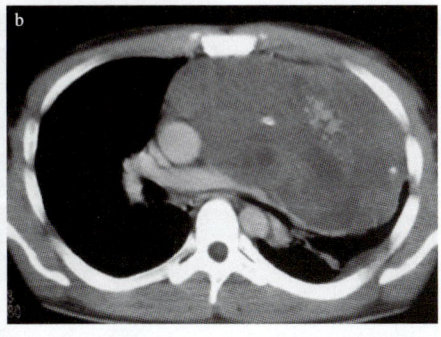

図6 前縦隔腫瘍（非精上皮腫・卵黄嚢腫）
a：胸部単純X線写真では左側に巨大な腫瘤影を認め左肺の含気は低下，hilum-overlay signは陰性で，腫瘍は肺門血管と接していると考えられる．縦隔影は右に変異している．αFP，β-HCG異常高値を示した．
b：造影CT．造影効果のある巨大な前縦隔腫瘍を前縦隔に認める．左肺に浸潤し主肺動脈を圧排している．治療：化学療法後αFP，β-HCGは正常値へ戻るも腫瘍縮小なし．自発呼吸を保った状態で挿管，胸骨正中切開し，腫瘍および左肺全摘術を行った．非精上皮腫（卵黄嚢腫）であった．

と陽性．腫瘤が肺門より前方あるいは後方にあり肺門の血管に接していないことを示唆する．（陽性例：図5，図7，陰性例：図6）．

③ **extrapleural sign（胸膜外徴候）**：腫瘤影の基部が縦隔と鈍角に接していると陽性．縦隔胸膜を押し上げて胸腔内に突出する腫瘤を示す（陽性例：図5，図7，図8）．

④ **silhouette sign**：腫瘤影により正常構造の輪郭が消えてしまうと陽性．腫瘤が縦隔構

D 腫瘍性疾患

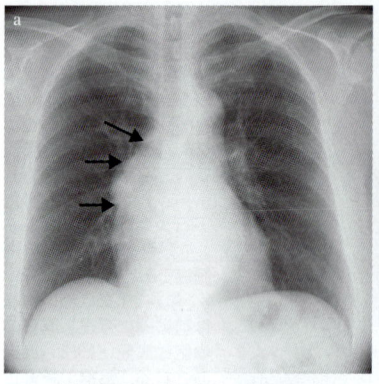

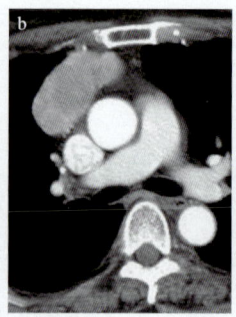

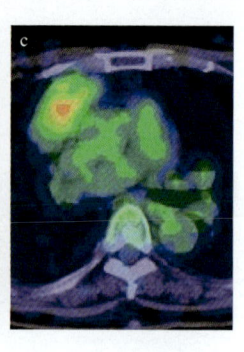

図7 前縦隔腫瘍（胸腺腫，非浸潤性）
a：結節影は心陰影右第1弓との silhouette sign 陽性であり，心膜あるいは上大静脈に接している可能性が考えられる．縦隔右縁からの立ち上がりがなだらかで extrapleural sign（矢印）を認める．b：造影 CT．腫瘤像は境界明瞭で隔壁様部分の造影効果があり分葉構造の存在がうかがわれる．c：FDG-PET．FDG の腫瘤への集積は中心部に軽度みられた(SUVmax4.1)．治療：MG を合併しており胸骨正中切開拡大胸腺全摘術が施行された．Type AB　正岡分類 I 期の胸腺腫であった．

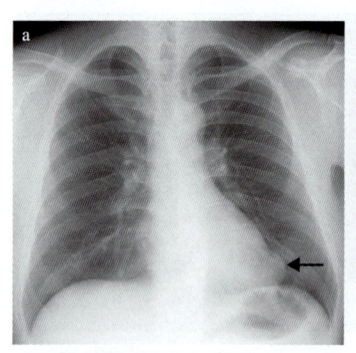

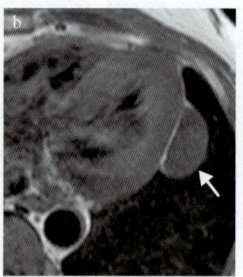

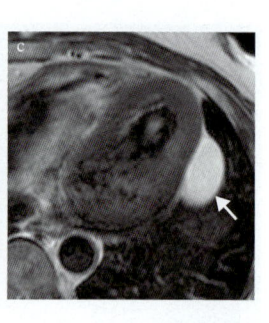

図8 前縦隔腫瘍（心膜嚢腫）
a：胸部単純 X 線写真．左第4弓の部分突出（矢印）は extrapleural sign を認め，心嚢との silhouette sign も陽性であり，腫瘍は心膜に接していることが分かる．b, c：MRI 水平断．腫瘤像は T1 強調で low，T2 強調で high を示し，水成分で構成されていることから，心膜嚢腫と診断．治療：胸腔鏡下に嚢胞摘出術が行われた．

造物と接していることを示す（陽性例：図7，図8，陰性例：図5，図9）．
・側面像は必須である．病変全体が縦隔陰影に重なる場合，PA 像のみでは見落としてしまう（図4b）．
・側臥位で少量胸水の有無，深呼気時撮影を加えると腫瘍の可動性・形状の変化や横隔神経麻痺をみるのに役立つ．
胸部 CT（造影）：空間分解能に優れる．3D 画像は腫瘍と周囲臓器・血管との位置関係や浸潤の範囲のイメージをみるのに役立つ．
MRI：軟部組織のコントラスト分解能に優れ病理像をよく反映するので質的診断において CT の弱点を補う．cine MRI は大血管など重要臓器浸潤の判定に有用である．ウィンドウがとれれば食道超音波も心・血管への腫瘍浸潤の判定に役立つ．
FDG-PET：悪性度を判断する際 SUV 値

第10章　各疾患のみかたと対応

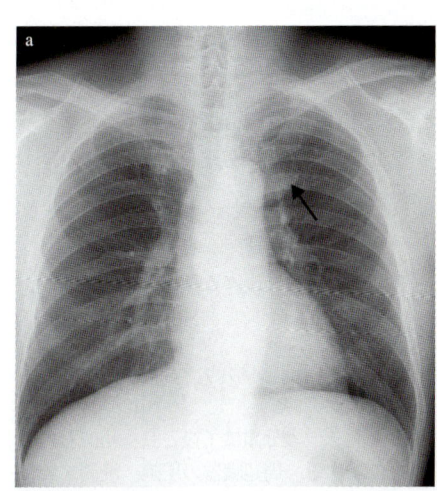

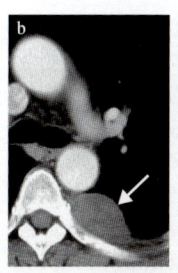

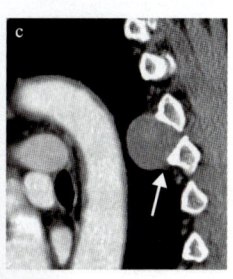

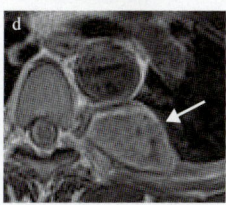

D 腫瘍性疾患

図9　後縦隔腫瘍
a：胸部単純X線写真．左第1弓の外側に縦隔陰影と直角に近い立ち上がりを示す結節陰影（矢印）を認める．extrapleural sign 陰性，大動脈弓との silhouette sign も陰性であり，後胸壁－後縦隔の腫瘍であると考えられる．b：造影CT．造影効果の少ない涙滴状の腫瘤（白矢印）を後縦隔に認める．c：造影CT矢状断．腫瘍は第5肋間にはまりこむように存在する（白矢印）．水平断の像と合わせて第5神経の走行に沿って伸展していることが分かる．d：MRI．腫瘤には粘液様成分と充実部分が混在していることがよく分かる．椎間孔への伸展はないとも予測できる．治療：胸腔鏡下に腫瘍摘出術が行われた．第5肋間神経由来の神経鞘腫であった．

表2　縦隔組織生検手法の利点・欠点

生検の手法	麻酔	生検部位（縦隔区分）				採取可能な検体量
		上部	前	中	後	
経皮針生検（CT，超音波）	局	○	○	×	△	少
EBUS-TBNA	局（気道）	×	×	○（気管気管支周囲）	×	少
切除生検（経皮的直視）	局・全	△	○	×	×	多
縦隔鏡	全	△	×	○（気管周囲）	×	多
胸腔鏡	全（分離換気）	○	○（縦隔胸膜に近い場合有利）	×	○	多

局：局所麻酔　全：全身麻酔

は参考になる．Type A, AB, B1 胸腺腫に比して Type B3 胸腺腫，胸腺癌は腫瘍が小さくても集積が強い．遠隔転移や播腫の検索にも役立つ．

6　組織生検

切除可能な症例ではその結果により術式が大きく変わるものでなければ術前の組織生検は不要である．切除不可能な症例や導

入療法先行が考えられる症例では診断に足る量の検体採取が必要となる．縦隔病変生検の手法と適正部位の一覧を表2にまとめた．近年，気道周囲リンパ節病変にEBUS-TBNAが積極的に行われる傾向がある．侵襲の少ない手法を優先するが，病変の進行が早い場合や少量の検体で診断に悩む可能性がある場合は当初から切除生検を選択すべきである．

- 悪性腫瘍に対する針生検は経路上に腫瘍細胞の着床（implantation）が起こりうることを念頭に置く必要がある．
- Castleman's diseaseの腫大リンパ節や腎癌の縦隔リンパ節転移は切除生検により止血困難となることがあるので注意を要する．

7 鑑別診断

大動脈瘤，肺癌（特に縦隔型肺癌），原発不明癌，サルコイドーシス，悪性リンパ腫．

8 治療

増大により大血管・気管・神経・肺等を圧迫するため，原則摘出する．漿液性内容物を含み薄壁の小さな囊胞（胸腺囊胞，心膜囊胞）は増大しなければ経過をみる場合がある．

- 良性腫瘍の摘出は胸腔鏡下のアプローチが第一選択だが，癒着した奇形種などに対しては確実性・安全性を優先して開胸術も辞さない．

9 各論

a 胸腺腫 thymoma

胸腺腫：胸腺上皮細胞由来の腫瘍で，上皮性細胞と非腫瘍性に増殖する未熟Tリンパ球（CD4$^+$CD8$^+$ double positive）が様々な割合で混在する．

病期分類（正岡分類 表3）：Ⅰ期〜Ⅳb期；Ⅰ期：被包型胸腺腫，Ⅱ期-Ⅳ期：浸潤型胸腺腫

病理分類（WHO分類 表4）：Type A,

表3 胸腺腫の正岡病期分類

病期	組織所見
Ⅰ	完全に被包されている
Ⅱ	胸腺・脂肪組織・縦隔胸膜への浸潤
Ⅲ	心・肺・大血管など周囲臓器に浸潤
Ⅳa	心膜播種あるいは胸膜播種
Ⅳb	リンパ行性あるいは血行性転移

AB，B1，B2，B3，リンパ球が少ない方が悪性度が高い．

上記2つの分類は予後と良く相関し両者を併記する．周辺臓器の圧迫，浸潤，合併疾患による症状を示す．無症状発見も多い．好発年齢は30〜50歳代．画像ではType A，AB，B1は境界明瞭卵円形，Type B2，B3では分葉構造著明で扁平様に進展する傾向を示す．時に囊胞性変化・石灰化あり．CTではⅠ期とⅡ期の区別や血管浸潤判定は困難なことが多い．

治療：Ⅰ，Ⅱ期：手術が第1選択．最も予後と関連するのは完全切除の有無である．Ⅲ期：浸潤臓器合併切除を加えた胸腺全摘術＋化学（放射線）療法で70％前後の5年生存率が得られる．Ⅳ期：化学・放射線療法が主体となるが不完全切除例でも非切除例より予後は良好でありreduction surgeryの意義が認められる[3]ことから，可能であれば切除を優先する[4]．再発巣は胸膜播種転移の頻度が高い．基本術式は胸骨正中切開による胸腺全摘除術である．近年胸腔鏡下摘出例が増えているが長期予後について比較検討はされていない．現在非浸潤性胸腺腫に対する胸腺部分切除術の前向き検討臨床試験が全国レベルで行われている．

胸腺腫は一般的に放射線感受性が高い．代表的な化学療法を表5に示す．近年CBDCA＋Pac（カルボプラチン＋パクリタキセル）のレジメが有効であるとの報告が散見されるが，いまだまとまったデータは

第 10 章　各疾患のみかたと対応

表4　胸腺腫の WHO 組織分類と臨床的特徴

組織分類	組織像	分葉	浸潤傾向	形状(CT)	FDG集積	MG合併	10年生存率*
Type A	紡錘形～卵円形細胞が単調に増殖　リンパ球はないかあっても乏しい	なし	少ない	球～卵円	軽度	△	100%
Type AB	type A がリンパ球の豊富な部分（type B1, B2 とは組織像が異なる）と混在	あり	時々	↓	軽度	△	96
Type B1	豊富なリンパ球．多角形の腫瘍上皮細胞は目立たない	あり	時々		軽度	○	97
Type B2	リンパ球は type B1 より少ない．多角形の腫瘍上皮細胞は弱拡で明確	あり	しばしば	扁平になる傾向	type B1より強い	○	92
Type B3	リンパ球は type B2 より少ない．腫瘍上皮細胞に核異型・分裂像あり	あり	多い		type B2より強い	○（type B1より少ない）	78

＊手術症例　腫瘍死亡として

D　腫瘍性疾患

表5　胸腺腫に対する化学療法

レジメ	薬剤			対象病期（患者数）	奏功率(CR+PR)
ADOC	Doxorubicine（ドキソルビシン）	40 mg/m²	day1	III/IV (12/20)	91%
	Cisplatin（シスプラチン）	50 mg/m²	day1		
	Vincristine（ビンクリスチン）	0.6 mg/m²	day2		
	Cyclophosphamide（シクロホスファミド）	700 mg/m²	day3		
PAC	Cisplatin	50 mg/m²	day1	IV (30)	50%
	Doxorubicine	50 mg/m²	day1		
	Cyclophosphamide	500 mg/m²	day1		
CAMP	Doxorubicine	40 mg/m²	day1	III/IV (6/13)	93%
	Cisplatin	20 mg/m²	day1- day4		
	Methylpredonisolone（メチルプレドニゾロン）	1,000 mg/m²	day1-day6		

何れも 3 週を 1 クールとして 4 クール行う

ない．III，IV 期・再発症例は内科・外科の連携が大切である．重症筋無力症（myasthenia gravis：MG）症状のない胸腺腫の約 20% で抗 Ach R 抗体陽性であり，この場合下記の拡大胸腺全摘術を行う．

合併症
①重症筋無力症（MG）：女性にやや多い．症状に日内変動がある．waning 陽性．胸

腺腫にMGを合併するのは約20%，MGに胸腺腫を合併するのは約30%．Type B1, B2が多い．Osserman分類はMGを眼筋型（Ⅰ型），全身型（Ⅱ-Ⅴ型）に分け，球症状なし/ありでa/bと付す．原因は抗アセチルコリンレセプター抗体（抗Ach R抗体）の産生（80%で陽性）で，胸腺腫合併MGでは全例陽性である．抗Ach R抗体陰性の場合は抗MuSK抗体を測定する．

治 療

外科治療：拡大胸腺全摘術を行う．広範囲の胸腺遺残組織を摘出するため胸骨正中切開が確実．（両側胸腔鏡でのアプローチは腕頭静脈より上方の胸腺周囲脂肪織の摘出が不十分になりやすい）．球症状を伴うMGを合併する胸腺腫で，横隔神経浸潤を伴う場合は腫瘍を残しても横隔神経を温存する．

手術適応：胸腺腫合併MGでは，胸腺全摘術は絶対適応である．

抗Ach R抗体陽性例や，60歳以下で生活に支障をきたすMG症状のある例では80%以上の症例に有効である．抗Ach R抗体陰性や抗MuSK抗体陽性例は摘出効果はない．

胸腺腫を伴わないMGに対する胸腺全摘術はよい有効例が多いとされる．術後，MG症状の改善をみるまでに時間がかかる場合が多い．

内科治療：ステロイド，抗コリンエステラーゼ剤，血漿交換．

②**赤芽球癆**：胸腺腫の1.5%に赤芽球癆が合併．赤芽球癆の40%に胸腺腫が合併．紡錘細胞型が多い．

③**低γグロブリン血症**：気道感染を繰り返すものはGood症候群と呼ぶ．赤芽球癆より合併率は低い．

赤芽球癆，低γグロブリン血症ともに胸腺腫摘出の効果は少ない．原疾患の治療を要する．

胸腺腫以外の胸腺由来のもの

・胸腺カルチノイド：ACTH，ADH，PTHなどを分泌し，種々の内分泌活性を呈する場合がある．頻度の高いのはACTH分泌でCushing症候群を呈する．胸腺腫より予後が悪い．

CT所見：前縦隔，内部濃度ほぼ均一，充実性．

・胸腺癌：MG合併はない．容量減量手術の意義は少ない．

b **胚細胞性腫瘍：germ cell tumor**

迷入した胚細胞（精細胞，卵細胞）から発生する．約10%が悪性．睾丸，卵巣に次いで縦隔は第2の好発部位である．

良 性

○成熟奇形腫：mature teratoma

外・中・内胚葉成分少なくとも2胚葉成分をもつ腫瘍．歯，骨，軟骨，毛髪，膵組織や唾液腺組織が高頻度に存在する．周囲臓器の圧迫，嚢腫内感染，穿孔による症状がある．

治療：穿孔や感染，悪性化（癌，肉腫の発生）の可能性があるため摘出手術を行う．

悪 性

○未熟奇形腫：immature teratoma．未熟成分含む．良性経過をたどる場合が多い．

○未分化胚細胞腫：undifferentiated, germ cell tumor.

　○精上皮腫（seminoma-男性，dysgerninoma-女性）：放射線感受性（+），特異マーカーなし．

　○非精上皮腫（non seminoma）

　　○繊毛上皮癌：choriocarcinoma. HCG-βが高い．女性化乳房．

　　○卵黄嚢腫：yolk sac tumor. α-FPが高い．

　　○胎児性癌：embryonal carcinoma. CEAの高値を認める．

未分化胚細胞腫は様々な成分を混合する場合があり，腫瘍マーカーを参考に診断する．生殖器に腫瘍がないかの確認は必須で

第10章 各疾患のみかたと対応

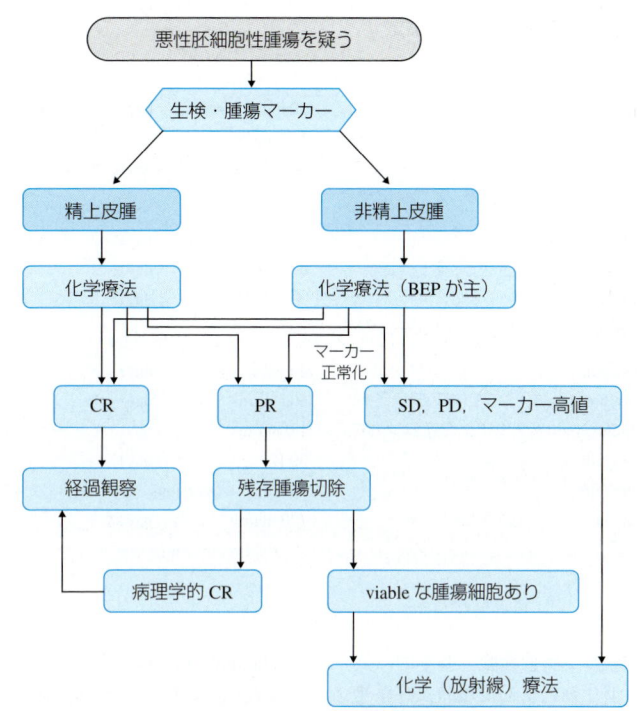

```
悪性胚細胞性腫瘍を疑う
        ↓
   生検・腫瘍マーカー
    ↓           ↓
  精上皮腫      非精上皮腫
    ↓           ↓
  化学療法    化学療法（BEPが主）
                 マーカー正常化
    ↓      ↓           ↓
   CR     PR      SD, PD, マーカー高値
    ↓      ↓
  経過観察  残存腫瘍切除
    ↑        ↓
  病理学的CR  viableな腫瘍細胞あり
                 ↓
            化学（放射線）療法
```

図10　悪性胚細胞性腫瘍の治療方針

ある．

年齢・性別：男性に多く（90％），20歳前後の若年者に多い．精上皮腫が比較的多い．

悪性度：絨毛癌＞卵黄嚢腫＞胎児性癌＞セミノーマ

症　状：急速な増大による圧迫，胸水貯留，遠隔転移による症状．上大静脈症候群など．

治　療：悪性胚細胞性腫瘍の治療方針を図10に，代表的な化学療法を表6に示す．精上皮腫・非精上皮腫ともに化学療法が第一選択．手術は補助的に行う．精上皮腫は唯一放射線感受性を示す未分化胚細胞腫である．

予　後：精上皮腫は比較的良好である．化学療法の奏功率は約90％で，5生率は約80％とされる．非精上皮腫は精上皮腫より予後不良である．化学療法の奏功率は約60％とされる．

c　神経原性腫瘍

発生部位は肋間神経＞交感神経幹＞迷走神経＞横隔神経の順を示す．神経の走行に紡錘状〜楕円状に発育する．成人例では良性がほとんどである．von Recklinghausen病に伴い増大速度が早いものは悪性の可能性がある．

頻　度：神経鞘腫＞神経線維腫＞（神経節細胞腫＞神経芽細胞腫）．

MRI所見：神経鞘腫は不均一構造で，造影効果を示す(図9)．神経線維腫は内部均一で，造影効果は少ない

治　療：摘出．

d　先天性嚢胞

気管支嚢胞＞胸腺嚢胞＞心膜嚢胞＞消化

表6 悪性胚細胞性腫瘍に対する化学療法

レジメ		薬剤		
BEP	Cisplatin(シスプラチン)	$20\ mg/m^2$	i.v.	day1, 2, 3, 4, 5
	Etoposide(エトポシド)	$100\ mg/m^2$	i.v.	day1, 2, 3, 4, 5
	Bleomycin(ブレオマイシン)	30 U bolous.		day1, 8, 15
	3週を1コースとし3〜4コース行う			
PVB	Cisplatin	$20\ mg/m^2$	i.v.	day1, 2, 3, 4, 5
	Vinblastine(ビンブラスチン)	$0.2\ mg/kg$	i.v.	day1, 2
	Bleomycin	30 U bolons.		day1, 8, 15
	3週を1コースとし3〜4コース行う			
VAB-6	Vinblastine	$4\ mg/m^2$		day1
	Cyclophosphanide(シクロホスファミド)	$600\ mg/m^2$		day1
	Actinomycine-D(アクチノマイシンD)	$1.0\ mg/m^2$		day1
	Bleomycin	30 U		day1
	Bleomycin	$20\ U/m^2$ continuous i.v.		day1, 2, 3
	Cisplatin	$120\ mg/m^2$		day4
	4週を1コースとし3コース行う 3コース目はBleomycin投与せず			

管嚢胞(食道嚢胞)＞胸管嚢胞．基本的に気管支，心嚢，消化管と交通はない．好発部位(図2)は，気管支嚢腫は気管分岐部近傍，胸腺嚢胞は胸腺内(薄壁嚢胞)，心膜嚢胞は心基部や心横隔膜角，消化管嚢腫は右後縦隔．時に嚢腫内感染症状や圧迫症状(小児では呼吸困難)を示すが多くは無症状である．CTでは境界明瞭で内部が造影されず，MRI T2強調で液体が描出される．治療は摘出．

e リンパ性腫瘍

悪性リンパ腫(Hodgkin, non-Hodgkin病)：圧倒的に多い．中縦隔および前縦隔に多発する．CT所見ではリンパ節が癒合し，大血管を取り巻くように両側に進展．治療は化学療法が主体．

Castleman's disease：縦隔リンパ節腫大をきたす疾患．限局型と多中心型に分類される．限局型のHyaline vascular(HV) typeが80％を占める．CRP上昇，高γグロブリン血症，高IL-6血症を認めることがある．限局型は切除の適応となる．

f 縦隔内甲状腺腫

甲状腺腫の一部または全部が縦隔内に位置(降下)するもので，まれに迷入甲状腺腫(本来の甲状腺と分離して存在)がある．ほとんどが良性である．CTでは甲状腺と連続した造影効果の高い上縦隔腫瘤(図3)を示す．[123]Iシンチグラフィが診断に有用である．可動性が良好なことが多い．治療は摘出．

第10章 各疾患のみかたと対応

> **御法度!!**
> - 切除可能な症例に対しむやみに針生検を行わない．
> - 画像上境界明瞭で良性と思われる病変でも漫然と放置しない．増大すると手術侵襲が大きくなることがある．呼吸器外科専門医へ相談を．

文献
1) 縦隔腫瘍問い扱い規約　第1版　日本胸腺研究会編　2009
2) Sakata R *et al. Gen thorac Cardiovasc Surg* 2010；**58**：356-383．
3) Kondo K, *et al. Ann Thorac Surg*. 2003；**76**：878-884
4) Okumura M, *et al. Journal of Surgical Oncology* 2007；**95**：40-44

埼玉医科大学国際医療センター呼吸器外科　**坂口浩三**

> ☑ **呼吸器外科研修のすすめ・呼吸器外科への道**
>
> 　一般に手術件数は原発性肺癌が最も多く次いで気胸，転移性肺腫瘍，縦隔腫瘍　その他胸膜中皮腫，外傷，炎症性疾患等となる．
>
> 　呼吸器外科は外科の中でも対象疾患が非常に多様である．腫瘍では肺腫瘍，縦隔腫瘍，胸膜中皮腫．炎症では内科的治療難治性の気管支拡張症やアスペルギルス症，抗酸菌症，など病変が限局していれば手術対象となる．また間質性病変の肺切除生検・胸膜生検・縦隔リンパ節生検等内科的治療方針決定のための手術も多く行う．
>
> 　ひとくちに肺腺癌といっても症例により肺胞置換・乳頭状・腺管形成・充実性増殖部分，壊死や繊維化などの変性部分が様々な割合でみられ顕微鏡像は多彩である．HRCT画像から予測した病変を切除し生（なま）検体を肉眼的に観察比較できるのは外科の特権である．
>
> 　治療については勝負が早い．切除標本と画像の直比較をしてフィードバックすることにより画像診断の目を磨くことができる．内科を始め，画像診断，病理，麻酔，心臓血管外科，リハビリ，放射線治療とのチーム連携をとても大切にしている．肺の手術は背景の肺の状態，疾患の性状と病変の広がり，手術のアプローチの選択等を考慮する必要があり，ある程度の手技はパターン化されてはいるが考える外科である．こんなところが呼吸器外科の魅力である．
>
> 　外科専門医を卒後6年目に取得，卒後10年目前後に呼吸器外科専門医を取得する．あわせて気管支鏡専門医，がん治療認定医を取る人も多い．他科から転向してくる先生方も少なくない．各地域で活躍している呼吸器外科医同士，仲がよく全体に雰囲気がよいと感じる．
>
> 　呼吸器科志望の先生は一定期間呼吸器外科研修することをお勧めする．呼吸器内科医としての視野や考え方が必ず広がると思う．
>
> 　　　　　　　　　　　　　　　　　　　　　　　　　　　　　　（坂口浩三）

D 腫瘍性疾患

5 胸膜腫瘍

> **Don't Forget!**
> - 悪性胸膜中皮腫を診断する際には，腺癌との鑑別のため，できる限り組織採取を検討する．
> - ペメトレキセドを投与する際には，葉酸およびビタミンB_{12}を併用する．
> - 確定診断の後，労災補償制度または石綿健康被害救済制度の申請手続きを行う．

1 胸膜腫瘍

胸膜腫瘍は，原発性あるいは転移性に胸膜構成組織に発生する腫瘍の総称である．表1に示す多種の腫瘍があげられるが，悪性胸膜中皮腫や転移性胸膜腫瘍が多い．転移性胸膜腫瘍の原発巣は，肺癌，乳癌，胃癌，卵巣癌などである．本項では，悪性胸膜中皮腫について述べる．

2 概念

悪性胸膜中皮腫は胸膜中皮細胞層またはその下層の結合組織から発生した悪性腫瘍である．中皮腫は，胸膜（80%），腹膜（20%），心膜（まれ），精巣鞘膜（まれ）に発生するが，胸膜の発生が圧倒的に多い．通常，中皮腫といえば，悪性胸膜中皮腫を意味する．

3 疫学

悪性胸膜中皮腫による死亡数は1995年に275人（男性201，女性74）であったのが，2006年には1,050人（男性807人，女性243人）に増加している．悪性胸膜中皮腫の発生は，アスベスト（石綿）と密接な関連があり，曝露から発症までの潜伏期間の平均は40年である．日本のアスベスト輸入量のピークは1974年の35万トンで2014年には死亡者数が年間2000人を超えると推定されている．

4 病因，危険因子

悪性胸膜中皮腫とアスベスト（石綿）の吸引には密接な関連があり，悪性胸膜中皮腫患者全体の約70〜80%において，アスベストの曝露歴が報告されている．アスベスト鉱山労働者やアスベストを扱う労働者など職業性曝露による発生が多い．アスベストは防火用材，電気絶縁材料，建築用材，自動車部品と用途が広く，アスベスト加工従事者以外にも建築労働者，溶接工などにも発生する危険性がある．また，鉱山や工場周辺の住民，あるいはアスベスト工場従

表1 胸膜腫瘍

悪性腫瘍
悪性胸膜中皮腫
転移性胸膜腫瘍
悪性リンパ腫
悪性線維性組織球腫

良性腫瘍
限局性良性胸膜中皮腫（胸膜肥厚）
神経原性腫瘍
脂肪腫
線維腫
血管腫
嚢腫

業員の作業服を洗濯した家族にも発生している．

代表的なアスベストは，クロシドライト（青石綿），アモサイト（茶石綿），クリソタイル（白石綿）である．悪性胸膜中皮腫を起こす危険性はクロシドライトが500に対してアモサイトが100，クリソタイルが1の比率といわれている．

5 診断

a 症状

疾患に特異的な症状はなく，ある程度進行するまでは無症状であることが多い．進行に伴い，呼吸困難，胸痛，咳，喀痰，発熱，胸部圧迫症状などが出現してくる．胸水は有症状例の主な原因であり，少なくとも患者の66％にみられると報告されている．

b 画像

胸部単純X線写真にて胸膜肥厚，胸水，縦隔偏位などを認める(図1)．胸部CTでは胸膜腫瘤，胸膜プラーク，胸膜肥厚，胸水，胸壁や縦隔への浸潤，リンパ節転移などを認める(図2)．胸壁，縦隔，横隔膜への浸潤の評価には胸部MRIも有用である．

c 検査

60～90％の症例で40万/μL以上の血小板数増加を認める．血小板数が100万/μL以上となる症例も約15％程度存在する．胸水中ヒアルロン酸の著明な上昇は診断的価値が高いが，それのみでは悪性胸膜中皮腫の診断には至らない．

近年，血中SMRP(soluble mesothelin-related protein)(感度83％，特異度95％)やOPN(osteopontin)(感度77.6％，特異度85.5％)の有用性が報告されている．

d 病理

確定診断のためには病理診断が必要である．胸水細胞診は腺癌の胸膜播種や癌性胸水との鑑別が困難な場合が多く，胸水細胞診のみでは悪性胸膜中皮腫の確定診断は極めて困難とされる．経皮的胸膜生検(組織診断)でも診断に苦慮することも多く，小

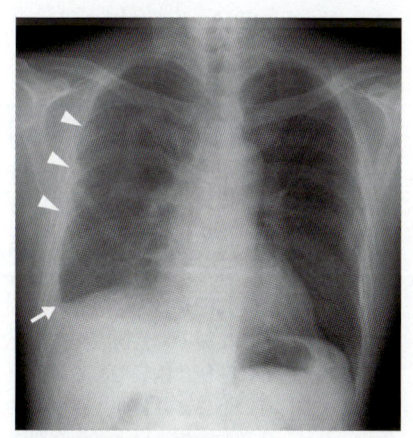

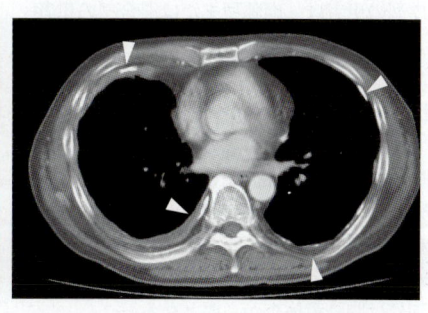

図1 胸部単純X線写真
矢頭は胸膜肥厚，矢印は胸水．

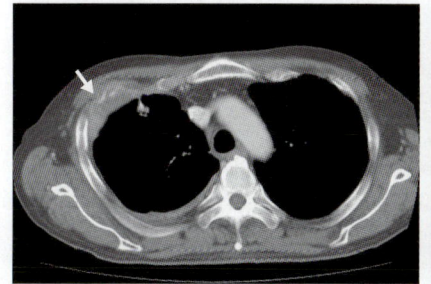

図2 胸部CT
矢頭は胸膜プラーク，矢印は胸膜腫瘤．

さな組織標本で腺癌と悪性胸膜中皮腫とを鑑別することは難しい．胸腔鏡下生検は，診断目的の十分な組織標本を採取するのに有用である．

手術時の腫瘍全体を用いた進展形式を含めた病理組織の検討や組織標本を用いた免疫組織学的検討は診断に有用である．免疫染色には表2に示す陽性マーカーおよび陰性マーカーが用いられる．免疫染色を行っても確定診断が困難な場合には，電子顕微鏡所見が診断の助けとなる．

e 鑑別診断

肺腺癌，転移性胸膜腫瘍，肉腫，限局性良性胸膜中皮腫（胸膜肥厚）などとの鑑別が必要である．特に，肺腺癌の胸膜播種や癌性胸水との鑑別は重要である．

6 組織分類と病期分類

a 組織分類

悪性胸膜中皮腫は，組織学的に，上皮成分，線維成分（肉腫成分）または両方の成分から構成され，上皮型（epithelial type），肉腫型（sarcomatoid type），上皮型と肉腫型の混合型〔二相型：mixed type（biphasic type）〕に分類される．上皮型が50〜60%，肉腫型が10%，混合型が30〜40%である．上皮型は，時に末梢発生の肺腺癌または転移性胸膜腫瘍（腺癌）と混同される．

組織分類により化学療法などの治療反応性が異なる．これまでの臨床研究から，上皮型の患者は，肉腫型または混合型の患者よりも予後良好であることが明らかになっている．

b 病期分類

進行度分類としてIMIG（International Mesothelioma Interest Group）のTNM分類が用いられる（P.32参照）．正確な病期分類を行うためにはCTあるいはMRI検査が必須となる．また，T1aとT1bとの鑑別には胸腔鏡検査が必要となる．

表2 免疫組織学マーカー

陽性マーカー
Calretinin
Cytokeratin 5/6（CK 5/6）
Wilms tumor protein 1（WT1）
Thrombomodulin（CD141）
Vimentin
Mesothelin

陰性マーカー
Carcinoembeyonic antigen（CEA）
MOC-31
Leu-M1（CD15）
BG-8
B72.3
Ber-EP4
Thyroid transcription factor-1（TTF-1）

7 治療

早期の悪性胸膜中皮腫に対しては，手術が行われる．進行期の悪性胸膜中皮腫に対しては手術，放射線療法，化学療法等の集学的治療が検討される．ただし，集学的治療の対象は，全身状態が良好な患者に限られる．手術可能な早期の悪性胸膜中皮腫を除いて，一般的に治癒は困難である．積極的に治療を行うことにより長期生存する患者もいるが，集学的治療法により生存期間が延長するかどうかは今のところ分かっていない．

a 切除可能症例

I期，II期，および一部のIII期の限局性の切除可能な悪性胸膜中皮腫患者に対しては手術療法が検討される．手術の適応は，全身状態，呼吸機能，浸潤部位，合併症，年齢等により判断される．術式は胸膜肺全摘術（extrapleural pneumonectomy：EPP）または胸膜切除／剝皮術（pleurectomy/decortications：P/D）が選択される．胸膜肺全摘術は，無再発生存期間を改善する可能

性はあるが，生存期間に及ぼす影響については明らかでない．胸膜切除/剥皮術は，腫瘍浸潤による疼痛，腫瘍がもたらす不快感，症候性胸水を一時的に改善しうる．胸膜肺全摘術と胸膜切除との比較試験において胸膜肺全摘術の方が予後良好であったことから胸膜肺全摘術が標準術式とされている．しかし，胸膜切除/剥皮術の周術期死亡率が2%未満であるのに対し，胸膜肺全摘術の周術期死亡率は6%～30%である．胸膜肺全摘術の適応については慎重に判断すべきであり，手術手技にも熟練を要する．なお，手術療法が生存期間の延長に寄与するとした確固たるエビデンスはない．

術後の再発防止目的に術後補助化学療法や術後補助放射線療法も試みられている．183例のレトロスペクティブ研究ではあるが，胸膜肺全摘術後に化学療法と放射線療法を行い，周術期死亡の7例を除いた176例の生存期間中央値19カ月，2年生存割合38%，5年生存割合15%であったとの報告がある．また，胸膜肺全摘術後に術後補助放射線療法を行った第Ⅱ相試験では，Ⅰ～Ⅱ期においては生存期間中央値が33.8か月と良好な成績が得られている．一方でⅢ～Ⅳ期の生存期間中央値は10か月にすぎなかったと報告されている．現時点で手術後に放射線療法や化学療法を加えることにより，生存期間の改善があるかどうかは不明である．

b 切除不能症例
1) 局所療法

胸水コントロールを目的として胸腔ドレナージや胸腔チューブによる胸膜癒着術または胸腔鏡下胸膜癒着術などの対症療法が行われる．ドレーン穿刺部や胸腔鏡穿刺部には20～50%に胸壁浸潤が起こり，胸痛の原因となることもある．

疼痛等の症状緩和目的に放射線療法を用いると，大半の患者において疼痛を軽減することが明らかにされている．しかし，症

表3 悪性胸膜中皮腫に対する抗腫瘍薬単剤の効果

薬剤	症例数	奏効割合(%)
ドキソルビシン	66	11
エピルビシン	59	14
マイトマイシン	19	21
シスプラチン	59	14
カルボプラチン	88	11
メトトレキサート	60	37
ペメトレキセド	64	14
ゲムシタビン	27	7
ドセタキセル	29	10
パクリタキセル	35	9
イリノテカン	28	0
ビノレルビン	29	24

状をコントロールできる期間は短い．

また，小規模の臨床研究において，胸腔内への抗腫瘍薬剤(シスプラチン，マイトマイシン，シタラビンなど)の投与により，腫瘍の一時的な縮小および胸水の一時的な減少が報告されている．しかし，腔内療法の役割を明確にするには，さらなる臨床試験が必要である．

2) 全身療法

いくつかの単剤および併用化学療法の評価が行われている．単剤療法の効果を表3に示す．単剤治療での奏効割合はおおむね20%以下であり，生存期間延長に寄与するエビデンスはない．ドキソルビシンは古くから最も研究された薬剤であるが，有効性は限られたものであった．また，ビノレルビンは単剤で高い抗腫瘍効果を認めることから，海外で比較第Ⅲ相試験が進行中である．一方，悪性胸膜中皮腫の多くにα葉酸受容体が強発現していることが知られており，悪性胸膜中皮腫の病因との関連が示唆

表4 悪性胸膜中皮腫に対するランダム化比較第Ⅲ相試験

報告者(年)	対象	治療	症例数	奏効割合(%)	生存期間中央値(月)	1年生存割合(%)
Nicholas ら (2003)	切除不能 初回化学療法	シスプラチン +ペメトレキセド	222	41.3	12.1 ($P = 0.020$)	50.3
		シスプラチン	226	16.7	9.3	38.0
Meerbeeck ら (2005)	切除不能 初回化学療法	シスプラチン +ラルチトレキセド	126	23.6	11.4 ($P = 0.048$)	46.2
		シスプラチン	124	13.6	8.8	39.6
Jassem ら (2008)	切除不能 二次化学療法	ペメトレキセド+BSC	123	18.7	8.4 ($P = 0.74$)	―
		BSC	120	1.7	9.7	

BSC；best supportive care

されている．これに関連してメトトレキサート，ペメトレキセド，ゲムシタビン等の葉酸代謝拮抗剤の効果が検討されている．

切除不能悪性胸膜中皮腫の第Ⅱ相試験においてシスプラチン+ゲムシタビン療法は奏効割合47.6%と高い腫瘍縮小効果を示し，生存期間中央値は41週であった．いくつかの第Ⅱ相試験の結果をもとに悪性胸膜中皮腫に対する標準的化学療法はシスプラチン+ゲムシタビン療法とみなされ，広く使用されるようになった．その後，悪性胸膜中皮腫に対する初めての大規模な第Ⅲ相試験が行われ，シスプラチン+ペメトレキセド療法とシスプラチン単剤療法とが比較された(表4)．切除不能悪性胸膜中皮腫患者456例がシスプラチン+ペメトレキセド療法群とシスプラチン単剤療法にランダムに割り付けされ，生存期間中央値(12.1か月 vs. 9.3か月)，無増悪生存期間中央値(5.7か月 vs. 3.9か月)，奏効割合(41.3% vs. 16.7%)のいずれにおいてもシスプラチン+ペメトレキセド療法群が有意に優れていた．シスプラチン+ゲムシタビン療法とシスプラチン+ペメトレキセド療法との比較は行われていないが，この結果をもとに現時点ではシスプラチン+ペメトレキセド療法が悪性胸膜中皮腫に対する標準的化学療法と認識されている．しかし，化学療法とBSC (best supportive care)とを比較した試験結果はなく，化学療法の生存期間延長への寄与は不明である．また，カルボプラチン+ペメトレキセド療法やペメトレキセド単剤療法の意義もまだ明らかにされていない．表5にシスプラチン+ペメトレキセド療法の実際の投与方法を示す．ペメトレキセドを投与する際には，ペメトレキセドによる重篤な副作用の発現を軽減するため，葉酸およびビタミンB_{12}を併用することが必要である．

その他，チミジン合成酵素阻害薬の1つであるラルチトレキセドとシスプラチンとの併用療法とシスプラチン単剤療法を比較した第Ⅲ相ランダム化試験の結果，シスプラチン+ラルチトレキセド療法の有効性が示された(表4)が，ラルチトレキセドは国内未承認である．

c 再発症例

再発悪性胸膜中皮腫患者の治療には通常，初回治療で試みられたものとは異なる手技や薬物が用いられる．手術後に再発した場合や少なくとも初回治療の一環として化学療法を受けず，その後に再発した場合は化

第10章 各疾患のみかたと対応

表5 シスプラチン＋ペメトレキセド療法

| シスプラチン | 75 mg/m² | 点滴静注 | day1 | 3週ごと |
| ペメトレキセド（アリムタ®） | 500 mg/m² | 点滴静注 | day1 | 3週ごと |

ペメトレキセドによる重篤な副作用の発現を軽減するため，葉酸およびビタミン B_{12} を併用する．
葉酸：ペメトレキセド初回投与の7日以上前から葉酸として1日1回0.5 mgを連日経口投与する（投与例：パンビタン末® 1 g/日）．ペメトレキセドの投与を中止または終了する場合には，ペメトレキセド最終投与日から22日目まで可能な限り葉酸を投与する．
ビタミン B_{12}：ペメトレキセド初回投与の少なくとも7日前に，ビタミン B_{12} として1回1 mgを筋肉内投与する（投与例：フレスミンS® 1 mg筋注）．その後，ペメトレキセド投与期間中および投与中止後22日目まで9週ごと（3コースごと）に1回投与する

注意点
・シスプラチンの腎障害軽減のため，適切な輸液を行う．
・シスプラチンの悪心，嘔吐軽減のため，適切な制吐薬（5-HT_3受容体拮抗薬，ステロイド，NK1受容体拮抗薬等）を使用する．
・ペメトレキセド投与2日前より投与2日後の計5日間は非ステロイド性抗炎症薬（NSAIDs）の投与を避ける（ペメトレキセドの血中濃度が増加し，副作用が増強するおそれがある）．

学療法の候補であり，シスプラチン＋ペメトレキセド療法を検討する．

ペメトレキセドを含まない化学療法実施後に再発した患者243人を対象に，ペメトレキセド療法とBSCとを比較するランダム化第Ⅲ相試験が行われた（表4）．BSC群でも病状増悪の後に後治療として化学療法を行うことが可能なデザインであったために，ペメトレキセド療法群において生存の延長は示されなかったが，無増悪生存期間および奏効割合はペメトレキセド療法群の方が優れていた．

d 悪性胸膜中皮腫に対する臨床試験

悪性胸膜中皮腫は比較的まれな悪性腫瘍であるため，十分に標準治療が確立していないのが現状である．そのため，現在積極的に臨床試験が行われている．

文部科学省科学技術振興調整費を用いて切除可能悪性胸膜中皮腫に対するペメトレキセドを含む集学的治療に関する安全性確認試験が行われている．未治療の切除可能悪性胸膜中皮腫（T0-3, N0-2, M0）で75歳未満，Performance Status（PS）1以下の患者を対象に術前化学療法（シスプラチン＋ペメトレキセド療法）を3コース実施後，胸膜肺全摘術を行い，術後に患側胸郭へ放射線療法（片側全胸郭照射）を行う集学治療の妥当性（治療コンプライアンスと安全性）について検討する試験である．すでに症例集積は終了しており，結果が待たれる．

ボリノスタット（MK-0683）はSAHA（Suberoylanilide Hydroxamic Acid）と呼ばれる薬剤で，ヒストン脱アセチル化酵素の酵素活性を阻害することで抗腫瘍効果を発揮する．悪性胸膜中皮腫に対する有効性が期待され，現在，化学療法実施後の悪性胸膜中皮腫患者を対象にボリノスタットとBSCとを比較するランダム化第Ⅲ相試験も行われている．

その他，現在実施中の臨床試験については National Institutes of Health が提供する clinicaltrials.gov（http://clinicaltrials.gov）や National Cancer Institute の Clinical trails（http://www.cancer.gov/clinicaltrials）を参照

するとよい．

8 予後

　診断に至るまでの時間および疾患の進行速度が様々であるため，悪性胸膜中皮腫の予後を予測するのは困難である．悪性胸膜中皮腫患者を対象とした一連のレトロスペクティブ研究で，病期，年齢，PSおよび組織型などが重要な予後因子であることが報告されている．一部の患者では外科治療が可能であり，治癒は得られないまでも長期生存が得られる．積極的な外科治療を受けた患者の場合，長期生存に関連する因子は，組織型（上皮型），リンパ節転移陰性，および切除断端陰性である．

　限局性の悪性胸膜中皮腫の生存期間中央値は16か月であり，病変が広範囲にわたる場合には5か月であると報告されている．手術適応のない進行悪性胸膜中皮腫に対してシスプラチン＋ペメトレキセド療法を行った場合，生存期間中央値は12.1か月，1年生存割合は50.3％である．

9 労災補償制度と石綿健康被害救済制度

　業務上，アスベストを吸入し，それが原因でアスベスト関連疾患を発症した場合や死亡した場合に，労災としての認定を受ければ，労災保険の給付を受けられる（労災補償制度，特別遺族給付金）．アスベストによる健康被害が疑われる患者を診察する際には，丁寧に過去の労働歴を聴取することが重要である．

　石綿健康被害救済制度は，アスベストによる健康被害を受けた患者やその遺族で労災補償制度および特別遺族給付金の対象とならない場合を対象に，救済給付の支給を行う制度である．アスベストによる中皮腫，肺癌が対象になり，病理診断書を含めた所定の診断書を提出の上，独立行政法人環境再生保全機構において認定が行われる．

問合せ先
労災認定に関する問合せ
　労働局（http://www.mhlw.go.jp/bunya/roudoukijun/pref.html）
　労働基準監督署（http://www.mhlw.go.jp/bunya/roudoukijun/location.html）
石綿健康被害救済制度に関する問合せ
　独立行政法人環境再生保全機構（http://www.erca.go.jp）．

御法度!!

- 画像診断のみで悪性胸膜中皮腫と診断し，治療をすべきではない．
- 全身状態が不良な患者に対して集学的治療は行ってはいけない．

文献

1) Robinson BW, et al.：N Engl J Med. 2005；**353**：1591-1603.
2) Tsao AS, et al.：J Clin Oncol. 2009；**27**：2081-2090.
3) Vogelzang NJ et al.：J Clin Oncol. 2003；**21**：2636-2644.
4) Jassem J, et al.：J Clin Oncol. 2008；**26**：1698-1704.

国立がん研究センター中央病院呼吸器腫瘍科・呼吸器内科　**軒原　浩**

1 特発性間質性肺炎

E 間質性肺疾患

I 総論

Don't Forget!

- 薬剤性肺炎・過敏性肺炎・膠原病肺など原因の明らかな間質性肺炎を除外．
- IPF 以外の IIPs の確定診断は専門施設で BAL/TBLB，外科的肺生検を含めた総合的な診断が必要．
- 特定疾患であり重症度Ⅲ度以上では公費補助の対象となる．

特発性間質性肺炎（IIP）の基本的考え方

間質性肺炎とは胸部画像所見にて両側肺に非区域性の陰影の広がりを認めるいわゆるびまん性肺疾患のうち，肺の間質，主に肺胞隔壁を炎症・線維化の主座とする疾患の総称である．特発性間質性肺炎（IIPs）とは今日の医療水準で原因を特定し得ない間質性肺炎の総称である．2002 年の ATS/ERS の共同声明および 2004 年の日本呼吸器学会のガイドラインでは，IIPs の中に臨床所見と病理所見で定義される 7 つの病態（表 1）が存在することが提唱されている．そのうち IPF は IIPs の約半数を占め線維化主体の病態でステロイド抵抗性であり治療方針が異なることから，IPF とそれ以外の IIPs に大別することが治療方針の決定に重要である．

a IIPs の疫学（表 1）

10 万人中 20 人程度とまれであるが，無症候例はこの 10 倍は存在すると推定される．このうち IPF が半数強を占め最も多く，次いで NSIP，COP の順となっている（表 1）．特発性肺線維症（IPF），呼吸細気管支関連性間質性肺炎（RB-ILD），剝離性間質性肺炎（DIP）は男性，喫煙者で多い

と報告されており，特に RB-ILD と DIP では喫煙のより直接的な関与が考えられる．

b IIPs の症状・身体所見

IIPs の主症状は乾性咳嗽・労作時呼吸困難である．身体所見としては肺底部の捻髪音を高率に認め診断上最も重要な所見である．バチ状指は特に IPF で高頻度に認める．発熱は安定期の IPF ではまれで，NSIP では微熱を認めることがあり，COP では細菌性肺炎と同様に発熱を認めることが多い．IPF および DIP，RB-ILD は慢性，非特異性間質性肺炎（NSIP）は亜急性～慢性，特発性器質化肺炎（COP）は急性～亜急性，急性間質性肺炎（AIP）は急性の経過である（図 1）．

c IIPs の検査所見

間質性肺炎の血清マーカーである KL-6，SP-D，SP-A の上昇を認める．これら肺胞上皮由来物質が間質性肺炎に伴う肺胞隔壁および周囲間質の破壊により血中に流出するのが原因と考えられている．COP においては上昇が乏しい．また LDH の上昇は非特異的だが緊急時に参考となる．

肺機能検査では一般的にまず肺拡散能の低下（%DLco↓）を認め，やがて拘束性換気障害（%VC↓）をきたす．また労作時の著明な低酸素血症は予後不良因子でもある．

表1 IIPs に含まれる7つの臨床病理学的疾患の分類

臨床病名	病理	頻度	好発年齢	男女差	喫煙との関連	BALF 所見
特発性肺線維症（IPF）	UIP	52.6%	60, 70 歳代	男性で多い	あり	ほぼ正常
非特異性間質性肺炎（NSIP）	NSIP	17.2%	40～50 歳	女性で多い	非喫煙者が多い	リンパ球↑（CD8 主）
特発性器質化肺炎（COP）	OP	9.4%	50～60 歳	なし	非喫煙者が多い	リンパ球↑（CD8 主）
急性間質性肺炎（AIP）	DAD	1.5%	幅広い年齢層	なし	なし	不定
呼吸細気管支炎関連性間質性肺疾患（RB-ILD）	RB	4.8%	40～50 歳	男性で多い	濃厚	喫煙者パターン
剥離性間質性肺炎（DIP）	DIP		30～40 歳	男性で多い	濃厚	不定
リンパ球性間質性肺炎（LIP）	LIP	2.5%	40～70 歳	女性で多い	なし	リンパ球↑

注：わが国における外科的肺生検例での統計では，「その他」を 12.2% 認めていた．
（日本呼吸器学会びまん性肺疾患診断・治療ガイドライン作成委員会編．特発性間質性肺炎―診断と治療のてびき．南江堂，2004 より改変して引用）

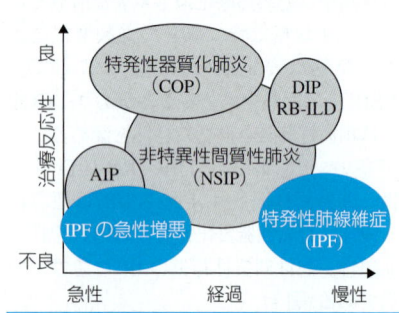

図1 臨床病理学的疾患名と治療反応性
（特発性間質性肺炎 診断と治療のてびき 2004 より改変して引用）

d IIPs の画像所見

胸部単純 X 線写真では①上，中，下肺，②中枢と末梢のどこに陰影が優位か，③肺容量の減少の有無をチェックする．また心拡大の有無のチェックも重要である．病変の全体像の把握は CT よりも評価しやすい（各疾患の単純 X 線写真・CT 所見については各論を参照）．

e 鑑別診断に有用な臨床・検査所見

多くのびまん性肺疾患（表2）が鑑別にあがるが，特に慢性過敏性肺炎やじん肺などの環境・職業性肺疾患，膠原病関連間質性肺炎，薬剤性肺炎を鑑別診断することが重要である．急性期ではうっ血性肺水腫の鑑別も重要である．

職業歴，住居歴，羽毛布団使用や鳥飛来の有無，ペット特に鳥飼育歴，薬剤歴などの詳細な問診が必要である．臨床所見としては関節痛，筋肉痛や筋力低下，皮膚症状，Raynaud 現象などが重要である．

検査としては抗核抗体，リウマチ因子，CPK および必要に応じて抗 Scl-70 抗体，抗 Jo-1 抗体，MPO-ANCA，抗 SS-A 抗体，抗 RNP 抗体などを測定する．抗核抗体のみ上昇しほかに膠原病を示唆する所見のない症例では，しばらくは肺病変先行型の膠原病の可能性を考慮しつつ診療にあたる必要がある．

表2 主なびまん性肺疾患

原因が不明なもの	明らかな誘因があるもの	
特発性間質性肺炎（IIPs） IPF NSIP COP AIP	環境・職業性肺疾患 過敏性肺炎 じん肺症（アスベスト肺） 膠原病および関連疾患 RA PM/DM SSc ANCA関連肺疾患　など 医原性肺疾患 薬剤性肺炎 放射線肺臓炎 腫瘍性肺疾患 癌性リンパ管症 悪性リンパ腫　など	感染症 細菌性肺炎 ウイルス肺炎 ニューモシスチス肺炎　など 気道系が関係する疾患 DPB 閉塞性細気管支炎 その他のびまん性肺疾患 （うっ血性）肺水腫 ARDS
IIPs以外の原因不明疾患 サルコイドーシス 好酸球性肺炎 リンパ脈管筋腫症 肺胞蛋白症 Hermansky-Pudlak症候群		

（特発性間質性肺炎　診断と治療のてびき2004より改変して引用）

f　IIPsの診断の流れ（図2）診断のフローチャート，（表3）（わが国の2004年改訂の診断基準）

　病歴，身体所見および胸部X線写真にてびまん性肺疾患と考えたら，IIPs以外の疾患（表2）を診断するため，詳細な問診や身体所見および血液検査所見を追加する．二次性間質性肺炎を除外したのち，HRCT上典型的IPF像に加えて高齢，緩徐な発症，捻髪音などの診断基準（表4a）を満たす場合にはIPFと臨床診断が可能である．

　IPFに典型的でない所見が認められた場合には気管支肺胞洗浄（BAL）や経気管支肺生検査（TBLB）を考慮する．なおも診断が確定しない場合には，外科的肺生検（surgical lung biopsy：SLB）の適応を考慮する．この診断過程は呼吸器疾患診療を専門とする医療機関で遂行されることが望ましい．BALは感染症・肺胞出血・好酸球性肺炎・肺胞蛋白症などの鑑別診断に有用であり，炎症細胞の分画およびリンパ球CD 4/8比などの情報が得られる．TBLBは採取組織が小さいため，サルコイドーシスや過敏性肺炎などの肉芽腫性疾患の鑑別やCOPの臨床診断に有用なことがある以外には病理診断能が限定される．BAL/TBLBでもごくまれに急性増悪の危険性があることに注意が必要である．外科的肺生検はほぼ確実に病理診断に至りIPF以外のIIPsの確定診断に必須とされているが，約1週間の入院が必要であり急性増悪などの術後合併症もまれに経験される．よって外科的肺生検を施行するには慎重に適応を検討する必要がある．

　重症度は安静時動脈血液ガス分析による低酸素所見および6分間歩行時SpO₂の90％未満への低下の有無により判定し（表2下端），安静時PaO₂ 70 Torr未満または6分間歩行でSpO₂ 90％未満の場合にあたる重症度Ⅲ，ⅣのIIPsを診断した際には，こ

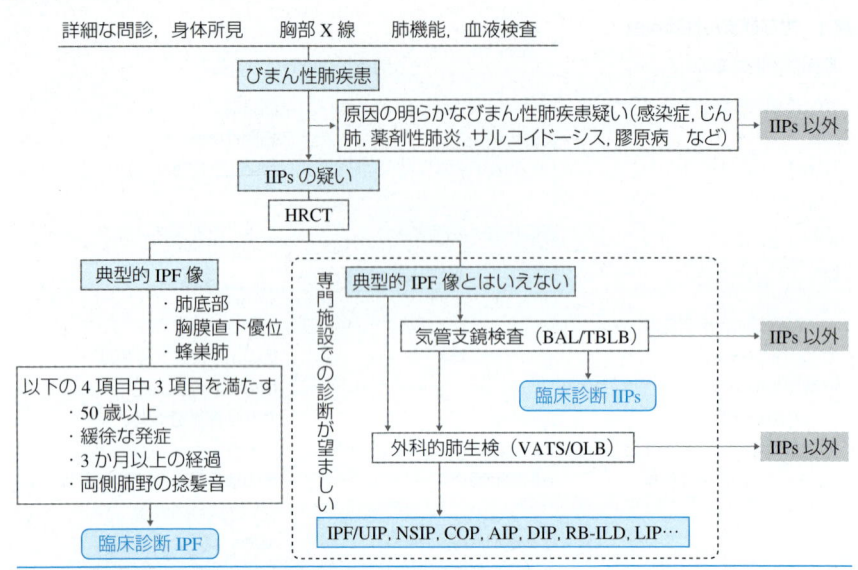

図2 特発性間質性肺炎（IIPs）診断のためのフローチャート
（特発性間質性肺炎　診断と治療のてびき2004より改変して引用）

れらの所見を臨床調査個人票に記載し提出する．臨床個人票の内容は診断基準（**表3**）とほぼ共通しており割愛した．難病情報センターのHP（http://www.nanbyou.or.jp/）からダウンロード可能である．

g　IIPsの治療総論（図1）

COPおよびNSIP特にcNSIPは炎症が優位な病態でありステロイドに反応性良好で，ステロイド単剤で病勢コントロールが可能であることが多い．一方IPFは線維化が優位であり，慢性期（緩徐進行期）だけでなく急性増悪期においてもステロイドによる病勢コントロールが困難なことが多く，新規治療法が模索されている．よって治療方針の決定の為にIPFとそのほかのIIPsの鑑別が重要である．

II　各　論

1　急性間質性肺炎（AIP），Hamman-Rich症候群

"呼吸不全"の項を参照

2　特発性肺線維症（IPF）

■ポイント
・典型例はHRCT所見に基づき臨床診断が可能だが，非典型例は専門施設での組織診断を含めた精査が原則．
・急性増悪，肺癌の合併が高率である．

a　IPFの基本的考え方

主に高齢者で原因不明な肺の線維化を来たす疾患であり，HRCTにて肺底部，胸膜直下の蜂窩肺を特徴とする中間生存期間が2.5～5年と予後不良な慢性・進行性疾患である．典型例ではHRCT所見に基づく臨床診断も可能だが，非典型例ではBAL/TBLB，外科的肺生検の適応を検討する．慢性期の治療は対症療法，NAC吸入療法，

表3 特発性間質性肺炎の診断基準（第4次改訂）

1 主要項目
 (1) 主要症状，理学所見および検査所見
  ① 主要症状および理学所見として，以下の1を含む2項目以上を満たす場合に陽性とする．
   1. 捻髪音（fine crackles）
   2. 乾性咳嗽
   3. 労作時呼吸困難
   4. ばち指
  ② 血清学的検査としては，1－4の1項目以上を満たす場合に陽性とする．
   1. KL-6 上昇
   2. SP-D 上昇
   3. SP-A 上昇
   4. LDH 上昇
  ③ 呼吸機能1－3の2項目以上を満たす場合に陽性とする．
   1. 拘束性障害（%VC＜80%）
   2. 拡散障害（%D_{LCO}＜80%）
   3. 低酸素血症（以下のうち1項目以上）
    ・安静時 PaO_2 ： 80 Torr 未満
    ・安静時 $AaDO_2$ ： 20 Torr 以上
    ・6分間歩行時 SpO_2 ： 90% 以下
  ④ 胸部X線画像所見としては，1を含む2項目以上を満たす場合に陽性とする．
   1. 両側びまん性陰影
   2. 中下肺野，外側優位
   3. 肺野の縮小
  ⑤ 病理診断を伴わないIPFの場合は，下記の胸部HRCT画像所見のうち1および2を必須要件とする．特発性肺線維症以外の特発性間質性肺炎に関しては，その病型により様々な画像所見を呈する．
   1. 胸膜直下の陰影分布
   2. 蜂巣肺
   3. 牽引性気管支炎・細気管支拡張
   4. すりガラス陰影
   5. 浸潤影（コンソリデーション）
 (2) 以下の①－④の各項は診断上の参考項目，あるいは重要性を示す．
  ① 気管支肺胞洗浄（BAL）液の所見は各疾患ごとに異なるので鑑別に有用であり，参考所見として考慮する．特発性肺線維症では正常肺のBAL液細胞分画にほぼ等しいことが多く，肺胞マクロファージが主体であるが，好中球，好酸球の増加している症例では予後不良である．リンパ球が20%以上増多している場合は，特発性肺線維症以外の間質性肺炎，または他疾患による肺病変の可能性を示唆し，治療反応性が期待される．
  ② 経気管支肺生検（TBLB）は特発性間質性肺炎を病理組織学的に確定診断する手段ではなく，参考所見ないし鑑別診断（癌，肉芽腫など）において意義がある．
  ③ 外科的肺生検（胸腔鏡下肺生検，開胸肺生検）は，特発性肺線維症以外の特発性間質性肺炎の診断にとって必須であり臨床像，画像所見と総合的に判断することが必要である．

（つづく）

④ これらの診断基準を満たす場合でも，例えば膠原病等，後になって原因が明らかになる場合がある．これらはその時点で特発性間質性肺炎から除外する．
(3) 鑑別診断
膠原病や薬剤誘起性，環境，職業性など原因の明らかな間質性肺炎や，他のびまん性肺陰影を呈する疾患を除外する．
(4) 特発性肺線維症（IPF）の診断
(1)の①－⑤に関して，下記の条件を満たす確実，およびほぼ確実な症例をIPFと診断する．
① 確　　実：(1)の①－⑤の全項目を満たすもの．あるいは外科的肺生検病理組織診断がUIPであるもの．
② ほぼ確実：(1)の①－⑤のうち⑤を含む3項目以上を満たすもの．
③ 疑　　い：(1)の⑤を含む2項目しか満たさないもの．
④ 特発性肺線維症以外の特発性間質性肺炎，または他疾患
　　　　　：(1)の⑤を満たさないもの．
(5) 特発性肺線維症以外の特発性間質性肺炎の診断
外科的肺生検（胸腔鏡下肺生検または開胸肺生検）により病理組織学的に診断され，臨床所見，画像所見，BAL液所見等と矛盾しない症例．
特発性肺線維症以外の特発性間質性肺炎としては下記の疾患が含まれる．
NSIP（非特異性間質性肺炎），AIP（急性間質性肺炎），COP（特発性器質化肺炎），DIP（剝離性間質性肺炎），RB-ILD（呼吸細気管支炎関連間質性肺炎），リンパ球性間質性肺炎（LIP）
(6) 重症度判定
特発性肺線維症の場合は下記の重症度分類判定表（下表）に従い判定する．安静時動脈血酸素分圧が80 Torr以上をⅠ度，70 Torr以上80 Torr未満をⅡ度，60 Torr以上70 Torr未満をⅢ度，60 Torr未満をⅣ度とする．重症度Ⅱ度以上で6分間歩行時SpO_2が90％未満となる場合は，重症度を1段階高くする．ただし，安静時動脈血酸素分圧が70 Torr未満の時には，6分間歩行時SpO_2は必ずしも測定する必要はない．

2　参考事項
特発性間質性肺炎（IIPs）は，びまん性肺疾患のうち特発性肺線維症（IPF）始めとする原因不明の間質性肺炎の総称であり，本来その分類ならびに診断は病理組織診断に基づいている．しかし，臨床現場においては診断に十分な情報を与える外科的肺生検の施行はしばしば困難である．そのため，高齢者（主に50歳以上）に多い特発性肺線維症に対しては，高分解能CT（HRCT）による明らかな蜂巣肺が確認できる場合，病理組織学的検索なしに診断してよい．それ以外の特発性間質性肺炎が疑われる場合には，外科的肺生検に基づく病理組織学的診断を必要とする．

重症度分類判定表

新重症度分類	安静時動脈血酸素分圧	6分間歩行時 SpO_2
Ⅰ	80 torr 以上	
Ⅱ	70 torr 以上 80 torr 未満	90％未満の場合はⅢにする
Ⅲ	60 torr 以上 70 torr 未満	90％未満の場合はⅣにする（危険な場合は測定不要）
Ⅳ	60 torr 未満	測定不要

（特発性間質性肺炎　診断と治療のてびき2004より改変して引用）

表4　特発性肺線維症(IPF)の臨床診断基準(a)

以下の主診断基準の全てと副診断基準4項目中3項目以上を満たす場合，外科的肺生検を行わなくとも臨床的に IPF と診断される

主診断基準

1) 薬剤性，環境曝露，膠原病など，原因が既知の間質性肺疾患の除外
2) 拘束性障害(VC の低下)やガス交換障害(安静時や運動時の A-aDO$_2$ の増大，安静時または運動時の PaO$_2$ の低下，あるいは DLco の低下)などの呼吸機能検査異常
3) HRCT で両側肺底部・胸膜直下優位に明らかな蜂巣肺所見を伴う網状影とわずかなすりガラス陰影

副診断基準

1) 年齢＞50歳
2) 他の原因では説明し難い労作性呼吸困難の緩徐な進行
3) 罹病期間≧3か月
4) 両側肺底部に吸気時捻髪音(fine crackles)を聴取

注：経気管支肺生検(TBLB)や気管支肺胞洗浄(BAL)を行った場合は，その所見が他疾患の診断を支持しないこと

外科的肺生検を行った場合の IPF/UIP の確定診断基準(b)

IPF の確定診断は外科的肺生検(SLB)にて UIP 所見が確認され，以下の基準を満たす場合である

1) 薬剤性，環境曝露，膠原病など，原因が既知の間質性肺疾患の除外
2) 拘束性障害(VC の低下)やガス交換障害(安静時や運動時の A-aDO$_2$ の増大，安静時または運動時の PaO$_2$ の低下，あるいは DLco の低下)などの呼吸機能検査異常
3) HRCT で両側肺底部の網状陰影とわずかなすりガラス陰影(注：画像診断上の蜂巣肺は必ずしも認めなくてもよい)

(特発性間質性肺炎　診断と治療のてびき 2004 より改変して引用)

ピルフェニドン，ステロイド/免疫抑制薬の併用療法がある．経過中には病理学的急性増悪をきたすことがある．ステロイドパルス療法等が試みられるが非常に予後不良な病態である．肺癌の合併が高率であることに注意が必要である．

b　IPF の疫学

発症年齢は 60，70 歳台の高齢者が多く 50 歳未満ではまれである(表1)．男性，喫煙者に多い傾向にある(表1)．若年例では特に他疾患を慎重に鑑別することが必要であり，家族性間質性肺炎の可能性も考慮する．肺癌の発生率が 10～30％ と高率であり，部位としてはもともと陰影が存在する下葉に多く，画像読影上注意が必要である．

c　IPF の臨床像

緩徐に進行する乾性咳嗽や労作時呼吸困難を主症状とする．肺底部の捻髪音を 90％ 前後で認め，ばち指を 30～60％ で認める．進行例ではチアノーゼ，肺性心，末梢性浮腫などを認める．緩徐に進行する症例と比較的早期に増悪する症例があり，緩徐進行例でも経過中に急性増悪を認め予後不良である(図3)．慢性期に通常発熱は認めず，熱発は感染症併発，急性増悪あるいは IPF 以外の間質性肺炎が示唆される．

d　IPF の検査所見

KL-6，SP-D，SP-A など肺胞上皮由来の血清マーカー値は高率に上昇を認める．抗核抗体やリウマチ因子が 10～20％ で陽

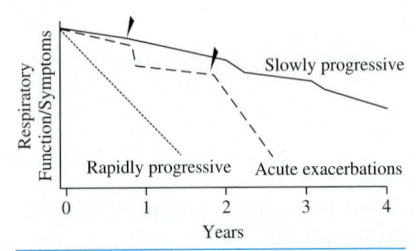

図3 IPFの自然歴
(Kim DS, Collard HR, King TE Jr. Classification and natural history of the idiopathic interstitial pneumonias. *Proc Am Thorac Soc.* 2006；3：285-92. より改変引用)

性だが，高い抗体価(>1：160)は膠原病の存在を疑う．CEA，CA19-9，SLX上昇はIPFでもみられるが，肺癌の除外診断が必須である．BALF所見はほぼ正常である[表3(2)参照]．

e　IPFの画像所見(図4)

IPF臨床診断例のCT所見を(図4a)に示す．単純X線写真上，下肺優位の粒状網状影と頭尾方向の肺野の縮みを認める．CT所見上肺底部，胸膜直下優位の蜂巣肺と，牽引性拡張など線維化所見を認める．それと同時に早期病変であるスリガラス陰影と正常部位が混在し，時相の多様性を呈する．(図4b)に組織診断例を示す．CT所見上肺底部，胸膜直下に蜂巣肺が疑われる．

f　病理所見(図5)

進行した線維化病変である蜂巣肺と平滑筋増生，線維化の早期病変であるfibroblastic fociが正常な肺胞と近接して存在する．TBLBによる検体では通常確定診断出来ない．病理所見が通常型間質性肺炎(UIP)であっても膠原病などの原因が存在する場合はIPFと診断しない．

g　IPFの診断→(図1)およびIIPsの診断基準(表4)参照

①臨床診断(表4a)：主診断基準1)〜3)と副診断基準1)〜4)のうち3項目以上を満たす(TBLB，BAL施行した場合は，その所見が他疾患を支持しない)．
②確定診断(表4b)：外科的肺生検でUIPが証明され，診断基準1)〜3)を満たす．

h　IPF/UIPとの鑑別に注意が必要な疾患(図6)

関節リウマチ・強皮症などの膠原病肺，アスベスト肺，(進行した)慢性過敏性肺臓炎，肺気腫に感染や肺水腫が加わった状態

i　慢性期IPFの治療(表5)

慢性期の治療として対症療法，NAC吸入療法，ピルフェニドン，ステロイドと免疫抑制剤の併用療法がある．現時点での本邦における標準的な治療方針を下記に示す．

軽症(重症度Ⅰ，Ⅱ度)で病態が安定している症例ではまず生活指導・対症療法のみで経過観察を行うか，副作用が比較的少ないピルフェニドン内服療法，もしくはNAC吸入療法を検討する．

重症(重症度Ⅲ，Ⅳ度)においてはまずピルフェニドン導入を検討する．あるいは特に緩徐に進行する症例やピルフェニドン無効例では合併症に注意した上でステロイドと免疫抑制剤の併用療法を考慮する．

治療効果の判定は治療開始3〜6か月後に①呼吸困難あるいは咳嗽などの自覚症状，②画像所見，③呼吸機能(TLCまたはVCとDLCO，動脈血液ガス分析，運動負荷試験)にて行う．

肺移植は，根本的な治療法のない本疾患では，適応基準を満たせば検討され，Ⅳ度の最重症例が適応となる．心肺移植は45歳未満，両肺移植は55歳未満，片肺移植は60歳未満の年齢制限がある．肺移植後の5年生存率は50〜60%である．

j　IPF治療薬各論(表5)

1) NAC(ムコフィリン®)吸入

NACは抗酸化作用のあるグルタチオン前駆体であり，古くより去痰剤として使用されていた薬剤である．NAC吸入療法によりHRCT上のすりガラス陰影の改善と血清KL-6値の低下を認めた報告があり早

第 10 章　各疾患のみかたと対応

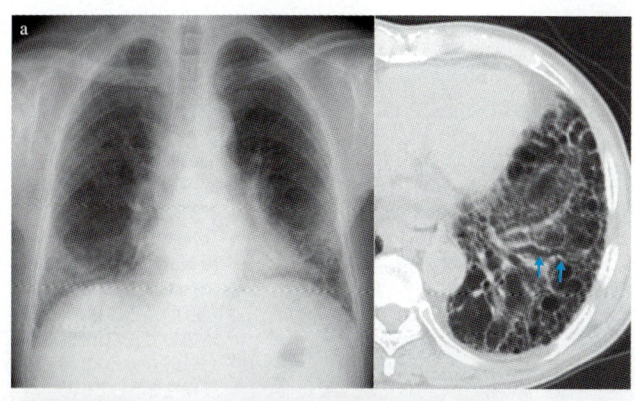

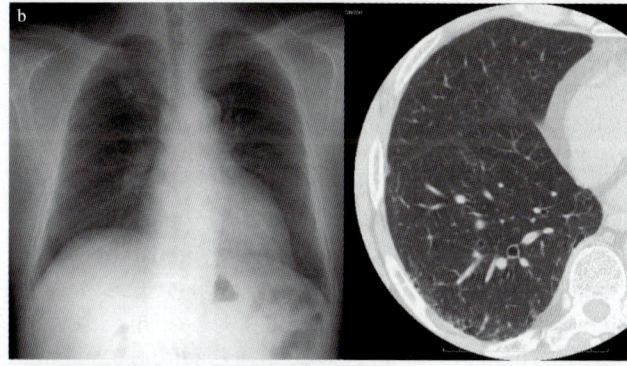

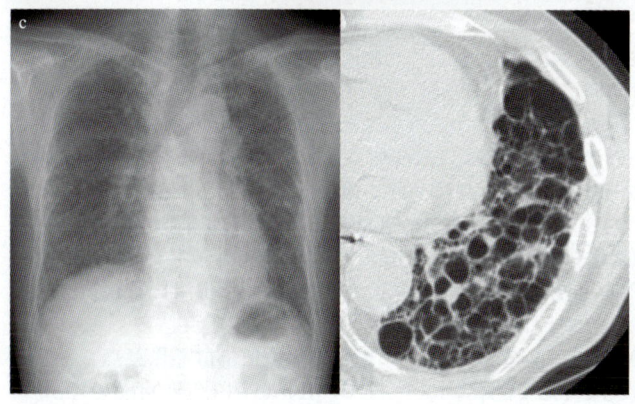

図4　IPF の画像所見
(a)IPF 臨床診断例，(b) 早期 IPF 組織診断例，(c)IPF 進行例(酸素療法中)．胸部単純 X 線写真 (a 左)：下肺優位の粒状網状影と頭尾方向の肺野の縮み．胸部 HRCT(a 右)：蜂巣肺，牽引性気管支拡張（矢印）正常部位・すりガラス陰影時相の多様性．(b)胸膜直下に蜂巣肺が疑われる．胸写所見は軽微．(c)著明な蜂巣病変．本例は長年の喫煙による気腫性病変も伴っている．

E 間質性肺疾患

期病変への効果が示唆される．ステロイドとアザチオプリンに NAC 内服を併用したところ肺活量低下を抑制したという欧米からの報告があるが，内服薬は現時点で日本では手に入らない．

2) ピルフェニドン(ピレスパ®)

炎症性サイトカイン(TNF-α，IL-1，IL-6 など)や線維化促進増殖因子(TGF-β，b-FGF，PDGF)の産生抑制作用を有す．わが国にて実施された IPF 対象の第Ⅲ相臨

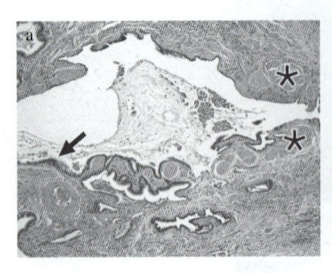

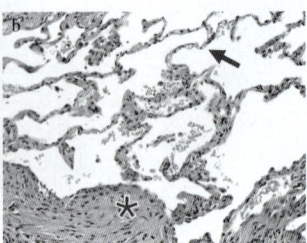

図5 UIP肺のミクロ像
(a)蜂巣肺の内側は，肺胞上皮細胞ではなく気道上皮細胞(矢印)で覆われることが多い．内部には粘液の貯留をみる．周囲には平滑筋の過形成(星印)を認める
(b)線維化部辺縁に，早期線維化巣と考えられるfibroblastic fociを認める(星印)．この線維化部と近接して正常化肺胞構造(矢印)がみられ，時相の多様性を示している

床試験において，肺活量の低下の抑制が確認され，IPFに対する治療薬として保険収載された．1日600 mg食後分3で内服開始し2週間を目安に600 mg/日ずつ増量し1,200 mg/日以上での維持療法を目標とし，最大1,800 mg/日で内服継続する．頻度の高い副作用として吐き気などを伴う腹部不快感があり，特徴的な副作用として日光過敏症があるが，薬剤の減量や紫外線防止などの対策が有効である．

3) プレドニゾロン

単剤での有効性のエビデンスはなく，原則として免疫抑制薬と併用する．

4) 免疫抑制薬

ステロイドとの併用でシクロスポリン，シクロホスファミド，アザチオプリンが使用される．

シクロスポリン(CyA)(ネオーラル®)

有効性は不明であり保険適応外処方となるが，わが国においてはステロイドへの併用薬として使用報告例が増加している．2.0〜3.0 mg/kg/日を初期投与量として腎障害などの副作用予防のためトラフ値100〜150 ng/mL，効果の指標として投与後2時間の血中濃度を経験上600〜1,000 ng/mL程度を目安に投与する．欧米ではIPFに対して使用されておらず，現在わが国でステロイドとシクロスポリン併用療法と，ステロイドとシクロホスファミド併用療法の比較試験が重症度Ⅲ，Ⅳ度IPF患者を対象に進められている．

シクロホスファミド(CPA)(エンドキサン®)

主に膠原病類似病態が疑われる症例で病状の進行を認める際に使用を考慮される．保険適用外である．

アザチオプリン(AZA)(アザニン®)

わが国でIPFに対して使用されることはまれである．保険適用外である．

k 生活指導・対症療法

喫煙は促進因子であり禁煙指導を徹底する．また気道感染は急性増悪の引き金となることから手洗いうがい等の感染予防およびインフルエンザワクチン，肺炎球菌ワクチン接種について指導する．激しい咳嗽はQOL低下のみならず気胸・肋骨骨折の誘引となるため鎮咳薬を処方する．慢性呼吸不全および肺性心合併例では酸素療法を行う．

l IPFの治療における留意点

全てのIPF患者に積極的治療の適応がある訳ではない．NAC，ピルフェニドンなど比較的副作用が少ない薬剤が登場しつつあるが，(表6)に示すような，副作用出現の可能性が高い症例や不可逆的な肺病変が広範囲に成立していると考えられる症例は薬物療法導入の適応が乏しい．また無症状で

第 10 章　各疾患のみかたと対応

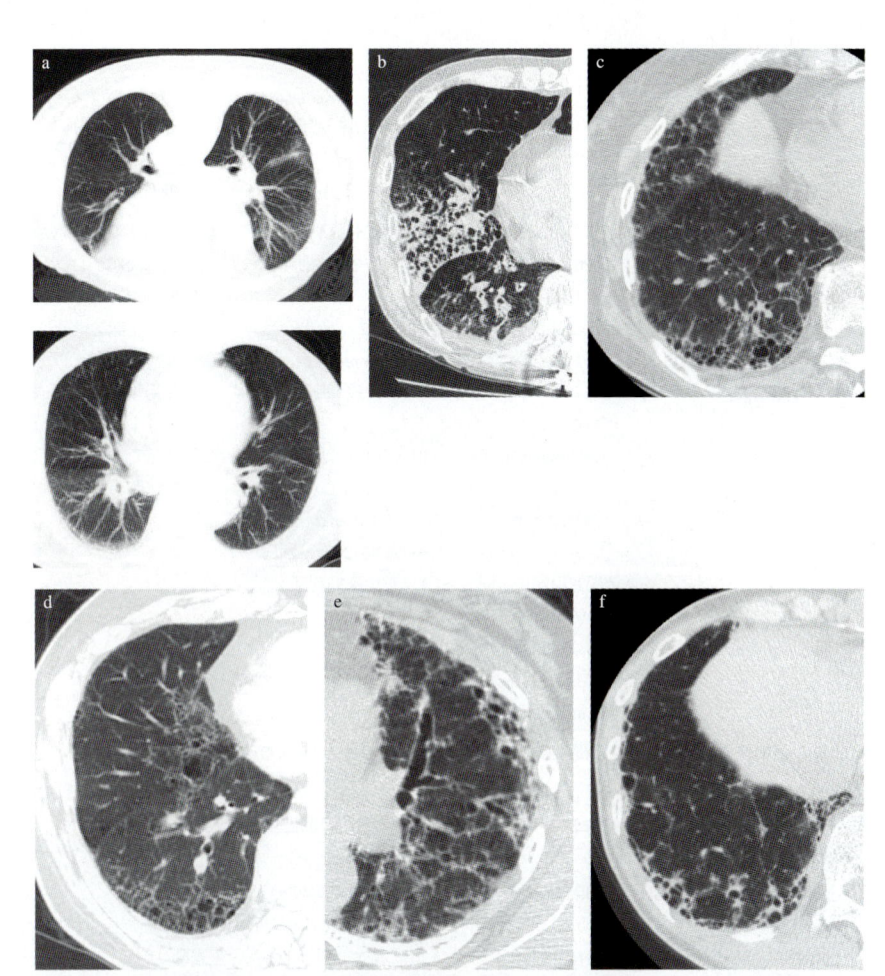

図6　IPF/UIP との鑑別に注意が必要な疾患（自験例の画像を呈示する）
(a)正常（重力効果）：聴診・腹臥位 CT．(b)肺気腫＋感染：swiss cheese appearance，過膨脹肺（X 線所見）．(c)アスベスト肺：職歴，胸膜プラーク，BAL・組織のアスベスト小体．(d)リウマチ肺：囊胞性病変の均一性が参考になるが画像で鑑別困難な例もある．(e)慢性過敏性肺臓炎：小葉中心性粒状影と気管支周囲分布が参考になるが特に進行例は画像で鑑別困難．(f)ANCA 関連肺疾患：画像上鑑別困難例もある．尿所見，MPO-ANCA，皮膚所見を参考にする．

たまたま CT で発見されたような早期症例の自然歴は明らかでなく治療方針については経過観察も含めて慎重に検討する．

m　IPF の急性増悪（表 7）

　IPF の経過中に急速に呼吸困難増悪，低酸素血症を来たし，HRCT 上新たな陰影を生じ，明らかな他の病態を除外した場合に急性増悪と診断する（表 7）．病理学的にはびまん性肺胞障害（DAD）に相当する病態であり，初回増悪時の致命率 80％ と非常に予後不良である．

n　急性増悪時の治療（表 8）

　有効性が明らかな薬物療法は確立されていないが，一般的にはステロイドパルス療

表5 慢性期 IPF の治療例

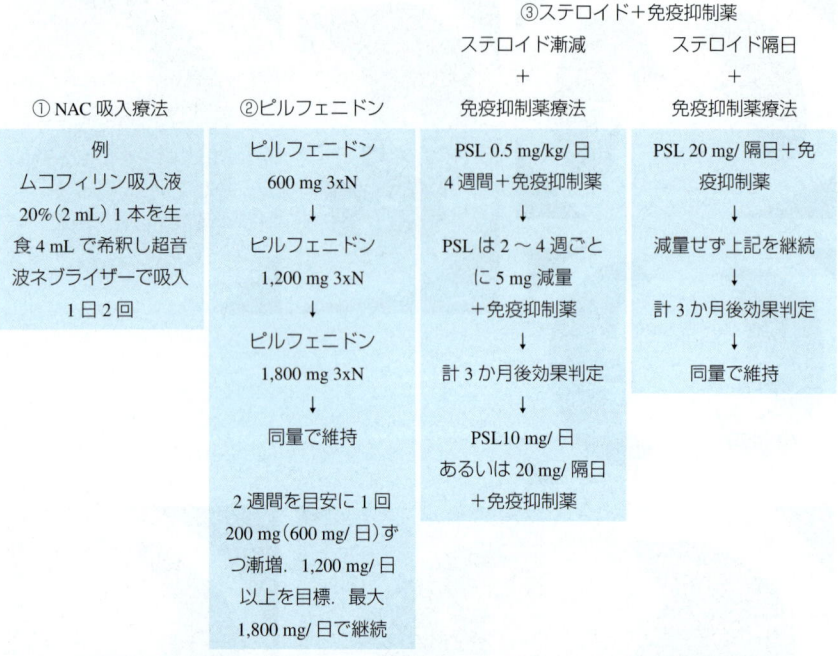

① NAC 吸入療法	② ピルフェニドン	③ ステロイド＋免疫抑制薬 ステロイド漸減 ＋ 免疫抑制薬療法	ステロイド隔日 ＋ 免疫抑制薬療法
例 ムコフィリン吸入液 20%(2 mL) 1 本を生食 4 mL で希釈し超音波ネブライザーで吸入 1 日 2 回	ピルフェニドン 600 mg 3xN ↓ ピルフェニドン 1,200 mg 3xN ↓ ピルフェニドン 1,800 mg 3xN ↓ 同量で維持 2 週間を目安に 1 回 200 mg (600 mg/日) ずつ漸増．1,200 mg/日以上を目標．最大 1,800 mg/日で継続	PSL 0.5 mg/kg/日 4 週間＋免疫抑制薬 ↓ PSL は 2～4 週ごとに 5 mg 減量 ＋免疫抑制薬 ↓ 計 3 か月後効果判定 ↓ PSL10 mg/日 あるいは 20 mg/隔日 ＋免疫抑制薬	PSL 20 mg/隔日＋免疫抑制薬 ↓ 減量せず上記を継続 ↓ 計 3 か月後効果判定 ↓ 同量で維持

(①，②：著者作成，③：特発性間質性肺炎 診断と治療のてびき 2004 より改変して引用)

表6 IPF で治療適応が乏しい場合

- 高齢者
- 副作用 (糖尿病，易感染性，骨粗鬆症など) のリスクが高い
- 心疾患などの重篤な合併症の存在
- HRCT 上，広範な蜂巣肺所見
- 重篤かつ慢性の呼吸機能障害

(特発性間質性肺炎 診断と治療のてびき 2004 より改変して引用)

表7 IPF の急性増悪 (改訂案)

1) IPF の経過中に，1 か月以内の経過で，
  ① 呼吸困難の増強，
  ② HRCT 所見で蜂巣肺所見＋新たに生じたすりガラス陰影・浸潤影，
  ③ 動脈血酸素分圧の低下 (同一条件下で PaO_2 10 mmHg 以上) の全てがみられる場合を「急性増悪」とする
2) 明らかな肺感染症，気胸，悪性腫瘍，肺塞栓や心不全を除外する

参考所見：(1) CRP，LDH の上昇
　　　　　(2) KL-6，SP-A，SP-D などの上昇

(特発性間質性肺炎 診断と治療のてびき 2004 より改変して引用)

法が第一選択として試みられている．早期より免疫抑制薬 (シクロホスファミド，シクロスポリンなど) の併用を検討してよい．最近では急性肺損傷患者の治療に用いられている好中球エラスターゼ阻害薬 (エラスポール®) やポリミキシンカラム (PMX) を用いる試みがなされ，その治療効果の検証が進められている．

人工呼吸器管理を選択した際は ALI/ARDS に準じた肺保護戦略による管理が望まれる (ARDS の項参照)．

表8 IPFの急性増悪時の治療例

①ステロイドパルス療法
メチルプレドニゾロン(mPSL)1,000 mg/日,
3日間,点滴静注
反応をみながら1週ごとに繰り返す(1〜4回)

②ステロイドパルス持続静注法
メチルプレドニゾロン 2 mg/kg/日,2週
→ 1 mg/kg/日,1週
→ 0.5 mg/kg/日,1週

↓

IPFの治療例へ

1) ①の場合,パルス療法非施行日にプレドニン®60 mg/日の経口投与を併用してもよい.
2) ①,②の治療ともに免疫抑制薬を始めから併用してもよい.
3) 反応性に乏しい場合,シクロホスファミドパルス療法(500 mg/日,1〜2週ごと静注)を試みてよい.

(特発性間質性肺炎 診断と治療のてびき 2004 より改変して引用)

3 非特異性間質性肺炎(NSIP)

■ポイント
・特発性 NSIP の診断には膠原病,過敏性肺炎,薬剤性肺炎などの徹底した鑑別と組織所見も含めた総合的な判断が必要.

a NSIP の基本的考え方
HRCT 所見は両側下肺優位の比較的均一な網状影やすりガラス陰影と牽引性気管支拡張が特徴で,HRCT・組織所見上 UIP と異なり時相の均一性が特徴である.概してステロイドや免疫抑制剤への反応が良好で予後は比較的良好である.膠原病の確定診断には至らないまでも,膠原病を示唆する所見を呈する分類不能膠原病(undifferentiated connective tissue disease:UCTD)の合併が多く,自己免疫疾患の肺病変である可能性も示唆される.

b NSIP の疫学(表1)
40〜50歳台での発症がが多く発症年齢は IPF よりやや若い.女性,非喫煙者が多い傾向にある.

c NSIP の臨床像
亜急性から慢性の経過を呈する乾性咳嗽や労作時呼吸困難を主症状とする.時に発熱,関節痛などの全身症状を認める.ばち状指は 10% 程度に認める.

d NSIP の検査所見
高率に KL-6, SP-D, SP-A の上昇を認める.亜急性経過の症例では軽度の炎症反応上昇を認めることがある.抗核抗体陽性の症例では膠原病の存在について慎重に検討する必要がある.BAL ではリンパ球分画(CD 8 陽性 T リンパ球)の増加が特徴とされるが,IPF と差はないとの報告もある.呼吸機能検査では拘束性および拡散能障害を認める.

e NSIP の画像所見(図7)
胸部単純 X 線写真上,下肺優位にすりガラス陰影から浸潤影を呈し,陰影には均質な印象を受ける.下肺優位の容積減少を伴うことが多い.
HRCT 上,両側下肺背側優位に時相の揃った網状影やすりガラス陰影と種々の程度の牽引性気管支拡張所見を伴う.IPF との鑑別に有用な画像所見として,陰影の気管支血管束周囲や胸膜からわずかに離れた部位の分布があげられるが,膠原病など他疾患による NSIP パターンの肺病変との鑑別

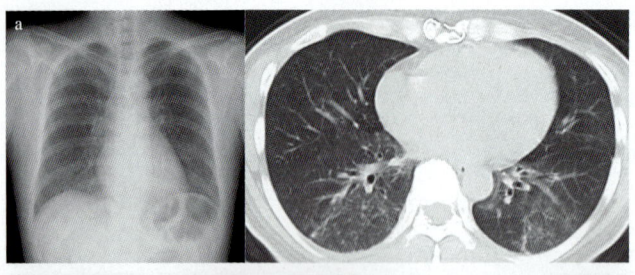

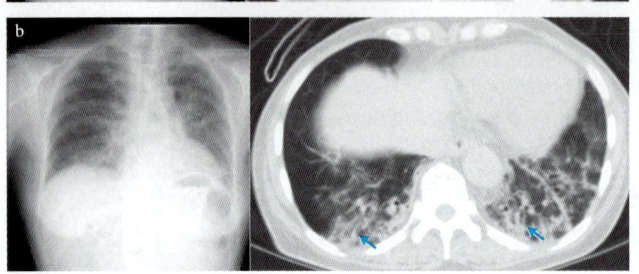

図7 NSIPの画像所見 (a)c-NSIP：両側下肺野の時相の揃ったすりガラス陰影と網状影．(b) f-NSIP：両側下肺野網状影，肺容量減少．両側下肺野の時相の揃った網状影とすりガラス陰影に加えて牽引性気管支拡張(矢印)を認める

はできない．

f 病理所見(図8)

炎症が主体で予後良好なcelullar NSIP (cNSIP)と線維化が強いfibrosing NSIP (fNSIP)に分類される．

cNSIP：胞隔炎とⅡ型肺胞上皮の過形成が主体で線維化や構造改変は軽度である．

fNSIP：細胞壁などの間質に線維化による肥厚がびまん性にあり，細胞浸潤は比較的少ない．

組織学的NSIPパターン自体は過敏性肺炎や各種膠原病に伴う間質性肺炎でも広く認められる．

g NSIPの診断(表2)

NSIPと同様の画像所見は，多くの二次性の間質性肺炎でも呈しうる特異度の低い所見であることを念頭に詳細な病歴，臨床症状，検査所見を徹底的にチェックする．その上で必要であれば呼吸器専門医療機関にてBAL/TBLBを施行し，確定診断に至らない場合は外科的肺生検を考慮する．特発性NSIPの診断には臨床，画像，病理からの統合的な検討が必要である．

h NSIPとの鑑別に注意が必要な疾患(図9)

膠原病全般に伴う肺病変，薬剤性肺炎，慢性好酸球性肺炎，慢性過敏性肺炎，IPF

i NSIPの治療(表9)

cNSIP：ステロイド単独療法．自然寛解の報告もある．

fNSIP：まずはステロイド単独療法を試みる．治療抵抗例では免疫抑制薬の併用を考慮する(併用療法はIPFと同様，(表5)を参照)

急激な増悪を認める症例にはステロイドパルス療法を考慮する．

j NSIPの予後(図10)

IPFと比較してステロイドや免疫抑制剤への反応は良好だが，一部に予後不良例も存在し5年生存率は約80％である．

k 「典型的NSIP」は存在するのか？

もともとNSIPの疾患概念はUIP，OP，DADなどの組織所見に分類できないIIPsをまとめたことが基礎となっている．2008年のAmerican Thoracic Societyレポートでは，NSIPはIIPsの中の独立した疾患であると位置づけられた．このレポートに

第 10 章　各疾患のみかたと対応

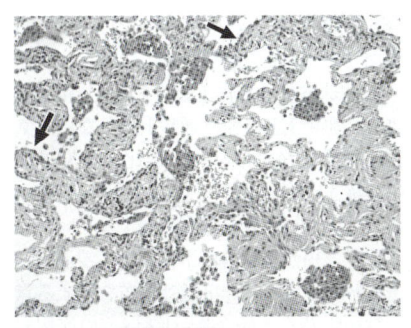

図 8　NSIP の病理組織像
本来の肺胞構造は失われ，標本内には比較的均一な線維化を認める．リンパ球を主体とする軽度の炎症細胞浸潤を伴う．II 型肺胞上皮細胞の過形成がみられる（矢印）．

ある 67 症例の特徴と合致するものが現在の「典型的」NSIP といえるのかもしれない．元来「非特異的な」疾患の集合である NSIP の疾患概念は今後も変遷する可能性がある．

4　特発性器質化肺炎（COP）

■ポイント
・感染症の鑑別を徹底する．
・臨床診断例でステロイド治療抵抗性の場合はまず診断の見直しが必要．

a　COP の基本的考え方

BOOP と同じ病態だが，病態の主体は器質化肺炎（OP）であり閉塞性細気管支炎（BO）の存在はまれであることから，COP の名称使用が 2002 年 ATS/ERS ステイトメントでは，推奨されている．臨床像は市中肺炎に類似しており，抗菌薬無効な肺炎として紹介されてくることが多い．ステロ

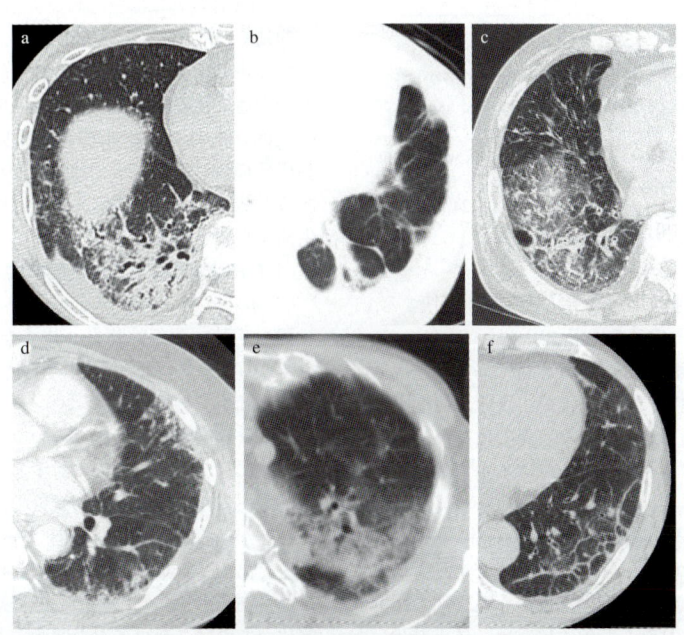

E　間質性肺疾患

図 9　NSIP との鑑別に注意が必要な疾患（自験例の画像を呈示する）
（a）強皮症肺．（b）皮膚筋炎の肺病変．（c）リウマチ肺．（d）慢性過敏性肺臓炎．（e）慢性好酸球性肺炎．（f）薬剤性肺炎．

表9 NSIPの治療例

PSL 0.5〜1 mg/kg/日
↓
PSLは2〜4週ごとに5 mg減量
↓
計3か月後効果判定
↓
1か月ごとに効果判定
病状改善すれば治療終了

治療反応性が不良であれば免疫抑制薬の併用を考慮する

(特発性間質性肺炎　診断と治療のてびき2004より改変して引用)

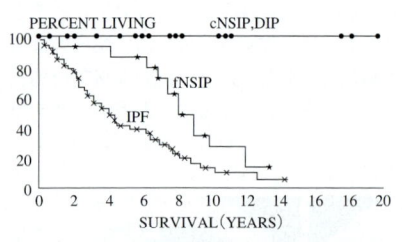

図10　IPF, fNSIP, cNSIP, DIPの予後比較
(Travis WD, et al Idiopathic nonspecific interstitial pneumonia ; prognostic significance of cellular and fibrosing patterns : survival comparison with usual interstitial pneumonia and desquamative interstitial pneumonia. Am J Surg Pathol. 2000 ; 24 : 19-33. より改変引用)

イド薬の投与により殆どの症例が軽快する．

b　COPの疫学(表1)
好発年齢は50〜60歳台で，男女差は無く非喫煙者の頻度が高い．正確な発症率は不明であるが，まれな疾患ではない．一般にステロイドへの反応性はよく予後良好である．

c　COPの臨床症状
多くは咳嗽，呼吸困難を主とする症状出現から2か月以内の急性から亜急性の経過で発見される．発熱，倦怠感，体重減少，筋肉痛などの全身症状を伴うことが多い．通常の細菌性肺炎との鑑別が困難である場合もある．

d　COPの検査所見
好中球増加，赤沈亢進，CRP上昇を認める．血中KL-6値は通常上昇しない．気管支肺胞洗浄ではリンパ球比率の増加とCD 4/CD 8比の低下を認める場合が多い．

e　COPの画像所見(図11)
肺野末梢から胸膜直下におよぶ浸潤影，斑状影を呈する．非区域性分布を呈する点が細菌性肺炎と異なる．1/3ほどの症例では陰影が移動する．

f　COPの病理所見(図12)
気腔内への泡沫細胞，肺胞マクロファージの増加と間質への軽度の単核球浸潤を呈し，肺胞構造の改変は基本的に認めないか，あっても軽度である．

g　COPの診断(表2)
特徴的な臨床所見，検査所見，画像所見(移動する非区域性の多発性の浸潤影)に加えてTBLB検体に器質化肺炎を認めれば臨床的にCOPと診断しても良い．ただし器質化肺炎の所見はCOP以外にも結核などの感染症，肺癌の周囲，Wegener肉芽腫症の周囲にも見られる非特異的所見でありTBLB検体のみの検索では鑑別が不十分である可能性がある．確定診断には外科的肺生検が必要とされる．

h　COPとの鑑別が必要な疾患(図13)
膠原病，薬剤性肺炎，肺感染症(結核やマイコプラズマなど)に伴うOP，慢性好酸球性肺炎，悪性腫瘍

i　COPの治療(表10)
一般にステロイド治療に対する反応性は良好であるがステロイドの減量中に再燃することが多く，長期的な治療，経過観察が必要である．軽症例では無治療で軽快することもあるので当初は無治療で経過観察し悪化があればステロイドを開始する．急速に進行する症例ではステロイドパルス療法を考慮する．

第10章　各疾患のみかたと対応

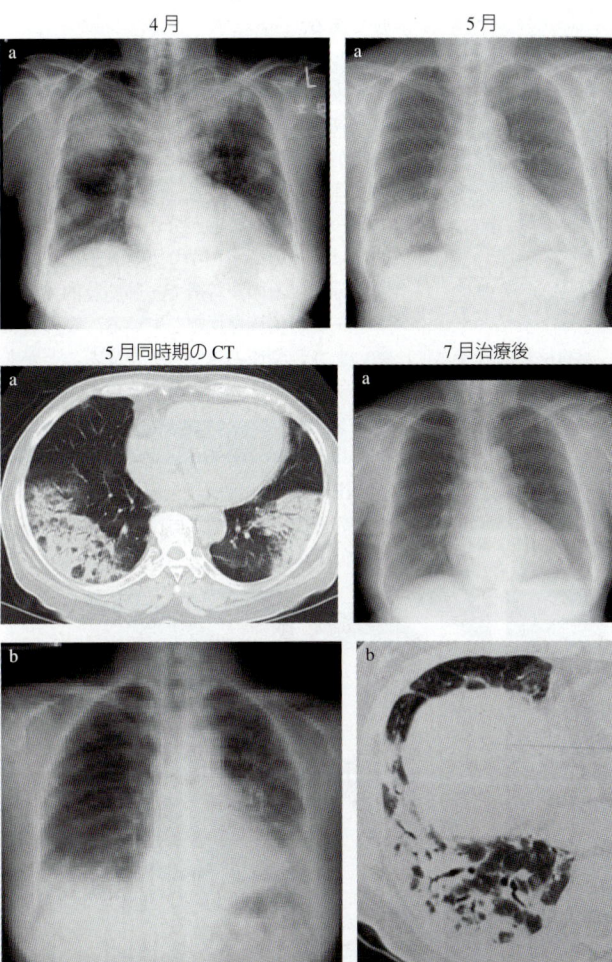

4月　　　　　　　　　5月

5月同時期のCT　　　7月治療後

図11　COPの画像所見 (a)陰影の移動したCOP. 肺野末梢から胸膜直下におよぶ非区域性の浸潤影, 斑状影. 4月から5月にかけ陰影の移動を認める. 治療により7月には軽快. (b)びまん性陰影を伴ったCOP. 非区域性の浸潤影に網状陰影を伴う

E　間質性肺疾患

ステロイドへの反応が乏しい場合はまず診断の再検討を行う. 組織による確定診断を行っていない症例では, 組織学的検討を行うことが勧められる.

j　COPはIPか？

COPはIPF, NSIPなど他のIIPsと異なり肺炎類似の臨床像であり, IIPsに含めて良いかという議論もある. しかし①病変が解剖学的区域を無視して広がり, ②肺機能上, 拘束性障害, 拡散能低下を示し, ③少数ながら他の間質性肺炎との鑑別が困難

な症例や移行症例が存在するなどの点で, IIPsに分類されている.

5　呼吸細気管支炎関連性間質性肺炎(RB-ILD)

喫煙に関連して生じる細気管支炎を中心としたびまん性肺疾患であり, CT上小葉中心性の粒状影とすりガラス影を呈す. 病理学的には細気管支炎と褐色顆粒を貪食したマクロファージの集簇を認める. このような所見の軽微なものは喫煙者の肺癌症例

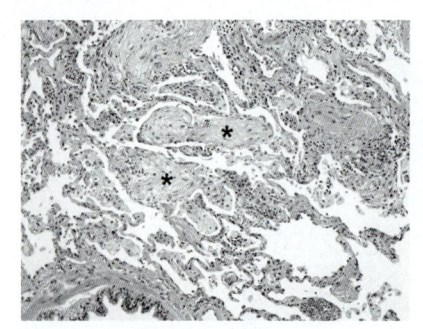

図12 COPの病理組織像
肺胞道から肺胞腔内にかけて，器質化浸出物である肉芽組織を認める(星印)．周囲の肺胞構造は比較的保たれており，リンパ球浸潤を伴う

の切除肺でも認められる．
　禁煙により改善することが多く予後は良好である．

6 剥離性間質性肺炎(DIP)

　当初は肺胞上皮の剥離と考えられ命名されたが，その後肺胞腔内の細胞はPAS陽性物質および褐色顆粒を貪食したマクロファージであることが分かっている．画像的には時相の揃ったすりガラス陰影が広範囲に分布するのが特徴で，肺胞腔内マクロファージの集簇を反映している．喫煙者に多いとされ禁煙のみでも軽快することがありステロイドへの反応性も良好である．

7 DIP-like reaction

　DIP同様の画像所見・組織所見が石綿肺などの塵肺，膠原病，好酸球性肺炎でも認

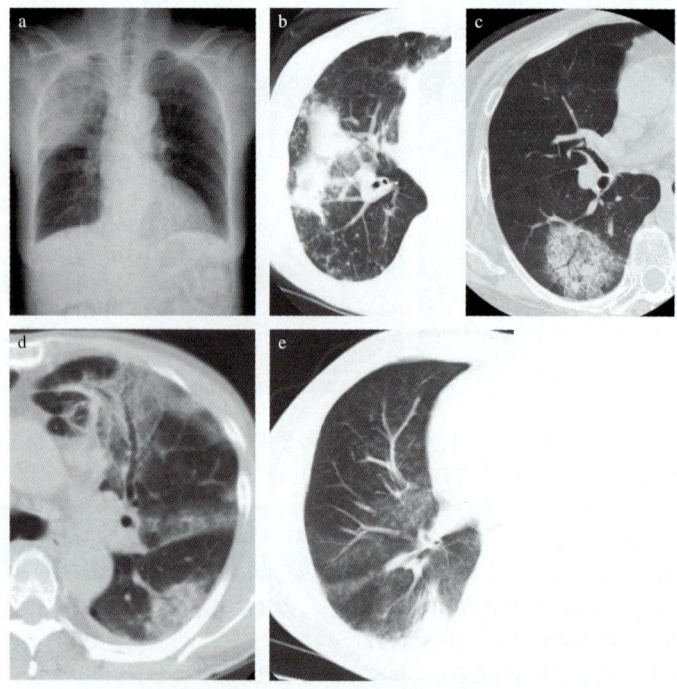

図13 COPとの鑑別が必要な疾患(自験例の画像を呈示する)
(a)難治性細菌性肺炎．区域性分布．(b)膠原病に伴うOP(リウマチ肺)．(c)乳癌放射線療法後のOP．多発・移動例あり．照射歴の確認が必要．(d)慢性好酸球性肺炎．(e)悪性腫瘍．写真は気管支肺上皮癌．

第 10 章 各疾患のみかたと対応

表10 COP の治療例

①ステロイド単独療法
PSL 0.5 〜 1.0 mg/kg/日
4 〜 8 週
↓
以後 2 〜 4 週ごとに 5 mg ずつ減量

②呼吸不全を伴う場合
↓
(a) ステロイドパルス療法
(b) ステロイド持続静注法

ステロイド治療に反応不良の場合，免疫抑制薬を併用してもよい．

（特発性間質性肺炎　診断と治療のてびき 2004 より改変して引用）

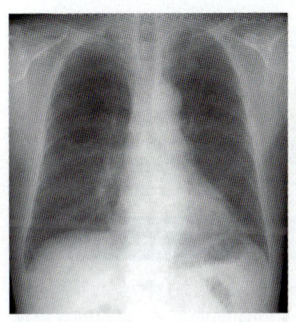

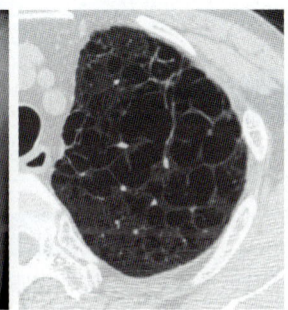

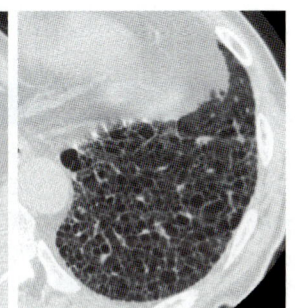

図14 肺気腫を伴う間質性肺炎（combined pulmonary fibrosis and emphysema：CPFE）
上葉は著明な気腫．下葉は蜂巣肺．

めることがあり，DIP-like reaction と呼んで区別する．

8　喫煙関連間質性肺疾患とは？　CPFE とは？

喫煙との関連が濃厚な間質性肺疾患に対して喫煙関連間質性肺疾患（smoking-related interstitial lung disease：SRILD）という概念が提唱され，肺 Langerhans 細胞組織球症，RB-ILD，DIP の 3 つが代表とされる．また古くよりわが国において重喫煙者で上肺に気腫，下肺に線維化病巣を認める症例（図14）があることが認識されていたが，近年 CPFE（combined pulmonary fibrosis and emphysema）の名前で，スパイログラムほぼ正常，拡散能障害著明，高度の低酸素，肺高血圧合併し予後不良な病態として Cottin らにより報告され話題となった．CPFE もまた喫煙と関連した病態と考えられる．

9　リンパ球性間質性肺炎（LIP）

リンパ球・形質細胞の肺の広義間質への浸潤を認め，画像所見はすりガラス陰影，小粒状陰影，小葉間隔壁肥厚などを呈す．特発性 LIP は極めてまれであり同様の画像病理所見の多くは Sjögren 症候群などの膠原病や AIDS に関連し，リンパ腫への移行の報告もある．

御法度!!

❖ 間質性肺炎は多くの薬剤（特に抗腫瘍薬・分子標的薬）の禁忌または慎重投与にあたり，背景肺病変のチェックなしにこれらの薬剤を投与しない．

広島大学大学院医歯薬学総合研究科分子内科学　**岩本博志**

E 間質性肺疾患

2 薬剤性肺障害

> **Don't Forget!**
> - 健康食品を含め全ての薬剤は，薬剤性肺障害を起こしうる．
> - 薬剤性肺障害が疑われる場合，被疑薬を直ちに中止し鑑別診断を行う．
> - DAD や NSIP パターンの薬剤性肺炎は，ステロイド治療反応性が乏しく予後不良．

1 基本的な考え方

薬剤性肺障害は，健康食品を含むあらゆる薬剤によって引き起こされる多様な肺の病態で，時に致死的になる．薬剤投与時あるいは投与後に新たに肺病変が出現した場合には，常に薬剤性肺障害の可能性を考え，感染症，心不全，原疾患の悪化など他の病態を鑑別すべきである．

2 疾患概念

薬剤性肺障害は，①薬剤の使用に伴い，②新たに肺病変が出現し，③咳・呼吸困難・発熱などの症状を呈し，④呼吸機能検査異常や胸部 X 線写真や胸部 CT で異常陰影を呈し，⑤その薬剤の使用中止，あるいは副腎皮質ステロイド薬の使用で肺病変の改善を認め，⑥感染症，心不全，癌性リンパ管症などが除外された病態である．

3 病態生理

薬剤性肺障害の発生機序は，ほとんどの例で不明であるが，背景として，年齢60歳以上，既存の肺病変(特に間質性肺炎，肺線維症)，肺手術後，呼吸機能低下，酸素投与，胸部放射線照射，抗腫瘍薬の多剤併用，腎機能障害などの危険因子があるところに，細胞傷害性薬剤による上皮細胞傷害や免疫系細胞の賦活化による過敏反応が起こり発症すると考えられる．さらに，アミオダロン，ブレオマイシン，ブスルファン，ニトロソウレア，放射線などでは，量反応関係が見られるため投与量の確認が必要である．

4 診断基準

薬剤性肺障害の診断は①新たな肺障害が，②薬剤投与と時間的関連性(薬剤投与に伴って発症し，投与中止により改善する)をもって出現し，③他の原因(基礎疾患に伴う肺病変，感染症，心不全など)が除外されることにより診断される(表1)[1]．そのため，薬剤摂取歴と臨床経過に関する詳細な病歴聴取が必須である．薬剤の特異性(表2)，特徴的な臨床像・画像・気管支肺胞洗浄液・病理組織が参考になるが，薬剤性肺障害に特異的所見はない．薬剤再投与による病態の再現が確定診断となるが，倫理的に困難であり確定診断は困難なことも多い．診断・治療の流れを図1に示す．なお，2006 年に日本呼吸器学会から薬剤性肺障害ガイドライン[2]が発行されている．

5 病型と原因薬剤

薬剤性肺障害には，表2に示すように様々な病態がある．薬剤性間質性肺炎は，病理像の違いからびまん性肺胞傷害(DAD)，非特異性間質性肺炎(NSIP)，好酸球性肺炎(EP)，器質化肺炎(OP)，過敏性肺炎(HP)パターンなどに分類される．薬

表1　薬剤性肺炎の診断基準(文献1, 2より改変引用)

1．原因薬剤の同定
1) 問　診 　発症時または以前に摂取した薬剤，栄養食品，サプリメント，禁止物，家庭食品，添加物を聞く．
2) 被疑薬を1つに絞る 　複数薬剤使用中の場合，各々の薬剤の肺に対する副作用の頻度や反応パターンを参考にする．
3) 薬剤投与との時間的関連性を確認して薬剤を特定する 　a) 症状の発現は薬剤投与と時間的に関連していること．肺病変は新たに出現したものであること． 　b) 理想的には，肺線維症以外の肺障害に関連する症候は，薬剤中止後に消失するはず．可能ならば，被疑薬の中止効果を判断するため，副腎皮質ステロイド薬は使用するべきでない． 　c) 再投与試験による再発が確定診断の基本だが，死亡の危険性あり．他に代替治療薬がなく，肺障害の程度が軽い患者においてのみ，十分なインフォームド・コンセントの上で再投与試験を考慮する．
2．薬剤性肺障害の特徴的な臨床像，CT画像，BALF，病理組織所見を参考に他の原因を除外
1) 臨床症状：咳・呼吸困難などの原因の特定と鑑別 　鑑別疾患：基礎疾患の肺・胸膜病変，基礎疾患の病態(心不全・腎不全など)，感染症の合併など
2) 臨床検査：末梢血好酸球，肝機能，血清 KL-6・SP-D・LDH，β-D-グルカン，サイトメガロウイルス抗原など
3) 胸部HRCT：病理所見に対応した画像所見(DAD，NSIP，OP/EP，HPパターンなど)
4) 呼吸機能検査：拘束性換気障害，拡散障害
5) BALF：特定の炎症細胞分画の増加や肺胞出血の有無，悪性細胞の証明，病原体の検出
6) 病理組織：DAD，NSIP，OP，EP，HPなど
7) DLST：偽陽性・偽陰性あり，DLSTが陰性でも，原因薬剤である可能性は否定できない．

剤性肺障害に特異的な病理像はなく，いずれの薬剤でも，あらゆる既知の特発性間質性肺炎の病理像を取りうるが，ある種の薬では一定の病型パターンを呈しやすい(表2)．肺障害発現までの期間は，薬剤投与後数分以内から数年まで様々であるが，投与後数日から数か月で発症するものが多い．急性型では，肺水腫，DAD，HP，EPパターンを呈し，慢性型では，NSIPやOPパターンを呈することが多い．

6　胸部CT画像

薬剤性肺障害における胸部CTの役割は，①薬剤投与前の既存肺病変の検出，②病型パターン分類，③病変範囲の把握，④治療効果判定である．画像所見も病理像と同じく多彩で非特異的で，画像所見のみから薬剤性肺障害の確定診断はできない．胸部高分解能CT(high-resolution CT：HRCT)画像は，薬剤性肺炎の病理所見(DAD，NSIP，EP，OP，HPパターン)を反映する[3]．典型的な薬剤性肺炎のHRCT画像所見の特徴を表3，図2に示す．

7　臨床検査

末梢血好酸球は，ミノサイクリンなどに

表2 薬剤性肺障害の分類と主な原因薬剤(文献2より改変引用)

分類	主な原因薬剤
びまん性肺胞傷害 (diffuse alveolar damage : DAD)	抗腫瘍薬(メトトレキサート、ゲムシタビン、ビンカアルカロイド、ゲフィチニブ、ブレオマイシン、カルムスチン、シクロホスファミド、シタラビン)、インフリキシマブ、レフルノミド、アミオダロン、アスピリン、βブロッカー、金製剤、アスピリン、漢方薬、モルヒネ、ヘロイン、小柴胡湯、BCG、GM-CSF、ロロナアジド、ロイコトリエン拮抗薬
非特異性間質性肺炎 (non-specific interstitial pneumonia : NSIP)	抗腫瘍薬(メトトレキサート、ブレオマイシン、シクロホスファミド、カルムスチン、ブスルファン)、ニトロフラントイン、D-ペニシラミン、金製剤、スルファサラジン、小柴胡湯、インターフェロン
器質化肺炎 (organizing pneumonia : OP)	抗腫瘍薬(ブレオマイシン、シクロホスファミド、メトトレキサート)、金製剤、抗菌薬(ミノサイクリン、セファロスポリン、ニトロフラントイン)、カルバマゼピン、アミオダロン、D-ペニシラミン、L-トリプトファン、スルファサラジン、コカイン、インターフェロン
好酸球性肺炎 (eosinophilic pneumonia : EP)	抗腫瘍薬(ブレオマイシン、メトトレキサート)、金製剤、アミオダロン、カプトプリル、L-トリプトファン、フェニトイン、ヨード造影剤、抗菌薬(ペニシリン系、セフェム系、ミノサイクリン、ニトロフラントイン、パラアミノサリチル酸)、アスピリン、ロイコトリエン拮抗薬、カルバマゼピン、クロルプロパミド、プロピルチオウラシル、D-ペニシラミン、スルファサラジン
過敏性肺炎 (hypersensitivity pneumonia : HP)	メトトレキサート、金製剤、小柴胡湯、アスピリン、スルファサラジン、抗菌薬(ペニシリン系、セフェム系、ミノサイクリン、ニトロフラントイン)、D-ペニシラミン、BCG
肺水腫	抗腫瘍薬(メトトレキサート、ゲムシタビン、シクロホスファミド、シタラビン)、コデイン、ヘロイン、アスピリン、ヒドロクロロチアジド、三環系抗うつ薬
肺胞出血	抗腫瘍薬(ブレオマイシン、カルムスチン、NSAIDs、アスピリン)、ペニシラミン、アミオダロン、ニトロフラントイン、コカイン、抗凝固薬
気管支喘息	β遮断薬、ACE阻害薬、アスピリン、NSAIDs、コハク酸エステル型ステロイド、ヨード造影剤、抗菌薬(ペニシリン系、セフェム系)、スキサメトニウム、クロルプロマジン、金製剤、健康食品(アマメシバ)、骨髄移植後
閉塞性細気管支炎	D-ペニシラミン、スルファサラジン、金製剤、健康食品(アマメシバ)、骨髄移植後
ANCA関連血管炎	プロピルチオウラシル、カルビマゾール、フェンフルラミン、ヒドララジン、ミノマイシンC、スルファサラジン、ペニシリン系抗菌薬、コカイン
肺高血圧	食欲抑制薬(アミノレックス、フェンフルラミン)、L-トリプトファン、メタンフェタミン、コカイン
肺静脈血栓	抗腫瘍薬(ブレオマイシン、シクロホスファミド、エトポシド、マイトマイシンC)
胸膜炎	β遮断薬、アミオダロン、プロカルバジン、シクロホスファミド、抗腫瘍薬(ブレオマイシン、メトトレキサート、シクロホスファミド、ドキソルビシン)、ミノサイクリン、バルプロ酸、プロピルチオウラシル、ニトロフラントイン、ダントロレン、メサラジン

第 10 章　各疾患のみかたと対応

```
健康食品を含む全ての薬剤で，投与中のみならず投与後にも薬剤性肺障害が発生する可能性があるこ
とを常に念頭に置く
                    │
                    ▼
薬剤投与前      胸部X線写真（必要に応じて胸部HRCT）による既存の肺病変の有無チェック
              SpO₂チェックや動脈血ガス分析，呼吸機能検査
                    │
                    ▼
薬剤投与中      症状（咳，発熱，呼吸困難，皮疹など）出現の有無チェック
（投与終了後にも  胸部X線写真，胸部HRCTで新たな陰影の出現の有無チェック
発生することあり） SpO₂低下の有無チェック，呼吸機能検査
              血清KL-6，SP-D，SP-A，LDH，CRP，血算，肝機能，動脈血ガス分析など
                    │
                    ▼
薬剤性肺障害疑い時  詳細な問診による薬剤摂取歴，DLST
                 上記の画像や血液検査に加えて鑑別診断（感染症，心不全など）のための検査
                   β-D-グルカン
                   サイトメガロウイルス抗原
                   喀痰ニューモシスチスDNA検査
                   喀痰塗沫培養（一般，抗酸菌）
                   BNP，心電図，心エコーなど
                    │
                    ▼
              検査可能な状態で必要性あれば，
              気管支鏡検査（BAL, TBLB）
                    │
         ┌──────────┴──────────┐
         ▼                     ▼
確定診断   薬剤性肺障害      原疾患の悪化，感染症，心不全など  →  原疾患などの治療
         │
         ▼
治療     1. 被疑薬の中止
         2. 全身管理
         3. 酸素投与（呼吸不全のある場合）
         4. 副腎皮質ステロイド薬の全身投与（呼吸不全のある場合）
            プレドニゾロン換算で，0.5～1.0 mg/kg/日で開始，開始量を4週間投与した
            後漸減．
            重症例ではステロイドパルス療法（メチルプレドニゾロン 1 g/日を3日間投
            与）の後，プレドニゾロン換算で0.5～1.0 mg/kg/日投与し漸減．
```

図1　薬剤性肺障害の診断・治療のためのフローチャート（文献2より改変引用）

よるEPで増加することがある．

①**薬剤リンパ球刺激試験（drug lymphocyte stimulation Test：DLST）**は，末梢単核球を分離して，薬剤に対する感作リンパ球の増殖反応をみる検査である．stimulation indexで1.8～3.0以上を陽性とする場合が多いが，バンコマイシン，造影剤，漢方薬，フルオラシル，メトトレキサート，非ステロイド性抗炎症薬では疑陽性が多く，抗腫瘍薬や副腎皮質ステロイドの使用時に偽陰性が認められ，DLST陰性でも原因薬剤である可能性は否定できない．

②**薬剤チャレンジ試験**は，原因薬剤の確定のために最も信頼性の高い方法であるが，薬剤再投与により致死的な反応をきたしうるため，倫理的に問題が大きく一般的に施行できない．

③**気管支肺胞洗浄（bronchoalveolar lavage：BAL）**は，感染症の鑑別，リンパ球増多と好酸球増多によるOPとEPパターンの鑑別，肺胞出血，悪性細胞の診断に有用である．

④**気管支鏡下肺生検（transbronchial lung biopsy：TBLB）**は，肉芽腫性疾患や癌性リンパ管症との鑑別に有用であるが，薬剤性肺障害に特異的な病理所見はない．

⑤**間質性肺炎の血清マーカーであるKL-6**

表3 胸部HRCT画像による病型パターン

HRCT画像所見	画像所見の特徴	治療反応性 血清KL-6値
DADパターン	広範囲な両側性のコンソリデーション（consolidation，浸潤影，即ち肺血管影を覆い隠す肺野濃度上昇）が主体	治療抵抗性で致死率が高い KL-6高値例が多い
NSIPパターン	牽引性気管支拡張像などの線維化を示唆する構造の歪みを伴う，不整形線状陰影を主体に，びまん性すりガラス状陰影や浸潤影を伴う	治療に反応して改善しても繊維化残存 KL-6高値例が多い
OP/EPパターン	線維化を伴わず，気管支血管束周囲や胸膜直下優位に浸潤影（急性EPパターンでは，肺野末梢優位の汎小葉性すりガラス影や浸潤影を呈し胸水を伴う）	治療反応性良好で予後も良好 KL-6正常例が多い
HPパターン	びまん性すりガラス状陰影（ground glass opacity：GGO，即ち肺血管影を覆い隠さない肺野濃度のびまん性の上昇）	治療反応性良好で予後も良好 KL-6正常例が多い

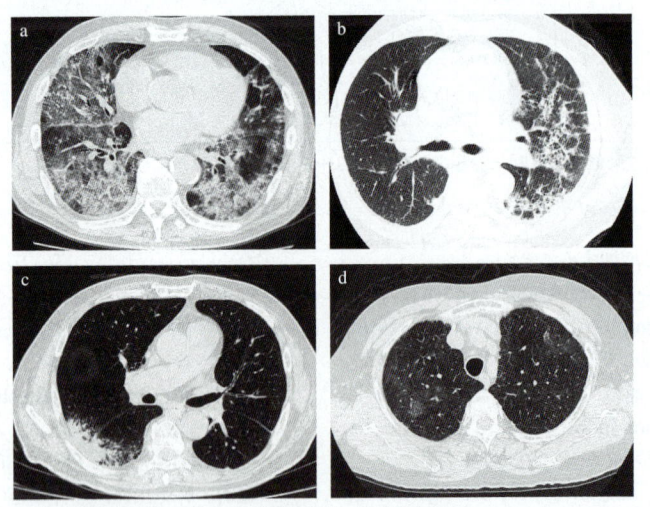

図2 薬剤性肺障害のHRCT画像パターンと血清KL-6
a：ペプロマイシンによるDADパターン．ステロイドパルス療法に不応性で，血清KL-6は855 U/mLから2,429 U/mLに上昇し死亡．b：ゲフィチニブによるNSIPパターン．ステロイドパルス療法により改善し，血清KL-6は1,020 U/mLから663 U/mLまで低下．c：イソニアジドによるOP/EPパターン．経口ステロイド治療にて改善．血清KL-6は150 U/mLと正常．d：メトトレキサートによるHPパターン．メトトレキサート中止のみにて改善し血清KL-6は402 U/mLと正常．

やサーファクタント蛋白-D(SP-D)は，診断および治療効果判定に有用である場合がある(表3，図2)[4,5]．胸部HRCT画像所見のDADやNSIPパターンは，血清KL-6が上昇することが多く，副腎皮質ステロイド反応性が乏しく予後不良だが，治療に反応する場合には治療効果を反映してKL-6が低下する．したがって，DADやNSIPパターンを呈する可能性のある薬剤を投与する際には，薬剤投与前にKL-6やSP-Dを測定し，随時モニタリングすることが有用である．OP/EPやHPパターンでは，ステロイドの有効性が高く予後良好で，KL-6は経過を通して上昇しないことが多い．吸入抗原による過敏性肺炎では，KL-6はほぼ全例で高値を示すが，薬剤性肺炎のHPパターンでは，上昇しない例が多く鑑別に有用である．なお，KL-6は腺癌やニューモシスチス肺炎でも上昇するため注意が必要である．

8 治療と予後

薬剤性肺障害の治療の基本は，早期診断と，被疑薬の中止である．さらに，呼吸不全を伴う場合には，副腎皮質ステロイド薬の全身投与，酸素投与，全身管理を行う(図1)[2]．一般に，薬剤アレルギー反応に起因した肺病変(OP/EP，HPパターン)では，副腎皮質ステロイド薬が有効であることが多いが，細胞障害性機序で発症する重症例のDADパターンや線維化の程度が強いNSIPパターンでは，効果は乏しく予後不良である．

9 情報共有と情報検索

薬剤性肺障害が疑われた際には，カルテの薬剤歴に記載し情報共有する必要がある．医薬品医療機器総合機構(PDMA：http://www.info.pmda.go.jp/)では，副作用の報告，添付文書や緊急安全性情報の検索が可能である．さらに，Pneumotox(http://www.pneumotox.com/)では，薬剤名または肺障害のパターンから検索可能である．重篤な薬剤性肺障害を来たし得る薬剤の投与前に，添付文書の禁忌・警告・慎重投与欄を参照し，既存の肺病変の有無のチェックをしておくことは，薬剤性肺障害の予防・早期発見に必須である．

御法度!!

- 既存の肺病変の有無をチェックせずに，薬剤性肺障害をきたす可能性が高い薬剤を投与してはいけない．
- 確定診断のために，試験的に薬剤再投与をすべきではない．
- 鑑別診断をせずに，副腎皮質ステロイドを投与すべきではない．

文献

1) Camus P, et al.：Respiration 2004；**71**：301-326.
2) 日本呼吸器学会薬剤性肺障害ガイドライン作成委員会：薬剤性肺障害の評価，治療についてのガイドライン．メディカルビュー社，2006
3) Rossi SE, et al.：Radiographics 2000；**20**：1245-1259.
4) Ohnishi H, et al.：Thorax 2003；**58**：872-875.
5) 大西広志，他：アレルギー・免疫 2009；**16**：106-114.

高知大学医学部血液・呼吸器内科　**大西広志**

E 間質性肺疾患

3 放射線肺炎

Don't Forget!
- 病歴と画像所見から診断する．
- 乳癌に対する放射線照射後に照射部位外に器質化肺炎を認めることがある．

1 疾患概念

　肺癌，食道癌，悪性リンパ腫，縦隔腫瘍，乳癌など胸郭内，胸郭外の悪性腫瘍に対する胸部放射線照射中あるいは終了後に起こる肺障害を放射線肺炎という．早期，急性期の炎症反応で起こる放射線肺臓炎と，慢性的に経過し不可逆的な線維化をきたす放射線肺線維症に分類されている．病態からは放射線療法開始後に咳，発熱，呼吸困難などの自覚症状とともに，すりガラス状陰影や consolidation を呈する時期と，その後不可逆的な線維化をきたす時期に相当すると考えられるが，肺臓炎は徐々に肺線維症に移行していくため実際には両者を区別することは困難である．

2 病因，病態生理

　電離放射線(ionizing radiation)によって肺内の水分が電離し発生したフリーラジカルにより DNA，細胞質，細胞膜などが傷害される．特に放射線感受性の高いⅡ型肺胞上皮細胞，血管内皮細胞などが傷害され，間質の浮腫や微小循環障害が引き起こされる．また，マクロファージ，Ⅱ型肺胞上皮細胞から tumor necrosis factor (TNF)-α，インターロイキン(IL)-1, IL-6 などの炎症性サイトカインが産生され，好中球，リンパ球，単球などの炎症細胞が遊走，浸潤し肺臓炎の病態が形成される．その後，マクロファージ，Ⅱ型肺胞上皮細胞，線維芽細胞から産生された transforming growth factor-β，platelet-derived growth factor などにより線維芽細胞が増殖し，コラーゲンの産生が増加し，線維化が引き起こされる．一方，照射野外に発症する放射線肺炎では CD4 陽性リンパ球の集積を伴う胞隔炎を認めることから，過敏性肺炎に類似した発症機序が考えられている[1]．

3 発症に関与する因子

a 照射方法(総線量，1回照射量，照射範囲)

　総線量は放射線肺炎の発症と重症度に関与している．30 Gy 以下では画像上は放射線肺炎を生じることはないが，30～40 Gy では発症する可能性があり，40 Gy 以上ではほぼ全例，画像上放射線肺炎を認める．1回照射量も重要な発症関連因子である．1回照射量が 2.67 Gy を越える場合や，1日2回照射と比較して1日1回照射では，放射線肺炎発症のリスクが高くなる[2]．照射範囲も重要であり，20 Gy 以上の照射を受ける容積が肺全体の 22% 以下なら発症しないが，40% を超えると約4割の症例で中等度以上の放射線肺炎を発症する[3]．

b 化学療法の併用

　アクチノマイシン D，ドキソルビシン，ブレオマイシン，シクロホスファミド，ビンクリスチンなどの抗癌薬の併用は放射線肺炎の発症のリスクを高める[2]．わが国では放射線療法とゲムシタビン，イリノテカン，ゲフィチニブの同時投与は禁忌となっている．

c 放射線治療の既往
過去に照射した部位への照射は発症リスクを上げる.

d 既存の肺合併症
間質性肺炎，慢性閉塞性肺疾患，塵肺，陳旧性肺結核などの存在は発症リスクを高める.

4 発症頻度

発症頻度は発症に関与する因子の影響を受け，以下のように画像検査での異常と臨床症状出現率の間に乖離を認めるため，正確な発症頻度を把握することは困難である．肺癌，乳癌，縦隔リンパ腫に対する胸部放射線療法における放射線肺炎の発症頻度に関して，①肺癌では画像上は66%に異常を認めるが，症状を呈する放射線肺炎の発症率は5〜15%である，②乳癌では画像上は27〜40%に異常を認めるが，症状を呈する放射線肺炎の発症率は10%以下である，③縦隔リンパ腫では画像上は60〜92%に異常を認めるが，症状を呈する放射線肺炎はないと報告されている[4].

5 診断

a 自覚症状，他覚所見
多くの場合，放射線照射終了後2〜6か月後に発症するが，まれに照射中に発症することがある．前述したように多くは潜在性で，画像所見を認めても臨床症状を認めないことが多い．主な症状は呼吸困難（93%），咳（58%），発熱（7%）である．聴診上，吸気終末に捻髪音（fine crackles）を聴取する．

b 検査成績
1）画像検査
照射野に一致したすりガラス陰影や浸潤影を認める．胸部CTでは照射方向，範囲に一致した直線状の境界を示す陰影を呈する．解剖学的肺区域と無関係な分布を示すことが特徴である（図1）．線維化の進行に伴って線状影，索状影，牽引性気管支拡張を伴い，肺容量が減少する．通常は照射野内の限局性陰影であるが，重症例では広範に拡大する．

乳癌に対する放射線療法後に器質化肺炎（organizing pneumonia：OP）様の放射線肺炎を発症することが報告されている．照射終了後6週間〜10か月に発症し，照射範囲に一致しない移動性の浸潤影を呈する（図2）．診断のためには他疾患の除外が必要である.

2）血液検査
白血球増加，CRP上昇，赤沈亢進，LDH上昇を認める．間質性肺炎のマーカーであるKL-6，SP-D，SP-Aの上昇は放射線肺炎の診断に有用であり，画像検査と同様に放射線療法開始前から定期的なモニタリングを行うことが重要である[5]．さらに，KL-6が治療前と比較して1.5倍以上に上昇した場合，重症の放射線肺炎である可能性が高い．

3）呼吸機能検査
拘束性換気障害と拡散能の低下を認める．動脈血液ガス分析では，PaO_2の低下，$AaDO_2$の開大を認める．

4）気管支内視鏡検査
経気管支肺生検は癌性リンパ管症や感染

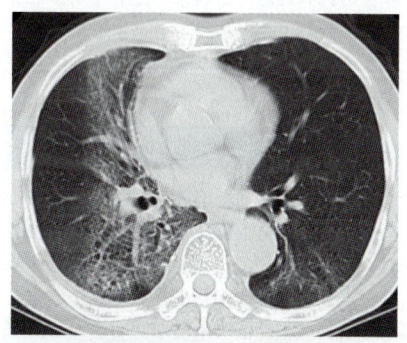

図1 放射線肺炎の胸部CT（肺癌に対する照射終了後4か月後に発症）.
照射方向に一致した直線状の境界を示し，解剖学的肺区域と無関係な肺野濃度の上昇を認める．

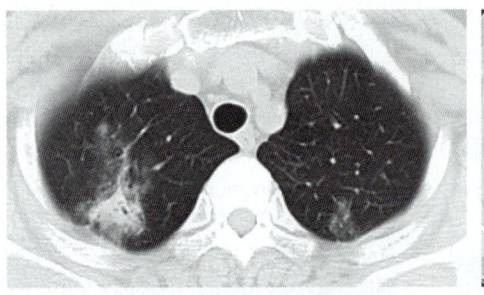

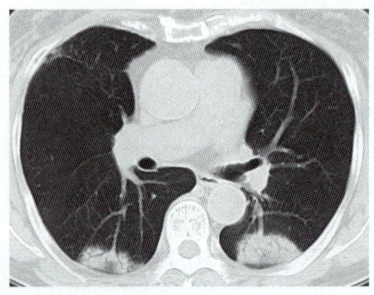

図2 器質化肺炎様の放射線肺炎（右乳癌に対する照射終了後1年4か月後に発症）．照射範囲に一致しない浸潤影を両側に認める

症の鑑別に有用である．気管支肺胞洗浄液では総細胞数，リンパ球数の増加，CD4/CD8比の上昇を認める．

c 診断

診断には放射線治療の病歴聴取と特徴的な画像所見が重要である．鑑別診断として，癌性リンパ管症，感染症，薬剤性肺炎などを除外する必要がある．

放射線療法終了後に抗癌薬を使用している場合は，リコール現象（radiation recall pneumonitis）の鑑別が重要である．リコール現象とは，放射線治療終了後に投与された抗腫瘍薬によって照射野に惹起される肺臓炎である．抗腫瘍薬投与後数時間～数日後に発症するが，放射線照射後数日～15年までみられる．これまでにドキソルビシン，パクリタキセル，ドセタキセル，メソトレキサート，ゲムシタビンなどの抗癌薬で報告されている．

6 治療

放射線肺炎に対して確立された治療法はない．一般に照射野に一致した放射線肺炎は，症状が軽微で治療を要さないことが多い．しかし，臨床症状や検査所見が増悪する場合には積極的な治療が必要となる．プレドニゾロン0.5～1 mg/kg/日から開始し，2週間継続し，自覚症状，画像所見，KL-6等の血清マーカーの推移を観察しな

がら漸減する．ステロイドに対する反応は一般に良好であるが，減量や中止後に悪化，再燃がみられることがあるため，減量の際には注意が必要である．重症例ではステロイドパルス療法（メチルプレドニゾロン1 g/日，3日間）を行う．ステロイドの減量に伴い増悪を繰り返す症例や，副作用のためにステロイドを継続投与できない症例に対してアザチオプリンやシクロスポリンが有効であったという報告もある．

乳癌に対する放射線療法後のOP様の放射線肺炎の場合は，ステロイドへの反応性は良好であるが，減量や中止後に再燃がみられることがある．

リコール現象であれば原因となる抗腫瘍薬を中止しなければならない．抗腫瘍薬の投与中止のみで軽快する場合がある．また，ステロイド投与が必要な場合でも反応性は良好で陰影も速やかに改善することが多い．

7 予後

照射線量，照射範囲，基礎疾患の状態などによって予後は異なる．限局性の放射線肺炎であれば予後は良好であるが，照射野外に広範に拡大した場合や急性呼吸促迫症候群の病態となった場合の予後は不良である．

文献

1) Morgan GW, *et al. Int J Radiat Oncol Biol Phys* 1995；**31**：361-369.
2) Fraser RS, *et al. Diagnosis of diseases of the chest*, Vol. 4, 4th ed. Philadelphia：WB Saunders, 1999；2592-2608.
3) Graham MV, *et al. Int J Radiat Oncol Biol Phys* 1999；**45**：323-329.
4) McDonald S, *et al. Int J Radiat Oncol Biol Phys* 1995；**31**：1187-1203.
5) Kohno N, *et al. Chest* 1992；**102**：117-122.

広島大学大学院保健学研究科心身機能生活制御科学講座　**濱田泰伸**

☑ 急変時の気道確保のススメ

　医師は一生の内，必ず，患者さんの心臓・呼吸機能の低下・停止といった状況に出会う．もちろん，蘇生を行わないという説明と同意を得ていなければ，蘇生処置を行う．私は呼吸器外科医でありマスク換気〜気管内挿管は責任をもって行いたいので，真っ先に駆けつけ，必ず患者さんの頭側に立つ．マスク換気をしながらであれば処置をしている先生や看護師の動きが全て分かるが，たいていは皆大慌て．動きがばらばらで統制が取れていないが急に集まった人の集まりの中では当然である．しかし，このような状況では誰でもいいのでリーダーが指揮を取らなければならない．経過をつける人，点滴ルートを確保する人，心臓マッサージをする人などの名前を言って指示する．"XXさん，経過をお願い"など．さらに大事なのは主治医の手を空けさせ，家族への説明をしてもらうべきである．近年ではBSLやACLSの講習会を受けられている若い先生も多く，せっかくであれば自信をもって頭側に立ち，仕切って欲しい．1分1秒を惜しんで患者さんの命を助ける場面では上の先生も下の先生も何もないのである．

（東京医科歯科大学大学院医歯学総合研究科呼吸器外科学分野　**石橋洋則**）

F 免疫系が深く関与する肺疾患

1 過敏性肺炎

Don't Forget!

- 特定の抗原(鳥やカビなど)が原因となるアレルギー性の間質性肺炎.
- 急性と慢性に分けられる.
- 慢性過敏性肺炎は,特発性肺線維症との鑑別が難しい.
- 環境調査が重要で,環境整備・抗原回避が治療の基本.

1 基本的な考え方

過敏性肺炎は,有機物や無機物などを抗原としたアレルギー性の間質性肺炎である.Ⅲ型アレルギー反応とⅣ型アレルギー反応が関与する.急性と慢性に病型分類される.特定の抗原が原因となるが,一方で特に慢性では抗原の同定は難しい.原因抗原により季節性があり,夏から秋に発症する夏型過敏性肺炎,冬に発症する加湿器肺,羽毛ふとん肺がある.診断には自宅環境あるいは職場環境の調査は重要となる.診断の際には,特異抗体,リンパ球刺激試験等の免疫学的所見,HRCT画像,病理が助けとなる.治療は,環境整備・抗原回避が基本であるが,重症症例ではステロイド薬や免疫抑制薬が使用される.

2 原因となる抗原-カビと鳥が重要

原因となる抗原は,真菌,細菌,異種蛋白などの有機物と化学物質などの無機物がある.表1に疾患名,発生状況と原因となる抗原を示す.原因抗原に曝露されていても実際に発症するのは5～15%である.急性の7～8割は,真菌であるトリコスポロンが原因の夏型過敏性肺炎[1],一方慢性の約5割が鳥糞や羽毛が原因の鳥関連過敏性肺炎で,4割弱がトリコスポロンを含む真菌が原因の夏型と住居関連過敏性肺炎である[2].欧州からの報告では,全ての間質性肺炎中4～13%が過敏性肺炎との報告があり,間質性肺炎の中で重要な疾患である.

3 急性と慢性過敏性肺炎の特徴

それぞれの診断基準は文献1,2を参照.急性は,抗原の反復吸入の結果生じた特異抗体や感作リンパ球が抗原と肺局所特に呼吸細気管支周囲で免疫反応を起こす.慢性は感作リンパ球と抗原の反応が主体と考えられ小葉中心性の線維化から始まり,進行すると肺胞構造を改変して多彩な病理像を呈する(表2,3).

- 病歴・症状・身体所見(表2):急性では抗原の存在を示唆する病歴があることが多いが,慢性では難しい場合が多い.潜在性に進行し,労作時呼吸困難や咳嗽で発症するため,画像とともに特発性肺線維症(idiopathic pulmonary fibrosis:IPF)との鑑別が難しくなる.特定の季節や特定の場所で症状が悪化する場合は特に本疾患を疑う.

4 病歴,環境調査,免疫学的検査,画像および病理-すべてを総合的に判断する診断(表4:診断の流れ)

a 病歴

臨床的には,異型肺炎と診断され抗菌薬投与により軽快したかのようにみえるが,

第10章 各疾患のみかたと対応

表1 過敏性肺炎の原因抗原

疾患名	発生状況	抗原
夏型過敏性肺炎	住宅	*Trichosporon asahii, T. mucoides*
塗装工肺	自動車塗装	イソシアネート
住宅関連過敏性肺炎	住宅	*Candida albicans, Aspergillus niger, Cephalosporium acremonium, Cladosporium herbarum Penicillium corylophilum*
鳥関連過敏性肺炎	鳥飼育 自宅庭への鳥飛来 鶏糞肥料使用 剥製 間接曝露	鳥排泄物 鳥排泄物 鳥排泄物 羽毛 隣人の鳩，公園・神社・駅の野鳥，野鳩の群棲
（羽毛ふとん肺）	羽毛ふとん使用	羽毛
加湿器肺	加湿器使用	*Aspergillus flavus*? *Phoma herbarum*?
農夫肺	酪農作業 トラクター運転	*Saccharopolyspora rectivirgula, Themoactinomyces vulgaris, Absidia corymbifera, Eurotium amstelodami, Wallemia sebi Rhizopus* 属
機械工肺 （machine operators lung）	自動車工場 （metal working fluids）	合成水溶性機械洗浄液中 *Acinetobactor Iwoffii*? *Pseudomonas fluorescens*?
小麦粉肺	菓子製造	小麦粉
コーヒー作業肺 （coffee worker's lung）	コーヒー豆を炒る作業 （coffee roast factory）	コーヒー豆塵埃 （coffee-bean dust）
温室栽培者肺	ラン栽培（温室） キュウリ栽培（温室）	不明（木材チップの真菌） 不明
きのこ栽培者肺	シイタケ栽培 エノキダケ栽培	シイタケ胞子 エノキダケ胞子（?）

実は退院後自宅あるいは職場に戻り，再発して診断されることも多い．従って環境，病歴，経過よりを注意深く記録することが大切である．常に原因となる抗原（表1）を頭に思い浮かべながら，患者の職業，職場環境，自宅/職場環境，自宅周囲環境，趣味に至るまで詳しく話を聞く（表5）．

b　環境調査

可能な限り，患者の自宅および職場の環境調査を行う．診断のヒントになる．原因として多い真菌の中でも，トリコスポロンは，腐木に繁殖しやすい．風呂場の脱衣所，台所，雨漏りをした天井裏や畳の裏などをよく見て，培養などを行う．落下真菌

F 免疫系が深く関与する肺疾患

表2 病歴・症候・身体所見

	急性過敏性肺炎	慢性過敏性肺炎
抗 原	量多い．同定しやすい．	少ない．同定しにくい．
季 節	夏から秋にかけて発症．→夏型 冬に発症．→加湿器肺，羽毛ふとん肺	あまり季節性はないが，左記と同時期に悪化することで気づくことあり．
症 状	咳　呼吸困難　発熱などの急性症状．入院のみで改善．	呼吸困難，咳嗽のみ．急性症状なし．2〜3週の抗原回避で改善しないこともある．
身体所見	捻髪音(fine crackles)	捻髪音(fine crackles)，ばち指

表3 検査所見

	急性過敏性肺炎	慢性過敏性肺炎
一般検査	KL-6 1,000 〜 7,000 U/mL SP-D 200 〜 1,000 ng/mL	KL-6 500 〜 4,000 U/mL SP-D 100 〜 600 ng/mL
肺機能検査	VC, D_{LCO} の低下，安静時 PaO_2 の低下	VC, D_{LCO} の低下，安静時 PaO_2 の低下，6分間歩行 SpO_2
画像(図1, 2)	X線：中下肺野中心の淡いすりガラス影	X線：網状影，粒状影，嚢胞性陰影，肺容積の減少．上肺野も下肺野もびまん性に分布
	HRCT：小葉中心性小粒状影・小結節とモザイク分布を示すすりガラス影	HRCT：多彩な陰影．不規則分布の線状影，胸膜直下の不整形陰影，斑状のすりガラス影，牽引性気管支拡張，区域性の線維化．進行例では蜂巣肺もあり
気管支肺胞洗浄（BAL）	総細胞数増加，リンパ球比率の上昇(35 〜 90%) 抗原曝露早期は好中球増加(10%前後) CD 4/CD 8 比は低下．（農夫肺では上昇．）	リンパ球比率は軽度上昇．20 〜 40%程度 時に好中球，好酸球の増加 CD 4/CD 8 比は上昇することが多い
免疫学的検査 特異抗体	夏型；抗トリコスポロン抗体：シノテスト社(保険適用外) 鳥関連；抗ハト糞抗体，抗インコ糞抗体(ImmunoCap)：ファディア社(保険適用外)	
リンパ球刺激試験	末梢血あるいは BAL のリンパ球使用．鳥関連：ハト血漿，塗装工肺：イソシアネート	
環境誘発	入院し十分抗原回避してから行う．症状が強い場合1〜数時間の外出から試す．	入院し十分抗原回避してから行う．1か月間の環境誘発が必要なこともある．
抗原吸入誘発試験	急性では行わない．	感度特異度が高い．
病理組織所見	壊死を伴わない類上皮肉芽腫，Masson体(肺胞腔内器質化)，リンパ球性胞隔炎	リンパ球性胞隔炎，小葉中心性線維化，架橋線維化，多核巨細胞，コレステリン結晶，様々な病理像を呈する．

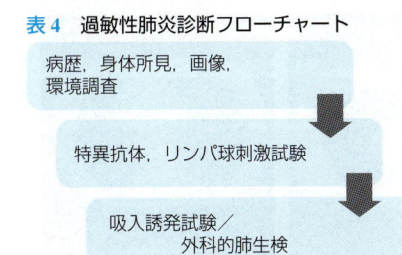

表4 過敏性肺炎診断フローチャート

病歴，身体所見，画像，環境調査
↓
特異抗体，リンパ球刺激試験
↓
吸入誘発試験／外科的肺生検

培養も参考になる．鳥関連抗原は表1のようにたくさんあるので注意する．鳥の飼育はもちろん，羽毛ふとん，ダウンベスト，鳥剥製もチェック，さらに自宅周辺に鳥が多い環境がないかチェックする必要がある（ハト小屋（都会ではビルの屋上にあることが多い），公園，神社など）．

表5 環境調査質問表

1. 従事されている仕事は何ですか．最初から順に記してください．
　　歳　〜　歳　　　（事務，現場[　　　　　]）
2. 粉塵，埃，有機溶剤などを吸い込むような仕事をされたり，そのような環境で暮らされたりしたことはありませんか．趣味などでそのようなものを取り扱ったことはありませんか．（大工作業を含む建設業，土木業，室内装飾業，塗装業，自動車修理業，庭園業など）
　　無い　　　　　　　有る（具体的に　　）
3. 住居は以下のどれに相当しますか．
　　　（鉄筋，木造）　　　築　年，　　階に居住
　　　　日当たり（良好，不良）
　　　　湿気（多い，少ない）
　　　　近くに河川はないか，
　　　　　以前水田の土地ではなかったか
4. 風呂場，脱衣所，洗面所，台所などの水回りの多いところにカビが生えていませんか．（Yes，No）
5. 加湿器は使いますか．（Yes，No）
6. 現在，ペット（鳥や犬，猫など）を飼育していますか．（Yes，No）
　　Yes →何を何羽，何匹，いつから飼育していますか，室内，室外などの飼育状況．
7. 過去にペット（鳥や犬，猫など）を飼育していましたか．（Yes，No）
　　Yes →何年頃，何を何羽，何匹，何年間飼育していましたか，室内，室外などの飼育状況もお書きください．また子供の頃，鶏を飼育していなかったでしょうか．
8. 家の周囲，庭，ベランダには鳥がよくきませんか．鳥の糞は落ちていませんか．（Yes，No）
　　Yes →何羽ぐらい，いつからきていますか．
9. 近所に神社や公園はありませんか（鳥が群れていることが多いので）．近隣の家に鳥小屋がありませんか．（Yes，No）
　　Yes →自宅からどのくらいの距離で，何羽ぐらいの鳥がいますか．
10. 自分または家族が羽毛布団，羽毛を使った枕，クッションを使用していませんか．（Yes，No）
　　Yes →何をいつから使用していますか（1年中，夏だけ，冬だけ）．
11. 鳥の剥製を飾っていませんか．（Yes，No）
　　Yes →いつからどんな剥製を飾っていますか．
12. 家庭菜園，園芸などはやっていませんか．（Yes，No）
　　Yes →いつからですか．鶏糞肥料は使っていませんか．
13. 趣味は何ですか．特に物（漆器類など）を製造する趣味はありますか．

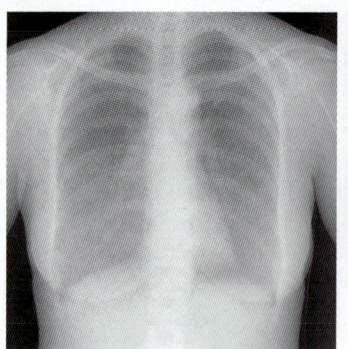

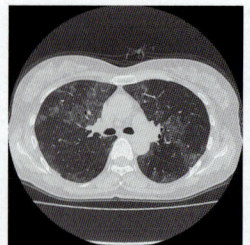

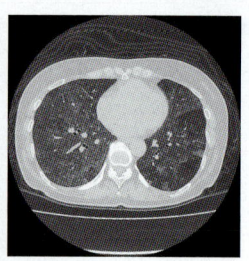

図1　急性過敏性肺炎の画像

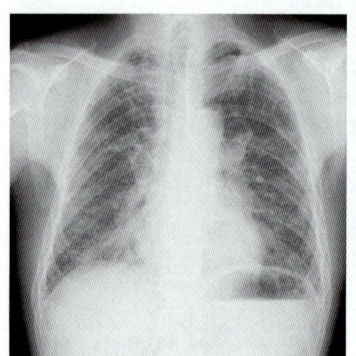

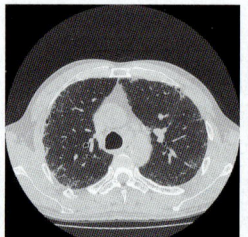

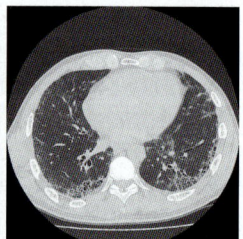

図2　慢性過敏性肺炎の画像

c　検査所見・免疫学的所見(表3)

KL-6, SP-D は急性では著明に上昇し，慢性では中等度の上昇にとどまる．肺機能検査では，両者とも拘束性呼吸障害を示すが，慢性では特に労作時の低酸素血症を呈する．6分間歩行は診断，治療経過をチェックするのに有効である．特異抗体は診断上重要であるが，測定は一般化されていない．保険適用外だが，シノテスト社およびファディア社で測定可能である．リンパ球刺激試験は特に慢性の診断で有用だが，やはり一般化されておらず外注検査会社に依頼することは可能である．

d　画像(表3, 図1, 2)

急性の画像は特徴的である．小葉中心性の粒状影あるいは辺縁の不明瞭な小結節を呈し，汎小葉性のすりガラス影を呈し，モザイク分布になることもある．すりガラス影は濃淡があり，浸潤影を呈することもある．鑑別としては，RB-ILD，ニューモシスティス肺炎，粟粒結核，サルコイドーシス，じん肺症であるが，病変の性状，分布をよくみると間違うことは少ない．一方，慢性の画像は，多彩である．分布は上肺野有意か上肺野にも下肺野にも病変を認めることが多い．表5の所見がキーワードになる．進行例では，蜂巣肺を呈してIPFとの鑑別が難しくなる．

e　病理(表3, 図3)
1)　急性の病理

リンパ球性胞隔炎(図3の強拡大像)細気管支領域に認められる．中心壊死を伴わない類上皮細胞肉芽腫(図3強拡大像，矢印)は150 μm以下の小さく，粗な肉芽腫で細

気管支壁や肺胞道に存在する．気腔内の器質化/線維化も認められる（図3弱拡大像，矢頭）．

2) 慢性の病理

多彩．器質化肺炎パターン（OP），非特異性間質性肺炎パターン（NSIP），通常型間質性肺炎パターン（UIP）を呈する．

f　環境誘発試験，抗原吸入誘発試験

両者ともに2週間あるいはそれ以上十分に抗原回避して炎症が治まった状態で行う．CRPは陰性である必要がある．急性増悪の危険があるからである．環境誘発は，急性では，安全のため1～数時間の外出から始める．一方慢性では，環境誘発を1か月必要した症例もあり，抗原吸入誘発試験のみが陽性の症例の場合も多い．抗原吸入誘発試験は特定の施設でしか行われていない．濃度を調整した抗原を吸入させ，前，6時間後，24時間後にレントゲン（CT），肺機能検査，動脈血ガス分析，白血球数，CRP，症状，体温をチェックし診断する．急性例や抗原回避不十分な症例，抗体価が高い症例は悪化する可能性があるので吸入誘発は行わない．

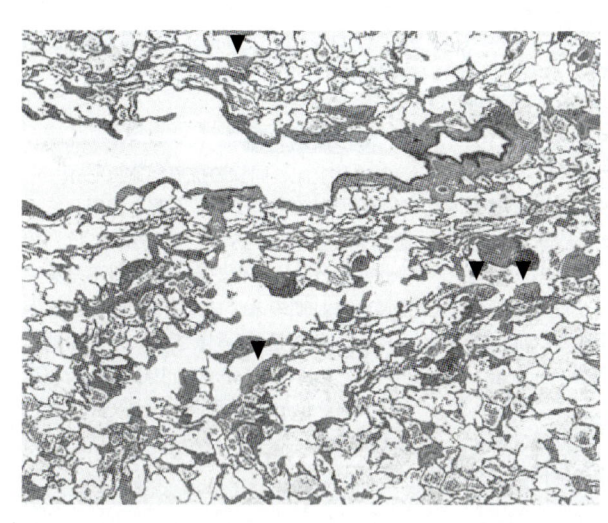

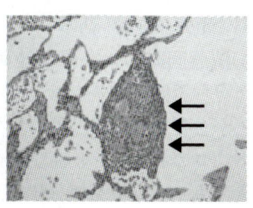

図3　急性過敏性肺炎の病理（日赤医療センター武村民子先生より提供）

表6　過敏性肺炎治療フローチャート

基本は抗原回避
急　性
・軽症：抗原回避 ・中等症：抗原回避＋ステロイド薬短期
慢　性
・抗原回避：自宅・職場の環境改善 ・上記で改善なし，あるいは重症例：ステロイド薬 ・症例により免疫抑制薬（シクロスポリンなど）を考慮

5　抗原回避が基本となる治療
（表6：治療の流れ）

特発性肺線維症を含めた慢性間質性肺炎は，一般に予後不良である．さらにステロイド薬，免疫抑制薬（シクロスポリンなど）や抗線維化薬（ピルフェニドン）が使用されるが，未だに標準治療は存在しない．しかし，原因の明らかな過敏性肺炎では，原因抗原から回避すれば進行を止めることが可能となる．従って，治療の基本は抗原回避が基本である．

a　急性過敏性肺炎
①抗原回避および環境改善
　夏型過敏性肺炎では改築を含めた環境改善が必要．特に風呂場や台所などに注意し，トリコスポロンが繁殖しやすい腐木，寝具，畳，カーペットを処分する．転居も考慮する．鳥関連過敏性肺炎では，鳥飼育の中止，羽毛布団の破棄を行う．鳥の多い環境(駅前，公園，神社)を避ける．農夫肺や塗装工肺では防塵マスクを着用する．加湿器肺ではフィルターの交換と機器の洗浄を十分に行う．

②軽症例は入院のみで改善．診断後はステロイド薬，短期使用も可．中等症例はプレドニゾロン20〜30 mg/日，重症例は40〜60 mg/日，急性呼吸不全例ではステロイドパルスを行う．

b　慢性過敏性肺炎
　やはり上記と同様の抗原回避は必須で，不十分であるとステロイド薬を使用しても進行する可能性がある．実地臨床では，線維化が進行する場合や重症の呼吸不全を来す場合は長期のステロイド薬(30 mg/日からゆっくり減量)が考慮され，免疫抑制薬(シクロスポリン：トラフ 100 ng/mL，C2 500〜600 ng/mL が理想．腎障害に注意)も考慮する．

御法度 !!

- 自宅および病院での羽毛布団の使用は禁忌[4]．
- 急性過敏性肺炎あるいは慢性過敏性肺炎非安定期症例の吸入誘発は禁忌．

文献
1) 稲瀬直彦：アレルギー・免疫 2009；**16**：1324-1329
2) 宮崎泰成，ほか：アレルギー・免疫 2009；**16**：1330-1341
3) Ohtani *et al*：*Chest* 2000；**118**：1382-1389
4) 河野あゆみ，ほか：日呼吸会誌　2008；**46**：558-563

東京医科歯科大学医学部呼吸器内科・睡眠制御学　　**宮崎泰成**

F 免疫系が深く関与する肺疾患

2 サルコイドーシス

> **Don't Forget!**
> - 両側肺門リンパ節腫脹を認めた場合は，本疾患を疑い，眼，皮膚，心臓など全身の精査を行う．
> - 確定診断のためには組織所見が必要であり，可能な限り低侵襲で検体採取ができる方法を選択する．
> - 70%が自然治癒するため，適応を考えて治療を開始する．

1 疾患概念

サルコイドーシスは，全身の種々の臓器に非乾酪性類上皮細胞肉芽腫を形成する原因不明の肉芽腫性疾患である．主たる病変部位は肺（縦隔・肺門リンパ節，肺），皮膚，眼であり，その他，心臓，肝臓，腎臓，脾臓，唾液腺，神経組織，筋肉，骨などに病変を認める．

2 病因

原因は不明であるが，細菌，抗酸菌，ウイルスなどの病原微生物や何らかの化学物質などの可能性が考えられている．わが国では皮膚の常在性嫌気性菌である Propionibacterium acnes，Propionibacterium granulosum の DNA が病巣のリンパ節に高率に検出されることが報告され，病態への関与が検討されている．

3 病態生理

未知の原因物質による刺激で炎症細胞の活性化，集積が起こり，肉芽腫形成や線維化が引き起こされる．活性化マクロファージは tumor necrosis factor (TNF)-α，インターロイキン(IL)-1, IL-12, IL-18 などのサイトカインを産生しT細胞を活性化し，T細胞はIL-2やインターフェロン-γを産生しマクロファージを活性化する．このような細胞間相互作用による遅延型過敏反応によって肉芽腫が形成される．肉芽腫の存在が慢性化すると，transforming growth factor-β，platelet-derived growth factor，insulin-like growth factor-1 などの成長因子やサイトカインにより線維芽細胞の増殖が誘導され，肺の線維化が起こる．

4 疫学

北海道に多く，北高南低の傾向がある．推定有病率は人口10万人対し7.5～9.3である．好発年齢は男性では20歳代にピークを認めるが，女性では20歳代と50～60歳代の2峰性分布を示し，特に中高年層に多い．

5 診断

表1に厚生省びまん性肺疾患調査研究班によって作成された診断基準を示す[1]．診断には①非乾酪性類上皮細胞肉芽腫の検出，②サルコイドーシスに合致する臨床所見や検査所見の確認，③他の肉芽腫を形成する疾患の除外が必要である．特徴的な組織所見が得られない場合は，臨床所見や検査所見から総合的に判断して臨床診断を行う必要がある．図1にサルコイドーシス診断の手順のフローチャートを示す[2]．

a 臨床症状
約30%の症例は無症状で，多くは集団

表1 サルコイドーシスの診断基準(1996年に一部改訂)

1. 主要事項

(1)臨床症状
　呼吸器症状(咳・息切れ),眼症状(霧視),皮膚症状(丘疹)など.
(2)臨床所見・検査所見
　①胸郭内病変
　　(a)胸部X線・CT所見(両側肺門リンパ節腫脹 BHL,びまん性陰影,血管・胸膜の変化など)
　　(b)肺機能所見(%VC・DLco・PaO$_2$の低下)
　　(c)気管支鏡所見(粘膜下血管の network formation,結節など)
　　(d)気管支肺胞洗浄液所見　※1(総細胞数・リンパ球の増加,CD 4/CD 8 上昇)
　　(e)胸腔鏡所見(結節,肥厚,胸水など)
　②胸郭外病変
　　(a)眼病変　※2(前部ぶどう膜炎,隅角結節,網膜血管周囲炎など)
　　(b)皮膚病変(結節,局面,びまん性浸潤,皮下結節,瘢痕浸潤)
　　(c)表在リンパ節病変(無痛性腫脹)
　　(d)心病変　※3(伝導障害,期外収縮,心筋障害など)
　　(e)唾液腺病変(耳下腺腫脹,角結膜乾燥,涙腺病変など)
　　(f)神経系病変(脳神経,中枢神経障害など)
　　(g)肝病変(黄疸,肝機能上昇,結節など)
　　(h)骨病変(手足短骨の骨梁脱落など)
　　(i)脾病変(腫脹など)
　　(j)筋病変(腫瘤,筋肉低下,萎縮など)
　　(k)腎病変(持続性蛋白尿,高カルシウム血症,結石など)
　　(l)胃病変(胃壁肥厚,ポリープなど)
　③検査所見
　　(a)ツベルクリン反応　陰性
　　(b)γ-グロブリン　上昇
　　(c)血清 ACE　上昇
　　(d)血清リゾチーム　上昇
　　(e)^{67}Ga 集積像　陽性(リンパ節,肺など)
　　(f)気管支肺胞洗浄液の総細胞数・リンパ球増加,CD 4/CD 8
　※1 気管支肺胞洗浄所見については喫煙歴を考慮する.
　※2・3 眼・心サルコイドーシスについては別に診断の手引きを参考とする.
(3)病理組織学的所見
　類上皮細胞からなる乾酪性壊死を伴わない肉芽腫病変
　生検部位(リンパ節,経気管支肺生検 [TBLB],気管支壁,皮膚,肝,筋肉,心筋,結膜など).クベイム反応も参考になる.

2. 参考事項

①無自覚で集団検診により胸部X線所見から発見されることが多い.
②霧視などの眼症状で発見されることが多い.
③ときに家族発生がみられる.
④心病変にて突然死することがある.
⑤ステロイド治療の適応には慎重を要する.
⑥結核菌培養も同時に行うことが肝要である.

(つづく)

\multicolumn{2}{c}{3. 診断の基準}
①組織診断群(確実)1-(2)のいずれかの臨床・検査所見があり，1-(3)が陽性．
②臨床診断群(ほぼ確実)：1-(2)①，②のいずれかの臨床所見があり，1-(2)③の(a)(ツベルクリン反応)または(c)(血清ACE)を含む3項目以上陽性．	
\multicolumn{2}{c}{4. 除外規定}
①原因既知あるいは別の病態の疾患，例えば悪性リンパ腫，結核，肺癌(癌性リンパ管症)，ベリリウム肺，じん肺，過敏性肺炎，など．
②異物，癌などによるサルコイドの局所反応．	

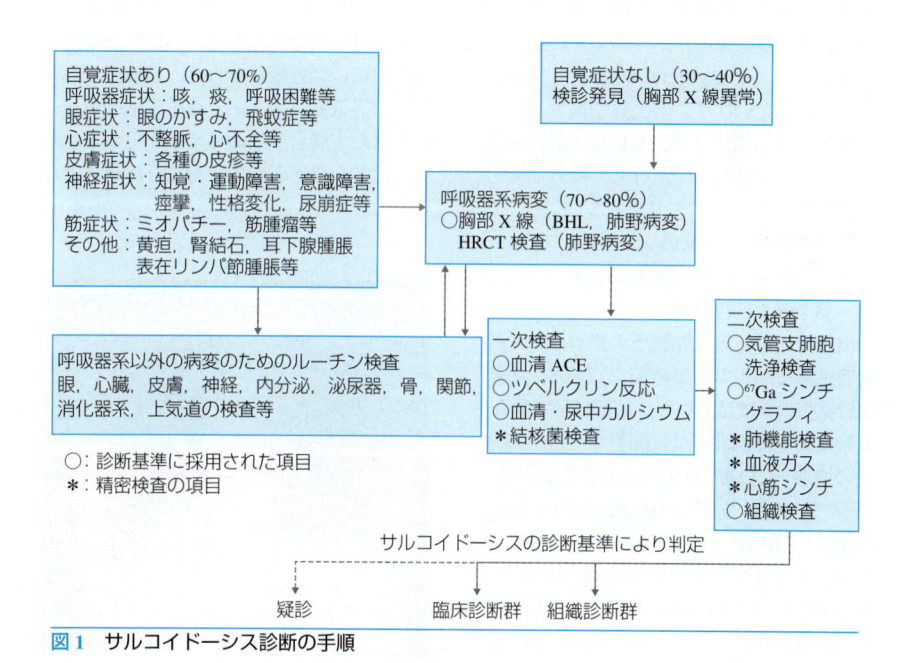

自覚症状あり（60～70%）
- 呼吸器症状：咳，痰，呼吸困難等
- 眼症状：眼のかすみ，飛蚊症等
- 心症状：不整脈，心不全等
- 皮膚症状：各種の皮疹等
- 神経症状：知覚・運動障害，意識障害，痙攣，性格変化，尿崩症等
- 筋症状：ミオパチー，筋腫瘤等
- その他：黄疸，腎結石，耳下腺腫脹，表在リンパ節腫脹等

自覚症状なし（30～40%）
検診発見（胸部X線異常）

呼吸器系病変（70～80%）
○胸部X線（BHL，肺野病変）
HRCT検査（肺野病変）

呼吸器系以外の病変のためのルーチン検査
眼，心臓，皮膚，神経，内分泌，泌尿器，骨，関節，消化器系，上気道の検査等

一次検査
- ○血清ACE
- ○ツベルクリン反応
- ○血清・尿中カルシウム
- ＊結核菌検査

二次検査
- ○気管支肺胞洗浄検査
- ○^{67}Gaシンチグラフィ
- ＊肺機能検査
- ＊血液ガス
- ＊心筋シンチ
- ○組織検査

○：診断基準に採用された項目
＊：精密検査の項目

サルコイドーシスの診断基準により判定
→ 疑診　臨床診断群　組織診断群

図1　サルコイドーシス診断の手順

検診時の胸部X線異常で発見される．初診時の自覚症状としては，眼症状（霧視，羞明，飛蚊症，視力低下）が約40%と最も多い．呼吸器症状（咳，呼吸困難）や皮膚症状（丘疹）を認める症例は10～20%である．頻度は少ないが，心臓症状（不整脈など），神経症状，筋症状を認めることもある．

b　画像所見

1）　胸部X線写真，CT所見

表2に胸部X線写真による病期分類とその頻度を示す．両側肺門リンパ節腫脹 (bilateral hilar lymphadenopachy：BHL) のみをきたすⅠ期が最も多い（図2）．肺野型サルコイドーシスはⅡ～Ⅳ期に分類されており，肺野には小粒状影，網状影，線状影などを認める．

2）　ガリウムシンチグラフィ

ガリウムシンチグラフィでは腫脹した肺門リンパ節や肺野病変に集積を認め，活動性と相関を認める（図3）．近年，ガリウム

シンチグラフィより FDG-PET の方が炎症性病変の検出に有用性であるという報告もなされている.

c 検査所見

1) 血液検査

血清アンジオテンシン変換酵素（ACE）は 50〜80％ の症例で上昇し活動性を反映する．しかしながら，遺伝子多型により正常値が異なるため，個々の症例で経時的変動を観察することが重要である．リゾチームも活動性サルコイドーシスの多くの症例で上昇するが，その感度は ACE より低い．その他，γ-グロブリンの上昇や高カルシウム血症を認める．また，KL-6 は肺野病変を有する症例において上昇し，肺野病変の活動性の指標として有用である．

2) ツベルクリン反応

70〜80％ の症例で陰性になる．

3) 気管支内視鏡検査

肉眼的には気管支粘膜下の網目状の毛細血管拡張やサルコイド結節を認める．毛細血管拡張の頻度は高いが，結節は稀である．気管支肺胞洗浄液では総細胞数，リンパ球数の増加，CD4/CD8 比の上昇を認める．経気管支肺生検（transbronchial lung biopsy：TBLB）では 40〜90％ の症例で非乾酪性類上皮細胞肉芽腫を認め，画像上，肺野病変が明らかでないと思われる症例でも肉芽腫が検出できることが少なくない（図4）．また，気管支粘膜生検でも約 50％ の症例で肉芽腫を認める．したがって，BHL のみと思われる症例でも積極的に TBLB や気管支粘膜生検を行うことが重要である．

4) 呼吸機能検査

II〜IV期の肺野型サルコイドーシスでは拘束性換気障害，拡散能の低下，低酸素血症を認めることがある．

6 治療[3)]

a 臨床経過と治療適応の関係

サルコイドーシスは 2 年以内に約 70％ の症例が自然治癒するため，無症状の場合は基本的には経過観察を行う．初診時から高度の臓器機能障害を示し日常生活の質に支障をきたす場合や生命の予後が危ぶまれる場合はステロイド薬の全身投与の適応となる．

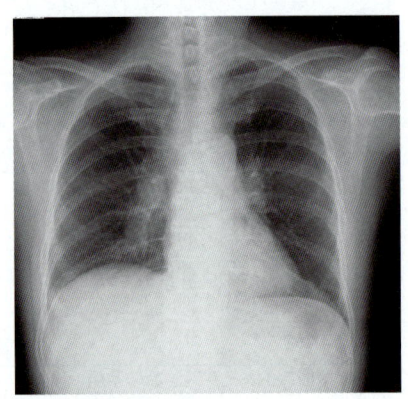

図2 胸部単純 X 線写真
両側肺門リンパ節腫脹を認める I 期症例

表2 胸部 X 線写真による病期分類と頻度

病期	X 線所見	発見時の頻度
0 期	肺病変なし（眼病変陽性）	4％
I 期（肺門型）	両側肺門リンパ節腫脹を認める	55％
II 期（肺門肺野型）	両側肺門リンパ節腫脹と肺野病変を認める	36％
III 期（肺野型）	肺野病変のみで，肺門リンパ節腫脹を認めない	3％
IV 期（肺線維症型）	両側肺野に線維化病巣を認める	2％

第10章 各疾患のみかたと対応

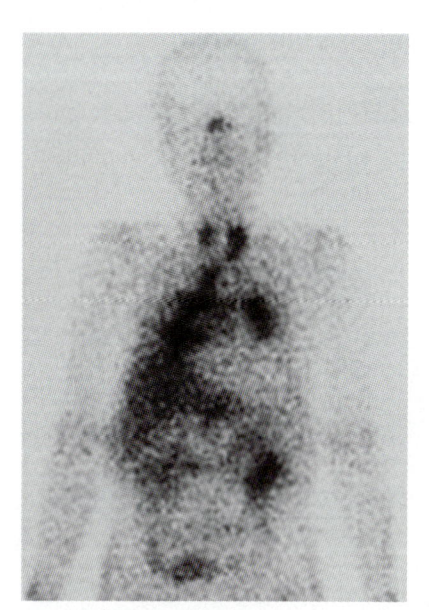

図3 ガリウムシンチグラム
Ⅱ期の症例．両側肺門リンパ節および肺野に集積を認める．

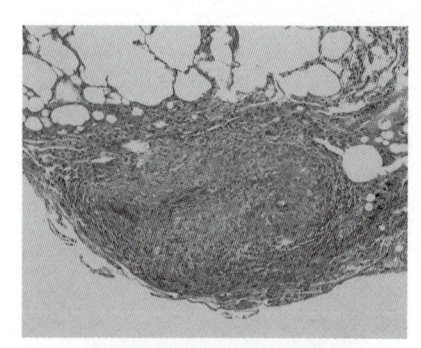

図4 経気管支肺生検で得られた組織像
壊死を伴わない類上皮細胞肉芽腫を認める．

b 各臓器病変における治療適応
1) 肺サルコイドーシス
図5に肺サルコイドーシスの治療手順を示す．肺野病変を有し，進行する自覚症状を認める症例や，呼吸機能障害を認める症例はステロイド薬による治療の適応となる．BHLのみで肺外病変がない場合には治療の適応にはならない．

2) 心サルコイドーシス
房室ブロック，重症の心室不整脈，局所壁運動異常あるいは心ポンプ機能の低下を認める症例でステロイド薬投与の適応となる．早期の心病変にはステロイド薬が有効である．

3) 眼サルコイドーシス
ステロイド薬の局所投与を行うが，局所治療に抵抗性の前眼部炎症，高度の硝子体混濁，広範な滲出性網脈絡膜炎および網膜血管炎などの視機能障害の可能性のある症例ではステロイド薬の全身投与の適応となる．

4) その他の病変
神経病変では，著明な自他覚症状，画像所見異常，機能障害を伴う脳脊髄病変，著明な自他覚症状を伴う末梢神経病変がステロイド薬投与の適応となる．また，電解質異常を認める症例，美容上問題となる皮膚病変を有する症例，中等度～高度の胸水を認める症例，著明な自覚症状，画像所見，機能障害を伴う腹部病変(肝，脾，腎病変)や運動器病変を有する症例がステロイド薬投与の適応となる．

c ステロイド薬の投与法
肺，心臓，眼，その他の病変により投与法は異なる．肺サルコイドーシスの場合，プレドニゾロン30 mg/日，連日または60 mg/日，隔日で開始し，1か月継続する．その後，4～8週ごとに5～10 mg/日，連日または10～20 mg/日，隔日ずつ漸減する．維持量は2.5～5 mg/日，連日または5～10 mg/日，隔日とする．全体の治療が1～2年となった時点で終了とする．

d その他の薬物
経口ステロイド薬に対して治療抵抗性または減量時に悪化，再燃を繰り返す難治性サルコイドーシス症例には免疫抑制薬(メトトレキサート，アザチオプリン，シクロスポリンA，シクロホスファミドなど)の単独またはステロイド薬との併用を考慮す

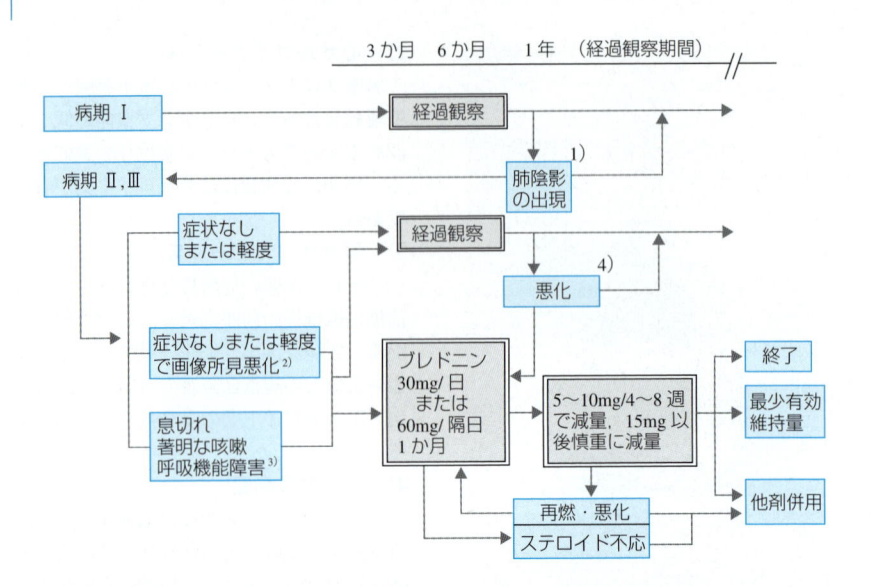

```
                        3か月  6か月   1年  （経過観察期間）
    ┌──────┐                    ┌──────┐
    │ 病期Ⅰ │──────────────────→│経過観察│───────────────────→
    └──────┘                    └──────┘
                                    │ 1)
                                    ↓
    ┌──────┐                 ┌──────────┐
    │病期Ⅱ,Ⅲ│←────────────────│肺陰影の出現│
    └──────┘                 └──────────┘
        │   ┌──────────┐      ┌──────┐
        ├──→│症状なし   │─────→│経過観察│────────────────→
        │   │または軽度 │      └──────┘
        │   └──────────┘          │ 4)
        │                         ↓
        │                      ┌────┐
        │                      │悪化 │
        │                      └────┘
        │   ┌──────────────┐
        ├──→│症状なしまたは軽度│
        │   │で画像所見悪化 2) │
        │   └──────────────┘
        │                        ┌──────────┐   ┌──────────────┐   ┌────────┐
        │   ┌──────────────┐    │プレドニン │   │5〜10mg/4〜8週 │   │ 終了   │
        │   │息切れ          │   │30mg/日    │   │で減量, 15mg以 │──→│最少有効│
        └──→│著明な咳嗽      │──→│または     │──→│後慎重に減量   │   │維持量  │
            │呼吸機能障害 3) │   │60mg/隔日  │   └──────────────┘   └────────┘
            └──────────────┘    │1か月      │          │
                                 └──────────┘          ↓           ┌────────┐
                                        ↑         ┌──────────┐    │他剤併用│
                                        │         │再燃・悪化 │───→└────────┘
                                        └─────────│ステロイド │
                                                  │不応       │
                                                  └──────────┘
```

1) 肺陰影の出現：新たな肺野の陰影が出現した場合．
2) 画像所見の悪化：胸部 CT での太い気管支・血管周囲の肥厚，無気肺の悪化であり，胸部 X 線での肺野の粒状影や綿花状陰影の増悪ではステロイドは使用せずに経過をみる．
3) 呼吸機能障害：%VC80% 以下，一秒率 70% 以下，PaO_2 59Torr 以下を参考にする．
4) 悪化：臨床所見，自覚症状の増悪，肺野病変の増悪．

図 5　肺サルコイドーシスの治療手順

る．海外では抗 TNF-α 抗体も有効であると報告されている．

7　予　後

全体の 5 〜 10% が進行性である．予後不良因子として，自覚症状を有する症例，中年以降の発症例，肺野病変を有する症例，心拡大を有する症例などがあげられる．死亡率は約 5% で，主な死因は肺線維症の進行による呼吸不全，肺性心，ステロイドの長期投与に関連する肺感染症である．また，死亡には至らないが，眼病変により失明する症例もある．

文献
1) 平賀洋明．厚生省特定疾患びまん性肺疾患調査研究班昭和 63 年度研究報告書 1989：13-16．
2) サルコイドーシス診断基準改定委員会．日本サルコイドーシス/肉芽腫性疾患学会雑誌 2007；27：89-102．
3) サルコイドーシス治療ガイドライン策定委員会．日本サルコイドーシス/肉芽腫性疾患学会雑誌 2003；23：105-114．

広島大学大学院保健学研究科心身機能生活制御科学講座　**濱田泰伸**

F 免疫系が深く関与する肺疾患

3 好酸球性肺炎

Don't Forget!

- 好酸球性肺炎を呈する疾患は多岐にわたっており，特発性か続発性かの鑑別が重要である．
- 急性好酸球性肺炎は，1週間以内の発症，喫煙の関与，呼吸不全，びまん性陰影が特徴である．
- 慢性好酸球性肺炎は，亜急性の発症，喘息やアレルギー合併，肺野末梢優位の浸潤影，再発しやすいことが特徴である．
- ステロイド使用の際には気管支肺胞洗浄等での感染症の除外は必須である．

1 基本的な考え方

　好酸球性肺炎とは，末梢血の好酸球増多の有無にかかわらず，気道や肺間質，実質への好酸球浸潤を特徴とした炎症性疾患群の総称である．1952年，ReederとGoodrichは末梢血好酸球増多と肺浸潤影のみられるものをPIE（pulmonary infiltration with eosinophilia）症候群と提唱し，1969年にLiebowとCarringtonが，末梢血液中の好酸球増多の有無にかかわらず，肺局所に著明な好酸球浸潤がみられるものを好酸球性肺炎と称した．さらにCarringtonらが，慢性好酸球性肺炎（CEP）という疾患概念を提唱した．一方，1989年にAllenらにより，急速な経過で呼吸不全を呈するが，予後良好な症例が急性好酸球性肺炎（AEP）として報告された．肺に好酸球増多を認める疾患は多彩であり，全身性疾患が隠れていることも多い（図1）．診断にはまず疑うことが重要であり，背景に隠れている基礎疾患を見逃さないことが大切である．急性好酸球性肺炎と慢性好酸球性肺炎に移行はなく，別の疾患概念である．（表1）

2 急速な呼吸不全で発症する好酸球性肺炎

　AEPは急性の経過で，発熱，呼吸困難，咳，胸痛，全身倦怠感などで発症し，画像上びまん性肺浸潤影および肺組織への好酸球浸潤を特徴とする疾患である．発症年齢は20歳前後が多く，男性に多い．本来は原因不明とされてきたが，種々の原因（吸入抗原，薬剤）により発症する可能性が示され，特に日本では喫煙との関連が指摘されている．喫煙習慣（1か月以内の喫煙開始）などの詳細な問診が重要であり，薬剤，真菌，寄生虫，有害物質，アレルギーなどの二次性のものも鑑別が必要である．人工呼吸器を要する急性呼吸不全として発症することもある．

　聴診上は連続性ラ音または断続性ラ音を認めることもあるが，ラ音が聴取されないこともある．発症初期には好中球主体の白血球増多，CRPの上昇を認め，末梢血好酸球増多はみられないことが多く注意が必要である．好酸球は経過とともに増加し，7〜9日でピークに達する．胸部単純X線写真では両側びまん性浸潤影，間質性陰影，Kerley B線，A線，少量の胸水を認める．胸部CTでは，全肺野びまん性に，境界不明瞭な淡い肺野濃度の上昇域，すりガラス状陰影を主体に強い濃度上昇域や浸潤陰影が混在する．小葉間隔壁の肥厚，小粒状影，縦隔・肺門リンパ節腫脹や両側胸水貯留なども認める（図2）．急性間質性肺炎や

```
病歴および身体所見 ──→ 膠原病，HIV，薬剤，
                        喘息の既往，旅行歴など
         ↓
検便と寄生虫学的検査 ──→ 寄生虫感染症
         ↓
      肺機能検査
      ┌────┴────┐
    閉塞性       拘束性
   ┌──┴──┐       │
 肺外病変あり 肺病変のみ   気管支肺胞洗浄 ──→ Pneumocystis
        ┌──┴──┐     （BAL）              Aspergillus
      胸部X線正常 胸部X線異常   ┌──┴──┐        Cryptococcusなど
      IgE<1,000 IgE>2,000  好酸球20%以上 好酸球20%以下
                                         ↓
 Churg-Strauss症候群 喘息 アレルギー性気管支  末梢血好酸球数  間質性肺炎など
                        肺アスペルギルス症                 間質性肺疾患
                        （ABPA）                         薬剤性肺炎
```

┌──────────┬──────────┬──────────┐
著増   増加   低下もしくは正常
↓   ↓   ↓
Hypereosinophilic 慢性好酸球性肺炎 急性好酸球性肺炎
syndrome（HES）   単純性好酸球性肺炎

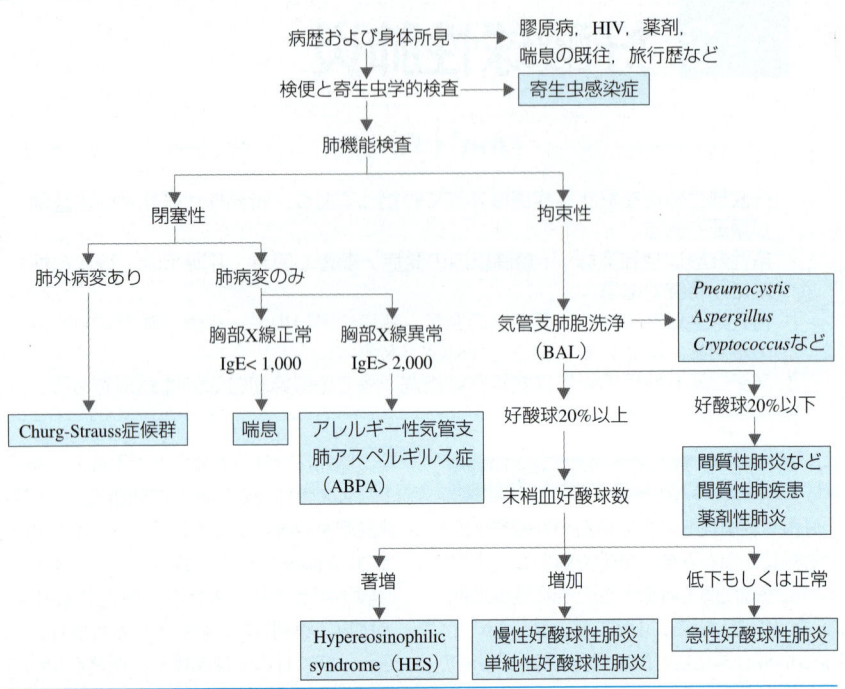

図1 好酸球性肺炎の鑑別（文献1より改変引用）

表1 急性好酸球性肺炎および慢性好酸球性肺炎の特徴

急性好酸球性肺炎	慢性好酸球性肺炎
若年の男性に多く，喫煙との関連が疑われている．	中年の女性，非喫煙者に多い．
気管支喘息やアレルギー疾患の既往がない．	喘息を約2/3の症例で合併し，半数にアトピー疾患の既往がある．
1週間以内の急性の発熱，咳嗽，呼吸困難，胸痛，全身倦怠感などをみる．	亜急性の発症で咳嗽，喀痰，呼吸困難，発熱，全身倦怠感，体重減少などをみる．
PaO$_2$ 60 torr未満の重症低酸素血症．	軽症〜重症例まで様々．
胸部X線写真上の両側びまん性浸潤影．	胸部単純X線写真では肺野末梢外側優位の浸潤陰影が多い．
末梢血好酸球は初期には増加せず，徐々に上昇し7〜9日でピークとなる．	末梢血好酸球増多（30%以上）．
気管支肺胞洗浄液中の好酸球増多（25%以上）．	気管支肺胞洗浄液の好酸球増多（40%以上）．
寄生虫，真菌感染症や薬剤性の原因を除外．	寄生虫，真菌感染症や薬剤性の原因を除外．
ステロイド薬治療に速やかに反応する．	ステロイド薬治療に速やかに反応する．
ステロイド薬治療を中止後も再発を認めない．	ステロイド減量中や中止後に50%が再発する．

急性呼吸窮迫症候群(ARDS)などの急性発症のびまん性肺疾患が鑑別として重要である．

気管支肺胞洗浄液中(BALF)の好酸球増多が診断に有用である．BALFでは総細胞数，好酸球の増多とともに，リンパ球増多もしばしば認められ，リンパ球CD4/CD8比は1以上であることが多い．BALFの好酸球が増加する疾患はAEP以外にも多数あり，特に感染症(後天性免疫不全症候群に合併したニューモシスチス肺炎など)でもBALF中好酸球が著明に増加する症例が知られており，感染症の除外は必須である．

病理組織学的には，肺胞隔壁や気道への著明な好酸球浸潤とリンパ球浸潤，肺胞腔へのマクロファージ，フィブリンの析出などが認められ，Ⅱ型肺胞上皮細胞の腫大もみられるが，実際には呼吸不全を呈している例が多く，経気管支肺生検(TBLB)は危険なため，臨床経過や画像所見とともにBALF所見のみで診断する場合が多い．

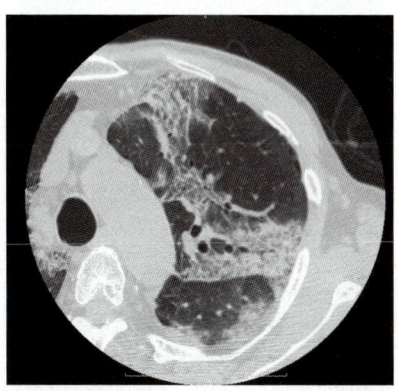

図2　AEPのCT所見

3　AEPはステロイドが有効で再発しにくい

治療はステロイドが著効し，予後良好な疾患であるが，呼吸不全例も多く早期の治療が必要である．ただ，ステロイド使用に際しては感染症の可能性を常に考慮に入れておく必要があり，感染症が完全に否定できない場合は抗菌薬の併用もやむをえない．

具体的には，軽症〜中等症では経口プレドニゾロン30〜60mg/日で開始し，臨床症状の改善をみながら漸減する．重症例ではステロイドパルス治療(メチルプレドニゾロン1g/日点滴投与3日間)から開始するが多くは2〜4週間の漸減で終了可能であり，再発も起こさないとされている．予後良好な疾患ではあるが呼吸不全に至る例もあり，急性発症の両側びまん性浸潤影をみた場合には鑑別に入れ，早急な診断治療が必要である．

AEPは再発しないとされていたが，再喫煙での発症の報告もあり，継続的な禁煙が必要である．

4　細菌性肺炎との鑑別が重要な好酸球性肺炎

CEPは亜急性の経過で咳嗽，喀痰，呼吸困難，発熱，倦怠感，体重減少などで発症し，末梢血好酸球増多，画像での肺野末梢外側優位の浸潤影，肺胞腔内への好酸球浸潤等を特徴とする疾患である．

中年女性(男女比1：2)に好発するとされているが，実際には年齢を問わず発症が認められる．非喫煙者に多く，AEPと異なり，喫煙が何らかの発症抑制作用を持つ可能性も指摘されている．喘息を約2/3の症例で合併し，半数にアトピー性疾患の既往がある．亜急性の発症で咳嗽，喀痰，呼吸困難，発熱，倦怠感，体重減少などをみる．

胸部単純X線写真では非区域性の浸潤影を主体とし，陰影の分布は肺野末梢の外側優位型"photographic negative of pulmonary edema"(肺水腫のネガ像)と称される所見が有名であるが，そのような典型例は25%程度である．陰影の移動もみられる．胸部CTでは，非区域性，斑状に分布する胸膜

F　免疫系が深く関与する肺疾患

直下に優位に分布する浸潤影，すりガラス影ないしあるいはそれらの混在した肺野濃度上昇域がみられる．胸膜病変や胸水の出現は少ない．画像上は特発性器質化肺炎（COP）との鑑別は困難である（図3）．抗菌薬無効の肺炎をみた場合，特発性器質化肺炎とともに慢性好酸球性肺炎も鑑別にあげる必要がある．

白血球増加を伴った好酸球増加が特徴であり，末梢血好酸球は30％以上に増加する．また，BALF中の好酸球は40％以上と著明に増加しており，総細胞数，リンパ球増加を認め，CD4/CD8比は2〜2.5とされている．感染症の除外に気管支肺胞洗浄（bronchoalveolar lavage：BAL）は有用であり，真菌を含む塗抹・培養検査は必須である．病理組織学的には，肺胞への強い好酸球浸潤とリンパ球，形質細胞，好中球を認めるが，肺構造は保たれている．

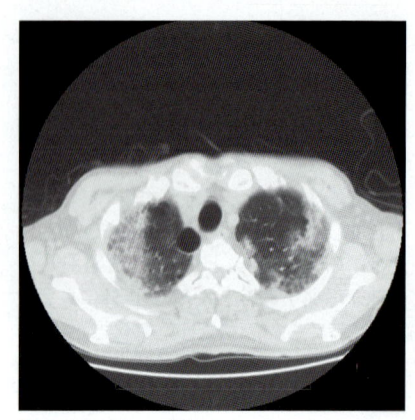

図3 CEPのCT所見

5 CEPはステロイドが有効だが再発しやすい

軽症例では自然寛解もあるが，治療はステロイド剤が有効である．AEPと同様，ステロイド使用の際には感染症の有無についての確認が必要である．重症度によりプレドニゾロン0.5〜1.0 mg/kg/日を経口投与から開始し，その後漸減する．2週間隔を目安に減量を行い，数か月から6か月で中止とする．しかし，ステロイド剤減量中や中止後の再発が50％以上に認められるため，臨床症状，胸部単純X線写真，好酸球数を参考にしてステロイドを漸減していくことが重要であり，維持量を数年必要とする場合もある．

吸入ステロイド（inhaled corticosteroids：ICS）を併用することでCEPの再燃が抑制されたとする報告や，ICS単剤では効果がなかったとする報告もあり，少なくともICS単剤による治療効果は不十分といえる．

御法度!!

- AEPは発症初期には好中球主体の白血球増多を認め，末梢血好酸球増多はみられないことが多く注意が必要である．
- 慢性好酸球性肺炎では，ステロイド剤減量中や中止後の再発が多いため注意が必要である．

文献

1) Carrington CB, et al.：N Engl J Med 1969；**280**：787-798.
2) Allen J.N. et al.：Am J respire Crit Care Med 1994；**150**：1423-1438.

広島鉄道病院呼吸器内科　**庄田浩康**

F 免疫系が深く関与する肺疾患

4 アレルギー性気管支肺アスペルギルス症

Don't Forget!

- ステロイド依存性慢性喘息患者ではABPAの合併を念頭に置く必要がある．
- 血清総IgE値，末梢血好酸球増多，抗 *A. fumigatus* IgG抗体価は病勢をよく反映する．
- ABPAの治療は経口ステロイドが基本であるが，抗真菌薬イトラコナゾールの併用が有用である．

1 基本的な考え方

アスペルギルスは同一の病原真菌でありながら，ヒトには様々なタイプの疾患を起こす．肺炎，気管気管支炎，過敏性肺臓炎などの病型を示すこともあるが，主には慢性壊死性肺アスペルギルス症，侵襲性肺アスペルギルス症，アレルギー性気管支肺アスペルギルス症の3つがあげられる．これら様々な病型を示す原因は明らかではないが，宿主の免疫状態が深くかかわっているものと思われる(図1)．

アレルギー性気管支肺アスペルギルス症（ABPA）は，1952年にイギリスのHinsonらによって提唱された疾患概念で，アスペルギルスに対するアレルギー反応により喘息，肺野の浸潤影，末梢血好酸球増多，血清IgE高値，中枢性気管支拡張等を生じる疾患である．その病態形成にはアスペルギルスに対するⅠ型，Ⅲ型およびⅣ型のアレルギー反応が関与しているといわれている．

2 ABPAの診断

ABPAの頻度としては，慢性喘息症例の1～2%，嚢胞性線維症では2～15%に認められると報告されている．経口ステロイドが必要な喘息症例や，肺野に浸潤影を伴う喘息症例において，ABPAの存在を疑う

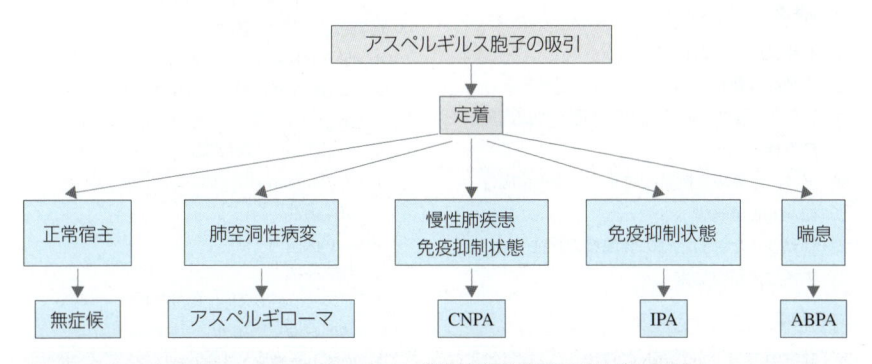

CNPA：chronic necrotizing pulmonary aspergillosis（慢性壊死性肺アスペルギルス症）
IPA：invasive pulmonary aspergillosis（侵襲性肺アスペルギルス症）
ABPA：allergic bronchopulmonary aspergillosis（アレルギー性気管支肺アスペルギルス症）

図1 肺アスペルギルス症のフローチャート（文献1より改変引用）

ことがその診断に重要であり，対象患者の血清総 IgE 値を測定することから始まる．

表1に，Rosenbergらが1977年に提唱したABPAの診断基準を示す．症状としては喘鳴，茶褐色の粘液痰，胸膜痛，発熱などを呈することが多い．胸部単純X線写真は早期には異常所見がないが，急性増悪の際には一時的に肺浸潤影が出現する．気道内の粘液栓のため肺容積減少を生じることもあり，肺門部から末梢に放射状に広がる帯状陰影(gloved finger appearance)をみることもある．後期では，中枢性気管支拡張や肺線維症を呈してくる．

GreenbergerとPattersonは，1988年に中枢性気管支拡張を伴わないがABPAの血清学的診断基準を満たす症例をABPA-S (seropositive)，中枢性気管支拡張を伴う症例をABPA-CB (central-bronchiectasis) と分類した(表2)．CBは肺野の中枢側2/3以内で，伴走する肺動脈径よりも太いものとしている．中枢性気管支拡張は病態の進展により生じると考えられており，早期に診断して治療介入することで気管支拡張への進展を防止可能と考えられる．

3 早期治療介入の重要性

ABPAの臨床病期として5つの段階(Ⅰ期：急性期，Ⅱ期：寛解期，Ⅲ期：増悪再燃期，Ⅳ期：ステロイド依存期，Ⅴ期：肺線維化終末期)が提唱されている．Ⅰ期は喘息と血清IgEの著しい上昇，末梢血好酸球増多，肺浸潤影，*A. fumigatus*に対する血清IgEとIgGの上昇が認められる．Ⅱ期では血清IgE値は低下するが正常範囲までは下がらず，好酸球は減少し，肺浸潤影は消失する．Ⅲ期はABPAと診断されている患者がⅠ期と同様の症状を呈した場合に判断される．Ⅳ期では症状は明らかに悪化し肺浸潤影もみられる．血清IgE値は通常上昇しているが，正常のこともある．胸部CTで中枢性気管支拡張がみられる．多くはこの病期で診断されている．Ⅴ期では肺

表1 ABPAの診断基準(Rosenbergらに準拠，文献2より引用)

一次基準

1. 発作性呼吸困難(喘息)
2. 末梢血好酸球増多
3. アスペルギルス抗原に対する即時型皮膚反応陽性
4. アスペルギルス抗原に対する沈降抗体陽性
5. 血清IgE値高値
6. 移動性または固定性の肺浸潤の既往
7. 中枢性気管支拡張

二次基準

1. 喀痰中の*A. fumigatus*の検出
2. 茶褐色の粘液栓子を喀出した既往
3. アスペルギルス抗原に対するアルサス型皮膚反応陽性

表2 ABPAの診断基準(GreenbergerとPattersonら，文献3より引用)

	必須項目
ABPA-cental bronchiectasis (CB)	
1. 喘息症状	○
2. 中枢性気管支拡張	○
3. アスペルギルス種に対する即時型皮膚反応陽性	○
4. 血清IgE濃度>1,000 ng/mL	○
5. *A. fumigatus*特異的 IgE and/or IgGの上昇	○
6. 胸部X線上の浸潤影	
7. *A. fumigatus*に対する沈降抗体陽性	
ABPA-seropositive (S)	
1. 喘息症状	○
2. アスペルギルス種に対する即時型皮膚反応陽性	○
3. 血清IgE濃度>1,000 mg/mL	○
4. *A. fumigatus*特異的 IgE and/or IgGの上昇	○
5. 胸部X線上の浸潤影	

病変の末期の臨床症状，つまり呼吸困難，チアノーゼ，ラ音，肺性心を生じ，ばち指がしばしばみられる．

無治療で再燃・増悪を繰り返した場合は肺線維化終末期に移行するため早期の治療介入が必要である．血清総 IgE 値，末梢血好酸球増多，抗 *A. fumigatus* IgG 抗体価は病勢をよく反映するとされており，これらの値が上昇した際には増悪の有無，つまり浸潤影の出現や喘息の増悪などに注意する必要がある．

4 ステロイドの重要性と抗真菌薬の有効性

ABPA の治療目標はアスペルギルス抗原に対する免疫反応および二次的な炎症反応を抑制し，急性の喘息発作の予防と線維性の終末期への進行を阻止することであり，経口ステロイドが治療の主体となる(表3)．ステロイドにより気道狭窄は軽減され，肺浸潤影は消失し，血清 IgE 値および末梢血好酸球数は減少する．経口プレドニゾロンで 0.5 mg/kg/ 日を 2 週間投与し，その後徐々に減量する．治療期間は半年をめどとするが，臨床状態により変化する．吸入ステロイドは ABPA の肺浸潤影の出現や肺病変進行を抑制することはできない．

ステロイドに加え，抗真菌薬イトラコナゾールを追加することにより抗原量を減少させ，ステロイドの減量，運動能の改善，呼吸機能の改善，IgE の減少がみられたと報告されており，ABPA 治療ではイトラコナゾールの使用が推奨されている．

表3　ABPA 治療の実際(文献4より引用改変)

急性期・増悪再燃期

① プレドニゾロン 0.5 mg/kg/ 日を 2 週間投与し，以後隔日投与か連日投与．2 週ごとに 5 〜 10 mg の減量を行い，総投与期間は半年間をめどに，決して随伴する喘息症状を基準としない．

② イトリゾールは 200 mg/ 回を 1 日 1 回内服し，16 週間投与する．
制酸薬，H_2 遮断薬など胃酸度を下げる薬の併用は吸収率を低下させるため行わない．薬物相互作用に注意．

③ 各種喘息治療薬(喘息を伴う場合)

慢性期

喘息症状に対しては吸入ステロイドを中心とする従来の喘息治療に準ずる．必要に応じて去痰薬，ネブライザーを使用．

御法度!!

- ABPA は無治療で再燃・増悪を繰り返した場合は肺線維化を引き起こすため早期の治療介入が必要である．
- 吸入ステロイドは ABPA の肺浸潤影の出現や肺病変進行を抑制することはできない．

文献

1) Soubani AO, *et al.*：*Chest* 2002；**121**：1988-1999.
2) Rosenberg, M. *et al.*：*Ann Intern Med*, 1977；**86**：405-414.
3) Greenberger P.A. *et al.*：*J Allergy Clin Immunol*, 2002；**110**：685-692.
4) 川村宏大ら：アレルギー性気管支肺真菌症(ABPM)．貫和敏博ら(編)，呼吸器疾患 最新の治療 2010-2012．南江堂，2010；346-348.

広島鉄道病院呼吸器内科　庄田浩康

F 免疫系が深く関与する肺疾患

5 膠原病，血管炎と肺疾患

Don't Forget!

- ☐ 膠原病の肺病変は間質性肺炎，気道病変，胸膜病変など多彩である．
- ☐ 膠原病の経過中肺病変を認めた場合，原疾患による肺病変の他に感染症，薬剤性肺炎の鑑別が重要である．
- ☐ 一部の膠原病では肺高血圧症の合併がまれではないことに留意する必要がある．

1 基本的な考え方

膠原病の肺病変は多彩であり，間質性肺炎，胸膜炎，気道病変，肺高血圧症などの原疾患に伴う病変の他にも薬剤性肺炎，呼吸器感染症などが起こりうる（表1）[1]．膠原病性間質性肺炎が疑われた場合，胸部HRCTの撮影を行い，必要に応じて気管支鏡や外科的肺生検を施行して組織型の確定を行っていく．また，肺機能検査，血液ガス検査，6分間歩行試験，血液マーカー（KL-6, SP-D etc.）などによって重症度を評価する．膠原病では肺高血圧症を合併しやすいので，定期的にドプラ心エコー検査を施行し，肺高血圧症が疑われる症例（推定収縮期肺動脈圧 35～40 mmHg 以上）で

表1 膠原病の肺病変（文献1より改変引用）

	RA	SLE	PM/DM	SSc	MCTD	Sjögren
間質性肺炎	++	+	++	++	+	+
器質化肺炎	++	+	+	+		
閉塞性細気管支炎	++					+
濾胞性細気管支炎	+			+		+
血管炎・肺胞出血		++			+	
肺高血圧症	+	+	+	++	++	+
胸膜炎	++	++				
アミロイドーシス	+					+
悪性疾患			++			++
日和見感染	+	++	++	+	+	+
薬剤性肺障害	++	+	+	+	+	+
筋力低下性呼吸障害		+	++			

無印：まれ　＋：時にみられる　＋＋：しばしばみられる
RA：関節リウマチ，SLE：全身性エリテマトーデス，PM/DM：多発性筋炎／皮膚筋炎，SSc：全身性強皮症，MCTD：混合生結合組織病

は，右心カテーテル検査を考慮する．

膠原病性間質性肺炎においても特発性間質性肺炎（IIPs）に準じた肺の病理組織学的分類が行われるが，IIPsと比較して組織型と治療反応性や予後との関連が十分に明らかとなっていない．そのため，どのような症例で外科的肺生検まで行うかについても一定の見解は得られていない．いずれの膠原病においても非特異型間質性肺炎（NSIP）パターンを呈する頻度が高いこと，特発性NSIPの多くが膠原病に類似した臨床症状を呈すること，特発性NSIPの経過フォロー中に膠原病を発症することがまれではないことなどが知られている．そのため，画像，病理学的にNSIPパターンを呈する間質性肺炎を評価する上では膠原病の鑑別が重要である．

肺病変の診断時には膠原病の診断基準を満たさない症例の中にも，その後膠原病を発症するものがあり，肺病変先行型の膠原病と呼称される．また，特定の膠原病の診断基準を満たさないが，膠原病に特異性が高い自己抗体が陽性の間質性肺炎はIIPsとは区別することも提唱されている[2]．このような「膠原病もどき」の病態に関連した間質性肺炎は少なからず存在し，それらをどのように分類するかは今後の課題である．

治療薬はコルチコステロイド，免疫抑制薬（アザチオプリン，シクロホスファミド，シクロスポリン他）が中心となるが，関節リウマチに対するタクロリムスなど一部の薬剤を除き，健康保険の適応はない．治療開始の判断基準に明確なものはないが，症状，重症度，進行度，組織型，年齢，合併症などを考慮して総合的に判断する．60歳未満の若年者，重症例で内科的治療を行っても進行する症例においては肺移植も考慮される．

血管炎は，血管炎そのものを主病変とする原発性血管炎と，膠原病など他疾患に伴う続発性血管炎に分類される．原発性血管炎は，さらに罹患血管サイズに基づいて大型血管炎（高安病，側頭動脈炎），中型血管炎（結節性多発動脈炎，川崎病），小型血管炎（顕微鏡的多発血管炎，Wegener肉芽腫症，アレルギー性肉芽腫性血管炎，Henoch-Schönlein紫斑病，本態性クリオグロブリン血症）に分類される．これらの中で特に肺病変を高頻度に合併するのは顕微鏡的多発血管炎，Wegener肉芽腫症，アレルギー性肉芽腫性血管炎の3疾患であり，いずれも抗好中球細胞質抗体（anti-neutrophil cytoplasmic antibody：ANCA）という共通の疾患標識抗体を有し，ANCA関連血管炎と総称される．いずれも全身性疾患であり，各臓器病変の評価，組織学的診断を基に診断し，各臓器の重症度に応じた治療が選択される．

2 疾患各論

a 膠原病性間質性肺炎
1）強皮症

強皮症は膠原病の中でも間質性肺炎の合併頻度が高く，拘束性障害を呈する頻度は40％程度ともいわれる．また，間質性肺炎に合併して，あるいは単独で肺高血圧症が認められ，その頻度は10〜15％である．

間質性肺炎，肺高血圧症いずれの合併も予後不良因子であることが報告されており，FVC，D_{Lco}の低下，HRCTでの陰影の進展度などが予後と関連する．間質性肺炎の治療に関するデータは限られるが，一般にステロイドの効果は乏しい．内服，あるいは点滴のシクロホスファミドが有効とする報告があり，少量ステロイドとの併用，あるいは単独でシクロホスファミドの内服，あるいはパルス療法が試みられる．ただし，長期効果に関しては否定的な報告もあり，治療開始に関する定まった基準はない．

強皮症に合併する肺高血圧症の治療については，間質性肺炎を認めない場合は肺動脈性肺高血圧症としての加療を行う．具体

的にはエンドセリン受容体拮抗薬，PDE阻害薬，プロスタサイクリンなどの有効性が示されており，併用療法も試みられている．間質性肺炎合併例においても同様の治療が試みられるが，肺高血圧症が間質性肺炎に起因する場合これらの薬剤の有効性は定かではない．

2) 関節リウマチ

関節リウマチ(RA)の診断にはこれまで1987年のACR(American college of rheumatology)のものが用いられてきたが，この基準は早期のRAを診断するには感度が低かった．近年メトトレキサート(MTX)をはじめとする抗リウマチ薬(DMARD)や生物学的製剤による治療の進歩を受けて，早期RAに対する臨床試験の促進を目的とした診断基準の改訂が行われた．ACR/EULAR(European League Against Rheumatism)による新基準では，他の疾患により説明のつかない1つ以上の滑膜炎を条件とし，罹患関節数，血清学的検査，急性期炎症反応所見，症状の持続期間をスコアー化して6/10点以上をdefinite RAと診断する[3]．

RAに伴う肺病変は膠原病の中でも特に多彩であり，間質性肺炎の他に，胸膜炎，気管支拡張症，閉塞性細気管支炎などをきたす頻度が比較的高い．また，抗リウマチ薬は比較的薬剤性肺炎を来す頻度が高く，日和見感染の原因ともなる．このため，関節リウマチ症例に肺病変を認めた場合には種々の疾患の鑑別を要する．

RAにおいて，HRCTによる評価では間質性肺炎の頻度は50％にものぼると報告されている．一般に強皮症をはじめとする膠原病性間質性肺炎においてその組織型による予後の違いは明らかではないが，RAにおいては通常型間質性肺炎(UIP)patternはNSIP patternと比較して予後不良とする報告がある．間質性肺炎の治療はステロイド薬が中心となるが，難治例に対してカルシニューリン阻害薬(タクロリムス，シクロスポリン)が有効とする報告も散見される．胸膜炎は病理解剖で50％以上の症例に認めるとされるが，胸水を認めるのはそのうち5％程度である．滲出性胸水，膿胸，コレステロール胸水などがあり，鑑別のため胸腔穿刺を要する．自然寛解，NSAIDによる改善もあるが，一般にはステロイド薬〔プレドニゾロン(PSL)10～20 mg/日〕が用いられ，反応は良好である．

閉塞性細気管支炎

閉塞性細気管支炎とは，膜性細気管支の内腔が肉芽組織や線維組織によって著しい狭窄・閉塞を来した状態である．病初期には自覚症状や胸部画像所見の変化に乏しいため，肺機能検査所見(気流閉塞を認めるがD_{LCO}は保たれる)が参考となる．吸気あるいは呼気HRCTでのモザイクパターンの検出は末梢気道病変の検出に有用である(図1)．高用量ステロイド，気管支拡張薬，マクロライド療法などが試みられるが，一般に進行性で予後不良である．

1) 多発性筋炎/皮膚筋炎

多発性筋炎/皮膚筋炎(PM/DM)の間質性肺炎の臨床経過は自己抗体の種類によって異なることが分かってきている．抗アミノアシルtRNA合成酵素(aminoacyl-transfer RNA synthetase：ARS)抗体は筋炎特異的自己抗体の1つで，抗Jo-1抗体を含めて計8種類の自己抗体が報告されている．抗ARS抗体陽性例は，筋炎の他に間質性肺炎，多発関節炎を高率に合併し，抗ARS抗体症候群と呼ばれる1病型を形成する(図2)．近年，筋炎所見を認めない間質性肺炎例でも検出されることが明らかとなってきており，自験例では過去に特発性間質性肺炎と診断された症例の6.6％でARS抗体が陽性であった．病理組織像はNSIPが多いとされるが，UIP，器質化肺炎(OP)もみられる．その組織像は，リンパ濾胞が多くみられるなど特発性とは異なる

第10章　各疾患のみかたと対応

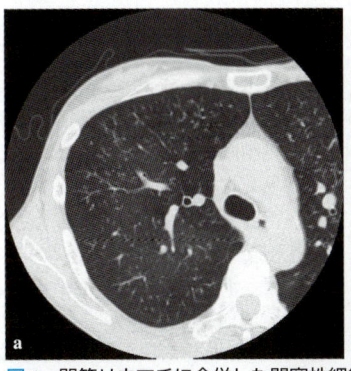

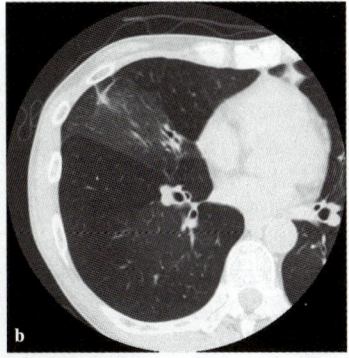

図1　関節リウマチに合併した閉塞性細気管支炎の胸部HRCT所見．
(a)小葉中心性の小粒状影，および(b)モザイク状の低吸収領域を認める．

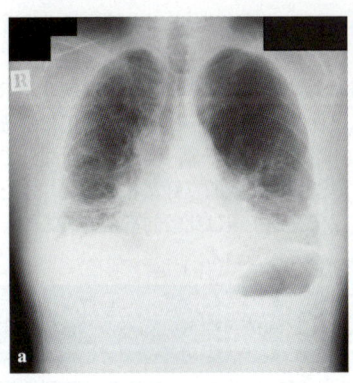

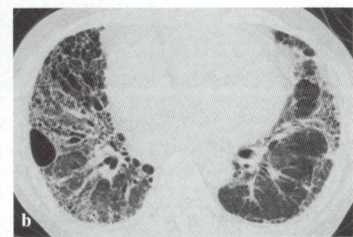

図2　ARS抗体（抗PL-12抗体）陽性例の胸部画像所見．
(a)胸部X線　両下肺の容積減少を伴う網状影．(b)胸部HRCT　牽引性の気管支拡張を伴う胸膜下の網状影．

F　免疫系が深く関与する肺疾患

特徴を有している．特にNSIP様の画像，組織所見が認められた場合や皮膚，関節症状を有するような症例ではARS抗体の測定を考慮すべきである．
　一般にステロイド反応性は良く予後は良好であるが，ステロイド減量時の再燃も多い．ステロイド無効例ではシクロスポリンやタクロリムスなどの免疫抑制薬の有効性が報告されているが，治療方針は確立していない．
　従来ARS抗体陰性例や筋症状に乏しい皮膚筋炎（amyopathic dermatomyositis：ADM）に伴う間質性肺炎の中に急速進行性で予後不良な一群があることが認識されていたが，近年それらの症例ではCADM-140抗体と呼ばれる抗体が高率に陽性であることが分かってきた．本抗体陽性者は急性経過の間質性肺炎を合併する頻度が高く，極めて予後不良である．急速進行性肺病変に対しては，大量ステロイド，シクロスポリン，エンドキサンパルスなどを組み合わせた強力な免疫抑制治療が試みられているが，十分な効果は得られていない．

b　血管炎症候群と肺疾患

1）Wegener肉芽腫症

　概念，疫学：上，下気道，腎臓に壊死性肉芽腫性血管炎をきたす原因不明の疾患である．厚生労働省特定疾患の対象疾患であり，受給者数は700名前後，男女比はほぼ1：1である．

症状，診断：発熱，体重減少などの全身症状とともに，①上気道の症状：膿性鼻漏，鼻出血，鞍鼻，中耳炎，視力低下，咽喉頭潰瘍など，②肺症状：血痰，呼吸困難など，③急速進行性腎炎，④その他：紫斑，多発関節痛，多発神経炎などを呈する．診断は，症状，組織学的所見（巨細胞を伴う壊死性肉芽腫性炎，壊死性半月体形成腎炎，小・細動脈の壊死性肉芽腫性血管炎），PR3-ANCA の組み合わせにより行われる．

治療，予後：治療はステロイドとシクロホスファミドの併用が基本であり，寛解導入にはステロイド＋シクロホスファミド 8～12 週間，限局型では減量し，ST 合剤を追加，重症例ではステロイドパルス療法，血漿交換が行われる．維持療法はステロイド，シクロホスファミドいずれかによる治療を 12～24 か月行う．完全寛解率は 90% 以上だが，半数に再燃が起こる．治療が遅れると，呼吸不全，腎不全，感染症により死亡する危険性が高まる．

2) アレルギー性肉芽腫性血管炎（Churg-Strauss 症候群）

概念，疫学：1951 年に Churg と Strauss がアレルギー素因を有し，細小血管の肉芽腫性血管炎と血管外肉芽腫をみる疾患を結節性多発動脈炎より分離・独立させた疾患である．好発年齢は 40 歳代，男女比 1：2 で，重症喘息の 2～5% に本症の合併をみる．アレルギー疾患が先行することから I 型アレルギーの関与が示唆されている．

症状，診断：気管支喘息，アレルギー鼻炎が先行し，通常これらが数週間から数年持続した後血管炎を見る．肺病変は 30～40% に認め，一過性，移動性の陰影が多い．好酸球性肺炎に類似し，胸水は約 3% に認める．好酸球性細気管支炎の合併を認めることもある．その他多発性単神経炎，心外膜炎，心筋障害，腹痛，下血，腸管穿孔などの消化器病変，半月体形成性腎炎などを認める．診断は，①気管支喘息あるいはアレルギー鼻炎の存在，②好酸球増多 ③血管炎による症状の全ての存在による．組織診断（周囲組織に著明な好酸球浸潤を伴う細小血管の肉芽腫，またはフィブリノイド壊死性血管炎）を有するものをアレルギー性肉芽腫性血管炎，臨床所見のみの場合 Churg-Strauss 症候群と診断する．

治療，予後：ステロイド薬（PSL 20～80 mg/日）が主体であるが，心症状，中枢神経症状，消化管症状などの生命予後に影響する病態や重篤な単神経炎では免疫抑制薬（シクロホスファミド 1～2 mg/日）の併用が推奨されている．血漿交換の意義は確立されていない．近年重症神経病変に対して大量 γ グロブリン療法の有効性が示され，保険適応となっている．死因は呼吸不全，腎不全，心不全，消化管出血などで，従来予後は比較的良好と考えられてきたが，近年長期予後は比較的不良であることが分かってきている．

3 膠原病，血管炎の治療薬と合併症

関節リウマチの治療薬は薬剤性肺炎をき

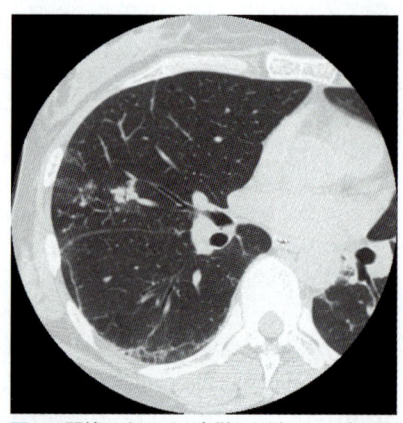

図3 関節リウマチに合併した肺 MAC 症の胸部 HRCT 所見．
気道に沿った粒状影と浸潤影を認める．

たすことがまれではなく，常に留意する必要がある．MTX，レフルノミド(アラバ®)などのDMARDは薬剤性肺炎の頻度が比較的高く，生物製剤においても一定の割合(0.4〜0.6%)で薬剤性肺炎の報告があり，死亡例も報告されている．これらの薬剤は一般に肺病変の治療薬としては用いられない．これらの治療薬投与中に肺病変の出現，増悪を見た場合，いったん薬剤を中止するとともに，感染症の十分な検索が必要である．少量ステロイド(5〜10 mg)であってもDMARDや生物学的製剤の併用によりニューモシスチス肺炎を発症することがあり，しばしば気管支肺胞洗浄を含めた精査が必要である．

また，生物学的製剤の使用にあたっては事前に活動性感染症を除外し，病歴，画像所見やクオンティフェロンテストにより肺結核の既往を確かめる．結核の既感染が疑われる症例ではイソニアジドの予防投薬を行う．非定型抗酸菌症は治療薬の効果が乏しいため，感染者には生物学的製剤の投与を行うべきではない．関節リウマチの気道病変と画像所見が類似する場合もあり，十分に検索する必要がある(図3)．

御法度!!

- 膠原病，血管炎の肺病変の治療において，十分な感染症の検索を行わずに免疫抑制治療を行うべきではない．
- 活動性感染症の存在下で生物学的製剤の投与を行ってはならない．
- 一部の膠原病では呼吸器症状の原因が肺高血圧症に起因する場合がある．その場合不必要な間質性肺炎の治療強化を行ってはいけない．

文献

1) 長井苑子：膠原病肺．呼吸器症候群(第2版)．別刷 日本臨床．日本臨床社．2008；388-392．
2) Fischer A, et al. Chest 2010；**138**：251-256
3) Aletaha D, et al. Arthritis Rheum 2010；**62**：2569-2581

京都大学医学部附属病院リハビリテーション部／呼吸器内科　**半田知宏**
京都健康管理研究会中央診療所／臨床研究センター　**長井苑子**

G　特殊な肺疾患

1 Goodpasture 症候群

> **Don't Forget!**
> - 肺胞出血と腎障害を合併する．
> - 呼吸器症状や画像での異常所見を認めないことがある．
> - 肺胞出血には喫煙が関与するともいわれている．
> - 抗好中球細胞質抗体（antineutrophill cytoplasmic antibody：ANCA）陽性例が存在する．

1　基本的な考え方

　Goodpasture が，1919 年に，インフルエンザ罹患後に腎障害と喀血を呈した剖検例を報告したことに由来する．腎臓の糸球体基底膜（GBM）とそれに共通の抗原性をもつ肺の基底膜に抗 GBM 抗体が沈着することにより腎臓と肺に障害が生じる．

2　定義と診断

　①肺胞出血を認めること，②急速進行性糸球体腎炎（RPGN）を認めること，③血清で抗 GBM 抗体が陽性であることの 3 つを満たしたものを Goodpasture 症候群（GPS）と定義する[1]．

3　疫　学

　日本では，欧米と比べると発生頻度は少なく[2]，発症年齢は，49.3 ± 14.3 歳（中央値 49 歳，範囲 23 〜 71 歳）で，比較的若年者にも発生することがある[3]．

4　症　状

　全身症状として，発熱，全身倦怠感，関節痛，筋肉痛などが出現する．呼吸器症状は，欧米で，70% 以上で血痰もしくは喀血を認め，50% 前後で呼吸困難を認めるとの報告もあるが，日本では，血痰，喀痰は 20% 前後，呼吸困難は 15% 程度と低く，肺出血の合併は，喫煙歴や血清抗 GBM 抗体の抗体価に関連しているとの報告もある[2]．

5　検　査

　胸部単純 X 線や CT から肺胞出血の有無を確認（図 1，2）する．また，腹部超音波では，腎臓が腫大もしくは正常大であるかどうか，血液検査では，炎症反応上昇，抗 GBM 抗体陽性，腎機能悪化の有無などを確認する．さらに，尿検査では，腎炎を示

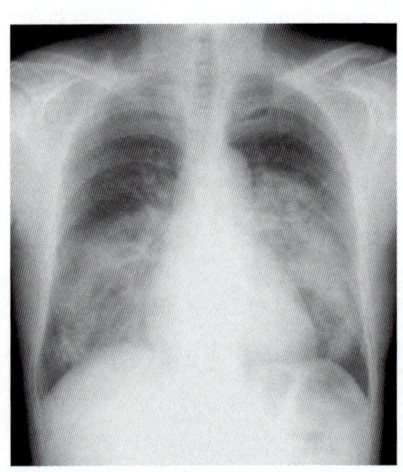

図 1　肺胞出血を起こした際の胸部単純 X 線写真
（厚生労働省．平成 22 年．重篤副作用疾患別対応マニュアルより改変引用）

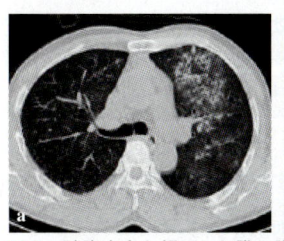

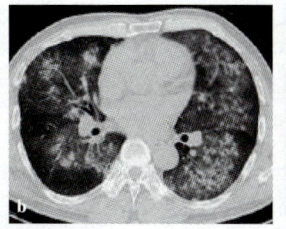

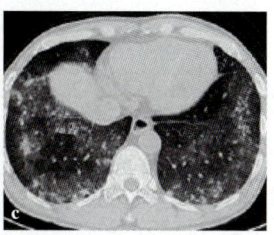

図2 肺胞出血を起こした際の胸部 CT 写真
(厚生労働省. 平成 22 年. 重篤副作用疾患別対応マニュアルより改変引用)

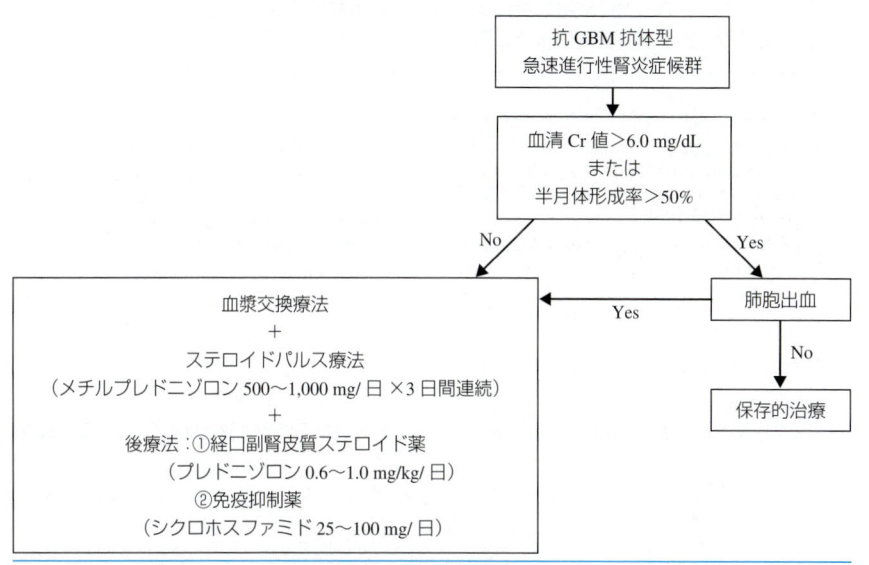

図3 抗 GBM 抗体型 RPGN の治療指針(文献 3 より改変引用)

唆する異常円柱の存在の有無を確認する．日本は欧米と比較し早期に病院を受診するケースが多いことから，画像での異常陰影確認が少ないともいわれ，腎不全の進行により肺水腫が出現すると，肺出血を事前に予測することはより難しくなるといわれている．また，GPS の中には ANCA 陽性を伴う場合があり，血中 ANCA の確認が必要である．

6 治療

抗 GBM 抗体型 RPGN からの肺胞出血を合併した場合の治療内容を示す(図3).

欧米では血漿交換療法により 80% 以上の生存率を示したとの報告もあるが[4]，日本では 55% 前後で，肺胞出血の有無にかかわらず，抗 GBM 抗体陽性例における血漿交換療法の有用性は示されていない．また，免疫抑制薬などによる腎障害の悪化や，ステロイドや免疫抑制薬の長期，高用量使用による重症感染症ついては十分な配慮が必要(死因の第 1 位は感染症)であり，これらの治療への反応が良好でない場合は，透析を施行すべきとの見解もある[2]．さらに ANCA 陽性例に関しては，ANCA 抗体価が低く，抗 GBM 抗体価が高い場合はステ

ロイドをはじめとした治療に反応しにくく，ANCA抗体価が高く，抗GBM抗体価が低い場合は治療に反応しやすいともいわれ[4]．機序は不明であるが，肺胞出血の有無にかかわらず，ANCA陽性例は呼吸不全に至りやすいとの報告もある[2]．

御法度!!

- 肺病変は発見されにくいことを念頭に入れ，慎重な対応をする．
- ステロイド，免疫抑制薬の使用には，その反応性，用量，期間に十分な注意を要する．
- 常に感染症の出現に厳重な警戒をしながら加療を行う．
- 免疫抑制薬などの薬剤に伴う腎障害には十分な注意を要する．

文献

1) Lerner RA, et al.：The role of anti-glomerular basement antibody in the pathogenesis of human glomerulonephritis. *J Exp Med* 1967；**126**：989-1004
2) Takao Nagashima, et al.：Anti-glomerular basement membrane antibody disease: a case report and a review of Japanese patients with and without alveolar hemorrhage *Clin Exp Nephrol*, 2002；**6**：49-57
3) 堺秀人，他．急速進行性腎炎症候群の診療指針．：日腎会誌；2002；**44**：55-82
4) Rosenblatt SG, et al. Treatment of Goodpasture's syndrome with plasmapheresis. a case report and review of the literature. *Am J Med* 1979；**66**：689-96
5) Jayne DRW, et al. Autoantibodies to GBM and neutrophil cytoplasm in rapidly progressive glomerulonephritis. *Kidney Int* 1990；**37**：965-70

東海大学医学部総合内科　**木村守次**，東海大学医学部内科学系腎内分泌代謝内科学　**深川雅史**

G 特殊な肺疾患

2 リンパ脈管筋腫症

Don't Forget!

- 主として妊娠可能年齢の女性に発症するまれな疾患で，びまん性肺嚢胞を呈する．
- 気胸・労作時呼吸困難・血痰・乳糜胸水などを認め，重症例は肺移植が適応となる．
- 孤発例(sporadic LAM)と結節性硬化症に合併するTSC-LAMの2つの臨床病型がある．

1 疾患概念

リンパ脈管筋腫症(lymphangioleiomyomatosis：LAM)は，平滑筋様のLAM細胞が肺，体軸リンパ節(肺門・縦隔，後腹膜腔，骨盤腔など)で増殖して病変を形成し，病変内にリンパ管新生を伴う疾患である．主として生殖可能年齢の女性に発症し，労作時呼吸困難，気胸，血痰などの呼吸器症状を契機に診断される場合が多く，わが国における有病率は1.2～2.3人/100万人と推定されている．進行すると閉塞性換気障害を呈し，重症例は肺移植が適応となる．病型として，孤発例(sporadic LAM)の他，結節性硬化症(TSC)の部分症として生じるTSC-LAMがある．TSCの責任遺伝子であり，癌抑制遺伝子として働く TSC1 あるいは TSC2 の異常が病因として示唆されている．

2 診 断

喫煙歴のない妊娠可能年齢の女性に，反復する気胸や進行性の労作時呼吸困難を認めた場合に本症を疑う．胸部CTで境界明瞭な数mm～1cm大の薄壁の類円形嚢胞を両側・びまん性に認める(図1)．縦隔リンパ節腫大，気胸，乳糜胸水を伴う場合もある．腹部には，後腹膜や骨盤腔のリンパ節に生じるリンパ脈管筋腫(lymphangioleiomyoma)や腎血管筋脂肪腫(renal angiomyolipoma)を合併する場合がある．表1に示すような，肺嚢胞を来す他疾患との鑑別のため，HRCTの撮影が推奨される．可能であれば病理学的診断(図2)を行うことが推奨される．一般的には胸腔鏡下肺生検が実施されるが，経気管支肺生検(TBLB)でも診断可能な場合がある．

3 治 療

本症の進行速度には相当の個人差があり，

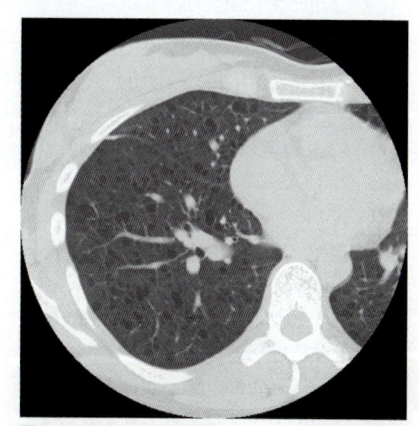

図1 LAMのCT所見
径5～10mm程度の薄壁嚢胞が多発している．周囲との境界は明瞭である．

表1 鑑別診断

ブラ・ブレブ
慢性閉塞性肺疾患（COPD）
Langerhans 細胞組織球症（LCH）
Sjögren 症候群に伴う肺病変
アミロイドーシス（囊胞性肺病変を呈する場合）
空洞形成性転移性肺腫瘍
Birt-Hogg-Dubé 症候群
リンパ球性間質性肺炎
Light-chain deposition disease

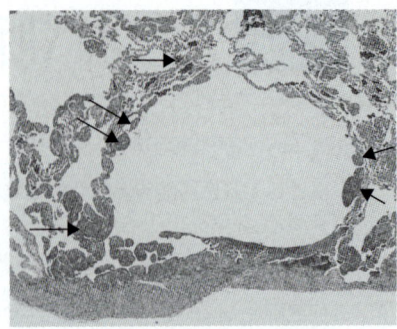

図2 LAM の病理組織像（HE 染色）
囊胞壁やその周囲に結節状に増殖する紡錘形の LAM 細胞（矢印）を認める

表2 ホルモン療法

1. GnRH 療法	
酢酸リュープロレリン	1.88 mg 皮下注，4 週ごと
酢酸ゴセレリン	1.8 mg 皮下注，4 週ごと
酢酸ブセレリン	1.8 mg 皮下注，4 週ごと
酢酸ブセレリン	1 回 300 μg 左右の鼻腔に各 1 回噴霧，1 日 3 回
2. プロゲステロン療法	
カプロン酸ヒドロキシプロゲステロン	125 mg 1.5〜2A 筋注，2 週ごと
酢酸メドロキシプロゲステロン	15 mg 分 3 毎食後

表3 気管支拡張療法

臭化チオトロピウム水和物	18 μg 1 カプセル吸入 / 日 または 2.5 μg（レスピマット®）2 吸入 / 日
キシナホ酸サルメテロール	50 μg 1 吸入 / 回，2 回 / 日
塩酸ツロブテロール	2 mg（テープ）貼付，1 枚 / 日
徐放性テオフィリン製剤	内服（用法，用量は血中濃度で調節）

個々の症例に応じた治療方針の決定が必要である．本症の発症と進行には女性ホルモンの関与が推測されるため，経時的に肺機能が悪化する症例では，性腺刺激ホルモン放出ホルモン（gonadotropin releasing hormone：GnRH）やプロゲステロン製剤などによるホルモン療法が行われる（表2）が，効果に関して一定の見解はない．閉塞性換気障害に対しては，$\beta 2$ 刺激薬や抗コリン薬などの気管支拡張薬を単独あるいは併用して投与する（表3）．尚，現時点で本症に対する保険適用の医薬品はない．

気胸は再発することが多い．繰り返す場合には外科的治療を行い胸膜癒着術や臓側胸膜被覆術などの積極的な再発防止策を講じる必要がある．呼吸不全に至った症例で

は酸素療法が必要となり，肺移植が適応となる．妊娠・出産は患者にとって重要な課題であるが，病状が悪化する可能性がある．必ずしも禁忌とはいえないものの，妊娠・出産の可否は，LAMの病勢へ及ぼす影響と，その時点でのLAMによる呼吸機能障害の程度，胎児に与える影響など総合的に考慮し慎重に考える必要がある．

4 補遺

mTOR阻害薬であるラパマイシンが，新しい治療法として期待されている．LAMはTSC遺伝子変異によりmTORが活性化されているため，ラパマイシンによりmTORを抑制することでLAM細胞の増殖を抑制しようとするものである．国際的共同研究phase III MILES Treatment Trialが現在米国，カナダ，日本で進行中であり，結果が待たれている．

本症は，厚生労働省の特定疾患治療研究事業対象疾患であり，医療費助成制度がある．「診断基準」[1]および「治療と管理のてびき」[2]が，厚生労働省難治性疾患克服研究事業呼吸不全に関する調査研究班により提唱されており，参照して頂きたい．

文献
1) 林田美江ら　日呼吸会誌 2008；**46**：425-427.
2) 林田美江ら　日呼吸会誌 2008；**46**：428-431.

順天堂大学医学部呼吸器内科　**佐藤輝彦**

G 特殊な肺疾患

3 肺ランゲルハンス細胞組織球症

Don't Forget!

- □ 30〜50歳代の喫煙者で胸部X線で上中肺野優位の粒状網状陰影ある場合，本症を鑑別する．
- □ ランゲルハンス細胞を含む小結節が細気管支中心にみられ，囊胞が形成される．進行すると，過膨張と線維化を呈する．
- □ 自然気胸での発症が古典的．他臓器病変としての尿崩症や皮疹を合併することがある．
- □ 禁煙が重要とされる．

1 基本的な考え方

ランゲルハンス細胞組織球症（LCH）とは，ランゲルハンス細胞の臓器内で増殖・浸潤を特徴とする疾患で，従来ヒスチオサイトーシスXと呼ばれ，Letterer Siwe病，Hand-Schüller-Christian病，好酸球性肉芽腫症の3つに分類されていた．肺ランゲルハンス細胞組織球症（肺LCH）は好酸球性肉芽腫症に相当する．

a 疫　学

30〜50歳代の喫煙者に多く生じ，従来男性に多いとされていたが，近年の報告では男女差はないとされる．肺LCHは成人がほとんどで，全身性のLCHは小児が多い．

b ランゲルハンス細胞

本細胞はCD 34陽性単核球由来の非常に強力な抗原提示細胞で，正常肺では，気管気管支上皮にあり，喫煙により集積する．同定には電顕でのBirbeck顆粒の存在，あるいは免疫染色でのS 100蛋白陽性，CD 1aの表面抗原の発現を確認する．

c 病理所見

肉眼的には囊胞と小結節がみられ，進行例では，過膨張と蜂巣肺を伴う線維化がみられる．組織学的には，早期では，ランゲルハンス細胞，好酸球，形質細胞などからなる結節が細気管支中心性にみられる．囊胞は，気管支周囲の病変により，気管支壁の細胞と結合織が破壊され，内腔の拡張が進行して生じる．

d 徴　候

乾性咳，労作時息切れのほか，体重減少，発熱，盗汗，食思不振等を呈することがある．ただし診断時は1/3が無症状で，胸部異常影で受診することも多い．自然気胸での発症が古くから知られ，経過中の胸膜痛や再発性気胸もみられる．他臓器への進展による症状として，尿崩症による多尿・口渇，皮疹，骨の痛み，リンパ節腫脹，甲状腺腫脹などがみられることがある．

2 診　断

a 胸部X線

早期では　微小結節影と網状結節状の間質影が主体で肺底部には病変が及ばないのが典型的である．進行すると小結節影が減り囊胞性変化が目立つようになる．蜂巣肺もしばしばみられる．肺容積は正常かやや増加傾向で，胸膜病変・胸水がみられることはまれである．

b 胸部CT（図1）

早期には小結節影，進行すると囊胞性変

化がみられ，さらに進むと囊胞性変化，線維化，蜂巣肺がみられる．肺底部は保たれる．HRCT では薄い壁の肺囊胞がよくみられ，不規則な形が特徴的とされる．

囊胞性病変と結節影，肺底部が保たれること，この3点は本症に特徴的で，画像的に確認できれば本症と推定できる．すりガラス影は少なからずみられるが，通常，目立たない．CT は肺生検の部位を決める上でも有用である．

c 呼吸機能検査

閉塞性，拘束性，あるいは混合性などの様々な所見がありうる．D_{LCO} の低下は 2/3 の患者でみられる．

d 肺生検・気管支鏡

本症診断の gold standard は外科的肺生検である．本症の病変の肺内分布は不均一であり，経気管支肺生検(TBLB)の診断率は下がる．TBLB 標本や気管支肺胞洗浄液(BALF)の細胞の CD1a の免疫染色なども試みられる．BAL では喫煙者と同様に細胞数は増える．CD4/8 比の減少や，好酸球の増加などもみられるが非特異的である．気管支鏡・BAL は，他の疾患の除外に有用とされる．

本症は喫煙者で肺の粒状網状影がみられる場合，特に上中肺野優位の分布で肺底部が正常に保たれる場合鑑別にあげるべき疾患である．これに加えて自然気胸，囊胞性病変，閉塞性呼吸障害，尿崩症や皮疹などがある場合には本症が疑われる．

鑑別診断としては，サルコイドーシス，珪肺症，過敏性肺炎，血管炎，リンパ脈管筋腫症(LAM)があげられる．

3 治療

稀少疾患であり，現在までのところ，前向き研究で有効性を証明された治療はない．

禁煙は，これまでの研究で重要とされている．禁煙でも進行する場合，ステロイド剤の使用が考慮される．ステロイド剤を用いても進行する例，あるいは全身性の徴候が前面に出る例では，メソトレキセート，シクロホスファミド，ビンブラスチンなどの薬剤が使用されることもある．重症呼吸不全の急速進行例，あるいは，禁煙や免疫抑制剤を試みても重症な場合に肺移植も考慮される．ただし移植肺での再発の報告もある．

4 予後

無症候の患者は予後が最もよい．治療せずに自然寛解した例の報告もあり，改善または安定した経過のことが多いが，呼吸不全が進行する場合もある．最近の報告では，成人例でも従来考えられていたより予後は悪いとされる．禁煙や免疫抑制療法が疾患の経過に与える効果は不明である．

予後に関係する因子としては，年齢，他臓器の障害，全身症状の遷延，囊胞の拡大，D_{LCO} の開大，1秒量の低下，ステロイド治療，残気量/全肺気量(RV/TLC)の上昇などがあげられている．

成人および小児の LCH にはリンパ腫，多発性骨髄腫，骨髄異形成症候群，肺癌などや種々の悪性疾患が合併しうるので，経過観察と患者指導では，これらの疾患の関連を考慮する必要がある．

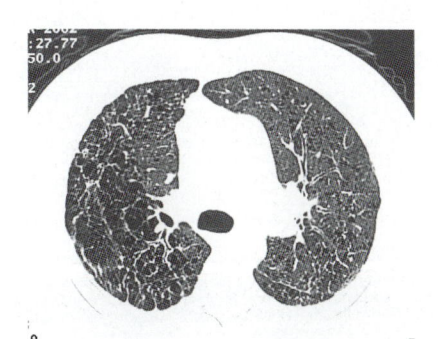

図1 肺ランゲルハンス細胞組織球症の胸部 CT 所見．

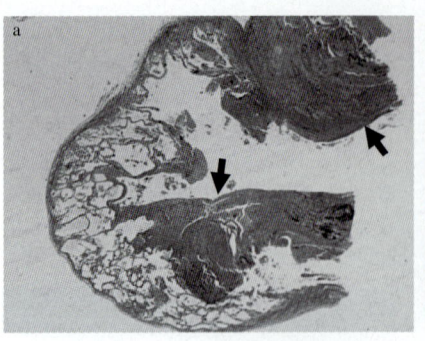

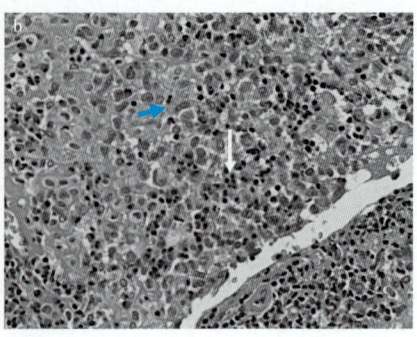

図2 肺ランゲルハンス細胞組織球症の肺生検組織所見
(a)EM 染色,肉芽腫(黒矢印)の形成を示す.
(b)HE 染色,組織球(切れ込みのある大きい核,淡く染まる細胞質,青矢印)および好酸球(濃く染まる細胞質,白矢印)を示す.

御法度!!

- 外科的肺生検の部位は CT でよく検討すること.
- 予後は以前考えられていたほど良くない.呼吸不全の進行にも注意.
- 悪性疾患の合併に留意する.

文献
1) Tazi A. *Eur Respir J.* 2006;**27**:1272-85.
2) Sundar KM, *et al. Chest.* 2003;**123**:1673-83.
3) Vassallo R, *et al. N Engl J Med.* 2000;**342**:1969-78.

新潟大学医歯学総合病院生命科学医療センター　田澤立之

G 特殊な肺疾患

4 IgG4関連疾患

Don't Forget!

- □ 専門分野に偏らない病歴聴取を心がける．
- □ 臨床・血液・病理の三所見を満たすことが診断に重要である
- □ 悪性疾患を必ず除外する．

1 基本的な考え方

IgG4関連疾患とは，血清IgG4の上昇と病変部組織へのIgG4陽性形質細胞浸潤を特徴とする新たな疾患概念である．全身に多彩な結節性・肥厚性病変をきたすが，IgG4の病因・病態における意義や，全体の臨床像はまだ十分に解明されていない．本疾患に包括される代表的な疾患にはMikulicz病や，自己免疫性膵炎がある．

2 疾患概念

- IgG4関連疾患は，高IgG4血症および臓器にリンパ球・IgG4陽性形質細胞の著明な浸潤と線維化をきたす原因不明の疾患である．
- 同時性あるいは異時性に，単一または複数の臓器に結節性・肥厚性病変をきたす．
- 主な罹患臓器は，涙腺・唾液腺，甲状腺，肺，膵臓，胆管，肝臓，消化器，腎臓，前立腺，後腹膜，動脈，リンパ節，中枢神経系である(図1)．
- ステロイド治療が有効である．
- 呼吸器領域では，肺炎症性偽腫瘍，間質性肺炎，気管支狭窄，縦隔線維症，胸水貯留，肺門リンパ節腫大などが報告されている．

3 診　断

a 臨床症状

- 本疾患は中高年の男性に好発し，男女比は約3：1である．
- 一般的な症状は，涙腺・顎下腺病変に伴うドライアイ・ドライマウス，肝・胆・膵病変に伴う閉塞性黄疸，後腹膜病変による水腎症などであり，各臓器の結節性・肥厚性病変に伴う症状が主訴となる．
- 呼吸器症状では，鼻閉や鼻汁，咳，喘鳴などのアレルギー性鼻・副鼻腔炎症状や気管支喘息症状を認めることが多い．
- 諸臓器の症状は，同時に発症する場合と，多彩な既往歴として認める場合がある．本疾患を疑うきっかけとして，専門的分野に偏らない病歴聴取が大切である．

b 検査所見

頻度の高い血液検査値の異常は以下である．

- 血清総蛋白（TP），γグロブリン（ポリクローナル）の上昇
- 好酸球数の増加
- 血清IgG（1,800 mg/dL以上），IgG4（135 mg/dL以上）の上昇
- 非特異的IgEの上昇
  時に各種自己抗体（リウマチ因子，抗核抗体など）が陽性になるが，抗SS-A/B抗体は陰性である．補体の低下，免疫複合体陽性，可溶性IL-2Rの上昇なども認め

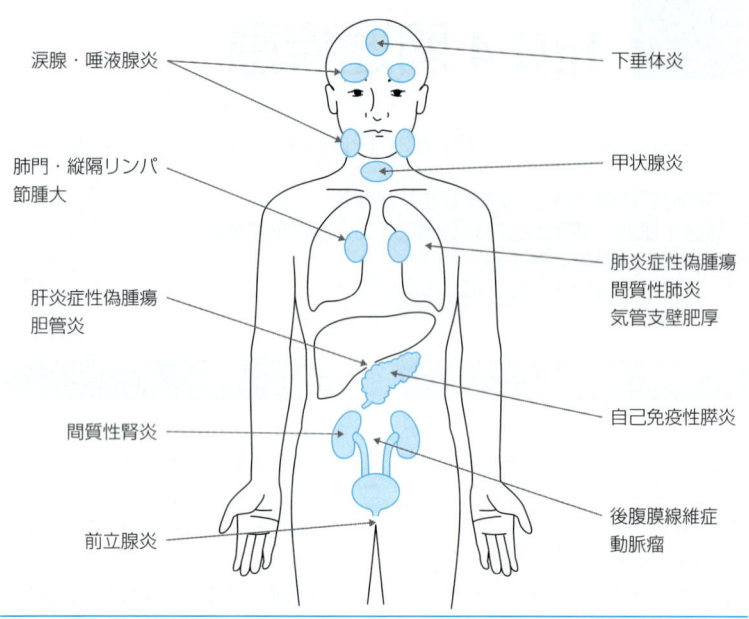

図1 主なIgG4関連疾患
(松井祥子 IgG4関連疾患の肺病変 日本胸部臨床 2008；**67**：378-386 に既出のものを改変)

（図中ラベル：涙腺・唾液腺炎、下垂体炎、肺門・縦隔リンパ節腫大、甲状腺炎、肝炎症性偽腫瘍 胆管炎、肺炎症性偽腫瘍 間質性肺炎 気管支壁肥厚、間質性腎炎、自己免疫性膵炎、前立腺炎、後腹膜線維症 動脈瘤）

る．

c 画像所見

病変部位が全身に及ぶため，頭頸部や胸腹部の造影CTによる全身検索が望ましい．GaシンチグラフィやFDG-PETによるスクリーニングも有用である．胸部X線・CT所見では，多彩な陰影を呈し，特徴的な所見に乏しい(**表1，図2**)．縦隔リンパ腫大は頻度の高い所見である．

d 病理組織所見(図3)

特徴的な所見は以下である．
・リンパ球・形質細胞の著明な浸潤
・形質細胞のIgG4/IgG陽性細胞比＞40%，あるいはIgG4陽性細胞数＞10個/HPF
  他の重要所見として，striform fibrosis(花むしろ様線維化)あるいはswirling fibrosis(渦巻様線維化)と呼ばれる線維化や閉塞性静脈炎，好酸球浸潤がある．

e 確定診断

自己免疫性膵炎やMikulicz病は，各学会でコンセンサスを得た診断基準があり，IgG4関連疾患全体の診断基準は，厚生労働省研究班において策定中である．

いずれの臓器病変も，確定診断には①リンパ球・IgG4陽性形質細胞の浸潤，②血清IgG4の上昇(135 mg/dL以上)，の両項目が必須である．

IgG4陽性所見は，本疾患の特異的現象ではないため，どちらか一方の所見だけで"IgG4関連疾患"と診断してはならない．一方だけの場合は"疑い"として扱い，鑑別疾患を念頭に置いて経過観察を行う．また多臓器に病変を認める場合は，その全てを安直にIgG4関連病変とせずに，各々を丁寧に検討し，悪性疾患を必ず否定することが肝要である．呼吸器病変では，**表2**に掲げる疾患を除外してから診断を確定する．

第 10 章　各疾患のみかたと対応

表1　主な胸部 CT 所見

結節性陰影
気管支血管束の肥厚
気管支血管束周囲の浸潤影
びまん性粒状影
すりガラス様陰影
小葉間隔壁の肥厚
胸膜肥厚・胸水
肺門・縦隔リンパ節腫大

表2　鑑別すべき呼吸器疾患

肺癌
サルコイドーシス
多中心性 Castleman 病
Wegener 肉芽腫症
悪性リンパ腫
膠原病肺
肺感染症

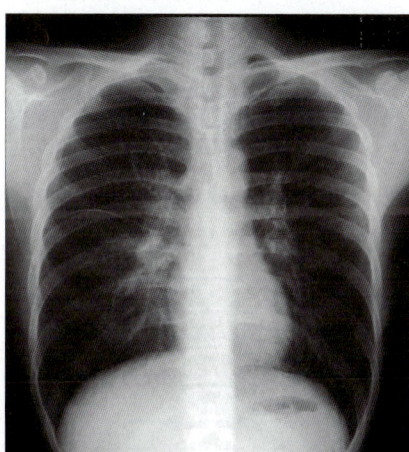

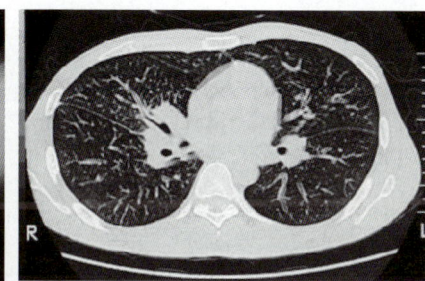

図2　IgG 4 関連疾患の胸部 X 線・CT 写真
右肺門部中心の浸潤影と、両側の気管支壁肥厚・粒状影を認める。
(松井祥子，杉山英二，多喜博文，他　ミクリッツ病と自己免疫性膵炎を合併し，IgG 4 形質細胞浸潤を伴った細気管支炎の 1 例　日呼吸会誌 47：139-144, 2009 に既出）

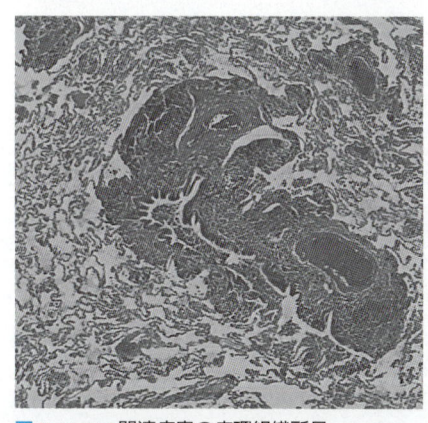

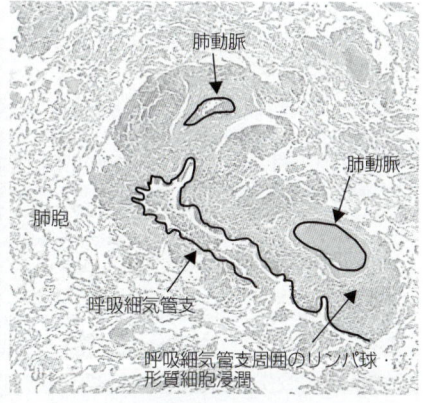

G 特殊な肺疾患

図3　IgG 4 関連疾患の病理組織所見
(図2と同様，松井祥子，杉山英二，多喜博文，他　ミクリッツ病と自己免疫性膵炎を合併し，IgG 4 形質細胞浸潤を伴った細気管支炎の 1 例　日呼吸会誌 47：139-144, 2009 に既出した部位を改変)

4 治療

治療の第一選択薬はステロイドである．しかし投与量や投与方法に関しては，まだ一定の見解が得られておらず，各症例の症状・臓器障害の程度に応じて治療が選択されている．

各疾患にて推奨されているステロイド治療法を以下に示す．

a 自己免疫性膵炎

プレドニゾロン 30～40 mg/日（0.6 mg/kg/日）を経口投与し，2～4週間後，臨床所見の改善をみながら 2～3か月をめどに 5～10 mg の維持量へ漸減し，3年間を目安とした維持療法を行う．

b Mikulicz病

プレドニゾロン 0.6 mg/kg/日から開始し 2週間毎に 10% の漸減を行う．10 mg/日以後は，1 mg/月の減量にとどめ，症状や臨床データの推移をもとに維持量を決定する．

なお下垂体や後腹膜・動脈病変など組織診断が困難な場合を除いては，ステロイド効果を期待しての安易な診断的治療は慎むべきである．時に悪性病変の周囲にも IgG4陽性細胞浸潤を認め，一時的にステロイドに反応することがある．

5 予後

良性疾患であるが，再燃例や自然寛解例があり，長期予後は今後の検討課題である．

御法度!!

- 血液所見，あるいは病理所見だけで IgG4関連疾患を診断してはならない．
- 諸臓器の所見すべてを安易に IgG4関連病変としてはならない．
- 診断的治療としてのステロイドトライアルをしてはならない．

富山大学保健管理センター　**松井祥子**

G 特殊な肺疾患

5 アミロイドーシス

> **Don't Forget!**
> - 呼吸器系のみに限局して発生するものを原発性肺アミロイドーシスという．
> - 原発性肺アミロイドーシスは，気管・気管支型・結節性肺実質型・びまん性肺胞中隔型に分類される．
> - アミロイドは，Congo Red 染色で橙赤色に染まる．

1 基本的な考え方

アミロイドーシスは，全身性，限局性に分類される．このうち呼吸器系のみに限局して発生するものを原発性肺アミロイドーシスという．全身性アミロイドーシスは，さらに原発性，多発性骨髄腫に伴うもの，反応性などに分類される．原発性肺アミロイドーシスは，気管・気管支型・結節性肺実質型・びまん性肺胞中隔型に分類される．その診断は，経気管支肺生検や胸腔鏡下肺生検により，アミロイド蛋白を同定することでなされるが，気管支鏡下の生検による大量出血の報告もあり，注意を要する．

2 疾患概念

アミロイド蛋白と呼ばれる線維構造を呈する蛋白質が臓器の細胞外に沈着する原因不明の疾患である．アミロイド蛋白には，免疫グロブリンの軽鎖（λ鎖・κ鎖）に由来するアミロイドL（AL）や，急性期反応物質の一種に由来するアミロイドA（AA）など，約20種類が存在する．

全身の諸臓器にアミロイドの沈着を認める全身性アミロイドーシスと，特定の臓器にのみ沈着を認める限局性アミロイドーシスに分類される．

全身性のAL型アミロイドーシスは，多発性骨髄腫に伴うものと，多発性骨髄腫の合併のない原発性アミロイドーシスに分類される．

AAによるアミロイドーシスは反応性アミロイドーシスと呼ばれ，膠原病（慢性関節リウマチ・Sjögren 症候群），Crohn 病，胃癌などの悪性腫瘍などに続発する．

3 原発性肺アミロイドーシス

アミロイドーシスの沈着部位により，以下のように分類される．

a 気管・気管支型

気管・気管支粘膜に，多発性にアミロイドが沈着する病型．通常，限局性．

症 状：咳・喘鳴・血痰・喀血・労作時呼吸困難・繰り返す肺炎など．気管支鏡検査時に偶然発見される例も多い．

画 像：気管・気管支壁の肥厚．気管支壁の石灰化．リンパ節の石灰化など．

気管支鏡：多発する黄色斑状の粘膜下病変が，気管・気管支内腔に分布する例が多いが，腫瘍を思わせる単発の隆起性病変の報告もある．

診 断：気管支鏡下の生検によることが多いが，生検による大量の出血が致命的な結果を招いた報告もあり，注意を要する．

b 結節性肺実質型

肺実質に，単発あるいは多発の結節を形成する病型．単発例では，限局性として発症することが多いが，多発例では全身性に伴う場合もある．比較的予後良好である．

症 状：ほとんどが無症状で，胸部 X 線異

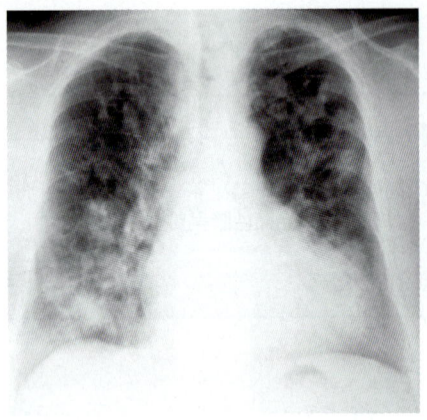

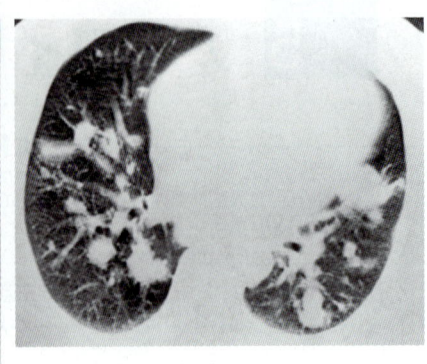

図1 胸部画像所見（結節性アミロイドーシス）
多発性で不整形な結節影を認める

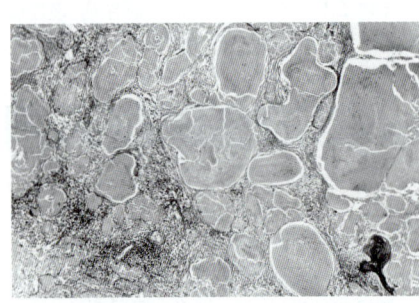

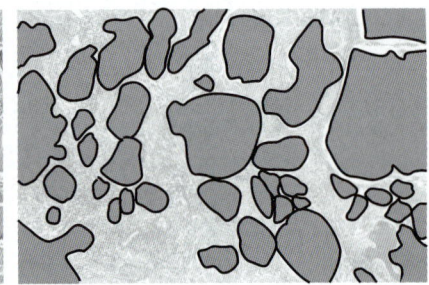

図2 病理所見
開胸肺生検にて舌区より採取した組織（88倍で検鏡）．均一無構造な大小様々なアミロイド蛋白の沈着（灰色で示す）が認められる．

常で発見される例が多い．
画　像：大小様々な結節影が多い（図1）．通常境界明瞭で，時に石灰化や空洞形成を来す．増殖速度は一般に緩徐である．
診　断：肺癌・肺結核・肺真菌症などとの鑑別が困難な場合がある．気管支鏡下の生検も行われるが，CTガイド下肺生検や胸腔鏡下肺生検を必要とすることも多い．

c　びまん性肺胞中隔型
肺胞隔壁や肺血管壁に，広範にアミロイドが沈着する病型．ほとんどが全身性の部分病型．
症　状：呼吸困難・呼吸不全の頻度が高い．喀血をきたす例もある．
画　像：多発粒状影，網状影，びまん性の小葉間隔壁の肥厚，肺門リンパ節の腫大などを認める．粒状影や肺門リンパ節に石灰化を認めることがある．
診　断：全身性アミロイドーシスの部分病型であることが多いため，直腸生検や皮膚生検で診断されることが多い．

4　病　理（図2）

アミロイドは，ヘマトキシリン染色で一様に染まる．無構造なエオジン好性の物質である．Congo Red染色で橙赤色に染まり，偏光顕微鏡で緑色の複屈折を呈する．過マンガン酸カリウム処理にてCongo Red染色が陰性化すればAA型，抵抗性であればnonAA型（主にAL型）である．

5 治療

原発性:多発性骨髄腫に準じて,メルファラン・プレドニンの併用療法などが行われる.最近では,自己末梢血幹細胞移植併用メルファラン大量療法も行われている.
反応性:原疾患の治療が優先される.
限局性:予後は一般的には良好であり,診断がつけば通常,治療は不要.

喀血・繰り返す肺炎・気道閉塞症状を繰り返すものは,外科的手術の適応となるが,中枢気道を閉塞する場合は,レーザー治療が推奨されるようになってきている.

埼玉医科大学呼吸器内科　**前野敏孝**

G 特殊な肺疾患

6 肺胞蛋白症

Don't Forget!

- 肺胞蛋白症は肺の末梢気腔内にサーファクタント由来物質が異常に貯留する疾患群であり，気管支肺胞洗浄液は特徴的な白濁した乳白色を示す．
- 全体の約 90% の患者ではサイトカイン GM-CSF に対する中和自己抗体（抗 GM-CSF 抗体）の存在が認められ，自己免疫性肺胞蛋白症と分類される．
- 標準的治療は肺洗浄であるが，試験的治療として GM-CSF 吸入療法が行われており有効性が示されている．

1 疾患概念

肺胞蛋白症（pulmonary alveolar proteinosis；PAP）は，末梢気腔内（肺胞腔内，終末細気管支内）に Periodic Acid-Shiff（PAS）染色陽性のサーファクタント由来物質が異常に貯留する疾患群であり，以下に示すように自己免疫性，遺伝性，続発性などに分類される．

顆粒球マクロファージコロニー刺激因子（GM-CSF）は肺胞マクロファージの終末分化および活性化に重要なサイトカインである．

自己免疫性肺胞蛋白症（autoimmune PAP）および遺伝性肺胞蛋白症（hereditary PAP）では，GM-CSF に対する自己抗体あるいは GM-CSF レセプターの遺伝子変異が各々原因として同定されている．これらの患者では，GM-CSF のシグナル伝達に異常をきたしており，肺サーファクタントの恒常性維持における GM-CSF の重要性を示唆している．他の PAP における原因病態は未だ明らかになっていない．

2 分類

a 自己免疫性 PAP

GM-CSF に対する中和自己抗体（抗 GM-CSF 抗体）が検出される．

以前は原発性 PAP あるいは特発性 PAP と呼ばれていたものが含まれ，全体の 90% を占める．日本での罹患率は 6.2 人/100 万人と推定されている．

50 歳代での診断が多く，男女比は 2：1 である．

b 遺伝性 PAP

GM-CSF レセプターの α 鎖および β 鎖の遺伝子（各々 *CSF2RA*, *CSF2RB*）の劣性遺伝子変異による．多くは小児時に症状を呈するが，無症状例や 30 歳代での症状出現例も報告されている．

c 続発性（二次性）PAP

下記に述べるような基礎疾患のある患者に生じる．

3 診断

a 自己免疫性 PAP

症状は労作時呼吸困難，咳，痰で，発熱はまれであり，約 30% は無症状である．画像所見に比べて症状や理学所見が比較的軽い．中等症以上では低酸素血症および肺機能検査で %D_{LCO} の低下を認め，%VC は進行例で低下する．

血清 KL-6，CEA，SP-A，SP-D，LDH の高値を認め，特に KL-6 と CEA は A-aDO$_2$ と相関する．血清中の抗 GM-CSF 抗体が陽性である．

第 10 章　各疾患のみかたと対応

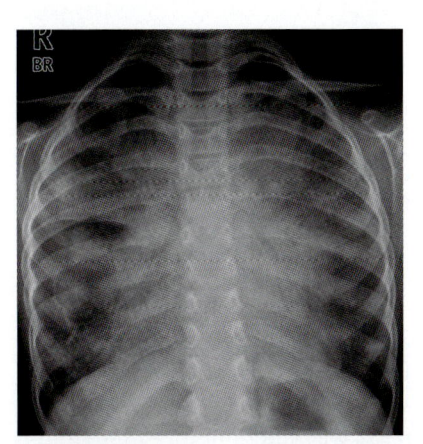

図1　胸部単純 X 線

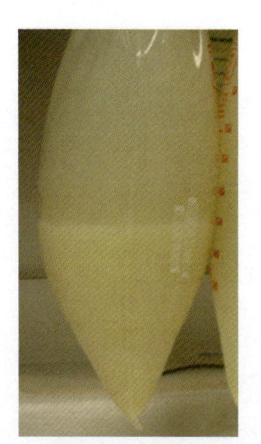

図4　気管支肺胞洗浄液（BALF）

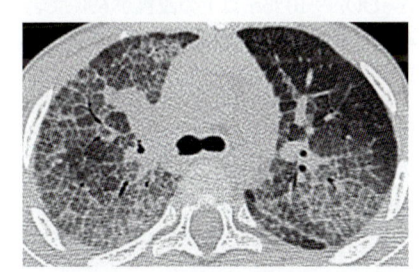

図2　胸部 CT（全肺洗浄治療前）

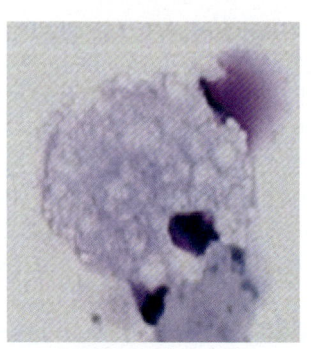

図5　泡沫マクロファージ（foamy macrophage）

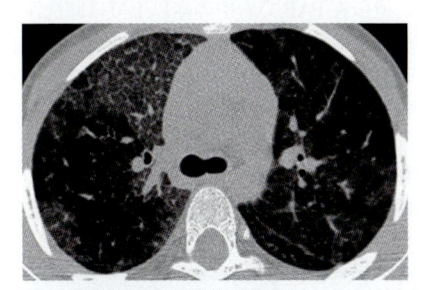

図3　胸部 CT（全肺洗浄治療後）

G 特殊な肺疾患

　胸部 X 線写真では，中下肺野，中枢部を中心に陰影を認める（図1）.
　胸部 CT では，メロンの皮様所見あるいは"crazy-paving appearance"と呼ばれる小葉間隔壁の肥厚と，すりガラス状陰影（ground glass opacity：GGO）が境界明瞭に地図状に分布した"geographic pattern"が特徴的である（図2，3）.
　気管支肺胞洗浄液（brohchoalveolar lavage fluid：BALF）では，外観が乳白色の"米のとぎ汁様"に白濁しているのが特徴的である（図4）. PAS 陽性の無構造物質が沈着し，泡沫マクロファージ（foamy macrophage）がみられる（図5）.
　病理組織像では肺胞腔内に好酸性 PAS 染色陽性のサーファクタント様物質が充満している．肺胞壁はしばしば肥厚するが，肺構造は正常に保たれているのが特徴である（図6）. 電子顕微鏡所見では lamellar

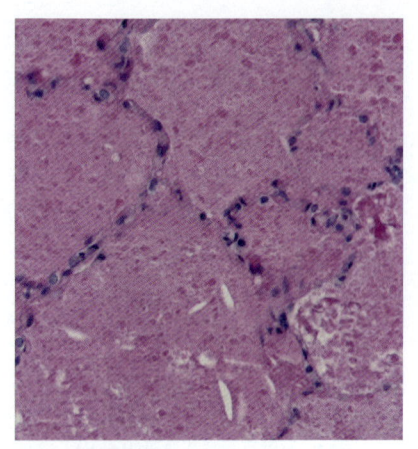

図6 病理組織像

bodyを認める．一般に予後は良好である．

b 遺伝性PAP

症状，BALF像，病理組織および画像所見は自己免疫性PAPと類似している．好発年齢は10歳以下の小児期だが，無症状や30歳代での発症の報告もある．血清抗GM-CSF抗体は陰性で，専門機関での特異的遺伝子検査(*CSF2RA*，*CSF2RB*など)による診断が必要である．

c 続発性PAP

基礎疾患のある患者に生じ，好発年齢は40～50歳代で男女比は1.5:1，症状は原疾患により多様である．

基礎疾患として血液疾患〔骨髄異形成症候群(myelodysplastic syndromes：MDS)，白血病など〕，悪性疾患，粉塵吸入，自己免疫疾患，呼吸器感染症などを認める．画像所見としてCTでびまん性に拡がるGGOや小葉間隔壁の肥厚を認める．予後は原疾患によるが，一般に不良である．

4 治療

自己免疫性PAPおける治療は，無症状症例では経過観察で良く，軽症例では酸素吸入などの対症療法と経過観察を行う．一部に自然軽快例がある．中等症以上では以下のような積極的な治療が必要となる．

a 標準治療
肺洗浄療法

全肺洗浄：全身麻酔下に片肺換気し，片肺ずつ大量(20～50L)の生理食塩水で洗浄する．治療前後のCT所見を示す(図2，3)．

区域洗浄：気管支ファイバースコープを用いて区域毎の洗浄操作を繰り返す．

b 試験的治療

GM-CSF吸入療法：本邦での試みでA-aDO$_2$の10 torr以上の改善が69%で認められたという有効性が報告されており，治療の可能な専門機関への紹介を考慮する．

血漿交換療法やリツキシマブといった自己抗体に対する治療の報告もあるが，現在のところ研究段階である．重症例で肺移植の報告があるが再発の可能性がある．ステロイドや免疫抑制薬の治療のエビデンスはない．

遺伝性PAPでも中等症以上では肺洗浄療法を行う．試験的治療として骨髄移植や遺伝子治療が考えられているが，成功例の報告はいまだない．

続発性PAPでは原疾患の治療が優先されるが，症状に応じて肺洗浄療法を行う．血液疾患に伴う続発性PAPで骨髄移植を行ってPAPも改善したという報告がある．

5 合併症

感染(肺アスペルギルス症，非結核性抗酸菌症，肺結核，肺炎など)を生じることがあり，注意する．治療抵抗進行症例では肺線維症を生じる場合がある．

御法度!!

- 続発性感染など種々の副作用の危険を増大させるので,盲目的にステロイドの全身投与を行わない.

文献

1) Trapnell BC, et al.: *N Eng J Med.* 2003; **349**: 2527-2539.
2) Inoue Y, et al.: *Am J Respir Crit Care Med.* 2008; **177**: 752-762.
3) Ishii H, et al.: *Chest* 2009; **136**: 1348-1355.
4) Tazawa R, et al.: *Am J Respir Crit Care Med.* 2010; **181**: 1345-1354.
5) Suzuki T, et al.: *Am J Respir Crit Care Med.* 2010; **182**: 1292-1304.

Division of Pulmonary Biology, Cincinnati Children's Hospital Medical Center　**鈴木拓児**

G　特殊な肺疾患

7　Relapsing polychondritis

Don't Forget!

- 気道病変は最大の予後規定因子であり，その評価とコントロールが重要である．
- 進行すると重度の障害を残すため，特徴的な臨床所見に基づいた早期診断が重要である．

1　基本的な考え方

　Relapsing polychondritis（RP：再発性多発軟骨炎）は全身の軟骨やムコ多糖類を多量に含む組織を侵し，耳，鼻，眼，関節，気管，心血管系などに多彩な症状を呈する．特に気道病変は予後規定因子として最も重要である．まれな疾患であり，早期診断が難しいとされるが，進行性に経過し，機能障害を残しうるため，早期診断が重要である．原因病態は不明だが，軟骨成分のⅡ型コラーゲンに対する自己抗体（抗Ⅱ型コラーゲン抗体）が約30〜70％で検出されることや，約30％で血管炎，関節リウマチ，全身性エリテマトーデス，Behçet病（MAGIC症候群：mouth and genital ulcers with inflamed cartilage syndrome）などの自己免疫疾患や骨髄異形成症候群を合併すること，ステロイドや免疫抑制薬が奏効することから自己免疫機序の関与が想定されている．

2　RPにおける気道病変

　RPの気道病変はびまん性で，咽・喉頭などの上気道，超声門部，気管，主気管支，区域支を侵す．肺胞病変はなく，末梢気道病変はまれである．病態は，①初期は炎症による気道粘膜の腫脹に伴う気道狭窄，②その後は線維化による瘢痕性気道狭窄，③気道軟骨の破壊による気道虚脱，が不可逆性に進行すると考えられている．炎症・瘢痕部位で線毛円柱上皮が減少し，また気道虚脱により咳嗽が不十分になるため気道クリアランスが低下し，気道感染を反復する．RP全経過中の気道病変の頻度は約50％，RPの死亡例のうち気道病変による死亡は10〜59％で，気道狭窄や虚脱による呼吸不全と気道感染による．

3　RPの症状と診断

　早期診断が困難であり，発症から診断までの期間が2.9年という報告もある．CRP上昇や赤沈亢進といった炎症所見を認めるが，RPに特異的な検査所見はなく，臨床症状と組織学的所見により診断される（表1）．McAdamらは耳，関節，鼻，眼，気道，内耳のうち3か所の臨床症状と組織学的所見による診断基準を提唱した．Damianiらはこれにステロイドやダプソンに対する反応性を加えた．

　RPに特徴的な症状は軟骨部に一致した炎症所見である．発症早期から全経過で最も高頻度にみられる症状は耳介の腫脹・疼痛・発赤・変形である（約90％）．加えて鼻閉・鼻出血・鞍鼻などの鼻根部軟骨炎，大小関節での非びらん性関節炎（通常リウマトイド因子は陰性），結膜炎・強膜炎・ぶどう膜炎などの眼症状などがある．まれではあるが，心血管系病変として大動脈弁，僧帽弁閉鎖不全などの弁膜症や動脈瘤などがある．

表1 Relapsing polychondritis（再発性多発軟骨炎）の診断基準

(1) McAdam らの診断基準（1976 年）

【A】1 両側耳介軟骨炎
2 非びらん性血清陰性多関節炎
3 鼻軟骨炎（鞍鼻）
4 眼炎症（結膜炎，角膜炎，上強膜炎，ぶどう膜炎等）
5 気道軟骨炎（喉頭，気管）
6 前庭蝸牛機能障害（感音性難聴，耳鳴，めまい）
【B】 生検病理組織学的所見

【A】の 6 項目中 3 項目以上と【B】病理組織学的所見を満たせば診断確定．

(2) Damiani らの診断基準（1979 年）

1 McAdam らの 6 項目中 3 項目以上
2 McAdam らの 6 項目中 1 項目以上および病理組織学的所見
3 解剖学的に異なる 2 つ以上の離れた領域の症状が，ステロイドまたはダプソンに良好な反応を示す場合

これらのいずれかを満たせば診断確定．

4　RPによる気道病変の評価

　気道病変の正確な部位や重症度の評価には呼吸機能検査，CT，気管支鏡検査が有用である．

　フローボリューム曲線ではピークフローの低下とその後の急速なフローの減少が特徴的である（図1a）．また，1秒率低下がみられるが，V50/V25 は正常で，中枢気道での閉塞性換気障害を呈する．胸部 X 線や CT では気管壁の肥厚や気管内腔の狭小化を認める（図1b）．頸部 CT で輪状・甲状軟骨の破壊を認めることがある．3D-CT は気管支の三次元的評価が可能で，気管支走行に垂直な内腔面の扁平化や狭窄が描出できる．また，気道径や内腔面積を計測し，定量的評価も可能である．近年 FDG-PET の有用性も少数ながら報告されている．気管支鏡検査は侵襲性が高く，いずれの症例でも施行できる検査ではないが有用性は高い．進行例では換気運動に伴い気管が狭窄と拡張を繰り返す様子が観察できる．

呼吸機能検査は簡便であり，CT は頻繁には実施できないが客観性は高い．いずれも非侵襲性で，かつ併用により気道病変を機能と構造の両視点から評価できる．

5　RPの治療と予後

　内臓症状がなく，軽症の場合は非ステロイド性抗炎症薬（NSAIDs）とされるが，大部分の症例でステロイドを使用する．急性期はプレドニゾロン換算で 0.5〜1 mg/kg/日による治療を行う．炎症が非常に高度で，重篤な機能障害を残しうる場合はステロイドパルス療法も行う．効果を得れば，ステロイドは漸減するが，維持療法を要することが多い．効果不十分の場合はダプソンやコルヒチンを，ステロイド抵抗症例やステロイド漸減困難症例ではメトトレキサート，シクロホスファミド，アザチオプリン，シクロスポリンなどの免疫抑制薬を併用する．近年，抗 TNF-α 療法の有効性も報告されている．重症の気道病変には気管切開，広範囲の気道病変に対してはステント留置を

G 特殊な肺疾患

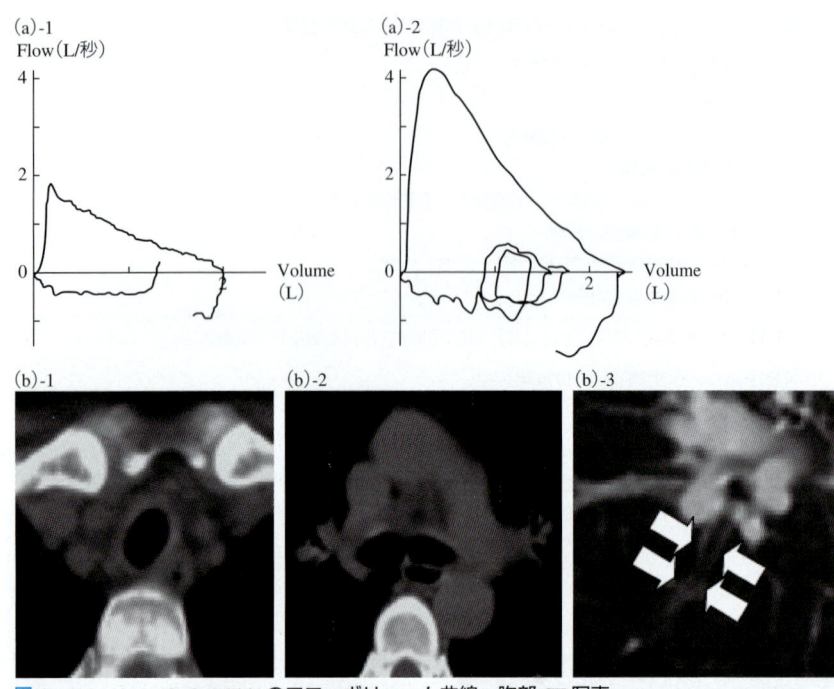

図1 Relapsing polychondritis のフローボリューム曲線，胸部 CT 写真
(a)-1(ステロイド治療開始前)：PEF の低下を認める．(a)-2(ステロイド治療開始後)PEF が改善している．
(b)-1, 2：気管から左右主気管支にかけて気道壁の全周性肥厚と気道周辺を含めた濃度上昇，気道内腔の狭小化を認める．(b)-3：胸部 HRCT では気管支壁の肥厚を認め，tram line 様を呈している．

行う．進行性の疾患で，5年生存率は74％，10年生存率は55％と報告されている．最大の死因は気道病変によるもので，その他の死因として心血管系病変や血管炎があげられる．

御法度!!

- 気管支鏡検査による機械的刺激が粘膜腫脹を悪化させ，呼吸状態を増悪させる可能性があるので注意が必要である．
- 気道感染の合併が多いので，ステロイドや免疫抑制薬は漫然と使用しない．

文献

1) 吉田俊治：再発性多発軟骨炎．日本リウマチ財団教育研修委員会(編)，リウマチ基本テキスト第2版，2005；477-480．
2) 中村美穂，ほか：日本臨床-別冊呼吸器症候群 I 2008；755-757．
3) 東直人，ほか：日臨免疫会誌 2009；**32**：279-284．

兵庫医科大学内科学講座リウマチ・膠原病科　**東　直人**

G 特殊な肺疾患

8 肺胞微石症

Don't Forget!
- 肺胞微石症に特徴的な胸部画像所見を記憶しておく．
- 肺胞微石症を疑ったら家族歴，近親婚の有無を確認する．

1 基本的な考え方

肺胞微石症は，肺胞内にリン酸カルシウムを主成分とする微石が生じ，肺胞壁に慢性的な炎症・線維化が生じる遺伝的肺疾患である．$SLC34A2$ 遺伝子を責任遺伝子とする常染色体劣性遺伝疾患であることが判明している．小児期に胸部X線写真の異常所見で発見されることが多く，呼吸機能は緩徐に増悪し中年以降に除々に呼吸不全となる．

2 疫学

肺胞微石症は，1918 年に Harbitz により最初の報告がなされ，1933 年に Puhr らによって命名された常染色体劣性遺伝疾患であり以後，世界で500例以上，日本でも100例以上の報告がある[1,2]．近親婚の頻度が高く，高率な水平伝播，近親婚家系への集積，男女同一の発生頻度など常染色体劣性遺伝に合致した所見がみられる[3]．

3 疾患責任遺伝子と発症機序

2006 年に萩原らと Corut らの2つのグループによって，IIb 型ナトリウム依存性リン運搬蛋白をコードする $SLC34A2$ 遺伝子の不活化変異が肺胞微石症患者にみられることが報告され[4,5]，各種実験にて責任遺伝子と結論づけられている．本疾患に特徴的な微石の発生機序についても解明がすすんでいる．肺胞を覆っている肺サーファクタントは主にII型肺胞上皮細胞によって産生・処理される．サーファクタントの主成分であるリン脂質はII型肺胞上皮細胞によって吸収され，II型肺胞上皮細胞の表面に発現するIIb型ナトリウム依存性リン運搬蛋白は，その際にリンを細胞外から細胞内へと運搬する．肺胞微石症では $SLC34A2$ 遺伝子の不活化変異により，この蛋白が機能欠損しているため肺胞内からリンイオンを除去できず，肺胞内のリンイオン濃度が上昇し，局所でカルシウムと結合してリン酸カルシウムを主成分とする微石が生じると考えられている[3]．

4 診断・画像所見

胸部X線写真（図1）で吹雪様陰影（snow storm appearance）・砂嵐様陰影（sand storm

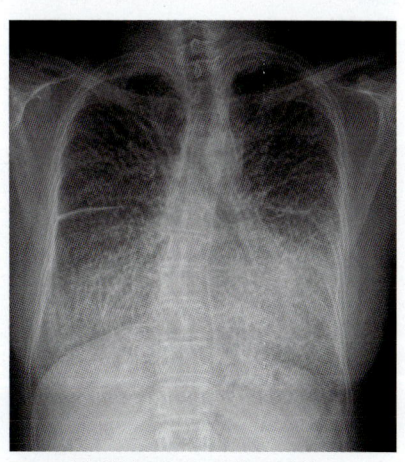

図1 胸部単純写真（50歳代の女性）
微細粒状砂状の微石陰影を全肺野に認める

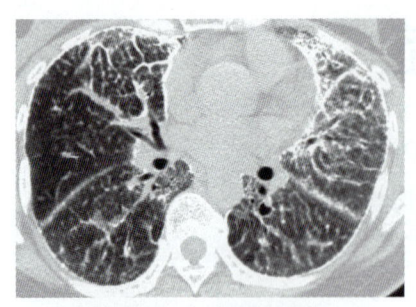

図2 胸部単純CT(50歳代の女性)
胸膜の肥厚と石灰化,小葉間隔壁や気管支血管束の肥厚と石灰化結節陰影を認める.

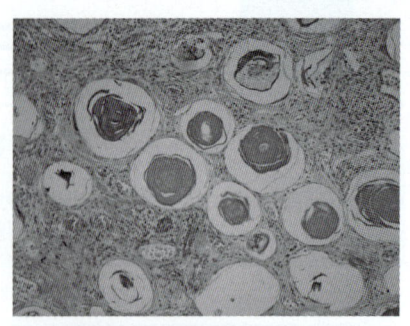

図3 剖検肺(50歳代の男性)
Hematoxylin-Eosin染色.肺胞内に層状構造の微石を認める.

appearance),CT写真(図2)にて胸膜下・小葉間隔壁・気管支血管束に沿った石灰化,一部濃厚な融合性石灰化という特徴的な画像所見を呈し,報告例の多くは健康診断・家族健診などで無症状で発見され画像診断と家族歴により診断されている[1].また,経気管支肺生検や外科的生検・剖検・気管支肺胞洗浄などで層状構造を有する微石(図3)が確認される.

5 治療

小児期に無症状で発見される例が多く,成人後に軽い労作時の息切れが出現し,中年以降に呼吸不全・右心不全となる.現時点では肺胞内微石を除去できる治療はなく,その長期予後は不良であり,海外では肺移植例の報告もある[1].呼吸不全が進行した症例に対しては在宅酸素療法・在宅人工呼吸療法,肺高血圧症に対する治療が行われている.原因遺伝子が発見されたことにより病態の解明が進んでおり,今後根本的な治療法が開発されることが期待される.

文献

1) Mariotta S, et al.：*Sarcoidosis Vasc Diffuse Lung Dis* 2004；**21**：173-181.
2) Tachibana T, et al.：*Sarcoidosis Vasc Diffuse Lung Dis* 2001；**18**(suppl 1)：58.
3) 萩原弘一,ほか：別冊日本臨床呼吸器症候群(I)2008：492-501
4) Hagiwara K, et al.：*Proc Am Thorac Soc* 2006；**3**：A102
5) Corut A, et al.：*Am J Hum Ganet* 2006；**79**：650-6.

聖路加国際病院呼吸器内科 **仁多寅彦**

G 特殊な肺疾患

9 炎症性筋線維芽細胞腫

Don't Forget!

☐ まれな疾患ではあるが，分子標的治療薬が奏功する可能性が報告されており，孤立結節陰影の鑑別疾患として重要である．

1 基本的な考え方

炎症性筋線維芽細胞腫（inflammatory myofibroblastic tumor：IMT）はかつて炎症性偽腫瘍と称されていた比較的まれな疾患である．通常若年者に発症し，原発巣としては肺，後腹膜，腹腔などが多い．組織学的には形質細胞やリンパ球などの炎症細胞浸潤を認める粘液，コラーゲンの豊富な間質に筋線維芽細胞が主体となって増殖し，結節を形成している．有効な治療は外科的切除のみとされている．比較的予後良好の疾患と考えられていたが，肺原発のものでは約2％で再発が報告されており，遠隔転移の報告もあるなど一部では悪性度の高い症例が報告されている．成因として炎症に対する修復機転をきっかけとした筋線維細胞の増殖と解釈されていたが，再発や転移など悪性新生物としての生物学的特徴を認めるものがあることや，半数以上の症例で染色体2p23に存在するチロシンキナーゼ受容体をコードする *ALK* (anaplastic lymphoma kinase) 遺伝子の rearrangement を認めることなどにより，新生物として理解されるようになった．*ALK* 遺伝子では rearrangement により他の遺伝子と融合が生じるとチロシンキナーゼが活性化され，間葉系やリンパ球系腫瘍の発生が報告されている．現在までに知られているキメラ遺伝子としては，*TPM-ALK*，*EML4-ALK*，*ATIC-ALK*，*CLTC-ALK*，*CARS-ALK*，*RANBP2-ALK* などがある．

外科的治療以外に有効な標準的治療は確立されていなかったが，ALK阻害薬が開発されALKの rearrangement を認めるIMT症例では奏功する可能性が報告されている．比較的まれな疾患ではあるが有効な治療の存在する疾患として孤立結節陰影の鑑別疾患として忘れてはならない．

2 ALK阻害薬について

最近，ButrynskiらはALKの rearrangement を有するIMT症例と rearrangement を有しないIMT症例にALK阻害薬（クリゾチニブ）を投与した結果を報告した．rearrangement を有した症例では外科的切除術後に化学療法を施行されていたが，術後約半年で明らかな再増悪を指摘されており，非常に予後が不良と考えられる症例であった．この症例ではクリゾチニブ投与により2年6か月を経過して画像上完全寛解（CR）を保っている．一方，rearrangement 陰性例ではクリゾチニブの効果は認められなかった．現段階では症例報告レベルの治療エビデンスではあるが，*EGFR* 遺伝子変異を有する肺腺癌症例におけるチロシンキナーゼ阻害薬（イレッサ®やタルセバ®）のように確立された治療薬と位置づけられる可能性がある．

文献

1) Pettinato G, *et al.*：*Am J Clin Pathol* 1990；**94**：538-546.
2) Cerfolio RJ, *et al.*：*Ann Thorac Surg* 1999；**67**：933-936.
3) Gleason BC, *et al.*：*J Clin Pathol* 2008；**61**：428-437.
4) Meis JM, *et al.*：*Am J Surg Pathol* 1991；**15**：1146-1156.
5) Griffin CA, *et al.*：*Cancer Res* 1999；**59**：2776-2780.
6) Butrynski JE, *et al.*：*N Engl J Med* 2010；**363**：1727-1733.

宮崎大学医学部内科学講座神経呼吸内分泌代謝学分野　**松元信弘，中里雅光**

✓ ガンを看取る

　私事ではあるが，2007年に母を膵臓癌で亡くした．2005年に黄疸で発症，外科医の息子としては母の病気に手術適応がないほど進行するまで気づいてやれなかったことが一番悔しかった．余命は半年と覚悟し，私が勤務していた病院に転院させ，癌の告知をする前に1泊2日の温泉旅行に家族で連れて行き，告知した翌日は朝5時に病室を訪れた．気丈な母が涙眼になっていた．消化器内科・放射線科の先生方に抗腫瘍薬・放射線治療を行ってもらい，結果的には自分としては奇跡の2年間という時間をいただくことができた．その間は毎日朝・晩電話し，土日を利用して帰省し，食欲は低下していたので季節を感じる果物など一番おいしいものを一緒に食べた．徐々に体力は低下したが，亡くなる3か月前には宝塚から横浜にまで行くことができた．その直後に地元の病院に入院，胸部単純X線では左大量胸水貯留．主治医の消化器科の医師にドレナージするか否か相談され，ドレナージを選択した．その病院には呼吸器科医師がおらず，何の引き合わせか，息子の私が母への最後の処置で胸腔ドレナージを行った．ドレーンを挿入し胸水が大量に流出した時には私は泣き崩れてしまった．その3日後，静岡に帰る私を引きとめるかのように母は息を引きとった．

（東京医科歯科大学大学院医歯学総合研究科呼吸器外科学分野　**石橋洋則**）

職業性肺疾患

> **Don't Forget!**
> - □ じん肺の診断には詳細な職業性粉じん曝露歴の聴取が必須である．
> - □ 「じん肺法」では，胸部X線で第1型以上の陰影が認められなければ，じん肺として扱われない．
> - □ 吸入した粉じんの種類によって陰影のパターンが異なるため，作業歴から推測される粉じんの種類と画像所見を照らし合わせた総合的な診断が必要である．

1 基本的な考え方

本項では職業性肺疾患のうち最も多くみられる疾患であるじん肺について述べる．じん肺は，じん肺法(1978年改正)で「粉んを吸入することによって肺に生じた線維性増殖性変化を主体とする疾病」と定義されている疾患である．したがって，じん肺の診断には職業性粉じん曝露歴と胸部画像所見が必須となる．作業環境の改善や産業構造の変化により，新たなじん肺の発症は減少傾向にあるものの依然として多数の患者が苦しんでいる．なお，職業性粉じん吸入による呼吸器疾患として，他に職業性喘息，農夫肺等の過敏性肺臓炎，胸膜中皮腫等があげられる．

2 診断のポイント

a 職業歴(粉じん曝露歴)

粉じん作業歴の聴取がじん肺の診断において重要なポイントとなる．離職後に発症する症例もあるので注意が必要である．じん肺は，粉じん曝露量が多く，曝露期間が長いほど重症になるとされている[1]ので，粉じん作業の内容・期間を把握する必要がある．また，粉じん対策が年代によって異なるため，曝露した時期も確認しなければならない．なお，複数の粉じん作業に従事した労働者も多いので，就職時から年代を追った詳細な職業歴の聴取が必要である．

b 自覚症状

じん肺の自覚症状は，一般的に画像所見より遅れて出現する．胸部X線で第1〜2型程度の所見を呈する症例では無症状であることが多い．また，珪肺など粒状影を呈するじん肺よりも，石綿肺など不整形陰影を呈する症例の方が強い症状が出現する傾向にある．

息切れ(呼吸困難感)は様々なじん肺に共通して出現する症状である．じん肺の程度が進むに従って息切れの出現頻度は高くなるが，その程度は必ずしも画像所見とは一致しない．気道感染を合併することによる咳嗽や喀痰もしばしば認められる症状である．

c 画像所見(p.35を参照)

粉じんによると考えられる陰影が存在しても，胸部X線で第1型以上の陰影が認められなければ，「じん肺」とは診断できない．じん肺法において，胸部CTの所見は参考とするのみであり，胸部単純X線の所見に基づいて診断すると定められている．

1) 小陰影(粒状影・不整形陰影)

吸入した粉じんの種類によって陰影が異なる．代表的なじん肺である珪肺では粒状影を，石綿肺では不整形陰影を呈する．X

線写真による分類のうち第1型～第3型は，小陰影の密度により分類されているので，標準写真と比較して診断していく．また，粒状影はその直径によって，p（1.5 mmまで），q（1.5 mmを超えて3 mmまで），r（3 mmを超えて10 mmまで）に分類される．石綿肺等で認められる不整形陰影は下肺優位の線状・網状影であり，特発性肺線維症との鑑別がしばしば問題となる．

2) 大陰影（進行性塊状線維症；progressive massive fibrosis：PMF）

密に集まった粒状影が融合して形成された陰影のうち最大径が1 cm以上の結節影は大陰影と呼ばれ，X線写真分類の第4型に相当する．大陰影はその大きさ（複数の大陰影がある場合はその径・面積の和）によって，A（最大径が1 cmを超え5 cmまで），B（最大径が5 cmを超え，面積が片肺の1/3を超えないもの），C（面積が片肺の1/3を超えるもの）に分類される．

d　肺機能検査

じん肺による肺機能障害は，一次検査としてのスパイロメトリーと二次検査としての動脈血ガス分析によって評価することが定められている．その手順を図1に示す．「著しい肺機能障害」の有無は管理区分の

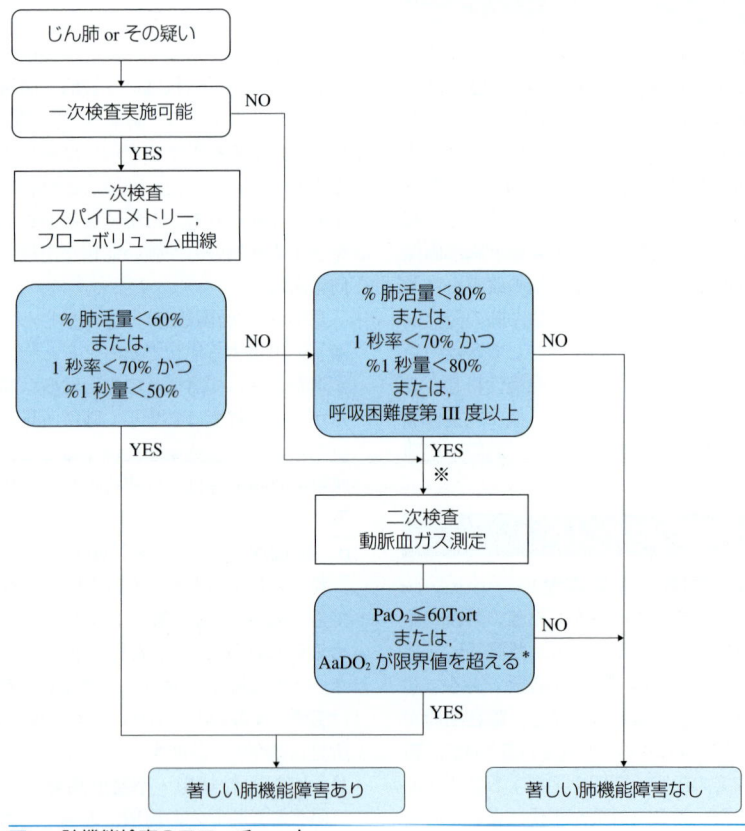

図1　肺機能検査のフローチャート
※ $AaDO_2$の限界値に関しては，厚生労働省基発0628第6号を参照のこと（公式サイトより閲覧可）

第 10 章　各疾患のみかたと対応

決定に必要である.

3　治療と予防

　じん肺は不可逆的な疾患であり，じん肺そのものに対する根本的な治療性はないため対症療法を行う．進行してくると慢性呼吸不全の状態となり，在宅酸素療法が必要となる．また，肺病変は離職後も徐々に進行することが多いので注意が必要である．

　粉じん曝露を受けた後で，じん肺の発症を予防したり遅らせたりすることはできない．したがって，じん肺の予防は粉じん曝露を避ける以外の方法はない．予防策として，作業環境中の粉じんを減らすための発生源対策，粉じん吸入を低減するための換気方法等の改善や防じんマスクの着用，じん肺を早期に発見し作業転換等を行うための健康診断等が挙げられる．

4　じん肺法

a　管理区分

　じん肺の管理区分は第 1 章(p.35)に示す通りである．じん肺は離職後も進行していく疾患であり，じん肺有所見者は離職後，健康管理手帳による年 1 回の健康診断を公費で受けることができる．

b　管理区分の決定

　粉じん作業に従事している者および過去に従事したものは，じん肺管理区分の決定を都道府県労働局に申請することができる．地方じん肺診査医の診断・審査を経て，都道府県労働局長により管理区分が決定される．なお，管理区分に不服のある者は，厚生労働大臣に対し不服申請を行うことができ，中央じん肺診査医による審査を受けることになる．

c　労災補償

　労災補償の対象となるのは，管理 4 と管理 2，3 イ，3 ロで合併症(肺結核・結核性胸膜炎・続発性気管支炎・続発性気管支拡張症・続発性気胸・原発性肺癌)に罹患した症例である．ただし，合併症が治癒した場合は，労災補償の対象から外れる．

d　合併症

　じん肺法で規定されている合併症は，以下の 6 疾患である．

1) 肺結核
　珪肺で合併頻度が高く，難治性である．画像上，じん肺の結節と結核による陰影の鑑別が困難なことも多い．

2) 結核性胸膜炎
　かつては肺結核と並んで頻度の高い合併症であったが，最近では減少している．

3) 続発性気管支炎
　進行したじん肺に認められ，現在最も高頻度となっている合併症である．1 年のうち少なくとも 3 か月以上起床後 1 時間に 3 mL 以上の膿性痰が持続している場合，続発性気管支炎と診断する．

4) 続発性気管支拡張症
　多量の痰や血痰がみられた場合に疑う．気管支拡張の有無は胸部 CT で確認する．

5) 続発性気胸
　胸部 X 線や CT により診断は容易であるが，大陰影に伴う高度の気腫性変化や癒着のために治療に難渋する症例も少なくない．

6) 原発性肺癌
　国際癌研究機構(IARC)が結晶質シリカを「発癌性がある」としたことを受け，2003 年 4 月 1 日より施行規則が改正され，肺癌も合併症の 1 つとされた．第 2 型以上のじん肺患者では肺癌による所見が指摘困難となることも多く，「じん肺定期健康診断」では年 1 回，胸部 CT・喀痰細胞診を組み入れた健診が行われている．なお，じん肺に合併する肺癌の組織型等について，一定の傾向は認められていない．

5　じん肺の種類

a　珪肺

　結晶性の遊離珪酸の吸入により生じる肺病変の総称である．珪肺の原因となる粉じ

H 職業性肺疾患

ん作業としては，金属鉱山，隧道工事，採石業，鋳物業，窯業，煉瓦工場等があげられる．胸部X線・CTでは，数mm大の辺縁明瞭な粒状影が上肺野を中心に認められる(図2)．粒状影は図3で示すような珪肺結節による陰影である．多数の粒状影が癒合すると大陰影を形成し(図4)，大陰影が大きくなると，その部分の肺は収縮し周囲の肺は気腫化する．また，肺門縦隔リンパ節にはしばしば卵殻状石灰化が認められる．また，低濃度の遊離珪酸と比較的高濃度の珪酸塩の粉じんを吸入した場合には，mixed dust pneumoconiosis (MDP)となる．産業構造の変化に伴い，典型的な珪肺は減少し，MDPの頻度が増加している．MDPでは，胸部X線上珪肺に比べ粒状影は淡く，不整形陰影が多い傾向にある[2]．

b 石綿肺

石綿を吸入することにより細気管支周囲から始まる肺の線維性増殖性変化を来す疾患である．胸部X線では不整形陰影が主体となる(図5)．実地臨床における石綿曝露による医学的所見として，胸膜プラークと石綿小体があげられる．胸膜プラークは，主に壁側胸膜に生じる限局的な胸膜肥厚であり，胸部X線やCTにより非侵襲的に検出できる(図6)．しかし，間接曝露や環境曝露を含む低濃度の石綿曝露でも出現するため，石綿肺と胸膜プラークを伴う特発性肺線維症との鑑別が臨床上問題となる．胸部HRCTにおいて胸膜下粒状・分枝状影，胸膜下線状影，肺実質内帯状影等が石綿肺に特徴的な所見とされているが[3]，画像上の鑑別は困難であることも多く，石綿吹きつけ作業や石綿製品製造業等の高濃度の職業性石綿曝露の有無の確認が必要である．また，石綿繊維が鉄を含む蛋白で被覆され

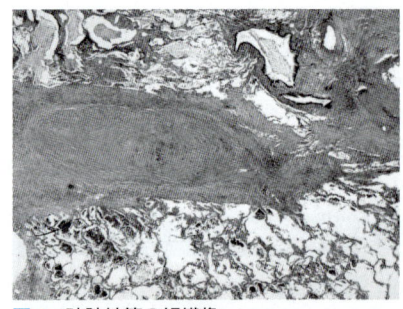

図3 珪肺結節の組織像
肺内に吸入された遊離珪酸は肺胞マクロファージに貪食される．集簇したマクロファージの周囲には膠原線維が出現し，肉芽腫様の組織像を呈する．やがてマクロファージは線維芽細胞で置き換えられ，境界鮮明で硬い珪肺結節が形成される．

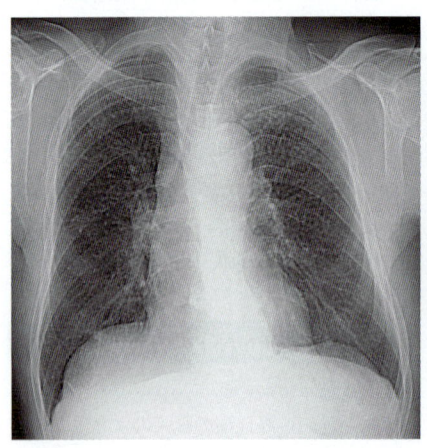

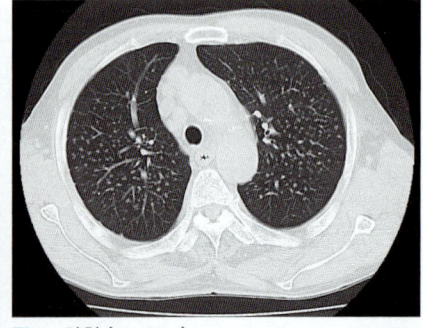

図2 珪肺(PR 2/3 q)
17〜64歳の間，採石作業に従事した74歳の男性．胸部X線，CTで上肺優位に辺縁明瞭な粒状影が両側性に認められる．肺機能：%VC 119.0%，FEV$_1$% 73.4%．

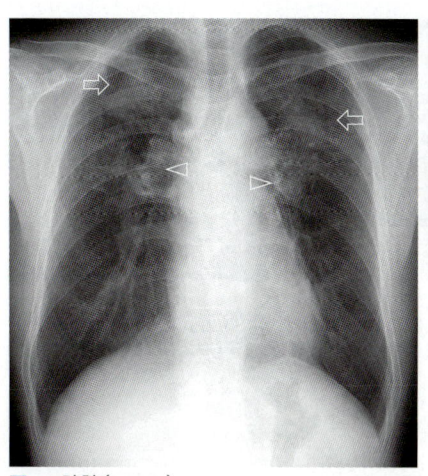

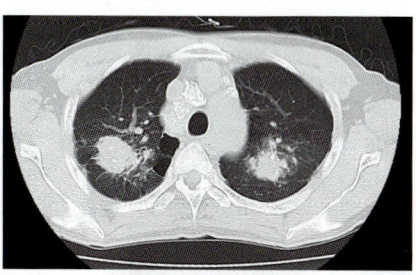

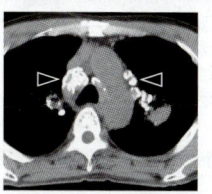

図4 珪肺（PR 4 B）
16〜52歳の間，粉状鉱石袋詰め作業を行った56歳の男性．胸部X線，CTで粒状影に加え，両側上肺野に大陰影（矢印）を伴っている．また，肺門・縦隔リンパ節の卵殻状石灰化（矢頭）も認められる．肺機能：%VC 81.3%，FEV₁% 76.7%．

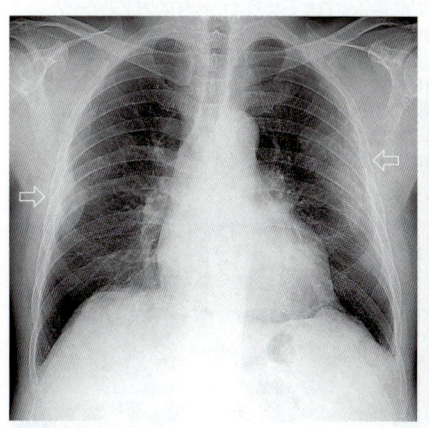

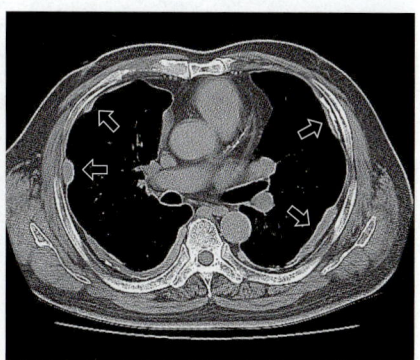

図5 胸膜プラーク
胸膜プラークは限局性・板状の胸膜肥厚であり，主に壁側胸膜に発生する．
この症例のように典型的な症例では胸部X線でも検出可能であるが，石灰化を伴わない症例ではCTによる確認が必要である．

た石綿小体は光学顕微鏡でも検出可能であり（図7），溶解した切除肺や剖検肺および気管支肺胞洗浄（BAL）液中の石綿小体数を計測することにより，石綿曝露の程度を推測することができる．

c　**超硬合金肺**

　超硬合金は，タングステンカーバイトを主成分とし，コバルト，チタニウム，タンタルム，ニッケル，クロム等の微量金属との合金であり，熱に強く非常に硬い性質をもっている．超硬合金肺は，超硬合金を研

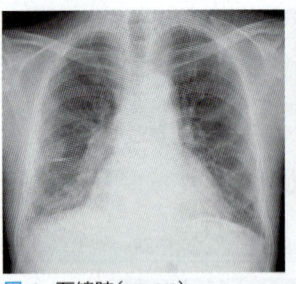

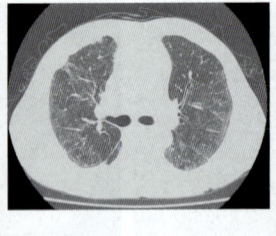

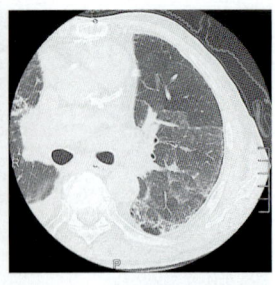

図6 石綿肺（PR 2/3）
40年間，断熱作業に従事した74歳の男性．胸部X線では，下肺外側部より上方に進展する不整形陰影を認める．CT特にHRCTでは，胸膜下粒状影・線上影，胸膜下楔状影，すりガラス影等の所見が指摘できるが，明らかな蜂窩肺は認められない．

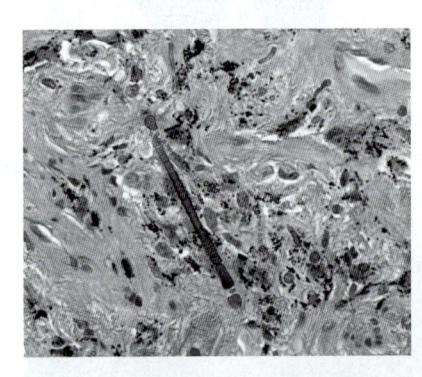

図7 石綿小体
肺内に吸入された石綿繊維が肺胞マクロファージ等に貪食され，フェリチンやヘモジデリン等の鉄蛋白で被覆されたものを石綿小体という．図のように褐色で鉄アレイ状の形状を示し，過去の石綿曝露の指標となる．なお，組織標本で1 cm^{2}あたり2本以上の石綿小体が認められれば，石綿肺と診断する根拠の1つになるとされている．

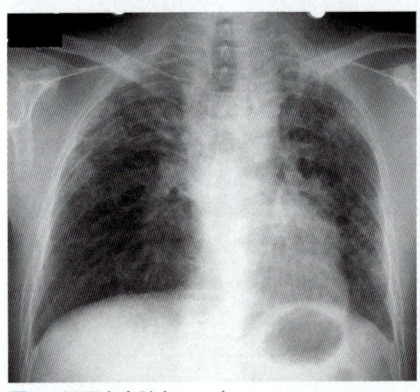

図8 超硬合金肺（PR 3/3）
51歳，男性．造船所内で23年間旋盤工として，超硬合金を使用して作業．主訴は，労作時息切れ，肺機能：%VC 43.9%，FEV$_1$% 91.0%．陰影の分布は比較的上肺優位であり，胸膜直下を中心に牽引性気管支拡張を伴った不整形のconsolidationを呈する線維化による陰影である．嚢胞形成を伴っているが，典型的な蜂巣肺の所見は認めない．

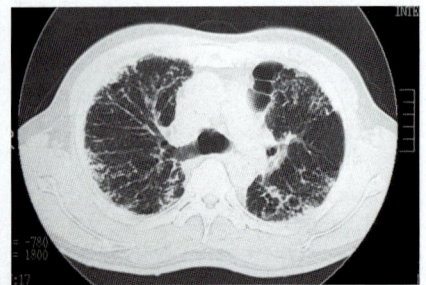

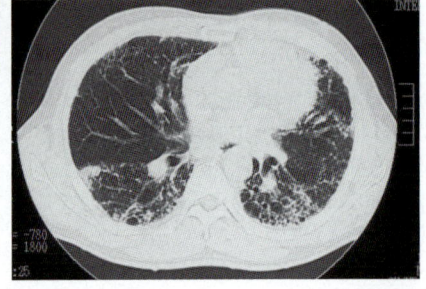

磨・加工する際等に吸入することにより発症し，その病理像は巨細胞性間質性肺炎（GIP）を呈することが多い．特徴的な画像所見はないとされているが（図8），気管支肺胞洗浄液中に巨細胞が認められた場合には超硬合金肺が疑われる．

d 溶接工肺

アーク溶接作業の際にヒューム（fume）を主体とした粉じんを吸入することによって生じるじん肺である．典型例では胸部X線・CT上，びまん性に分布する粒状影が認められる．粒状影は珪肺に比べて淡いのが特徴であり，職場転換や離職後に粒状影が軽減する場合もある．

文献

1) Nagelschmidt G. *Br J Ind Med* 1960；**17**：247-259.
2) Shida H, *et al*. Radiographics 1996；**16**：483-498.
3) Akira M, *et al*. *Am J Roentgenol* 2003；**181**：163-169.

国立病院機構福山医療センター呼吸器内科　**玄馬顕一**

1 換気障害：序論

　呼吸器系で最も重要な働きは換気―ガス交換であり，生体の血液ガスを一定の条件に保つことである．換気は吸気－呼気―呼気終末のサイクルを繰り返し，大気中の酸素(O_2)を体内に取込み，呼気によって体内に生じた二酸化炭素(CO_2)を放出する．詳細は略すが，肺胞換気式より $PaCO_2 = 0.863 \times VCO_2/V_A$（$VCO_2$：二酸化炭素産生量，$V_A$：肺胞換気量）の関係がある．飢餓など特殊な場合を除き通常 VCO_2 は変化しないため，$PaCO_2$ は肺胞換気量によって規定される．即ち，$PaCO_2$ の上昇は肺胞低換気を，$PaCO_2$ の低下は肺胞過換気を表す．臨床的に重要なのは肺胞低換気であり $PaCO_2$ の上昇である．通常，肺胞低換気では高二酸化炭素血症と同時に低酸素血症を伴い2型呼吸不全を呈する．

　換気の調節は図1に示すように，神経調節，化学調節，行動調節の3要素によって複雑にコントロールされ，一定の肺胞換気量を維持するように働く．なかでも化学調節系は中心的役割をなし，血液ガスの恒常性維持に重要な役割を果たす．低酸素を感知する末梢受容体は頸動脈体と大動脈体にあり，PaO_2 の変化に直接反応し，図2aに示すように，PaO_2 が40 mmHgから150 mmHgの間では双曲線関係となる．PaO_2 ＜60 mmHgの呼吸不全状態では換気量が著増するのが理解できよう．一方，二酸化炭素に対する反応は中枢（延髄・橋）にある中枢化学受容体により制御されている．二酸化炭素と換気量の関係は図2bのごとく二酸化炭素の増加に伴い直線的に換気量も増大する．このような化学調節系により基

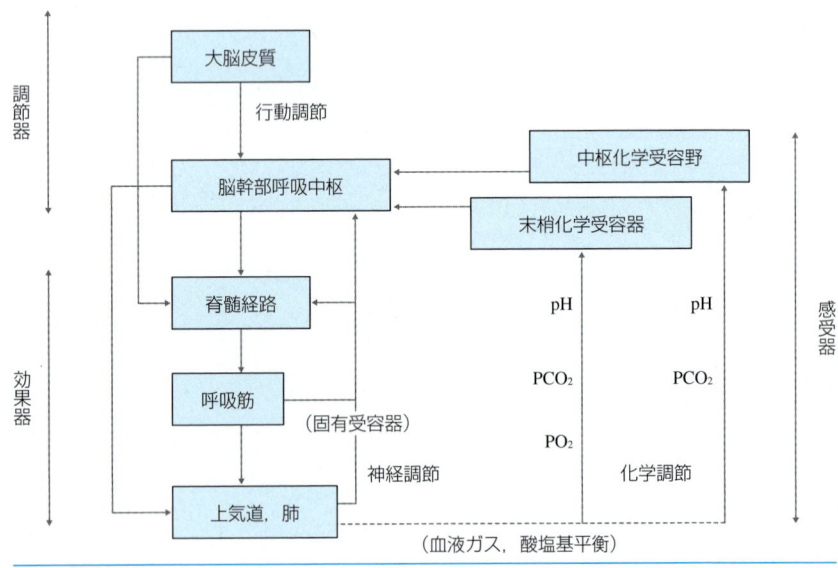

図1　呼吸の調節

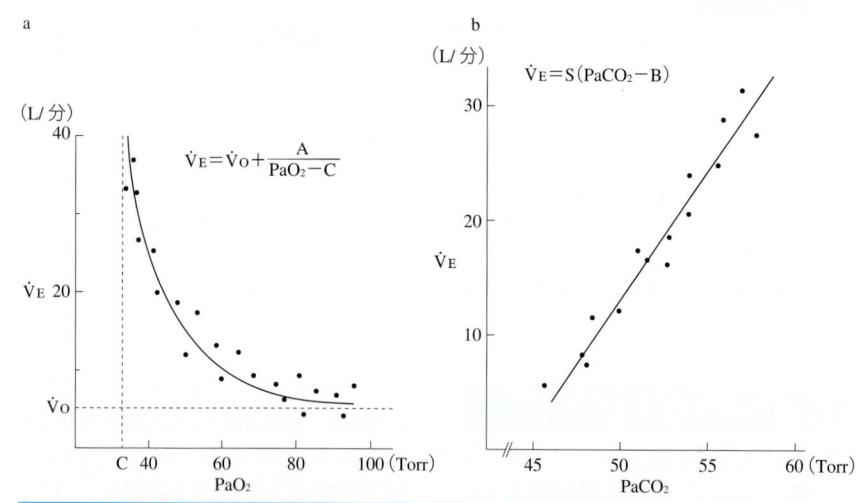

図2　a：低酸素に対する換気の応答，b：高二酸化炭素に対する換気の応答

本的な調節が行なわれ血液ガスは一定に保たれるが，健常者では中枢性の高二酸化炭素に対する反応の方が優先する．しかし，慢性呼吸不全例で高二酸化炭素血症が持続している場合には，しばしば低酸素調節により呼吸調節が行われている場合があり，この例に急激に高濃度酸素が投与されると低酸素による換気刺激が失われて換気が抑制され強い呼吸性アシドーシス（CO_2ナルコーシス）を呈するため注意が必要である．

日本大学医学部睡眠学・呼吸器内科学分野　赤柴恒人

I 換気障害

2 原発性肺胞低換気症候群

Don't Forget!

- [ ] 極めてまれな疾患である．
- [ ] 呼吸機能検査は正常範囲にもかかわらず，日中に慢性の肺胞低換気(高二酸化炭素血症および低酸素血症)が認められる．
- [ ] 睡眠検査で中枢性の睡眠時無呼吸・低呼吸が認められる．

1 基本的な考え方

肺自身には何の問題もないにもかかわらず，異常な血液ガス，即ち低酸素血症と高二酸化炭素血症を呈する病態である．$PaCO_2 > 45\,mmHg$ の状態は，肺胞での換気が障害され十分に二酸化炭素を排泄できない場合に生じるため，この状態を肺胞低換気と呼ぶ．肺胞低換気では必然的に低酸素血症を伴い，呼吸性アシドーシスに傾く．肺自身に問題がなくこの状態を招来するのは換気のジェネレーターである横隔膜への中枢からの指令がないことを表す．本疾患は極めてまれな病態であり，その実際の数は明らかではない．前述したように，換気の調節は，神経調節と大脳皮質からの行動性調節も受けているので，日中に換気が完全に抑制されてしまうことはない．しかし，睡眠中は行動性調節が失われてしまうため，化学的調節のみが換気の調節を担うことになる．したがって，睡眠時には肺胞低換気が顕著に現れる．

睡眠呼吸障害(sleep-disordered breathing：SDB)とは，睡眠中に呼吸が完全に停止(無呼吸)したり，換気量が極端に小さく(低呼吸)なり，その結果，高二酸化炭素血症と低酸素血症が現れる．睡眠中にみられる呼吸の異常時には横隔膜による呼吸運動

表 原発性肺胞低換気症候群の診断基準

1. 慢性の高二酸化炭素血症($PaCO_2 \geqq 45\,Torr$)
2. 睡眠時における低酸素血症の増悪を認める(基準値より 4% 以上の経皮的酸素飽和度(SpO_2)の低下，または $SoO_2 < 90\%$ の時間が 5 分以上，または $SpO_2 < 85\%$ に達する場合を目安として総合的に判断)
3. 自発的過換気により高二酸化炭素血症の改善がみられる($PaCO_2$ で 5 Torr 以上の低下)
4. ほぼ正常の呼吸機能(肺活量(VC) > 60% 対予測値，および 1 秒率(FEV_1/FVC) > 60 %を目安)であり，肺の器質的疾患が血液ガス異常の主体であることが除外されること．
5. 薬剤などによる呼吸中枢抑制や呼吸筋麻痺が否定され，かつ神経筋疾患などの病態が否定されること．
6. 画像診断および神経学的所見より呼吸中枢の異常に関連する中枢神経系の器質的病変が否定されること．
7. Body mass index (BMI) < 30 kg/m² であること．
8. 典型的睡眠時無呼吸症候群を除く．

が認められないため中枢型睡眠時無呼吸に分類される．したがって，本症を診断するためには睡眠検査が必要である．厚生省呼吸不全研究班が推計したわが国の人数は40人程度である．

2 診断

診断には血液ガス分析を含めた肺機能検査と睡眠検査が必須である．換気機能が正常にもかかわらず肺胞低換気（高二酸化炭素血症と低酸素血症）が認められ，睡眠検査で中枢型の無呼吸が認められた場合に本症を疑う．厚生省の呼吸不全班がまとめた診断基準を表に示した．

3 治療

いまだ決定的な治療法はないが，呼吸中枢を刺激する薬物療法と，人工呼吸を中心とした侵襲的治療法がある．

①プロゲステロン製剤
　中枢性の呼吸刺激作用をもっている．
②アセタゾラマイド
　代謝性アシドーシスを引き起すことにより代償性に過換気をうながす．
③酸素吸入
　低酸素血症は是正できるが高二酸化炭素血症には無効．
④在宅人工呼吸（非侵襲型）
　対症療法ではあるが有効性が高い．
⑤横隔膜ペーシング
　有効性の報告があるが実際には難しい．

日本大学医学部睡眠学・呼吸器内科学分野　**赤柴恒人**

3 睡眠時無呼吸症候群

Don't Forget!

- 成人男性の4%，女性の2%にみられるcommon diseaseの1つである．
- 睡眠時無呼吸の大部分は睡眠中に上気道が閉塞する閉塞型である．
- 無呼吸低呼吸指数(AHI) > 5で臨床症状があればSASと診断される．
- 心血管障害(高血圧，心不全など)と睡眠障害による日中過眠が主な合併症である．
- 治療はnasal CPAPが第一選択である．

1 定義

睡眠時無呼吸症候群(sleep apnea syndrome：SAS)は，1976年にスタンフォード大学のグループが最初に提唱した概念[1]で，一晩(7時間)の睡眠中に無呼吸(10秒以上の口・鼻での気流の停止)が30回以上認められ，かつこの無呼吸がnon-REM(rapid eye movement)睡眠時にも認められる病態と定義された．あるいは1時間あたりの無呼吸の回数を無呼吸指数(apnea index：AI)として表し，AI > 5をSASとした．しかし，その後の検討で，完全な気流の停止(無呼吸)がなくとも，呼吸が小さくなりその結果明らかな低酸素状態を伴う病態を低呼吸と定義して，無呼吸と同等の病的意義があると考え，1時間あたりの無呼吸と低呼吸の和を無呼吸低呼吸指数(apnea-hypopnea index：AHI)として表しAHI > 5を睡眠呼吸障害(sleep disordered breathing：SDB)と定義する．そしてSDBに臨床症状が加わった場合をSASと定義することになった[2]．したがって，最近では，SAHS(sleep apnea-hypopea syndrome)という表現もしばしば用いられる．

2 疫学

SASの有病率に関しては，Youngらの報告[3]が有名であり，成人男性の4%，女性の2%とされている．AHI > 5のSDBに限ると，男性は24%，女性は9%と高頻度になる．その後，各国から報告が相次いでいるが，それらをまとめると男性で3〜8%，女性で1〜5%前後と考えられる．しかし，その後の大規模研究(Sleep Heart Health Study：SHHS)では，6,000人以上を対象として疫学調査を行なった結果，男性の25%，女性の11.5%がAHI > 15を示し，これまで考えられていた以上にSASの有病率が高いことが報告された．わが国の検討でも米国とほぼ同等，あるいはそれ以上の頻度が報告されており，で今後この疾患の重要性はさらに増大すると考えられる．

3 病態生理

SASは，厳密には図1に示すように中枢型，閉塞型，混合型に分類されるが，混合型は閉塞型の亜型であり，前述したように中枢型は極めてまれなため，実際に問題となるのはほとんどが閉塞型である．したがって本項では閉塞型SAS(OSAS)に限って述べる．SASの基本的病態生理は睡眠中に頻回に出現する上気道閉塞とそれに伴うガス交換障害である．ヒトは通常仰臥位で就寝するが，その時舌根部は重力の影響を受

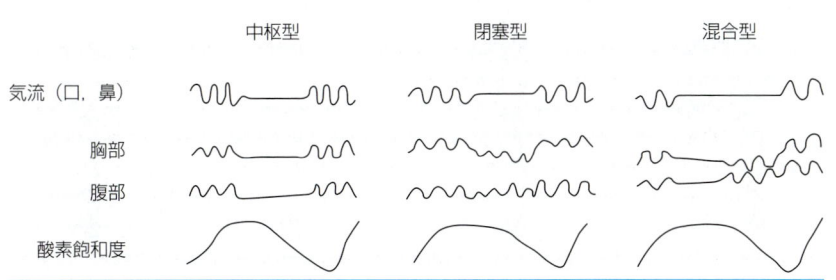

	中枢型	閉塞型	混合型
気流（口，鼻）			
胸部			
腹部			
酸素飽和度			

図1 SASの分類

けて沈下するため上気道は狭くなる．睡眠に入ると全身の筋肉は弛緩するが，上気道を構成する筋肉群(頤舌筋など)も弛緩するため上気道はさらに狭小化する．しかし，この程度の上気道の狭小化は，呼吸に大きな影響を及ぼさない(図2)．OSAS患者では，上気道に何らかの形態学的，あるいは機能的に異常があるため，図3のように容易に上気道が閉塞し無呼吸が出現する．例えば，OSAS患者の多くは肥満を伴っているが，肥満者では上気道に脂肪や軟部組織の発達のため通常より上気道が狭くなっている．そのため睡眠時には容易に狭窄・閉塞を起こす．OSASに特徴的な著明なイビキは上気道の狭小化を表している．図4に，典型的なOSAS患者の睡眠検査(polysomnography：PSG)の一例を示す．約50秒間にわたり口・鼻の気流が停止(無呼吸)しているが，胸部と腹部の呼吸運動は継続しており閉塞型の無呼吸を表している．無呼吸の継続に伴い酸素飽和度(SaO_2)は直線的に低下しており著しい低酸素血症が認められる．60〜90秒にわたる無呼吸が一晩に何百回となく出現し，SaO_2が50〜60%に達する例も決してまれではない．このような著明な低酸素血症の影響をもっとも受けやすいのは循環系であり，近年，OSASと高血圧や心血管障害とが直接的に関連することが多くの報告で明らかにされている．

OSASにおけるもう1つの大きな問題は睡眠が障害され良質な睡眠が得られなくな

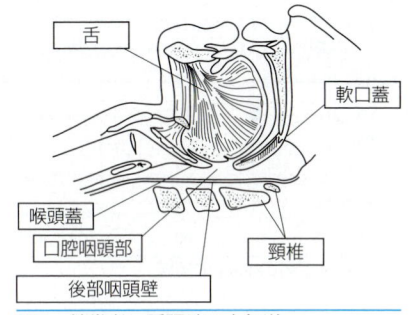

図2 健常者の睡眠時の上気道

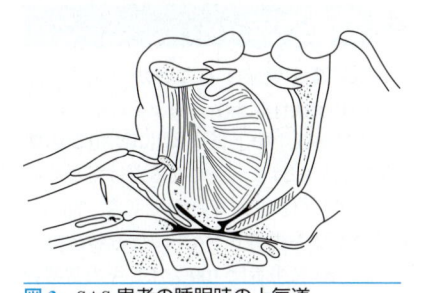

（舌，軟口蓋，喉頭蓋，口腔咽頭部，後部咽頭壁，頸椎）

図3 SAS患者の睡眠時の上気道

ることによる影響である．イビキとともに本症に特有な著しい日中の眠気(過眠)は無呼吸により中途覚醒が惹起され良質な睡眠が得られないことの反映である．OSAS患者が引き起こす交通事故率が有意に高いことや，災害事故の原因となることが明らかになっている．さらに，睡眠障害が持続すれば，患者の社会生活を阻害し，さらには鬱などの精神神経系にも悪影響を及ぼすことになる．

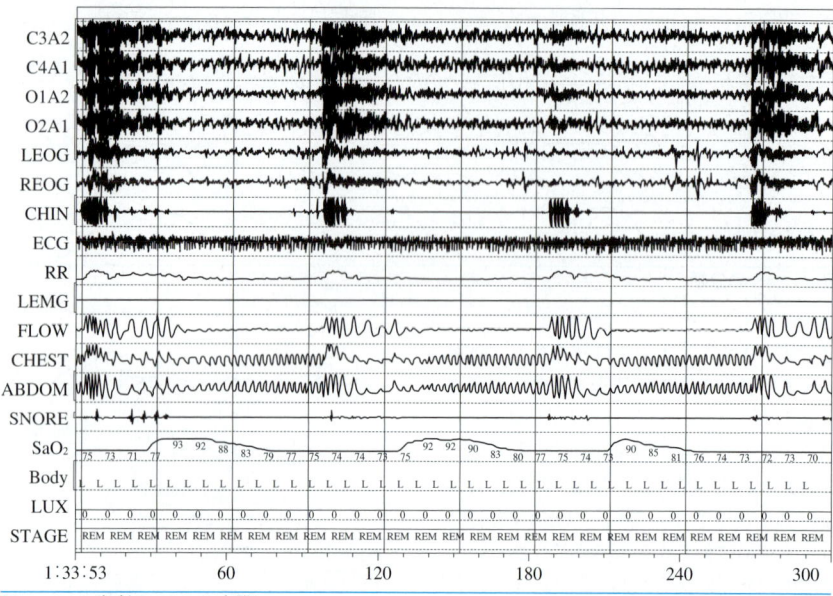

図4 SAS 患者の PSG の実際

4 診断方法

診断はまず疑診することから始まる．SASの必要条件はまず著明なイビキである．イビキは睡眠中の上気道(特に咽頭部)の狭小化を表しており，狭くなるだけでなく完全に閉塞した状態が無呼吸である．即ち，全てのイビキ患者がSASになるわけではないが，SAS患者は100%イビキの常習者である．もう1つの重要な症状が日中の著しい眠気(過眠)である．SAS患者は睡眠中の上気道閉塞(無呼吸)によって頻回に中途覚醒を余儀なくされるため，ほとんど良質の睡眠をとることができない．そのため日中に異常な眠気が生じてくる．圧倒的に男性が多く，壮年から中年の肥満した男性のイビキ常習者が日中の強い眠気を訴えた場合にはSASの可能性が高い．ただ，日本人の場合，患者の約1/4は肥満を伴わないことに留意する必要がある．肥満がなくとも顔面形態の異常(小顎症や下顎後退症)が

あるとSASを発症しやすい．

SASの確定診断にはSDBの診断が必要であるため，PSGなどの睡眠検査が必須で，最低限AHIの算出が必要である．表に示すような症状がありAHI＞5であればSASと確定診断されるが，症状が乏しくともAHI＞15であれば，最新の診断基準から確定診断してよい．重症度は，AHIにより，$5 \leq AHI < 15$は軽症，$15 \leq AHI < 30$は中等症，$30 \geq AHI$は重症と分類される．しかし，臨床的にはAHIの値だけでなく，臨床症状や低酸素の程度なども加味して総合的に勘案するべきであろう．

SASの診断において，PSGはgold standardであるが，どの施設でも可能という検査ではなく，その施行・判定にはある程度の経験が必要とされる．したがって，一般診療においてルチンに行うのは困難である．一方，簡易睡眠モニターは，睡眠ステージを測定せずSDBだけを測定するため，簡

表　診断基準

- 無呼吸低呼吸指数（AHI）≧ 5，and
  日中の過眠（眠気）　　　　　or
- 窒息感，中途覚醒，起床時の倦怠感，
  日中の疲労感，集中力の欠如

〔米国睡眠医学会（AASM）1999 より引用〕

便で在宅でも施行可能で，一般の医療機関でのスクリーニングに適している．しかし，記録不良やアーチファクトも多く信頼性に欠ける点があり確定診断には適していない．一般的に重症例では，SDB の検出に比較的有用であり，AHI ＞ 30 ～ 40 の症例で，PSG が不可能の時は，簡易検査だけで治療せざるを得ない場合もある．わが国の保険制度では簡易検査で AHI ＞ 40 の例には CPAP の使用を認めている．また，多数例を対象とした SAS のスクリーニングに適しており，簡易モニターと PSG，両者の特性を熟知した上で SAS の診断を行うべきであろう．

5　治　療

わが国の OSAS 治療のガイドライン[4]を図 5 に示す．まず二次性の OSAS（内分泌疾患）を鑑別し，扁桃肥大が OSAS の主因である場合には扁桃摘出術を優先する．それ以外の OSAS に対しては，軽症であれば，減量や側臥位就寝，寝酒の禁止など生活習慣の改善をはかる．AHI ＞ 5 で，眠気などの臨床症状があれば治療の対象となり，図 5 に示すように，① nasal CPAP（continuous positive airway pressure），②口腔内装具（oral appliance：OA），③耳鼻科的手術（UPPP）の治療オプションがある．このうち，その有効性，安全性とも確立されており治療の世界的スタンダードとなっているのは nasal CPAP であり軽症～重症の全ての例に有効である．

a　nasal CPAP（n-CPAP）[5]

OSAS の基本的病態生理は睡眠中に出現する上気道（咽頭部）の閉塞とそれにともなうガス交換障害である．睡眠時の上気道の開存性は，上気道の形態と上気道筋群の活動性のバランスによって保たれるが，n-CPAP は物理的に気道を拡げるためほぼ完全に無呼吸を予防することができる．近年，次々に欧米から CPAP 治療の有効性のデータが報告されており，治療の第一選択の座を揺るぎないものにしている．ガイドラインでは，適応を，AHI ＞ 30 の重症例では無条件，5 ＜ AHI ＜ 30 では眠気など強い臨床症状がある場合としており，これは世界的なコンセンサスに基づいている．しかし，わが国では，健康保険の基準が PSG 上，AHI ＞ 20（簡易モニターでは ＞ 40）で有症状となっているため，実際に n-CPAP を適応するのは AHI ＞ 20 の症例に限られる．

実際の治療方法は，PSG 下に鼻マスクを装着して頭部にしっかりと固定する．最初は圧をかけずに経過をみていくと無呼吸が出現し酸素飽和度（SaO_2）が低下してくる．圧を 1 ～ 2 cmH_2O ずつ上げていくと無呼吸が消失する．こうして一晩を通してイビキ・無呼吸が認められず，SaO_2 を 90％以上に保つ圧力を最適圧とする．この行為は CPAP titration と呼ばれ，いわば，薬物療法における処方に相当する重要な行為である．圧力が低ければ治療効果は半減し，逆に圧力が高すぎると患者の不快感が増大してかえって眠りを妨げることになる．この適正圧の設定がその後の治療継続の大きな鍵となる．近年，この titration を機器が自動的にやってくれる Auto-CPAP が登場し汎用されている．

n-CPAP の有効性は多くの randomized control trial（RCT）により証明されている．日中の眠気を改善させ QOL を高めるだけでなく，高血圧を是正し，心血管イベント

図5 治療のガイドライン

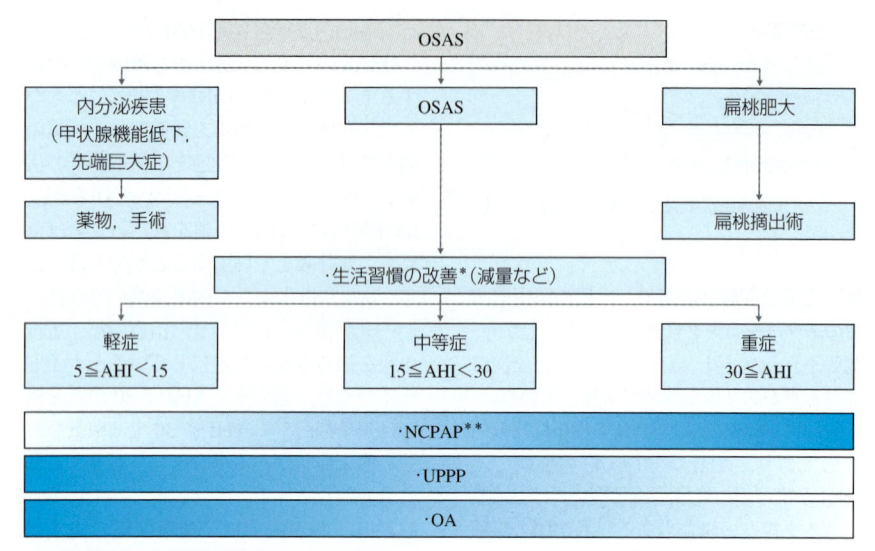

* 軽症例が主体だが，中等症以上でも併用する．
** わが国の健康保険適応は，AHI≧40（簡易モニター），AHI≧20（PSG）

を減少させて予後を改善する[6]ことが最近報告されている．図6は，致命的心血管イベントの発症率を重症度別にみたものであるが，無治療の重症群（AHI > 30）の死亡率は他の群の死亡率より有意に高いが，n-CPAP治療群の死亡率は有意に低下しており，イビキ群や健常群と差がないところまで改善している．

以上のように本治療法の有効性に疑いはないが，この治療法の問題点はあくまで対症療法であり根本療法ではない点である．したがって，患者はある意味一生この治療法を続けなくてはならない．毎晩機器を装着し，しかもかなりの量の空気を吸入しながら就寝する煩わしさは想像に難くない．したがって，医療者側はこの治療を継続させるために，適切なマスクの選択，口・鼻の乾燥に対する方策などきめ細かな指導が必要である．

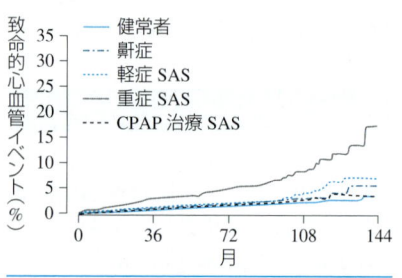

図6 SAS患者の予後とCPAP治療の効果
（文献6より引用）

b　その他の治療法

口腔内装置（oral appliance：OA）は，一種のマウスピースで，就寝時にこれを装着することにより下顎を前方に移動させて睡眠中の上気道を開大させ，無呼吸の発生を防ぐ方法である．n-CPAPに比し安価，簡便であるが，有効性は及ばない．しかし，比較的軽症例や非肥満例では有効性が認められており，第二選択の治療法である．最近，健康保険の適用も認められている．

耳鼻科的手術の代表は口蓋垂軟口蓋咽頭形成術（UPPP）であるが，その有効性は約50％とされ，近年はあまり行われていない．しかし，イビキの強い例や閉塞部位が明らかな例では有効性が期待できる．

文献

1) Guilleminault C et al：*Ann Rev Med* 1976；**27**：465-487.
2) The Report of an American Academy of Sleep Medicine Task Force. Sleep-related breathing disorders in adults：Recommendations for syndrome definition and measurement techniques in clinical research. *Sleep* 1999；**22**：667-689
3) Young T et al：*N Eng J Med* 1993；**328**：1230-1235.
4) 睡眠呼吸障害研究会編．睡眠呼吸障害研究会編．成人の睡眠時無呼吸症候群，診断と治療のためのガイドライン．メデカルレビュー社，東京　2005
5) Sullivan CE, *et al*. *Lancet* 1981；**1**：862-865.
6) Marin JM, *et al*. *Lancet* 2005；**365**(9464)：1046-1053

日本大学医学部睡眠学・呼吸器内科学分野　**赤柴恒人**

I 換気障害

4 過換気症候群

> **Don't Forget!**
> - ☐ 血液ガス分析で $PaCO_2$ の低下と呼吸性アルカローシスが認められれば可能性が高い.
> - ☐ 肺に器質的疾患がない.
> - ☐ 安静・鎮静で多くは改善する.
> - ☐ ベースに心理的要因がある.

1 過換気症候群とは

過換気症候群とは，特に原因となる器質的疾患がなく，心理的ストレスにより誘発された過換気発作に伴い，呼吸困難感をはじめ多彩な身体症状と精神症状を呈する症候群である．本症は，致命的な状態に陥ることは極めて少ないので，救急の現場などではしばしば軽視されがちであるが，種々の心理社会背景や精神疾患が関係することから，近年のストレス社会にあっては本症を十分理解する必要がある．

2 疫 学

わが国では内科外来患者の約3%にみられるとされる．欧米では6～10%前後とされている．男女比では1:2～4で，10歳代後半から20歳代の女性が最も多いといわれている．

3 成 因

過換気発作は，職場や家庭内などで激しい心理ストレス，あるいは情動の変化にさらされることで急激に引き起される．過換気により動脈血中の二酸化炭素分圧（$PaCO_2$）が急激に低下し，しばしば30 mmHg以下を呈する．pHは，通常では $PaCO_2$ と重炭酸イオンにより7.34～7.45に維持されているが，$PaCO_2$ の低下が早いと腎臓での代償が追いつかず呼吸性アルカローシスを呈する．この低二酸化炭素血症‐呼吸性アルカローシスが種々の臨床症状を引き起こす．

4 症 状

a 呼吸困難感

急激に出現する呼吸困難感が典型的な症状であるが，しばしば空気飢餓感ともいうべき症状を訴えることが多い．発作は数十分から1時間程度のことが多い．

b 精神神経症状

極度の不安，緊張などから患者は興奮状態にあることが多く，見当識障害を呈することもある．意識障害は比較的軽症のことが多いが，時に痙攣や失神を起こす場合もある．また，アルカローシスのため遊離カルシウムが低下し，四肢のしびれ，知覚異常，振戦，テタニーなどの症状を呈する．これらの症状が高じるとテタニー型の全身痙攣，後弓反張，時に意識消失まで発展することがある．

c 消化器症状

口渇，吐き気，腹痛，鼓腸などの消化器症状を訴えることもある．

5 診 断

発作的な強い呼吸困難感があり，血液ガス分析で $PaCO_2$ の低下と PaO_2 の上昇およ

びpHの上昇(アルカローシス)が認められれば本症である可能性が高い．器質的疾患を否定するため胸部X線写真や心電図，肺機能検査も有用である．心理的背景の有無など十分な問診も必要である．

6 治　療

a　安静，鎮静
まず命にかかわるような危険はないことを話し，患者をリラックスさせゆっくり呼吸するように指導する．多くの患者ではこれだけで発作が軽減するため特別な投薬や処置は必要ない．

b　ペーパーバッグ法
呼気中のCO_2を再呼吸させて$PaCO_2$を上昇させ呼吸性アルカローシスを改善させる目的で4～5Lの紙袋やビニール袋を用いて口と鼻にかぶせ呼吸させる．多くの症例で奏効する．

c　薬物療法
上記の治療でも改善がみられない時には薬物療法を考慮する．ヒドロキシジン(アタラックス-P®)25～50 mgの静脈内投与は呼吸抑制がなく使いやすい．経口薬では，ロラゼパム(ワイパックス®)0.5～1.0 mgが作用発現が早く，抗不安作用が強いため発作の予防や軽減に適している．これらでは発作が改善せず，不穏，興奮が強い患者では，ジアゼパム(セルシン®)5～10 mgを筋注するか，十分に時間をかけてゆっくり静注する．この薬剤には呼吸抑制作用があるため慎重な配慮が必要である．できればパルスオキシメーターでO_2をモニターすべきである．

d　併存する精神疾患に対する治療
前述したように，患者は心理的ストレスから何らかの不適応状態にあることが多い．そのため，このような患者には心療内科あるいは精神神経科の専門医による自律訓練法，カウンセリング，認知行動療法などの治療が必要である．

日本大学医学部睡眠学・呼吸器内科学分野　**赤柴恒人**

J 肺高血圧をきたす疾患

1 肺血栓塞栓症

Don't Forget!

- 急性肺血栓塞栓症の死亡率は高く早期診断治療が最重要である．
- 急性肺血栓塞栓症の治療は，呼吸循環管理，血栓に対する治療，再発予防に大別され，並行して迅速に施行する必要がある．
- 急性，慢性肺血栓塞栓症ともに，症状や一般検査では特異的な所見はなく，常にその可能性を考慮して診療にあたるべきである．

I 急性肺血栓塞栓症

1 基本的な考え方

a 成因

肺塞栓症は肺動脈の物理的閉塞による循環障害で塞栓物としては血栓，空気，脂肪，異物混入などがあげられるが，その原因の90％以上は下肢や骨盤内の深部静脈血栓症(deep vein thrombosis：DVT)であり，これが遊離して肺動脈を閉塞した病態が肺血栓塞栓症(pulmonary thromboembolism：PTE)である．肺血栓塞栓症は深部静脈血栓症の合併症ともいえ静脈血栓塞栓症として連続した病態と考えられている．Virchowの三徴と呼ばれる①血流の停滞 ②血管内皮障害 ③血液凝固能の亢進が血栓の成因に重要である．静脈血栓症の危険因子をVirchowの三徴に沿って整理すると理解しやすい．(表1)

b 病態(図1)

急速に出現する肺高血圧症および低酸素血症が本症の主たる病態である．急性肺血栓塞栓症では肺血管床の30％以上が閉塞されると肺血管抵抗が上昇し肺高血圧を生じるといわれている．しかし，閉塞範囲が少なくても肺動脈圧を上昇している症例も認められ，機械的閉塞以外に神経体液性因子の関与が考えられている．即ち，塞栓子である血栓に存在するトロンビンが血小板か

表1 静脈血栓塞栓症の危険因子

Virchowの三徴	静脈血栓塞栓症の危険因子
①血流の停滞	長期臥床，肥満，妊娠，うっ血性心不全，肺性心，全身麻酔，下肢麻酔，下肢麻痺，下肢ギプス包帯固定，下肢静脈瘤
②血管内皮障害	各種手術，外傷，骨折，中心静脈カテーテル挿入，カテーテル検査，血管炎，抗リン脂質抗体症候群，高ホモシステイン血症
③血液凝固亢進	各種手術，外傷，骨折，悪性腫瘍，妊娠，熱傷，薬物(経口避妊薬など)，感染症，ネフローゼ症候群，炎症性腸疾患，骨髄増殖性疾患，多血症，脱水，発作性夜間血色素尿症，抗リン脂質抗体症候群　アンチトロンビンⅢ欠乏症，プロテインC欠乏症，プロテインS欠乏症，プラスミノーゲン異常症，tPA活性化因子インヒビター増加，トロンボモジュリン異常，第Ⅴ因子ライデン変異(日本人には認められない)

第10章 各疾患のみかたと対応

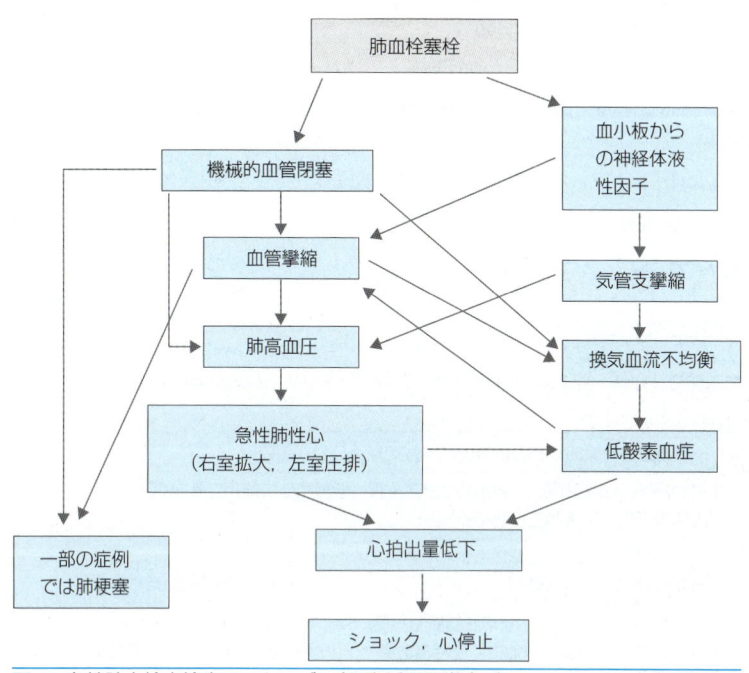

図1 急性肺血栓塞栓症のメカニズム（日本循環器学会ガイドラインより抜粋改変）

らのセロトニンやトロンボキサンA2などを放出し，肺血管攣縮をきたし肺高血圧を助長する．また，セロトニンは気管支攣縮を引き起こすことも知られている．低酸素血症は，血栓による機械的閉塞，肺血管攣縮による局所的な血流低下，気管支攣縮が換気血流不均衡を引き起こした結果である．低酸素血症自体も肺血管攣縮を助長する．重症例では血圧低下，ショック，心肺停止をきたす．その機序として急激な肺高血圧による右室圧上昇，右室内腔拡張，三尖弁逆流による右心拍出量の低下，左室前負荷減少，右室が拡大し左室が圧排されることによる左室拡張末期容積の減少，冠血流低下に伴う心筋虚血などがあげられる．

急性肺塞栓症には肺梗塞が合併することがあるが，その頻度は10〜15％とされ高率ではない．その理由は，肺組織は肺動脈，気道，気管支動脈の3つの酸素供給路を有するため塞栓を生じても，必ずしも梗塞を来たすわけではないためと考えられる．肺梗塞は中枢肺動脈の閉塞よりもむしろ末梢肺動脈の閉塞で生じやすい．

c 重症度分類（表2）

血行動態，右心負荷の有無は予後や治療指針を決定する重要な因子であり，それらの組み合わせで重症度分類がなされている．2005〜2006年の東京都CCUネットワーク患者調査集積データに登録された肺塞栓症206例の検討では，院内死亡率はnon-massive 4％，submassive 7％，massive 23％，collapse 70％と重症度が高いほど死亡率は高率であった．

2 診断（図2）

わが国での急性肺血栓塞栓症の死亡率は11.9％と高く，死亡は発症後早期に多く，急性期を乗り切れば予後良好であるため早

表2 急性肺血栓塞栓症の重症度分類

病型	血行動態	心エコーでの右心負荷	死亡率
Collapse, Cardiac arrest（循環虚脱）	心停止または循環虚脱	あり	70%
Massive（広範型）	不安定（ショックまたは低血圧）	あり	23%
Submassive（亜広範型）	安定（上記以外）	あり	7%
Nonmassive（非広範型）	安定（上記以外）	なし	4%

1）症状，理学所見

呼吸困難，胸痛，頻呼吸，低酸素血症，失神，ショック，血栓症危険因子の有無を評価

2）一般検査：特異的なものはない．本症を疑うことが重要

①心電図（右心負荷所見），②動脈血ガス分析（低酸素低二酸化炭素血症），
③胸部X線撮影（正常なこともある）

3）確定診断のための検査

①造影CT：肺動脈のみならず下肢静脈も評価
②心エコー：右心負荷の有無にて重症度分類
③肺換気，血流シンチ：有用だが緊急使用は困難
④肺動脈造影

3）除外診断のための検査

血液中Dダイマー：
陰性であれば本症の可能性は低い

図2　急性肺血栓塞栓症診断のフローチャート

期診断治療が重要である．

a 症状，理学所見

呼吸困難，胸痛，発熱，失神，咳嗽，喘鳴，動悸，冷汗，血痰などがあげられ，本症に特異的な症状はない．そのため，本症を疑うことが大切であり，呼吸困難，胸痛，失神，ショックなどの症状を有する患者を診るときは常に本症の可能性を考慮する必要がある．胸痛は肺梗塞に起因する胸膜痛と冠血流低下に伴う狭心痛の場合がある．理学所見上も特異的な所見はないが，頻呼吸，頻脈を高頻度に認め，重症例ではショックを呈する．合併する深部静脈血栓症の所見としては下腿浮腫，Homans徴候などがあるが，肺塞栓の原因として多いヒラメ筋から発症し中枢に進展した深部静脈血栓では血流を途絶することが少なく，これらの症状を起こさないことも多い．

b 心電図（図3a）

何らかの心電図異常を呈することが多いが特異的なものはない．SIQⅢTⅢパターン（Ⅰ誘導で深いS波，Ⅲ誘導でQ波，陰性T波）が有名であるが必ずしも頻度は高くない．その他に，右側胸部誘導（V1-3）での陰性T波，右脚ブロック，ST低下，右軸偏位などを認めることがある．

c 胸部単純X線（図3b）

心拡大，肺動脈陰影拡張，肺野透過性亢進などを認めることがあるが正常な場合も少なくない．肺梗塞を合併すると浸潤影を生じる．

d 血液検査所見

動脈血ガス分析では低酸素，低炭酸血症をきたす．低二酸化炭素血症は神経体液性

第 10 章　各疾患のみかたと対応

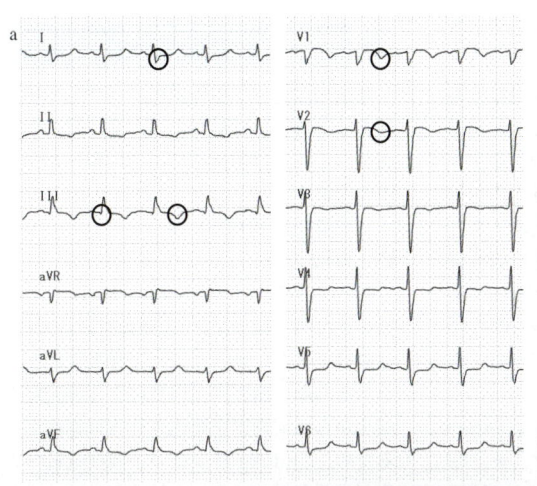

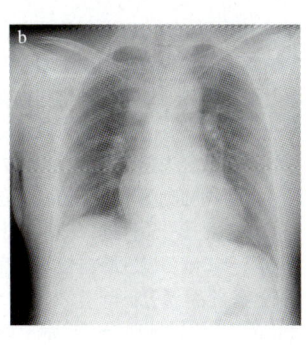

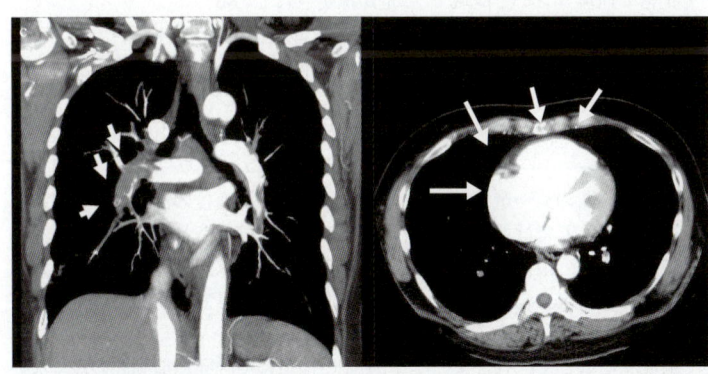

図3　急性肺血栓塞栓症の 43 歳女性．精神疾患のため抗精神薬内服中であった．著明な呼吸困難とショック状態のため搬送された．
(a)心電図所見：洞調律(HR100/分) Ⅰ誘導で S 波，Ⅲ誘導で浅い Q 波，Ⅲ誘導と右側胸部誘導では陰性 T 波を認める．(b)胸部単純 X 線所見：心胸比 56％と拡大．肺動脈陰影拡大を認める．(c)胸部造影 CT 所見：(左)右肺動脈は広範に血栓閉塞，左肺動脈にも上葉枝を中心に血栓を認める．(右)右室は著明に拡大し左室は圧排されている．

J 肺高血圧をきたす疾患

因子や肺高血圧によって肺末梢の受容体が刺激され過換気を生じるためとされている．

D ダイマー陰性予測値が高く，D ダイマーが 500 ng/mL 以下の時は静脈血栓症の可能性はかなり低くなる．ただし，陰性であっても完全に否定されるわけではないので臨床症状や他の所見より肺塞栓が疑われる時には造影 CT などで評価することが必要である．また，D ダイマーは炎症性疾患，感染，外傷，悪性疾患でも高値を示すため，D ダイマー陽性であっても静脈血栓の確定診断とはならない．

肺梗塞を合併すると LDH 高値を示すことがある．

e　心エコー
心エコーはベッドサイドでも使用でき，本症の重症度判定，急性心筋梗塞などとの鑑別のため有用な検査である．submassive

型以上の重症例では右心負荷所見として右室拡大，心室中隔圧排による左室腔狭小化などを認める．また，推定肺動脈圧も三尖弁逆流のドプラ法により評価することができる．心肺疾患を有さない正常の右室が生じうる平均肺動脈圧の上限は 40 mmHg といわれており，急性期にそれ以上の圧を有する場合には，慢性肺血栓塞栓症に急性肺血栓塞栓症が加わったもの(acute on chronic)や慢性肺血栓塞栓症そのもの，肺血管性肺高血圧などの慢性的に肺高血圧を示す病態を疑う必要がある．

f 肺換気，血流シンチグラフィ

典型的には，換気/血流ミスマッチ，即ち肺換気シンチで正常で血流シンチで区域性の欠損像を示す．しかしながら，肺換気シンチを緊急で実施できる施設は限られているため急性期の診断に用いられることは少ない．

g 造影 CT（図 3C）

現在 CT は本症の画像診断の第一選択となってきている．単検出器 CT では亜区域枝塞栓の描出困難であったが，最近の多検出器 CT（MDCT：multidetector-row CT）では亜区域枝での塞栓も診断可能である．また，静脈相まで撮像することで，合併する深部静脈血栓症についても評価することができ，下大静脈フィルターの適応，留置部位を決定するのに有用である．

h 肺動脈造影

肺動脈造影では造影欠損，血流途絶，血流減弱，充満遅延などの所見が認められ，本症診断の gold standard であるが，死亡率 0.5% と重症例では危険を伴う検査であり，診断の第一選択は造影 CT となっている．そのため，肺動脈造影は後述するカテーテル治療を行う時以外に診断のみで施行されることは少ない．ただし，同時に右心カテーテルを行うことで肺動脈圧の評価，心拍出量を評価できる利点がある．

3 治療（図 4）

呼吸循環管理，血栓塞栓に対する治療，残存深部静脈血栓症による再発予防に大別され，これらは並行して迅速に行うことが重要である．

a 呼吸循環管理

1) 呼吸管理

経皮的酸素飽和度(SpO_2)90% 以上を保つように酸素投与を行う．酸素投与のみでは維持できない場合には人工呼吸管理を行う．その際，胸腔内圧増加による静脈還流減少から循環動態を悪化させる可能性があるため，7 mL/kg と少ない 1 回換気量の設定が推奨されている．

2) 循環管理

血圧低下やショックを来たす症例ではドパミン，ドブタミン，ノルアドレナリンなどを投与する．強心作用と肺血管拡張作用のあるホマホジエステラーゼ(PDE)Ⅲ阻害薬は理論的には肺塞栓の治療に有効であるがエビデンスは確立されていない．急速補液による容量負荷は，右室拡張による左室圧排を増悪させる可能性があり推奨されていない．

上記の治療にて呼吸循環動態の保てない症例では経皮的心肺補助装置(PCPS)を導入し，カテーテル治療もしくは外科的治療を行う．左心不全ではないので大動脈内バルーンパンピング(IABP)の適応はないが，左心不全合併例では PCPS が左後室後負荷となるため，PCPS と併用されることもある．

b 血栓塞栓に対する治療

1) 抗凝固療法

未分化ヘパリンは欧米，わが国ともに有効性が示されており，血行動態に関わらず禁忌でなければ，まず投与すべき薬剤である．ヘパリンは，抗凝固作用のみならず，血栓から遊離される神経体液性因子を抑制する効果もある．投与量は 5,000 単位また

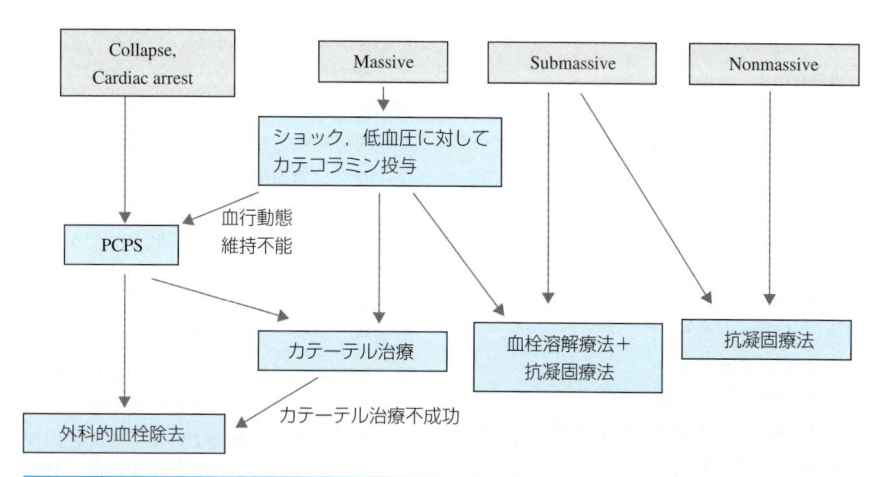

図4 肺血栓塞栓症治療のフローチャート

は80単位/kgを単回静注し，以後時間あたり1,300単位または18単位/kg持続静注し，こまめにAPTTを測定し，正常の1.5〜2.5倍となるように調整していく．また，急性期をすぎ安定したら再発予防のためワルファリン経口投与へ移行させる．肺塞栓を発症した危険因子が可逆的な症例ではワルファリンは3か月間で終了できるが，特発性の静脈血栓塞栓症や凝固異常を有する患者では最低3か月間は継続し，その後の継続についてはリスクとベネフィットを個々の症例で検討する．

2) 血栓溶解療法

本症における血栓溶解療法の目的は，早期に血栓溶解させることにより肺循環および右心負荷を改善させ呼吸循環動態を安定化させることである．ショックを呈したmassive typeに対するメタアナリシスでは有意差は出なかったものの血栓溶解療法により死亡率と再発率を減少させる傾向を認めた．一方，右心負荷のない症例に対する予後改善効果は示されていない．血栓溶解療法による出血性合併症も無視できないため，その適応はmassive typeと一部のsubmassive typeに限られ，non-massive typeでの適応はない．わが国で保険認可されているのはtPAであるモンテプラーゼのみで，13,750〜27,500単位/kgを約2分間で静注する．モンテプラーゼの禁忌を(表3)に示す．

3) カテーテル治療

上記の治療を行っても血行動態が不安定な症例が適応となる．肺動脈内に単にtPAを投与するだけでは末梢静脈から投与するのと治療効果に差がないことが示され，パルススプレー法や血栓吸引，破砕療法との併用が必要である．血栓吸引療法は内腔の大きなガイディングカテーテルで血栓を吸引する方法，破砕療法はピッグテールカテーテルを用いる方法などが報告されている．心，血管損傷，末梢塞栓，死亡などの合併症も報告されているため，熟練した施設でなければ行うべきではない．

4) 外科的肺動脈血栓除去術

人工心肺を用い体外循環下に肺動脈を切開し直視下に血栓除去を行う手術である．適応は循環虚脱を伴う広範型(collapse type)，血圧低下がなくても頻脈が持続し内科的治療に反応しない症例，血栓が肺動脈幹あるいは左右主肺動脈に存在し急速に心

表3　血栓溶解療法の禁忌

絶対禁忌

活動性の内部出血
最近の特発性頭蓋内出血

相対禁忌

大手術，出産，10日以内の臓器細胞診，圧迫不能な血管穿刺
2か月以内の脳梗塞
10日以内の消化管出血
15日以内の重症外傷
1か月以内の脳外科，眼科手術
コントロール不良の高血圧（収縮期圧＞180 mmHg，拡張期 110 mmHg）
最近の心肺蘇生術
血小板数＜10万/mm^3 プロトロンビン時間＜50％
妊娠，細菌性心内膜炎，糖尿病性出血性網膜症

不全や呼吸不全が進行する症例，右房から右室に浮遊血栓が存在する症例があげられる．これらは，カテーテル治療の適応と重複するものも多く，外科的治療を選択するかカテーテル治療を選択するかは，個々の施設の状況によって決定されているのが実情である．

c　残存深部静脈血栓症による肺血栓塞栓再発予防

ショック，右心負荷，低心機能などを有する症例では，残存深部静脈血栓症が遊離し肺塞栓症を再発すると致死的となりうる．抗凝固療法は静脈血栓の進展，肺塞栓再発予防に役立つが，抗凝固療法禁忌であったり出血性合併症のため継続不能な症例，十分な抗凝固療法を施行していても肺血栓塞栓症を再発した症例では下大静脈フィルターの絶対適応とされている．下大静脈フィルターは，下肢や骨盤内静脈から遊離した血栓を下大静脈で捕獲し肺塞栓を予防するためのデバイスであるが，十分なエビデンスは確立されていない．唯一の無作為化比較試験である PELPIC STUDY は肺塞栓症 400 例を対象とし無作為に永久型下大静脈フィルター留置群と非留置群に割り付けた研究であるが，この結果，肺塞栓の再発はフィルター留置群で有意に低かったが，その反面，フィルター留置群で深部静脈血栓症の増加を認めた．最近では非永久型下大静脈フィルターが開発されているため，筆者は肺塞栓再発のリスクが高い急性期のみフィルターを留置し，必要でなくなったら抜去するように心がけている．その他，フィルターの適応として，①下大静脈，骨盤内，下肢近位部に浮遊血栓を認める症例，②心肺予備能の低下した症例の静脈血栓塞栓症，③血栓内膜摘除術を行う慢性肺動脈血栓塞栓症などがあげられる．

4　予　防

本症は手術，出産後，急性内科疾患での入院中，飛行機での長距離移動，災害などで発症しやすく，時として不幸な転帰をとるため，その予防が重要である．本症の予防は塞栓源である深部静脈血栓を予防することにほかならない．2004 年に「肺血栓塞栓症/深部静脈血栓症予防ガイドライン」が作成された．早期離床，弾性ストッキング，間欠的空気圧迫法などの理学療法を軸として，リスクの高い症例には抗凝固療法を併用する．抗凝固療法には，未分化ヘパリン，ワルファリン，低分子ヘパリンおよび Xa 阻害薬が用いられる．このうち，低分子ヘパリンのエノキサパリン，Xa 阻害剤のフォンダパリヌクスが下肢整形外科手術後，ならびにリスクの高い腹部手術後での静脈血栓塞栓症の発症抑制に保険収載されている．

Ⅱ 慢性肺血栓塞栓症

1 基本的な考え方

　慢性肺血栓塞栓症は器質化血栓により肺動脈が慢性的に閉塞した疾患である．慢性とは6か月以上にわたって肺血流分布ならびに肺循環動態の異常が大きく変化しない病態と定義されている．肺動脈閉塞範囲が広く肺高血圧症を合併し息切れなどの症状をきたしたものを慢性血栓塞栓性肺高血圧症（chronic thromboembolic pulmonary hypertension：CTEPH）といい，厚生労働省の治療給付対象疾患に指定されている特発性慢性肺血栓塞栓症（肺高血圧型）と同義である．過去に急性肺血栓塞栓症を示唆する症状が認められる反復型と明らかな症状のないまま病態の進行がみられる潜伏型に分けられる．わが国では中年以降の女性に多く，深部静脈血栓症や急性肺塞栓症の既往は約30％にすぎなかった．血液凝固系の異常としては抗リン脂質抗体陽性を約11％に認めると報告されている．アンチトロンビン，プロテインC，プロテインSなどの欠乏症を合併することもあるがその頻度は多くはない．また，急性肺血栓塞栓症の3.8％が2年間の経過で本症に移行すると報告されている．

　本症の発症機序は明らかにされていない．当然，急性肺血栓塞栓症から移行は想定されるが，前述のようにわが国の調査では静脈血栓塞栓症既往の頻度が少ないことから急性期からの移行とは異なった発症機序の存在も考えられる．肺血管床は線溶能が高くほとんどの血栓性塞栓を溶解する能力があるが，何らかの機序で処理できない場合血栓は器質化される．また，血栓の反復，肺動脈内での血栓の進展が関与していることも考えられている．また，本症の中には，肺動脈性肺高血圧症と類似した末梢血管病変を認めることもあり，small vessel diseaseという概念も導入されてきている．

2 症　状

　労作時息切れは最も頻度が高い．その他，胸痛，乾性咳嗽，失神，血痰，発熱をきたすことがある．肺高血圧から右心不全を来たすと腹部膨満感，体重増加，下腿浮腫などがみられる．

3 診　断

　厚生労働省特定疾患呼吸不全調査研究班の作成した診断基準（文献1の表23参照）に沿って行う．心電図では右心負荷所見，単純X線写真では心拡大や左第2弓の突出（図5a）を認めるが本症に特異的ではないため，慢性的な息切れと低酸素低二酸化炭素血症を呈する症例では本症の可能性を考慮し，心エコー，造影CT（図5b），肺換気血流シンチを行う．これらの検査で本症が疑われた場合には，肺動脈造影（図5c），右心カテーテルを施行し治療方針を決定する．

4 治　療

　禁忌でなければ全ての症例でワルファリンによる再発，進行予防を行う．器質化した血栓による閉塞であるため血栓溶解療法は無効である．低酸素血症に対しては酸素投与を行う．酸素投与は自覚症状の改善のみならず，低酸素性肺血管攣縮を抑制し肺高血圧軽減作用がある．右心不全に対しては利尿剤，強心剤の投与を行う．

　平均肺動脈圧30 mmHg以上の症例では予後不良であることが報告されているため，特に中枢型では肺血栓内膜摘除術の適応となる．手術死亡は5～12.6％と侵襲の高い手術ではあるが，症状や予後の劇的な改善を認める．その適応は，平均肺動脈圧≧30 mmHg，肺血管抵抗≧300 dyne・sec・cm^{-5}，WHO/NYHA Ⅲ度以上の呼吸困難，血栓

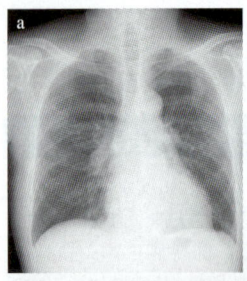

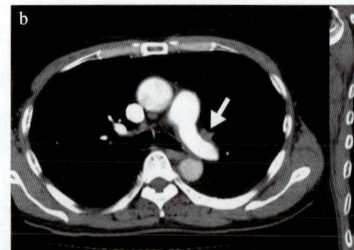

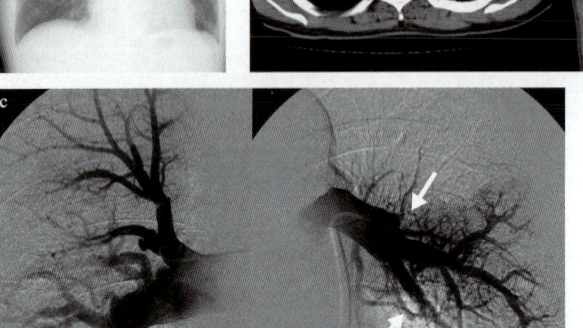

図5 慢性肺血栓塞栓症（中枢型）の 61 歳男性．急性肺血栓塞栓症の既往あり．呼吸困難増悪のため精査したところ本症を認めた．
(a)胸部単純 X 線写真：心胸比 53% と拡大しているが本症に特異的な所見は認められない．(b)胸部造影 CT：左主肺動脈，右肺動脈下葉枝に器質化血栓付着を認める．水平断（左）より冠状断（右）の方が血栓像を把握しやすいことがある．(c)肺動脈造影：（右）右肺動脈下葉枝の一部は閉塞している，（左）左主肺動脈から血栓を認め左肺動脈上葉枝，下葉枝の一部は閉塞している．

の中枢端が手術的に到達可能であることなどがあげられる．手術適応となりにくい末梢型については，近年，肺動脈性肺高血圧症の治療に用いられる血管拡張薬（ベラプロストナトリウム，プロスタサイクリン持続静注，ボセンタン，シルデナフィル）の有効性が報告されている．

御法度!!

- 急性肺血栓塞栓症において循環動態の安定している non-massive 型では血栓溶解療法の適応はなく，安易に投与すべきではない．
- 慢性肺血栓塞栓性肺高血圧の中枢型では外科的治療により，症状および予後の改善が見込まれるため，専門施設への紹介を躊躇すべきではない．

文献

1) 安藤太三，他：肺血栓塞栓症および深部静脈血栓症の診断，治療，予防に関するガイドライン（2009年度改訂版）
日本循環器学会ホームページ（http：//www.j-circ.or.jp/guideline/index.htm）

2) 山本剛，他：ICU と CCU 2009；**33**：863-865

3) Decousus H, et al：N Eng J Med 1998；**338**：409-415

東京都立広尾病院循環器科　**田辺康宏**

J 肺高血圧をきたす疾患

2 原発性肺高血圧症

Don't Forget!

- 平均肺動脈圧(mPA)25 mmHg 以上が肺高血圧症の定義である.
- 肺高血圧症は肺動脈性(肺細動脈の障害),左心系疾患,肺疾患,肺動脈血栓塞栓に分けられる.
- 息切れ,全身倦怠感,胸痛,喀血,失神などの症状が認められる.
- 右心不全を起こすとむくみ,上腹部膨満感,摂食不良が認められる.
- 新しい治療で 5 年生存率は 2 倍以上に改善している.

1 疾患概念

a 歴史

1891 年に原発性肺高血圧の最初の病理解剖報告がドイツで Ernst von Romberg によってなされた.左心系,肺の気道系に異常を認めず肺動脈細動脈の中膜,内膜の肥厚を主病態としていた.1951 年にはアメリカで 39 例が報告された.原発性肺高血圧の罹患率は人種に差がなく年間 100 万人あたり 2 人前後とされてきたが,1965 年にヨーロッパで食欲抑制薬フマル酸アミノレックスが使用されて罹患率が急上昇し,1970 年代に禁止されるまで持続した.1990 年代にはアメリカ,フランスで食欲抑制薬のフェンフルラミンを原因として罹患率が上昇した.診療ガイドラインの歴史としては 1973 年にチューリッヒで WHO 主催の第 1 回肺高血圧症カンファレンス,第 2 回は 1998 年にフランスのエビアン,第 3 回は 2003 年にヴェニス,第 4 回は 2008 年にアメリカのダナポートで世界会議が開催された.

b 定義

①肺高血圧症確実:平均肺動脈圧(mPA)25 mmHg ≦
②肺高血圧症境界域:21 ≦平均肺動脈圧(mPA)< 25 mmHg

1973 年の世界会議において,右心カテーテル検査で得られた平均肺動脈圧(mPA)25 mmHg 以上が肺高血圧症の定義とされた.これはダナポート世界会議でも確認された.また運動時にカテーテル検査で mPA が 30 mmHg を超えると肺高血圧症とされてきたが,十分なエビデンスがないとの理由で今回は運動時の値は定義に含めないことになった.

c 分類

①肺動脈性(肺細動脈の障害)
②左心系疾患
③肺疾患
④肺動脈血栓塞栓

⚠️ **Pitfall**

肺静脈閉塞症
特発性肺動脈性肺高血圧の 1/10 の割合で存在するといわれている.高齢発症では必ず鑑別をする.生前の確定診断は難しいもいわれる.D_{LCO} の極度の低下(30% 以下),CT での小葉間隔壁の肥厚が診断に有用とされる.有効な治療法がない.

1998 年のエビアンでの第 2 回世界会議より,病変部位の解剖学的,生理学的違いによる分類が使用されるようになった.同一分類中では病態生理も似かよっており,分類が決まれば治療方針も決定される.**表1**にダナポート分類を示す.分類 5 は原因不

表1 肺高血圧の分類（ダナポート分類 2008）

1. **肺動脈性肺高血圧症（PAH）**
   1) 特発性 IPAH
   2) 遺伝性
   3) 薬物と毒物
   4) 各種疾患に伴う肺動脈性肺高血圧症
      ① 膠原病性
      ② 先天性心疾患
      ③ 肝臓病
      ④ エイズ
      ⑤ 住血吸虫
      ⑥ 溶血性貧血
   5) 新生児遷延性肺高血圧症

1' **肺静脈および / または肺毛細管閉塞**
   肺静脈閉塞性疾患（PVOD），肺毛細血管腫症（PCH）

2. **左心性心疾患に伴う肺高血圧症**
   1) 収縮障害
   2) 拡張障害
   3) 弁膜症

3. **肺疾患および / または低酸素血症に伴う肺高血圧症**
   1) 慢性閉塞性肺疾患
   2) 間質性肺疾患
   3) 混合性障害
   4) 睡眠呼吸障害
   5) 肺胞低換気障害
   6) 高所への慢性曝露
   7) 発育障害

4. **慢性血栓性および / または塞栓性疾患による肺高血圧症**

5. **その他の肺高血圧症**
   1) 血液疾患：骨髄増殖性疾患，脾摘出
   2) 全身疾患：サルコイドーシス，ヒスチオサイトーシス X，リンパ管腫症，神経鞘腫，血管炎
   3) 代謝疾患：甲状腺疾患，糖原病，ゴーシェ病
   4) その他：肺血管の圧迫（リンパ節腫脹，腫瘍，線維性縦隔炎）

明か複数の原因によるものがまとめられている．2008 年の分類では，分類 1 については遺伝性のものが hereditary から inheritable に変わり特発性肺動脈性肺高血圧症（IPAH）でも BMPR Ⅱ の遺伝子異常を有していると親の遺伝子異常がなくともこれに分類される．IPAH の約 40％ でこの異常が見出されている．またその他の肺動脈性肺高血圧症（PAH）として APH（Associated PH）という分類がされた．頻度順に記載されており，鑑別診断を考える上で有用となる．また，肺静脈の狭窄・閉塞 PH〔PVOD（pulmonary venoocclusive disease）〕や肺動脈毛細血管の増殖による 1' として分類された．

d 疫 学

ヨーロッパの報告によると，人口 100 万人に対し，PAH の有病率は少なくとも 15 人で 15 人〜50 人，IPAH は 6 人，IPAH の罹患率（発生率）は年間 2.4 人とされている．フランスからの報告によると，PAH 中 39％ が IPAH で 4％ が家族性，15％ が膠原病によるもの，11％ が先天性心疾患，10％ が門脈性，9.5％ がやせ薬によるもの，6％ が HIV 感染によるものとされた．われわれの施設の疫学的データを図 1 に示した．図は過去約 11 年間に経験した肺高血圧症（PH）症例を原因別に分類したもので，入院してカテーテル検査を施行した患者を対象としているため重症 PH の分類といえる．IPAH の比率などはフランスの registry に近い．年齢分布は PAH では 30 代と 50 代にピークがあり，30 代は IPAH，50 代は膠原病によるものとなる．男女比は，圧倒的に女性が多い．

第 10 章　各疾患のみかたと対応

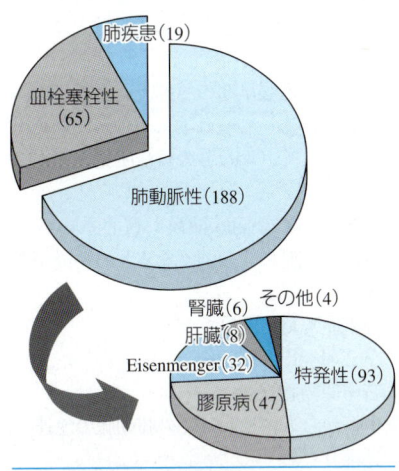

図1　肺高血圧の原因疾患
本文参照　対象：慶應大学病院，杏林大学病院へ入院の上，右心カテーテル検査を施行した症例 1999～2009

2　症　状

a　肺高血圧症の症状

①息切れ：肺高血圧症の主要な症状は息切れで 90% に出現する．初めは階段・坂をあがる時の息切れでそのうち平地歩行でも自覚するようになる．息切れのメカニズムは他の心疾患・肺疾患と違い換気量の増加による．肺高血圧症では肺血流が減少するため酸素の取り込み量が減り代償機構として換気を増加させる．

②全身倦怠感：次に多い症状で労作時の心拍出量減少が原因と考えられる．しかし非特異的な症状であるため診断の参考にはなりにくい．

③胸　痛：息切れを胸痛と感じる人もいる．また肺高血圧症により右室負荷が高くなり右室が虚血になることや，肺高血圧症から肺梗塞を起こし胸痛を認めることもある．

④喀　血：肺高血圧症から肺梗塞を起こして生ずるほか，肺動脈に高い内圧がかかり肺出血を起こす．

⑤失　神：10% 強で生じる．労作時の心拍出量増加が不十分な時に起こり，肺高血圧の進行が速いことを示す．心疾患による失神の鑑別疾患は不整脈，重症狭心症，大動脈弁狭窄症，肥大型心筋症，肺高血圧症などが上がる．

⑥その他：肺動脈の拡張により反回神経が圧迫されて起こる嗄声や，機序がはっきりしないが咳嗽が認められることもある．

b　右心不全の症状

右心不全を起こすと，下肢のむくみのほか，消化管から肝臓を経て右心室への還流が障害されるため肝臓に血液がうっ帯するようになり上腹部膨満感を感じる．この肝うっ血により上腹部膨満感を感じるが上腹部痛を訴える症例もある．消化管にうっ血するようになると少量の食物摂取でも満腹になって摂取量が減少する．食欲そのものは保たれている症例が多い．

3　診　断（図2）

a　疑　い

上記のいずれかの自覚症状を認めて医療機関を受診する症例と，症状はないが，検診や他の疾患で受診しスクリーニング検査で肺高血圧症を疑われる症例もある．

b　スクリーニング検査

1）身体診察（表2）

一般に胸部 X 線や心電図よりも感度は高い．

①右心不全：右心不全の有無は内頸静脈の怒張を観察すると明らかになることが多い．頸静脈拍動は右房拍動が伝搬しているもので，右房から頸静脈拍動が可視される位置までの頸静脈静水圧が右房圧と釣り合っている．肥満者ではみえないことがあるなど，一般に過小評価される傾向にある．頸動脈は外側に拍動するのに対し，内頸静脈は内側に沈む拍動が主体にみえる．坐位で鎖骨より上で見えれば右房圧は 10 mmHg 以上ある．45 度坐位

表2 肺高血圧の診察所見

① 右心不全のある肺高血圧症 ⇨ 頸静脈
② 右心不全のない肺高血圧症
　⇨ 右室拍動・肺動脈拍動・心音
　　① S2P 亢進
　　② 肺動脈性駆出音
　　③ S4(右心性)
　　④ TR murmur
　　⑤ PR murmur
　　⑥ S3

では首の中央より上でみえれば右房圧は正常より高い．
② 触診所見：右室拍動が触診されれば肺高血圧症が存在する可能性はかなり高くなり，肺動脈拍動が触知されれば肺高血圧症の可能性が極めて高い．
③ 聴診
（ア）S$_{2p}$（Ⅱ音肺動脈成分）亢進：肺高血圧症診断の特異度が高い．S$_{2A}$ より圧倒的に大きく聞こえる症例もあるが，心尖部でも S$_{2p}$ が聞こえる（心尖部でも呼吸性分裂が存在する）という所見も，S$_{2p}$ 亢進を診断する上で有用性が高い．
（イ）S$_2$ の呼吸性分裂消失：50歳までの症例で認められると病的意義が高い．半月弁の閉鎖は，心室内圧が大血管の内圧以下になり，大血管にある程度血液が充満し起こる反射波によって生ずることが知られている．この時間は大血管内の内圧が上昇すると短縮される．したがって肺高血圧があると S$_{2p}$ は早く聞かれ S$_2$ の分裂も消失する．
（ウ）肺動脈弁駆出音：中等度までの肺高血圧症でよく出現する．肺動脈弁の開放時に発生する．
（エ）Ⅳ音：中等度以上の肺高血圧症で聴取され，右室拡張末期圧の上昇により生じる．
（オ）TR(三尖弁閉鎖不全雑音)：S$_4$ 出現後，右室拡大に伴って出現する．

（カ）PR(肺動脈弁逆流)：肺動脈拡大によって生じることが多い．
（キ）Ⅲ音：拡張早期の急速流入期終了と同時に認める．右室は本来柔らかいため出現しにくく，かなりの重症所見と考えられる．
（ク）Ribero-Carvallo 徴候：右心系の各所見は吸気時により強くなるとの特徴がある．

2) 胸部 X 線（図 3）
① 左 2 号突出
② 右中間動脈拡張
③ 中枢から末梢にかけての肺動脈の急速な先細り
④ 末梢肺動脈の減少
⑤ 側面で右室拡張に伴う心基部と心尖部を結んだ長軸が立ち上がる / 胸骨後腔の減少
⑥ 心不全を合併したときの左 3 号・4 号の拡大（横隔膜との交点は左下がりとなる）

3) 心電図（図 4）
① 右軸偏位
② V1 の高い R 波
③ V5 の深い S 波
④ 右房負荷（Ⅱ，Ⅲ，aVF，V1 誘導）
⑤ 右室 strain

c 確定診断
心エコーにより診断される．
① 右室拡張
② 短軸像で中隔の扁平化
③ TR に連続波ドプラ法を適用し推定肺動脈圧の算出
④ 肺動脈弁流出路血流で早期 peak 波の出現
⑤ TAPSE(tricuspid annular plane systolic excursion)の減少

d 鑑別診断
肺高血圧症の鑑別をダナポート分類（表1）に従って行う（図 2：数字は表 1 に従う）．
1. 肺動脈性肺高血圧症（PAH　pulmonary arterial hypertension）

第 10 章　各疾患のみかたと対応

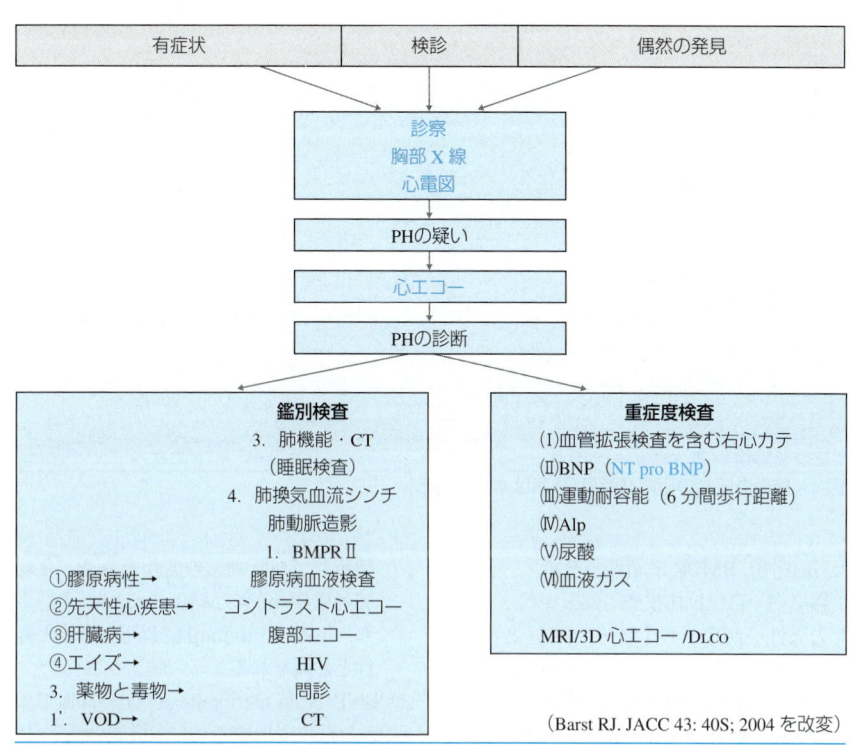

```
┌─────────┐  ┌─────────┐  ┌─────────┐
│  有症状  │  │   検診   │  │ 偶然の発見 │
└────┬────┘  └────┬────┘  └────┬────┘
     └────────────┼────────────┘
                  ▼
           ┌──────────────┐
           │    診察      │
           │   胸部 X 線   │
           │    心電図    │
           └──────┬───────┘
                  ▼
           ┌──────────────┐
           │   PHの疑い    │
           └──────┬───────┘
                  ▼
           ┌──────────────┐
           │    心エコー   │
           └──────┬───────┘
                  ▼
           ┌──────────────┐
           │   PHの診断    │
           └──────┬───────┘
```

鑑別検査	重症度検査
3. 肺機能・CT 　　　　　　　（睡眠検査） 　　　　　　4. 肺換気血流シンチ 　　　　　　　肺動脈造影 　　　　　　1. BMPRⅡ ①膠原病性→　　膠原病血液検査 ②先天性心疾患→　コントラスト心エコー ③肝臓病→　　　腹部エコー ④エイズ→　　　HIV 3. 薬物と毒物→　問診 1'. VOD→　　　CT	(Ⅰ)血管拡張検査を含む右心カテ (Ⅱ)BNP (NT pro BNP) (Ⅲ)運動耐容能（6分間歩行距離） (Ⅳ)Alp (Ⅴ)尿酸 (Ⅵ)血液ガス MRI/3D 心エコー/DLCO

（Barst RJ. JACC 43: 40S; 2004 を改変）

図2　診断の流れ（各数字は表1の番号に対応）

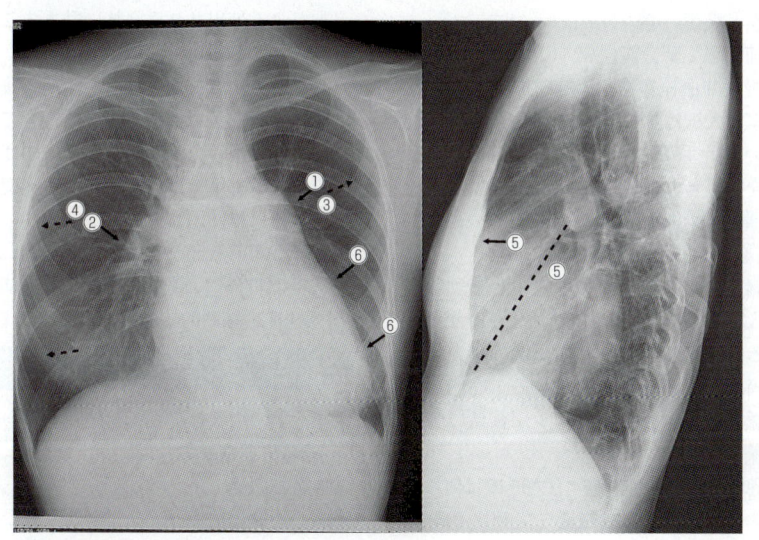

図3　肺高血圧症のX線所見（数字は本文に対応）

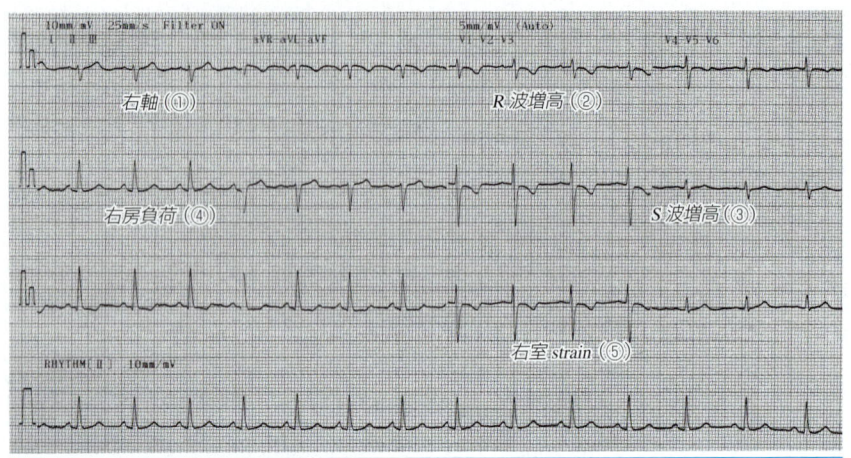

図4 肺高血圧症の心電図所見(数字は本文に対応)

ラベル: 右軸(①), R波増高(②), 右房負荷(④), S波増高(③), 右室 strain (⑤)

2) 遺伝性　BMPR II 遺伝子解析
① 膠原病　自己抗体検査，臨床症状
② 先天性心疾患　心エコー，PAH と診断されたら全例でコントラスト心エコーを施行して心房中隔欠損症を鑑別する
③ 肝疾患　肝機能検査，腹部エコー
④ AIDS　HIV 抗体検査を PAH では全例で施行する
2. 左心疾患　心エコー．
3. 肺疾患　肺機能検査，CT．
4. 慢性肺血栓塞栓症　肺血流シンチグラムで大抵は診断される．CT は急性と違い有用性はやや低いが，3D 肺動脈構築を行うと診断能は高い．

e 重症度検査(図2)

① 右心カテーテル検査
(a) 測定法：心内圧，肺動脈圧，肺動脈楔入圧，心拍出量を測定する．TR が認める症例が多いため心拍出量の測定には Fick 法を基本的に使用する．右内頚静脈穿刺によりカテーテルが容易に肺動脈に進む．
(b) 急性血管反応性試験：IPAH では何らかの血管拡張薬(純酸素，アデノシン，NO 吸入，エポプロステノール静注)を使用して血行動態の変化をみる．平均肺動脈圧(mPA) が 10 mmHg 以上低下し，mPA が 40 mmHg 以下となると陽性と診断される．
② BNP(brain natriuretic peptide)採血でわかる重症度指標で，右室機能の低下(拡張能，収縮能)により上昇する．
③ 運動負荷試験：6 分間歩行試験が簡便でありよく使用される．特に励ますことなく「とにかく自由に歩いてもらう」というやり方が原法とされる．薬剤の臨床試験等，一定数以上の症例で施行して全体の平均の推移をみる場合や個人の変化をみるには有用でも，個々人の重症度を評価するには問題が有る．
④ CT：VOD(venoocclusive disease)における小葉間隔壁の肥厚の有無，慢性肺血栓塞栓症の補助的診断等に使用される．

4　治　療

① 生活上の注意と在宅酸素療法(HOT)導入 (低酸素血症があれば)
② 血管拡張薬
③ 右心不全の治療
④ 肺移植

a 生活上の注意

息切れの生ずる労作は避ける．SpO$_2$の低下がないように運動量を制限するか，あるいはHOTを導入してSpO$_2$を90〜95%以上に保てるようにする．母体死亡率が高いことと，肺高血圧症が悪化する可能性があるため妊娠は禁止する．

b 血管拡張薬

①プロスタグランジン系
②エンドセリン受容体拮抗薬
③ホスホジエステラーゼ(PDE)5阻害薬
④併用療法
⑤分子標的系抗腫瘍薬(チロシンキナーゼ阻害剤)

図5に示すような，3種類の血管拡張薬を使用する．投与に当たっては図6のガイドラインに従う．カテーテル検査時に血管拡張剤を負荷して肺動脈の血管反応性を調べ，血管反応性が陽性であればCa拮抗薬が当初は有効とされ併用する．

> **コツ**
>
> 有効な治療選択肢としてCa拮抗薬が加わることや血管反応性試験陽性は予後良好を示す所見なので初回カテーテル検査時には必ず血管反応性試験を行う．血管拡張薬はアデノシン，NO吸入，純酸素投与，Ca拮抗薬内服，エポプロステノール点滴などなんでもよい．ただし日本人での陽性率は5%以下と低い．

1）プロスタグランジン系薬剤

在宅持続静注療法として投与されるエポプロステノールと内服薬のベラプロストに分類される．エポプロステノールは最も効果の高い薬とされるが，植え込み型カテーテルを使用して点滴の自己管理が必要で，カテーテルの感染が最も重大な合併症となるため，重症例で使われる．

2）エンドセリン受容体拮抗薬

エンドセリン受容体A(血管収縮作用を示す)，B(血管拡張作用を示す)の両方を抑制するボセンタンと，Aのみを抑制するアンブリセンタンがある．効果として血管拡

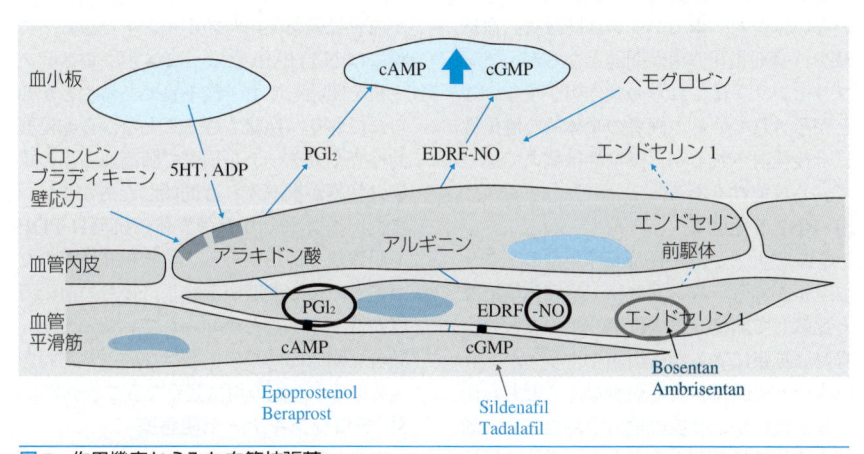

図5 作用機序からみた血管拡張薬．
PGI2，NO，ET-1は生体内物質でいずれも血管内皮より分泌される．PGI2は血管平滑筋のcAMPを増加させ血管拡張する．EpoprostenolはPGI2を遺伝子工学的に合成した薬剤．NOは血管平滑筋のcGMPを増加させ血管拡張するが，Sildenafil等のPDE V阻害剤はcGMPの分解酵素PDEを阻害する．ET-1は血管平滑筋を収縮させるがBosentanなどのエンドセリン受容体拮抗薬はこれを抑制する

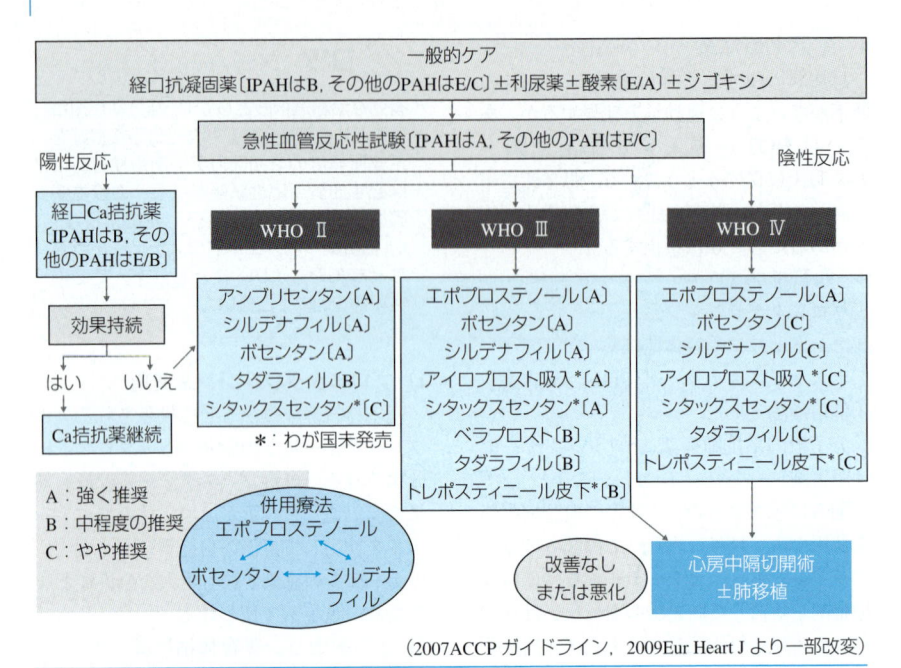

```
                            一般的ケア
         経口抗凝固薬〔IPAHはB，その他のPAHはE/C〕±利尿薬±酸素〔E/A〕±ジゴキシン
                                │
                    急性血管反応性試験〔IPAHはA，その他のPAHはE/C〕
陽性反応          │                                              陰性反応
┌──────────┐    ┌────────┐   ┌────────┐   ┌────────┐
│経口Ca拮抗薬│    │ WHO Ⅱ │   │ WHO Ⅲ │   │ WHO Ⅳ │
│〔IPAHはB，その│  └────────┘   └────────┘   └────────┘
│他のPAHはE/B〕│  アンブリセンタン〔A〕 エポプロステノール〔A〕 エポプロステノール〔A〕
└──────────┘   シルデナフィル〔A〕  ボセンタン〔A〕      ボセンタン〔C〕
   │            ボセンタン〔A〕     シルデナフィル〔A〕   シルデナフィル〔C〕
 効果持続        タダラフィル〔B〕   アイロプロスト吸入*〔A〕 アイロプロスト吸入*〔C〕
 はい  いいえ   シタックスセンタン*〔C〕 シタックスセンタン*〔A〕 シタックスセンタン*〔C〕
   │              *：わが国未発売    ベラプロスト〔B〕     タダラフィル〔C〕
 Ca拮抗薬継続                        タダラフィル〔B〕     トレポスティニール皮下*〔C〕
                                    トレポスティニール皮下*〔B〕
 A：強く推奨       併用療法
 B：中程度の推奨   エポプロステノール
 C：やや推奨      ボセンタン ⇔ シルデナフィル          改善なし    心房中隔切開術
                                                     または悪化  ±肺移植
```
（2007ACCP ガイドライン，2009Eur Heart J より一部改変）

図6 肺動脈性肺高血圧症治療のガイドライン

張作用を期待するならAのみを抑制するアンブリセンタンの方が優れていると考えられるが，実際には両者の優位性はわかっていない．ただ，ボセンタンは肝障害，血球減少，薬剤相互作用が問題となるが，アンブリセンタンはこれらの副作用が少ないことが示されている．両者の全体的な優位性は今後検討されるが，優位性は個人で違っている可能性もある．

3）PDE 5 阻害薬

シルデナフィルと長時間作用型のタダラフィルがある．エンドセリン受容体拮抗薬と比較して頭痛，皮膚紅潮，下痢などの全身動脈拡張による副作用がやや多いが，肝障害などの臓器合併症が少なく，どちらが効果が高いかは今後の検討が待たれる．効果の優位性には個人差もあり，現状では投与して効果の有無を確認するしかない．

4）併用療法

種々の組み合わせで使用される．図6を

みるとNYHA Ⅳではエポプロステノールのみが評価（A）とされ最強の薬剤と考えられ，エポプロステノールをいつ開始するかが血管拡張薬使用時のポイントとなる．実際にはNYHA Ⅳとなってエポプロステノールを開始しても予後不良であることが知られており，症状もさることながら非侵襲的検査やカテーテル検査で肺高血圧症の重症の状態が継続すれば開始した方がよい．また，エンドセリン受容体拮抗薬にPDE Ⅴ阻害剤を併用すると，薬物相互作用のため前者の血中濃度が上昇し，後者の血中濃度が低下することが知られている．ただ，顕著な臨床的効果の影響はないことがわかっているが，副作用は強くなることがある．

5）チロシンキナーゼ阻害薬

慢性骨髄性白血病に使用されるイマチニブは低濃度で血小板由来の血管増殖因子を抑制し，PAH 患者の肺細動脈内膜増殖を抑制する．臨床治験の段階では重症例に投

与して一定の改善効果があることがわかっているが，他の血管拡張薬に比し著明に予後を伸ばす程の強い効果はないと思われる．また副作用は血管拡張薬よりは大きい．

コツ

エポプロステノールは強力な血管拡張薬なので血圧低下を防ぐためゆっくりと増量してゆくが，かといって増量スピードが余りに遅いと効果が現れないことが知られている．また，右心不全のある症例では右心不全を悪化させることがあるため，心不全の悪化に注意し心不全治療をしつつ増量していく．

コツ

右心不全の治療：安静とし，利尿薬（フロセミド，スピノロラクトン，サイアザイド），カテコラミン静注（ドブタミン，ドパミン）を適宜使用する．

コツ

肺移植：1980年頃から始まった治療で肺血管障害を完治させる唯一の治療といえる．肺動脈と気管を新たに吻合するため手術死亡率・拒絶率ともに心臓移植より高く（世界的には5年生存50％，日本ではもう少し良い），術後は多量の免疫抑制剤を服用する必要がある．両肺移植が通常行われる．生体肺移植も行われこちらの方が成績はよいが，自分より体格の大きい方2人から一側下葉をもらい受けるため，20歳ぐらいまでの患者が適応の中心となる．内科的治療に不応の症例が対象となる．

⚠ Pitfall

肺塞栓症の血管閉塞領域と肺血行動態との関係をみても分かるとおり，肺血管床が約70％障害されないと肺高血圧症は現れないし，症状が出現するのは更に進行してからとなる．つまり現在行われている治療は，80％障害された肺血管床がせいぜい60％まで改善するもので予後は画期的に改善したが，やはり延命治療と言わざると得ない．

5 予後

新しい治療で5年生存率は2倍以上に改善した．

図7に自験例の予後を示す．2004年時点での5年生存率は70％前後で，新しい血管拡張薬が出現する前の5年生存率30％の2倍以上となった．

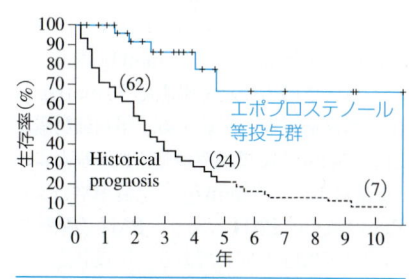

図7 IPAHの予後の改善．
エポプロステノール等投与群：1999〜2004年までの慶應大学病院症例（主にエポプロステノール使用，一部シルデナフィル・ボセンタン使用）．
Historical prognosis：1991年にアメリカで発表されたIPAH 191例の予後

杏林大学医学部循環器内科　**佐藤　徹**

J 肺高血圧をきたす疾患

3 膠原病による肺高血圧症

Don't Forget!

- 膠原病患者では，一般人に比較して肺高血圧の合併の頻度が高いので，常にPHが合併していないかを疑うことが大事である．症状(呼吸困難など)がない膠原病患者でも，潜在性にPHがある場合があるので，検索が必要である．
- 治療法は，IPAHと変わりないが，ステロイドなどの免疫抑制薬が有効な症例がある．
- 心エコー検査では，sensitivityが低いので，右心カテーテルも考慮すべきである．

1 基本的な考え方

膠原病による肺高血圧(pulmonary hypertension：PH)について，特発性肺動脈性肺高血圧(Idiopathic pulmonary artery hypertension：IPAH)との比較で解説する．①PHの定義は，IPAHと同様で安静時の平均肺動脈圧25 mmHg以上，もしくは労作時の平均肺動脈圧30 mmHg以上を肺高血圧症と定義する．平均肺動脈圧21～24 mmHgで境界域肺高血圧症とよぶ(正常は10～18 mmHg)．②膠原病によるPHの多くはPAHであり，PAHの病態の治療はIPAHと同じであり，予後判定のための重症度分類(WHO分類)に沿っての治療が大事である．

IPAHとは違い膠原病のPHとして考慮しなければいけない点を以下にあげる．①膠原病でのPHの頻度は高い．IPHは100万人あたり3人ぐらいのまれな病気であるが，膠原病患者の5～10%にPHを合併している．②どの膠原病でもPHを合併する(表1)．混合性結合組織病(MCTD)，強皮症で頻度が高いが，全身性エリテマトーデス(SLE)，皮膚筋炎，関節リウマチ(RA)でも合併する．海外ではPAH膠原病の基礎疾患としては，強皮症が80%を占めるが，我が国ではMCTDが2/3を占めて基礎疾患の違いがある．③膠原病でのPHの病態はPAH以外の病態もある．表2にPHの最新の臨床分類である2008年Dana point分類を示すが，グループ1の各種疾患に伴う肺動脈性PHのタイプが有名であるが，膠原病に伴うPHでは，表3に示されるようにいろいろな機序の原因がある．間質性肺炎合併例は予後が不良である．④膠原病でのPHは早期診断が可能であり，スクリーニングが重要．PHでは，肺血管が30%ほど障害され初めて症状が出る．IPAHの場合，症状がでる前に病院を受診せずWHOの機能分類I度で発見されることはほとんどない．逆に，膠原病においては，無症状でも心エコーでのスクリーニングにより肺高血圧を早期に発見することが

表1 それぞれの膠原病における肺高血圧，間質性肺炎の合併率

	肺高血圧の合併率	間質性肺炎の合併率
強皮症	15～35%	40～50%
MCTD	5～10%	30～50%
SLE	9%	10～20%
皮膚筋炎	6%	30～50%
関節リウマチ	3%	5～20%

表2 肺高血圧症の分類（2008年 Dana Point 分類）

1. 肺動脈性肺高血圧症（PAH）	3. 肺疾患 and/or 低酸素血症に伴う肺高血圧症
1）特発性肺動脈性肺高血圧症（IPAH）	1）慢性閉塞性肺疾患
2）遺伝性肺動脈性肺高血圧症 　a）BMPR2　b）ALK1, endoglin　c）Unknown	2）間質性肺疾患
3）薬物もしくは毒物誘発性	3）その他の肺疾患
4）各種疾患に伴う肺動脈性肺高血圧症（associated PAH：APAH） 　a）膠原病性血管疾患 　b）エイズウイルス感染症 　c）門脈高血圧 　d）先天性短絡性疾患 　e）住血吸虫症 　f）慢性溶血性貧血	4）睡眠呼吸障害
	5）肺胞低換気障害
	6）高所における慢性暴露
	7）発育障害
	4. 慢性血栓塞栓性疾患に伴う肺高血圧症
	5. その他の肺高血圧症
5）新生児持続性肺高血圧症 　1'肺静脈閉塞性疾患（PVOD）and/or 肺毛細血管腫症（PCH）	1）血液疾患：骨髄増殖性疾患，脾摘後
	2）全身疾患に伴うもの：サルコイドーシス，ヒスチオサイトーシス，リンパ脈管筋腫症 など
2. 左心性心疾患に伴う肺高血圧症	3）代謝異常：糖原病，Gaucher 病，甲状腺疾患
1）収縮障害	4）その他：腫瘍による圧迫，慢性維持透析 など
2）拡張障害	
3）左心の弁膜症	

表3 膠原病に合併する肺高血圧症の病型

1. 肺動脈性高血圧
   MCTD，強皮症，SLE　IPPH 類似の組織（肺動脈内膜中膜の肥厚）を伴う
2. 左心系疾患の拡張障害に伴う肺高血圧症
   強皮症
3. 肺疾患に伴う肺高血圧（低酸素血症）
   強皮症・MCTD で合併する間質性肺炎
4. 肺動脈血栓塞栓症
   抗リン脂質抗体症候群のように凝固能亢進が関与する例もあり
5. 肺血管炎
   SLE，大動脈症候群

可能である．⑤膠原病においては，肺高血圧の合併は予後因子になる．強皮症の予後調査では，肺高血圧があるだけで死亡率が7倍上がると報告されている．

2 各膠原病での肺高血圧の病態

a 強皮症

強皮症の肺合併症は頻度が高く，強皮症の死亡原因の第1位である．PH になる危険因子としては，①長期にわたる Raynaud 症候群の存在，②抗セントロメア抗体陽性，③限局型，④爪上皮の毛細血管密度の減少がある．

強皮症では，間質性肺炎（IP）と PH が高頻度に併存している．PH の有る患者の10％で IP があり，IP の有る患者の20〜40％に PH がある．IP があると予後が悪い．IP を合併する PH の背景因子としては，抗 SCL-70 抗体陽性のびまん性型に多い．

表4　MCTD肺高血圧診断の手引き

Ⅰ．臨床および検査所見 　1．労作時の息切れ 　2．胸骨左縁収縮期性拍動 　3．第Ⅱ肺動脈音の亢進 　4．胸部X線像で肺動脈本幹部の拡大あるいは左第2弓突出 　5．心電図右室肥大あるいは右室負荷 　6．心エコー右室拡大あるいは右室負荷 Ⅱ．肺動脈圧測定 　1．右心カテーテルで肺動脈平均圧が25 mmHg以上 　2．超音波ドプラ法による右心系の圧が右心カテーテルの肺動脈平均圧25 mmHg以上に相当	
診断	MCTDの診断基準を満たし，Ⅰの4項目以上が陽性，あるいはⅡのいずれかの項目が陽性の場合，肺高血圧症ありとする．Ⅰの3項目陽性の場合，肺高血圧症疑いとする．
除外項目	1) 先天性疾患 2) 後天性疾患 3) 換気障害性肺性心

b　混合性結合組織病(MCTD)

　MCTDは，SLE・強皮症・多発性筋炎/皮膚筋炎の3つの膠原病のうち，2つ以上の症状が混在し，さらに血液検査で抗U1-RNP抗体が高率に陽性になる疾患である．MCTDは当初生命予後が比較的良い疾患として提唱された(肺高血圧症のないMCTDの5年生存率は約95%)．しかし，肺高血圧症の合併があると，予後が悪い例の多いことが明らかとなり，日本での厚生労働省MCTD研究班の調査で20%にPHが合併していることが判明したことが，そもそも膠原病のPH研究の始まりであった．
　MCTDのPHの1/3は，MCTD診断までに発症しており，1/2はMCTD発症後1年以内にPHも発症している．予後が良好な群と予後不良群に分かれる．

3　診　断

　診断の戦略は次の5つの過程で行われる．

①どんな患者にPHのスクリーニングをするのか？→WHOのシンポジウムや，ACCF/AHAによるエクスパートオピニオンでは強皮症患者全例で年1回の心エコーによるスクリーニングを推奨している．しかし，強皮症での発症率を考慮して，UpToDateにおいては呼吸器症状を認めた場合や，肺機能でDLCOが予測の70%未満の患者でのスクリーニングを推奨している．

②PHの検索→表4に厚生労働省MCTD研究班の作成したMCTDにおける診断の手引き(1991年)を提示するが，他の膠原病にもこの診断基準が適応できる．臨床症状，胸部画像，臨床検査(尿酸，BNP, NT-Pro BNP)，肺機能(DLCO)でPHの存在を疑い，心エコーを施行する．NT-Pro BNP高値とDLCO < 70%を組み合わせると47倍のリスクでPHを合併するといわれている．ドプラエコーと

第10章 各疾患のみかたと対応

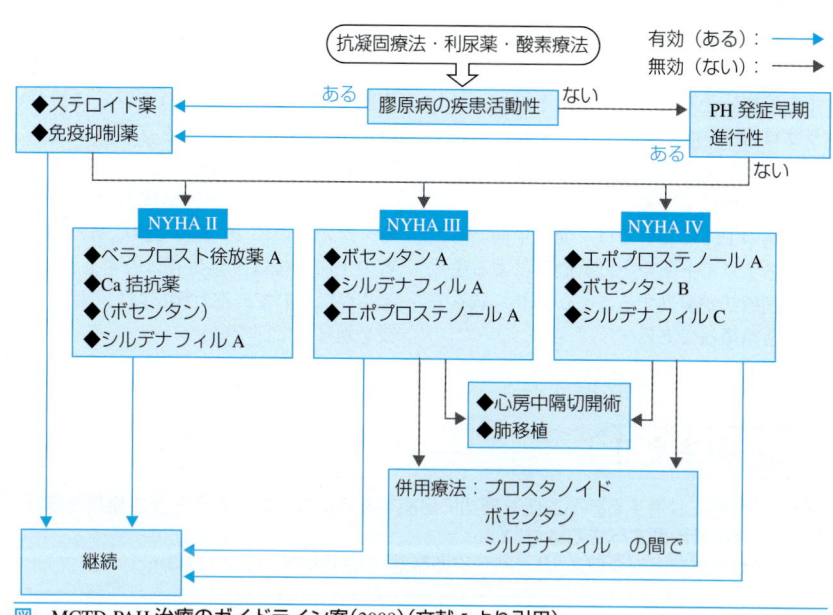

```
                    ┌─────────────────────┐
                    │抗凝固療法・利尿薬・酸素療法│    有効（ある）：──▶
                    └─────────────────────┘    無効（ない）：──▶
                              │
                    ┌─────────▼─────────┐
◆ステロイド薬 ◀── ある│ 膠原病の疾患活動性 │ない ──▶  PH発症早期
◆免疫抑制薬           └───────────────────┘           進行性
                                                  ある ──▶    │ない
                                                              ▼
   ┌──────────┐      ┌──────────┐      ┌──────────┐
   │ NYHA II  │      │ NYHA III │      │ NYHA IV  │
   └──────────┘      └──────────┘      └──────────┘
   ◆ベラプロスト徐放薬A  ◆ボセンタンA      ◆エポプロステノールA
   ◆Ca拮抗薬         ◆シルデナフィルA   ◆ボセンタンB
   ◆(ボセンタン)      ◆エポプロステノールA ◆シルデナフィルC
   ◆シルデナフィルA
                         ◆心房中隔切開術
                         ◆肺移植

                    併用療法：プロスタノイド
                            ボセンタン
                            シルデナフィル の間で

           継続
```

図 MCTD-PAH治療のガイドライン案(2008)（文献5より引用）
【勧告の程度】推奨A：行うよう強く勧められる，推奨B：行うよう勧められる，推奨C：行うよう勧められるだけの根拠が明確でない，推奨D：行わないよう勧められる．

右心カテーテルとの相関はあるが，高いものではなくドプラエコーの偽陰性は問題である．心エコーでは，sPAP > 35～55 mmHgでスクリーニングする．

③PHのタイプの分類→前述したように（表1, 2），PHのタイプを分類する．いくつかのタイプが同時にあることもある．特にPAHでも慢性肺血栓塞栓症を合併することもあり，血流シンチは全例行うべきである．

④疑ったPHを確認→右心カテーテルで必ず確認する．

⑤適切な治療選択のために，重症度分類（WHO分類）をする．

4 治 療

①一般的な治療．抗凝固薬を早めに投与する．右心不全の治療（利尿薬など）．酸素投与．生活指導（PHの増悪因子である喫煙，感染症，貧血，塩分や水分の過剰摂取，疲労の除去）．

②肺動脈に対する血管拡張薬は，IPAHのガイドラインを参考にして治療する（図）．膠原病のPAHでも，初期は血管攣縮や炎症が関係しており可逆性あるが，進行すれば平滑筋や内皮の増殖・線維化により血管の狭窄が不可逆性になるので，早期治療が生命予後を改善する可能性はある．ただし，WHO I度，II度への薬物の早期介入の有用性については，膠原病性PHでまだエビデンスはない．膠原病によるPHにおいても，血管拡張薬は単剤よりも併用療法が有用だという意見が強い．Goal-oriented therapy (*Eur Respir J* 2005)というやり方も参考になる．即ち，NYHA III～IVのPAHを診断されて6分間歩行で380 m以上，peakVO$_2$ > 10.4 mL/分/kg，収縮期血圧120 mmHg

以上を目標に，まずボセンタンを使う，そして目標に達しないならシルデナフィルを追加，そしてベラプロスト追加，ベラプロストをエポプロステノールに切り替え，それでもだめなら肺移植といった段階的治療法である．

③膠原病のPHにおいては，発症早期であればステロイド薬や免疫抑制薬による免疫抑制療法が奏効することがあり，試みるべき治療法である．

厚生労働省MCTD研究班における2008年改訂治療指針は，他の膠原病にも適応が可能であり提示する（図）．さらに新しいPHの治療薬として，タダラフィル（ホスホジエステラーゼ5阻害薬），アンブリセンタン（エンドセリン受容体拮抗薬）が使用できる．ただ，ここ10年間で膠原病のPH患者の生命予後は3年生存は改善したが，1年生存は同じで，進行例に関してはまだ予後を延ばしていない．

御法度!!

- 膠原病に合併する肺高血圧を最初に治療する時には，右心カテーテル検査を施行しないで治療すべきではない．
- ボセンタンとシクロスポリン（免疫抑制薬）の併用はすべきではない．

文献

1) McLaughlin VV. et al.: *J Am Coll Cardiol* 2009 : **53** : 2250-2294
2) Hachulla E. et al.: *Rheumatology* 2009 : **48** : 304-308
3) Mathai SC. et al.: *Arthritis Rheum* 2009 : **60** : 569-577
4) Allanore Y. et al.: *Arthritis Rheum* 2008 : **58** : 284-291
5) 吉田俊治：呼吸と循環 2008 : **56** : 995-1001

神奈川県立循環器呼吸器病センター呼吸器内科　**小倉高志**

K 肺血管の交通異常

1 肺動静脈瘻

> **Don't Forget!**
> - 肺病変のみを呈する場合と，遺伝性疾患の一部分症として出現する場合がある．
> - 無症状であっても，経過観察によって全身に重篤な合併症を併発することがある．
> - 遺伝性疾患の場合，全身精査が必要となり，家族・親族のスクリーニングも検討する．

1 基本的な考え方

肺動静脈瘻（pulmonary arteriovenous fistula）は，肺動脈系と肺静脈系が毛細血管を介さずに異常短絡を来す病態である．右左シャントにより，チアノーゼや呼吸困難を呈するほか，二次性に感染症や塞栓症を生じる可能性がある．破裂した場合，血痰，喀血を認める．無症状であっても，経過観察によって合併症の発生率が高く，積極的に経カテーテル塞栓術などの治療を検討する．常染色体優性遺伝性疾患である遺伝性出血性毛細血管拡張症（hereditary hemorrhagic telangiectasia：HHT）に合併するため，1症例の治療のみならず，家族・親族の診断・治療も考慮する．

2 病因

肺動静脈瘻は，先天性および後天性に分類される．

a 先天性

欧米では肺動静脈瘻の約70％は常染色体優性遺伝性疾患であるRendu-Osler-Weber症候群あるいはHHTに合併し，全身性の血管形成障害の一部と考えられている．罹患率は5,000～8,000人に1人と報告されている[1]．

HHTには4病型あり，HHT1とHHT2で全症例の大部分を占める．HHTの原因となる変異遺伝子としてendoglin（HHT1），activin receptor-like kinase 1（HHT 2, ALK-1）が明らかになっている（表1）．これらの遺伝子はいずれもtransforming growth factor（TGF）-βに関連する細胞内シグナル伝達により，血管形成時に血管内膜の形成に関与している．

b 後天性

肝硬変，外傷，僧帽弁狭窄症，肺感染症

表1 遺伝性出血性毛細血管拡張症（HHT）

HHTのタイプ	染色体	変異遺伝子	特徴	関連疾患	頻度
HHT1	9	Endoglin	高頻度の肺動静脈瘻		61%
HHT2	12	ALK-1	より軽症	原発性肺高血圧	37%
JP-HHT	18	Smad4	若年性ポリポーシス＋HHT	若年性ポリポーシス	2%
HHT3	5	?	-	-	-
HHT4	7	?	-	-	-

ALK-1 = activin receptor like kinase 1, Smad 4=small mothers against decapentaplegic 4

(住血吸虫症，放線菌症など），Fanconi症候群，転移性肺腫瘍，アミロイドーシスなどに伴う場合がある．

3 臨床症状・徴候

チアノーゼ，多血症，ばち指が古典的3主徴とされているが，肺動静脈シャント率が低い場合には無症状のことも多い．シャント率が高い場合には，静脈血が酸素化されずに体循環に入るため，低酸素血症，チアノーゼ，労作時呼吸困難などを呈する．また破裂した場合，血痰，喀血，血胸を起こす場合がある．動静脈瘻の部位に一致して，胸壁から血管性雑音を聴取することもある（表2）．

肺の毛細血管は，血栓や塞栓などをフィルターとして除去する役割がある．動静脈瘻の部位では右左シャントのために血栓，細菌が左心系から全身の動脈系に流入し，血栓症や感染症を起こすことがある（細菌性心内膜炎，奇異性脳塞栓による脳梗塞，脳膿瘍など）．また，発熱，頭痛，めまい，しびれ感，麻痺，失神，痙攣などを起こしうる．

HHTでは，肺動静脈瘻の他，皮膚，粘膜の毛細血管からの反復性出血により，鼻出血や吐下血などを認める場合がある（図1）（表3）．

表2 肺動静脈瘻の臨床症状・徴候

	平均発生率(%)
有症状	76
鼻出血	55
呼吸困難	53
毛細血管拡張	53
血管雑音	43
ばち指	27
チアノーゼ	24
血痰・喀血	12

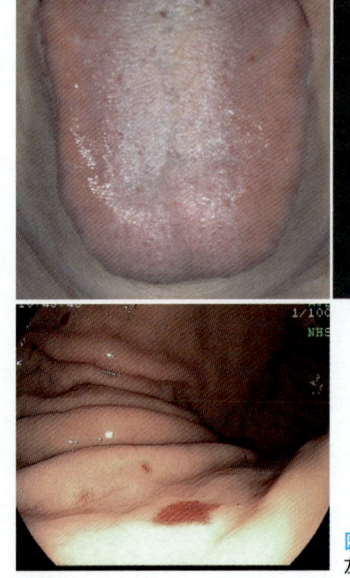

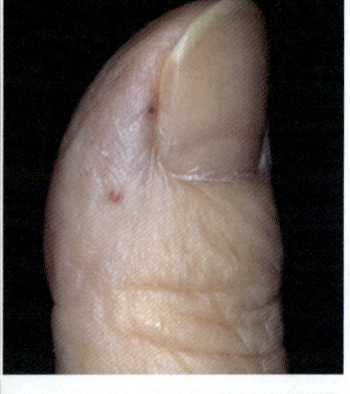

図1 皮膚，粘膜の毛細血管拡張
左上；舌，右上；手指，左下；胃

第 10 章　各疾患のみかたと対応

表3　HHT の臨床症状・徴候

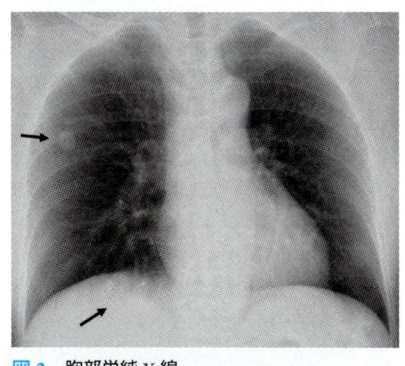

部位	発生率	徴候
鼻粘膜	＞90%	鼻出血
皮膚粘膜	50〜80%	皮膚出血
肺動静脈瘻	15〜50%	チアノーゼ，呼吸困難など
脳動静脈奇形	10〜50%	頭痛，痙攣など
消化管粘膜	10〜40%	吐下血
肝動静脈奇形	＜74%	無症状のことが多い
結膜	35%	無症状のことが多い

図2　胸部単純 X 線
円形の辺縁平滑な結節を認める（矢印）．

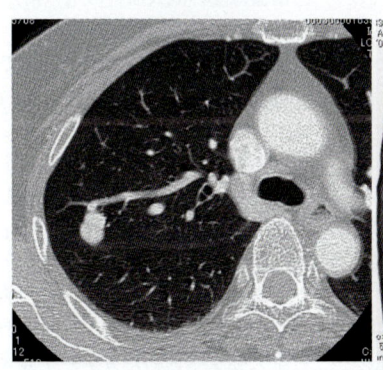

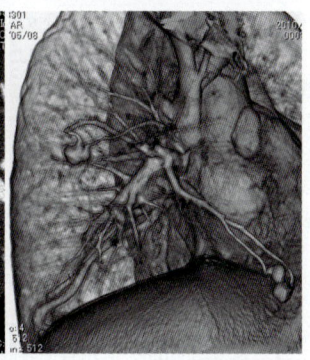

図3　胸部 CT
左：単純 CT；分葉状の結節と流入血管が確認できる．右：3D-CT；結節と流入および流出血管との解剖学的な関連性が分かる．

4　検　査

　肺動静脈瘻に対する検査に加え，HHTの可能性がある場合には全身精査が必要になる．

a　胸部単純 X 線（図2）

　肺野に円形〜楕円形の境界明瞭な分葉状の結節，腫瘤影を認め，流入・流出血管を確認できれば診断されるが，判別が困難な場合も多い．

b　胸部 HRCT（図3）

　病変部の位置，大きさ，形態，流入・流出血管の本数や太さ，その他の小病変の有無を確認する．三次元表示は，その形態をより把握しやすい．造影 CT は肺結節の鑑別に有用である．

c　肺血流シンチグラフィ（^{99m}Tc-MAA）

　肺血流シンチグラフィでは，正常な場合には，肺以外の臓器が描出されることはないが，肺動静脈瘻では ^{99m}Tc-MAA がシャントを介して肺を通り抜け，脳，腎臓，甲状腺などが描出される．肺と肺外の放射線比よりシャント率を算出することができる．

d　コントラスト心臓超音波

　多数のマイクロバブルを含有した溶液を注入し，それらが血流に沿って流動する様子を観察する．心内性の右左シャントでは両心室でほぼ同時にコントラストが出現す

K　肺血管の交通異常

るが，肺動静脈瘻のような心外性の右左シャントではコントラストの出現が数心拍遅れる．微小な肺動静脈瘻でも検出が可能である．

e　シャント率測定

100％酸素を20分以上吸入後に動脈血液ガスを測定し，シャント率を計算する．5％以下が正常である．

簡易式：$QS/QT = (0.003 \cdot AaDO_2)/(5 + 0.003 \cdot AaDO_2)$

5　診　断

肺動静脈瘻の診断は，上記検査にて，その存在を確認することであるが，以下の臨床所見を1つもしくは複数有する場合は，肺動静脈瘻を疑い精査を行う．
① 胸部単純X線で肺内の結節・腫瘤影
② 皮膚・粘膜の毛細血管拡張
③ 血痰
④ 呼吸困難，低酸素血症，多血症，ばち指，チアノーゼ，脳塞栓，脳膿瘍など，右左シャントによる症状

HHTの診断基準は下記の4項目中3項目以上満たすと確診 definite，2項目で疑診 probable or suspected，1項目以下で可能性が低い unlikely とされる[2]．
① 繰り返す鼻出血
② 皮膚や粘膜の毛細血管拡張
③ 肺，脳，肝臓，脊髄，消化管の動静脈瘻（動静脈奇形）
④ 一親等以内にHHTの存在

HHTと診断した場合，遺伝子検索を検討する．本疾患は常染色体優性遺伝ということもあり，わが国では遺伝子診断に対する患者側の理解が得にくい状況も考えられる．遺伝子検査の必要性を十分に説明し，単に遺伝子探しをするのではなく，重篤な病態をきたす前に遺伝子を用いたスクリーニングを行い，医師，患者，家族らが一緒に今後の発病を予防するというアプローチが重要である．

6　治　療

低酸素血症や心不全，中枢神経系の臨床症状を有する症例は治療の適応となる．無症状であっても，肺動静脈瘻の非治療例を経過観察すると，合併症の発生率が高く，致死的な場合もあり，積極的に治療を考慮する．形成された血栓が通過しうる血管径の下限と破裂する可能性を考慮し，一般的に治療の対象となる肺動静脈瘻は，大きさが2cm以上または，流入動脈径の直径が3mm以上のものとされている．

治療は瘻の流入血管の塞栓術か外科的切除が選択されることが多い．近年，肺動静脈瘻に対しては90％以上の症例で非侵襲的と考えられている interventional radiology による塞栓治療が行われている．

a　経カテーテル塞栓術

流入動脈を完全に塞栓する方法が一般的である．肺機能の温存や，血流再開通のリスクを低減するために，塞栓部位はできるだけ瘻の直前で，その先に正常肺動脈の分岐がないことが望ましい．塞栓は肺動脈から流入動脈へ進めたカテーテルより interlocking 型離脱式コイル（interlocking detachable coil：IDC）をアンカリングコイルとして用い，それに fiber つきのマイクロコイルを重ねて塞栓効果を高める方法が一般的である．近年，米国では Nester coil（Cook社）が塞栓物質として頻用されている．これは，fiber つきの白金製のコイルで，本邦でも臨床試験が行われており，今後，肺動静脈瘻の標準的塞栓物質となる可能性がある[3]．

合併症として，一過性の胸膜痛（5～13％），塞栓術時の血管損傷による肺出血，血栓による脳塞栓（0.5％）などが報告されている．肺動静脈瘻の再開通あるいは新生が2.4％，塞栓の成功率は97％，塞栓術による死亡率は0.01％と報告されている[4]．

b 外科的切除

肺動静脈瘻が肺門近くに存在する場合や流入血管が著しく短い場合など技術的に塞栓術が困難な症例では外科的切除が選択される．経カテーテル塞栓術では，流出血管の処置ができないため，奇異性塞栓症を繰り返す症例や，感染が関与している場合などは切除が必要になる．出血例，塞栓術の不成功例なども外科療法の適応となる．近年，外科的切除は，胸腔鏡下手術で行われるようになった．

> **御法度!!**
> - 診断後，無症状だからといって安易に経過観察としない．
> - 患者や家族に対して十分な説明，同意，承諾なしに遺伝子検査をするべきではない．

文献

1) Shovlin CL et, al：Hereditary hemorrhagic telangiectasia（Osler-Weber-Rendu syndrome）. Up To Date 2010 version 18.2 http://www.uptodate.com/
2) Shovlin CL et, al：*Am J Med Genet* 2000；**91**：66-67
3) 白神伸之ほか：日本胸部臨床 2010；**69**：S51-57
4) Lacombe P et. al：*Chest* 2009；**135**：1031-1037

虎の門病院呼吸器センター内科　**花田豪郎，岸　一馬**

K 肺血管の交通異常

2 肺分画症

Don't Forget!

- 肺葉内肺分画症と肺葉外肺分画症に分類される.
- 診断には異常動脈の証明が重要で，造影 MD-CT が有用である.
- 治療の基本は外科的切除である.

1 基本的な考え方

　肺分画症(pulmonary sequestration)はまれであるが，呼吸器診療に従事していれば，数年に1回くらいは遭遇する疾患である．概念・定義・成因については諸説あるが，基本的には"大循環系からの異常動脈が流入する正常気管支と交通しない異常肺組織"と理解される(図1)．しかし，この定義に合致しない例も数多く報告されている．そこで現在では，"分画肺のない"肺分画症や"異常動脈のない"肺分画症なども含めて，Sadeが提唱するような広い spectrum で理解される．

2 成因

　肺分画症の成因については，肺葉外肺分画症は幼少時に発見され，高率に合併奇形を有することから先天性と考えられている．肺葉内肺分画症は先天性説が主だが後天性説もある．先天性説には着目点の違いから諸説あるが，代表的なものは異常動脈に着目した Pryce によるもので，胎生期の肺動脈形成に際して，大動脈からの動脈が遺残したまま肺原基が牽引され分画肺を形成するという血管牽引説である．一方，後天性説は Stocker によるものが代表的で，気管支の閉塞により末梢に炎症が生じ，その部分の肺動脈が閉塞し，大循環系の肺靱帯動脈が代償性に太くなり異常動脈となるとされる．

3 分類

　Pryce は分画された肺組織が肺葉内にあるか，肺葉外にあるかで肺葉内肺分画症と肺葉外肺分画症に大別し，さらに肺葉内肺分画症を異常動脈の還流範囲によりⅠ～Ⅲ型に分類した．また，その後の症例報告から進藤は Pryce の分類にⅣ型Ⅴ型を追加した(表1)．

　また，石田は，肺葉内肺分画症を分画肺内の気管支の走行が正常肺の肺門部方向に収束する"中枢向き群"と，異常動脈の流入部方向に収束する"末梢向き群"に分類

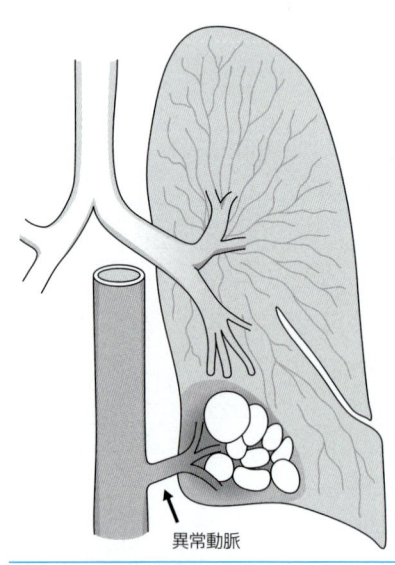

図1 肺分画症の定義
異常動脈

し，"末梢向き群"が先天的なもので，"中枢向き群"は正常肺の一部に何らかの変化が生じ，二次性に炎症が加わり分画肺が形成された後天的なものである可能性を示唆した．

4 病態と臨床所見

Savic，石原の集計を参考に肺葉内肺分画症と肺葉外肺分画症の病態と臨床所見を表2にまとめた．

肺葉内肺分画症は肺分画症の75〜84%を占め，反復する感染により分画肺と正常気管支が交通することが多く，咳嗽，喀痰，発熱，胸痛などの呼吸器症状が出現し，多くは2歳以上で，半数以上が20歳までに発症するが，それ以降で発見されることも多い．発生部位はやや左に多く，下葉が98%と大部分を占める．異常動脈は74%が胸部下行大動脈，19%が腹部大動脈から分岐し，還流は肺静脈が95〜97%である．合併奇形は12%で，横隔膜ヘルニア，漏斗胸などがある．

肺葉外肺分画症は肺分画症の16〜25%

表1 肺分画症の分類

	Pryce分類+（進藤分類）
I	分画肺を欠き，異常動脈が正常肺の一部を還流する（肺底動脈大動脈起始症）
II	異常動脈が分画肺と隣接する正常肺の一部を還流する
III	異常動脈が分画肺のみを還流する
(IV)	異常動脈と正常肺動脈の両方が分画肺を還流する
(V)	異常動脈を伴わない分画肺

表2 肺分画症の病態と臨床所見

	肺葉内肺分画症	肺葉外肺分画症
比率	75〜84%	16〜25%
症状	咳嗽，喀痰，発熱など呼吸器症状 71% 合併奇形による症状 12% 無症状 14%	呼吸器症状（軽症）35% 合併奇形による症状 37% 無症状 28%
診断時期	多くは2歳以上で，半数以上が20歳までに発症するが，それ以降に発見されることも多い	幼少時に発見されることが多い 61%は生後6か月以内
部位	左 52〜59% 98%が下葉（特にS9,10）	左 83〜85% 一定の傾向なし〜下葉と横隔膜の間
異常動脈	胸部下行大動脈 74% 上部腹部大動脈 19% 肋間動脈，鎖骨下動脈，内胸動脈 7% （16%が複数の異常動脈）	胸部下行大動脈 42% 上部腹部大動脈 33% その他 25%
還流静脈	肺静脈 95〜97% 体循環系 3% （奇静脈，半奇静脈，肋間静脈，上下大静脈）	肺静脈 21% 体循環系 79% （半奇静脈 39%，腹部静脈 19%，下大静脈 12%，奇静脈 8%） 明らかでない例も多い 61%との集計もある
合併奇形	12% 横隔膜ヘルニア，漏斗胸など	45〜65% 横隔膜ヘルニア，漏斗胸，心奇形など

を占め，幼少時に合併奇形による症状で発見されることが多く，呼吸器症状は肺葉内肺分画症より軽症で頻度も少ない．多くは生後6か月以内に発見されるが，無症状で経過し検診で発見されることもある．発生部位は左が83～85％と多く，下葉と横隔膜の間が多いという集計と一定の傾向を認めないという集計がある．異常動脈は42％が胸部下行大動脈，33％が上腹部大動脈から分岐する．還流は半奇静脈などの体循環系が多いという集計と，還流静脈が確認できない例が61％と多く，確認された例でも肺静脈に還流するものが多いとの集計もある．合併奇形は45～65％と高率で横隔膜ヘルニア，漏斗胸，心奇形など重症のものが多い．

5 診断と鑑別診断

肺葉内肺分画症は呼吸器症状がみられることが多く，胸部X線(図2)では心横隔膜角部に半数以上で囊胞性陰影を認め，ニボーを伴うこともある．充実性陰影を呈することもある．鑑別診断としては，囊胞性陰影では肺囊胞，気管支原性囊胞，肺膿瘍，肺癌の膿瘍化したもの，気管支拡張症などが，充実性陰影では肺癌，縦隔腫瘍などが

あげられる．また，CA 19-9，SLXなどの腫瘍マーカーが高値となることもあり，肺癌との鑑別を要することもある．CT(図3)では分画肺とともに異常動脈の証明が重要であり，従来は大動脈造影が施行されていたが，近年は造影MD-CTで異常動脈および還流静脈も鮮明に描出することができる(図4)．

肺葉外肺分画症は多くは出生直後に呼吸困難やチアノーゼ，授乳困難など重篤な症状を有し，60％が生後6か月までに診断発見される．胸部X線・CTでは下葉と横隔

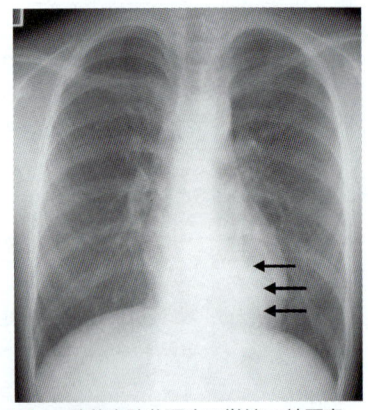

図2 肺葉内肺分画症の単純X線写真

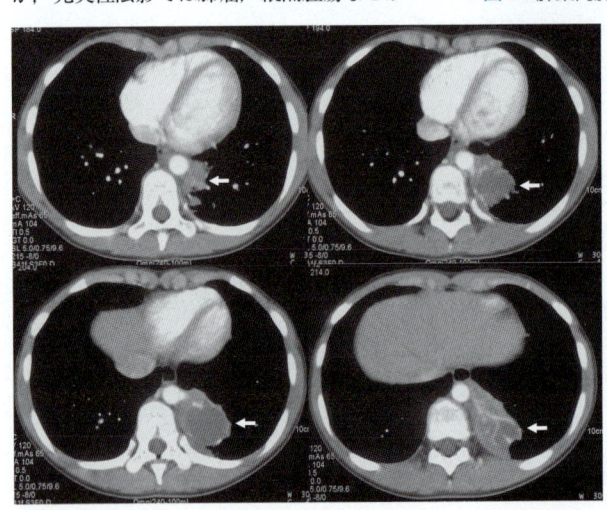

図3 肺葉内肺分画症のCT所見

第 10 章　各疾患のみかたと対応

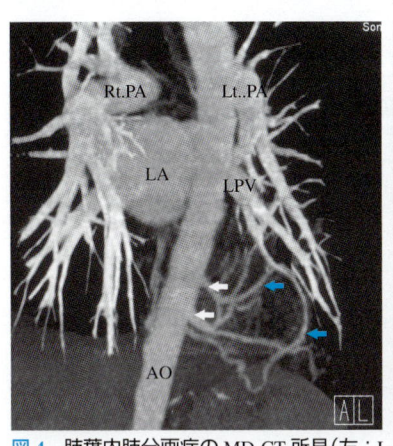

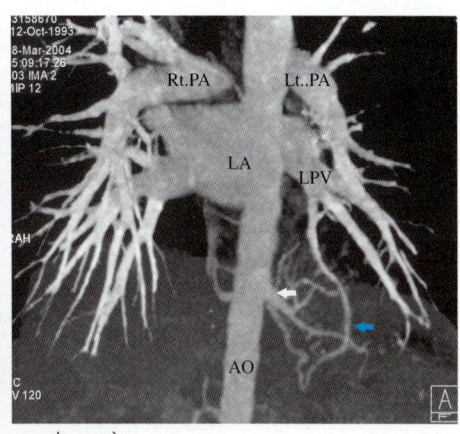

図4　肺葉内肺分画症の MD-CT 所見(左：LAO, 右：PA)
大動脈から分岐する異常動脈(白矢印),異常動脈から下肺静脈への還流(青矢印).
PA：肺動脈, LA：左房, LPV：下肺静脈, AO：大動脈

膜の間の縦隔側に充実性腫瘤陰影を呈することが多く,縦隔腫瘍との鑑別を要する.

6　治　療

肺葉内肺分画症は,臨床症状がみられなくても,反復する感染や出血の危険性が高いので,異常動脈の処理と分画肺の外科的切除が選択される.分画肺だけを切除して,可及的に正常肺は温存するのが理想的であるが,多くの場合,正常気管支との交通や周囲の肺にも炎症を伴っているので,区域切除か下葉切除となる.また,大循環系からの異常動脈の多くは肺靱帯内にあり,複数あることも多く,かつ太く,アテローム変性を起こして脆弱になっていることもあるので,その処理に際しては慎重な操作が必要である.近年では胸腔鏡下手術が施行されることもある.

肺葉外肺分画症では分画肺の摘出術が行なわれる.その際,横隔膜異常などの合併奇形にも注意が必要である.

御法度!!
- 肺分画症は無症状でも経過観察しない.
- 異常動脈は1本とは限らない.

文献
1) Pryce DM,：*J Pathol Bacteriol.* 1946；**58**：457-467
2) Sade RM, et. al.：*Ann Thorac Surg.* 1974；**18**：644-658
3) Stocker JT, et. al.：*Chest* 1984；**86**：611-615
4) 進藤剛毅,ほか：日胸 1973；**32**：9-22
5) 石田治雄,ほか：日胸外会誌 1992；**40**：957-968
6) Savic B, et. al.：*Thorax* 1979；**34**：96-101
7) 石原重樹,ほか：胸部外科 1985；**38**：105-111

総合病院土浦協同病院呼吸器外科　**稲垣雅春**

第11章

呼吸器外科

1-① 基本的呼吸器外科手技
開胸法

> **Don't Forget!**
> - 胸腔鏡手術の発展に伴い開胸法は多様化しており，対象疾患に応じた適切な開胸法の選択が重要である．
> - 適切な開胸法による術野の確保が，その後の手術操作，さらには術後経過にも影響する．

1 基本的な考え方

開胸法の主なものは，側方アプローチとして後側方（標準）開胸法，腋窩開胸法等がある．また前方アプローチとして胸骨正中切開法，胸骨横断開胸法等がある．その他，Pancoast 肺癌に対しては腫瘍の浸潤部位に応じ様々な開胸法がある．さらに近年の胸腔鏡手術の発展に伴い病変部への到達法は多様化している．本編ではこのうち各アプローチの代表である後側方開胸法と胸骨正中切開法について記載する．

2 後側方開胸法

肺癌手術における最も標準的な開胸法である．側臥位とし，腋窩に枕を入れ肋間を広げ，下になった上肢の神経麻痺を避ける．上の患側上肢は手が顔の前方へ来るようにし，肩甲骨と脊椎の間を広げる（図1）．
体位を整えたら予定皮切線のマーキングをするが，肋間の数え方は様々であり，胸骨角から第2助骨を同定し，そこから尾側へ向かい助骨を数える方法もある．開胸の目的は，肺癌手術であれば肺門部が直下に見える位置に術野を確保することであり，第5肋間（乳腺より1-2横指下付近）が適当である．

術者は背側に立ち，第4胸椎の高さで肩甲骨内縁と脊椎棘突起中間点から始まり，肩甲骨下角1横指下を通り第5肋間前腋窩線に至るS字の皮膚切開をおく（図1）．皮下組織を電気メスで切開し広背筋へ至る（図2a）．聴診三角を切開し，広背筋裏面に指を挿入し筋を持ち上げ出血をコントロールしつつ電気メスで切離していく（図2b）．同様に下層の前鋸筋，また必要に応じ背側で僧帽筋および大菱形筋の一部も切離し，肋間筋に至る（図2c）．続いて肩甲骨鈎で肩甲骨を牽引，肩甲骨下に手指を挿入，前方で後斜角筋付着部である第2肋骨を触診によ

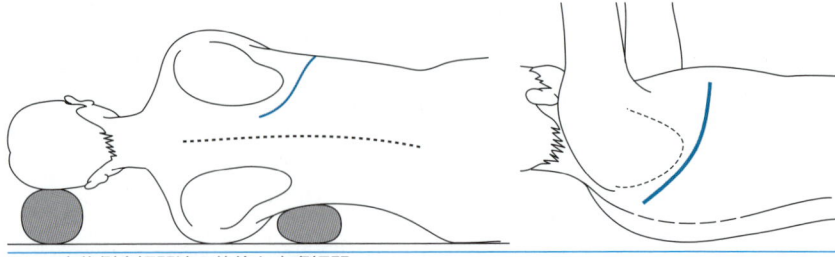

図1 右後側方切開法の体位と皮膚切開

第11章 呼吸器外科

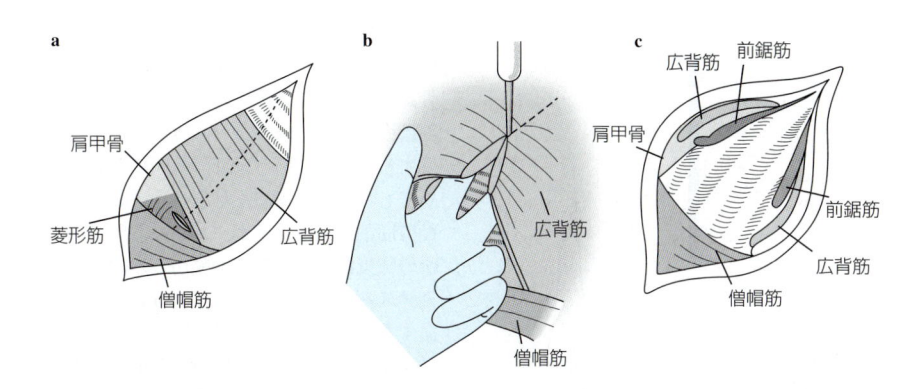

図2　右後側方切開法
a) 聴診三角切開および広背筋切離線，b) 広背筋の切離，c) 前鋸筋切離後

り確認，これを目印に第5肋骨を同定する．鉗子で肋間筋をすくい電気メスで切離していくと胸膜に至る．胸膜からは中の肺が透見でき，呼吸性に動いていれば癒着はない．分離肺換気を確認し，鉗子に片手を添え中の肺に注意しつつ胸膜を鈍的に穿破し開胸する．一般に腹側は背側より癒着が少ないため，筆者は最初の胸膜穿破を腹側で行っている．胸膜穿破部からツッペル鉗子を挿入し肺を傷つけないよう前後にわたり肋間筋を切開，肩甲骨下角が入るよう開胸器をかけ徐々に肋間を開大していく．この際，開胸器を急に広げ過ぎると肋骨骨折を引き起こすので，手術操作を行いつつ張力のかかる組織を切離し，ゆっくり開大していくことが重要である．皮切より長めに肋間筋を前後で切ることで，多くは肋骨を切断せず術野を得られるが，それが難しい場合は第5（または6）肋骨を後方で切断すると確実に広い視野が得られる．肋骨切断面はやすりで滑らかとし，骨ロウで止血する．また肋間筋切離および肋骨切断の際には，肋間動静脈からの出血に注意が必要である．

これら肋間開胸法の他に肋骨床開胸法があるが，これは肋骨骨膜を開胸分の長さで剥離後，肋骨を切断・排除し肋骨床中央で開胸する方法であり，肋間開胸法より広い範囲で処置ができることから，高度癒着症例（再開胸，膿胸等）に用いる．

3　胸骨正中切開法

前縦隔腫瘍に対する基本的な切開法であり，ほかに両側肺切除（転移性肺腫瘍，肺容量減少手術）などに行われる．体位は仰臥位とし，背枕を入れ胸骨を左右に開きやすくし，頚部は進展する．腕頭静脈を遮断する可能性のある場合は，予め下肢静脈ルート確保を検討する．

術者は患者の右側に立ち，胸骨上窩から剣状突起に至る正中線上の皮膚切開を行う（**図3**）．皮下組織は左右の大胸筋胸骨付着部まで切離する．その後，胸骨上窩で鎖骨間靭帯を剥離後切離するが，靭帯に頚静脈弓分枝が入っているので注意する．次に鉗子または指で胸骨裏面に沿って縦隔内結合織を剥離し，胸骨鋸が入る空間を確保する．ただし胸骨裏面を全長にわたって剥離する必要はない．同様に剣状突起も剥離するが，腹膜や内胸動静脈の損傷に注意する．

次に両側胸骨縁を触知し，胸骨上窩から剣状突起に至る正中線を骨膜まで電気メスで焼灼し切断線をマーキングする．続いて胸骨鋸にて胸骨を切断するが，胸骨柄～体上部は固いためしっかり一直線となるよう留意する．また切断中は麻酔科医に換気を止めてもらい肺損傷に注意を払う．胸骨切断後に開創器をかけるが，ブレードが当たる所の肺損傷に注意し，骨膜からの出血は電気メス，また骨髄からの出血は骨ロウで止血する．開創器開大の際には，張力のかかる組織を切離しながらゆっくり開大する．

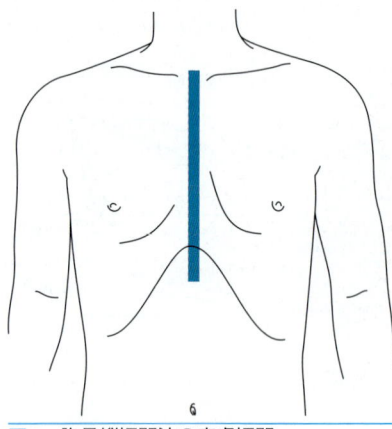

図3　胸骨縦切開法の皮膚切開

御法度!!

- 胸膜を穿破し開胸する際，急激に力を加え貫通させるなどして肺損傷を起こしてはいけない．
- 開胸器による急な開大は無用な骨折を引き起こす．張力のかかる組織を切離しながら，ゆっくり開大する．

秋田大学大学院医学系研究科呼吸器・乳腺内分泌外科学講座　**齋藤　元**

1-② 基本的呼吸器外科手技
胸腔鏡下肺生検

Don't Forget!
- ☐ 症例ごとにリスクとベネフィットをよく検討し適応を決定する．
- ☐ 術後のエアリークの予防のため，術中は肺を愛護的に扱う．
- ☐ 術後の急性増悪に注意する．

1 基本的な考え方

　間質性肺炎は日々の呼吸器疾患の診療において，しばしば遭遇するが，それに含まれる分類は多岐にわたり，さらに鑑別すべき疾患は多くあり，確定診断のためには外科的肺生検が必要になることも多い．外科的肺生検は，従来は開胸肺生検として行われていた．開胸肺生検では肺病変の広がりを肉眼で観察できるという長所もあったが，手術侵襲を考慮し適応がためらわれることも少なくなかった．呼吸器外科手術における胸腔鏡下手術の普及により，間質性肺炎に対する外科的肺生検も開胸手術から胸腔鏡手術に移行し，侵襲性というマイナス要因も軽減し，現在では外科的肺生検のほとんどが胸腔鏡下手術で行われている．

　胸腔鏡下肺生検は，基本的には若年者の自然気胸に対する手術と同様に，自動縫合器を使用し比較的短時間で終了する胸腔鏡下肺部分切除術に相当する．しかし，全身麻酔下の手術であり，分離肺換気という高度な麻酔管理技術が不可欠であること，間質性肺炎のため動脈血酸素分圧が元々低いことなど，麻酔管理上の危険性が多く存在する．また，病変はびまん性のため，肺部分切除の際の切除断端は不可避的に病変部位に重なり，術後の気瘻が遷延する可能性があり，外科的な危険性も存在するといえる．そのため検査法としての危険性と有益性（リスクとベネフィット）は，症例ごとに十分に吟味される必要がある．

2 適応

　原因を特定することが不可能な間質性肺炎を総称して，特発性間質性肺炎（idiopathic interstitial pneumonias：IIPs）と呼ぶ．職業性や薬剤性など原因の明らかな間質性肺炎や他の疾患（膠原病等）に随伴する間質性肺炎等は，IIPs に含まないのが一般的である（間質性肺炎の分類については P.553 参照）．胸腔鏡下肺生検は IIPs に対して行われることが一般的なので，以下 IIPs に対する胸腔鏡下肺生検として述べる．

　IIPs には特発性肺線維症（IPF）をはじめとして，非特異的間質性肺炎（NSIP），急性間質性肺炎（AIP），特発性器質化肺炎（COP），剥離性間質性肺炎（DIP），細気管支炎関連間質性肺炎（RB-ILD），リンパ球性間質性肺炎（LIP）などが含まれ，本来その分類および診断は病理組織診断に基づいている．正確な病理診断は，予後の推定や副腎皮質ステロイド薬などの適応を見極める上で非常に重要である（IIPs の治療や予後については P.553 参照）．

　肺の病理組織の検体採取法として，気管支鏡を用いた経気管支肺生検（transbronchial lung biopsy：TBLB）がある．しかし，IIPs では病理像が生検部位により異なることが多く，しかも病変の主座がしばしば胸膜直下であり，肺組織の採取が必ずしも成功するとは限らない．さらに採取した肺組

織標本が微小なため，病理組織診断に支障をきたすことも少なくない．IIPsの診療におけるTBLBの位置づけは，悪性疾患，感染症，肉芽腫性疾患などを除外する手段といえる．ゆえに，IIPsの病理学的確定診断は，十分な情報を得ることができる胸腔鏡下肺生検によることが原則である．しかし，実際の臨床現場においては，高齢者や合併症を多く有する患者等に対して胸腔鏡下肺生検を行うことは必ずしも容易ではない．IIPsのうちIPFに関しては，高分解能CT(HRCT)による蜂巣肺などの特徴的な所見がある場合には臨床的にIPFと診断されることもある(P.553参照)．米国胸部学会と欧州呼吸器学会のIIPsに対する合意文書によれば，典型的な臨床的・画像的所見を示す特発性肺線維症/通常型間質性肺炎(IPF/UIP)以外では，その臨床病理的確定診断のためには外科的肺生検が必要であるとされている[1]．

実際にIIPsを疑う患者に対して，胸腔鏡下肺生検の施行を考える場合には，麻酔のリスク，手術のリスク，術後急性増悪のリスク等と，組織学的確定診断を得ることのベネフィットを，呼吸器内科医と呼吸器外科医で十分に検討し，適応を決定すべきである．後述する合併症について患者に十分説明し，インフォームド・コンセントを得る必要があるのはいうまでもない．

3 手術手技

a 手術準備

胸腔鏡下肺生検に先立ち，HRCTにおいて生検部位を十分に検討し決定しておく．できれば手術の際には主治医(呼吸器内科医)も立ち会い，適切な部位を選択すべきである．一般的には複数の肺葉から検体を採取するのが望ましく，筆者らは病変が強い部位，病変が軽いかほとんどない部位(病変の初期の部位)，それらの中間の部位などを生検することとし，少なくとも3か所は生検することとしている．中葉や舌区は非特異的な炎症所見を呈する場合があるので，生検部位として避ける方が傾向がある．

b 麻酔導入

凝固機能などに異常がなく硬膜外麻酔が併用可能であれば，全身麻酔の前に硬膜外麻酔を行う．全身麻酔導入後，ダブルルーメンチューブを用いて気管内挿管し，側臥位とした上で分離肺換気を行い，手術を開始する．麻酔科医とコミュニケーションをとり，術中の高濃度酸素の曝露を避けるように吸入酸素濃度(FiO_2)の調整を依頼する．

c 手術手技

基本的には自然気胸の手術と同様に，3つのポートを胸壁に留置し手術を開始するが，手術前に決めた生検部位によって，ポートの位置は適宜調整する．手術に立ちあった呼吸器内科主治医とともに胸腔鏡のモニターで肺表面を観察した後，生検部位を最終決定し，自動縫合器を用いて肺部分切除を行う．肺は脆弱となっているので，常に愛護的に扱い，胸膜に損傷をきたさないように注意する．切除後は胸腔内に生理食塩水を注入して，気道内圧15 cm H_2O以上で肺を伸展させ水封試験を行い，切除断端から気漏がないことを確認する．もし切除断端より多量の気漏が確認された場合は，結紮または自動縫合器の使用などにより，気瘻の消失に努める．胸膜の強度やIIPsの重症度にもよるが，基本的には切除断端の全てを吸収性シートと生体組織接着剤(フィブリン糊)を用いて補強する．著者らは吸収性シートとしては，ポリグリコール酸フェルトを用いている．胸腔ドレーンを留置し，閉創する．胸腔ドレーンの吸引圧を−10 cm H_2Oとしてドレーンからの気瘻がないことを確認し，手術を終了とする(気瘻が多い場合には胸腔内を再確認する)．

d 麻酔覚醒

手術室内でポータブルの胸部単純X線写真を撮影し，肺の伸展が良好であることを

確認する．担当麻酔科医へ挿管チューブ抜去前に気道内圧が上がり過ぎぬようにしながら，麻酔を覚醒してもらうよう依頼する．

4 術後管理

IIPsに対する胸腔鏡下肺生検の術後では，高濃度酸素の曝露を避けること，胸部単純X線写真にて対側の肺野も含め，IIPsの陰影に変化がないか注意することなどが重要である．手術翌日以降，胸部単純X線写真で術側肺の伸展が良好であること，胸腔ドレーンにて気瘻がないことを確認して胸腔ドレーンを抜去する．術後数日間は特に急性増悪に注意しながら，経過を観察する．

急性増悪の予防として，施設によってはシベレスタットナトリウムやステロイド薬の投与が行われることがある．IIPsの胸腔鏡下肺生検におけるこれらの薬剤の急性増悪の予防効果についてはまだエビデンスはない．筆者らは呼吸器内科および麻酔科医に相談し，症例ごとにこれらの薬剤を投与すべきか決定している．シベレスタットナトリウムについては，4.8 mg/kg/日の投与量で術中から持続注射を開始し，術後半日程度まで投与する．本薬剤は合併症が少なく比較的投与しやすい薬剤と考える．ステロイド薬の投与については，主に呼吸器内科主治医と相談し，決定することが多い．メチルプレドニゾロンを手術直前または手術中に500 mg静脈注射することが多い．筆者らは幸いメチルプレドニゾロンに関連する合併症を経験したことはないが，ステロイド薬の投与の際には関連する合併症に注意する．繰り返しになるが，これらの薬剤による急性増悪の予防効果については結論が出ていない．患者ごとに急性増悪が起きた場合の予後の悪さを想定し，これらの薬剤の投与が妥当であるか判断すべきである．

5 術後合併症

術後合併症として，多く報告されているのは気瘻(胸腔ドレーン抜去の遅延)，長期人工呼吸管理，術後肺炎などであるが，最も重大かつ注意すべき合併症は，IIPsの急性増悪といえる．胸腔鏡下肺生検についての，死亡率や急性増悪に関する報告を以下に示す．

金沢らの「びまん性肺疾患の外科的肺生検アンケート」[2]による410例(胸腔鏡下肺生検94%)の国内の調査によれば，その中に間質性肺疾患が351例含まれ，術後の急性増悪は9例に認めたとしており，そのうちの4例が死亡したと報告されている．Lettieriらは，間質性肺疾患83例に外科的肺生検を行い(開胸肺生検27.7%)，術後30日以内死亡が4.8%，90日以内死亡は6.0%と報告している[3]．また，かれらは90日以内死亡例を検討し，肺生検時すでに人工呼吸管理を受けていることや免疫抑制状態(免疫抑制薬投与中や悪性腫瘍治療中など)であることが，予後に関連すると報告している．KohdohらはIIPs236例に外科的肺生検を行い(開胸肺生検99例，胸腔鏡下肺生検137例)，5例(2.1%)に急性増悪を認め，そのうち1か月以内死亡を1例に認めたと報告している[4]．Parkらは開胸肺生検または胸腔鏡下肺生検を行ったIIPs200例において，術後30日以内死亡を4.3%に認めたと報告し，さらに肺生検時に急性増悪を発症している例では30日以内死亡が28.6%に上ったと報告している[5]．

> 御法度!!

- IIPs に対して安易に胸腔鏡下肺生検を適応しない(適応は慎重に考慮する).
- 術後の急性増悪を見逃さない(注意深い経過観察).

文献

1) American Thoracic Society, European Respiratory Society: American Thoracic Society/European Respiratory Society International Multidisciplinary Consensus Classification of the Idiopathic Interstitial Pneumonias. *Am J Respir Crit Care Med* 2002; **165**: 277-304.
2) 金沢実, 他: びまん性肺疾患の外科的肺生検アンケート. 日本呼吸器学会雑誌 2000; **38**: 770-777.
3) Lettieri CJ, et al: *Chest* 2005; **127**: 1600-1605.
4) Kohdoh Y, et al: *Respir Med* 2006; **100**: 1753-1759.
5) Park JH, et al: *Eur J Cardiothorac Surg* 2007; **31**: 1115-1119.

東北大学加齢医学研究所呼吸器外科学分野　**大石　久**

☑ 「胸腔ドレーン挿入時, 患者さんがギャッというのは当たり前?」
（局所浸潤麻酔をしたら, 処置まで5分は待ちましょう）

　私が新人のころ, 先輩からは「ペアン鉗子や胸腔ドレーンの先が胸腔内に入ると, 患者さんがギャッというから分かりやすいよ」と教わった. 自分でやってみても, 確かにみんな「ギャッ」というから分かりやすかった. でも, 虫歯の治療を受けていて, ふと気づいた.「歯医者さんで局所麻酔をされると5分は必ず放置され, その後の処置はちっとも痛くないじゃないか」. 一般的な処置に用いる局所浸潤麻酔薬1%キシロカインの作用発現時間は投与から2～3分とされている. それから, 皮膚から胸腔までの経路で痛覚が最も強いのはどこだろう. 皮膚と壁側胸膜である.「では, そこに沢山麻酔をして, ゆっくり5分くらい待ってから処置してあげればいいじゃないか」と, 針が皮下に達したら血液の逆流がないことを確認して1～2 cc ゆっくり注入, 数 mm 進めて逆流がないことを確認して0.5 cc, また数 mm 進めて逆流がないことを確認して0.5 cc, これを繰り返し肋骨に達したら骨膜上で1cc, シリンジに陰圧をかけながら肋骨上縁を滑らせるようにして, 針先が胸腔内に達したら(気胸なら空気が, 胸水貯留例では胸水がひけたら)数 mm 引き戻して, そこに3～5 cc 注入. ドレーンの挿入経路に血管がないことを, 陰圧をかけながらシリンジを皮膚表面まで引き抜いて来て確認. あとは5分じっくり待つ.
　それ以後, 私の患者さんは一人も「ギャッ」と言わない.

（東北大学加齢医学研究所呼吸器外科学分野　星川　康）

1-③ 基本的呼吸器外科手技
縦隔鏡

Don't Forget!

- 適応は肺癌N1症例，中枢型肺癌症例，Ⅰ期以上の縦隔リンパ節PET陽性例，その他，縦隔リンパ節腫大をきたす診断未確定の全ての疾患．
- 適応を吟味しより低侵襲な気管支鏡下肺生検や超音波気管支鏡ガイド下経気管支的針生検（EBUS-TBNA）などを優先させるべき．
- 合併症は出血・反回神経麻痺・気胸・気管損傷・食道損傷など．

1 基本的な考え方

縦隔鏡検査は，CTのない時代から欧米中心に広く施行されてきた古典的な肺癌縦隔リンパ節転移の検査法である．1959年スウェーデンのCarlensが開発[1]，1963年にPearsonがその有用性を北米で報告し，現在でも上縦隔病変の生検法として欧米ではゴールドスタンダードである．

わが国では切除可能なN2肺癌に対しては肺葉切除と系統的縦隔リンパ節郭清が行われ，術前縦隔リンパ節評価の概念が根づかず広く普及しなかった．近年N2症例に対する術前導入療法が普及し，縦隔リンパ節組織学的評価の必要性から同検査の重要性が認識されるようになった．本項ではその適応，手技，成績，近年の話題を概説する．

2 適応

2007年American college of chest physicians（ACCP）ガイドラインでは，肺癌侵襲的病期診断法としての縦隔鏡検査の適応をN1症例，中枢型肺癌症例，Ⅰ期以上の縦隔リンパ節PET陽性例としている[2]．その他，サルコイドーシス・悪性リンパ腫・結核性リンパ節腫大など縦隔リンパ節腫大をきたす診断未確定の全ての疾患が適応とされるが，サルコイドーシスを最も疑う場合は，（局所麻酔で施行可能な）気管支鏡下肺生検や前斜角筋リンパ節生検をまず先行させることを検討すべきである．

3 器具・手技

縦隔鏡は，テレスコープと縦隔鏡外套（テレスコープ挿入口と鉗子操作口を有する）からなる（図1a）．スパイラルチューブによる気管内挿管での全身麻酔下，肩枕にて十分に頸部を伸展させ，術者は患者の頭側から操作する．気管切開術と同様に，胸骨上縁より3cmほど頭側に約3cmの皮膚切開を置き，皮下組織・広頸筋を切開する．甲状腺に留意しつつ，前頸筋群・気管固有層を剥離し気管前壁に沿って指で気管固有層を縦隔内に向け鈍的に剥離した後，縦隔鏡を挿入する（図1b）．凝固用吸引カニューレ・剥離鉗子（図1c）で剥離，大動脈弓・右腕頭動脈・上大静脈・気管分岐部・右主肺動脈などまで観察可能（図2a, b）だが，各患者の解剖を十分理解して行う必要がある．近年普及してきたMD-CTによる前額断・矢状断画像は解剖を理解する補助となる．生検しようとする組織が血管か同定困難な場合には23Gカテラン針による試験穿刺を施行する．生検可能なリンパ節は＃1（鎖骨上窩）・＃2（上部気管傍）・＃4（下部気管傍）・＃7（気管分岐部）である．施行後は十分止血を確認し，埋没縫合閉鎖としている．

5 合併症

合併症発生率および手術死亡率は概して低い(0.6～2.3%および0～0.08%). 出血は気管支動脈・奇静脈・肺動脈・大動脈などではほとんどは圧迫・電気凝固によりコントロール可能であるが, 血管形成を要した症例や死亡例も極わずかながら報告され, 深刻な出血の危険性は0.1～0.2%である. 反回神経麻痺は0.9%といわれ, その他, 胸膜損傷による気胸, 気管損傷, 食道損傷等も起こりうる[3].

6 近年の話題・問題点・今後の課題

縦隔鏡検査は主に生検目的で数個のリンパ節を摘出するものであるが, 縦隔リンパ節を徹底的に摘出しようとするradical video-assisted mediastinoscopic lymph-adenectomy (VAMLA)によって開胸によるリンパ節郭清とほぼ同等の郭清が可能であるとの報告もなされている[4]. わが国で広く行われているPET-CTの縦隔リンパ節診断率は偽陽性が13～76%, 偽陰性は1.9～28.9%と確実性が高いとは言いがたい. 正確な病期診断には病理学的診断が必要であり, その手段として縦隔鏡は有用と考えられているが, わが国では欧米に比し普及しておらず, むしろ, 近年ではより低侵襲なEBUS-TBNAが選択される傾向にある. 今後, EBUS-TBNAが縦隔鏡に勝る縦隔リンパ節転移診断法か否かに関する検討が必要であろう.

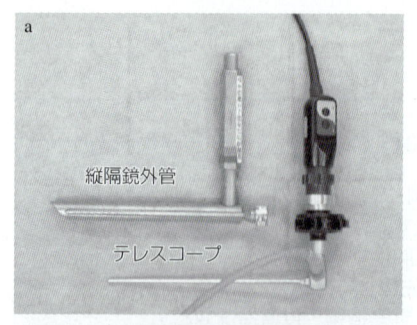

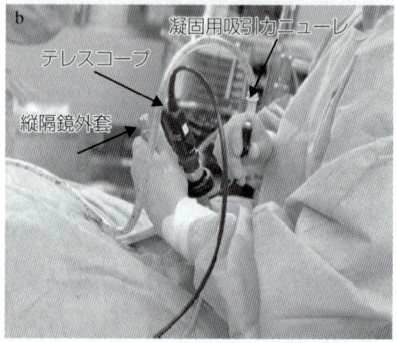

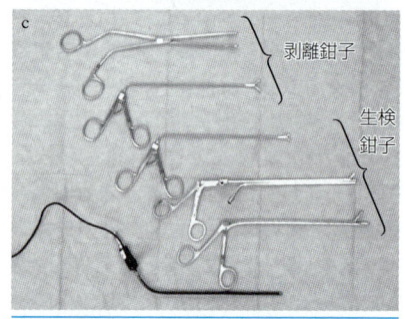

図1 縦隔鏡

4 成 績

胸部CT検査の正診率59%, 縦隔鏡の正診率97%, ビデオ縦隔鏡では感度約90%と報告され, 偽陰性率は概して10%未満である.

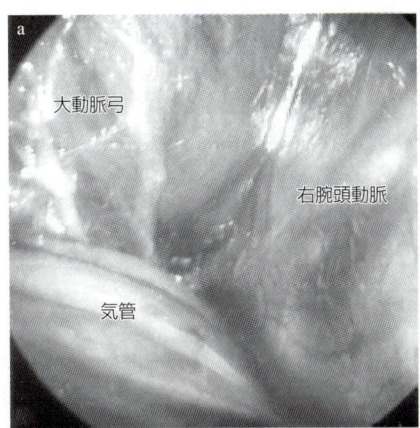

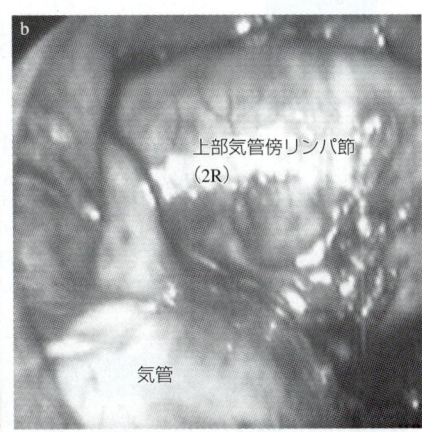

図2 縦隔鏡による所見

(a) 大動脈弓／右腕頭動脈／気管
(b) 上部気管傍リンパ節（2R）／気管

文献

1) Carlens E : *Dis Chest* 1959；**36**：343-352
2) Detterbeck FC, et al.：chest 2007；**132**(3 Suppl)：202S-220S.
3) Hammoud ZT, et al.：*J Thorac Cardiovasc Surg* 1999；**118**：894-899.
4) Leschber G, et al.：*Eur J Cardiothorac Surg* 2003；**24**：192-195.

東京医科歯科大学大学院医歯学総合研究科呼吸器外科学分野　**石橋洋則**

✓ 針井先生？　Hurry（ハリー）先生？

　"医師のお呼び出しを申しあげます．呼吸器科の針井先生，6D病棟へお急ぎください．"前の病院に勤務したての頃このアナウンスが流れた．横で仕事をしていた先生が小走りでいなくなり，私は"あの先生が針井先生か"と名前を覚えた．1週間後，今度は"医師のお呼び出しを申し上げます．消化器科の針井先生，CT室へお急ぎください．"と流れ，その数日後には"循環器科の針井先生"その次は‥と次々と"針井先生"は科を変わっていく．"なんだ？スーパー研修医の先生か？しかし一番初めに呼ばれるとは頑張っているな！"と感心していた．半年後，私が出入りする病棟で急変があり駆けつけた私が耳にしたのは，"医師のお呼び出しを申しあげます．呼吸器外科の針井先生，6D病棟へお急ぎください．"患者さんを無事救命した後，"針井先生って誰ですか？"と上司に聞いたとたん，病棟は大笑いになり，"針井ではなく，ハリー＝Hurry先生!!針井なんて先生おらんよ！要するにコード・ブルーみたいなもん"
　救急に非常にテンションが上がる私はそれ以降，手術以外の"ハリー"コールには真っ先に行き，送別会の際には，正真正銘の"ハリー先生"と呼ばれるようになっていた．人生にも言葉にもアクセントは大事である．

（石橋洋則）

2 呼吸器外科手術麻酔

Don't Forget!
- 分離肺換気中の呼吸生理を理解し，技術に習熟する．
- 気管支ファイバーを用いてチューブの位置の確認・分泌物の吸引を行う．
- 術後はバイタルサインや覚醒度のみならず，呼吸回数・パターンに気を配る．

1 基本的な考え方

呼吸器外科手術においては，術側の肺を虚脱させる必要があり，ダブルルーメン気管チューブ（図1，以下DLT）を用いた分離肺換気が行われる．分離肺換気によって患側肺は換気が行われずそこを流れる血流は肺内シャントとなり低酸素血症が生じる．これに対し生体には低酸素性肺血管収縮（hypoxic pulmonary vasoconstriction：HPV）と呼ばれる，適正な換気血流比を保とうとする機構（メモ参照）が備わっている．分離肺換気中の低酸素血症は5〜10％の患者で生じるとされる．

2 術前評価

一般的な術前検査として血液生化学検査（血算，肝機能，腎機能，血液型，凝固能，感染症），胸部X線，心電図，スパイログラム，血液ガス分析など．必要に応じて心エコー，Holter心電図，心臓カテーテル検査など．

通常の内科的診察に加え，既往歴，家族歴．具体的に階段昇降（4Mets相当）が可能かどうか？ いわゆる「生きのよさ」が予備力を測る上で重要である．

また麻酔歴，内服薬，喫煙歴，喘息・アレルギーの有無，歯牙動揺の有無，挿管困難が予想される因子（開口障害や小顎など）の有無などについてチェックしておく．硬膜外麻酔を併用する場合は凝固能だけでなく抗血小板薬の内服の有無をチェックする．抗血小板薬を内服している患者では術前に一定の休薬期間（表1）を設けてからでないと硬膜外血腫の危険が高く，硬膜外麻酔を施行すべきでない．

3 術中モニター

必須のモニターとして心電図，血圧計（観血的動脈圧測定が望ましい），パルスオキシメーター，呼気ガスモニター，体温計．

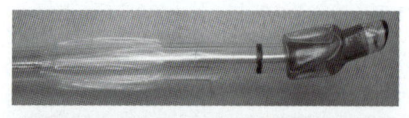

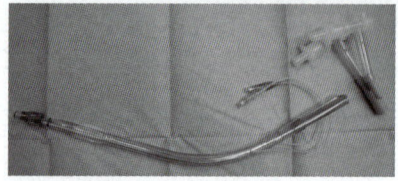

図1 ダブルルーメン気管チューブ

表1 主な抗血小板薬の休薬日数（東北大学病院）

- 14日前：塩酸チクロジピン（パナルジン®），塩酸クロピドグレル（プラビックス®）
- 7〜10日前：アスピリン（バイアスピリン®），ジピリダモール（ペルサンチン®），イコサペント酸エチル（エパデール®）
- 7日前：ワーファリン®
- 3日前：シロスタゾール（プレタール®）

また BIS モニター(脳波のモニターで麻酔深度の指標となる),筋弛緩モニターなども現在よく使われている.必要に応じて経食道心エコー,Swan-Gantz カテーテルなど.

4 麻酔法

基本的に全身麻酔で行う.特に開胸術では積極的に硬膜外麻酔を併用する.しっかりとした術後鎮痛は離床を早め術後の呼吸器合併症を減らし患者の予後を改善する.

a 鎮静

セボフルランをはじめとした吸入麻酔薬は HPV を抑制し,また周術期の免疫能を抑制することから,プロポフォールを用いた完全静脈麻酔(total intravenous anesthesia:TIVA)が望ましい.プロポフォールは BIS モニターが 40〜60 によるよう投与速度(一般に 4〜6 mg/kg/時)を調節する.標的濃度調節持続静注(target controlled infusion:TCI,通常 2〜3 μg/mL で投与)専用シリンジポンプを用いると麻酔深度の調節が容易である.

b 鎮痛

術中の鎮痛はレミフェンタニルの持続投与(0.25〜0.5 μg/kg/分)をベースに,硬膜外カテーテルからの局所麻酔薬投与もしくはフェンタニル静注を行う.

硬膜外カテーテルは T 5/6 前後から挿入し,手術開始 15 分前に 0.375〜0.75%ロピバカイン(もしくはブピバカインなど)を 3〜4 mL 投与する.必要に応じて追加投与(初回投与量の 2/3〜1/2 程度)する.硬膜外からの過量投与は胸部交感神経を抑制し高度の低血圧や徐脈を引き起こすことがあり注意する.術後鎮痛用に 0.2% ロピバカイン(もしくは 0.25% ブピバカインなど)を 4 mL/時 程度の速度で投与する.局所麻酔薬にフェンタニル(0.5 mg/日程度)やモルヒネを混合することでより有効な鎮痛が得られる.

硬膜外麻酔を併用しない場合,フェンタニルを間欠的に静注する.総投与量が 10 μg/kg 程度であれば,術後の呼吸抑制は少ない.NSAID や創部への局所麻酔薬の浸潤麻酔を極力併用する.抜管後にフェンタニルを追加投与する場合は,呼吸回数 10 回/分前後を目安に慎重に投与する.持続投与する場合は 0.5〜1 μg/kg/時 程度から開始する.いずれにしろ術後は必ず呼吸回数・パターンを注意深く観察する.

c 筋弛緩

Onset が早く作用持続時間の短い非脱分極性筋弛緩薬ロクロニウムが現在最もよく使われている.術中のバッキングは望ましくないので,筋弛緩薬は麻酔導入時だけでなく術中も間欠的に投与する.

術後はスガマデクス 2〜4 mg/kg 程度を投与して筋弛緩作用の拮抗を行う.スガマデクスはロクロニウム分子を包接することで直接筋弛緩作用を拮抗する.従来のコリンエステラーゼ阻害薬(ネオスチグミンなど)と異なり,深い筋弛緩状態からも拮抗が可能であり,作用発現は迅速で,アセチルコリン由来の合併症もない.スガマデクスを使用しない場合は,ネオスチグミン 0.04 mg/kg を硫酸アトロピン 0.02 mg/kg とともに投与する.

メモ

HPV(低酸素性肺血管収縮)とは?
肺胞の酸素分圧が低下した場合にその肺胞に隣接する細動脈の血管平滑筋が収縮する現象.ガス交換の効率の悪い肺胞への血流を低下させ,より酸素化の良い領域へ血流をシフトさせることで,肺内シャントを減少させ換気血流比を改善し低酸素血症の増悪を抑えようとする生理的な反応.吸入麻酔薬は HPV を抑制するが,静脈麻酔薬は HPV に影響しない.ほかに各種血管拡張薬や $PaCO_2$ 低下,アルカローシスは HPV を抑制する.

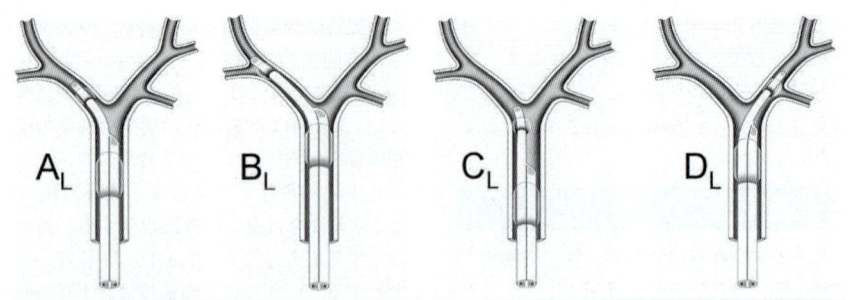

図2 DLTの位置異常(Karzai W, et al. Anesthesiology. 2009；**110**(6)：1402-1411. Hypoxemia during One-lung Ventilation：Prediction, Prevention, and Treatment より改変)

d 循環管理

過剰輸液は術後肺水腫の危険因子となる．一方で硬膜外麻酔による末梢血管拡張や出血・不感蒸泄などによる水分喪失に対しては必要十分の輸液をしなければならない．カテコラミンの持続投与を行うこともある．

e 呼吸管理

次項で詳しく述べる．

5 分離肺換気の実際

呼吸器外科手術では，手術操作のために患側肺を虚脱させ健側肺のみで換気する分離肺換気を行う．分離肺換気を行うためにはDLTや気管支ブロッカーが用いられる．一般的にはほとんどの症例で左気管支用DLTが使用されており，ここでは左用DLTを用いた分離肺換気の方法について述べる．

a チューブサイズの選択

チューブのサイズは男性37 Fr，女性35 Frを基本とするが体格や年齢に応じて適切な太さのチューブを選択する．術前の胸部X線写真や胸部CTで気管の太さをチェックしておく．チューブの径が細くなるほど気管支ファイバーの操作が困難になる．

b 挿　管

前酸素化を充分行いSpO$_2$が99〜100%であるのを確認後，プロポフォールを投与する．麻酔導入時の徐脈・低血圧を防ぐために，プロポフォールは1 mg/kg程度の投与から開始して患者の入眠具合を見て緩徐に追加投与する．レミフェンタニル0.5〜1 μg/kg/分もしくはフェンタニル2〜4 μg/kgを併用すると挿管時の刺激による頻脈・高血圧を抑えられる．患者入眠後にロクロニウム0.6〜0.9 mg/kgを投与し，60〜90秒後挿管する．

青カフが声帯を越えたらスタイレットを抜いて，左に90度回旋しながらチューブを軽い抵抗のあるところまで進める．気管内挿管であることを確認したらリークがなくなるまで白カフに空気を注入する．さらに青カフにも1 mL程度空気を入れる．カフ内に空気を入れすぎると気管粘膜が壊死することがあるので注意する．聴診で白ルーメン・青ルーメンをそれぞれクランプして非クランプ側の肺で呼吸音を確認する．

分離肺換気を行うときは，術側のルーメンをクランプし大気に開放して肺を虚脱させる．

c 気管支ファイバーでの確認

聴診だけでなく，気管支ファイバーでチューブの位置を再確認する．まずは白ルーメンからファイバーを挿入し，気管分岐部を同定し左気管支内に青カフがわずかにみえるのを確認する．さらにファイバーを右気管支に進め，右上葉枝を確認する．次に青ルーメンからファイバーを進め，左上葉

枝を確認する．チューブの位置異常（図2，A_Lが正しい位置）としては，深すぎて青カフで上葉枝をつぶしてしまう場合（B_L），浅すぎて分離肺換気できない場合（C_L），右気管支に青ルーメンが進んでしまう場合（D_L）などが考えられる．

側臥位への体位変換で1 cmほど浅くなることが多いため，チューブはやや深めくらいがちょうどよい．側臥位への体位変換後に必ずもう一度気管支ファイバーでチューブの位置を再確認する．

d 人工呼吸器の設定

肺胞の過度の伸展は圧損傷のみならず，炎症性サイトカインを産生し血管透過性を亢進させ肺を傷害する．また健側肺は腹腔内臓器や縦隔の重さによって無気肺を生じやすい．したがって6 mL/kg程度の低1回換気量に5 cmH₂O程度の呼気終末陽圧（PEEP）を併用した肺保護換気が推奨される．分離肺換気時の人工呼吸器設定は従圧式換気でF_IO_2 1.0，20 cmH₂O × 15回程度で開始する．従量式換気であれば，1回換気量を6 mL/kg程度とする．$PaCO_2$が可能ならば35〜40 mmHgになるように呼吸回数を設定する．COPDを合併している患者の場合，回数を上げすぎると十分な呼気時間がとれなくなるので注意する．PEEPを高く設定しすぎると血流が患側肺にシフトされ換気血流比が低くなりむしろ酸素化は悪化する．

e 低酸素血症への対処

分離肺換気がうまくいかない場合，ファイバーでチューブの位置を確認したりカフ圧をチェックする．分離肺換気開始から30分〜1時間は酸素化が悪化しやすい．この間酸素化が問題なければF_IO_2を下げる．術中酸素化が低下した場合チューブの位置のずれや痰などの分泌物が考えられ，マメにファイバーでの確認・痰取りを行う．術中にF_IO_2を上げても十分な酸素化が得られない場合，患側肺に酸素を流し5 cmH₂O程度の持続気道陽圧（CPAP）をかけると有効である．あまり圧をかけすぎると手術操作の妨げになるので，酸素化の改善が十分でないならば一時的に手術操作を中止して両肺換気する．いずれにしても術者と十分なコミュニケーションをとり，双方が協力することが重要である．

東北大学病院麻酔科　渋澤雅和，黒澤　伸

3-① 肺 癌
代表的疾患の手術適応・術式・術後管理

Ⅰ-①. 肺切除術の病期上の適応と手術成績

1 基本的な考え方

臨床的に原発巣の完全切除可能と考えられること，遠隔転移および縦隔リンパ節転移がないと考えられることが手術適応の原則である．

2 病期について

2010年にTNM分類が改訂され，日本肺癌学会による肺癌取り扱い規約第7版もそれに準拠した．詳細は肺癌取り扱い規約第7版を参照されたい．第6版に比較すると複雑な内容になっており，取り扱いはやや煩雑であるが，予後をより正確に反映した内容となっている．

3 手術適応について

現時点で新病期分類を正確に反映したガイドラインは作成されていないので，第6版の病期に基づいた手術適応の原則を以下に述べる．

- 臨床病期Ⅰ期，Ⅱ期の非小細胞肺癌は手術適応とされる．
- 臨床病期ⅢA期の非小細胞肺癌は，手術単独の適応は原則としてない．
- 臨床病期ⅢB期以上の非小細胞肺癌では手術の適応は原則としてない．
- Ⅰ期の小細胞肺癌は手術適応がある．

4 術前術後療法

術前導入療法として確立されているものはない．

局所進行Ⅲ期非小細胞肺癌に対して術前化学療法が有効であったとする少数の第Ⅲ相試験の結果が報告されているが，有効性が確立されるに至っていない．

術後療法は病理病期ⅠB～ⅢA期において行うよう勧められる．

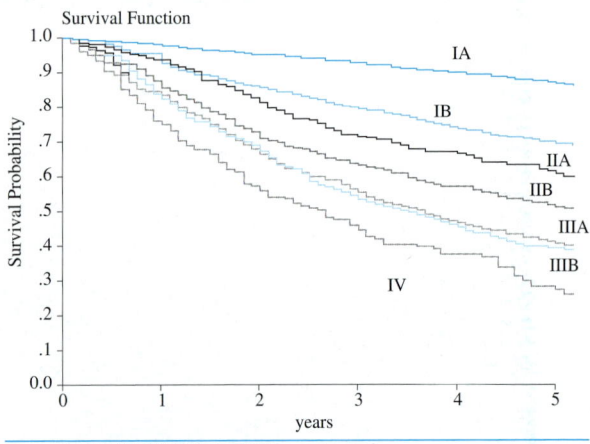

図1 臨床病期別術後生存曲線（n = 11,663）
（澤端章好，他　肺癌　2010；**50**(7)：875-888 より引用）

IB 期の非小細胞肺癌に対して術後フッ化ピリミジン型経口抗腫瘍薬の長期連用が有用であるとするメタアナリシスがあり，わが国においては多くの施設において行われている．

II 期，III 期に対しシスプラチンを含む補助療法が有効であるという海外における第 III 相試験が複数存在する．有効である可能性があるが，わが国においては(2011 年 4 月現在)臨床試験による有効性の検証中である．

5 手術成績

肺癌登録合同委員会が 2004 年の 11,663 例の肺癌切除例について集計したものが公表されている．

臨床病期からみた成績(「肺癌外科切除例の全国集計に関する報告」から)(図1，表)．

病理病期からみた成績(「肺癌外科切除例の全国集計に関する報告」から)(図2，表)．

表　肺癌切除例の病期別術後 5 年生存率

	臨床病期による 5 年生存率(%)	病理病期による 5 年生存率(%)
IA	82.0	86.8
IB	66.1	73.9
IIA	54.5	61.6
IIB	46.4	49.8
IIIA	42.8	40.9
IIIB	40.3	27.8
IV	31.4	27.9

「2004 年肺癌外科切除例の全国集計に関する報告」から肺癌取り扱い規約第 7 版に基づく生存率の数値を引用

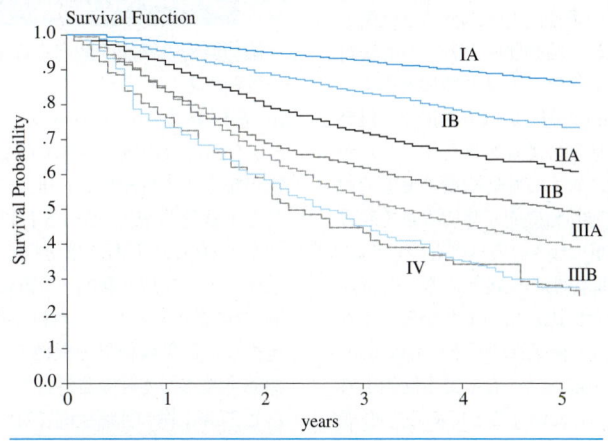

図2　病理病期別術後生存曲線(n = 11,663)
(澤端章好, 他　肺癌　2010; **50**(7): 875-888 より引用)

東北大学病院呼吸器外科　桜田　晃

3-① 肺　癌

代表的疾患の手術適応・術式・術後管理

I-②．肺切除術の術前評価と機能的適応

Don't Forget!

- 肺癌患者には高齢者や喫煙者が多く，肺の予備能力が低下していることが多い．
- 肺癌患者に対する肺切除術の機能的適応決定は，術前心肺機能と肺切除量を総合的に評価し慎重になされるべきものである．
- 心臓の術前リスク評価も，詳細な問診と（可能であれば）負荷心電図を含む精密検査により慎重になされるべきものである．

1 基本的な考え方

肺癌の根治的治療である肺切除術〔肺葉切除（葉切）ないし片側肺全摘（全摘）〕には，呼吸面積と肺血管床の喪失を伴う．通常健常者の肺は十分な予備能力を有しているが，肺癌患者には高齢者や喫煙者が多く，加齢あるいは喫煙による肺胞構造の破壊によりその予備能力が著しく低下していることが多い．肺切除による呼吸面積および肺血管床の減少がその予備能力を越えると低酸素血症が招来され，肺動脈圧上昇，右心後負荷の増大，肺血管外水分量の増加と相まって quality of life の著しい低下を招く．最悪の場合，生命活動に破綻をきたす．したがって肺癌患者に対する肺切除術の機能的適応決定は，術前心肺機能と肺切除量を総合的に評価し慎重になされるべきものである．

高齢者では肺癌根治術後死亡率，合併症発症率が若年者に比し高いことから，より慎重な機能評価と術後管理が求められるが，留意すべきは年齢だけをもって手術適応外とすべきではないということである．80歳の日本人男性の平均余命は8.66年，女性では11.68年に及ぶ[1]一方，肺癌の自然史は，臨床病期I期ですら生存期間中央値が2年を下回るとされる[2]．

本項で示す「肺切除の機能的評価のためのフローチャート」は，肺切除術後死亡および合併症に関する多数のエビデンスに基づいて British Thoracic Society[3] および American College of Chest Physicians[4] が作成したガイドラインを，当施設のデータ，経験に基づき改変し使用上の注釈を加えたものである（図）．

2 機能的適応評価（フローチャートの概説）

肺切除術の機能的適応を以下の3 STEPで評価する．

a STEP 1

労作時呼吸困難と画像上びまん性肺野陰影がなく，スパイロメトリーによって得られた1秒量（FEV_1）が1.5 L以上あれば葉切が，2.0 L以上あれば全摘が，平均的な手術死亡のリスク範囲（手術死亡率5%未満）で可能と考える．これは1970年代の大規模な症例集積結果を根拠としている[4]．2008年度の日本呼吸器外科学会の報告によると27,881例の肺癌症例に対する肺切除術後在院死率は0.9%である（葉切，0.8%；全摘，5.1%；管状葉切，2.7%）[5]．この27,881例の詳細な肺機能検査成績は公開されていないが，わが国の呼吸器外科では，

第 11 章　呼吸器外科

STEP 1

肺癌症例（手術により根治可能）
↓
スパイログラム［1秒量（FEV_1）］

$FEV_1 \geq 1.5$ L 肺葉切除
$FEV_1 \geq 2$ L 片側肺全摘
$\%FEV_1 \geq 80\%$

No ↙　　　↘ Yes → 労作時呼吸困難があるか？
　　　　　　　　　　画像上びまん性肺野陰影はあるか？
　　　　　　　　　　　　　Yes ↙　　↘ No

STEP 2

肺拡散能（D_{Lco}）測定　　　　D_{Lco} 測定
肺血流シンチグラム（左右肺血流比）←　$\%D_{Lco} \geq 80\%$
　　　　　　　　　　　　　　　　　No ↙　↘ Yes

右 10 区域　　左 9 区域
上葉 3　　　　上葉 5
　　　　　　　上区 3
中葉 2　　　　舌区 2
下葉 5　　　　下葉 4

〈以下の予測術後肺機能を計算〉

ppo FEV_1（予測術後1秒量）
　　＝ FEV_1 × (1−術側肺血流比 × 切除予定区域数[注1] / 術側全区域数[注2])
$\%ppo\ FEV_1$ ＝ ppo FEV_1 / FEV_1 予測値[注3] × 100
ppo D_{Lco}（予測術後拡散能）
　　＝ D_{Lco} × (1−術側肺血流比 × 切除予定区域数[注1] / 術側全区域数[注2])
$\%ppo\ D_{Lco}$ ＝ ppo D_{Lco} / D_{Lco} 予測値[注4] × 100

| $\%ppo\ FEV_1 < 30\%$ あるいは $\%ppo\ FEV_1 \times \%ppo\ D_{Lco} < 1,650$ | $\%ppo\ FEV_1 < 40\%$ あるいは $\%ppo\ D_{Lco} < 40\%$ | $\%ppo\ FEV_1 \geq 40\%$ かつ $\%ppo\ D_{Lco} \geq 40\%$ |

STEP 3

運動負荷試験
$\dot{V}O_{2max} > 15$ mL / kg / 分
No ↙　↘ Yes

標準術式は危険度が高い　　　平均的なリスクで手術可能

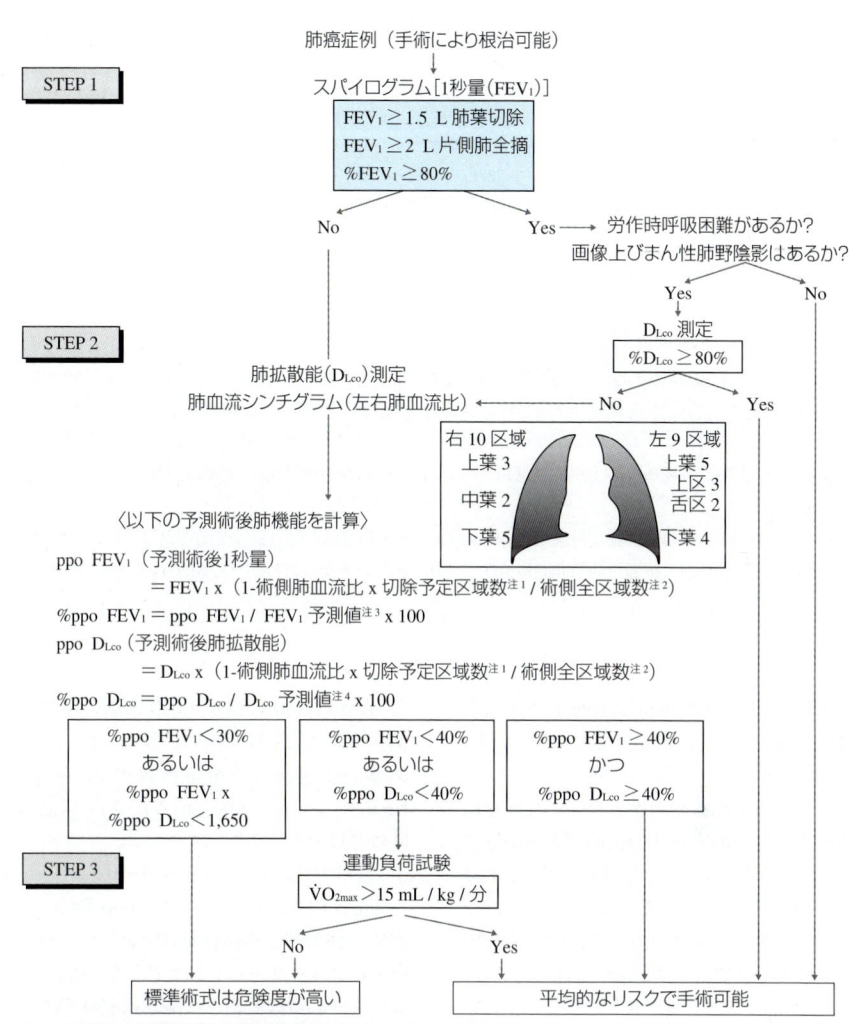

図　肺切除の機能的適応評価のためのフローチャート
注1．切除予定区域数 ＝ 切除予定の腫瘍による閉塞のない，機能している区域数．
注2．術側全区域数 ＝ 術側の機能している全区域数．
注3．FEV_1 予測値 ＝ 年齢，性，身長から求めた FEV_1 予測値．
注4．D_{LCO} 予測値 ＝ 年齢，性，身長から求めた D_{LCO} 予測値．

肺癌肺切除術後在院死亡率は 1% 未満というのが現時点での常識的なラインである．FEV_1 の実測値に加え，$\%FEV_1$ が 80% 以上（FEV_1 が，年齢，性，身長から求めた FEV_1 予測値の 80% 以上）あれば，平均的なリスクで葉切および全摘が可能と考える．これ以下の場合は STEP 2 に進む．ただし，症例によっては著しく左右の肺機能，肺血流にアンバランスをきたしている場合があるため注意が必要である．通常，当施設で

表1 心臓カテーテル検査における肺切除許容限界

一側肺動脈閉塞時(or 選択的肺動脈閉塞時 or 肺葉切除術後予測値)

mPAP(平均肺動脈圧)	≤ 30 mmHg
PAWP(肺動脈楔入圧)	≤ 18 mmHg
CI(心係数＝心拍出量/体表面積)	≥ 2.0 L/分/m^2
TPVRI(全肺血管抵抗＝mPAP × 80/CI)	≤ 700 dyne・秒・cm^{-5}・m^2
PaO_2(動脈血酸素分圧)	≥ 60 Torr
PvO_2(混合静脈血酸素分圧)	≥ 30 Torr

表2 肺葉切除術後の肺循環動態予測式

ppo mPAP(肺葉切除術後予測平均肺動脈圧)＝[肺動脈閉塞前 mPAP － PAWP(肺動脈楔入圧)]/[健側肺血流比＋術側肺血流比×術側残存予定区域数 /(術側全区域数－腫瘍による閉塞区域数)] ＋ PAWP

ppo TPVRI(肺葉切除術後予測全肺血管抵抗)＝ ppo mPAP × 80/CI(肺動脈閉塞前心係数)

注．これらの予測式は，肺葉切除後も PAWP と CI が変化しないという仮定を前提としている．肺葉切除後の動脈血および混合静脈血酸素分圧の予測は困難である．したがって SPAO 時の値を参考値として用いる．

は STEP 1 の評価の如何にかかわらず無条件に STEP 2 まで評価することにしている．

b STEP 2

労作時呼吸困難や画像上びまん性肺野陰影があれば肺酸素化能の指標である肺拡散能（DLCO）を測定する．%DLCO が 80％以上（DLCO が，年齢，性，身長から求めた DLCO 予測値の 80％以上）あれば，平均的なリスクで葉切および全摘が可能と考える．

STEP1 の基準を満たさない場合，あるいは %DLCO < 80％ の場合，^{99m}Tc MAA（macro-aggregated albumin）を用いた肺血流シンチグラムによって求められた左右肺血流比と切除予定区域数から予測術後（predicted postoperative, ppo）肺機能（FEV₁，DLCO）を求める．年齢，性，身長から算出された FEV₁ 予測値に対する予測術後（ppo）FEV₁（%ppo FEV₁）が 40％以上，かつ %ppo DLCO が 40％以上の時は，平均的なリスクで肺切除可能と考える．%ppo FEV₁ < 30％ あるいは，%ppo FEV₁ と %ppo DLCO の積が 1,650 未満の時は，標準術式は危険度が高いと考え，縮小手術あるいは内科的治療を検討する．%ppo FEV₁ あるいは %ppo DLCO が 40％ 未満の時は STEP 3 に進む．

c STEP 3

%ppo FEV₁ あるいは %ppo DLCO が 40％ 未満の時は運動負荷試験を行う．自転車エルゴメーターかトレッドミルを用いて，モニター心電図監視下に酸素摂取量（V̇O₂）を測定する．最大運動負荷時の酸素消費量（V̇O₂max）が 15 mL/kg/分以上であれば平均的なリスクで肺切除可能と判断する．V̇O₂max < 15 mL/kg/分の時は，標準術式は危険度が高いと判断し，縮小手術か内科的治療を検討する．近年，運動負荷試験におけるV̇O₂max が 15 mL/kg/分を下回る慢性閉塞性肺疾患合併肺癌症例 12 例に対し，運動療法を含む包括的リハビリテーションを 4 週間施行し，V̇O₂max の著明な改善が得られたこと，その上で肺葉切除を施行し手

表3 運動負荷試験における肺切除許容限界

VO_{2max}（最大運動負荷時の酸素消費量）≥ 15 mL/kg/分　かつ　SaO_2 低下 < 4%

術関連死亡がなかったことが報告された[6]. リハビリテーションによる手術適応拡大の可能性が示唆されていることを付記したい.

運動負荷試験が施行不可能な施設では, 全身的な総合機能評価の手段として（かなり大雑把な指標ではあるが）階段昇り試験を施行してもよい. 即ち, 片側肺全摘では5階（1階から6階まで）昇ることができれば全摘が, 3階（1階から4階まで）昇ることができれば葉切が可能と評価する[3].

また, 音によるシグナルに合わせて10 m間隔の2地点の往復を繰り返すシャトルウオークテストも有用とされており, 25シャトル = 250 m完遂できなければ VO_{2max} < 10 mL/kg/分と考え, 縮小手術か内科的治療を検討するようにとされている[3].

3　心機能評価

心疾患の既往の問診, 心臓の聴診, 胸部X線写真上心拡大の有無の評価, 心電図検査（ECG）を行う. 異常がなければ, Double-master負荷ECGを行う.

心疾患の既往がある場合, 心雑音を聴取, 胸部X線写真上心拡大, あるいはECG上異常所見を認めた場合は, 心エコー検査, ホルターECG施行の上, 循環器内科医に紹介する. その際忘れてはならないのは, 当該患者が,「日常生活を安全に営むことができるかどうか」ではなく,「全身麻酔, 分離肺換気下に葉切～全摘を受けるに十分な心機能を有しているかどうか」という視点での評価を依頼することである. 2008年度の日本呼吸器外科学会の27,881例の肺癌肺切除例報告では, 術後心筋梗塞の発症は僅か27例（0.1%）であるが[5], 術中あるいは術後急性期における心筋梗塞発症後の転帰は時に極めて不良である.

御法度!!

- 年齢のみで肺切除術の適応外としてはいけない.
- 肺機能検査成績（FEV_1 や D_{LCO}）が不良だというだけで肺切除術の適応外としてはいけない. 肺切除量を加味した術後残存肺機能の評価を行うべきである.
- 安静時ECGのみで心臓に問題がないと過信してはならない.

文献

1) 厚生労働省の平成21年簡易生命表. http://www.mhlw.go.jp/toukei/saikin/hw/life/life09/01.html
2) EBMの手法による肺癌診療ガイドライン2005年版. 日本肺癌学会編. 2005
3) British Thoracic Society and Society of Cardiothoracic Surgeons of Great Britain and Ireland Working Party : Guidelines on the selection of patients with lung cancer for surgery. Thorax 2001 ; **56** : 89-108.
4) Colice GL, et al ; Chest 2007 ; **132** : 161S-177S.
5) Ryuzo Sakata, et al. Gen Thorac Cardiovasc Surg. 2010 ; 58 : 356-383.
6) Bobbio A, et al. : Eur J Cardiothorac Surg. 2008 ; **33**(1) : 95-98.

東北大学加齢医学研究所呼吸器外科学分野　**星川 康**

3-① 肺 癌

代表的疾患の手術適応・術式・術後管理

I-③. 術後合併症と周術期管理

> **Don't Forget!**
> - ☐ 高齢化や他疾患を有する症例の増加に伴い，術後合併症を回避するための適切な周術期管理が求められる．
> - ☐ 肺合併症を予防するためには有効な喀痰排出を促すことが重要であり，術前からの呼吸訓練や術後の早期離床が重要である．
> - ☐ 術後 volume over にならないよう，輸液量および尿量や体重の変化に注意する．

1 術後合併症

a 肺合併症

1) 無気肺（1〜12%）[1-4]

気道分泌物や血液の喀出が不十分である場合に発生する．早期離床を勧めることはもとより，痰の自己喀出が不十分な場合や胸部単純 X 線写真で無気肺を認めた場合は，咳嗽により痰を喀出させるほか，体位ドレナージやタッピングにより排痰を促す．不十分な時は気管支鏡により痰を吸引除去する．また，ネブライザーを 1 日 3〜4 回施行し痰を喀出しやすくする．有効な喀痰排出を促すための疼痛管理も重要である．硬膜外麻酔，patient controlled analgesia（PCA），NSAIDs 投与などにより疼痛を軽減する．重喫煙者や低肺機能の患者は，喀痰排出困難になることが多く特に注意が必要である．痰が多く気管支鏡による吸痰が頻回に必要な場合は，ミニトラック®やトラヘルパー®を留置する．

2) 肺水腫（1〜5%）[2,5]

肺毛細血管静水圧の上昇，血管透過性の亢進，膠質浸透圧の低下が原因となる．発症率は肺葉切除では 1% 程度だが，肺全摘では 5% にのぼるとの報告もある[5]．術中術後の水分の出納を把握し，輸液過剰にならないように留意する．心機能や腎機能の低下した症例や大量輸血を要した場合は特に注意が必要である．体重の推移や浮腫の有無にも注意を払い，体重増加や浮腫が認められた場合には利尿薬や強心薬を投与する．

3) 肺炎（1〜12%）[1-4,6]

無気肺や肺水腫に続発する場合や誤嚥が原因となり発生することがある．早期離床や喀痰排出を促すことが肺炎を予防する上で重要である．また，特に高齢者では術前から口腔衛生状態を改善することが，誤嚥性肺炎の予防に有用である．肺炎が発生した場合は，喀痰培養により起炎菌を同定し，薬剤感受性を参考にして抗菌薬を選択する．

4) 間質性肺炎急性増悪（1%）[7]

術後間質性肺炎が増悪すると重篤化することが多く致死率も高いので注意を要する．切除標本で病理学的に間質性肺炎と診断された症例では，術後呼吸不全を呈するものは 30% にのぼるとの報告もある[7]．間質影を有する症例では，術中の酸素分圧を可能な限り低く保つなど間質性肺炎の増悪を抑止する配慮が必要である．術後，SpO₂ 低下，捻髪音（fine crackle）の有無や単純 X 線写真での網状影やすりガラス陰影の出現について注意を払う．急性増悪をきたした場

合は，メチルプレドニゾロン（ソルメドロール®）1,000 mg/日を3日間点滴する．また，好中球エラスターゼ阻害薬（エラスポール®）の投与も考慮する．

b 胸腔内合併症

1) 術後出血（0.5～1%）[4, 6, 8]

術後は胸腔ドレーンからの排液量と性状に注意する．術後200 mL/時以上の血性の排液が持続し，血圧の低下や脈拍の上昇など循環動態が不安定な場合は，十分な血液を準備した上で再開胸止血術を行う．出血源は，肋間動脈，気管支動脈，胸壁などの癒着剥離部が多い．

2) 気漏（1週間以上遷延：5%）[3]

術後の気漏の多くは葉間，癒着剥離部や区域切除の際の切除断端からのものである．気漏が多いと，咳嗽時などに胸腔内圧の高まりによって開胸部やドレーン挿入部位から皮下に空気が漏洩して皮下気腫が発生することがある．胸腔ドレーンの吸引圧は通常 −10 cmH₂O 以下の圧で管理するが，肺の膨張が不十分な場合や皮下気腫が拡大する時は吸引圧を高めに設定する．吸引を継続することにより気漏が止まるまでの時間が延長するとの報告もあり，肺の虚脱がなく皮下気腫の拡大がなければ吸引圧を低く設定するか可能であれば水封でもよい．肺瘻の多くは経過観察のみで消失することが多いが，気腫肺の場合などは気漏が遷延することがある．1週間以上気漏が続く場合は，OK-432（ピシバニール®）やミノマイシンなどによる胸膜癒着術を考慮する．

3) 乳び胸（1～3%）[9, 10]

縦隔リンパ節郭清により胸管本管を損傷することはまれであるが，リンパ管の切断により食事開始後乳びがドレーンから排液されることがある．絶食とし，高カロリー輸液を行うことにより改善することが多い．また，胸膜癒着術も有用である．乳びの漏出が続く場合は，手術により漏出部位を閉鎖したり，胸管結紮術を行う．手術の際は，数時間前にアイスクリームなどの乳製品を摂取させると，術中乳糜の漏出点が確認しやすくなる．

4) 気管支断端瘻と膿胸（1%）[4, 11]

気管支断端瘻は膿胸を引き起こし治療に難渋するため早急に対処する必要がある．ドレーンから多量の空気漏れが出現した場合や多量の痰や血痰が生じた時は，気管支鏡を行い気管支断端瘻の有無を確認する必要がある．術後数日以内で胸腔内に感染が広がっていなければ瘻孔の閉鎖が可能である．

術後2週間以上経過し，発熱，痰の増加，血痰，画像上胸腔内に空気が認められた場合には気管支断端瘻を疑い気管支鏡を行う必要がある．膿胸を発症した場合は早急にドレーン留置あるいは開窓術を行い，瘻孔からの貯留液吸引による肺炎発症を防止する必要がある．その上で気管支断端に対する気管支鏡的な閉鎖や，胸腔内が清浄化してから手術による瘻孔閉鎖や膿胸腔の閉鎖を行う．

c 循環器系合併症

1) 心不全（1～2%）[1, 2]

心機能や腎機能が低下した症例や肺全摘後は術中術後の過剰な輸液に特に注意する．尿量や体重の推移，心陰影の拡大や浮腫の出現，呼吸状態の悪化に注意を払い，volume over にならないように注意する．心不全発症時は利尿薬や強心薬を投与する．

2) 不整脈（4～20%）[2-4, 6, 12]

上室性の不整脈が多く，最も多く経験するのは発作性心房細動である．脈拍が100/分以上が持続する場合はジゴキシン®，ワソラン®，サンリズム®などを投与することにより改善することが多い．

3) 心筋梗塞（1%以下）[4, 8, 13]

術後まれに心筋梗塞を発症することがある．虚血性心疾患の既往のある患者や危険因子を有する患者では特に注意を要する．胸部痛が手術後の疼痛と判別しにくいこと

があるが，心筋梗塞が疑われた場合は心電図のほか血中 CK-MB，トロポニンの値の上昇の有無を確認し，循環器専門医にコンサルトする．

4) 肺塞栓症(0.5% 以下)[1,8]

早期離床や下肢運動を促すほか，術中から弾性ストッキングや間欠的下肢空気圧迫装置(深部静脈血栓を有する場合は禁忌)を使用する．高危険群ではヘパリン 2,500 単位を 1 日 2 回皮下注射する．

2 周術期管理

a 疼痛管理

肺癌に対する胸腔鏡下手術や筋肉温存手術が広く行われるようになり，手術創の縮小とともに従来の開胸手術と比較して術後の疼痛は軽減する傾向にあるが，通常の開胸手術は，筋肉や肋骨を切離し，胸壁を大きく開排する手術の特性から疼痛が強い手術である．疼痛管理を十分行い有効な咳により喀痰排出を促すことは，無気肺や肺炎を防止することからも重要である．硬膜外麻酔，PCA，NSAIDs の投与などにより十分な除痛を図る．

b 呼吸管理

術後はマスクあるいは経鼻カニューレにより酸素投与を行う．術直後はマスクで 3～5 L/分程度を投与するが，過剰に投与する必要は無く，PaO_2 や SpO_2 の値を参考に漸減する．ネブライザーを 1 日 3～4 回施行し痰の喀出を促し，無気肺や肺炎の発生を予防する．

c 循環管理

心機能，肺機能の低下した症例や肺全摘

表 肺切除後の胸腔ドレーン抜去の時期

1	気漏がない
2	排液が透明で 200 mL/日以下
3	胸部単純 X 線写真で肺が拡張している
4	乳びの漏出がない

後では，右室の後負荷の増大による右心不全の発生に注意を要する．血圧，尿量，体重の推移に応じて，利尿薬，強心薬，カテコラミンの投与を行う．

d 輸液管理

手術当日は 80 mL/時程度の輸液を行う．術翌日からは飲水と食事を開始するが，経口摂取の量に応じて輸液量を減らし，特に心機能低下例，肺全摘後の症例では輸液が過剰にならないように注意する．

e ドレーン管理

胸腔ドレーンは -10 cmH_2O 前後の圧で持続吸引することが多いが，気漏があっても胸部単純 X 線写真で肺が拡張し皮下気腫の拡大が無ければ水封でよい．呼吸性変動が消失した場合は，ドレーンの屈曲や捩れがないか，あるいはミルキングを行い凝血塊などによるドレーン内腔の閉塞がないか確認する．また続いていた気漏がなくなりドレーンバック内の水位の変動が大きくなった場合は，無気肺の可能性を疑う必要がある．ドレーン抜去の条件を表に示す．肺全摘の場合は，胸腔が過陰圧となることにより縦隔が偏位し静脈還流の低下により血圧低下をきたす可能性があることから，通常吸引圧は 0～-5 $cm H_2O$ とし，水封はしない．

文献

1) Melendez JA, Carlon VA. *Chest*. 1998； **114**：69-75.
2) Brunelli A, *et al*. *Chest*. 2002；**121**：1106-1110.
3) Park BJ, *et al*. *J Thorac Cardiovasc Surg*. 2007：**133**：775-779.
4) Villamizar NR, *et al. J Thorac Cardiovasc Surg*. 2009；**138**：419-425.
5) Waller DA, *et al. Ann Thorac Surg*. 1993；**55**：140-143.
6) Dominguez-Ventura A, *et al. Ann Thorac Surg*. 2006；**82**：1175-1179.
7) Saito H, *et al. Eur J Cardiothorac Surg*. 2011：**39**：190-194.
8) Licker M, *et al. Eur J Cardiothorac Surg*. 1999；**15**：314-319.
9) Watanabe A, *et al. Eur J Cardiothorac Surg*. 2005；**27**：745-752.
10) Kutlu CA, *et al. Ann Thorac Cardiovasc Surg*. 2003；**51**：342-345.
11) Jichen QV, *et al. Ann Thorac Surg*. 2009；**88**：1589-1593.
12) Vaporciyan AA, *et al. J Thorac Cardiovasc Surg*. 2004；**127**：779-786.
13) Mishra PK, *et al. Eur J Cardiothorac Surg*. 2009；**35**：439-443.

埼玉医科大学国際医療センター呼吸器外科　**坪地宏嘉**

3-① 肺癌

代表的疾患の手術適応・術式・術後管理

Ⅰ-④. 肺癌の術後補助化学療法について

Don't Forget!

- □ 完全切除された非小細胞癌・病理病期ⅠB～ⅢA期症例に対しては術後補助化学療法を行うよう勧められる.
- □ わが国においては，病理病期ⅠB期にはUFT®内服療法が，病理病期ⅡA～ⅢA期にはプラチナ製剤を用いた併用化学療法が一般的に施行されている術後補助化学療法である.
- □ ただし，その施行にあたっては期待される予後改善効果と，毒性等の不利益について十分に患者に説明することが必要である.

1 基本的な考え方

肺癌は根治術が施行されたとしても術後再発の可能性がいまだ高い疾患である．「1999年肺癌外科切除例の全国集計に関する報告」によれば，わが国の外科切除例全体の5年生存率は61.6%であり，1994年の報告に比べて9.7%上昇したが，いまだ満足のいく結果ではない．

術後補助化学療法の目的は，郭清範囲を超えたリンパ節あるいは遠隔臓器に生じている微小転移を制御し，再発のリスクを軽減して術後成績を向上させることにある．『EBMの手法による肺癌診療ガイドライン2005年版』によれば，「病理病期ⅠB～ⅢA期非小細胞肺癌・完全切除例に対しては，術後補助化学療法を行うよう勧められる：グレードB」とされている．本稿では非小細胞肺癌の術後補助化学療法について時代的変遷を踏まえて解説する．なお，2010年1月より『肺癌取扱い規約』が改訂され第7版となっているが，過去の臨床試験における病期診断は第6版またはそれ以前での記載であり，多少の解釈を必要とする．その違いの詳細は他稿(p30)を参照されたい．

2 プラチナ製剤を用いた術後補助化学療法

1995年に発表されたメタアナリシスで，シスプラチンを含む併用化学療法により5年生存率が5%改善すると報告され，その有効性が示唆された．その後もプラチナ製剤を含む術後補助化学療法に関する複数の報告がなされたが，その有効性が初めて第Ⅲ相試験で確認されたのは2004年のIALT Collaborative Groupの報告である(表)．シスプラチン併用化学療法により病理病期ⅠA～ⅢB期の5年生存率が4.1%改善するという内容であった．2005年のNCI-C JBR.10による報告ではシスプラチン・ビノレルビン併用化学療法で生存率の改善が報告されている．さらに翌年ANITA studyの結果が示され，シスプラチン・ビノレルビン併用化学療法の病理病期ⅠB～ⅢA期症例に対する有効性が同様に示された．その結果は，補助化学療法施行群は対象群と比較して5年生存率で8%の改善が認められる一方，治療関連死亡が2%みられるとするものである．さらに，2008年には表に示した試験を含む4試験に参加した4,584例のメタアナリシスの結果

表 プラチナ製剤を用いた術後補助化学療法第 III 相試験の結果

			IALT （2004 年）	NCI-C JBR.10 （2005 年）	ANITA （2006 年）
対象病理病期			I A～III B 期	I B～II B 期	I A～III A 期
補助化学療法		あり	CDDP 併用療法 （または＋放射線） 935 例	CDDP＋VNR 243 例	CDDP＋VNR （または＋放射線） 407 例
		なし	手術のみ （または＋放射線） 932 例	手術のみ 239 例	手術のみ （または＋放射線） 433 例
効 果	5 年生存率	化学療法 あり	44.5%	69%	51%
		なし	40.4%	54%	43%
		改善効果 p 値	＋4.1% ＜0.03	＋15% 0.03	＋8% 0.017
	生存期間中央値	化学療法 あり	50.8 か月	94 か月	65.7 か月
		なし	44.4 か月	73 か月	43.7 か月

CDDP：シスプラチン，VNR：ビノレルビン

が報告された[1]．シスプラチンを含む術後補助化学療法は有意に生存率を上昇させ，5 年生存率で 5.4% の向上が得られたが，治療関連死亡が 0.9% みられたと総括されている．またサブ解析においては，病理病期 I 期に関しての有効性は確認できない上に有害事象が多いという結果であった．

以上の結果を踏まえ，プラチナ製剤を含んだ術後補助化学療法は病理病期 II A～III A 期症例に対して施行するのが一般的である．

3 経口抗癌剤 UFT を用いた補助化学療法

完全切除された病理病期 I 期の肺腺癌症例 999 例を対象にした UFT® 投与群と手術単独群を比較する大規模臨床試験の結果が，2004 年にわが国から報告された[2]．その結果によれば，UFT® を術後 2 年間内服する群の 5 年生存率は手術単独群より有意に良好で，特に病理病期 I B 期症例では 5 年生存率で 11% の向上が得られていた．また，治療関連死亡がなかったことも注目に値すべき点である．さらに 2005 年には UFT® の有効性を支持するメタアナリシスの結果が発表され[3]，UFT® による病理病期 I B 期症例に対する補助化学療法はエビデンスの高い治療として認識されるようになった．

4 実際の臨床の場での考え方

前述したような流れを踏まえ，完全切除された非小細胞肺癌の術後補助化学療法としてわが国では病理病期 I B 期症例に対しては UFT® の投与が，病理病期 II A～III A 期症例に対してはプラチナ製剤を含んだ

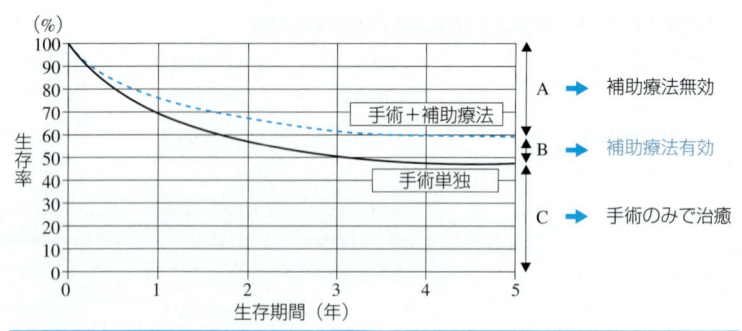

図 術後生存率と補助療法の関係
A群とC群には不必要な補助療法が施行されたことになる
(伊達洋至　外科治療 2008：**98**；216-221 より引用)

併用化学療法が施行されるようになってきている[4]．

しかし，完全切除が行われ手術単独で治癒できる可能性がある患者に補助化学療法を行う際には，それによる不利益も十分に考慮されなければならない．特にシスプラチンを含む化学療法においては 0.8〜2％ 程度の治療関連死亡があり，決して低い頻度ではないと思われる．仮に術後補助化学療法による 5 年生存率の改善効果が 10％ 程度とすると，図に提示するように，「補助化学療法が無効」な群と，「補助化学療法を行わなくても手術のみで治癒する」群が大半であり，90％ 程度の患者には無駄な治療が施行されたことになる．最新の大規模なメタアナリシスにおいては，「非小細胞肺癌術後の補助化学療法は 5 年生存率で 4％ の改善をもたらし，有意に予後を延長する」という解析結果が得られている[5]．

しかし，この 4％ という数字が高いか低いかは個々の患者によって受け止め方が違うであろう．我々は患者に対して予後改善効果のみならず，それらがもたらす不利益（毒性によるリスクや経済的・時間的な負担）についても客観的に説明する義務がある．化学療法の副作用によるリスクは個々の患者によって異なるため，年齢・performance status(PS)・合併症等を加味しての総合的な判断が必要である．

文献

1) Pignon JP, *et al.*：*J Clin Oncol* 2008；**26**：3552-3559
2) Kato H, *et al.*：*N Engl J Med* 2004；**350**：1713-1721
3) Hamada C, *et al.*：*J Clin Oncol*　2005；**23**：4999-5006
4) 横井，他．：肺癌 2010；**50**：280-286
5) NSCLC Meta-analyses Collaborative Group.：*Lancet* 2010；**375**：1267-1277

名古屋大学大学院医学系研究科呼吸器外科学　**福本紘一，横井香平**

3-① 肺 癌
代表的疾患の手術適応・術式・術後管理

Ⅱ 胸腔鏡下手術

> **Don't Forget!**
> - [ ] 胸腔鏡下手術の適応とニーズはますます拡大してきている．
> - [ ] 安全な手術提供のためには，相応のトレーニングが必要である．
> - [ ] 手術手技の獲得に近道はない．ビデオ視聴などによる予習復習・普段からのトレーニングが重要である．

1 基本的な考え方

胸腔鏡の歴史は比較的古く，1910年Jacobaeusの膀胱鏡による胸腔内観察に遡る．その後，1913年にJacobaeusは初めて胸腔鏡を開発し，肺結核に対する人工気胸療法の主に癒着剝離の補助手段として報告している．当時は単純な金属製の筒(硬性鏡)であり，現在の胸腔鏡のイメージとは程遠いものであった．その後，光学機器，ビデオシステムや周辺機器の開発に伴い，主に気胸などの良性疾患を治療対象として1990年 video assisted thoracoscopic surgery (VATS)が登場し1992年には日本に普及する．そして同年，Lewis が Video-assisted Thoracic Surgical resection of malignant lung tumors のタイトルで悪性腫瘍に対する肺葉切除を含む40例の報告を行い，本格的に悪性腫瘍にも応用されるに至った．日本では，1994年に保険診療として認可されるや，小型肺癌の増加と治療の低侵襲化の時代背景とともに飛躍的に広まってきた．胸腔鏡の導入により，程度の差こそあれ以前に比べて小さい傷での手術・低侵襲化が可能になっており，今後ますます胸腔鏡を利用しての手術が増加していくと考えられる．

2 呼吸器外科領域における適応

元来は気胸をはじめとした良性疾患に適応されていたが，手術機材や周辺機器の開発，社会・患者のニーズそして外科医の胸腔鏡手術への習熟に伴い，その適応範囲は拡大している．胸壁合併切除や強固な炎症性癒着例を除けば，今まで胸腔鏡手術の非適応(手技的に困難)とされていた①十分なリンパ節郭清が必要な症例(リンパ節転移陽性例)，②気管支・血管形成術，③癒着・分葉不良の肺葉切除，④区域切除などにも試みられるようになってきた．開胸手術においても部分的に胸腔鏡の視野で操作を行う場合も少なくない．完全胸腔鏡下手術を除けば，開胸手術と胸腔鏡補助小開胸下手術(hybrid VATS)との境界は不明瞭となってきており，胸腔鏡の特徴と利点を生かした手術戦略が重要となってきている．(表1)

3 胸腔鏡手術の手技

胸腔鏡手術はモニター視の程度と手術戦略から小開胸創(一般に5〜10 cm)を視覚的・操作孔いずれにも利用した胸腔鏡補助小開胸下手術(hybrid VATS)と完全に鏡視下で行う完全胸腔鏡手術(pure VATS)に分けられる(図1)．一般にはいずれもVATS

と呼ばれており，胸腔鏡で視野を得ることや狭い操作孔に適した機材を利用することなどの共通点はあるものの，手術手技や手術戦略は異なる部分が多い．胸腔鏡補助下手術は傷が小さくなればなるほど，術者は片目で胸の中を覗き込みながら手術を行うため，二次元(片目)の小視野で手術を行う必要がある．一方，完全胸腔鏡下手術では同じ二次元の視野でも拡大した画像をみながら手術を行うことができる．また，胸腔鏡補助下手術は今までの開胸の手術手技で手術を行うことが可能であるが，完全胸腔鏡下手術ではテレビモニターをみながら，手術操作自体は注視している視野・方向と別の部位で行うため新しい手術手技と胸腔鏡用の様々な新しい機材が必要である．最近は，胸腔鏡補助手術でもモニター視をなるべく多く活用するようになってきているが，基本的な手術手技・戦略は一線を画すものと考えた方がよく，完全胸腔鏡下手術では個別のトレーニングが必要である．

胸腔鏡手術に共通した特徴は依存度の違いはあっても当然ながら鏡視(モニター視)の利用ということである．鏡視の長所は"拡大視ができ，ポートの位置を工夫することで任意の場所をみることができる(死角が少ない)こと"，短所は①通常の胸腔鏡は二次元表示であり空間認識に慣れが必要である．また，視野が狭いため立体・空間認識のために開胸手術に較べ，より細かな新たな解剖学的理解が必要となる，②拡大視の反面，視野が狭いためみるべき部位をみるという意思がなければ死角が増え危険が増すことである．

手術手技では手術機材の操作性の制限(方向)がある．ポートや操作孔の位置が決まっている以上，おのずと操作しやすい方

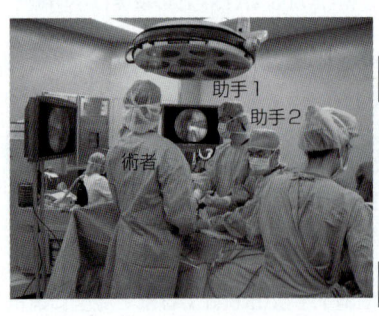

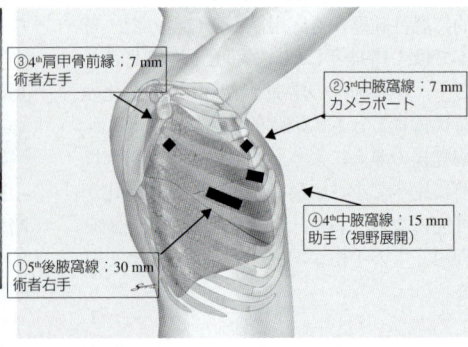

表1　胸腔鏡手術の適応

【一般的に良い適応と考えられる手術】
　肺部分切除(気胸・転移腫瘍・非浸潤癌など)
　肺・胸膜生検
　肺葉切除＋肺門・縦隔郭清(癒着や広範な分葉不全のない早期肺癌)
　良性の縦隔腫瘍(前縦隔腫瘍を除く)

【適応と考えられる手術】
　前縦隔腫瘍(胸腺全摘)
　重症筋無力症に対する胸腺摘出
　複数個所(3～5か所以上)の部分切除(転移など)

【技量に応じて試みられている手術】
　進行肺癌の根治手術(形成術・リンパ節転移陽性例)
　区域切除
　癒着・広範不全分葉における肺葉切除

図1　胸腔鏡下肺葉切除の例(当院における pure VATS 例)

第11章　呼吸器外科

表2　肺癌における VATS lobectomy と開胸手術の比較（炎症反応や免疫応答への影響）

Author, Year	Study Type	Preoperative Clinical Stage	Procedure	n	Outcome Measured	Results
Yim, 2000	Prospective nonrandomized	I	VATS Open	18 18	IL-6, IL-8, IL-10	VATS：fewer acute phases reactants
Craig, 2001	Prospective randamized	I	VATS Open	22 19	IL-6, CRP, WBS ROS	VATS：lower levels of IL-6, CRP, and WBC ROS
Leaver, 2000	Prospective randamized	I	VATS Open	22 19	Lymphocytes (CD 4), NK cells	VATS：less reductiion in CD 4 and NK cells
Whitson, 2008	Prospective nonrandomized	I	VATS Open	6 7	Cellular cytotoxicity (HR)	VATS：less impairment ofcellular cytotoxicity

（文献4より一部改変）

向は規定される．したがって，操作性を考慮した手術手順を考え，その原則に則り手術を進めなければならない．なお，施設により胸腔鏡の挿入部位・操作孔・補助ポートの位置など細かい違いがあり，必ずしも統一した標準的術式が定まっていないのが現状である．また，肺のうっ血は操作性・視野確保からも胸腔鏡手術では避けたい事態である．したがって，腫瘍学的知見とは別の問題として肺静脈の処理は肺動脈の処理にめどがついた状態で行う，あるいは肺動脈を先に処理するなどの工夫も必要である．

本術式の特徴を理解し所定のトレーニングを積むことで手技上の問題点は軽減されていくものと考える．

4　成　績

最近の欧文による review では VATS の開胸手術に対する低侵襲性を支持するものが多い，即ち術後合併症・免疫抑制・炎症反応などの指標において前者が勝っているとの報告である．一方，腫瘍学的評価については，いまだ大規模な前向き試験がなされておらず不明となっている．なお，現在までの小規模前向き試験や後ろ向き試験の結果（主に病期Ⅰ/Ⅱ期）ではVATSの開胸手術に対する腫瘍学的な優位性については確認されていない（表2, 3）．

5　合併症・術後管理

VATSに特有の合併症や術後管理といえるものは特にない．合併症は通常の開胸手術と基本的に変わらないが，鏡視下では肺を膨張させたまま手術操作を行うことが難しいため，気漏の確認が開胸に較べ困難と考えられている．胸腔鏡手術で最も注意を払う必要があるのは，開胸と異なりモニターでみえていないところでの臓器損傷の危険性である．術者も助手（鏡視）も手術機材の胸腔内への挿入・留置・操作に際して細心の注意を払わねばならない．術者はみえていないところでの操作を控えること，助手は挿入・留置・操作に際してタイムラグなく死角をつくらぬ視野確保に努めることなどを心がけねばならない．

最後に忘れてはならないことは鏡視下手術における術中トラブルシューテイングの

表3 肺癌におけるVATS lobectomyと開胸手術の比較(予後への影響)

Author, Year	Study Type	Preoperative Clinical Stage	Procedure	n	Outcome Measured	Results
Sugi, 2000	Prospective rondomized	I	VATS Open	48 52	3-and 5-year survival	3y＝90%, 5y＝90% 3y＝93%, 5y＝85%
Yang, 2009	Retrospective	I	VATS Open	43 98	5-year survival	79% 82%
Flores, 2009	Retrospective	I	VATS Open	398 343	5-year survival	79% 75%
Farjah, 2009	Retrospective	VATS：65%＝I Open：61%＝I	VATS Open	721 12,237	Overall survival (HR)	HR＝0.97 (CI 0.88〜1.07)
Whitson, 2008	Systematic review	I	VATS Open	3,114 3,256	5-year survival	80% 65.60%
Yan, 2009	Systematic review	I	VATS Open	1,391 1,250	5-year survival	RR＝0.72 (CI＝0.45〜0.97)

(文献4より一部改変)

困難さである．一般に習熟した外科医であれば胸腔鏡手術の方が開胸手術に較べ血管損傷の頻度が高くなるわけではない．しかしいったん，血管損傷に伴い出血が始まるとカメラへの血液付着などで十分に視野が確保できず，迅速な止血ができない場合がある．そのような事態を想定した普段からのシミュレーションやトレーニングが必要である．何より，トラブルシューテイングに際しては開胸移行をためらわないことも重要である．

御法度!!

- ❖ 胸腔鏡手術では死角での操作は厳に慎むこと．
- ❖ 術中偶発症では開胸移行をためらわないこと．

文献

1) Jacobaeus H.C.：*MünchMed Wochenschr* 1910；**57**：2090-92.
2) LewisRJ, et al.：*Journal of Thorac Cardiovasc Surg* 1992；**104**, 1679-85,
3) Bryan AW, et al.：*Ann Thorac Surg* 2008；**86**：2008-18
4) Natasha MR, et al.：*Ann Thorac Surg* 2010；**89**：S2107-11

癌研有明病院呼吸器外科　**坂尾幸則**

3-① 肺癌
代表的疾患の手術適応・術式・術後管理

Ⅲ 気道狭窄に対する気管支鏡下処置

> **Don't Forget!**
> - 喘鳴を伴う気道狭窄は，喘息と間違われやすい．
> - 気道開存性の確保を最優先とする．
> - 気管支鏡下処置に際しては心肺蘇生の準備を怠らない．

1 基本的な考え方

　気道狭窄に対する気管支鏡下処置は，気管支鏡の実技の中では合併症発生率も高く，難易度が高いので，気管支鏡専門医や指導医とともに行うべきものである．気道狭窄の原因としては，肺癌等の腫瘍性病変を初めとして，炎症性肉芽組織，気管気管支軟化症，再発性多発軟骨炎などがあげられる．とりわけ肺癌や気管癌による気道狭窄に遭遇することは多い．初発症状としては，喘鳴，呼吸苦，血痰などが多い一方，相当程度の狭窄まで無症状で経過することもまれではない．喘鳴を主訴とする場合，喘息と間違われやすいので注意が必要である．治療に際しては，まずは気道の開存性確保を最優先とするため，軟性あるいは硬性気管支鏡によるインターベンションを実施することが多い．狭窄に対しては，レーザー焼灼（図1），高周波治療と，気管気管支ステント挿入が代表的な治療方法である．

2 レーザー焼灼・高周波治療

　レーザーには，YAGレーザー，半導体レーザー等が気管支鏡下処置に利用可能であり，いずれの種類でも腫瘍焼灼を行うことによって気道開存を達成する．高周波治療には，凝固，スネア切除（図2），ナイフ切除，ホットバイオプシー等が利用可能となっている．レーザー焼灼あるいは高周波治療を悪性腫瘍性気道狭窄に用いる場合は，気道開存性の確保が最大の目的となるが，腫瘍再増殖による再狭窄が必至のため，気道開存が得られた段階で，放射線照射やステント挿入などを考慮する必要がある．気道開存が得られた後も，さらに腫瘍量減量を目指してレーザー焼灼や高周波治療を行うことは，合併症発生率の増加を招くのみである．腫瘍を完全切除することは不可能なので，目的は気道開存性の確保であることを確認しておくべきである．また，高濃度酸素投与下での焼灼にて，爆発を起こす可能性が指摘されており，処置中の酸素投与は避けるべきである．さらに，レーザー焼灼では，焼灼時の煤煙の吸引により呼吸不全や肺炎を起こす可能性があるので，可能な限り煤煙を排出することは重要である．

3 ステント挿入術

　ステントには，基本的には全身麻酔下で硬性気管支鏡下挿入が必要なシリコン製ステント（図3）と，軟性気管支鏡を用い，局所麻酔下の挿入が可能な金属製ステントが存在する．金属製ステントは再狭窄防止のためにカバー付きタイプのものがほとんどである．金属製ステントは，ステント挿入後に長期の予後が期待可能な炎症性肉芽等による良性狭窄に対しては使用禁忌となっている．また，腫瘍性狭窄に対してステント挿入する際，狭窄が高度の場合ステン

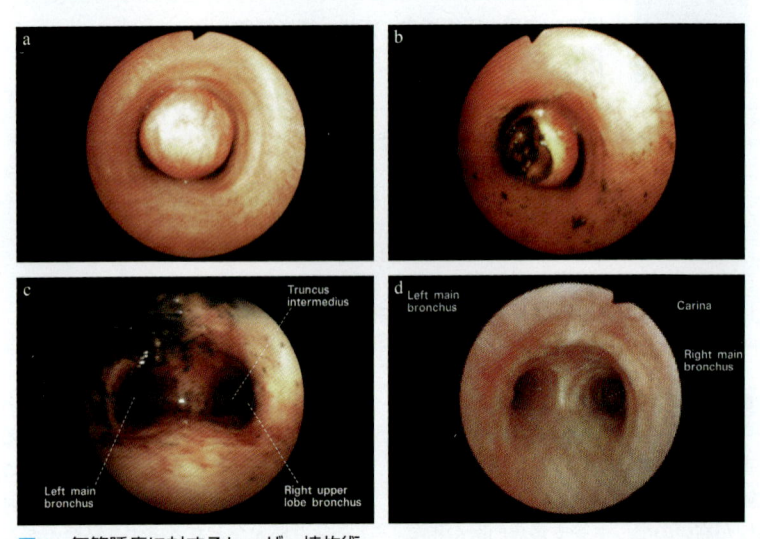

図1 気管腫瘍に対するレーザー焼灼術
a：治療前，b：レーザー焼灼中，c：レーザー焼灼直後，d：治療後

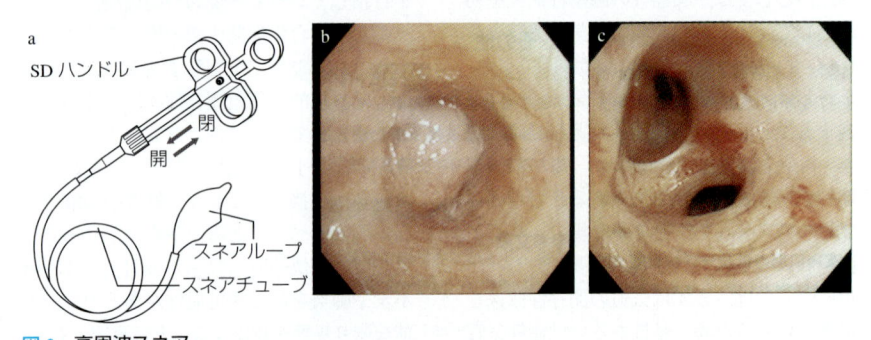

図2 高周波スネア
a：スネアの模式図，b：治療前，c：高周波スネア切除後

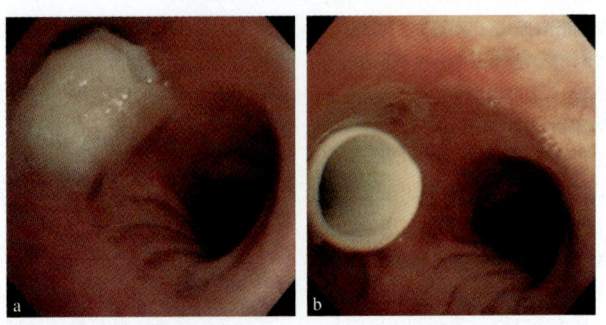

図3 シリコン製気管支ステント挿入
a：治療前，b：ステント挿入後

の拡張困難なことがあるため，上述のレーザー焼灼や高周波電気切除を行い，ある程度の開存性を確保した上で挿入することになる．また，ステント挿入後は，ステント部の再狭窄はほとんど起こらないが，ステント両端において腫瘍あるいは肉芽の増生を来たし再狭窄することがあるので注意が必要である．

4 注意点

　レーザー・高周波治療にせよステント挿入術にせよ，これらの処置中には，不測の出血や気道損傷といった致命的な合併症を常に念頭に置く必要があり，呼吸循環のモニタリングや心肺蘇生の準備は怠らないようにすべきである．

御法度!!

- レーザー・高周波治療中には高濃度酸素投与を行わない．
- 腫瘍性狭窄に対しては，気道開存が目標であるので，必要以上にレーザー焼灼や高周波治療を行い，合併症発生率を増加させてはならない．
- 気管支鏡専門医や指導医とともに行うべきであり，特に単独で処置を行ってはならない．

文献

1) 米国FDAの告示：良性気道狭窄に対する金属性気管ステント留置による合併症　http://www.jsre.org/info/0801_fda.pdf

2) 気管支鏡診療を安全に行うために　日本呼吸器内視鏡学会安全対策委員会編　http://www.jsre.org/medical/kikansikyokensa.pdf

東北大学病院呼吸器外科　**遠藤千顕**

3-② 代表的疾患の手術適応・術式・術後管理
転移性肺腫瘍

> **Don't Forget!**
> - 転移性肺腫瘍は原発巣からの遠隔転移の1つであり，他の臓器への転移も十分に検索する必要がある．
> - 転移巣の大きさ，局在にもよるが，基本的には楔状切除を行う．切除の適応は①原発巣がコントロールできている，②肺の病巣は切除可能であり，かつ耐術可能である，③肺外病変がない，とされる．
> - 原発巣を管理している診療科との緊密な協調が不可欠である．

1 はじめに

　転移性肺腫瘍とは，悪性の固形腫瘍が原発巣を離れ血行性に肺に遠隔転移を起こしていることであり，腫瘍細胞が全身に回っており，予後は不良である．そのため局所治療である手術を行うことには議論のあるところであるが，例外的にカスケード理論で全身に癌細胞が広がる一歩手前，即ち原発臓器から遊離した癌細胞が，全身に撒布する前に肺にのみ留まっている場合がある．このような状況においては，手術による局所治療で治癒をもたらす可能性がある．

2 手術の適応と予後

　一般に，Thomfordのcriteria[1]が用いられている．その内容は，①原発巣がコントロールできている，②肺の病巣は切除可能であり，かつ耐術可能である，③肺外病変がない，とされる．
　いくつかの癌腫において肺転移巣切除は標準的治療としての立場を獲得しており，5年生存率はおおよそ30〜40％程度と報告されている．The International Registry for Lung Metastasesでの解析[2]では，様々な癌腫の肺転移5206例に対して切除を行ったところ，完全切除例の5年生存率は36％，生存期間中央値(median survival time：MST)は35か月であった．多変量解析では，原発巣切除から肺転移までの時間(disease free interval：DFI)が36か月以上，個数(単発)などが良好な予後因子であった．一方で切除後の再発率は53％で，再発までの中央値は10か月であった．完全切除が最も重要な予後因子であった一方で，不完全切除例では14か月(生存期間中央値)，5年生存率で5％程度であった．少ない転移個数でDFIが長いもの，リンパ節転移がないものほど，切除後の予後はよいとされるが，では何個以上であったら手術を行わないか，原発巣と肺転移が同時にみつかった場合はどうなのかなど，明確な基準はない．

3 原発臓器別

　原発臓器ごとに肺転移巣切除の意義は異なる．化学療法に感受性の高くない大腸癌や腎癌，肉腫系腫瘍など一部の固形癌では肺転移巣切除が生存に寄与するとの報告がある．大腸癌では，肺切除後の5年生存率は40〜60％とされている．個数，DFI，血性CEA値，片側/両側，リンパ節転移の有無などが予後因子として報告されている．また大腸癌では肝転移を認めることも多く，異時性・同時性に肺転移巣を認めることもある．肺肝同時転移例は異時転移に比し予後不良の傾向があり，複数の肝転移や肺転移，短いDFIが予後因子と報告さ

れている．肝細胞癌では肝外転移として肺が最も多いが，多発転移をきたすことが多いため切除には不適とされることが多い．少数個で切除を行った例では，非切除例に比し良好な生存率を報告するものもある．子宮頸癌でも，個数（単発），組織型（扁平上皮癌）は予後良好との報告がある．腎癌では，完全切除例の5年生存率は35〜39％（10年生存率21％）であり，DFI>3.4年，単発が予後良好とされ，肺外転移巣を有する場合，両側肺転移では，予後不良である．骨肉腫では，複数個であっても可能ならば切除すべきとされている．5年生存率で40％，同時性肺転移でも予後を改善するという報告もあり，完全切除，年齢21歳以上が良好な予後因子とされている．軟部肉腫においては5年生存率で38％　DFI，組織悪性度，年齢，完全切除が予後因子とされる．頭頸部腫瘍でも，非切除例に比し良好な予後を示しており，5年生存率は29〜47％で完全切除が予後因子とされる．

一方で，薬物療法が有効な乳癌，胚細胞性腫瘍などは手術しない場合が多い．乳癌では単発で完全切除を行っても非切除例に比し予後に差がなかったため，切除による予後改善は期待できないが，再発巣のホルモンやHER2の発現をみる意義はある．胚細胞性腫瘍では，化学療法後に肺転移巣が残存し，AFPおよびhCGなどの腫瘍マーカーが正常値化している場合に手術の適応となる．切除成績では5年生存率で68％との報告があり，肺外転移巣，viable cellの残存が予後不良因子である．切除組織が成熟奇形腫を示すことも少なくないが，これは良性ではあるが急激に増大して周囲臓器を圧排したり，悪性転化したりする場合もあることから，画像的に成熟奇形腫を考える場合でも切除の適応となる．

4 術式の選択

一般に，肺転移巣の術式は病巣が完全に切除できれば，肺楔状切除でよいとされる．これは予後が十分に期待できない可能性のある対象のため，術後QOLを考えると肺葉切除では肺実質の損失が大きすぎるとの考え方である．しかしながら切除断端再発を起こす症例もあるので，十分な切除断端確保が必要である．では手術のアプローチはどうするか？　CT所見と開胸時所見とを比較すると，転移個数に違いがあることは以前より指摘されていた．また1990年代になり，video-assisted thoracic surgery (VATS)が呼吸器外科の重要な手技として頻用されるようになってきたが，VATSでは触診による病変の探索ができない．そこで企画されたのが，CTで同側のみの1〜2個の肺転移の症例で，CTで判明している転移巣をまずVATSで全部切除した後に開胸を行い，触知した腫瘍を切除する試験であったが，早期中止となった．VATS切除後に開胸したところ，5割以上の症例で新たな転移巣を認めたからである．この結果から，転移性肺腫瘍の切除はVATSではなく開胸手術を行うべきと結論づけられた．

しかしその後，多くの反論がよせられた．高解像度CTやPET-CTに代表される画像診断の進歩から，肺内病変の指摘はより正確になり，VATSで足りない触診はこれら画像所見から十分に判断できるという意見である．それに対し，ヘリカルCTを用いても触診により画像で捉えきれない小転移巣が18〜47％の頻度で判明するという報告もある．触診でのみ判明するような小転移巣の見逃しが予後にどの程度影響を与えるか不明である．

Rothらは成人の軟部肉腫の片側肺に限局した肺転移に対し，胸骨縦切開による両側肺の検索を行うとおよそ40％の症例に新たな転移巣がみつかるにもかかわらず，胸骨縦切開による手術成績と片側のみの手術成績が変わらないと報告した．この結果は，たとえ初回手術で他の転移巣を見逃しても，

臨床的に明らかになった時点で再手術を行えばよいということを示すものであり，触診のできないVATSによる肺転移巣の切除は妥当であるという根拠にもなっている．どちらのアプローチを用いるべきか，結論は出ていない．

5 再切除の意義とタイミング

肺転移巣切除後に，再度の肺転移のために複数回の切除を行う場合も少なくない．このような場合も，原則Thomfordのcriteriaに則り判断することが多い．複数の癌腫の複数回手術の報告では，35例の複数回切除で5年生存率-48%，10年生存率-28%(初回肺切除後)，平均生存期間60か月であった．一方で，みつけた肺転移巣を，いつ切除すべきかとの問題もある．CTは空中分解能に優れているため，肺においては，他の臓器に比し微小な病変をみつけ出しやすく，2～3 mmの小さなサイズでも検出できる．この小さな病巣が果たして転移か否か，また複数ある転移の氷山の一角かを判断する必要があり，実地臨床では発見し次第即切除とは判断すべきでない．切除の時期に関しては，発見から切除までの時間が短いと，いわゆる「氷山の一角」が手術対象に含まれてしまうため，術後早期に再発し，予後不良との報告がある．少なくとも発見から3か月経過を追えば，真に切除の適応となる症例が選択されるという．しかしこの間に，単に経過観察を行うのか，化学療法を行いつつ経過をみるのか，明確な基準はない．

6 化学療法の進歩

固形癌に対する化学療法は近年大きな進歩を遂げており，特に肺転移切除を行うことの多い大腸癌領域においてはイリノテカン，オキサリプラチンの効果は大きく，FOLFOX, FOLFIRIなどの多剤併用療法の中核をなしている．大腸癌の肝転移に対する，切除との組み合わせに関しての臨床試験もすでに行われており，肝転移巣切除にFOLFOX4を加えた場合と切除単独との比較では，3年での無再発生存を7.3%増加させるとの結果が出ている．しかし残念ながら肺転移に関しての同様の臨床試験は全国規模で行われてはいない．

7 おわりに

転移性肺腫瘍に対する外科治療は，症例の選択により予後の改善効果を認めると思われる．しかし，化学療法をいつどのように組み合わせるかなど，治療戦略は複雑になってきている．原発巣を管理している診療科との緊密な協調が，転移性肺腫瘍の治療には不可欠である．

御法度!!

- 肺転移巣をみつけ次第切除することは慎むべきである．
- 腫瘍ぎりぎりでの切除では断端再発を起こす可能性が高いので注意すべきである．

文献

1) Thomford NR, *et al. J Thorac Cardiovasc Surg.* 1965；**49**：357-63.
2) The International Registry of Lung Metastases. *J Thorac Cardiovasc Surg* 1997；**113**：37-49

神奈川県立がんセンター呼吸器外科　**伊藤宏之，中山治彦**

3-③ 胸膜中皮腫：胸膜肺全摘術

代表的疾患の手術適応・術式・術後管理

Don't Forget!

- 胸膜中皮腫はアスベストが原因の予後不良な疾患である．
- 画像診断による病期診断とともに，病理診断（免疫染色も）が重要で，これらに基づいて手術適応を決定する．
- 手術適応症例でも，化学療法や放射線治療を加えた集学的治療が必要である．

1 基本的な考え方

胸膜中皮腫は，アスベスト吸引が原因とされる悪性腫瘍性疾患であり，曝露から30〜40年経過して発症する．アスベストは日本においては2006年9月から全面的に使用禁止となったが，アスベスト輸入と使用は1970年代から1990年前半がピークであったため，胸膜中皮腫の発症は今後益々増加する．人口動態統計によると，中皮腫（胸膜，腹膜など）の死亡者数は1995年には500人であったが，2009年には1,156人（男性948人，女性208人）と増加している．肺癌に比べいまだ発症頻度は低いが，難治性で極めて予後不良な疾患である．

診断にはアスベスト曝露歴（職業歴・住居歴・家族の職業歴），臨床症状（胸痛・呼吸困難・咳嗽・発熱等），血液生化学検査，画像検査（胸部X線・CT・MRI・PET）が基本であるが，病理組織検査，免疫組織化学検査による確定診断を行うことが重要である．

治療には手術，放射線治療，化学療法があり，これらを組み合わせた集学的治療が行われる．化学療法の一次治療として，日本でも2007年にペメトレキセド（PEM）がシスプラチン（CDDP）との併用で承認され，標準レジメンとなった．放射線療法単独の予後延長効果はないと報告されているが，最近強度変調放射線治療（IMRT）が照射線量増加と副作用軽減を目的として行われるようになった．手術には治癒を目的とした胸膜肺全摘術と症状コントロールを目的とした胸膜切除・剥皮術がある．胸膜肺全摘術は胸腔内を一切開放せずに，腫瘍とともに壁側・臓側胸膜，肺，横隔膜，心膜を一塊として摘出する術式であり，理論的には根治を目的として施行される．しかし，手術療法のみでは再発も多く，その手術適応，手術手技の工夫，手術前後の補助療法，術後合併症対策などの問題が解決されねばならない．

胸膜中皮腫に対する診療ガイドラインとしては日本肺癌学会（http://www.haigan.gr.jp/），NCCN（米国包括的癌ネットワーク）（http://www.nccn.org/），ERS（欧州呼吸器学会）[1]等より示されている．

2 適 応

胸膜中皮腫の病期分類は1976年にButchartらにより提案されて以降いくつかの分類が作成され，1995年に手術療法に基づいたInternational Mesothelioma Interest Group（IMIG）[2]の分類が現在一般に用いられている（表1）．病理組織分類では，上皮型（epithelioid type）と肉腫型（sarcomatoid type），および両者が混在する二相型（biphasic type）に分類され，上皮型が全体の約60％を占めて最も多く，二相型，肉腫型が

表1　胸膜中皮腫のTNM分類（IMIG）

T：	原発腫瘍
T1a	同側の壁側胸膜に限局
T1b	同側の壁側胸膜と臓側胸膜にも病巣あり
T2	横隔膜，肺実質に浸潤
T3	胸内筋膜，縦隔脂肪織，胸壁軟部組織，心膜への浸潤
T4	胸壁，腹腔，心腔，縦隔臓器，脊椎，対側胸膜への浸潤
N：	所属リンパ節
N0	リンパ節転移なし
N1	同側気管支周囲，肺門リンパ節転移
N2	気管分岐部，同側縦隔，内胸リンパ節転移
N3	同側鎖骨，対側リンパ節転移
M：	遠隔転移
M0	遠隔転移なし
M1	遠隔転移あり

Stage Ia	T1a　N0　M0
Stage Ib	T1b　N0　M0
Stage II	T2　N0　M0
Stage III	T3　N0, 1, 2　M0
	T1, 2　N1　M0
	T1, 2　N2　M0
Stage IV	T4　any N　any M
	any T　N3　any M
	any T　any N　M1

つづく（表2）．

より正確なリンパ節転移の診断のために造影CTとPETを行い，場合によっては縦隔鏡や超音波気管支鏡（EBUS）により組織学的に判断する．IMIG分類I～II期およびIII期の一部に対して外科的切除が可能であり，以上に加えて，年齢は70歳以下で，PS 0または1が手術適応と考えられる．胸膜中皮腫に対する胸膜肺全摘術が行われる症例は15％以下に過ぎない．

3　手　技

胸膜肺全摘術は胸腔内に全く入らずに，壁側胸膜，心膜，横隔膜と患側全肺を一塊に摘出する術式である．この手術手技は施設や術者により様々である．

胸水貯留例では，術前治療として，術中

表2　胸膜中皮腫の組織分類

上皮型（epithelioid mesothelioma）：60％
肉腫型（sarcomatoid mesothelioma）：10％
　※線維形成型（desmoplastic mesothelioma）
二相型（biphasic mesothelioma）：30％

に胸膜が破れた場合のimplantation防止や胸膜外の剥離を容易にするために，胸膜癒着術（CDDP，hypotonic CDDP，OK-432など）を行う．

患者体位は患側が上の側臥位で，通常の後側方切開を加えた上で，前方の皮膚切開創を肋骨弓下まで延長するアプローチ（single-line thoracotomy）と第10肋間で新たな切開創を追加するアプローチ（double-line thoracotomy）がある．第6肋骨床より

頭側から尾側への胸膜外剥離を，壁側胸膜損傷による胸腔内への進入を避けるよう留意してすすめる．この際，大動脈，上・下大静脈，奇静脈，鎖骨下動静脈，内胸動静脈などの血管系，反回神経や食道などを損傷しないよう，十分な注意が必要である．術前に胸腔ドレナージや胸膜生検を行った創は腫瘍の進展の可能性があり，皮膚と胸壁を全層で完全に合併切除する．横隔膜を切開，合併切除し，心膜まで切開を延長し，上・下肺静脈を露出，それぞれ心嚢内で処理する．さらに肺動脈本幹を心嚢内で処理し，主気管支を気管分岐部近くで切離する．心嚢液は細胞診に提出して，陰性であることを確認しておく．この手順で処理すれば，腫瘍の腹腔内や心嚢内への進展により完全切除が困難な場合にも，いつでも肺全摘を回避することが可能である．気管分岐部リンパ節を郭清し，壁側胸膜・臓側胸膜を含む肺，心膜，横隔膜を一塊として摘出する．続いて縦隔リンパ節郭清を行うが，縦隔胸膜剥離時に行う場合もある．摘出された標本は，肺が壁側胸膜に包まれた状態となる(図2)．横隔膜や心膜の欠損部はGore-TexやDexon Mesh等のシートを用いて結節縫合で再建を行うが，再建した横隔膜や心膜の離脱は致死的となるため，確実な固定が必要である．入念に止血を確認した後，十分量の生食で胸腔内を洗浄し，胸腔ドレーンを1〜2本留置して，閉胸する．

気管支断端瘻を予防するために，胸腺組織や肋間筋を有茎にて受動し，気管支断端を被覆する場合もある．

4 成　績

胸膜外肺全独摘術単での治療成績は中間生存期間(MST)が9〜19か月と報告されている．高率な局所再発に対処する方法として，放射線療法などの局所コントロールの工夫が必須であり，集学的治療が行われる．日本のアンケート集計の報告では，悪性胸膜中皮腫に対して胸膜外肺全摘術を施行した171例のMSTは23か月であった[3]．

術後補助療法として術後に放射線併用化学療法を行った183例の検討では，MSTが19か月，術死率3.8％，さらに予後良好因子である上皮型，切除断端陰性，胸膜外リンパ節転移がない症例に限れば，MSTは51か月であった[4]．

術前導入化学療法(CDDP＋PEM)を行い，胸膜肺全摘術に術後放射線照射(54 Gy)を加えた第Ⅱ相臨床試験で，77例のMSTは16.8か月，全ての治療を完遂した症例に限れば，MSTは29.1か月であった[5]．

術後の放射線療法としてのIMRTの有効性や，集学的治療の有効性を検証する無作為化比較試験が必要である．

肉腫型は最も予後不良である．

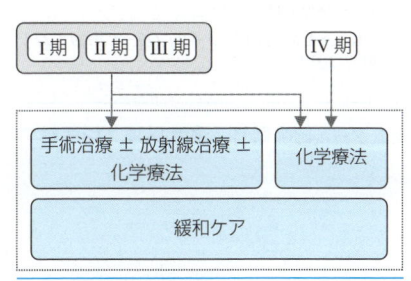

図1　胸膜中皮腫の治療

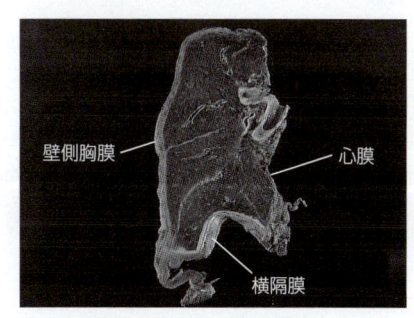

図2　胸膜外肺全摘術の摘出標本

5 合併症

胸膜肺全摘術は手術侵襲が大きく，手術死亡率が1970年代には30%近くもあったが，最近では適切な手術適応と周術期管理により5%前後に改善している．しかし通常の肺癌術後より高頻度に合併症が発生しており，その頻度は60%とも報告されている．

術後合併症として心房細動が約40%に発生し，肺炎・急性呼吸窮迫症候群(ARDS)・反回神経麻痺などの呼吸器合併症が約10%，術後出血・再建した横隔膜や心膜の離脱など手術上の合併症が約10%にみられる．．

6 術後管理

術後は，通常の肺全摘術にもまして厳重な管理が必要とされる．基本輸液は電解質液とし，排液量等に応じて膠質液を付加し，利尿期が来るまでは慎重に呼吸管理を行う．過度な胸水排出による循環の不安定や縦隔偏位を防止するため，術後に自発呼吸となった時点で出血とエアリークがないことを確認し，原則として胸腔ドレーンをクランプする．その後も胸水の性状や排液量を確認するために，定期的にクランプを開放することが必要である．反回神経麻痺がないことを確認して経口摂取を開始し，術後出血や乳糜胸がないことを確認して胸腔ドレーンを抜去する．呼吸や循環の状態が安定していることを確認して離床を勧める．

7 経過観察法

術後回復状況の把握と再発の確認のために経過観察が行われる．侵襲の大きな治療であり，術後の症状コントロールも重要で，疼痛緩和や呼吸リハビリテーションを積極的に行う必要がある．再発の可能性は高いため，1～2か月ごとに厳重な経過観察が必要である．

御法度!!

- 胸膜肺全摘術は，正確な診断に基づく手術適応の判断と厳重な周術期管理を要する．
- 病理診断のための組織採取が重要であり，胸腔鏡下胸膜生検を躊躇しない．
- 中皮腫と診断されると労働災害認定や石綿健康被害救済法で補償されることを認識しておく．

文献

1) Scherpereel A, et al：*Eur Respir J* 2010；**35**：479-495.
2) Rusch VW：*Chest* 1995；**108**：1122-1128.
3) 長谷川誠紀ほか：肺癌 2008；**48**：93-96.
4) Sugarbaker DJ, et al：*J Thorac Cardiovasc Surg* 1999；**117**：54-65.
5) Krug LM, et al：*J Clin Oncol* 2009；**27**：3007-3013.

国立病院機構九州がんセンター・呼吸器科　**濵武基陽，杉尾賢二**

3-④ 自然気胸

代表的疾患の手術適応・術式・術後管理

Don't Forget!

- □ 拙速な胸腔ドレーン挿入や癒着療法は時に重篤な合併症をきたす．
- □ 高齢者の難治性気胸症例が増加している．
- □ 若年自然気胸では術後再発予防のカバーリングを行う施設が増えている．

1 基本的な考え方

　気胸とは胸腔内に異常に空気が貯留する病態である．胸部刺傷等の外的原因により空気が胸腔内に流入する外傷性気胸と，肺や横隔膜病変に伴う内的原因により空気が漏出する自然気胸に大別される（図1）．治療の原則は空気除去と原因に対するアプローチの2つである．現在ある自然気胸治療ガイドラインの代表的なものは Management of spontaneous pneumothorax (ACCP), Guideline for the management of pneumothorax (BTS), 自然気胸治療ガイドライン（日本気胸嚢胞性肺疾患学会）であるが，いずれも客観的かつ明確なエビデンスに基づく治療ガイドラインとは言い難い．

2 保存治療の原則

　胸腔内に空気が貯留した場合，胸腔内圧と毛細血管圧の分圧差により毛細血管側に空気は吸収される．その吸収速度は24時間あたり胸郭容積の1.25～1.7%が吸収され，15%(1/7)程度の虚脱（I度気胸，図2）であれば7～12日間で空気はほぼ吸収される．したがって，若年の原発性自然気胸におけるI度気胸では経過観察可能である．欧米では原発性自然気胸II度以上の肺虚脱を認めるケースでも穿刺吸引のみを行い，初期治療に胸腔ドレナージを行わない施設が多い．わが国では，近年II度気胸に対して，穿刺吸引とハイムリッヒバルブを兼ね備えたソラシックエッグ®を用い，外来気胸治療を行う施設も増加している．しかし，これらの治療は細やかな経過観察が必須である．上記治療により気胸が改善しない場合，胸腔ドレナージの対象となる．

　一方，肺気腫等の基礎疾患を有する続発性自然気胸は，仮にI度気胸でも入院ドレナージが原則であり，日本呼吸器病学会のガイドラインでも，慢性閉塞性肺疾患

```
          ┌─ 原発性自然気胸（若年者）
          │  Primary spontaneous pneumothorax (PSP)
   ┌─ 自然気胸
   │  （内因性に発症するもの）
   │  Spontaneous pneumothorax (SP)
   │      └─ 続発性自然気胸（高齢者など）
   │         臨床的に明白な疾患（肺気腫，肺線維症）薬剤等が原因
   │         Secondary spontaneous pneumothorax (SSP)
   │
   └─ 外傷性気胸
      （物理的外傷性破綻によるもの．医原性気胸，交通外傷等）
      Traumatic pneumothorax (TP)
```

図　気胸の分類（文献1より引用）

Ⅰ度 　　　　　　　　Ⅱ度 　　　　　　　　Ⅲ度

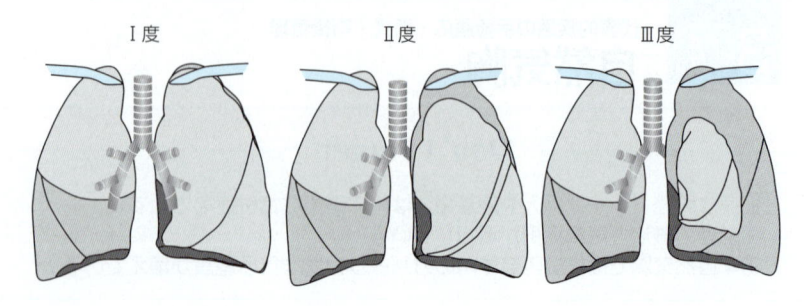

虚脱肺の肺尖部が鎖骨上に　　肺尖部は鎖骨下にあるが　　　肺容積が一側全体の50%以下
あるもの　　　　　　　　　肺容積が一側全体の50%以上

図2　本間の分類（文献2より引用）

(COPD)に対する気胸治療はエビデンスレベルAで入院による胸腔ドレナージを推奨している．

3 胸腔ドレナージについて

　胸腔ドレナージで重要なポイントは3点ある．まず画像評価による適切な刺入部位の決定，次に正しい局所麻酔とペアン鉗子操作，そして吸引圧の設定である．刺入部位については画一的な刺入部位の決定は行うべきではない．CTにより穿刺予定肋間に癒着部位がないことを確認した上で，胸腔ドレーン挿入写真の出来上がりイメージやドレーン固定部位を予測した上で決定する．これはドレーン位置不良や刺入部痛などにより再挿入を回避するため是非必要なことである．また，麻酔は皮膚，肋骨骨膜，壁側胸膜の3点に十分な浸潤麻酔を行うことが重要である．特に壁側胸膜は痛覚枝が豊富で，同部位の不完全な麻酔はドレーン挿入時に激痛を有する．ドレーン挿入におけるペアン鉗子操作はためらわず挿入➡開排を繰り返し行い，鉗子の胸腔内到達後も空気流入を気にせず鉗子を十分開排することがポイントである．時に癒着がないことを用指的に胸腔内で確認することも必要である．

　胸腔内への空気流入を注意するあまり，小切開による不完全かつ強引なペアン鉗子操作はドレーン挿入ポイントが定まらないだけでなく，出血，疼痛，肺損傷をきたすこともある．吸引圧の設定については肺が拡張できる最小限の圧が最良である．ドレナージ後にもかかわらず肺拡張不良を認めた場合は，安易に吸引圧を増加させず，ドレーン位置不良，大きな肺損傷を疑い，ドレーンの再挿入などの方策を考慮する必要がある．このような状況での安易な吸引圧の増加はむしろ禁忌で，気漏部の拡大や膿胸を惹起することになる．

4 手術

　気胸手術の主目的は単に肺囊胞(ブラ)を切除することではなく，気漏を制御し，再発を予防することである．1990年以前は腋窩切開アプローチによるブラ切除縫縮術が主流であったが，内視鏡とビデオのドッキングシステムが導入されて以来，原発性自然気胸に対して，胸腔鏡下アプローチによる術式を選択することが一般的になった．胸腔鏡下手術は美容面，術後疼痛の軽減，入院期間の短縮などの利点から急速に広まった．

　その一方で従来の開胸手術に比し，術後再発率が高値であることが明らかになり，メタアナリシスを用いた報告では，胸腔鏡

手術は開胸術の4倍もの術後再発率を有することが明らかになった．この原因の多くはブラ切除線近傍の新たなブラ新生によることが多いことから，近年再発予防策のため切除線に対する追加処置として，ポリグリコール酸シートや酸化セルロースとフィブリン糊のコンビネーションによる切除線カバーリングを行う施設が増えてきている．

5 再 発

一般に保存治療は手術療法より再発率が高いとされているが，詳細には安静観察，穿刺脱気，胸腔ドレナージ，胸膜癒着療法によって再発率はやや異なる．安静経過観察後の詳細な再発に関する報告はないが，初発気胸の保存治療による追跡調査で，52〜54％の再発を認め，さらに再々発については62％，3回目の再発は82％にも達すると言われている．穿刺脱気については70％程度の成功例が報告されているが，症例がⅡ度以下の気胸に限定した点を勘案すると4割程度の再発は認めるであろう．胸腔ドレナージおよび胸膜癒着療法については，その病態により一概に再発率を論ずるのは困難で，事実1990年台に報告された7つのreviewにおける保存療法の再発率は0〜55.5％と非常に幅が広い．ただし，タルクやテトラサイクリン等の化学製剤を用いた胸膜癒着療法に限って言えば，5〜25％程度とやや効果的な報告が多い．わが国で時に用いられている非特異的免疫賦活剤である高悪性腫瘍溶連菌製剤（OK-432）は，保険適用が悪性腫瘍に限定されること，高価なことなどにより頻用困難だが，実際臨床では難治性気胸症例に対し限定的に使用しているケースも見受けられる．

手術療法の再発率については，一昔前まで標準術式として行われてきた開胸手術後の再発率は0〜5％と非常に低率であった．その一方，わが国に1990年初頭に導入された胸腔鏡手術は数年後，10％を超える高い再発率が報告され，欧米では再発予防のためタルク等を用いた術中胸膜癒着療法を胸腔鏡ブラ切除術に併せて行う術式が標準的になった．わが国では若年気胸に対する術中癒着療法やタルク使用への抵抗感があり，術中癒着療法は行わず，胸腔内癒着を図るため壁側胸膜剥離処置を追加した治療が行われた．しかし期待した再発予防効果は得られなかった．それと同時期に再発の原因が切除線近傍からのブラ新生によることが明らかになり，切除線に対し，何らかの物理的付加処置を行う施設が散見されるようになった．吸収性縫合補強素材のポリグリコール酸シートタイプ（ネオベール®）は脆弱な切除線に対する補強剤として当初用いられてきたが，近年は切除線再発に対する予防効果も期待されることから多くの施設で切除線に対するフィブリン糊とのコンビネーションによるカバーリングを行うようになっている．また，本来止血製剤として用いられてきた酸化セルロースシートもその簡便性および安価な点より多くの施設で臓側胸膜補強剤として用いられている．

6 難治性気胸

気胸には通常の内科治療（保存治療，胸腔ドレナージおよび癒着療法），外科治療で制御できない難治性気胸といわれる病態が存在する．詳細には，①内科抵抗性気胸：保存治療，癒着療法などの内科治療抵抗性で2週間以上気漏が制御できない．②外科抵抗性気胸：外科治療により気漏制御不能．③再発性気胸：内科外科治療後も再発を3回以上繰り返す．3つに大別される．内科抵抗性気胸は，全身麻酔不可能などの理由により外科手術が困難な症例で，これらに対しては，近年，全身麻酔を回避するため，硬膜外麻酔と局所麻酔を併用した意識下気胸手術を行う報告が散見される．術中呼吸管理の観点から全身麻酔は意識下手

術に比し明らかに安全である.

　しかし一方で，麻酔覚醒時の陽圧換気による気漏再燃，術後肺炎，呼吸不全発症リスク，その他全身麻酔薬の影響を考慮すると術後リスクは高いと言わざるをえない．事実，日本胸部外科学会のAnnual report 2007でも手術後死亡率は2.5%程度で，原発性自然気胸0.1%，縦隔腫瘍0.2%，肺癌1.0%と比較し明らかに高い．外科治療抵抗性気胸は，肺気腫や肺線維症などに加え，LAM(lymphamgioleiomyomatosis)，BO(brobchiolitis obriterans)等の特殊病態も含めた，びまん性肺病変を背景とした気胸である．これら気胸は手術で気漏をいったん制御しても脆弱な肺組織により気漏がすぐ再燃するため，気漏制御に対する工夫が必要である．栗原らはLAM等の将来肺移植を行う可能性のある難治性気胸に対し，酸化セルロースシートとフィブリン糊のコンビネーションによる全胸膜被覆術(total pleural covering)を考案し，臓側胸膜の補強というコンセプトの下その有用性を示した．

　また，木下らは難治性気胸に対し造影剤の粘性を利用し，非イオン化造影剤と希釈フィブリン糊のコンビネーションにより胸腔内に充填することで，胸腔内癒着療法とは別の観点から止漏効果を示した．これらの治療でも気漏制御困難な場合，多くは気管支レベルでの瘻孔の存在が疑われ，責任気管支に対する気管支充填術が功を奏することがある．充填剤は古くはオキシセル綿，ゼラチンスポンジ，フィブリン糊，近年では酸化セルロースシート，ポリグリコール酸シートを用いる施設もある．渡辺らが2001年に固形シリコン(Endo Watanabe Spigott)を開発し，難治性の気管支瘻を疑う気胸に対しその有効性を示している．

御法度!!

- 盲目的な胸腔ドレナージは行わない．
- 続発性気胸は術後死亡率が高いため手術適応には慎重を要する．

文献
1) 日本気胸嚢胞性肺疾患学会ガイドライン, 2009
2) 本間日臣. 日胸, 1968; **27**: 453

東北大学病院呼吸器外科　**野田雅史**

3-⑤ 重症筋無力症，前縦隔腫瘍に対する胸腔鏡下手術

代表的疾患の手術適応・術式・術後管理

Don't Forget!

- 近年の胸腔鏡の進歩により前縦隔腫瘍の胸腔鏡下手術が可能となった．
- 腫瘍径が5cm以下で周囲組織へ浸潤のない前縦隔腫瘍は胸腔鏡手術の対象となる．
- 前縦隔腫瘍・胸腺と上大静脈，左腕頭静脈との間の剥離は特に慎重に行う必要がある．

1 基本的な考え方

これまで前縦隔腫瘍および胸腺に対する手術は胸骨縦切開によるアプローチで行われることが一般的であった．しかし近年の手術器具，特に胸腔鏡の発達により，より小さな切開創からのアプローチによる侵襲の小さな手術が可能となっている．しかし胸腔鏡下に行う前縦隔腫瘍の手術は他の胸腔鏡下手術と同様に従来の開胸手術と比べ可動域に制限があるため，適応の検討，術中の操作は慎重に行わなければならない．

2 手術適応（表）

頻度の高い前縦隔腫瘍としては，胸腺腫などの胸腺上皮腫瘍，成熟奇形腫などの胚細胞腫瘍，胸腺嚢胞などの嚢胞性病変があげられる．前縦隔腫瘍が先天性嚢胞と考えられる時は周囲組織とともに，あるいは周囲組織から剥離して嚢胞壁を完全切除するが，充実性腫瘍の場合は腫瘍とともに胸腺を腫瘍が存在する側の葉あるいは胸腺全体で切除する．

当施設での前縦隔腫瘍の胸腔鏡下手術の適応（表）は①腫瘍径が5cm以下である，②腫瘍が周囲組織に浸潤していない，特に左腕頭静脈，上大静脈への浸潤の有無に注意をしている．CT画像上，辺縁が平滑な円形の腫瘤であれば腫瘍径が大きめでも胸腔鏡手術の適応があると考えるが，腫瘍径

表 前縦隔腫瘍に対する胸腔鏡手術の適応（当施設における）

①腫瘍径が5cm以下である．
②腫瘍が周囲組織に浸潤していない．
　特に左腕頭静脈，上大静脈への浸潤の有無に注意．

が小さくとも辺縁が不整で左腕頭静脈に接している腫瘍は胸腔鏡下手術の適応は低いと判断している．

重症筋無力症（myasthenia gravis：MG）に対して行う拡大胸腺摘除は胸腺およびその周囲脂肪組織を可及的に摘除する手術であり，前縦隔腫瘍に対する手術の延長線上にあると考えられる．拡大胸腺摘除は当科では頭側は甲状腺下縁，前方は胸骨背面，背側は横隔神経，尾側は横隔膜で囲まれる範囲の胸腺および胸腺周囲組織を摘除する．従来は胸骨正中切開によるアプローチにてこれを行っていたが，当施設では2001年より胸腔鏡を用いた方法で行うようになっている．

3 手術手技（図）

当施設で行っている前縦隔腫瘍に対する胸腔鏡下手術，および胸腔鏡下拡大胸腺摘除は，胸骨挙上用機械を用いた心窩部小切開＋片側胸腔2ポート（両側胸腔であれば4ポート）によるアプローチを採用している．

この手技では胸骨挙上により前縦隔を前

後方向に拡大することで手術操作のスペースが確保でき，また胸骨後面と前縦隔組織との間からは反対側の胸腔まで視野が得られる．胸腔からのアプローチは横隔神経や横隔膜，心囊に対する十分な視野が得られる．また心窩部創から挿入される器械は胸壁から挿入される器械と腫瘍に対する角度が大きく異なるため手術操作の範囲が大きくできるメリットもある．

手術の体位は両上肢を外転させた仰臥位とし，分離肺換気による麻酔で手術を開始する．

手術は通常，前縦隔腫瘍が寄っている側の胸腔から先にアプローチするが，胸腺全体の摘除を要する手術では両側からのアプローチとなり，その場合は右胸腔から手術を始める．第5肋間前腋窩線上にトラコポートを挿入し胸腔内に強固な癒着がないことを確認した後，第4肋間前腋窩線上にトラコポートを追加挿入する．続いて心窩部（剣状突起上）に5 cmの皮膚切開を置き，腹直筋の正中から剣状突起に到達したところで剣状突起を摘除し胸骨背面を剥離し前縦隔に至る．この心窩部創からラパロファンを挿入しラパロリフト（胸骨挙上用機械）によって胸骨を挙上する．胸腔鏡（5 mm

径，30度斜視型）は基本的に第4肋間ポートから挿入し，第5肋間ポートおよび心窩部創から鉗子を挿入して剥離手術を進める（図）．

腫瘍を胸腺とともに摘除する時は胸腺を周囲組織から剥離して切除することとなる．胸腺と剥離を要する組織は心囊，大動脈起始部，肺動脈基部，横隔神経，上大静脈，左腕頭静脈である．この中で特に注意を要するのは左腕頭静脈との剥離である．胸腺と左腕頭静脈との間を剥離するとき必ず2, 3本の胸腺静脈が現れる．胸腺静脈は細いため剥離の時に胸腺あるいは左腕頭静脈を無理に牽引すると胸腺静脈が左腕頭静脈から離断され多量の出血が起こる．われわれは十分に注意を払って胸腺と左腕頭静脈との間の剥離を行い，胸腺静脈が現れるとこれをリガシュア（LigaSure V™ベッセルシーリングシステム，Tyco Healthcare社）を用いて閉鎖・切断している．

片側の胸腔からの操作を終了とする時，縦隔剥離面から出血がないことを確認し，胸腔内に貯留した血液等を可及的に吸引した後，第5肋間創から24 Frトロッカーカテーテルを肺尖部に留置して手術操作を終了し，必要があれば対側の胸腔からの操作

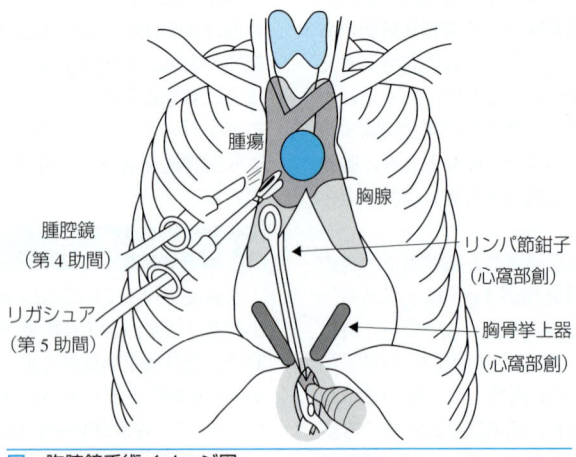

図　胸腔鏡手術イメージ図

に移る．

4 合併症

この手術での重要な合併症は出血と横隔神経麻痺である．

出血に関して特に注意を要する部位は胸腺静脈である．この静脈は非常に細い血管であるため，手術操作で胸腺を左腕頭静脈から強引に剥離したり，強く牽引したりすると損傷されやすい．特に胸腺静脈が左腕頭静脈から外れると左腕頭静脈からの出血となり，視野の狭い鏡視下手術では止血困難となりやすいため胸骨正中切開によるアプローチに変更しなければならなくなる．

横隔神経は胸腺の両側外側縁に沿って存在する．胸腺に発生した腫瘍は時に横隔神経に接していることがあり，その時は腫瘍と神経の剥離が必要になる．剥離時に横隔神経の近くで電気メスを使用したり，横隔神経を直接把持すると術後に横隔神経麻痺を認めることがある．神経が切断されていない場合は術後経過中に回復を認めることがあるが，腫瘍が神経から剥離できず合併切除を要する場合は完全に横隔神経麻痺となる．

術後合併症として無気肺，創治癒遅延，胸水貯留，乳び胸などを経験している．

5 周術期管理

術後無気肺を予防するために術直後から体位交換を行う．出血，肺からの空気漏れがなければ胸腔ドレーンは手術の翌日に抜去し早期離床を図るようにしている．

通常の前縦隔腫瘍であれば周術期管理で問題となることはあまりないが，重症筋無力症を合併している前縦隔腫瘍に対する手術では特に注意すべき点がある．1つは，重症筋無力症に対しては術後に使用する薬剤に注意が必要である．抗コリン作用，筋弛緩作用などはMG症状を悪化さる可能性があるので，これらの作用のある薬剤はMGに対する禁忌薬となっている．ベンゾジアゼピン系睡眠薬・抗不安薬，抗パーキンソン薬，排尿障害治療薬は禁忌薬となっており，キニジン，プロカインアミド，リドカイン，アミノグリコシド系抗菌薬，ポリペプチド系抗菌薬，モルヒネ，ヨード剤などもMG症状を悪化し得る薬剤として知られている．

もう1つ注意すべき点として手術後の重症筋無力症の症状悪化がある．当施設で行った重症筋無力症に対する胸腔鏡下拡大胸腺摘除111例のうち術前と比べ手術後に眼瞼下垂，嚥下・構語障害など重症筋無力症症状の悪化を21例に認めた．このうち8例が手術後，クリーゼを発症し人工呼吸管理となった．クリーゼの症状としては嚥下障害，痰の喀出困難が重要であり，手術後の痰の増加，喀出困難はクリーゼの始まりと考えて厳重な観察を行っている．

御法度!!

- 胸腺静脈を損傷するため，左腕頭静脈付近の剥離時に腫瘍・胸腺を強く牽引してはいけない．
- 横隔神経は鉗子で直接把持してはいけない．
- 重症筋無力症の患者にはベンゾジアゼピン系睡眠薬を投与してはいけない．

東北大学病院呼吸器外科　佐渡　哲

3-⑥ 肺アスペルギローマ
代表的疾患の手術適応・術式・術後管理

Don't Forget!

- 致死的な喀血が起きることがある．
- 抗真菌薬の効果は限定的である．
- 根治療法は外科的切除である．

1 基本的な考え方

　肺アスペルギローマとは結核治癒後の空洞や気管支嚢胞などの気腔にアスペルギルス感染が起き，菌球(fungus ball)が形成された状態である．臨床的・画像的には単純菌球型(simple aspergilloma)と複雑菌球型(complex aspergilloma)とに分けられる（図1，表1）．抗真菌薬による治療効果は限定的であり根治療法は外科的切除である．

2 手術適応

　症状として最も注意すべきは血痰・喀血であり大量喀血をきたして死に至る症例もある．したがって血痰・喀血は手術の第一適応である．大量喀血に対しては緊急的治療として気管支動脈などの塞栓術が行われるがその効果は一時的である．また菌球の一部が気道に流れ込み吸引性肺炎を引き起こしている場合も手術適応となる．

3 手術術式(表2)

　手術術式は耐術能的に可能であれば肺切除術となる．病巣のある肺区域，肺葉または片肺全体を切除する．肺切除術が困難な場合には空洞内に筋肉を充填し胸郭成形を追加して空洞を潰す空洞成形術，菌球のみを除去する菌球除去術，または空洞の開放式ドレナージを目的とする空洞切開術を行う．

4 手術手技

a 肺切除術(表3)

　肺切除術の手技上一番問題となるのは病巣周囲が胸壁と癒着している場合である．単純菌球型では癒着が軽度な場合が多いが，複雑菌球型では空洞壁と胸壁とが強固に癒着している場合がほとんどである．空洞壁を損傷して菌球で胸腔内が汚染されるのを防ぐために癒着剝離は胸膜外に行う必要がある．癒着部は肋間動脈系から空洞壁に向かって流入血管が多数発達しており粗暴に剝離すると大量に出血する．出血を最小限に抑えるためには細心の注意を払いながら剝離を進める必要がある．肺尖部の癒着剝離を行う際には鎖骨下動静脈を損傷しないように注意すべきである．また肺動静脈の血管鞘は炎症で層が不明瞭になっており慎重に剝離操作を進める必要がある．さらに

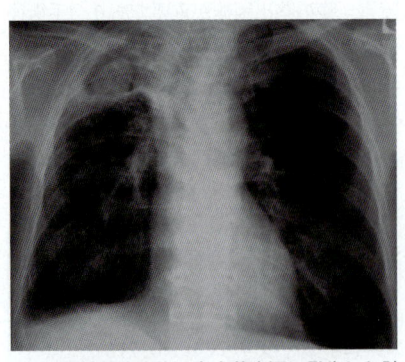

図1 肺結核治癒後の右上葉空洞に発生した肺アスペルギローマ（複雑菌球型）
空洞に菌球を認め空洞壁は肥厚している．右上葉は萎縮し気管は右側へ著しく牽引されている．

表1 肺アスペルギローマの分類（文献4より抜粋引用）

単純菌球型	気管支嚢胞など既存の壁の薄い気腫性病巣内に生じる．病巣は単発で限局し周辺に副病巣がない．肺切除術の最もよい適応．
複雑菌球型	陳旧性肺結核，陳旧性肺膿瘍，気管支拡張症などの実質破壊性病変内の空洞に生じる．菌球を有する空洞周辺にも広範な破壊性病変が存在．外科的切除の適応対象であるが術後合併症も多い．

表2 肺アスペルギローマの手術術式

1) 肺切除術
 (1) 肺区域切除術
 (2) 肺葉切除術
 (3) 肺全摘除術
2) 空洞成形術
3) 菌球除去術
4) 空洞切開術

表3 肺切除術の術中留意点・術後合併症

1) 術中留意点
 (1) 胸膜外剝離
 (2) 肺動静脈処理
 (3) 葉間処理
 (4) 気管支断端処理
 (5) 遺残腔対策
2) 術後合併症
 (1) 気管支断端瘻
 (2) 膿胸
 (3) 遺残腔

葉間も炎症で癒合し葉間剝離に難渋する．葉間剝離面から空気漏れが起き易く，これが後述する遺残腔発生の要因となる．

b 空洞成形術

空洞成形術では空洞を開放してまず空洞内の菌球や壊死物質を可及的に除去する．続いて空洞内への空気の流入を遮断するために空洞の誘導気管支を縫合閉鎖する．さらに空洞内に筋肉を充填し空洞上の肋骨を必要数切除（胸郭成形）して空洞を潰す．誘導気管支の確実な閉鎖と空洞腔の確実な消失が成功への鍵である．

c 菌球除去術

菌球除去術では皮膚を切開して空洞に到達し内視鏡を空洞内に挿入して鏡視下に菌球を除去する．菌球のみを除去するので侵襲が少なく肺切除術や空洞成形術に耐えられない症例に対しても行える．菌球が再発するリスクは残るが再発した場合でも再度行えるという利点がある．

d 空洞切開術

空洞切開術では空洞上の肋骨を必要数除去し皮膚から空洞へつながる窓を作製する．術後は連日ガーゼ交換を行い空洞腔の浄化を図る．空洞切開術は通常永久的開放式ドレナージを目的として行われるが空洞成形術の前処置としても行われる．

5 肺切除術後の合併症予防（表3）

肺切除療法の術後成績は単純菌球型では良好である．一方複雑菌球型では気管支断端瘻・膿胸・遺残腔といった術後合併症の発生リスクが高くなる．これら合併症の予防が肺切除療法を成功へと導く鍵である．

a 気管支断端瘻・膿胸の予防

気管支断端瘻の予防は気管支断端の愛護的な処理と有茎筋肉弁・有茎大網弁などによる気管支断端の被覆である．膿胸の予防は癒着剝離の際に菌球で胸腔内が汚染されないようにすることと気管支断端瘻・肺瘻・遺残腔が起きないようにすることであ

る．

b 遺残腔の予防

　複雑菌球型では既存の肺病変によって術側肺全体が破壊されていることや肺が全周性に胸壁と癒着していることで肺葉切除後に残存肺が胸腔を埋める程には再膨張しない場合がある．胸壁に接しない肺表面が残りそこに肺瘻ができると自然閉鎖しにくい．空気漏れが遷延して気腔が残ると将来遺残腔にアスペルギルスが再感染する危険がある．大きな遺残腔が予想される場合には予め胸郭成形術を追加して腔を潰すことや胸腔に露出した肺表面を有茎筋肉弁で被覆し肺瘻を防ぐことが遺残腔の予防となる．

御法度!!

- 血痰・喀血は外科治療の第一適応であることを忘れない．
- 肺切除術の際は空洞周囲の癒着剝離は粗暴に行わない．
- 術後合併症の予防は術中操作にあることを忘れない．

文献

1) Belcher JR, *et al.*：*Br J Dis Chest* 1960；**54**：335-341
2) Stevens DA, *et al.*：*Clin Infect Dis* 2000；**30**：696-709
3) 深在性真菌症のガイドライン作成委員会（編）：深在性真菌症の診断・治療ガイドライン 2007，協和企画，2007
4) 一般医療従事者のための深在性真菌症に対する抗真菌薬使用ガイドライン作成委員会（編）：一般医療従事者のための深在性真菌症に対する抗真菌薬使用ガイドライン，日本化学療法学会，2009

結核予防会複十字病院呼吸器センター　**白石裕治**

3-⑦ 代表的疾患の手術適応・術式・術後管理
急性膿胸，慢性膿胸

Don't Forget!

- 抗菌薬と胸腔ドレナージが基本治療．ただし，漫然と続けてはいけない．
- 有瘻性膿胸（膿胸腔と気道に交通がある膿胸）は厄介である．多くは外科的処置が必要である．
- 「時間がかかる病気です．気長にのんびりと治していきましょう」とのムンテラが肝心（特に慢性膿胸）．
- 長期展望をもち，全身栄養管理や呼吸機能改善など計画的な治療戦略が大切である．

1 基本的な考え方

1．基本的な考え方

膿胸の治療に関して紀元前に Hippocrates は「聴診で膿の貯留した病変部位を探り，その胸壁にナイフと焼き火箸で穴をあけ排膿する」と記している．すごすぎる事実である．

抗菌薬が進歩した現在，感染症治療の柱は抗菌薬であるが，加えて膿胸では紀元前同様に胸腔ドレナージによる膿胸内容の排出が基本となる．

膿を体外へ排出すること，感染を制御すること，瘻孔があれば閉鎖すること，膿胸腔をなくすことが膿胸治療の基本方針である．

2 膿胸の定義，成因と分類

壁側胸膜と臓側胸膜で形成される胸膜腔へ細菌が侵入して，膿性の胸水が貯留した状態を膿胸と定義する．ただし細菌検査で無菌性のものやわずかに混濁した胸水貯留症例でも病歴や画像所見から膿胸と診断される場合もある．

表1に膿胸の病因と分類を示す．成因の多くは呼吸器感染症である．誤嚥の頻度が高い長期臥床者が約2割存在する．術後や外傷性のものは少ない．

分類のうち，慢性膿胸とは，日本では発症3か月を超えたものと定義されているが，これは日本結核病学会が定めた古いものであり，臨床的にそぐわない印象がある．発症から4〜6週にあたる急性膿胸の器質化期を慢性期と捉えている欧米の考え方が妥当と思う．

3 保存的治療

一般的に急性期の膿胸（滲出性期）であれば抗菌薬とドレナージで対処可能である．表2に筆者らの薬剤選択の指針を示す．まずは嫌気性菌をカバーする薬剤を選択．糖尿病などの基礎疾患を有する場合はグラム陰性菌の存在をも考慮した選択基準である．

その他，無瘻性膿胸には胸腔内洗浄も効

表1 膿胸の病因と分類

病　因
◆肺感染由来
◆外科手術後感染
◆胸部外傷，食道損傷

分　類
◆急性膿胸，慢性膿胸
◆全膿胸，部分膿胸
◆有瘻性膿胸，無瘻性膿胸

表2 膿胸に対する抗菌薬の選択

基礎疾患なし
① クリンダマイシン
② アンピシリン，スルバクタム
③ ピペラシリン，タゾバクタム

基礎疾患あり（糖尿病，ステロイドなど）
① ＋セフェム系（第3〜4世代）
① ＋カルバペネム系
③ ＋アミノ酸配糖体（TOB等）

表3 浄化後に死腔をなくす方策

- ◆肺を膨張させる → 肺剥皮術
- ◆死腔をうめる → 筋肉・大網充填術
- ◆胸郭を落とす → 胸郭成形術

果的と考える．このため胸腔ドレーンは，太めで側管のあるダブルルーメン型を留置することをお勧めする．フィブリンの沈着が始まる線維素膿性期の保存的治療法としてウロキナーゼ等の線維素融解薬の胸腔内注入も行われることがある．しかし多房化により不成功に終わることがあり，最近では後述する胸腔鏡下搔爬術の方が確実と考える．

4 外科治療の基本的考え方

保存的治療の限界を超えた急性膿胸症例，有瘻性膿胸，また慢性膿胸の多くは外科的治療の適応となる．膿胸に対する外科治療法には様々な方法が考案されており，その選択に迷う場合もある．しかし，基本はあくまで，ドレナージ，浄化，死腔の閉鎖である．

慢性膿胸への移行をくいとめる外科治療として，線維素膿性期の積極的な搔爬が効果的であり，最近は胸腔鏡下搔爬術が施行されている．時期さえ逸しなければ，低侵襲に改善させうる．

器質化期以降でフィブリン膜がいわゆる醸膿膜となり肺表面を硬く覆い膨張不良となっている症例には，この臓側の醸膿膜を剥ぎ取る，肺（胸膜）剥皮術が一般的である．

開窓術は，有瘻性膿胸や慢性膿胸にしばしば用いられる術式であるが，これはドレナージと浄化をかねたものである．肋骨を数本切除して胸壁に小穴を開ける古典的な手術であり，ガーゼ交換により膿胸腔の浄化を図る．胸腔ドレーンと持続吸引器でベッドに縛りつけられた状況と比較すると，ドレナージ効率も高く，自由度が増すので多少の痛みは伴うが，一般的にQOLは著しく向上する．

浄化後の死腔をなくす方策としては，①肺を伸ばすこと，②大網や筋肉を埋めること，③胸壁を落とすことが基本であり（表3），これら3つの組み合わせで根治を図る．①は前述の肺剥皮術である．②は浄化した膿胸腔内に生体組織を充填する方法で，一般的には血管弁として可動域を広げた有茎筋肉弁や大網弁が用いられる．大網は抗炎症作用も強く優れた生体材料である．③のいわゆる胸成術は結核医療の産物であり複数本の肋骨を切除して胸壁を落とし込み死腔をなくす術式であるが，美容面でも呼吸機能面でも障害となるため好んでは施行されない．

5 その他の外科治療法

骨膜外空気充填法（air-plombage法，近中法）は肋骨を切除しないで骨膜外で剥離した胸壁を沈下させ死腔をなくす術式．胸膜肺摘除術は一般的には悪性胸膜中皮腫に対する術式として有名であるが，膿胸症例でも肺実質がいわゆる荒蕪肺化した開窓術施行例には選択される場合もあるが，侵襲が多大であるため適応は狭い．

御法度!!

- 中途半端な抗菌薬の使用で慢性化させてはいけない．呼吸器外科へ早めにコンサルトすること．
- 3か月までは急性期と妄信してはいけない．4週目頃からフィブリン器質期となる．
- 有瘻性膿胸症例に胸腔内洗浄をしてはいけない．吸引性肺炎を併発する可能性がある．

国立病院機構福岡東医療センター呼吸器外科　**岡林　寛**

☑「女性への胸腔ドレーン挿入時には，まず座位で乳房外側縁にマーキングを」

　胸腔ドレナージ施行後の女性の特発性自然気胸患者さんが他院から紹介されてきて初めて処置をする時，時々とてもがっかりさせられる．若い女性患者さんなのに，乳房の上にドレーン挿入孔があるのだ．なんでそんなことが起こるのだろう？　胸腔ドレーンの挿入は，仰臥位で行うことと，側臥位で行うことがある．患者さんの状況や，術者の得手不得手で選択して構わないと思う．しかし，側臥位で行う時には注意が必要である．乳房の外側縁が分からなくなるからだ．マニュアル通り第4～5肋間，前腋窩線上から挿入すると，乳房の外側縁より腹側に創をつけてしまうという事態が起こりうる．ドレーン抜去後，乳房の外側縁のラインは見事に歪む．多くの患者さんは「気にしない」と言ってくれるが，本心はどうだろう？　では，どうすればいいのだろう．緊急事態でなければ，座位で乳房外側縁に（マジックペンで）マーキングをし，その背側から挿入すればいいだけである．ほんの少しの配慮なのだが…．

（東北大学加齢医学研究所呼吸器外科学分野　星川　康）

4-① 肺移植
脳死肺移植

> **Don't Forget!**
> - 慢性進行性肺疾患患者で，他の治療法では予後が限定される場合，肺移植の適応となる．
> - 術式には片肺移植と両側肺移植があり，適応疾患や病態によって選択される．
> - 国際登録における5年生存率は約50%である．虚血・再灌流傷害，感染症，慢性拒絶反応などの克服が課題である．

1 基本的な考え方

機能不全に陥った臓器を正常な機能を有する臓器と置き換え，臓器機能を回復させることによって救命およびQOLの改善を得ようとする医療が臓器移植である．現在医療として確立しているのは同種移植であり，臓器を提供するドナーにより，死体移植(心臓死下の提供と脳死下の提供を含む)と生体移植に分けられる．脳死肺移植は，1983年にToronto大学のCooperらによって最初の長期生存例が報告されて以来，世界各国へ急速に普及した．2010年の国際登録報告によると，手術数は累計で32000例を超えている[1]．わが国においても，2000年に最初の脳死肺移植が行われ，年間手術例数は増加傾向にある[2]．

2 適応

肺移植の適応に関しては，肺・心肺移植関連学会協議会により肺移植レシピエント適応基準が定められている(表1)．治療に反応しない慢性進行性肺疾患患者で，肺移植以外に救命のための有効な治療手段がない場合に肺移植の適応となる．適応疾患として，原発性肺高血圧症，特発性肺線維症，肺気腫など16の疾患が認められており，その他肺・心肺移植関連学会協議会で承認された疾患は適応となる(表2)．除外条件は，肺移植によって救命することが困難と考えられる状況を示す基準である．これには，肺外の活動性の感染巣の存在，治療されていない悪性疾患の合併，本人および家族の理解・協力の欠如，HIV抗体陽性などが含まれる(表3)．

3 脳死肺移植手術

脳死肺移植手術には，片肺移植と両側肺移植がある．ドナーシェアリングの観点からは片肺移植が望ましい．一方，慢性気道

表1 肺・心肺移植レシピエントの一般的適応指針(肺・心肺移植関連学会協議会)

1) 治療に反応しない慢性進行性肺疾患で，肺移植以外に患者の生命を救う有効な治療手段がほかにない．
2) 移植医療を行わなければ，残存余命が限定されると臨床医学的に判断される．
3) レシピエントの年齢が，原則として，心肺移植の場合50歳未満，両肺移植の場合55歳未満，片肺移植の場合60歳未満である．
4) レシピエント本人が精神的に安定しており，移植医療の必要性を認識し，これに対して積極的態度を示すとともに，家族および患者をとりまく環境に十分な協力体制が期待できる．
5) レシピエント症例が移植手術後の定期検査と，それに基づく免疫抑制療法の必要性を理解でき，心理学的，身体的に十分耐えられる．

表2 肺・心肺移植レシピエントの適応疾患（肺・心肺移植関連学会協議会）

1) 原発性肺高血圧症
2) 特発性肺線維症
3) 肺気腫
4) 気管支拡張症
5) 肺サルコイドーシス
6) 肺リンパ脈管筋腫症
7) Eisenmenger 症候群
8) その他の間質性肺炎
9) 閉塞性細気管支炎
10) じん肺
11) 肺好酸球性肉芽腫症
12) びまん性汎細気管支炎
13) 慢性血栓塞栓症性肺高血圧症
14) 多発性肺動静脈瘻
15) α_1 アンチトリプシン欠損型肺気腫
16) 嚢胞性線維症
17) その他，肺・心肺移植関連学会協議会で承認する進行性肺疾患

表3 肺・心肺移植レシピエントの除外条件（肺・心肺移植関連学会協議会）

1) 肺外に活動性の感染巣が存在する．
2) 他の重要臓器に進行した不可逆的障害が存在する．
   悪性疾患 骨髄疾患 冠動脈疾患 高度胸郭変形症 筋・神経疾患
   肝疾患（T-Bil ＞ 2.5 mg/dL）腎疾患（Cr ＞ 1.5 mg/dL, Ccr ＜ 50 mL/分）
3) 極めて悪化した栄養状態．
4) 最近まで喫煙していた症例．
5) 極端な肥満．
6) リハビリテーションが行えない，またはその能力が期待できない症例．
7) 精神社会生活上に重要な障害の存在．
8) アルコールを含む薬物依存症の存在．
9) 本人および家族の理解と協力が得られない．
10) 有効な治療法のない各種出血性疾患および凝固能異常．
11) 胸膜に広汎な癒着や瘢痕の存在．
12) HIV（human immunodeficiency virus）抗体陽性．

感染症を合併する場合や，著明な肺高血圧を合併する場合には，両側肺移植が行われる．

片肺移植は通常後側方切開で行う．試験的な肺動脈のクランプで血行動態を良好に維持できない症例には経皮的心肺補助機能法（percutaneous cardiopulmonary support：PCPS）を使用する．レシピエント肺を摘除した後，レシピエントの主気管支，主肺動脈ならびに左房に吻合口を形成し，ドナーの肺門各組織と吻合する．

両側肺移植は，胸骨横切開に両側前側方切開を加えた，いわゆるクラムシェル切開で行われ，左右の肺をそれぞれ片肺移植と同じ方法で移植する．機能のより悪い側の移植を先に行い，移植中は対側肺で心肺機能を維持する．初めの肺を移植した後は，その移植肺で心肺機能を維持し，残る対側の移植を行う．術中に血行動態を良好に維持できない場合には人工心肺（cardiopulmo-nary bypass：CPB）を用いる．

4 術後管理

術後は挿管したまま ICU に収容する．人工呼吸器管理が必要な期間は，患者の原疾患，術前の状態，移植手術の時間や人工心肺使用の有無，そして移植されたグラフトの状態によって異なる．術後は，免疫抑制剤とともに種々の感染予防薬を投与する（表4）．肺移植後の合併症には様々なものが存在する．移植後急性期には，ドナー肺の潜在的な傷害や虚血・再潅流傷害が原因となって発生する肺水腫に注意を要する．急性拒絶反応は，移植後5日～1年に発症しやすいが，多くの場合ステロイドパルス療法に反応する．感染症は，肺移植後の死因の20～40％を占める合併症であり，多

表4 肺移植後免疫抑制および感染予防に用いられる薬剤

免疫抑制	感染予防
導入療法 ・ムロモナブ-CD3　または ・バシリキシマブ　または ・導入療法(−) **維持療法** ・カルシニューリン阻害薬 (シクロスポリンまたはタクロリムス) ・代謝拮抗薬 (アザチオプリンまたはミコフェノール酸モフェチル) ・ステロイド (メチルプレドニゾロンまたはプレドニゾロン) **急性拒絶反応の治療** ・メチルプレドニゾロンによるパルス療法 ・ムロモナブ-CD3(重症例)	・広域スペクトラム抗菌薬(移植後急性期) ・抗真菌薬 　フルコナゾール　または 　イトラコナゾール　または 　ボリコナゾール　または 　ミカファンギン ・抗ウイルス薬 　ガンシクロビル　または 　バルガンシクロビル ・ST合剤

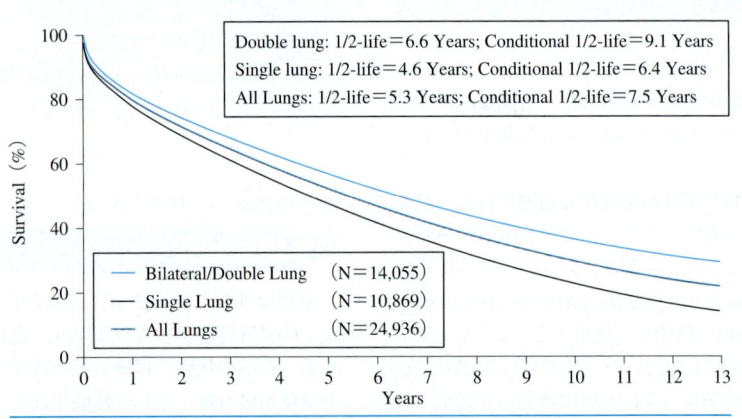

図1　国際登録による術式別脳死肺移植後生存率(文献1より引用)

Double lung: 1/2-life＝6.6 Years; Conditional 1/2-life＝9.1 Years
Single lung: 1/2-life＝4.6 Years; Conditional 1/2-life＝6.4 Years
All Lungs: 1/2-life＝5.3 Years; Conditional 1/2-life＝7.5 Years

Bilateral/Double Lung (N＝14,055)
Single Lung (N＝10,869)
All Lungs (N＝24,936)

くが気道感染である．気道感染症の原因としては，緑膿菌と黄色ブドウ球菌に代表される細菌の頻度が最も高く，この他にアスペルギルスなどの真菌，サイトメガロウイルス，ニューモシスチスなどもみられる．一方，移植後慢性期の合併症として最も注意を要するのは閉塞性細気管支炎である．移植肺の細気管支上皮が傷害され，内腔に肉芽が増生して閉塞性換気障害をきたす病態であり，移植肺の慢性拒絶反応と考えられている．発生頻度は35～50%，発症時期は平均で移植後16～20か月とされ，術後1年以降の死因の25～30%を占めている．

第 11 章　呼吸器外科

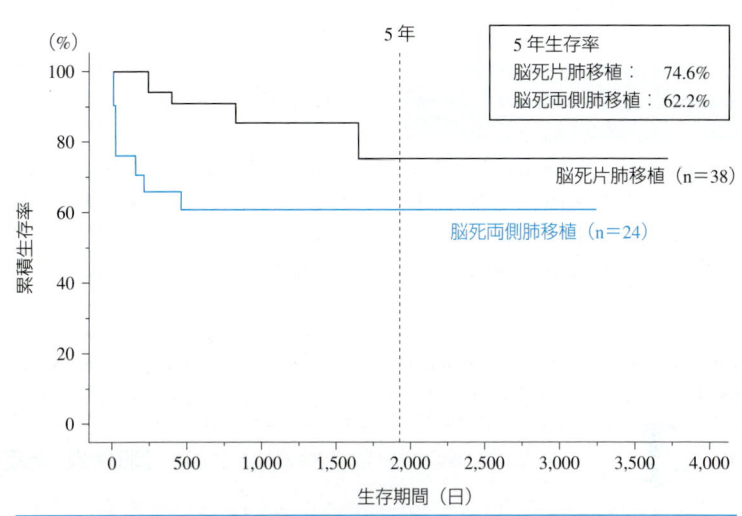

図2　わが国における術式別脳死肺移植後生存率（文献2より引用）

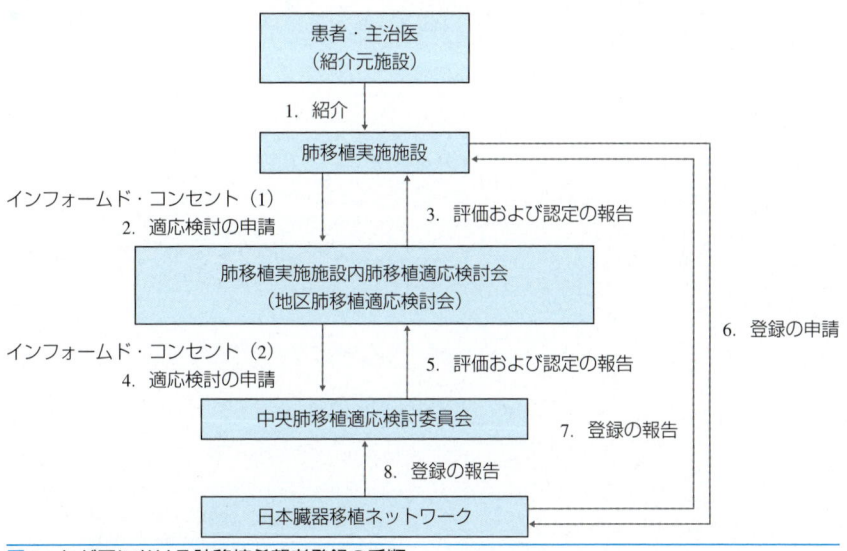

図3　わが国における肺移植希望者登録の手順

5　成　績

　国際登録報告による肺移植後 5 年生存率は約 50％ である[1]（図1）．心移植，肝移植などの生存率に比べると成績は劣り，肺移植は最も難しい臓器移植の一つとされている．わが国における肺移植の成績は ISHLT（The International Society for Heart & Lung Transplantation）の成績を上回っているが[2]（図2），今後もさらなる成績の向上が望ま

れる.

6 患者紹介から肺移植手術までの流れ・移植施設

わが国においては,移植施設から学内(地区)の適応委員会および中央肺移植適応検討委員会へ肺移植適応検討申請がなされ,それらの委員会での審査を経て適応が決定されるシステムとなっている.日本臓器移植ネットワークへの登録は,中央肺移植適応検討委員会での肺移植適応承認後に行われる(図3).

2010年現在肺移植実施施設として認められているのは,東北大学,獨協医科大学,京都大学,大阪大学,岡山大学,福岡大学,長崎大学の7施設である.

文献
1) ISHLTホームページ：http://www.ishlt.org/
2) 日本肺および心肺移植研究会ホームページ：http://www.hai-isyoku.jp/index.html.

東北大学加齢医学研究所呼吸器外科学分野　**岡田克典, 近藤　丘**

4-② 肺移植
生体肺葉移植

> **Don't Forget!**
> - レシピエントが脳死肺移植の適応基準を満たし，かつ脳死肺移植を受けられる可能性がほとんどないと判断される場合生体肺葉移植の適応となる．
> - 2人の健常なドナーから左右それぞれの下葉を摘出し，レシピエントの両側肺摘除後に移植するのが基本術式である．
> - 成績は脳死肺移植と同等ないしやや良好である．

1 基本的な考え方

わが国のみならず移植先進国においてもドナー不足は深刻であり，脳死肺移植待機期間中にドナーが現れず不幸な転帰をたどる症例も多い．生体肺葉移植は，このような症例に対する救命的治療法として，1990年，スタンフォード大学のStarnes[1]らにより開始され，これまで米国，わが国を中心に数百例の手術が実施されている．生体肺葉移植は，原則として2人の成人の生体ドナーから左右の下葉をそれぞれ摘出し，1人の体格のより小さな成人または小児に移植する治療法である．ドナーとレシピエントの体格差が大きい場合には片側肺葉移植が行われることもある．

わが国においては，1998年10月に国内初の成功例となる生体肺葉移植が施行されたのを初めに，2009年12月までに89例の生体肺葉移植が行われ，成績は良好である[2,3]．

2 倫理的問題

生体肺葉移植は，「健康な人にメスを入れる」という本来の医療外の行為を伴う治療法である．臓器提供は，報酬を目的とするものや他から強制されるものではなく，あくまでもドナー本人の自発的な自由意志に基づくものでなければならない．生体肺葉移植を行う場合には，ドナー手術にもリスクと合併症が伴うこと，ドナーの肺活量が臓器提供手術後に15〜20%低下しこれが生涯にわたって回復しないことを十分に説明した上で，肺葉提供の意志が自発的なものであることを確認する必要がある．

3 レシピエントの適応

日本移植学会の生体部分肺移植ガイドラインによるレシピエント適応基準は以下の通りである．
① 肺・心肺移植関連学会協議会の定める脳死肺移植の適応を満たすこと．
② 原因疾患と全身状態を鑑みて脳死肺移植を受けられる可能性がほとんどないと判断されること．

4 ドナーの適応

日本移植学会の生体部分肺移植ガイドラインによるドナー適応基準は以下の通りである．
① 「日本移植学会倫理指針」で定める範囲内の親族．
② 「日本移植学会倫理指針」で定める範囲の年齢であること．なお，55歳以上は慎重に判断する．
③ レシピエントと血液型が適合すること．
④ 肺機能が正常であること．
⑤ 以下の疾患または状態を伴わないこと．
　(a) 全身性の活動性感染症
　(b) HIV抗体陽性

(c) Creutzfeldt-Jakob 病
(d) 悪性腫瘍（原発性脳腫瘍および他の悪性腫瘍でも治癒したと考えられるものは支障ない）
⑥提供手術に関連する死亡率を増すような合併症がないこと

上記のほかに，移植される肺葉の容量がレシピエントの呼吸機能を回復させる上で十分であるか，あるいは逆に移植肺容量が大きすぎて問題を起こさないかを検討する必要がある．ドナーの肺活量実測値と提供される肺葉の区域数から移植肺葉の予測肺活量を計算し，提供される2つの肺葉の予測肺活量の合計がレシピエントの予測肺活量の45～50％以上となる場合に生体肺葉移植が可能と考えられている．この他，移植肺葉とレシピエントの胸郭の容量のマッチング予測に，CT volumetry も用いられている．

5　生体肺葉移植手術

手術はクラムシェル切開で行われ，レシピエントの主気管支，主肺動脈，上肺静脈に形成した吻合口へ，ドナー肺葉の気管支下幹，肺動脈下幹，下肺静脈をそれぞれ吻合する．移植される肺容量が限定される場合が多いため，手術には通常人工心肺（cardiopulmonary bypass：CPB）を用いる．

6　術後管理

術後管理および合併症は脳死肺移植のそれとほぼ同様である．一般に移植される肺容積が小さい点が脳死肺移植と比較すると不利な点である．一方で，ドナー肺に感染の合併を危惧する必要がないこと，虚血時間が少ないこと，近親者間の移植では主要組織適合性抗原のミスマッチ数が少ないことなど，脳死肺移植に比べ有利な点を有する．

7　成　績

128例の生体肺葉移植の成績をまとめた南カリフォルニア大学の報告では，成人レシピエントの1，3，5年生存率は，それぞれ66.6％，50.7％，47.6％であり，脳死肺移植の国際登録報告とほぼ同等の成績で

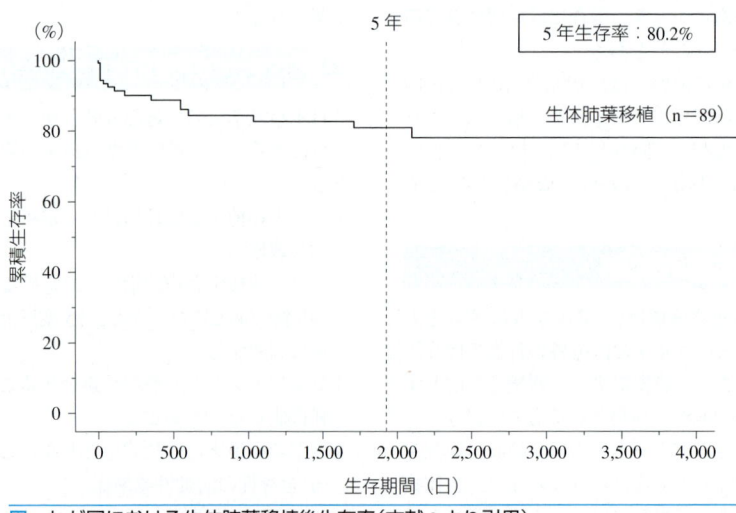

図　わが国における生体肺葉移植後生存率（文献2より引用）

あった[1].

　わが国においては，2009年末までに89例の生体肺葉移植が行われており，5年生存率80%と良好な成績である[3]（図）．

8　移植施設

　日本移植学会の生体部分肺移植ガイドラインによる生体部分肺移植の移植実施施設基準は以下の通りである．

①脳死肺移植の実施施設であること
②施設内の倫理委員会で生体肺移植実施の承認を受けていること
③厚生労働省「臓器の移植に関する法律」の運用に関する指針（ガイドライン），世界保健機関「ヒト臓器移植に関する指針」，国際移植学会倫理指針，日本移植学会倫理指針，日本移植学会「生体部分肺移植ガイドライン」を遵守していること．

文献

1) Starnes VA, et al.：J Thorac Cardiovasc Surg 1996；**112**：1284-1291,
2) Date H, et al. J Thorac Cardiovasc Surg 2004；**128**：933-40
3) 日本肺および心肺移植研究会ホームページ：http://www.hai-isyoku.jp/index.html.

東北大学加齢医学研究所呼吸器外科学分野　**岡田克典，近藤　丘**

第12章

放射線治療

1 放射線治療の基本的事項

Don't Forget!

- 放射線治療は臓器の機能と形態の温存が可能である.
- 放射線治療は, 根治, 緩和, 予防といった様々な目的で用いられる.
- 放射線の殺細胞効果は, DNAの二本鎖切断による.

1 基本的な考え方

放射線治療の歴史は, 1895年にレントゲン博士がX線を発見したことに始まる. その翌年の1896年には, 放射線が実際の治療に用いられ, このわずか110年余りの間に放射線治療は著明な進歩を遂げている. この進歩により, 腫瘍局所に放射線を集中させつつ, 周囲の正常組織への線量を低減し, 合併症をできる限り減らしながら, 癌を制御することが可能となった. 放射線治療と同様, 局所療法である手術療法と比較した場合の放射線治療の最たる特徴は臓器の機能と形態の温存が可能であるということである. また, 手術に比べ体への負担が軽く, 手術不能な合併症を有する患者や高齢者でも比較的安全に施行可能である. さらに, 放射線治療は根治, 緩和, 予防といった様々な目的で用いられる. 本邦での癌患者の数は増加の一途をたどっており, QOLを保ちながら癌を治癒させるという意識の高まりや, 高齢者の増加といった現代社会の中で, 放射線治療の果たす役割はますます大きくなっている.

2 放射線治療とは

a 放射線とは

放射線とは, 一般に空間および物質を通じてエネルギーを伝える能力を有する電磁波および粒子線のことである. X線は原子核外, γ線は原子核内で発生する電磁波であり, 質量や電荷をもたない. 一方, 電子線, 陽子線, 中性子線等はある質量をもった粒子線である. 一般的な放射線治療に用いられる放射線はX線やγ線, 電子線であるが, 近年の放射線治療技術の進歩により, 陽子線や炭素線も治療に用いられるようになってきている.

b 放射線による抗腫瘍効果

細胞に放射線を照射すると, 直接作用または間接作用によりDNAに損傷を生じる. 放射線は, 細胞を構成している原子・分子と相互作用し, 二次電子を生じる. この二次電子が直接的にDNAを切断する場合を直接作用と呼び, 生体の水分子等と反応し発生した遊離基(free radical)によりDNAを損傷する場合を間接作用と呼ぶ. 直接作用と間接作用の比率は放射線の種類により異なる. 一般に, X線をヒト細胞に照射して生じるDNA損傷の約2/3は間接作用によると考えられている. DNA損傷の種類には, 塩基損傷, 塩基の遊離, 一本鎖切断, 二本鎖切断, 架橋があるが, この中で細胞にとって致死的損傷は二本鎖切断である. 二本鎖切断が一か所でも修復されないと, 細胞は死に至る. 一般に, 増殖が盛んな細胞ほど, また未分化な細胞ほど放射線感受性が高い(ベルゴニー・トリボンドーの法則). 放射線治療は正常細胞と癌細胞の放射線感受性の差を利用し行われている. 照射された細胞がどのようにして損傷を修復しているのか, どのようにして死

んでいくのかといった放射線の生物影響については今なお不明な点が多く，現在分子レベルでの解明が進められている．

c 化学放射線療法のメリット

今日，一部の早期癌を除いては，より高い治療成績を期待し，集学的治療が試みられている．化学療法と放射線治療では殺細胞効果のメカニズムや作用機序が異なるため，両者の併用により，相加効果以上の効果が認められる場合がある．新規抗腫瘍薬や分子標的薬の開発，放射線治療技術の進歩により，化学放射線療法の意義は今後ますます高まっていくと考えられる．併用療法のメリットとしては，以下のような点があげられる．

①局所療法である放射線と違い，化学療法は全身療法であり，照射野外の微視的な病変の制御が期待できる．
②ある種の抗腫瘍薬は，放射線の効果を増感する作用をもっており，局所効果の増強が期待できる．
③両者で副作用のメカニズムが異なる場合，副作用を分散させることが可能となる．

d 放射線治療技術の進歩

1980年代まではX線シミュレータを用いた二次元放射線治療が一般的であったが，CTシミュレータの出現やコンピューター技術の発達により，三次元放射線治療が可能となった．三次元治療計画とは，CT画像を基に照射方法を決定し，三次元的な線量分布図を作成する治療計画であり，これにより，多方向からの正確な照射が可能となり，局所に放射線を集中させることが可能となった．これに加え，治療装置自体の発展により，さらに様々な治療技術が開発されている．代表的なものを下記にあげる．

1) 画像誘導放射線治療(image-guided radiation therapy：IGRT)

照射直前や照射中に患者の画像情報を取得し，照射時の位置決め精度を高める技術である．二次元画像と三次元画像を用いる方法が一般的であり，二次元画像を用いる場合は2方向からの撮影を行い，三次元的な位置確認を行う必要がある．二次元画像の取得法には治療に用いるビームを使用する方法(electronic portal imaging device：EPID)と治療ビームと垂直方向に搭載されたX線透視装置を用いる方法(on-board image：OBI)がある．OBIではコーンビームCTの撮影が可能であり，三次元画像も取得できる．

2) 定位放射線治療(stereotactic radiotherapy：SRT)

定位放射線治療とは，限局した小腫瘍に対して，線量を集中的に照射する治療法である．従来の放射線療法と比較し，大線量を短期間で照射することが可能となり，局所制御の向上と周囲組織への有害事象の低減が可能となった．転移性脳腫瘍，早期肺癌は定位照射のよい適応であり，詳細については各論にゆずる．

3) 強度変調放射線治療(intensity modulated radiation therapy：IMRT)

通常の放射線治療は，照射野内の放射線強度は全て均一である．これに対し，IMRTでは，空間的・時間的に不均一な放射線強度をもつ照射ビームを多方向から照射することが可能であり，それにより病巣部に最適な線量分布を作り出すことができる．主な適応疾患としては，前立腺癌，頭頸部癌，脳腫瘍などがあげられるが，その適応はますます広がっており，呼吸器領域では，胸膜中皮腫などの治療にも用いられるようになってきている．

4) 粒子線治療

通常の放射線治療で用いられるX線は体表近くで線量が最大となり，深部に進むにつれて線量は漸減していく．これに対し，粒子線はある一定の深さのところで停止し，その飛程の終端で電離ピークを形成する(Bragg-peak)．この粒子線の線量分布の特徴を利用することにより，周囲に重要な正

常組織が存在する場合でも，腫瘍に限局して高線量を照射することが可能である．現在，臨床応用されている粒子線は陽子線と炭素線があり，治療対象疾患は，中枢神経腫瘍，頭頸部腫瘍，骨・軟部腫瘍，前立腺癌，肺癌，眼腫瘍など多岐に渡る．

3 三次元放射線治療計画

a 三次元放射線治療の流れ（図1）

STEP ①：患者治療体位および固定法の決定

三次元放射線治療では，局所に放射線を集中させるため，体位固定の精度を高めることは非常に重要な要素である．

STEP ②：CT画像上でのターゲットおよびリスク臓器の輪郭入力

三次元放射線治療を行うために最も重要である．詳細については次項で述べる．

STEP ③：照射門数と照射方向の決定

標的体積の形状や部位およびリスク臓器の位置関係を考慮し，最適な照射法を決定する．

STEP ④：三次元線量計算

STEP ⑤：毎回の治療時の照合

b 標的体積（ターゲット）の決定（図2）

治療機器の進歩により，病変部に放射線を集中させることができるようになった現在，正確な標的体積の決定が，非常に重要な要素を占めるようになっている．身体所見，CTやMRI，PET等の画像所見や内視鏡所見，組織学的所見などを参考に病変の進展範囲を把握し，標的体積を決定する．標的体積は肉眼的腫瘍体積（gross tumor volume：GTV），臨床標的体積（clinical target volume：CTV），体内標的体積（internal target volume：ITV），計画標的体積（planning target volume：PTV）からなる．

① GTV：画像や視触診で確認できる腫瘍体積
② CTV：GTVに周囲の顕微鏡的な進展範囲や所属リンパ節領域を加えた照射すべき標的体積
③ ITV：CTVに呼吸，嚥下，心拍動，蠕動，消化管ガスなど体内臓器の動きによる影響をinternal margin（IM）として含めた腫瘍体積
④ PTV：ITVにさらに毎回の治療における

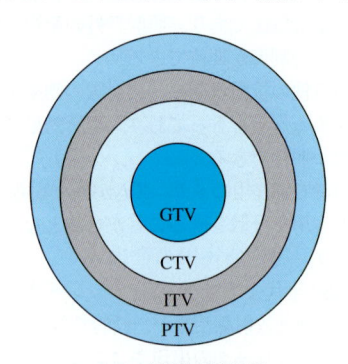

GTV：肉眼的腫瘍体積
CTV：臨床標的体積
ITV：体内標的体積
PTV：計画標的体積

図2 標的体積の概念図

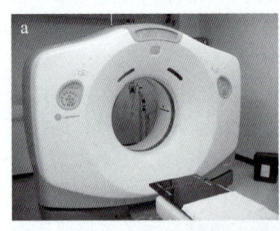

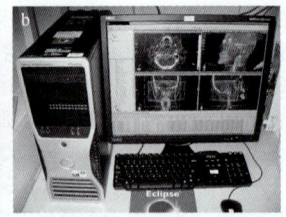

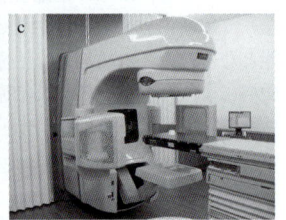

図1 三次元放射線治療の手順
(a)CTシミュレータ：固定具の作成，治療計画画像の取得を行う，(b)二次元放射線治療計画装置：ターゲットの決定，照射方法の選択，線量分布図の作成を行う，(c)リニアック：日々の放射線治療を行う

set-up margin（SM）を含めた標的体積

したがって，これらの標的体積の間には基本的に，GTV ≦ CTV ≦ ITV ≦ PTV の関係が成り立つ．

また，正常組織への照射線量を低減し，有害事象を減らすためには，標的体積の決定と同時にリスク臓器（organ at risk：OAR）の同定も重要である．リスク臓器に IM や SM を加えた体積を PRV（planning organ at risk rolume）という．

4 呼吸性移動対策

呼吸器領域の放射線治療において，呼吸性移動は IM の最大の要因である．呼吸性移動による IM を縮小するために，様々な方法がとられている．代表的な方法としては下記のようなものがあげられる．患者の状態および腫瘍の位置に応じて，最適な方法を選択することが重要である．

①**酸素吸入**：酸素吸入により，呼吸数や換気量を減らし，呼吸を安定させる．
②**腹部圧迫**：腹部を圧迫することで，横隔膜の動きを抑え，呼吸運動を縮小する．
③**規則性呼吸学習**：メトロノームなどを用い規則的な呼吸をさせることで，呼吸運動を小さくし一定にする．
④**呼吸停止**：自発的または受動的に同一レベルで呼吸を停止させる．一般的には終末呼気相が用いられることが多い．
⑤**呼吸同期照射**（図3）：従来の三次元 CT に時間軸を加えた4次元 CT を基に，自由呼吸下で，一定の呼吸相のみで照射を行う．一般的には終末呼気相が用いられる．
⑥**動態追跡照射**：**追尾法**：自由呼吸下で，呼吸相と腫瘍位置との関係を解析し，呼吸相に合わせて照射野を移動させる．
迎撃法：腫瘍の近傍に金マーカーを埋め込み，これを透視下に監視し，ある位置を通過するときのみ照射を行う．

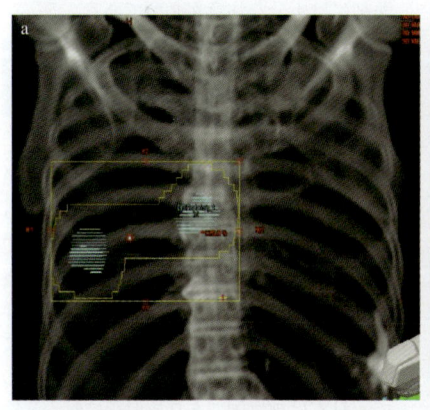

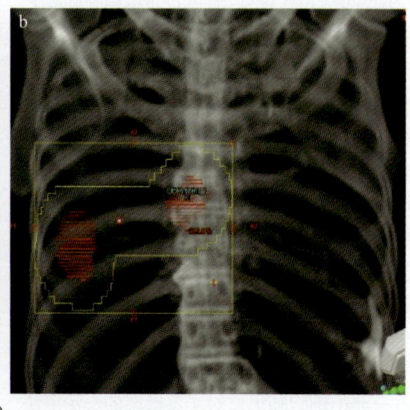

図3 呼吸同期照射（a：同期あり，b：同期なし）
呼吸同期照射では，同期を行わない場合と比較し，照射野の縮小が可能である．

文献
1) 日本放射線科専門医会・医会ほか：放射線治療計画ガイドライン・2008
2) 大西 洋 ほか：がん・放射線療法2010，篠原出版新社
3) 北原 規 ほか：化学放射線療法プラクティカルガイド，南山堂

広島大学大学院医歯薬学総合研究科放射線腫瘍学　**西淵いくの，永田　靖**

2-① 代表的治療法
非小細胞肺癌

> **Don't Forget!**
> - 根治的放射線治療の対象となる非小細胞肺癌は，手術不能の早期肺癌と局所進行肺癌である．
> - 局所進行非小細胞肺癌の基本は化学放射線療法である．これに手術が加わることもあり，呼吸器内科・呼吸器外科とのチーム医療が大切である．
> - 既存に間質性肺炎がある場合や照射野が広くなる場合には，治療後に発生する放射線肺臓炎が重篤化することがある．

1 基本的な考え方

放射線治療は，治癒を目指す根治照射，腫瘍の縮小による延命を目指す姑息照射，症状の改善を目指す対症照射（緩和照射）など，いろいろな目的で施行されている（表1）．したがって，放射線治療はあらゆる病期の肺癌症例に適応となる．肺癌は，生物学的特徴の違いから大きく非小細胞肺癌と小細胞肺癌の2つに分類されており，それぞれ治療法が異なる．非小細胞肺癌は肺癌全体の80～85％を占めており，非小細胞肺癌に対する治療戦略が大きく肺癌の治療成績を左右する．非小細胞肺癌の中でも，組織型によって放射線感受性や放射線反応性，腫瘍の進展様式などが異なるため，組織型別の放射線治療法が推奨されてきた．近年では化学療法においても，分子標的薬や新しい薬剤の登場で，組織型別の治療法の選択が注目されるようになってきている．非小細胞肺癌に対する標準的な治療法は表2に示したごとくであり，根治的な放射線治療は，内科的切除不能なⅠ・Ⅱ期非小細胞肺癌およびⅢ期非小細胞肺癌に対して施行されている．Ⅲ期非小細胞肺癌に対する標準的な治療は化学放射線療法であるが，高齢者に対しては放射線単独療法が用いられる．放射線治療に伴う有害事象としては，放射線肺臓炎があげられるが，化学療法との併用により増強されることがあり，併用薬剤には十分な注意が必要である．

2 放射線治療を受ける患者への対応

放射線治療目的に受診する肺癌患者は，すでに呼吸器内科または呼吸器外科で疾患についての説明を受けている．どのくらい，どのような説明を受けているか，必ず先に患者から聞く．その上で，放射線治療の適応や治療方法，副作用などについて詳しく説明する．患者の多くが放射線治療に対して恐怖心をもっている．この理由として，日本は被爆国であり放射線に対する負のイメージが強いためと思われる．恐怖心を和らげるように，ゆっくりと丁寧に説明をする．

3 放射線治療の適応と治療方針（表2）

根治的な放射線治療の対象は，内科的切

表1 放射線治療の目的

| 根治照射：治癒を目指す |
| 姑息照射：延命を目指す |
| 対症照射：症状を軽減する（緩和医療） |

表2 非小細胞肺癌の病期別標準的治療法

UICC-TNM 病期		治療法	
UICC 6	UICC 7		
IA	IA	外科療法	内科的切除不能例 または拒否例 ⇒放射線療法
IB	IB	外科療法 ＋術後化学療法	
IIA	IIA		
IIB	IIB		
切除可能 IIIA （T3N1）	切除可能 IIIA （T3N1, T4N0,1）	外科療法（±術前化学放射線療法） または化学放射線療法	
IIIA	IIIA	化学放射線療法	
IIIB	IIIB		
IIIB（悪性胸水・対側肺門リンパ節転移） IV	IIIA, IIIB （同側他肺葉結節，対側肺門リンパ節転移） IV	化学療法 放射線療法（緩和）	

除不能なⅠ・Ⅱ期非小細胞肺癌およびⅢ期非小細胞肺癌である．

a Ⅰ・Ⅱ期非小細胞肺癌

内科的に切除不能なⅠ/Ⅱ期非小細胞肺癌は，根治的な放射線単独療法の適応である．Ⅰ期症例に対しては，定位放射線照射や粒子線治療など，線量集中性を高めた照射を用いる．腫瘍サイズの大きいもの，肺門付近に発生したものに対しては，正常組織への影響を加味しながら，分割回数を増やすなどの工夫をした三次元治療計画に基づく多門照射法を用いる．Ⅱ期非小細胞肺癌のうちT3N0症例では，基本的に腫瘍サイズの大きいⅠ期症例に準ずる治療となる．T1N1，T2N1の肺門リンパ節転移のある症例では，予防的に縦隔リンパ節照射をすべきか結論がでていない．順次性にリンパ行性転移する扁平上皮癌では縦隔リンパ節の予防照射を推奨するが，内科的に切除不能で放射線治療の適応となった早期肺癌症例では，合併症やPSを考慮して総合的に判断するのがよい．

b Ⅲ期非小細胞肺癌（図1, 2）

Ⅲ期非小細胞肺癌の治療方針のアルゴリズムを図1, 2に示す．Ⅲ期非小細胞肺癌に対する標準的治療法は同時化学放射線療法である．また，根治照射が可能かどうかで治療方針が異なってくるため，根治照射が可能かどうかの判断は重要である（表3）．

4 放射線治療の方法

a 標的の決定

肉眼的腫瘍体積（gross tumor volume：GTV）は，診察所見や画像から確認できる腫瘍体積のことを示す．根治照射の場合には，肺癌原発部位と腫大したリンパ節（CTにて短径1cm以上）がGTVとなる．中枢型肺癌の場合には，必ず気管支ファイバー所見を参考にして，画像で描出されない微小病変を見落さないようにしなければならない．FDG-PET（^{18}F-fluorodeoxy glucose-positron emission tomography）は無気肺を伴う症例で有用である．臨床標的体積（clinical target volume：CTV）は，GTVに

図1 非小細胞肺癌Ⅲ期の治療(臨床病期ⅢA期)

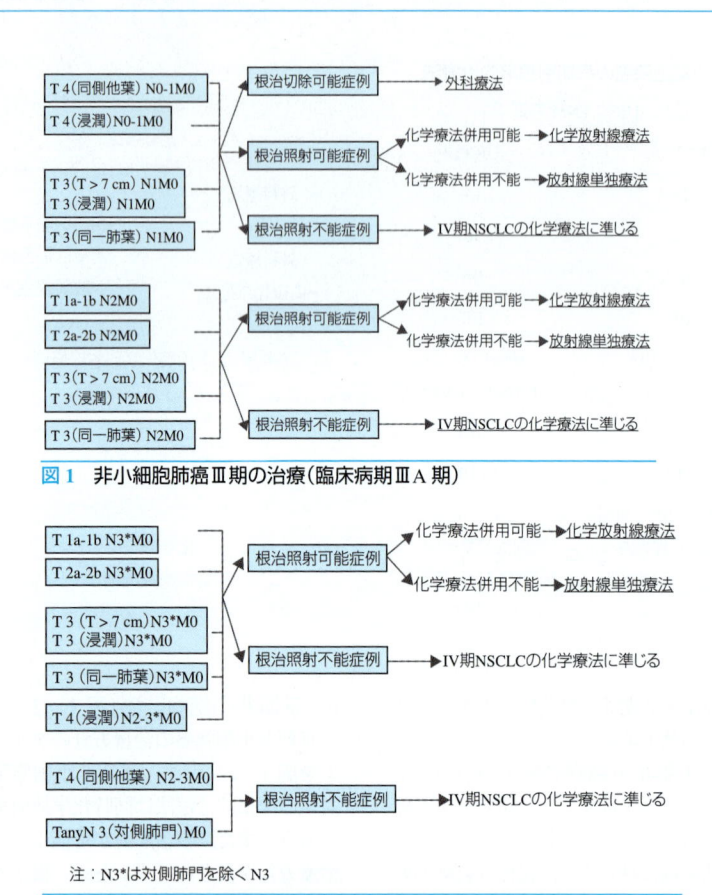

図2 非小細胞肺癌Ⅲ期の治療(臨床病期ⅢB期)

注:N3*は対側肺門を除くN3

顕微鏡的腫瘍進展範囲を加えた体積および顕微鏡的リンパ節転移の可能性のある所属リンパ節領域を含めた体積のことを示す.組織型によって原発腫瘍周囲の浸潤程度は異なり,腺癌では扁平上皮癌に比して顕微鏡的に浸潤が広がっていることが多い.

予防的縦隔リンパ節照射(elective nodal irradiation:ENI)とは,臨床上明らかなリンパ節転移は認めないが,腫瘍の進展形式から微小転移が高頻度に起こりうるリンパ領域への予防的な照射のことである.予防的リンパ節領域としては同側肺門,気管分岐リンパ節から上縦隔リンパ節までを含めることが多い.対側肺門はCTVに含めてはならない.

近年,病巣部照射野(involved field:IF)の考え方がでてきている.IFとは,ENIを省き原発巣と臨床上転移が疑われる腫大リンパ節のみ,即ちGTVのみをターゲットとした照射野のことである.三次元放射線治療(three-dimensional conformal radiation therapy:3D-CRT)の技術を用いることで,より正確な照射野の設定が可能となる.今までも,高齢者や低肺機能の症例に対して用いられてきたものであるが,局所への線量増加による局所制御の改善を目的とした積極的な治療法として用いるものである.もう1つのIFでの放射線治療を行

う根拠は，肺臓炎や食道炎などの有害事象の軽減である．

計画標的体積(planning target volume：PTV)は，ITVにさらに毎回の治療における設定誤差を加えたものである．

以上の標的体積のまとめを表4に示す．標的体積は，単に腫瘍の生物学的特徴のみを考えて設定するのではなく，患者のPSや合併症，併用薬剤なども考慮し，治療の目的に応じて決定することが大切である．

b 照射方法

根治的な照射法として3D-CRTが推奨される．3D-CRTとは，上記の標的体積およびリスク臓器(脊髄，食道，主気管支，心など)の位置関係を三次元的に把握し，治療ビームの線質や入射方向および照射野などを決定し，適切なアルゴリズムによって線量計算を行う正確な放射線治療法のことである．治療ビームの線質としては，6 MVから10 MVまでのエネルギーのX線を用いる．局所進行肺癌では，1日1回2 Gyの単純分割照射法を用い，総線量は化学放射線療法の場合には60 Gyが一般に使われている．脊髄の耐容線量を考慮して，40～44 Gyで脊髄を照射野からはずし，照射野を縮小する．

5 化学放射線療法

化学放射線療法の詳細については，原発性肺癌の治療の項目を参照されたい．放射線治療と化学療法を同時併用すると，骨髄抑制や食道炎，肺臓炎などの有害事象も強くなることに注意が必要である．

6 高齢者肺癌には放射線単独療法

放射線治療は，外科療法や化学療法に比して侵襲の少ない治療法であるため，高齢者の占める割合が増加している肺癌治療においては，特に重要である．非高齢者の局所進行非小細胞肺癌に対する標準的治療である化学放射線療法については，高齢者への有用性は確立されていない．高齢者肺癌に対する放射線治療で注意すべき点は，正常組織への照射線量を可及的に減ずること，および治療中の全身状態を低下させないことである．

高齢者では肺合併症を有することが多いため，放射線治療の適応症例を慎重に選択し，治療計画を十分に検討することが必要

表3 根治照射可能症例

> 根治照射とは治癒を目指す放射線照射のことである．根治照射可能症例とは，病巣部(原発巣およびリンパ節転移)全てに対して根治線量を照射可能で，かつ正常組織障害を最小限に抑えることができる症例のことである．Ⅲ期の中で，対側肺門リンパ節転移を有する症例は根治照射不能例となる．根治照射が可能か否かは，腫瘍の大きさや腫瘍の部位，肺機能や既存肺の状態などから放射線腫瘍医とともに総合的に判断する．

表4 非小細胞肺癌の標的体積

GTV(肉眼腫瘍体積)		原発巣 腫大したリンパ節(短径1 cm以上)
CTV(臨床標的体積)	IF(病巣部照射野)	GTV周囲の約10 mm(5～15 mm)の領域
	ENI(予防的縦隔リンパ節照射)	同側肺門，気管分岐リンパ節から上縦隔リンパ節まで．対側肺門はCTVに含めてはならない．
PTV(計画標的体積)		体内臓器の動きによる影響と毎回の治療における設定誤差

である．高齢者に合併することの多い肺気腫およびそれに伴う低肺機能症例については，末梢肺が照射される場合にはあまり問題にはならないが，肺門部が照射されることの多い局所進行非小細胞肺癌においては，十分な配慮が必要である．放射線治療では，正常組織障害は照射体積と線量に依存するため，一般的には，照射野をなるべく小さくし，総線量を根治線量域の下限である60 Gy前後に減ずることによって，治療後に生ずる放射線肺線維症に伴う肺機能の低下を最小限にとどめるようにする．照射野が広くなる場合は，IFを用いる．高齢者では，照射後半や終了後早期に重篤な放射線肺臓炎を生ずることがあり，正常肺の耐容線量が低下している可能性が示唆される．したがって，放射線治療中のみならず治療終了後早期に化学療法を併用することは危険である．

また，間質性肺炎や肺線維症を合併している症例では，照射中や照射後に急性増悪をおこすことがあり，適応の選択には慎重でなければならない．特に局所進行非小細胞肺癌では，照射野が広くなることが多いため，放射線治療を選択しないこともありうる．

高齢者では，照射中に生じる急性障害によって全身状態が低下することがある．特に食道炎によって摂食障害が生じると全身状態が不良になりやすいが，通常の分割照射法を用いた放射線単独療法では，食道炎が問題となることはほとんどない．しかし，過分割照射法や化学療法併用では食道炎の増強がみられるため，高齢者には適さない．また，高齢者では入院治療によって拘禁性痴呆を生じることがある．したがって，日常生活を継続するためにも外来での通院治療が望ましい．

7 放射線治療後の放射線肺臓炎

根治線量を照射すれば，必ず照射野内に放射線肺臓炎は出現する．当たり前のことであり，問題になることはほとんどない．放射線肺臓炎は通常，照射後2か月くらいで出現し，半年程度で肺線維症として落ち着くことが多い．近年，放射線肺障害の指標として，線量体積ヒストグラム（dose-volume histogram：DVH）の解析によって導かれる平均肺線量（mean lung dose：MLD）やV5, V13, V20, V30が使われている．現時点では，放射線肺障害の指標としてV20やMLDが多く使用されているが，どのパラメーターがよいかは今後の検討課題である．

非小細胞肺癌では化学療法が併用されることが多く，特に肺障害はあらゆる薬剤で起こりうる副作用であるので，併用薬剤には注意が必要である．ゲムシタビンと胸部放射線治療との同時併用は，重度の肺障害を併発することから禁忌となっている．ゲフィチニブも致死的な肺障害を起こすことがあり，日常臨床での同時併用は禁忌である．イリノテカンも併用には注意が必要である．

御法度!!

- 放射線治療と相性の悪い抗がん剤や分子標的治療薬と同時併用してはいけない．
- 両側肺門を含めて根治線量を照射してはいけない．

神奈川県立がんセンター放射線腫瘍科　**中山優子**

2-② 代表的治療法 小細胞肺癌

Don't Forget!

- 小細胞肺癌は進行(増大・転移)が早いため,迅速な診断と治療開始が重要.
- 限局型小細胞肺癌に対しては早期かつ短期間での同時併用化学放射線療法が推奨.
- 初期治療奏効例に対する予防的全脳照射は脳転移発生率の低下,生命予後の延長に寄与.

1 基本的な考え方

原発性肺癌の15〜20%を占める.一般に非小細胞肺癌と比べて進行が非常に速く,迅速な診断(質的診断および病期決定)と治療の開始が要求される疾患である.時に,腫瘍細胞からの生理活性物質の産生により,Cushing症候群,抗利尿ホルモン不適合分泌症候群(SIADH)やEaton-Lambert症候群などの腫瘍随伴症候群を呈することがあるのも特徴の1つである.組織亜型として,小細胞癌(small cell carcinoma),混在小細胞/大細胞癌(mixed small cell/large cell carcinoma),混合型小細胞癌(combined small cell carcinoma:腫瘍性扁平上皮および/または腺様成分の混合)の3つに分かれる.

臨床病期は,治療方針決定の面から限局型(limited disease:LD)と進展型(extensive disease:ED)に分けられる.限局型は,腫瘍が一側胸腔内・同側肺門リンパ節・両側縦隔リンパ節および鎖骨上窩リンパ節に限局している場合であり,それ以外,つまり多くは遠隔転移を有する場合を進展型と定義される.

早期に転移をきたす症例が多いことから,外科的治療の適応は極めて限られている.一方で,化学療法,放射線療法いずれにも高い感受性をもつため,限局型に対しては化学療法と放射線療法の併用,進展型には化学療法が主たる治療法となる.転移能が高いことより化学療法の重要性は大きいが,複数のメタアナリシスの結果により,限局型では放射線療法を行うことで局所再発率の減少,生存期間の延長が得られることが分かっており[1],本疾患の治療における放射線療法の重要性も同様に非常に大きい.また,化学放射線療法などの初期治療により寛解が得られた症例に対しては,予防的全脳照射(prophylactic cerebral irradiation:PCI)を行うことにより,脳転移再発の減少と生存期間の延長が得られる.

2 臨床病期による治療方針

限局型小細胞肺癌に対しては,化学療法と放射線療法(胸部放射線照射)との併用療法が標準治療である.化学療法と放射線療法は同時併用が推奨されているが,化学療法を先行し放射線療法を行う,逐次併用も選択されることがある.併用のタイミングは照射野の広さや患者の全身状態などを総合的に考慮し決定する必要がある.限局型のうち,まれではあるが,TNM分類で臨床病期I期に相当する場合に限っては,外科的切除術が選択される.また,術後に補助化学療法を加えることによって生存率が改善することが報告されており,臨床病期I期の限局型に限っては,外科的切除+術後補助化学療法が標準的治療と考えられて

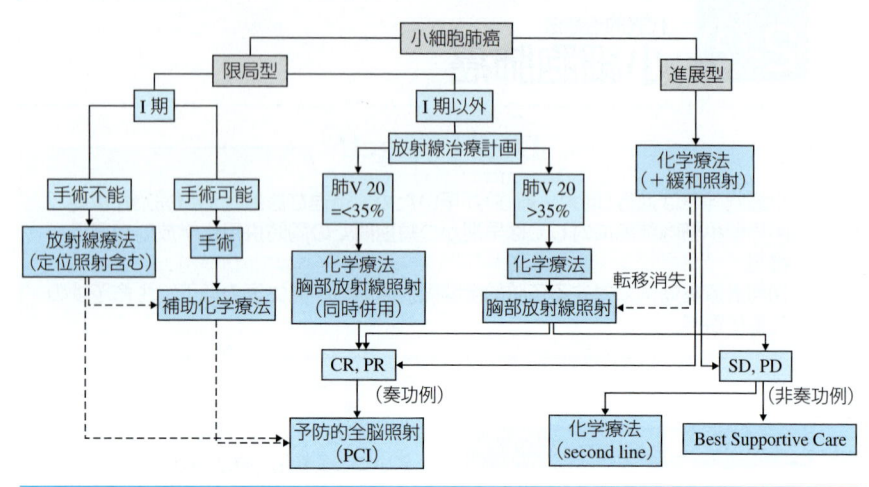

```
                    小細胞肺癌
                   ┌────┴────┐
                 限局型      進展型
              ┌───┴───┐        │
             Ⅰ期    Ⅰ期以外    │
          ┌───┴───┐    │        │
        手術不能 手術可能 放射線治療計画  化学療法
          │      │    ┌───┴───┐  (＋緩和照射)
       放射線療法 手術  肺V20   肺V20
       (定位照射含む)   =<35%   >35%
          │      │      │      │
          │   補助化学療法 化学療法  化学療法
          │      │    胸部放射線照射 胸部放射線照射  転移消失
          │      │   (同時併用)              ←────
          │      │      │      │
          └──┬───┴──────┴──────┘
             CR, PR                    SD, PD
            (奏功例)                  (非奏功例)
              │            化学療法    Best Supportive Care
         予防的全脳照射   (second line)
            (PCI)
```

図1 小細胞肺がんの治療フローチャート

いる．ただし，Ⅰ期でも高齢や併存疾患のため手術が困難な例では，放射線療法(＋化学療法)が行われる．放射線療法の方法として体幹部定位照射が選択されることもある．

進展型小細胞肺癌に対する治療は化学療法が主体となり，放射線療法は，脳転移，骨転移の他，原発巣や転移リンパ節によって引き起こされる上大静脈症候群や無気肺など腫瘍に伴って出現する症状の改善を目的とした緩和的照射として行われることが多い．ただし，遠隔転移が化学療法で消失した場合には根治照射に準じて，胸部放射線照射が行われることがある．

化学放射線療法が奏効した症例では，後述のように，脳転移再発リスクを下げ予後を改善する目的でPCIを行う．特に限局型において推奨されている．

これまでのエビデンスをもとに筆者が考える小細胞肺癌治療のフローチャートを図1に示す．

3 限局型小細胞肺癌の化学放射線療法

Ⅰ期限局型を除いては，シスプラチン(80 mg/m^2, 日1)＋エトポシド(100 mg/m^2, 日1〜3)を用いた化学療法(PE療法)4サイクルに胸部放射線照射(総線量：45〜54 Gy)を併用する化学放射線療法が標準治療である．高齢者やPS不良例においては，化学療法をカルボプラチン(AUC 5, 日1)＋エトポシド(80 mg/m^2, 日1〜3)で行ってもよい．

胸部放射線照射に関しては，通常分割照射法(1.8 Gy/回，1日1回，総線量45 Gy/5週)で行う群と加速多分割照射法(1.5 Gy/回，1日2回，総線量45 Gy/3週)で行う群を比較した臨床試験により，加速過分割照射群が通常分割照射群に比べて生存期間中央値・生存率ともに有意に優れることが示され，現在は，加速多分割照射(1.5 Gy/回，1日2回，総線量45 Gy/3週)で行うことが推奨されている[2]．

化学療法と胸部放射線照射との併用時期については，化学療法1サイクル目からの同時併用療法が推奨されている．同時併用群と逐次併用群との間や早期併用群と後期併用群との間で生存期間と脳転移発生率を比較した過去の臨床試験で，それぞれ同時併用群，早期併用群が優れていることが報

告されたからである．また，メタアナリシスの結果でも，化学療法開始後30日以内に胸部放射線療法を開始し，照射期間も30日以内と短い方が生存率を改善することが報告されている[3]．

ただし，原発巣や転移リンパ節が大きい場合や下葉原発でかつ広範にリンパ節転移がある場合など，正常肺の照射領域が広くなってしまう症例では，無理して早期より同時併用化学放射線療法を行うと重篤な放射線肺臓炎を引き起こすリスクが高くなるので注意を要する．このような場合には，まず，化学療法を数サイクル行った上で胸部放射線照射を行った方が安全である．同時併用療法が行えるかどうかの判断については，従来は「照射野が同側肺の1/2を超えない」ことが1つの目安であったが，近年の三次元治療計画では，20 Gy以上の線量が照射される正常肺体積（V20）が少なくとも35％以下であることが望ましいと考えられている．

4 胸部放射線照射の実際

胸部放射線照射の治療計画はCTをベースとした3次元治療計画により行うことが望ましい．微視的な腫瘍の拡がりを含めて臨床的に照射が必要と考えられる体積，つまり，臨床標的体積（CTV）は，肉眼的腫瘍体積（GTV：原発巣＋転移リンパ節）周囲1 cmまでの範囲および同側肺門，気管分岐部リンパ節および上縦隔リンパ節領域までとすることが標準的である[4]．もちろん，鎖骨上リンパ節に転移があれば，それも含まなければならない．さらに，日々の照射の際のセットアップ誤差や腫瘍の呼吸性の動きを考慮したマージンをCTVに付加した計画標的体積（PTV）を設定する必要がある．線量の処方はこのPTVに対して行う．下葉原発の腫瘍では呼吸性の動きが大きいので，その評価および適切なマージン設定が特に重要である．呼吸性移動の評価には，X線シミュレーターなどの透視装置を用いて評価する方法，スキャン時間を長くしたCT（slow scan法），四次元CTを用いた方法などがある．また，呼吸性移動の大きな病変を治療する際には，呼吸同期照射や呼吸停止下照射などの方法を用いることにより正常肺の照射容積の拡大を回避することができ，副作用のリスク低減に有用である．

放射線照射は6〜10 MV X線を用いることが望ましい．標準的な線量分割としては，通常分割照射法では合計45〜54 Gy/25〜30回/5〜6週，加速過分割照射では45 Gy/30回/3週が推奨される[2]．加速多分割照射を行う場合には，少なくとも6時間の照射間隔が必要である．なお，通常分割照射では40 Gy，加速過分割照射では30〜36 Gyで照射野をGTVに縮小するとともに，耐容線量を考慮し脊髄を照射領域より外す必要がある．小細胞癌は放射線感受性および化学療法感受性が一般的に高く治療期間中に腫瘍が縮小することが多いので，その際には再度治療計画用CTを行った上で再治療計画する方が副作用低減の観点から望ましい．右上葉原発の限局型小細胞肺癌に対する典型的な照射野と線量分布を図2に示す．また，腫瘍により無気肺などを伴う症例の治療を行う場合には，胸部X線写真などで無気肺の状態や腫瘍の部位・形状に変わりないかを小まめにチェックし，必要があれば，これらの変化に合わせて照射野を変更することも重要である．

導入化学療法後に胸部放射線照射行う場合の照射野設定に関して，予防的リンパ節領域照射が必要かどうか，また，化学療法前と化学療法後どちらの腫瘍体積に照射すべきかなどの点で，まだコンセンサスは得られていないが，原発巣および転移リンパ節（GTV）に限局して化学療法後の体積に基づいた照射野を設定すべきとの意見が多い．該当する症例としては，前述のように，治療前の腫瘍体積や病変の拡がりが大きいた

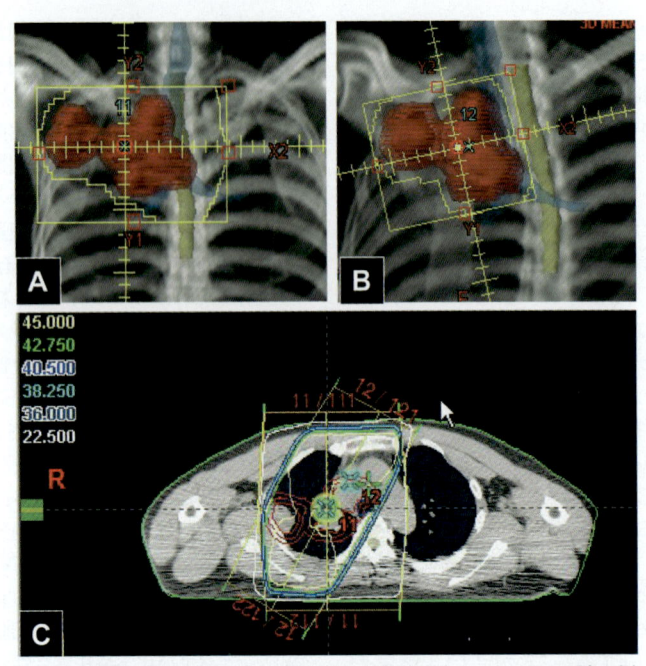

図2 限局型小細胞肺癌に対する胸部放射線照射（45 Gy/30 回 /3 週）の例
A：30 Gy までの照射野，B：30 Gy 以降の照射野，C：合算した線量分布図

めに同時併用化学放射線療法が困難と判断され，腫瘍を縮小させ照射体積を小さくすることを目的に化学療法が先行される場合が多く，このような考え方が妥当と思われる．導入化学療法後では通常分割照射で行うことが多く，肉眼的な腫瘍残存が認められる場合で照射野が大きくなければ 60 Gy 程度まで行っても良い．

5　予防的全脳照射（PCI）

限局型に関しては，初期治療にて寛解（CR または good PR）が得られた症例に対して，PCI を行うことで有意に脳転移発生率の低下，生存率の向上が得られることが明らかとなり，PCI の追加が推奨されている[5]．PCI の線量分割に関しては，25 Gy/10 回と 36 Gy/18 回の比較試験が行われた結果，両群の脳転移発生率に有意差ないばかりか生存率はむしろ 25 Gy/10 回群が良好であることが示されており，現在のところ 25 Gy/10 回 /2 週が至適線量分割と考えてよい．

近年，海外の臨床試験およびメタアナリシスの結果，進展型の化学療法奏効例においても PCI が脳転移再発の減少，生命予後の延長にも寄与することが示された．しかし，このエビデンスが，MRI の普及率が高く治療前の評価として頭部造影 MRI がルーチンで行われる日本においても適応してよいかどうかに関しては異論があり，現在，国内でも臨床試験が進行中である．

6　標準的な治療成績

近年，限局型に関しては，適切な同時化学放射線療法を行うことにより，奏効率 65 〜 90%（CR 率 45 〜 70%），生存期間中央値 20 〜 34 か月，5 年生存率 25 〜 30%

が期待できるようになった．進展型では，依然，生存期間中央値9〜12か月と不良であるが，新規抗腫瘍薬（アムルビシンなど）や分子標的薬剤（ベバシズマブなど）の併用により治療成績の向上が期待される．小細胞肺癌は進行が早く，積極的な治療を行わなければ生存期間は約2〜4か月といわれており，迅速な診断と病期および全身状態に応じた適切かつ早急な治療の開始が重要である．

7 注意すべき副作用

胸部放射線照射の際に注意すべき代表的な急性期の有害反応は，放射線食道炎，放射線肺臓炎，血液毒性等があげられる．特に限局型小細胞肺癌の場合には，化学療法と同時に加速多分割照射で行うことが多いため，これらの急性期有害反応は増強され治療の休止を余儀なくされる場合もある．治療中は臨床症状，血液データ，胸部X線写真などを小まめにチェックし有害反応の有無とその重症度を評価し，適切な対処を行う必要がある．放射線肺臓炎は正常肺の照射体積と強く関係し，その1つの指標として，20 Gy以上照射される正常肺の体積（V 20）がよく用いられている．治療計画にあたっては，根治性を損なわない範囲で，V 20が正常肺の35％以下，できれば25％以下となるよう努力する必要がある．特に，活動性の間質性肺炎を合併している症例では，放射線治療により間質性肺炎の急性増悪をきたし，時に致命的となることもあり，その適応について極めて慎重な判断を要する．注意すべき晩期有害反応としては，放射線脊髄炎，心毒性があげられる．その内，放射線脊髄炎は絶対に避けるべきものである．脊髄への線量が1回線量2 Gyを超えないこと，総線量としても，放射線単独治療の場合には50 Gy以下（できれば46 Gy以下），化学療法併用時には40 Gy以下に抑えるよう十分に配慮しなければならない．心毒性としては，心外膜炎による心嚢水貯留，不整脈，心筋障害が時に問題となるが，部分的であれば60 Gy程度の線量が照射されても臨床上問題となることは少ない．一定線量以上の照射体積との関連が大きく，40 Gy以上照射される心臓の体積をできるだけ小さくすることが重要である．

御法度!!

- 限局型小細胞肺癌には同時併用化学放射線療法が原則であるが，照射野が大きい場合には危険．
- 治療中は小まめな症状・臨床検査データ・胸部X線のチェックを忘れない．
- 活動性の間質性肺炎を合併している場合では胸部放射線照射は原則禁忌．

文献

1) Warde P, et al: *J Clin Oncol* 1992; **10**: 890-895.
2) 日本肺癌学会　EBM手法による肺癌診療ガイドライン 2005版．金原出版
3) De Ruysscher D. et al.: *J Clin Oncol* 2006; **24**: 1057-1063.
4) 放射線治療計画ガイドライン・2008．日本放射線科専門医会／日本放射線腫瘍学会，（社）日本医学放射線学会編
5) Auperin A, et al: *N Engl J Med* 1999; **341**: 476-484.

九州大学大学院医学研究院・重粒子線がん治療学講座　**塩山善之**

2-③ 代表的治療法
定位放射線治療

Don't Forget!

- 定位放射線治療とは「小腫瘍に対して高精度かつ三次元的に短期間で集中的大線量を投与する放射線治療」と定義される.
- Ⅰ期非小細胞肺癌に対する根治的治療法として積極的に施行されており，最近の第Ⅱ相臨床試験結果では，手術不可能症例では従来型放射線治療より良好な，手術可能（拒否）症例では手術に遜色ない成績が報告されている.
- 頭蓋内腫瘍に対してはガンマナイフによる40年間以上の歴史があるが，肺癌に対しては15年程度の経験しかなく，症例数や経過観察は十分でないため，治療成績の正当な評価には今後も症例蓄積と経過観察が必要である.

1 基本的な考え方

定位放射線治療（stereotactic radiotherapy：SRT）は，「小腫瘍に対して高精度に短期で三次元的に集中的大線量を投与する」と定義される. 1990年代にⅠ期非小細胞肺癌に対して，すでに頭蓋内病変に対して長く行われてきたガンマナイフ治療と同様の高精度線量集中技術を，リニアックや画像誘導技術の進歩とともに肺癌に対しても応用されるようになった. その後治療成績が蓄積されるに伴い，その有効性と安全性について多くの知見が得られるようになった. Ⅰ期非小細胞肺癌に対する治療戦略としては，現在では手術不可能な症例では標準的に，手術可能症例群では手術の代替え治療として日常臨床の現場に普及している. 転移性肺癌に対する低侵襲局所治療としても汎用されている. ただし，いまだ歴史が浅く症例数も十分でないため，治療成績の正当な評価には今後も症例蓄積と経過観察が必要である. また，腫瘍の部位や肺基礎疾患など，適応の選択と照射方法にも注意が必要である.

2 肺癌に対する定位放射線治療の歴史

頭蓋内病変に対する40年間のガンマナイフによる多くの定位放射線治療経験から，単発性脳転移性病変に対して定位照射が手術に置き換えられるというコンセンサスが得られた. ここで脳転移性病変を局所的に制御出来るのであれば，同じくらいの大きさの原発病変も同様に制御できると考えるのは自然な発想である. 初めて体幹部腫瘍に対して定位的に照射して論文に著したのは，1995年のBlomgrenらの報告が最初である. 日本では，UematsuらがCT一体型リニアックを考案してわが国でも体幹部に対する定位照射の臨床応用が始まった. その後，定位照射は肺癌を主な対象とした根治的治療として大きな期待を集めながら臨床応用され始め，肺癌の他にも，肝臓癌・膵癌・前立腺癌・腎癌・弧発性転移癌・脊髄動静脈奇形などを対象に，多くの体幹部病変に対して幅広く定位放射線治療が応用されている.

体幹部定位放射線治療は平成16年4月から保険診療対象となり，これをきっかけとして照射施設・照射症例数は飛躍的の増

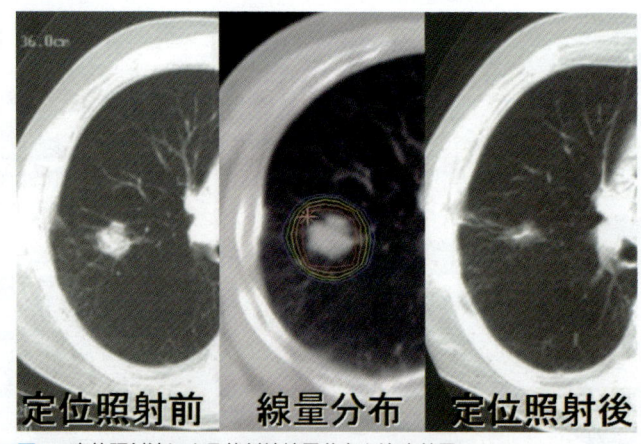

図1 定位照射法による放射線線量分布と治療効果

大している．Nagata が 2008 年に行った全国調査によるとわが国で体幹部定位照射を施行している施設数は現在約 76 施設で，5,000 例以上の肺癌症例が定位放射線治療を受けていたが，その後更に飛躍的に増加していると推定されている．

3 定位放射線治療とは[1]

定位放射線治療は俗にピンポイント照射と称されるが，「比較的小さい腫瘍（保険診療上は 5 cm 以下）に対して，治療計画時の照射中心位置を治療中に高精度（保険診療上は三次元の角軸方向に最大 5 mm 以内）に再現することと，呼吸性移動などの臓器移動がある場合にはそれを最小限にし，三次元的多方向から照射することにより，高線量照射容積を小さくし，通常照射法では困難とされるような大線量を照射する方法」と定義される．肺癌に対する定位放射線治療の線量分布と縮小効果の 1 例を図1 に示す．一般的には，1 回線量 10 〜 15 Gy × 4 〜 5 回程度で照射することが多く，異なる線量分割を比較する際に用いる生物学的実効線量（biological effective dose：BED）では 100 Gy を超える線量で，1 回 2 Gy 照射法換算では約 90 Gy 程度以上の線量に匹敵する．

体幹部定位放射線治療は平成 16 年度から保険収載され，治療計画から全治療を含んで全体で 63,000 点が診療報酬とされている．スタッフや照射機器に関して厳しい施設基準が設定されている．保険適応疾患としては，原発病巣の直径が 5 cm 以内で転移病巣の無い原発性肺癌または原発性肝癌，および 3 個以内で他病巣のない転移性肺癌または転移性肝癌，および脊髄動静脈奇形が挙げられている．肺癌については，直径 5 cm 以下の I 期非小細胞肺癌が良い対象となるが，肺門や縦隔近傍の腫瘍（いわゆる中心型腫瘍）では縦隔臓器への過線量照射のリスクのため適応にならない症例もある．

4 肺癌定位放射線治療の対象と具体的手法

放射線治療計画方法の基本となっている International commission of radiation unit and measurements（ICRU）report 62 には，計画標的体積（PTV）マージン（治療計画時と照射時の位置のずれ）= setup margin（SM：体輪郭全体のずれ）+ internal margin（IM：体内での臓器移動）と定義されているが，SM と IM をいかにして縮小

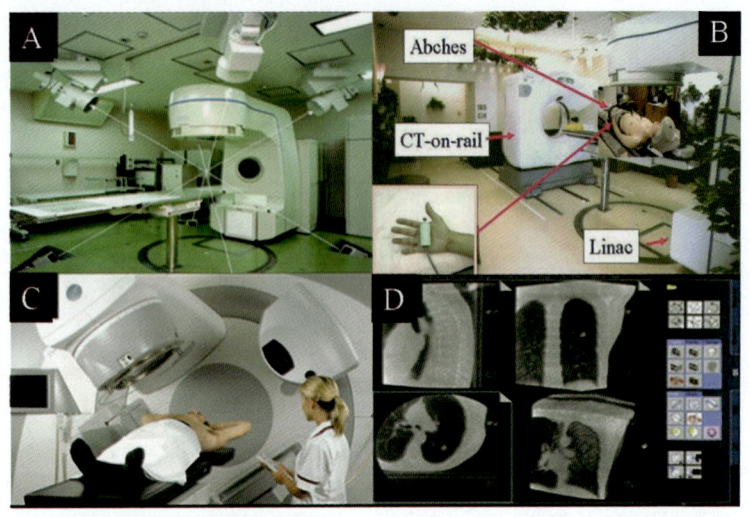

図2 様々な画像誘導放射線治療装置
A：3方向からX線透視をしながら，体内に留置されたマーカを迎撃する装置(Real time tumor-tracking system)．
B：CTとリニアックが一体化した装置．呼吸停止用の換気量インジケータを併用している．
C：kilovolt-cone beam CTが照射ガントリに装備されたリニアック装置．
D：照射用ビームでCT画像化したもの(megavoltage CT)．

するかが近年の放射線治療技術開発の主要テーマである．SMに関しては，機械工学と照射補助具の進歩や画像誘導下照射技術の応用(図2)によってより非常に小さくすることが可能となったが，IMに関しては十分な対策がとられていないのが現状である．胸部・腹部では呼吸性移動によるIMは最大で3～4cmにも及び，これを縮小することが重要である．呼吸性IMを縮小する方法には①浅い呼吸または抑制呼吸法，②呼吸停止法，③呼吸同期法，④動体追尾法などの方法がある．呼吸停止法や呼吸同期法では，呼吸換気量のインジケータが必要となる．

照射ビームの設定は一般的には非同一平面上(カウチ回転を伴う)8～10本の固定ビームまたは多軌道の回転原体照射法にて照射される．線量処方点は初期にはアイソセンターとされることが多かったが，最近ではPTVの95％が含まれる体積の最低線量を処方線量として計算することが多くなってきている．

治療計画時には，縦隔臓器への過線量照射に十分注意が必要であり，これまで示されている線量制約(文献)に十分注意することが重要である．

5 治療成績

a Ⅰ期非小細胞肺癌

Ⅰ期非小細胞肺癌に対する定位放射線治療は，CTスクリーニングが盛んに行われて多くの小型肺癌がみつかったこともあり，国際的には日本で最も積極的に行われてきた．図1に代表的な線量分布と照射効果の症例を示す．筆者らは，全国主要13施設での2004年以前に定位照射を行った約300症例をretrospectiveに解析して2004年に報告した．当時としては世界最大の治療経験の報告であった．線量分割は，3Gy×25回から35Gy×1回まで多岐にわたり

（最も多いのは 12 Gy × 4 回）が，BED（α/β 値 =10 とする）100 Gy 以上で治療成績が良好であることを示した[2]．もともと患者背景として低呼吸機能やその他の合併症により手術不能患者が多いために全体の 5 年粗生存率は ⅠA 期で 59%，ⅠB 期で 40% だが，手術可能にもかかわらず手術を拒否した症例のみ抽出すると，5 年粗生存率は ⅠA 期で 76%，ⅠB 期で 64% であった．この大規模な調査研究のほかに，個別の施設による retrospective study の結果を表1 に示す．3 年局所無増悪率は 90% 以上と良好であった．対象患者に多数の手術不可能な高齢者や呼吸状態不良患者が含まれていたため，生存率は他病死が多く手術成績と比べてやや不良であるが，従来型の放射線治療成績に比べると良好である．次に，

コツ

胸壁に近い位置に存在する小型肺癌の定位放射線治療の治療計画では，胸壁側では二次的散乱線量が多く発生するため線量が上がりやすく肺側では下がりやすいので，PTV マージンや MLC マージンを胸壁側では狭めに，肺側では広めに設定すると比較的均質な線量分布が得られやすい．ただ，この手法をマスターするには多くの経験と試行錯誤が必要である．

prospective study の結果を表2 に示す．やはり局所無増悪率は 90% 程度と良好であったが，これらの研究は対象がほとんど手術不可能症例であったため 3 年粗生存率は 43 〜 60% 程度と良好とはいえなかった．症例背景が手術症例群と大きく異なるため，手術との治療成績の比較は困難であったが，2010 年末に世界で初めて手術可能症例に対する定位放射線治療の prospective study の結果が日本から報告された．この臨床試験（JCOG0403）結果では中間年齢が 79 歳と高い年齢層にもかかわらず，3 年粗生存率が 76% と比較的良好であった．

b 転移性肺腫瘍

Oligometastases と呼ばれる少数の転移性肺腫瘍に対する定位放射線治療も日常的に行われている．3 cm 程度の肺転移性病変の定位照射による局所制御率は，大きさや原発腫瘍の種類によって異なるが 70 〜 80% と報告されており，同一線量では原発性肺癌に比べてやや局所制御率が低いと言われている．

c その他の臓器への定位放射線治療

肝細胞癌は，手術のほかラジオ波熱凝固療法・経皮的エタノール注入療法・経動脈塞栓術などの治療手技が豊富なために，定位放射線治療機会は多くないが放射線感受

表1 Ⅰ期非小細胞肺癌に対する retrospective study の結果

施設（報告者）	患者数	線量	3 年粗生存率	3 年局所無増悪率
National Defense（Uematsu）	50	50 〜 60 Gy/5 〜 10 fr	Ⅰ期全体　66%	Ⅰ期全体　94%
Yamanashi（Onishi）	26	72 Gy/10 fr	Ⅰ期全体　64%	Ⅰ期全体　92%
Kyoto（Nagata）	42	48 Gy/4 fr	ⅠA　83% ⅠB　72%	Ⅰ期全体　97%
Ofuna（Takeda）	63	50 Gy/5 fr	ⅠA　90% ⅠB　63%	Ⅰ期全体　95%

表2 Ⅰ期非小細胞肺癌に対する prospective study の結果

施設 (報告者)	患者数	線量	3年粗 生存率	3年局所 無増悪率
Indiana Univ. (Fakiris)	70	T1：60 Gy/3 fx T2：66 Gy/3 fx (80% isodose)	43%	88%
Scandinavian (Baumann)	57	45 Gy/3 fx (67% isodose)	60%	92%
Italy (Ricardi)	62	45 Gy/3 fx (80% isodose)	57%	88%
RTOG0236 (Timmerman)	55	60 Gy/3 fx (D95)	56%	98%

コツ

1回線量の大きな定位照射においては照射時間が長くなるので，intra-fractional internal organ motion や intra-fractional internal setup error が大きくなりがちであることを知っておかなくてはならない．そのために，できるだけ楽な姿勢を保つこと（腕はできれば下げておきたい），安定した呼吸状態で照射すること，の工夫が重要である．また，呼吸を浅く安定した状態で保つには酸素吸入が有効である．

性は高く，定位放射線治療のよい適応である．その他の臓器は保険適用ではないが，腎癌・前立腺癌・膵癌・単発性の転移腫瘍などにも定位放射線治療の有効性が報告されている．肺癌の右副腎転移に対する定位放射線治療症例を示す（図3）．

6 有害事象

健康な患者に対する線量制約を守った定位放射線治療であれば概ね安全な治療法と考えられている．最も発症しやすい有害事象は放射線肺炎であるが，多くの場合は無症状で軽快する．呼吸機能が悪いために手術不能とされた症例も含んだ分析でもgrade 3以上の出現頻度は3%以下と安全性が高いことが分かっている[2]．ただし，間質性肺炎や肺線維症を合併している症例では間質性肺炎の急性増悪により致死性となる可能性があるので十分に注意が必要である．また，腫瘍が食道・腹腔臓器・肺動脈の近傍に位置する場合には穿孔・出血・潰瘍形成といった致死的合併症が非常にまれだが報告されている．また，肋骨近傍に位置する腫瘍に対する定位放射線治療では高率に肋骨骨折を生じることが分かってきているが，多くの場合は軽症である．さらに，定位放射線治療後10年以上経過した症例の状態についての報告は少なく，二次発癌などの問題も含めて晩期の有害事象については今後も注意深く経過観察していく必要がある．

7 Ⅰ期非小細胞肺癌に対する他の治療法との比較

Ⅰ期非小細胞肺癌や肺転移に対する局所治療方法としては，標準治療としての手術療法や本項で取り上げた定位放射線治療の他，粒子線（炭素線や陽子線）治療，ラジオ波焼灼術などがあげられる．

a 手術との比較

日本の多施設研究結果と代表的な手術結果との比較を表3に示す．また，JCOG0403の結果とほぼ同年齢の高齢者群を対象とした手術結果との比較を表4に示す．これら

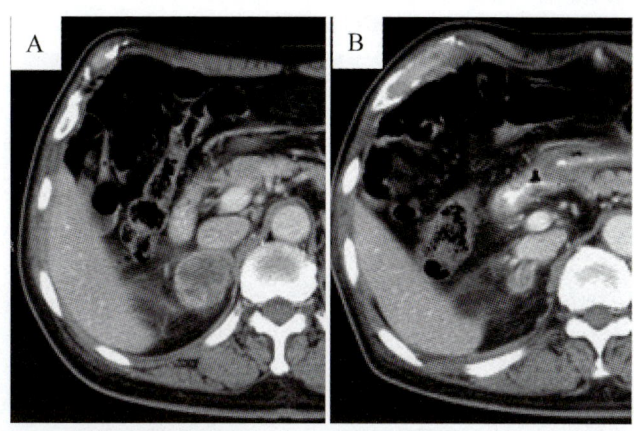

図3　肺腺癌副腎転移症例
A：定位放射線治療前．右副腎に 5 cm の転移腫瘍あり．
B：定位放射線治療（6 Gy × 10 回）後 6 か月．腫瘍はほぼ消失している．

⚠ Pitfall

　肺癌の定位放射線治療に関する学会発表や論文は急増しているが，治療計画方法によって記載されている処方線量の理解の仕方は大きく異なる．即ち，同じ処方線量と分割回数であっても，処方点の位置・計算アルゴリズムの種類（図4）・不均質補正の有無・マージンの大きさなどによって大きな差が生じるので，これらの記載内容に十分注意して論文を解読・比較しなくてはならない．

⚠ Pitfall

　これまでの多くの論文では，異なる線量分割で行われた定位放射線治療の効果を比較する際に BED を計算して用いられてきた．BED ＝ 1 回線量×照射回数×（1 ＋ 1 回線量÷α/β）で計算されるが，この計算の元になっている直線二次モデル（linear-quadratic model）が 1 回大線量（少なくとも 1 回 10 Gy 以上）の場合には適用できないとする説がある．また，照射間隔によっても効果が異なる可能性も指摘されている．ただ現状では BED に代わりうる計算式が存在しないため，いまだに BED による比較が一般的だが，1 回大線量の定位放射線治療の生物学的効果を比較することは単純ではないことを知っておく必要がある．

の結果をみる限り，症例選択が限定されている上に症例数や観察期間は十分とはいえないものの，治療後生存率において手術と遜色ない成績である．一方，死亡率や後遺症発生率については，定位放射線治療が手術に比べて低侵襲な治療であることは論を待たないであろう．ただし，定位照射の歴史は浅く症例数も手術に比べると少なく，長期成績については不明な点も多いので，今後も大規模かつ長期観察をした研究結果を注意深く見守る必要がある．

b　粒子線治療との比較

　粒子線治療は，ある一定の深さでエネルギーの多くを放出するブラッグピークをもちそれより後方には達しないという線量分布上の特徴があり，また生物学的効果も X 線の陽子線で 1.1 倍，炭素線で約 3 倍といわれている．I 期非小細胞肺癌に対する 5 年局所制御率は陽子線で 60 〜 80% 程度・炭素線で 90% 程度であり，5 年原病生存率は陽子線で 60% 程度・炭素線で 80% 程度と報告されている．患者背景の差により重

表3 標準的な手術成績との比較(5年粗生存率)

病期	米国[3]	国立がんセンター[4]	全国外科[5]	肺定位照射[2]
T1N0M0	61%	71%	72%	76%
T2N0M0	40%	44%	50%	64%

表4 高齢者における手術成績と定位放射線治療成績の比較

施設 (報告者)	治療法	患者数	中間年齢 (年齢層)	病期	3年粗 生存率
Osaka Medical Center(Okami)	手術	367	82(80〜90)	ⅠA	74%
Hyogo prefectural (Matsuoka)	手術	40	＞80	Ⅰ	74%
JCOG0403 (Nagata)	定位放射線治療	65	79(50〜91)	ⅠA	76%

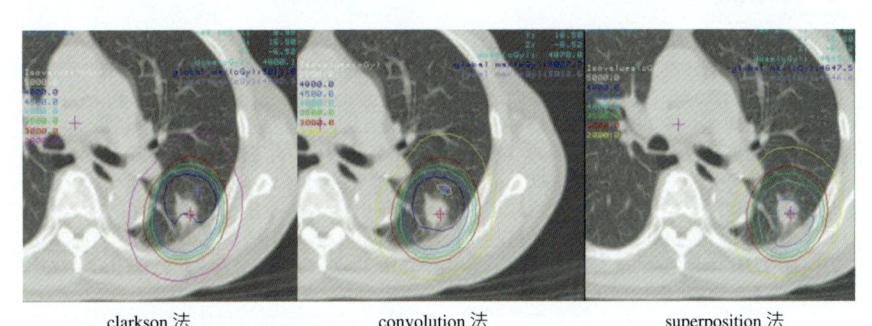

clarkson法

PTV内
Average 4855
Max   5008
Min   4614

convolution法

PTV内
Average 4872
Max   5027
Min   4487

superposition法

PTV内
Average 4353
Max   4647
Min   4353

図4 線量計算アルゴリズムの違いによる指示線量の差
clarkson法にてアイソセンターに48 Gy投与すると計算した場合のMU(monitor unit)値と同じにした場合のconvolution法,superposition法による計算線量(c Gy)結果.

粒子線治療と定位放射線治療の比較は困難であるが,治療成績にはっきりした差はないようである.深部に線量が達しないというX線にはないメリットがあり,中心型腫瘍や肺線維症のある症例ではX線より安全性が高いかと思われる.ただし,現在保険適用がなく,高額な医療費がかかるのが問題点としてあげられる.

c ラジオ波焼灼治療との比較

もともと肝腫瘍に対して一般的に行われてきたラジオ波焼灼術が,近年一部の施設で積極的に行われている.最近の報告によ

表5 I期非小細胞肺癌の一般的な治療法選択

手術可能かどうか	腫瘍の部位	第一選択（推奨治療）	代替え治療
可能	辺縁	手術	定位放射線治療
可能	中心型	手術	粒子線治療（＊）
不可能	辺縁	定位放射線治療	粒子線治療
不可能	中心部	従来型放射線治療	粒子線治療（＊）
不可能（線維症）	部位によらず	粒子線治療（＊）	定位放射線治療（＊）
可能（定位照射後局所再発）	部位によらず	手術	ラジオ波焼灼術（辺縁）
不可能（定位照射後局所再発）	辺縁	ラジオ波焼灼術	再定位照射

＊は，安全性が確立しているわけではなく，十分に注意が必要．

ると，局所制御率は定位放射線治療に劣り，一方治療の侵襲性では疼痛・気胸・出血などのリスクがあるため，初回治療として選択されるべきではないであろう．ただし，定位放射線治療後の局所再発にはよい適応かもしれない．

8 I期非小細胞肺癌や肺転移に対する治療方法選択の考え方

定位放射線治療は，手術不可能なI期非小細胞肺癌に対する代替え根治治療として位置づけられている．また前項で述べたように，I期非小細胞肺癌に対して手術可能であっても，患者の希望によりはじめ手術の代わりに定位放射線治療が選択されることもあるが，その後局所再発を生じた場合には手術やラジオ波焼灼術により救済可能な場合もある．現時点でのI期非小細胞肺癌の諸処の病態に応じた一般的な治療法選択について表5にまとめておく．

御法度!!

- I期非小細胞肺癌に対する定位放射線治療成績はこれまでのところ良好であるが，肺門や縦隔に近い部位では重篤な晩期有害事象が報告されており，適応にならない場合もある．
- 間質性肺炎が基礎にある症例では，急性増悪を招く可能性があり，十分に注意が必要である．

文献

1) 大西洋，平岡真寛，編集．詳説・体幹部定位放射線治療．中外医学社．2006年4月発刊
2) Onishi H, et al.：J Thorac Oncol. 2007；**2**（7 Suppl 3）：S94-100.
3) Mountain CF.：Semin Surg Oncol 2000；**18**：106-115.
4) Naruke T, et al.：Ann Thorac Sung 2001；**71**：1759-1764.
5) Asamura H, et al.：J Thorac Oncol 2007；**3**：46-52.

山梨大学医学部放射線科　**大西　洋，荒木　力**

2-④ 代表的治療法
胸膜腫瘍，縦隔腫瘍

1 基本的な考え方

　胸膜腫瘍，縦隔腫瘍は放射線治療を施行する機会は少ない疾患である．胸膜腫瘍の中では悪性胸膜中皮腫に対して生検部の再発予防や胸膜外肺全摘術の術後，もしくは緩和的に放射線治療を行うことがある．縦隔腫瘍の中では胸腺腫，胚腫や悪性リンパ腫が手術もしくは化学療法との併用もしくは緩和的に放射線治療を行うことがある．

2 悪性胸膜中皮腫

　悪性胸膜中皮腫はアスベスト関連疾患として近年注目されている．アスベスト曝露後，30〜40年の潜伏期を経て腫瘍が発生するため，発生頻度は今後も増加すると考えられている．一般的に壁側胸膜から発生する腫瘍であり，胸水貯留による呼吸困難が初発症状であることが多い．胸腔内に腫瘍が浮遊しており，胸水穿刺では組織型確定は33％と低い上に，細胞が生検部位にばらまかれ，穿刺部位からの再発もある．そのため悪性胸膜中皮腫が疑われる場合は胸腔鏡下生検もしくはCT下生検などの腫瘍からの生検が必要とされている．

a 生検部の再発予防としての放射線治療

　悪性胸膜中皮腫では胸水穿刺や胸腔鏡下生検などの生検部から腫瘍が再発することが知られており，その再発予防に放射線治療が施行されることがある．1回7 Gyで3回照射する方法や1回10 Gyを1回照射する方法がある．しかし，その有用性は証明されておらず，3つの比較試験が施行され（表1），1つの試験においてのみ有効と報告されている[1]．

b 術後放射線治療

　悪性胸膜中皮腫の治療法としては腫瘍が一側胸腔内にとどまる場合は手術療法が標準的とされる．その手術方法としては，胸膜切除術＋肺剥皮術(pleurectomy/decortication：P/D)と胸膜外肺全摘除術(extrapleural pneumonectomy：EPP)があり，EPPが根治的手術と考えられている．しかし，EPP後の局所再発は約8割に起こるとされており，全生存期間中央値は14か月に過ぎない．そのため，EPP，化学療法および放射線治療を組み合わせて行う集学的治療(bi-modalityまたはtri-modality therapy)が治療の選択肢として適切と認識されている．その際の放射線治療としては片側胸郭を全て照射野に含める片側全胸郭照射(hemi-thoracic irradiation：HTI)の有効性が期待されている．

c 片側全胸郭照射(三次元放射線治療；HTI)(図1)

　片側胸郭全体に放射線治療を行うには，周囲に心臓や健側肺などの重要臓器が多いため，放射線治療を行うのは技術的に難しい．さらに胸腔が背側部において肝下縁付近まであることから，肝臓や胃の線量制約も考慮しなくてはいけない．最近は強度変調放射線治療(intensity modulated radiation therapy：IMRT)による治療も検討されており，実際EPP後は他の胸部疾患の放射線治療と違って胸郭の運動が少ないため，IMRTは有用視されている．しかし，IMRTがまだ普及段階であり，また，後に述べるような肺合併症の問題もあるため，X線と電子線を用いた三次元放射線治療を行うこともある．その場合，放射線治療の照射線量は体厚中心近くの線量評価点で54 Gy/30 Frを照射する．照射野は上縁を第1

第12章 放射線治療

表1 生検部の再発予防の放射線治療

著者	n	放射線治療	生存期間中央値	生検部再発
Boutin	20	21 Gy/3 Fr	14か月	0%
	20	0	8か月	40%
O' Rourke	31	21 Gy/3 Fr		50%
	30	0	8か月	17%
Bydder	合計43	10 Gy/1 Fr	8.7か月	7%
		0	NR	10%

NR：not reported

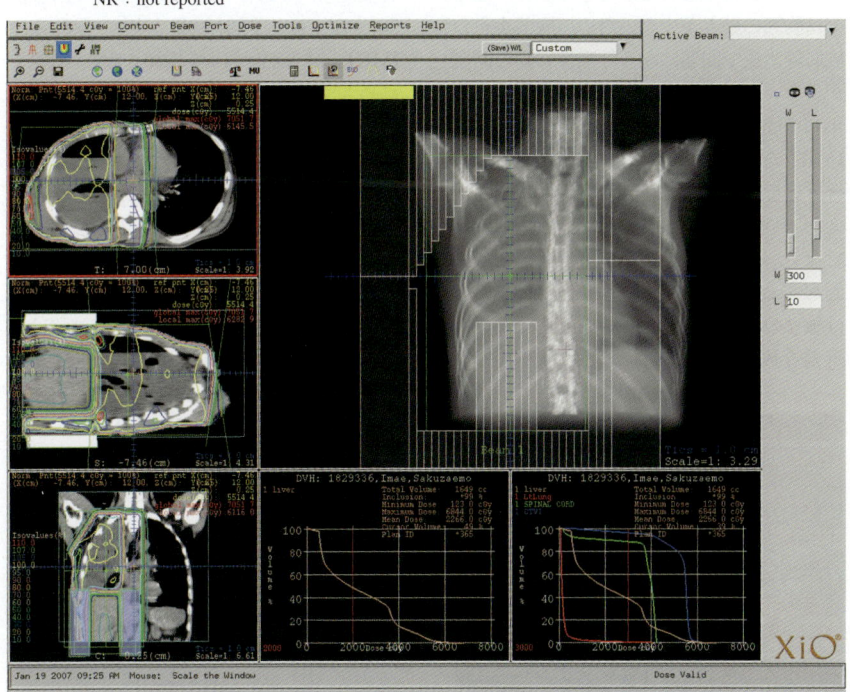

図1 片側全胸郭照射（HTI）
三次元治療によるHTIの方法，線量分布をX線による照射範囲，DVHを示す．

胸椎上縁，下縁を第2腰椎下縁とし，外側縁は皮膚を十分含める．内側縁はN0症例は椎体の健側縁までとし，リンパ節陽性症例は椎体健側縁よりさらに2 cm健側よりに設定する．横隔膜下は肝臓や胃の線量分布，dose volume histogram（DVH）を検討しながら適切と判断した範囲に遮蔽を入れ，遮蔽部には前後方向から電子線を使用して，planning target volume（PTV）に十分照射線量が入るように考慮する．また，41.4 Gy/23 Fr照射後，脊髄線量を軽減するために脊髄遮蔽を行う．さらに左側については19.8 Gy/11 Fr照射後，前方からのビームは心臓の部分に遮蔽を加え，同部を電子線で治療する．

この照射方法での急性合併症としては全

身倦怠，食道炎，皮膚炎などがある．晩期合併症としては肝機能障害があるが，肺合併症は少ない[2]．

d　片側全胸郭照射（IMRT）（図2）

EPP後の片側全胸郭IMRTについては2003年MDアンダーソンがんセンターからの報告以降胸膜悪性中皮腫治療のトピックスとなっている[3]．すなわちHTIは周囲に重要臓器が多く，IMRTの方が良好な線量分布を獲得することができる上に，EPP後は胸郭の動きが少ないため，胸部疾患の放射線治療で問題になる呼吸性移動の問題が少ないという利点がある．しかし，2006年にHarvardからEPP後の片側全胸郭IMRTを施行した13例中6例がG5の肺合併症をきたしたという報告は衝撃をあたえた[4]．彼らは肺合併症についてV20のみでなく，平均線量やV5などの低線量の評価もするべきだと報告した．逆にRiceらは種々の因子を検討した結果，V20が最も重要な放射線肺炎の因子だと報告している[5]．片側全胸郭照射をIMRTで行うことは良好な線量分布のために極めて魅力的な治療法である．しかし，患側肺の全摘後であり，肺の容積低下は放射線治療後の肺合併症の重要な危険因子の1つである．今後の健側肺の評価方法の確立が待たれる．

e　緩和照射

胸膜中皮腫の疼痛緩和目的に放射線治療は有効である．照射線量としては1回3Gy 10回合計30Gy，1回4Gy 5～9回合計20～36Gyの照射線量が用いられる．IMRTにより照射線量を増加させて，効果を高めようとするトライアルも行われている．

3　縦隔腫瘍

縦隔腫瘍の中で放射線療法が施行されることがあるのは胸腺腫や胚腫の術後照射や緩和照射および悪性リンパ腫の化学療法後などである．

胸腺腫は症例数も少なく，比較試験はないが，正岡分類のⅡ期以上で術後照射が有用といわれている．米国のSEER（Surveillance, Epidemiology and End Results）データベースによる検討でも正岡分類のⅡ期，Ⅲ期症例で術後照射を行った方が手術単独よりも生存率が高いことが証明されている（76% vs. 66%, P = 0.01）．

胚腫の場合seminomaとそれ以外の症例とで予後に差がみられる．胸腺腫においても胚腫においても術後照射では40～50Gy/20～25回の照射線量が用いられる．

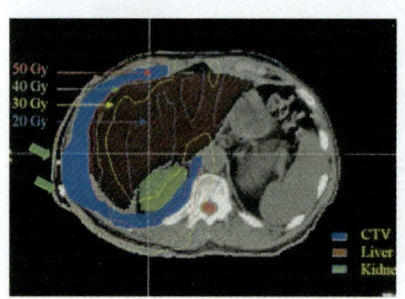

図2　IMRTによる片側全胸郭照射（HTI）
IMRTによるHTIの場合，肝臓の側方後方にも十分な照射線量を入れることができる．

文献

1) Ung YC et al：*Radiotherapy and Oncology* 2006；**80**：13-18
2) 副島俊典他：日本放射線腫瘍学会誌 2008；**20**：105-110
3) Ahamad A, et al.：*Int J Radiat Oncol Biol Phys* 2003；**55**：768-775
4) Allen AM et al：*Int J Radiat Oncol Biol Phys* 2006；**65**：640-645
5) Rice DC et al：*Int J Radiat Oncol Biol Phys* 2007；**69**：350-357

兵庫県立がんセンター放射線治療科　**副島俊典**

2-⑤ 代表的治療法 緩和的治療（脳転移・骨転移）

Don't Forget!

- ☐ 転移性病変に対する治療は全身に広がった癌の一部を治療しているに過ぎない．残された予後の中で効率よく症状をコントロールできる方法を考える．
- ☐ ひとくちに'転移巣を有する患者'といっても，患者の状況によって，予想される予後には大きな差がある．患者ごとの予後を考慮し治療方針を立案することが重要である．
- ☐ 限られた予後の中でどのような治療を選択するか，多くは患者の意思により決定される．その判断の材料となるエビデンスを患者に提供できるよう努める．

1 基本的な考え方

肺癌をはじめとする呼吸器系悪性腫瘍に脳転移や骨転移が生じた場合，その緩和的治療として放射線治療は重要な役割を果たす．癌の根治や予後の延長が目的ではないこうした治療では，限られた予後の中で効率よく症状をコントロールすることが重要である．一方，時に，比較的長期予後が期待できる症例に対してはインテンシィブな治療を行うことも考慮する必要がある．

2 脳転移に対する治療

a 治療の目的と予後予測

脳転移巣に対する治療の目的は，①神経症状の改善，②脳転移による神経死の回避，の2点である．脳転移患者の予後予測として知られているものに，米国RTOG (radiation therapy oncology group) による予後因子解析がある．KPS (Karnofsky performance status) ≧ 70，原発巣が制御されていること，年齢 < 65歳，脳転移以外に転移巣がないこと，の4因子が満たされているものを予後良好群，KPS < 70のものを予後不良群，それ以外を中間群とした場合，それぞれの中間生存期間を7.1か月，2.3か月，4.2か月と予測している[1]．この予後因子は，脳転移の治療に主に全脳照射が適用されていた時代のデータであり，定位放射線照射が広く普及した現在においては同様の予後因子群で，それぞれ16.1か月，10.3か月，8.7か月の予後が予想される[2]．

b 放射線治療の実際

脳転移に対する治療の選択肢を示す（表1）．

1) いわゆるピンポイント照射：STI, SRS, SRT

定位放射線照射（STI）のうち，1回大線量照射によるものを定位手術的照射（SRS），分割照射（数回に分けて照射）によるものを定位放射線治療（SRT）と呼ぶ．ガンマナイフ装置はSRSの専用装置であり，直線加速器はSRS/SRTともに施行可能な装置であるがSRTが行われることが多い．陽子線や重粒子線（炭素線）によりSTIが行われることもある．1回大線量であるSRSでは，病変が大きく照射野が大きくなると脳障害の発生リスクが増すので3cm以下の病変に適応が限られる．2cm以下の病変に対するSRSの局所効果は手術と同等とされる[3]が，2cmを超える病変では局所効果

表1 転移性脳腫瘍に対する治療の選択肢

①開頭腫瘍摘出術
②定位放射線照射(STI: stereotactic irradiation)
＊治療には,直線加速器やガンマナイフ装置,重粒子線が用いられる.
 ・定位手術的照射(SRS: stereotactic radiosurgery)　:1回照射
 ・定位的放射線治療(SRT: stereotactic radiotherapy)　:分割照射
③全脳照射
④分子標的治療薬(肺癌EGFR変異症例など)

表2 転移性骨腫瘍に対する治療の選択肢

①手術
 ・腫瘍切除術±骨固定術
 ・椎弓切除＋後方固定術 など
②放射線治療
 ・陽子線治療,重粒子線治療(炭素線)
 ・強度変調放射線治療(intensity modulated radiotherapy)
③放射線治療(従来法)
④放射線治療(RI療法):^{89}Sr(メタストロン®)
⑤薬剤
 ・鎮痛薬(オピオイド,NSAIDsなど)
 ・ビスホスホネート

が低減するため,分割照射であるSRTによる高線量投与が行われる場合が多い.

2) 開頭腫瘍摘出術

3 cmを超える病変では,SRTでも局所制御に難渋する場合は多い.脳転移の制御により患者状態の改善が期待できる場合には,3 cmを超える脳転移巣に対して手術も積極的に検討するべきである.

3) 全脳照射

多発脳転移巣(エビデンスはないが筆者は10個以上の脳転移巣が存在する場合全脳照射の適用を検討している),SRSやSRT単独では制御が困難な2〜3 cmを超える病変あるいはそれらの多発病変,などに対して,全脳照射単独あるいは全脳照射後のSTIによる追加治療を考える.最近,全脳照射後の脳委縮や認知障害が問題視されるようになった.しかし,患者の生活を維持する上では脳転移巣を確実に制御することが最も重要であり,全脳照射の有効な利用は常に念頭に置くべきである.ただし,前述のSTIや肺癌における分子標的治療薬によっても多発脳転移を制御できる場合も多い.多発病変だからといってすぐに全脳照射の適用を考えるのでなく,初回治療として全脳照射以外の方法を選択して経過をみてみる治療側の余裕も必要である.

3 骨転移に対する治療

a 治療の目的

骨転移巣に対する治療の主な目的は,①疼痛の改善,②転移性脊髄圧迫による脊髄麻痺の回避,の2点である.骨転移患者の予後予測因子として利用されているデータはまだ少ない.最近,"oligometastases"という考え方が注目されるようになった.これは,癌の遠隔転移(骨転移に限らない)があっても,1か所もしくは数か所のみの転移もしくは再発の場合,確実に転移巣局所を制御することで長期生存が可能となる症例があるというものである.このような観点からは,長期の予後が期待できる症例に対しては骨転移に対するインテンシブな治療(陽子線や重粒子線治療,IMRTなど)も考慮する場合がある.

b 放射線治療の実際

骨転移に対する治療の選択肢を示す(表2).

1) 疼痛緩和のための治療

骨転移による痛みのメカニズムとして,骨膜に分布する侵害受容器を介する痛み,神経因性疼痛,腫瘍やそこに遊走する免疫

担当細胞から放出される炎症メディエーターによる疼痛過敏などがある．放射線治療はこれら全ての要因に作用して疼痛を緩和する．侵害受容器を介する痛みにはオピオイド，神経因性疼痛には鎮痛補助薬(抗うつ薬，抗てんかん薬など)，炎症メディエーターによる疼痛過敏には NSAIDs など，これら薬剤と放射線治療の併用も有効である．放射線治療による骨転移の除痛については，疼痛消失は 30〜40%，疼痛軽減は 70〜80% の症例で達成できると考えられている[4]．疼痛軽減のみを目的とした場合，長期の骨転移巣の制御を期待しなければ，多くの臨床試験で1回照射(8 Gy/1 fr など)により長期照射(30 Gy/10 fr. など)と遜色ない疼痛緩和が報告されており，短期予後しか期待できない症例には有効な手段である．また，アイソトープ治療として，^{89}Sr(メタストロン®)も骨転移の疼痛緩和には有効である．骨シンチグラフィで集積のある造骨活性が亢進した病変の疼痛緩和に有効であるが，原則として腫瘍自体への縮小効果は期待できない．

2) 転移性脊髄圧迫による脊髄麻痺の回避

転移性脊髄圧迫による脊髄麻痺が生じた場合，麻痺改善のためには，発症後 3 日以内の脊髄圧迫の解除が必要である．"歩行できること"をエンドポイントとした臨床試験では，手術による脊髄圧迫解除＋放射線治療併用治療群が，放射線治療単独治療群に比べて有意に良好な成績が得られている[5]．脊髄麻痺の改善を第一に考える場合には手術の適用を積極的に検討するべきである．

4 最後に ─緩和的治療を行うにあたって─

EBM(evidence based medicine)に対して NBM(narrative based midicine)という概念がある．NBM の本来の意味は，エビデンスに基づく医療(EBM)に対して，豊かな経験などにより構築される論理に基づいて(物語を語るように)実践される医療である．転移性腫瘍の治療は完治の望めない癌患者への治療である．治療法の選択は本人の人生観にもかかわる問題であり，その限られた期間での生活のシナリオは患者自身によって語られるべきである．患者によって語られるような(治療が選択される)医療という意味で，特に緩和的治療の場においては，患者による Narrative-based radiotherapy の実践を目指すことも重要である．

コツ

診療のポイント！！：脳転移の場合
＊特に肺癌の場合，常に脳転移の発症を念頭に置いて診療にあたる．
＊3 cm(あるいは 2 cm)を超える病変の局所制御には手術の適用も積極的に検討する．
＊全脳照射後の晩期有害事象として脳萎縮や認知障害が問題になる場合がある．しかし，現存する神経症状をコントロールすること(＝脳転移を確実に制御すること)が最も重要であり，必要に際しては全脳照射を適用する．
＊一方，定位的放射線照射(定位手術的照射・定位的放射線治療)や分子標的治療薬でも，多発病変を制御し全脳照射を回避できる場合も多い．初回治療としては，このような治療法をまず選択する余裕も必要である．

コツ

診療のポイント！！：骨転移の場合
＊骨転移の疼痛に対して放射線治療は有効である．NSAIDs やオピオイド，鎮痛補助薬の使用など薬物治療とも併せて疼痛緩和を目指す．
＊転移性脊髄圧迫による脊髄麻痺が生じた場合，麻痺改善のためには，発症後 3 日以内の圧迫解除が必要である．手術(椎弓切除術)の適用を積極的に検討する．

文献

1) Gaspar L, *et al. IJROBP*. 1997 ; **37** : 745-751.
2) Sanghavi SN, *et al. IJROBP*. 2001 ; **51** : 426-434.
3) Auchter RM, *et al. IJROBP*. 1996 ; **35** : 27-35.
4) J.S.Y.Wu, *et al. IJROBP*. 2003 ; **55** : 594-605.
5) Patchell, *et al. LANCET* 2005 ; **366** : 643-648.

長崎大学病院放射線科　**林　靖之**

第13章

知っておくべき知識と制度

1 個人情報保護法

> **Don't Forget!**
> - 個人情報の保護（守秘義務）は医療を成り立たせるための前提条件である．
> - 医師の守秘義務は罰則規定のある法律で定められている．

1 基本的な考え方

患者が個人情報を医療者に提供するのは，"病気を治してほしい"とう切実な心情と医療者への信頼があるからで，個人情報の保護は円滑で安全・適正な医療を成り立たせるための前提条件となっている．また，患者の個人情報の所有権は患者にあり，患者の同意なしに医療の目的以外に使用することはできない．

現代社会は高度情報通信社会となり，漏洩した情報は瞬時に広範囲に広まる可能性があり，その影響は計り知れない．氏名，年齢，電話番号などの比較的機密性が低いと考えられる情報であっても，悪用対策が必要になっている．このような現代社会の変化によって，個人情報の厳重な管理を必要とする状況が生じ，個人情報保護に関する法的な整備が必要になった．

2 個人情報保護法と関連法令・ガイドライン

a 個人情報保護法

わが国では，医師が正当な理由なく患者情報を外部に漏らせば処罰されうることが刑法第134条やその他の法律においても定められている．さらに，平成15年から「個人情報の保護に関する法律」が施行され，個人情報の取り扱いについての法的な整備がなされた．

b 個人情報の定義と考え方

個人情報保護法で定める"個人情報"とは，"生存する個人の情報"であり，"特定の個人を識別できる情報"とされている．しかし，医療の現場では患者死亡後もその情報の取り扱いは生前と同様とすることが求められている．具体的には，氏名，生年月日，住所等により個人を特定できる内容を含む情報で，診療記録や画像データ（フィルム，CD-ROM等を含む），検体，紹介状，映像，音声などあらゆる情報が含まれる．また，医師等による判断・評価も含まれるとされている．

c 医療・介護関係事業者における個人情報の適切な取り扱いのためのガイドライン

平成16年，厚生労働省から"医療・介護関係事業者における個人情報の適切な取り扱いのためのガイドライン"が示された．個人情報保護法が定める個人情報は生存している個人が対象であるが，このガイドラインでは死亡後も同様に安全管理措置を講ずることが求められている．また，個人情報保護法では小規模事業者等は対象外とされているが，本ガイドラインでは医療機関全般，介護福祉施設全般において個人情報の保護が常に必要であることが示されている．

3 研修医が注意すべき事項

a 利用目的の通知について

個人情報保護法では，情報収集の目的や利用範囲について通知することが必要とされ，多くの医療施設では患者への通知は院

内の掲示やパンフレット等の配布で行われている．また，その通知の中には研修医が診療に携わることや，診療情報が研究や研修目的に使用されることも示されている場合が多く，特に研修医が個別に対応する必要はないと考えられる．しかし，患者から個人情報の取り扱いに関して疑問や変更の申し出があった場合には対応する必要がある．

b プライバシーへの配慮について

1) 一般的事項

病院内のプライバシー配慮(外来での呼び出し，館内放送，入院患者の名札表示，面会者への対応，電話対応等)については，各病院の状況に応じて様々な規定が定められており，基本的には院内の規定に従って日常業務を行う．また，第三者に聞こえるような状態で，患者が特定できる様な内容の話をするのは院内，院外を問わず，厳に慎むべきである．

2) 家族への対応

法的には家族も第三者として扱われるため，患者の個人情報の提供は同意が必要となる．しかし，毎回患者の同意を得た上で家族へ情報を提供することは煩雑であり，業務に支障がでることも多い．このため，家族への情報提供が必要になることが予想される場合には受診後早い時点で，診療内容等の重要な情報を伝えてよいキーパーソンを決めておき，それ以外の家族知人には情報提供を制限するようにする．

3) 院内での情報共有

院内での情報共有については業務に関係する場合には患者の同意を得ずに行っても問題はない．しかし，業務と関連のない場合には個人情報を提供することは慎むべきである．

c 第三者への情報提供

患者の生命，身体，財産の保護のために必要と判断される場合で，本人の同意を得ることが困難な時には，医師の判断で第三者への情報提供が必要な場面もある．また，以下の場合には，本人の同意を得ずに情報提供を行ってよいとされている．ただし，公的機関からの照会があるような場合には，必ず指導医や担当部署と十分相談して対応する．

1) 警察からの問い合わせ

令状がある場合には全面的に協力が必要である．また，令状がなくとも捜査に必要な照会の場合には，本人の同意があることを確認した方が無難とされている．

2) 弁護士会からの問い合わせ

弁護士会からの問い合わせは，弁護士法に基づく照会となり，本人の同意がなくとも回答できるとされている．しかし，本人の同意があることを照会した方がよい場合もあり，回答にあたっては必ず関係部署と相談するべきである．また，弁護士個人からの照会については，弁護士会からの照会の手続きをすることを求める必要がある．

3) 裁判所からの問い合わせ

裁判所からの情報提供の要請については本人の同意なく応じて問題はない．

d その他の注意事項

PCやUSBメモリーに入っている患者情報が，紛失や盗難で第三者に渡った例が度々報道され問題になっている．医療施設外に患者の個人情報を持ち出さないことが原則である．認定医資格の取得などのために退院時要約や受け持ち患者一覧表等を持ち出す必要が有る場合には，個人が特定できる情報を削除しデータを匿名化して使用する．学会発表や症例報告などをする場合には各学会や投稿誌の規定に合致するように，個人を特定できないように十分に配慮する措置が求められている．

旭川医科大学循環呼吸医療再生フロンティア講座　　長内　忍

2 医療保険制度

> **Don't Forget!**
> - 日本の医療保険は国民皆保険，現物給付，フリーアクセスという3原則を有する．
> - 保険制度の中核は被保険者と保険者で，保険医療機関は保険者と「公法上の契約」による診療を行う．
> - ルール（療養担当規則）に沿った診療を行い，その根拠を診療録に必ず記載する．

1 基本的な考え方

　日本では全ての国民が何らかの公的保険に加入している（国民皆保険制度）．医療行為（現物）が先に行われ，一部自己負担以外の費用は，保険者から保険医療機関へ事後に支払われる（現物給付制度）．そして，自らの意思により，自由に保険医療機関を選ぶことができる（フリーアクセス）という3つの基本原則を有する．それぞれの医療行為は，どの保険医療機関で行われても，診療報酬点数表（1点10円換算）で公定価格として統一されている．

　保険制度の中核は被保険者と保険者である（図）．被保険者とは健康保険に加入し，病気やけがなどをした時などに必要な給付を受けることができる人のことで，保険者とは健康保険事業を運営するために保険料

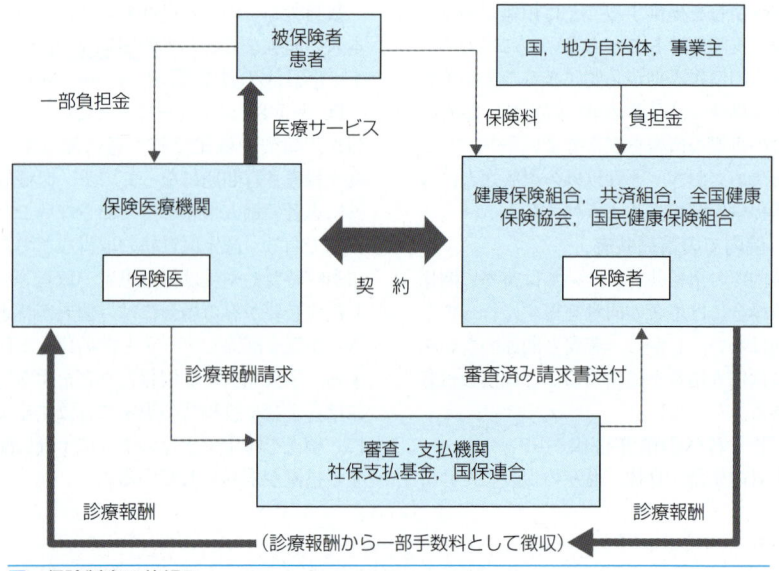

図　保険制度の仕組み

表1　医療保険制度の種類

	医療保険					退職者医療	高齢者医療
	健康保険		船員保険（疾病部門）	共済組合（短期給付）	国民健康保険	国民健康保険	長寿医療制度（後期高齢者医療制度）
被保険者	一般	法第3条第2項の規定*による被保険者	船員として船舶所有者に使用される人	国家公務員，地方公務員，私学の教職員	健康保険・船員保険・共済組合等に加入している勤労者以外の一般住民	厚生年金保険など被用者年金に一定期間加入し，老齢年金給付を受けている65歳未満等の人	75歳以上の方および65～74歳の方で一定の障害の状態にあることにつき後期高齢者医療広域連合の認定を受けた人
	健康保険の適用事業所で働くサラリーマン・OL（民間会社の勤労者）	健康保険の適用事業所に臨時に使用される人や季節的事業に従事する人等（一定期間をこえて使用される人を除く）					
保険者	全国健康保険協会，健康保険組合	全国健康保険協会	政府(社会保険庁)	各種共済組合	市(区)町村	市(区)町村	後期高齢者医療広域連合
給付事由	業務外の病気・けが，出産，死亡**			病気・けが，出産，死亡		病気・けが	病気・けが

* 法第3条第2項の規定による被保険者とは
(1)臨時に2か月以内の期間を定めて使用され，その期間を超えない人，(2)臨時に日々雇用される人で1か月を超えない人，(3)季節的業務に4か月を超えない期間使用される予定の人，(4)臨時的事業の事業所に6か月を超えない期間使用される予定の人
**船員保険では職務上の死亡を(労災保険ではなく)含む．

を徴収したり，保険給付を行ったりする運営主体のことである．

被保険者は保険料(掛け金)を保険者に支払う．その際，雇用主と保険料を按分する．国民健康保険では雇用主からの保険料に相当するものとして公的資金が投入される．被保険者が病気になり，保険医療機関で医療サービスを受けた場合，費用の一部は自己負担となる．一方，保険医療機関は審査支払機関に患者の自己負担分を明記した診療報酬の請求を行い，審査支払機関は請求内容を審査して，医療保険者に送る．保険者は請求金額を審査支払機関に支払い，審査支払い機関は保険医療機関に診療報酬として支払う．

2 医療保険制度

医療保険制度には職域・地域，年齢に応じて，いくつか種類がある．(表1)

大きく分けると，医療保険と退職者医療

表2 保険診療の禁止事項

禁止事項	内容	関連法規
無診察治療	自ら診察しないで治療すること	医師法第20条,療担第12条
特殊療法・研究的診療*	厚生労働大臣の定めのない診療や医薬品の使用および研究目的は認められない.	療担第18・19・20条
保険診療による健康診断	健康診断は自己負担	療担第20条
濃厚(過剰)診療	段階を踏んで必要最小限に行う	療担第20条
特定の保険薬局への患者誘導	患者の裁量に任せる	療担第19条の3
混合診療**	健康保険等で療養の給付を受けている患者に①診療報酬点数が定められていない療養を行いその費用を患者から徴収すること,②診療報酬点数に定められているものの一部について保険外診療として患者から費用徴収をすること,を混合治療といい,保険診療上認められない。	健康保険法第44条 療担第5条,第5条の2 ただし,法的根拠はないとする議論もある.
自己診療	医師が自身に対して診察や治療を行うことは認められていない.	医師法第20条の診察する相手は第三者(患者)と解釈されている.

* 認可された先進医療(高度医療を含む)による一連の診療,および,治験による薬物の投与やそれに伴う検査は例外
**インフルエンザワクチンや肺炎球菌ワクチンの接種は例外

表3 診療報酬の留意点

診療録	診療報酬の根拠は診療録にある*.
傷病名	適切な傷病名を診療録に記載する. レセプトに検査・治療に対応する病名がないと査定対象となる.
医学管理料	医師による患者指導や医学管理を評価する診療項目であり,その内容を診療録に記載する.

*療担第22条 保険医は患者の診療を行った場合には,遅滞なく,様式第1号,または,これに準ずる様式の診療録に,当該診療に関し必要な事項を記載しなければならない.

と高齢者医療(75歳以上の後期高齢者医療保険は,将来,廃止の可能性があり,8割強は国保に移し,都道府県が運営する厚労省の方針)になる.医療保険はサラリーマン等の被用者を対象とした被用者保険制度(健康保険,船員保険,共済組合保険)と,自営業者等を対象とした国民健康保険制度とに大きく二分される.

保険診療は,健康保険法等に基づく保険者と保険医療機関との間の「公法上の契約」による契約診療に位置づけられている.この保健診療を行うためには,保険医療機関及び保険医療養担当規則(通称 療担)というルールに沿った診療を行う必要がある.

また,保険診療には,いくつかの禁止事項(表2)と留意事項(表3)がある.

3 高額療養費

保険診療の自己負担額には月ごとに限度額が設けられ,限度額を超えた部分は「高

表4 じん肺で療養の対象となる合併症

- 肺結核
- 結核性胸膜炎
- 続発性気管支炎
- 続発性気管支拡張症
- 続発性気胸
- 原発性肺癌

額療養費制度」により給付される．自己負担限度額は患者の年齢や所得によって異なる．歯科と医科，外来と入院の合算はできないが，医療と介護は合算制度がある

4 労災保険

　労災保険とは，労働者災害補償保険法に基づく制度で，呼吸器疾患では，じん肺が労災保険の対象となる．X線写真像が1型以上で著しい肺機能障害（F++）がある場合や4型C（陰影の面積の和が1側肺野の1/3を超える場合）では管理4となり療養が必要である．他に療養の対象となる合併症がある（表4）

御法度!!

- ❖ 診察しないで治療や処方をすると医師法違反に問われる．
- ❖ 医学的評価未確立の診療，適応外薬物使用や研究目的は，保険診療上認められない．
- ❖ 保険診療で健康診断や自己診療を行ってはいけない．

文献

1) 日本病院事務研究会　2010-11年版Q&Aでわかる医療事務実践対応ハンドブック　医学通信社　2010年4月20日　第2版
2) 医師法（昭和23年7月30日法律第201号）最終改正：平成19年6月27日法律第96号
3) 保険医療機関及び保険医療養担当規則（昭和32年4月30日厚生省令第15号）最終改正：平成22年3月5日厚生労働省令第25号

北里大学大学院医療系研究科　**小林弘祐**

3 公費負担制度

Don't Forget!

- 呼吸機能障害など内部障害の身体障害者の等級は1級から3級に飛び，2級がない．
- 石綿に関連した健康被害には労災でなくても救済制度がある．
- 都道府県独自の公費負担制度もある．

1 基本的な考え方

公費負担制度には，①社会的弱者の援助・救済，②障害者の福祉，③健康被害に関する補償，④公衆衛生の向上，⑤難病・慢性疾患の治療研究と助成，がある．患者が公費を受けられる可能性がある場合，そのことを積極的に知らせるべきで，知らせないと患者にとって不利益が生じ，後に提訴されることもある．以下，呼吸器疾患患者に関連した公費負担制度について重点的に解説する

2 感染症法

二類感染症の肺結核患者で排菌があり，入院治療が必要な場合(37条第1項)には，結核とは関連しない疾患の医療費も含めて，医療保険分の残りを全額公費で負担される．排菌がない場合の外来治療(37条第2項)では，結核に関連した医療費の医療保険分の残りの自己負担分は5%で，あとは公費負担となる．ほかに鳥インフルエンザ(H5N1)も二類感染症である．

3 身体障害者

公費で医療費の自己負担分などに福祉サービスが受けられる．サービスの内容や条件は等級や自治体(市区町村)により異なる．呼吸機能障害など多くの内部障害の等級は1級から3級に飛び，2級がない(表1)．

4 難病

厚生労働省が定める疾患を「特定疾患」と呼び，患者の医療費の負担軽減を目的とした「特定疾患治療研究事業」の特定疾患に罹患し，認定基準を満たされている患者には，その疾患に関するデータを厚生労働省へ提供することを前提に，治療にかかる医療費の一部を公費で負担している(表2)．

5 生活保護

生活補助法の扶助の1つ．患者の自己負担分に医療補助がある．

6 石綿健康被害救済制度

石綿に起因した疾患患者やその遺族で労災補償制度及び特別遺族給付金の対象とならない人に対して，救済給付の支給を行う制度．指定疾患は石綿による①中皮腫，②肺癌，③著しい呼吸機能障害を伴う石綿肺，④著しい呼吸機能障害を伴うびまん性胸膜肥厚．療養中の場合には医療費の自己負担分と療養手当が支給され，死亡の場合には葬祭料や特別遺族弔慰金などが支払われる．

7 公害健康被害

大気汚染の影響による疾病(慢性気管支炎，気管支喘息，喘息性気管支炎，肺気腫，およびそれらの続発症)が多発した第1

第13章　知っておくべき知識と制度

表1　身体障害者（呼吸器機能障害）

等級	呼吸機能障害	予測肺活量1秒率	動脈血ガス酸素分圧	活動能力の程度
1	呼吸器の機能の障害により自己の身辺の日常生活活動が極度に制限されるもの	20以下または呼吸障害のため測定不能	50 Torr以下	息苦しいため身の回りのことができない
2				
3	呼吸器の機能の障害により家庭内での日常生活活動が著しく制限されるもの	20を超え30以下またはこれに準ずるもの	50 Torrを超え60 Torr以下またはこれに準ずるもの	ゆっくりでも少し歩くと息切れがする
4	呼吸器の機能の障害により社会での日常生活活動が著しく制限されるもの	30を超え40以下またはこれに準ずるもの	60 Torrを超え70 Torr以下またはこれに準ずるもの	(1)人並みの早さで歩くと息苦しくなる (2)階段はゆっくりでも登れないが，途中休みながら登れる

予測肺活量1秒量（指数）：1秒量の予測肺活量に対する百分率（FEV_1/予測$VC \times 100$）

表2　呼吸器疾患関連の公費対象の難病（特定疾患）

- 特発性間質性肺炎
- サルコイドーシス
- リンパ脈管筋腫症（LAM）
- 肺動脈性肺高血圧症
- 慢性血栓塞栓性肺高血圧症
- Wegener肉芽腫症

種指定地域の被認定患者は全額，公費負担となる．1987年の法改正により，新規患者の認定は行われなくなったが，それ以前の被認定患者については引き続き補償給付が行われている．

なお，道府県独自の公費負担制度もある．例えば東京都は1年以上の在住者で大気汚染の影響を受けると推定される疾病（気管支喘息及びその続発症，18歳未満については，慢性気管支炎，喘息性気管支炎，肺気腫及びそれらの続発症）に罹患している非喫煙患者に対して，自己負担分の全額補助制度がある．びまん性汎細気管支炎に対しても同様．

御法度!!

- 公費負担対象であるのに，そのことを患者・家族に黙っていてはいけない．
- 公費負担の申請書作成を面倒がらないこと．
- 公費負担で患者の自己負担がないからといって，不適切な高額医療をしないこと．

文献

1) 日本病院事務研究会　2010-11年版 Q&Aでわかる医療事務実践対応ハンドブック　医学通信社　2010年4月20日　第2版

北里大学大学院医療系研究科　**小林弘祐**

4 医療費の実例

Don't Forget!

- No margin, no mission. 無駄を抑え，請求は忘れずに行い，ルールを守る．
- 診療報酬点数表の項目のみ算定可能で，回数制限（まるめ）や同時算定不可項目がある．
- DPC では医療資源を最も投入した傷病名を退院時に注意して選ぶ必要がある．

1 基本的な考え方

医療機関はいくら患者のためといっても，赤字が続くと経営破綻をきたし，患者のためにならなくなる．No margin, no mission（利益なくして，果たせる使命なし）という立場も必要である．無駄を抑え，請求は忘れずに行い，査定されないようにルール（療養担当規則）をきちんと守る．

診療報酬点数表の項目のみ算定可能で，また，回数制限や同時算定できないものがある．また，検査項目数の制限（まるめ）があるものがある（表1）．

診療報酬算定の基礎となる原則は基本診療料と特掲診療料の和である．前者は初診料，再診料，入院基本料など基本的な診療行為の料金で1日1回の算定，後者は検査，処置，投薬，往診など診療行為にその都度かかる料金である．急性期病院では包括支払いを含む DPC（diagnosis procedure combination）診療報酬支払いシステムを採用する病院が増えている．DPC でも，手術料など特掲診療料は出来高払いである．

2 胸部異常陰影で他院から紹介された外来初診患者の例

初診料（270点，以下点数は平成22年度現在）が算定される．

持参した他院で撮影したフィルム等についての診断料（85点）は撮影部位及び撮影方法別に1回算定可能で，胸部単純写真とCT像は2回として算定できる．

表1 主な「まるめ」検査

生化学検査Ⅰ	10項目まで
生化学検査Ⅱ	8項目まで
初回腫瘍マーカー	4項目まで
経過観察の腫瘍マーカー	2項目まで
特殊自己抗体	3項目まで
特異的 IgE 抗体	13項目まで

採血して生化学検査を行うと項目数毎に点数が違うが生化学検査Ⅰは10項目，Ⅱは8項目以上いくら検査しても同じ点数（123点）しか算定できない．これをまるめと呼ぶ．

腫瘍マーカーは，4項目以上いくら調べても同じ点数（420点）でまるめとなり，診断確定または転帰の決定までに1回のみ算定可能である．

肺癌を疑って，喀痰細胞診（190点），細菌感染も疑って，細菌培養同定検査（130点），さらに結核も疑って喀痰で抗酸菌分離培養検査（180点）に好酸菌群核酸同定検査（410点）が算定される．

血液でクォンティフェロン TB 検査（QFT-TB）を施行した場合には加算（600点）できるが，QFT-TB は結核感染が強く疑われる患者を対象として測定した場合のみ算定でき，PCR との同時算定はできない．

表2　呼吸器疾患の主な指導管理料

指導管理料	入院	外来	点数	対象患者
在宅酸素療法指導管理料2(その他)	○	○	2,500	高度慢性呼吸不全，肺高血圧症，慢性心不全
在宅人工呼吸指導管理料	○	○	2,800	医師が適当と認めた患者(OSASは対象外)
在宅持続陽圧呼吸療法指導管理料	○	○	250	適応基準を満たすこと
在宅悪性腫瘍患者指導管理料	○	○	1,500	在宅で鎮痛療法または化学療法を行っている末期患者
在宅肺高血圧症患者指導管理料	○	○	1,500	原発性肺高血圧症患者でPGI 2の投与等の指導
在宅気管切開患者指導管理料	○	○	900	気管切開に関する指導管理
難病外来指導管理料	×	○	250	厚生労働大臣が定める難病疾患
がん性疼痛緩和指導管理料	○	○	100	WHO方式の治療法で計画的指導，麻薬処方施行

いずれも月1回まで

なお，それぞれの検査(血液学，生化学Ⅰ・Ⅱ，免疫学，微生物学)について判断料が月1回算定される．

胸部CT検査はマルチスライス型の機器(16列以上900点，16列未満820点)とそれ以外(600点)で点数が異なり，造影剤を使用すると500点加算と使用した造影剤料が算定できる．また，コンピューター断層診断料(450点)が，CT・MRI等を含み月1回算定できるが，画像診断を専ら担当する常勤の医師(通常は放射線科専門医)の読影レポートが必要である．

再診時に再診料が算定され，さらに気管支鏡検査を行うと，気管支ファイバースコピー(2,500点)，TBLB(4,000点ただし気管支ファイバースコピーの2,500点は加算できない)，超音波気管支鏡ガイド下生検(EBUS-TBNA)(4,530点)などの他に細胞診，結核菌の培養・核酸同定検査などが算定できる．

なお，自己抗体：抗sm抗体(170点)，抗RNP抗体(150点)，抗SS-A抗体(170点)，抗SS-B抗体(170点)，抗Scl-70抗体(170点)，抗Jo-1抗体(150点)は2項目で320点，3項目以上は490点にまるめとなる．また特異的IgE抗体検査は1項目110点で13項目以上は1,430点にまるめとなる．

3　指導管理料，治療管理料

医師の判断と治療方針の選定に対して種々の管理料がある(表2)．この中で難病指導管理料(月1回250点)は，公費負担がある難病の特定疾患に認定されていなくても，主病名に該当する病名の登録があり，診療録に難病指導の実態(証拠)を記載していれば算定できる．特定薬剤治療管理料(テオフィリン血中濃度は470点に初回月加算280点で計750点，2～3月目は470点で，4月目以降235点．気管支喘息，喘息性(様)気管支炎，慢性気管支炎，肺気腫または未熟児無呼吸発作の病名が必要)は薬剤の血中濃度と治療計画の要点を診療録に記載する．

4 DPC(diagnosis procedure combination)診療報酬支払いシステム

　DPCによる診療報酬支払いシステムを簡単に説明すると，退院時に1入院期間の治療内容を振り返ってみて，『医療資源を最も投入した傷病名』による診断群分類によって全入院期間の医療費が決まるシステム(図1)で，包括部分と出来高部分があり，包括部分は病名に応じて1日当りの点数が決まり，短い(入院期間Ⅰ)と増額され，長い(入院期間Ⅲ)と減額され(図2)，医療機関ごとに補正して診療報酬点数が決まる支払いシステムである．入院後の検査(画像を含む)は包括評価となるため，できるだけ外来ですませる．また，入院当初(入院期間Ⅰ)には高い点数が設定されているが，外泊をすると，入院基本料の基本点数の15%しか算定できない．ただし，1泊2日は保険ルール上外泊にはならない．

　診断群分類はまず，『医療資源を最も投入した傷病名』により分類する．これは，患者の入院期間全体を通してみて，治療した傷病のうち，最も人的・物質的医療資源を投入した傷病名であり，1入院中に複数の傷病に対して治療が行われた場合でも，『医療資源を最も投入した傷病名』は1つである．DPCの数字コードは14桁からなり，このコードに対応して包括点数が設定されている．このコードを適切に選ばないと減収になる．

　一方，事実に合わない高い点数のコードを選ぶことをアップコーディングと呼び，してはならない．

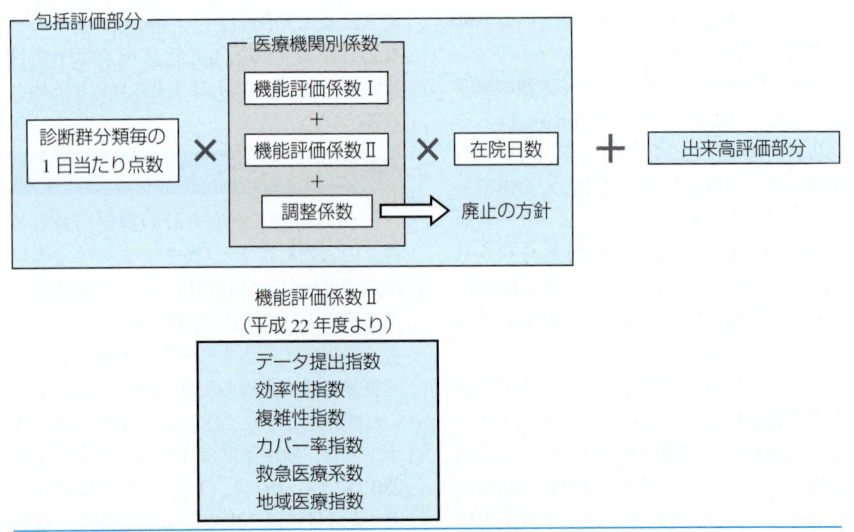

図1　DPCでの保険点数　包括評価・機能評価と出来高評価

第 13 章　知っておくべき知識と制度

【通常の設定方法】

図2　在院日数に応じた診療報酬の段階的評価

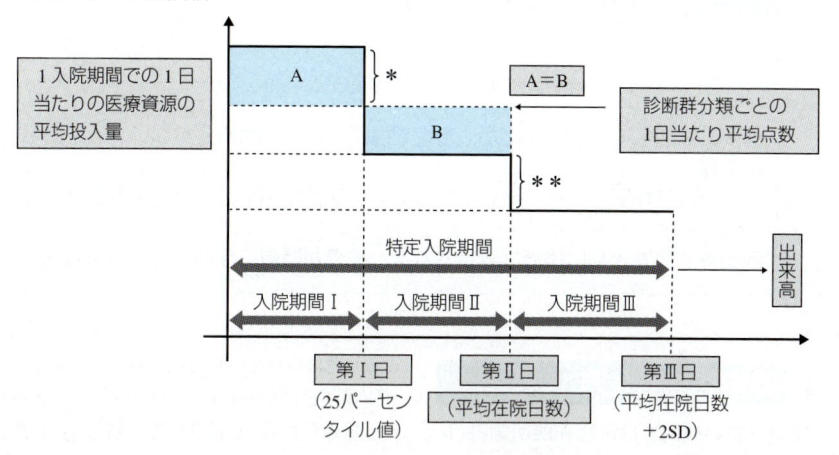

＊と＊＊を 15% とする設定方法 A，入院期間 A をその期間の医療資源の平均投入量とし＊＊を 15% とする設定方法 B，＊と＊＊を 10% とする比較的フラットな設定方法 C がある．いずれにせよ，入院期間 II を超えると平均よりも低くなる．

> **御法度!!**
> - 検査や治療に対応した病名を付けるのを後回しにしない．
> - DPC では検査(画像を含む)は入院中ではなく，できるだけ外来ですませる．
> - DPC では入院期間 I に二泊三日以上の外泊になると診療報酬が大幅に減点になる．

文献
1) 社会保険研究所　医科点数表の解釈　平成 22 年 4 月版
2) 社会保険研究所　診断群分類点数表のてびき　平成 22 年 4 月版

北里大学大学院医療系研究科　**小林弘祐**

5 保険の査定

> **Don't Forget!**
> - 返戻には病名追加が可能だが，査定では病名追加が認められない．適応病名に注意．
> - 減点(査定)が妥当でない部分に対しては，症状詳記を添付して再審査請求を行う．
> - 同時算定ができない検査は査定される．検査が過剰にならないように注意．

1 基本的な考え方

審査支払い機関では診療報酬明細書(レセプト)を基にルール(療養担当規則)に沿った診療報酬請求を行っているかどうか審査し，ルールを逸脱していると判断した場合には，これを減点(査定)する．

2 審査の流れ(図)

審査支払い機関では，不備が見つかったレセプトは医療機関に「返戻」として差し戻し，担当規則を逸脱している場合には減点(査定)し，増減点連絡書(ほとんどが減点)を医療機関に送付する．項目毎にA(適応と認められない)，B(過剰と認められる)，C(重複と認められる)，D(不必要，不適応と認められる)と記される．特にA項査定は，ほとんどが病名漏れである．これに対して，医療機関は，返戻に対してはレセプトを修正し，返戻箋にコメントを記載して送り直し，減点(査定)の決定が妥当ではないと考えられる部分に対しては，症状詳記や妥当性を示す資料を添付し，再審査請求を行う．なお，返戻については病名の追加が可能であるが，査定については，病名の追加は認められない．

一方，審査にパスしたレセプトは保険者に送られ，保険者は，さらにこれを点検し

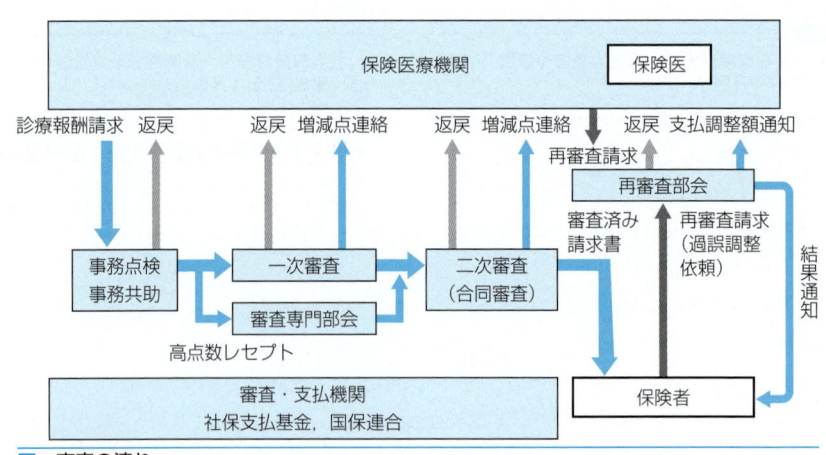

図 査定の流れ

表　不適切な投薬・注射の例

禁忌投与	NSAID を消化性潰瘍に投与．NSAID 投与時の胃薬の投与病名に注意
適応外投与	H₂ 遮断薬を胃潰瘍，急性胃炎，慢性胃炎の急性増悪以外に投与
用法外投与	外用適応のない抗菌薬(アミノグリコシドなど)を吸入投与
過量投与	慢性胃炎にガスター® を 1 日 20 mg 以上投与
重複投与	H₂ 遮断薬を経口と注射の両方で投与
多剤投与	消化性潰瘍に PPI と H₂ 遮断薬の投与
長期投与	各種抗菌薬

た後，問題があれば，「過誤返戻」として審査支払い機関で再審査を行う．

審査支払い機関の再審査部会では，減点査定に対する医療機関からの再審査請求と保険者が減点査定を請求する再審査請求を審査する．

不正請求の代表例として，架空請求(診療の事実がないものを診療したとして請求すること)，付け増し請求(実際に行った診療に行っていない診療を付け増して請求すること)，振替請求(実際に行った診療を保険点数の高い別の診療に振り替えて請求すること)などがあり，監査後の行政処分として，保険医療機関・保険医の取消，戒告，注意がある．

3　呼吸器疾患において査定されやすい検査

結核：結核菌 PCR とクォンティフェロン TB 検査(QFT-TB)を併せて実施した場合は主たるもののみ算定可能である．

間質性肺炎：KL-6（120），SP-D（140），SP-A（130）のうち複数を実施した場合は，主たるもののみを算定する．

特殊な自己抗体検査は，予め抗核抗体と抗 DNA 抗体の検査を行わないで施行すると，査定されやすい．抗好中球細胞質抗体(PR3-ANCA，C-ANCA) は Wegener 肉芽腫症(疑い)，抗好中球細胞質ミエロペルオキシダーゼ抗体(MPO-ANCA，P-ANCA)は急速進行性腎炎症候群(疑い)の病名がないと査定される．

β-D-グルカンは深在性真菌感染症が疑われる患者に算定するが，カンジダ抗原，アスペルギルス抗原，クリプトコッカス抗原と併せて実施した場合は主たるもののみの算定となる．

肺炎：尿中抗原を検査した際には，肺炎球菌肺炎やレジオネラ肺炎などの病名(疑いでも可)が必要で，百日咳，マイコプラズマ肺炎，クラミジア肺炎などの抗体検査を行った際にもそれぞれの病名(疑い)をきちんと登録してないと査定される．

治療についても，適応薬剤を使用し，適正投与量を適正期間投与する必要があるが，保険収載されていない治療法も多い．例えば特発性間質性肺炎の急性増悪の際，メチルプレドニゾロンによるパルス療法は適応症に記載がない．免疫抑制薬であるシクロホスファミド(パルス療法を含む)，アザチオプリン，シクロスポリンにも適応症に記載がない．しかし，きちんとした症状詳記を添付すると査定されないこともある．ただし，シクロスポリンの血中濃度測定による管理では，算定可能疾患が限られているために，特定薬剤治療管理料(470 点)は算定できない．

そのほかに，しばしば査定される投薬・注射がある(表)．

> **御法度!!**
> - 検査や投薬に対応した病名をその都度きちんと登録すべきである.
> - 過剰な検査や過剰な治療を行わない.
> - 架空請求,付け増し請求,振替請求など不正請求を行うと,保険医の取消もある.

文献
1) 医師法(昭和23年7月30日法律第201号)最終改正：平成19年6月27日法律第96号
2) 保険医療機関及び保険医療養担当規則(昭和32年4月30日厚生省令第15号)最終改正：平成22年3月5日厚生労働省令第25号
3) 社会保険研究所　医科点数表の解釈　平成22年4月版
4) 社会保険研究所　診断群分類点数表のてびき　平成22年4月版

北里大学大学院医療系研究科　**小林弘祐**

6 民間の医療保険

　国民全てを対象とする公的医療保険が完備されていない米国では，病気やけがは，人生にとって大きなリスクといえる．医療費が高額となるために，企業などで加入している民間の医療保険によって自己負担に大きな違いが生じるとともに，医療保険が打ち切られることは貧困へのファーストステップともなりえる．一方，日本においては国民皆保険の医療保険が整備され，諸外国と比較して劣らない給付水準にあるが，それでも例えば差額ベッドのように医療費以外に費用がかかるのが現実である．民間の医療保険は，公的医療保険を補完する関係にあり，多種多様な医療保険が用意されている．また，特定の疾病，例えばがんならば，公的医療保険で賄えない部分についてがん保険に加入することによって人生のリスクを低減させることができる．

1 民間の医療保険を理解する4つのポイント

a 保険期間
　保険期間により終身型と更新型（定期型）に分類される．終身型は，一生涯保障が続き保険料も変わらない．終身型の保険料は終身払い込みと短期払い込みがあり，また解約返戻金の有無もある．
　更新型は，10年などの一定期間ごとに契約を更新していくもので，一般的には80歳で保障がなくなるものが多い．保険料は契約更新ごとに再計算される．長期加入した場合には保険料総額は終身型の短期払いの方が少なくてすむ．

b 入院給付金給付の時期
　入院給付金は，一定の日数以上入院した時に支払われ，保険によって，日帰り，1泊2日，5日型などがある．5日型よりも日帰り入院の保険料は高くなる．入院日数が短くなっているので，一般に，日帰り，1泊2日型を希望する人が多いようである．

c 支払い限度日数
　1回の入院で支払われる日数は，保険によって異なる．60～180日型が主流である．一度退院してから180日以内に同じ病気やけがが原因で再入院した場合は，一入院とみなされる．保険料は，60日型よりも180日型の方が高くなる．入院期間は年々短くなる傾向にあり，入退院を繰り返さなければ，短い支払い限度日数と貯蓄で保障日数を考えることもできる．

d 保険料の支払い
　終身型の医療保険には，生涯払い続ける終身払いと，一定期間だけ支払う短期払いがある．終身払いの方が保険料は安いが，年金生活となり収入が少なくなった時にも支払えるのか留意しておきたい．

2 医療保険の4つのタイプ

　民間の医療保険には，「医療保険」「がん保険」などがある．また，病気やけがで働けない時の「所得補償保険」や，不慮の事故でけがをした時の「傷害保険」などもある．
　医療保障を確保するために加入しておきたいのが，病気やけがの種類にかかわらず保険金が支払われる医療保険である．医療保険以外にも，死亡保険などの主契約に特約としてつけられる「医療特約」や「入院特約」がある．
　医療保険は，大きく4つのタイプに分けることができる（表）．

a 終身型（シンプル）
　最低限保障を安い保険料で確保するために保障内容を入院給付金と手術給付金だけ

表　医療保険の主なタイプ

終身型（シンプル）	充実保障型
入院給付金と手術給付金のみの保障内容．解約返戻金などがない分，保険料が割安．入院給付金の日額は5,000円，1万円などから選ぶことができる．1入院や通算の支払い限度日数は，保険によって異なる．	入院給付金や手術給付金のほか，死亡保険金や通院給付金，がんや女性特有の病気に対する保障が上乗せされる．無事故給付金付きタイプもある．保険料はやや高め．

オーダーメイド型	実損てん補型
主契約の入院給付金などに，保障を特約で自由に組み合わせるタイプ．特約をつけると，その分，保険料は高くなる．保険期間や1入院の支払い限度日数を選択できるものもある．	健康保険の自己負担分や高度先進医療などの健康保険がきかない治療，差額ベッド代などの雑費に対して，かかった実費をカバーするタイプ．

にした医療保険である．

b　充実保障型
がんや女性特有の病気に対する保障もセットされた保険で，保障内容が手厚いので保険料はやや高めなる．

c　オーダーメイド型
主契約の入院給付金などに，自分の好きな保障を特約で自由に組み合わせることができる保険で，特約をつけると保険料はより高めになる．自分の必要な保障がはっきりしてる場合にはよい保険と考えられる．

d　実損てん補型
健康保険の自己負担分や先進医療までカバーできるので，高額の医療費に備えたい人向け．かかった費用の金額を保障する保険と，契約時に決めた上限額まで保障する保険がある．

3　がん保険

医療保険は，ほとんどの病気をカバーしているが，がん保険はがんでの入院や手術に絞った保障で，保障対象をがんに限定するため，少ない保険料で大きな保障を得られる．

がん保険の特徴は，入院給付金の支払い限度日数に制限がないことである．基本的な医療保険にプラスして加入しておけば，費用の心配をせずに治療に専念できる．ほかに，初めてがんと診断された時には，診断給付金が支給され，保険によっては，高度先進医療給付金，在宅緩和ケアなどの特約もある．保険外併用療養費（高度先進医療）にがんの治療目的としたものが多い．そのような治療をうけた場合に給付が受けられるのも心強いものである．また，がんの治療は他の病気に比べると，入退院を繰り返しがちで，経済的リスクが大きくなり，1入院あたりの支払い限度日数がある医療保険ではカバーできないことも考えられる．がんの入退院や高額な治療費に備えたい場合は，がん保険の加入は安心を生み効果もあると思われる．

井戸美枝事務所　**井戸美枝**

7 医薬品副作用被害救済制度

Don't Forget!
- 医薬品を適正使用した場合でも，副作用発現の可能性がある．
- 医薬品副作用被害救済制度は，全ての健康被害を対象としている訳ではない．
- 被害者の迅速な救済を図ることを目的とした公的制度である．

1 基本的な考え方

　医薬品は，様々な疾患の治療のみならず，予防にも欠かせない存在である．薬物療法は，治療効果が期待できる「治療域」と，副作用の発現に注意が必要な「副作用域」の血中濃度が接近した条件で行われる特殊性を有している．その結果，医薬品が適応症例に対して適正に使用された場合においても，副作用の発現を防止できない場合がある．医薬品副作用被害救済制度は，医療機関から処方された医療用医薬品のみならず，薬局で購入した一般用医薬品(OTC医薬品)についても，適正使用したにもかかわらず副作用により一定の健康被害が生じた場合に医療費等の給付を行い，被害者の救済を図ることを目的としている．

2 副作用の定義

　「医薬品の副作用」とは，独立行政法人医薬品医療機器総合機構法第四条第六項に「許可医薬品が適正な使用目的に従い適正に使用された場合においてもその許可医薬品により人に発現する有害な反応をいう」と定義されている．また，WHO(世界保健機関)では，adverse drug reactions を a response to a medicine which is noxious and unintended, and which occurs at doses normally used in man. 即ち，医薬品の有害作用とは，医薬品が通常の治療や予防に用いられる用量で引き起こす，有害で，望まれない反応と定義している．

3 医薬品副作用被害救済制度の仕組み

　医薬品副作用被害救済制度は，平成14年法律第192号，独立行政法人医薬品医療機器総合機構法に基づく公式に制定されている．その制度の概要を以下に示す(図)．

4 対象となる健康被害(表1)

　昭和55年5月1日以降に，医薬品を国内で適正に使用(添付文書に記載されている用法・用量及び使用上の注意に従って使用)したにもかかわらず，発生した副作用による入院を必要とする疾病(やむをえない自宅療養を含む)，日常生活が著しく制限される程度の障害[*1](症状が固定しない場合は初診日から1年6か月を経過した後の状態)および死亡．

*1 支給の対象となる障害は，次の「1級」と「2級」に該当する程度の状態

a. 1級の障害：日常生活の用を自分ですることができない程度の障害
b. 2級の障害：日常生活に著しい制限を受ける程度の障害

　「適正な使用」とは，原則的には医薬品の容器あるいは添付文書に記載されている用法・用量および使用上の注意に従って使用されることが基本となる．個別の事例については，現在の医学・薬学の学問水準に照らして総合的な見地から判断される．

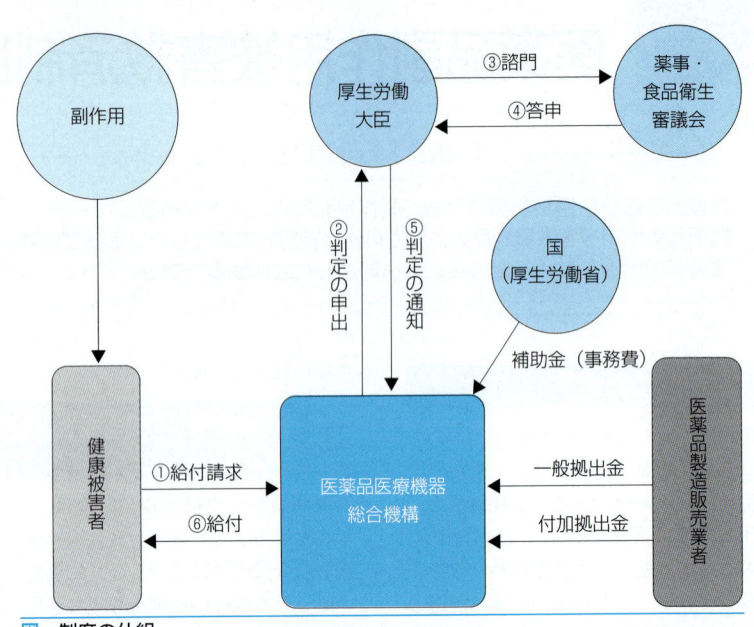

図 制度の仕組
（独立行政法人医薬品医療機器総合機構の HP から転用）

5 対象とならない場合

① 法定予防接種を受けたことによるものである場合（任意に予防接種を受けたことによる健康被害は対象）
② 医薬品の製造販売業者などに損害賠償の責任が明らかな場合
③ 救命のためやむをえず通常の使用量を超えて医薬品を使用したことによる健康被害で，その発生が予め認識されていた等の場合
④ 癌その他の特殊疾病に使用される医薬品で厚生労働大臣の指定するもの（対象除外医薬品 *[2]）等による場合
⑤ 医薬品の副作用のうち軽度な健康被害や医薬品の不適正な使用によるもの等である場合

*2 対象除外医薬品
a. 癌その他特殊疾病に使用されることが目的とされている医薬品であって，厚生労働大臣が指定するもの（抗悪性腫瘍薬，免疫抑制薬など）
b. 人体に直接使用されないものや，薬理作用のないもの等副作用被害発現の可能性が考えられない医薬品（動物用医薬品，製造専用医薬品，体外診断用医薬品など）

6 副作用救済給付の種類や給付額

副作用救済給付の種類を以下に示す．種類別の給付額については表2に示した．

① **医療費**：医薬品の副作用による疾病の治療に要した費用（ただし，健康保険等による給付の額を差し引いた自己負担分．）を実費補償する．（健康保険の療養に要する費用の額の算定方法の例による．）
② **医療手当**：医薬品の副作用による疾病の治療に伴う医療費以外の費用の負担に着目して給付されるもので定額．
③ **障害年金**：医薬品の副作用により一定程度の障害の状態にある18歳以上の人の

第13章　知っておくべき知識と制度

表1 副作用救済給付年金，障害児養育年金の対象となる障害の程度（独立行政法人医薬品医療機器総合機構法施行令）

等級	障害の状況
1	1. 両眼の視力の和が0.04以下のもの 2. 両耳の聴力レベルが100デシベル以上のもの 3. 両上肢の機能に著しい障害を有するもの 4. 両下肢の機能に著しい障害を有するもの 5. 体幹の機能に座っていることができない程度または立ち上がることのできない程度の障害を有するもの 6. 前各号に掲げるもののほか，身体の機能の障害または長期にわたる安静を必要とする病状が前各号と同程度以上と認められる状態であって，日常生活の用を弁ずることを不能ならしめる程度のもの 7. 精神の障害であって，前各号と同程度以上と認められる程度のもの 8. 身体の機能の障害もしくは病状または精神の障害が重複する場合であって，その状態が前各号と同程度以上と認められる程度のもの
2	1. 両眼の視力の和が0.08以下のもの 2. 両耳の聴力レベルが90デシベル以上のもの 3. 平衡機能に著しい障害を有するもの 4. 咀嚼の機能を欠くもの 5. 音声または言語機能に著しい障害を有するもの 6. 一上肢の機能に著しい障害を有するもの 7. 一下肢の機能に著しい障害を有するもの 8. 体幹の機能に歩くことができない程度の障害を有するもの 9. 前各号に掲げるもののほか，身体の機能の障害または長期にわたる安静を必要とする病状が前各号と同程度以上と認められる状態であって，日常生活が著しい制限を受けるか，または日常生活に著しい制限を加えることを必要とする程度のもの 10. 精神の障害であって，前各号と同程度以上と認められる程度のもの 11. 身体の機能の障害もしくは病状または精神の障害が重複する場合であって，その状態が前各号と同程度以上と認められる程度のもの

生活補償等を目的として給付されるもので定額．

④**障害児養育年金**：医薬品の副作用により一定程度の障害の状態にある18歳未満の人を養育する人に対して給付されるもので定額．

⑤**遺族年金**：生計維持者が医薬品の副作用により死亡した場合に，その遺族の生活の立て直し等を目的として給付されるもので定額．（最高10年間を限度とする．）

⑥**遺族一時金**：生計維持者以外の人が医薬品の副作用により死亡した場合に，その遺族に対する見舞等を目的として給付されるもので定額．

⑦**葬祭料**：医薬品の副作用により死亡した人の葬祭を行うことに伴う出費に着目して給付されるもので定額．

給付額は，給付事由発生月によって異なることから，具体的な給付額については医薬品医療機器総合機構に確認する必要がある．

表2　給付の種類別給付額

給付の種類	区　分		給付額
医療費			健康保険等による給付の額を除いた自己負担分
医療手当	(1) 通院の場合	1か月のうち3日以上	月額 35,800 円
		1か月のうち3日未満	月額 33,800 円
	(2) 入院の場合	1か月のうち8日以上	月額 35,800 円
		1か月のうち8日未満	月額 33,800 円
	(3) 入院と通院がある場合		月額 35,800 円
障害年金	(1) 1級の場合		年額 2,720,400 円（月額 226,700 円）
	(2) 2級の場合		年額 2,175,600 円（月額 181,300 円）
障害児養育年金	(1) 1級の場合		年額 850,800 円（月額 70,900 円）
	(2) 2級の場合		年額 680,400 円（月額 56,700 円）
遺族年金	10年間を限度として（ただし，死亡した本人が障害年金を受けたことがある場合，その期間が7年に満たないときは10年からその期間を控除した期間，その期間が7年以上のときは3年を限度として支給されます．）		年額 2,378,400 円（月額 198,200 円）
遺族一時金			7,135,200 円
葬祭料			201,000 円

7　給付の請求

医療費等の給付の請求は，健康被害を受けた本人（または遺族）等が，請求書と添付資料（医師の診断書等）を医薬品医療機器総合機構に送付することにより行う．給付の種類に応じて，請求の期限が定められているので注意が必要となる．請求手続きについては，「医療費等の請求手続き」を参照のこと．

8　請求の期限

各請求の期限について，表3に示す．

9　医学的薬学的な判定

医薬品医療機器総合機構では，給付の請求があった健康被害について，その健康被害が医薬品の副作用によるものかどうか，医薬品が適正に使用されたかどうかなどの医学的薬学的判断について厚生労働大臣に判定の申し出を行い，厚生労働大臣は，医薬品医療機器総合機構からの判定の申し出に応じ，薬事・食品衛生審議会（副作用被害判定部会）に意見を聴いて判定を行う．

表3 請求の期限

給付の種類	請求の期限
医療費	医療費の支給の対象となる費用の支払いが行われた時から2年以内．（平成20年5月1日以後に行われた費用の支払いについては5年以内．）
医療手当	請求に係る医療が行われた日の属する月の翌月の初日から2年以内．（平成20年5月1日以後に行われた医療については5年以内．）
障害年金	請求期限はありません．
障害児養育年金	請求期限はありません．
遺族年金	死亡の時から5年以内．ただし，死亡前に医療費，医療手当，障害年金または障害児養育年金の支給決定があった場合には，死亡の時から2年以内．ただし，遺族年金を受けることができる先順位者が死亡した場合には，その死亡の時から2年以内．
遺族一時金	遺族年金と同じ．
葬祭料	遺族年金と同じ．

10 給付の決定

医薬品医療機器総合機構は，厚生労働大臣による医学的薬学的判定に基づいて給付の支給の可否を決定する．なお，この決定に対して不服がある請求者は，厚生労働大臣に対して審査を申し立てることができる．

11 医療従事者の役割

医師および薬剤師は，医薬品の使用にあたって万全の注意を払ってもなお副作用の発生を防止できない場合があることを，患者さんに分かりやすく説明し同意を得る（インフォームド・コンセント）ことが重要である．同時に，患者さんの医薬品に関する疑問等について常に耳を傾け，ご自身の判断で服用方法や用量を変更したり，中止することがないように指導することが必要である．医療従事者として最も大切なことは，副作用を救済することではなく，副作用の発現を出来得る限り減らし，発現した場合はその健康被害をできる限り低減することである．

12 副作用救済給付制度について問合せ先

医薬品医療機器総合機構
電話：0120-149-931（フリーダイヤル）
HP：
http://www.pmda.go.jp/kenkouhigai/help.html
メールアドレス：kyufu@pmda.go.jp

御法度!!

- 抗腫瘍薬や免疫抑制薬は医薬品副作用被害救済制度の対象にならない．
- 医薬品の副作用のうち，軽度な健康被害や医薬品の不適正な使用は対象にならない．

東北大学病院薬剤部　久道周彦

8 感染症届け出基準

> **Don't Forget!**
> - 感染症を診断した医師は，法律に基づき確実に報告する．
> - 病原体の管理・運搬に際にしてもバイオセーフティを遵守する．
> - 国内・地域の感染症対策は，国際的な対策とも連携している．

1 はじめに

感染症法「感染症の予防及び感染症の患者に対する医療に関する法律」は，感染症に関する国と地方公共団体，国民，医師などの責任の明確化，感染症の類型化，症候別サーベイランス，病原体の管理について規定している．法律は2008年6月改正であり，付帯する政令，省令などは随時改正が行われている．

近年では，インフルエンザや感染性胃腸炎などの市中感染症の流行状況の他，メチシリン耐性黄色ブドウ球菌（MRSA）感染症やバンコマイシン耐性腸球菌（VRE）など薬剤耐性菌による医療関連感染症をも対象にしつつある．罰則規定を含み，全ての医師が遵守することが求められていることから，確実な理解が必要である．

2 感染症分類

感染性と重篤度による分類，医療対応やサーベイランスと関連する感染症の類型化が行われている（**表1, 表2**）．感染症を診断した医師は，保健所を通じて都道県知事に報告する．報告した情報は，国立感染症研究所感染症情報センターや，各都道府県のウェブサイトで閲覧することが可能である．

a 一類感染症

一類感染症は，ウイルス性出血熱や，痘そう，ペストなどである．わが国では，1987年にラッサ熱による西アフリカからの邦人の帰国後発症例の報告がある．疑似症を含めて医師は直ちに報告する必要がある．

b 二類感染症

二類感染症は，結核を含む呼吸器感染症である．医師は直ちに報告する必要がある．喀痰塗抹陽性などによる結核の入院治療については，患者入院届様式および，一類・二類感染症に関する症状消失等確認通知書様式，結核患者退院届様式も併せて提出する．

c 三類感染症

腸管出血性大腸菌感染症，コレラ，腸チフスなどによる腸管感染症である．なお，腸管出血性大腸菌感染症はベロトキシン産生性を有することを確認するともに，実際には，O157のほか，O26やO111などもみられる．医師は直ちに報告する必要がある．

d 四類感染症

E型肝炎，A型肝炎，Q熱，狂犬病など，動物，飲食物等の物件を介して感染するため，動物や物件の消毒，廃棄などの措置が必要となる感染症である．オウム病，類鼻疽，レジオネラ症なども含まれる．医師は直ちに報告する必要がある．

e 五類感染症

全数把握感染症として，アメーバ赤痢や急性ウイルス性肝炎など，16疾患が定められている．医師は7日以内に報告する必要がある．

第13章　知っておくべき知識と制度

表1　感染症法における取り扱い

	一類	二類	三類	四類	五類
疾病名の規定方法	法律	法律	法律	政令	省令
隔離（検疫法に基づく）	○	×	×	×	×
停留（検疫法に基づく）	○	×	×	×	×
疑似症患者への適用	○	○（ポリオ・ジフテリアを除く）	×	×	×
無症候病原体保有者への適用	○	○	○	○	（HIVと梅毒）
入院の勧告・措置	○	○	×	×	×
就業制限	○	○	○	×	×
健康診断受診の勧告・実施	○	○	○	×	×
死体の移動制限	○	○	○	○	×
生活用水の使用制限	○	○	○	×	×
ネズミ，昆虫の駆除	○	○	○	○	×
汚染された物件の廃棄等	○	○	○	○	×
汚染された場所の消毒	○	○	○	○	×
医師の届出	○（直ちに）	○（直ちに）	○（直ちに）	○（直ちに）	○（週〜月単位）
積極的疫学調査の実施	○	○	○	○	○
建物の立ち入り制限・封鎖	○	×	×	×	×
交通の制限	○	×	×	×	×

　定点把握感染症として，インフルエンザやRSウイルス感染症，MRSA感染症など，25疾患が定められており，それぞれインフルエンザ定点，小児科定点，眼科定点，STD（性感染症）定点，基幹定点がある．定点医療機関の医師は週〜月単位に報告する必要がある．

3　症候別サーベイランス

　感染症法における類型では，未知の感染症など一般の医師による診断が困難な場合には届出がされないため，早期対応に支障が生じる懸念がある．日本を含むWHO加盟国は，感染症の国際間の伝播防止のため，国際保健規則（IHR）に基づき，黄熱，コレラ，ペスト，天然痘についてWHOに報告する義務がある．加えて，2003年のSARS（急性呼吸器症候群）の世界的なアウトブレイクの教訓やバイオテロの懸念から，IHRが2005年改正され，2007年6月に発効，

表2 感染症法における類型

類型	疾患
一類感染症	(1)エボラ出血熱, (2)クリミア・コンゴ出血熱, (3)痘そう, (4)南米出血熱, (5)ペスト, (6)マールブルグ病, (7)ラッサ熱
二類感染症	(1)急性灰白髄炎, (2)結核, (3)ジフテリア, (4)重症急性呼吸器症候群(病原体がコロナウイルス属SARSコロナウイルスであるものに限る), (5)鳥インフルエンザ(H5N1)
三類感染症	(1)コレラ, (2)細菌性赤痢, (3)腸管出血性大腸菌感染症, (4)腸チフス, (5)パラチフス
四類感染症	(1)E型肝炎, (2)ウエストナイル熱, (3)A型肝炎, (4)エキノコックス症, (5)黄熱, (6)オウム病, (7)オムスク出血熱, (8)回帰熱, (9)キャサヌル森林病, (10)Q熱, (11)狂犬病, (12)コクシジオイデス症, (13)サル痘, (14)腎症候性出血熱, (15)西部ウマ脳炎, (16)ダニ媒介脳炎, (17)炭疽, (18)ツツガムシ病, (19)デング熱, (20)東部ウマ脳炎, (21)鳥インフルエンザ(鳥インフルエンザ(H5N1)を除く.), (22)ニパウイルス感染症, (23)日本紅斑熱, (24)日本脳炎, (25)ハンタウイルス肺症候群, (26)Bウイルス病, (27)鼻疽, (28)ブルセラ症, (29)ベネズエラウマ脳炎, (30)ヘンドラウイルス感染症(31)発しんチフス, (32)ボツリヌス症, (33)マラリア, (34)野兎病, (35)ライム病, (36)リッサウイルス感染症, (37)リフトバレー熱, (38)類鼻疽, (39)レジオネラ症, (40)レプトスピラ症, (41)ロッキー山紅斑熱
五類感染症 (全数把握 感染症)	(1)アメーバ赤痢, (2)ウイルス性肝炎(E型肝炎およびA型肝炎を除く.), (3)急性脳炎(ウエストナイル脳炎, 西部ウマ脳炎, ダニ媒介脳炎, 東部ウマ脳炎, 日本脳炎, ベネズエラウマ脳炎およびリフトバレー熱を除く.), (4)クリプトスポリジウム症, (5)Creuzfeldt－Jakob病, (6)劇症型溶血性レンサ球菌感染症, (7)後天性免疫不全症候群, (8)ジアルジア症, (9)髄膜炎菌性髄膜炎, (10)先天性風しん症候群, (11)梅毒, (12)破傷風, (13)バンコマイシン耐性黄色ブドウ球菌感染症, (14)バンコマイシン耐性腸球菌感染症, (14-2)風しん, (14-3)麻しん
五類感染症 (定点把握 感染症)	(15)RSウイルス感染症, (16)咽頭結膜熱, (17)A群溶血性レンサ球菌咽頭炎, (18)感染性胃腸炎, (19)水痘, (20)手足口病, (21)伝染性紅斑, (22)突発性発しん, (23)百日咳, (25)ヘルパンギーナ, (27)流行性耳下腺炎, (28)インフルエンザ(鳥インフルエンザおよび新型インフルエンザ等感染症を除く.), (29)急性出血性結膜炎, (30)流行性角結膜炎, (31)性器クラミジア感染症, (32)性器ヘルペスウイルス感染症, (33)尖圭コンジローマ, (34)淋菌感染症, (35)クラミジア肺炎(オウム病を除く), (36)細菌性髄膜炎(髄膜炎菌性髄膜炎はのぞく), (37)ペニシリン耐性肺炎球菌感染症, (38)マイコプラズマ肺炎, (40)無菌性髄膜炎, (41)メチシリン耐性黄色ブドウ球菌感染症, (42)薬剤耐性緑膿菌感染症

幅広く「国際的に脅威となる公衆衛生緊急事態(public health emergencies of international concern：PHEIC)」についてはWHOに24時間以内の報告が義務づけられた. 2009年のinfluenza H1N1 2009 (pdm)によるパンデミックの際には, 本規則による各国からの情報の収集が行われ, 国際的な対応に繋がった.

症候別サーベイランスでは，指定届出機関の管理者は，①摂氏38℃以上の発熱および呼吸器症状（明らかな外傷または器質的疾患に起因するものを除く．），②発熱および発疹または水疱について報告する義務がある．その際，感染症法に規定する感染症は除くこと，①の場合は，呼吸困難の状態など入院を要する程度に重症であることなどが規定されている．

4 病原体の管理

生物テロに使用されるおそれのある病原体等であって，国民の生命および健康に影響を与えるおそれがある感染症の病原体等の管理の強化を目的として，病原体の保管・管理・運搬等についてバイオセキュリティーの概念のもと，1種〜4種病原体等が規定されており，自施設の検査室がそれぞれの病原体に対応可能なバイオセーフティレベルの施設基準を満たしているかについて確認する必要がある．

医師は，医療施設においてグラム染色をはじめとする微生物検査を行う際は検体の取り扱い，安全キャビネットの使用法，廃棄手順など，安全に検査を行うための手順を遵守するとともに，病原体を含む臨床検体を他施設に搬送する際には，各病原体に規定されている搬送容器・手順などを確実に実施する必要がある[1]．

文献
1) 国立感染症研究所，バイオセーフティ管理室，病原体等の輸送・運搬に関する取扱要領 http://www.nih.go.jp/niid/Biosafety/yuso/yuso0708.html

東北大学大学院感染症診療地域連携講座　國島広之

第14章

書類の書き方

1 紹介状，紹介医師への返事，病歴サマリー，診断書の書き方

Don't Forget!

1) いずれの書類も，医療機関名の入った，診療録に保存される公的文書であり，指導医がチェックすることが望ましい．
2) どの書類に関しても，以下の注意が必要である．
   - ☐ 要点を良く整理し，簡潔に書く．その際，箇条書きなどを併用する．
   - ☐ 必ず読み返す．
   - ☐ 極力，略語を用いない．
   - ☐ 書式ができあがっている場合がほとんどであるが，必ず複写をとる．
   - ☐ 患者のプライバシーには十分配慮する．

1 紹介状の書き方（図1）

① X線・CTなどは，経過も含めて資料を添える．その際，レントゲンフィルム類の返却が必要か否かも紹介状に付記する．
② 呼吸機能検査，心電図検査，病理所見結果，手術所見，入院歴のある患者では病歴サマリーのコピーなども添えるが，よく整理して，必要なものをピックアップする．
③ 患者に渡す際，相手医療機関の受診の時期など確認しておく．すぐに受診させる予定で紹介状を渡しても，実際には，半年，1年経ってからの受診となるような場合もある．
④ 相手の宛名は，一般の手紙文では末尾にくるが，紹介状では文頭に書くことが多い．
⑤ 敬称は，通常は「先生」とし，そこに「侍史」，「机下」などの脇付を添えることもある．
⑥ 本文には，紹介目的，診断名，臨床経過，処方内容などが含まれる．紹介の主旨が分かるように，紹介目的，診断名などを挙げた後に，臨床経過を記載する．また，現在の処方内容も必ず記載する．
⑦ 必要な場合，患者の社会的，経済的，家族関係的バックグラウンド，感染症や過敏症なども付記する．また，特に悪性腫瘍患者を中心に，患者および家族への病状の告知内容にも言及する．
⑧ 診療報酬上，他院への紹介は，紹介元，紹介先がそれぞれ病院，診療所を問わず，診療情報提供料が認められている．一方，院内の紹介（病棟→外来，外来→外来）では，診療情報提供料は認められない．

2 紹介医師への返事の書き方
（初診時：図2, 方針決定時：図3）

① 紹介元に対し，紹介受診時（受診の報告，初診時の評価，今後の予定など）および診断が定まり，治療方針が決定された後の最低2回は返信を出す．
② 経過をまとめることによって，その症例および疾患に対する理解の整理にも役立つ．
③ X線・CT，病理標本などの資料は，不要になり次第至急返却する．それら資料は，紹介受診時に持ってくることが多く，それらをしばらく預かるようなら，返信にその旨を記載する．

```
　　　　　　　診 療 情 報 提 供 書 （ 紹 介 状 ）

（医療機関名）                                          ☐ 患者さま手渡し済
　　　　○ ○ 病 院                                        平成○○年○月○日

　　　　○ ○ ○ ○先生侍史                   ┌─────────────────────────┐
                                            │〒102-8798　千代田区富士見2-14-23   │
時下ますますご清栄のこととお慶び申し上げます。│東京逓信病院　地域連携室気付         │
さて、このたび患者さまのご紹介をさせていただきます。│代表 03(xxxx)xxxx  診療予約 03(xxxx)xxxx│
                                            │東京逓信病院                         │
                                            │                                     │
                                            │呼吸器内科                           │
                                            │　　医師　久田　哲哉                 │
                                            └─────────────────────────┘


　　当院カルテ番号　1234-56-7
　　氏名　○　○　○　○　様
　　初診日　平成○年○月○日　性別　女性　生年月日　○○年○月○日　○○歳

　　（紹介目的）
　　御精査御加療のお願い

　　（診断）
　　＃1 肺結核
　　＃2 糖尿病
　　＃3 高血圧症

　　（症状、検査結果、治療経過）
　　平成18年より糖尿病、高血圧にて当院外来通院加療中．平成22年8月11日の健診時胸部X線
　　にて右上葉浸潤影を認め、紹介受診されました．喀痰より抗酸菌塗抹ガフキー4号を認め、PCR
　　検査にて結核菌と同定されました．WBC 6400/$\mu$l、CRP 3.6mg/dl、HbA1c 7.5%．
　　つきましては、今後の御精査御加療のほど、なにとぞよろしくお願い申し上げます．

　　（現在の処方）
　　アマリール錠（1mg）　　　　　2錠　　　　　2×朝夕食後
　　ノルバスク錠（2.5mg）　　　　1錠　　　　　1×朝食後

　　（備考）
　　1）平成18年入院時の病歴サマリーのコピーを同封いたします．
　　2）胸部X線・CTフィルムは、ご不要になり次第ご返却いただければ幸いです．

　　　　　　　　　　　　　　　添付資料：画像（☑ 有・☐ 無）、その他（　　　　）
```

図1　紹介状の例

診療経過報告書

（医療機関名）

┌ 患者さま手渡し済

平成〇〇年〇月〇日

〇 〇 病 院

〇 〇 〇 〇先生侍史

〒102-8798 千代田区富士見2-14-23
東京逓信病院 地域連携室気付
代表 03(xxxx)xxxx 診療予約 03(xxxx)xxxx
東京逓信病院

呼吸器内科
医師 久田 哲哉

時下ますますご清栄のこととお慶び申し上げます。
さて、このたび患者さまのご報告をさせていただきます。
ご紹介ありがとうございました。

当院カルテ番号 1234-56-7

氏名 〇 〇 〇 〇 様

初診日 平成〇年〇月〇日 性別 女性 生年月日 〇〇年〇月〇日 〇〇歳

（診断）
#１胸部異常陰影
#２高血圧症

（症状、検査結果、治療経過）
ご紹介いただきました上記患者さま、本日当科を受診されました.
胸部Ｘ線上、右肺上葉に腫瘤影を認め、第一に原発性肺癌を疑いますが、今後気管支鏡検査を含めて精査加療させていただきたいと思います．御紹介ありがとうございました.

（現在の処方）
ノルバスク錠（2.5mg） 1錠 1ｘ朝食後

（備考）
＊ お預かりしたＸ線フィルム類は、もうしばらく拝借させて頂きます.

添付資料：画像（┌ 有・☑ 無）、その他（ ）

図２ 紹介医師への返事の例（初診時）

診療経過報告書

（医療機関名）

□ 患者さま手渡し済

平成〇〇年〇月〇日

〇 〇 病 院

〇 〇 〇 〇先生侍史

〒102-8798　千代田区富士見2-14-23
東京逓信病院　地域連携室気付
代表　03(xxxx)xxxx　診療予約　03(xxxx)xxxx
東京逓信病院

呼吸器内科
医師　久田　哲哉

時下ますますご清栄のこととお慶び申し上げます。
さて、このたび患者さまのご報告をさせていただきます。

当院カルテ番号　1234-56-7

氏名　〇 〇 〇 〇 様

初診日　平成〇年〇月〇日　性別　女性　生年月日　〇〇年〇月〇日　〇〇歳

平成〇年〇月〇日に退院されましたので、ご報告いたします。

（診断）
＃１肺腺癌（右肺Ｓ2原発、cT2aN0M0）
＃２高血圧症

（症状、検査結果、治療経過）
ご紹介いただきました上記患者、平成２２年８月１１日より当科入院精査の結果、上記診断となり、手術目的に、平成〇年〇月〇日に呼吸器外科再入院の予定となりました．手術結果ほかは、後日外科担当医より御報告申し上げます．
今後とも、なにとぞよろしくお願い申し上げます．

（現在の処方）
ノルバスク錠（2.5mg）　　1錠　　1ｘ朝食後

（備考）
1）内科病歴サマリーのコピーを同封いたします．
2）ご本人、ご家族ともに病名、病状ご説明しています．
3）お預かりしたＸ線・ＣＴフィルム類は、もうしばらく拝借させて頂きます．

添付資料：画像（□有・☑無）、その他（　　　）

図3　紹介医師への返事の例（方針決定時）

3 病歴サマリーの書き方(図4)

①原則的に退院時には完成させる.
②後日,日本内科学会認定内科医,総合内科専門医の資格認定試験用の病歴要約にも応用できるように,病歴サマリー用と併せて,データベースのフォームを予め作成し,データベースファイルとして,患者の入院中から項目別に入力していくと便利である(日本内科学会雑誌の病歴要約サンプルも参考にする).
③退院直後に外来受診することもあり,病歴サマリーのコピーを外来カルテに貼付する(電子カルテでは不要).
④経過の長い症例,問題点の多い症例では,入院後経過の記載は,Problem Oriented System に即して,問題点ごとに整理して行う.
⑤呼吸器疾患には,職業性肺疾患,アレルギー性疾患も多く,職業歴,アレルギー歴の記載は重要である.特に,アレルギー歴は,治療および今後のフォローアップの際にも参考になる.
⑥患者の社会的,経済的,家族関係的(病状説明のキーパーソンなど)バックグラウンドなどにも触れ,情報を共有しておくと,以後の診療上参考となる.
⑦紹介元にも,入院中の経過として,報告書と共にコピーを送付する.

4 診断書の書き方(図5)

①病院の規程の診断書,保険の診断書も含めて,数種のものがあるが,どれも公文書であり,患者の希望を入れるものではなく,事実の記載にとどめる.ただし,記載する項目に関しては,患者の要望あるいは患者が提出先から盛り込むように要望されている項目に関して,よく確認する.
②日付の記載を厳密にする.
③診断名,記載内容を,患者も含めて誰に読まれるかは考慮する必要がある.実際の説明内容と異なる点があると,医療および医師不信にも結びつく.

第14章 書類の書き方

入院病歴要約

| 入院病歴番号 | 診療科名 呼吸器内科 | 病棟名 810 | 担当医 久田哲哉 |

I.D. 1234-56-7
患者名 ○○ ○○ （1975年 1月 1日）28歳 （男・⊙女） 入院日 2003/06/18
職　業　会社員　　　　　　　　　　　　　　　　　　　　退院日 2003/06/27
住　所　東京都○○区○○町1-2-3

診断名	初・再	転帰
右気胸（自然気胸疑い）	初・⊙再	□治療　□軽快　✓不変　□増悪　□死亡　（剖検　有・無）
	初・再	□治療　□軽快　□不変　□増悪　□死亡　（剖検　有・無）
	初・再	□治療　□軽快　□不変　□増悪　□死亡　（剖検　有・無）
	初・再	□治療　□軽快　□不変　□増悪　□死亡　（剖検　有・無）
	初・再	□治療　□軽快　□不変　□増悪　□死亡　（剖検　有・無）
	初・再	□治療　□軽快　□不変　□増悪　□死亡　（剖検　有・無）
	初・再	□治療　□軽快　□不変　□増悪　□死亡　（剖検　有・無）

フォローアップ：□外来　✓転科〔呼吸器外科〕　□転院〔　　　〕

入院病歴

＜主訴＞ 胸痛，呼吸困難
＜既往歴＞ 平成13年8月　右自然気胸（外来経過観察にて軽快．発症は生理2日目）
＜家族歴＞特記すべきことなし　＜生活歴＞ 喫煙歴：なし．飲酒歴：機会飲酒．
　アレルギー歴：なし
＜現病歴＞　平成15年6月15日右胸痛出現．改善なく呼吸困難も出現したため，6月17日近医（○○医院）受診．胸部X線にて右気胸指摘され，平成15年6月18日当科紹介受診．胸部X線上，右Ⅲ度の気胸認め，同日入院となる．なお，6月12日より生理出血あり．
＜入院時理学所見＞意識：清明．血圧：128/68．体温：36.8℃．脈拍：72整．呼吸音：ラ音なし．心音：雑音なし．腹部：所見なし．表在リンパ節（頸部，腋窩）：触知せず．貧血：なし．チアノーゼ：なし．神経学的所見：異常なし
＜検査所見＞WBC 8800/μl（分画正常），Hb 14.6g/dl，RBC 420万/μl，AST 24IU/l，ALT 22 IU/l，UN 12 mg/dl，Cr 0.9 mg/dl，ESR 22 mm/時，CRP 1.2 mg/dl，尿所見：RBC 10〜20/HPF．動脈血ガス（室内気吸入）：pH 7.46，PO2 70Torr，PCO2 32Torr．胸部X線：右気胸（Ⅲ度）　心電図：異常なし
＜入院後経過＞入院後，胸腔ドレナージチューブ挿入．水封にて翌日には肺の膨張も認めたため，6月20日，ドレナージチューブをクランプ．6月21日，再び右胸痛，呼吸困難出現．胸部X線にて，右肺の再虚脱認め，-7〜-15cmH2Oにて持続吸引開始．その後もエアリーク持続するため，手術目的に，6月27日呼吸器外科転科となった．なお，6月20日胸部CTにて，右肺尖に小囊胞性病変が疑われた．
＜問題点＞初回気胸以後，胸痛などの自覚症状は認めず，CTにて小囊胞性病変も疑われているが，今回の右気胸発症も生理の4日目であり，月経随伴性気胸（catamenial pneumothorax）の可能性も否定しきれなかった．

退院時処方

ロキソニン　60 mg屯用（胸痛時）
　　　　　　1日3回以下

部長検印 ☐

図4　病歴サマリーの例

診　断　書

氏　名　〇〇　〇〇

生年月日　xxxx / xx / xx　〇〇歳

病　名　気管支喘息

治　療　平成 22 年 8 月 10 日 より
平成 22 年 8 月 20 日 まで 11 日間

附　記　上記疾患にて当院外来通院加療中
上記期間の自宅安静加療を要した

上記の通り診断します。

東京都千代田区富士見二丁目１４番２３号

平成〇〇年〇月〇日

東京逓信病院

医師　久田　哲哉　㊞

図 5　診断書の例

東京逓信病院呼吸器内科　**久田哲哉**

2 英文カルテ，紹介状の書き方

Don't Forget!

- □ カルテは患者のデータバンクである．余計なデータは省き，必要なデータをもれなく，システマティックに網羅する．
- □ その患者を一度も診たことがない医師が，カルテを読むことによって，その患者に何が起こっているのか，手に取るように分かるようにカルテを書くことが，カルテ書きの技でありアートである．
- □ アセスメントとプランの項目が，カルテを書く医師の思考，実力を示すこととなる，一番大切な項目である．

1 基本的な考え方

米国のカルテの基本的なフォーマットは以下の10のスタンダードな項目により成り立っている．はじめの7項目は問診の7項目と全く同様で ① History of present illness，② Past medical history，③ Medication，④ Allergy，⑤ Review of system，⑥ Family history，⑦ Social history である，そして，第8項目は身体所見 Physical examination，第9項目は検査結果 Laboratory, radiographic and other test results，そして第10項目はアセスメントとプラン Assessment and plan という一番大事な項目である．

上記のフォーマットは新しい患者を診た場合には，外来でも入院でも必ず守られる．再診の患者のカルテの場合は，新患のカルテのフォーマットをそのまま使ってもよいし，あるいは，もう少し簡略化された"SOAP"フォーマットを使う場合もある．SOAPフォーマットとは，カルテを4項目に分けて書くやり方である．この4項目それぞれの頭文字をとるとSOAPとなるので，そう呼ばれる．① Subjective：患者の訴え，例えば今日は痛みが減った，胸痛が消えた等，② Objective：ヴァイタルサインから始まり，身体所見結果，検査結果，③ Assessment：上記の患者の主観的，客観的なデータを統合して，今の患者の状況をまとめたステートメント．問題が複数ある場合は，それぞれ別の項目を設けてアセスメントを記載する，④ Plan：検査，治療方針を問題別に記載する．

紹介状のフォーマットは特に決まっていないが，一般的な書き方は，1枚の手紙に，患者のサマリーを簡潔にまとめ，そのカバーレターに上記の新患患者の10項目を記載したカルテのコピーと必要な検査結果のコピーを添付して送付することが多い．

以下にそれぞれのカルテ例を示すが，紙面の関係上，通常のカルテの記載より簡略化して示す．

①初診カルテ例(図1)

> **Chief Complaints**：Cough, dyspnea and chest pain
>
> **History of Present Illness**：A 22-year-old woman was in her usual state of good health until a week prior to presentation when she developed fatigue, chills, and diffuse myalgias. 4 days prior to presentation, she developed a non-productive cough. Over the next few days, cough progressed, associated with an intermittent sharp substernal chest pain, and exertional dyspnea. She was unable to take a deep breath without discomfort or coughing. Chest pain was rated 3 ～ 4 out of 10 using the pain scale, lasted usually for a few minutes, happened several times a day, and not associated with exertion. She reported no fever, weight loss, wheezing, nausea, vomiting, abdominal pain, diarrhea, or urinary symptoms. She has never had similar episodes in the past. No previous history of asthma or allergy. Two weeks prior to the onset of above symptoms, she had returned from a 10-day horseback-riding trip in the dessert and mountain of Arizona. She stayed in hotels, and ate well-cooked meals.
>
> **Past medical history**：Tonsillectomy at age 5
>
> **Medication**：None
>
> **Allergy**：No known drug allergies
>
> **Review of system**：
> Constitutional：No weight changes, night sweat, or fever.
> Cardiovascular/Respiratory：See HPI.
> Gastrointestinal：No abdominal pain, nausea, vomiting, hematemesis, jaundice, diarrhea, and constipation.
> Genitourinary：No dysuria, nocturia, hematuria, polyuria, discharge.
> Gynecological：Menarche at age 13, regular periods with the last menstrual period October 26, 2010. No dysmenorrheal, not sexually active.
> Musculoskeletal：No muscle or joint pain or weakness.
> Neurologic：No weakness, numbness, or confusion.
> Psychiatric：No depressed mood, anxiety.
> Endocrine：No polydispia, intolerance to heat or cold.
> Skin/Breast：No rash, itching, breast lumps, nipple discharge.
> Eyes/ears/nose/moth/throat：No vision change, double vision, neck stiffness, or hearing loss.
>
> **Family history**：Father with DM (2) diagnosed in his 30s, currently on insulin at age 45. Mother is healthy at age 43. No sibling. No family history of cancer, HTN, asthma, autoimmune disease, heart disease.
>
> **Social history**：Graduate student at UCLA majoring in political science, lives by herself. Denies tobacco and alcohol use.
>
> **Physical examination**：
> Height 160 cm, weight 72 kg, temperature 36.4 °C, blood pressure 117/69 mmHg, pulse 84 beats per minute,

図1 初診カルテ例(つづく)

respiratory rate 12 breaths per minute, oxygen saturation 90% breathing ambient air, 96% with 4 liters of oxygen by nasal cannula.

General：Not in acute distress, speaking in full sentences, coughing intermittently.

HEENT：Pupils equal, round, reactive to light and accommodation. Extraocular movements intact. Oropharynx clear, no exudate, oral mucosa dry.

Neck：Supple without lymphadenopathy or thyromegaly. No JVD.

Cardiovascular：Regular rate and rhythm, normal S1 and S2, no murmurs, rubs, or gallops.

Lungs：Crackles in the middle and lower fields of the left lung and in the right lung base, with egophony on the left.

Abdomen：Normoactive bowel sounds, soft, flat, non-tender, and non-distended. No hepatomegally.

Skin：Warm, well-perfused, no rashes.

Extremities：No edema or clubbing, 2+ pulses in upper and lower extremities bilaterally, no edema.

Neurological：Alert and oriented, cranial nerves 2-12 grossly intact, 5/5 strength in all extremities bilaterally, normal gait, 2+ DTR's in biceps, triceps, knee and ankle.

Psychiatric：Affect normal.

Laboratory tests：November 2, 2010 WBC 17,000 Eosinophils 22%, non-fasting glucose 116, remainder of CBC, electrolytes, liver and kidney function tests were negative.

Radiographic data：November 2, 2010 Chest x-ray revealed bilateral patchy opacities, more in the right lung than in the left lung.

Assessment and Plan：A 22-year-old woman with no significant past medical history presents with one week history of progressive non-productive cough, dyspnea, chest pain and myalgia after a horse back riding trip in the desert of Arizona. Further evaluation showed multifocal air-space disease with eosinophilia.

Clinical presentation could be consistent with bacterial or viral pneumonia. However, it is not usually associated with eosinophila in the absence of a secondary process, such as drug allergy. This patient has not been on any medications including no use of nonsteroidal antiinflammatory drugs therefore bacterial or viral pneumonia is less likely. Given her acute presentation after a recent travel to Arizona, an area where coccidioides species are endemic, the most likely diagnosis is coccidioidomycosis. Other differential diagnoses include sarcoidosis that can present with pulmonary infiltrates and eosinophilia, but the acute nature of this patient's illness argues against a chronic diseases such as sarcoidosis or bronchiolitis obliterans with organizing pneumonia. The hypereosinophilic syndrome is defined by an eosinophil count of more than 1500 cells per microliter for at least 6 months, in addition to damage to target organs, such as the heart, lungs, or gastrointestinal tract. The duration of this patient's illness does not meet these criteria. Churg–Strauss syndrome could present with eosinophilia and bilateral pulmonary infiltrates, but asthma and wheezing often precede the diagnosis by years, therefore it is unlikely. Helminthic infections are also in the differential diagnosis, however, lack of potential recent exposure to these parasites makes them unlikely.

Currently, the patient's vital signs are stable. Aside from persisting intermittent cough, she is comfortable with no dyspnea at rest on oxygen. Her chest pain also is minimum.

図1　初診カルテ例（つづく）

We will obtain serologic testing for coccidioidal antibodies, fungal cultures of sputum and urine, and fungal blood cultures. After these labs are drawn, we will initiate fluconazole therapy for the working diagnosis of coccidioidomycosis. Will administer 4 liters of oxygen by nasal cannula, and carefully follow her oxygen saturation, vital signs, and physical exams.

図1　初診カルテ例

② SOAP フォーマット再診カルテ例(図2)

Identification：35-year-old man with Graves' thyrotoxicosis and impaired fasting glucose, here for follow up.

Subjective：Patient reports overall improvement of his symptoms since starting methimazole 10 mg a day, 2 months ago. His palpitation, frequent bowel movements and heat intolerance all resolved. He is no longer loosing weight and regained 3 kg out of 5 kg he lost over 2 months prior to the diagnosis of thyrotoxicosis. Overall he feels better with improved energy level and exercise tolerance. He started to exercise again by going to the gym 3 times a week for 40 minutes each. He also denies any eye irritation, double vision, or swelling. Mild hand tremor and chronic insomnia is persisting. He self discontinued the beta-blocker 2 weeks ago. He reports no difference in how he feels off beta-blocker, specifically no palpitation off beta-blocker. He admits he is still snacking between meals and frequently eats fast foods.

Objective：Height 175 cm, weight 82 kg, temperature 36.2°C, blood pressure 125/67 mmHg, pulse 75 beats per minute, respiratory rate 12 breaths per minute. General-Not in acute distress appears euthyroid.
Affect-Normal
HEENT-No proptosis, lid lag, stare. Extraocular movements intact, oral pharynx clear with no erythema.
Neck-diffusely enlarged thyroid to approximately 1.5 times normal size, with no palpable nodules, no thyroid bruits, no tenderness, no cervical lymphadenopahy.
Cardiovascular-regular rate and rhythm, no tachycardia, no murmurs or extra heart beats.
Lungs-clear to auscultation
Abdomen-soft, not tender, no hepatosplenomegally
Extremeties-Minimum fine hand tremor on outstretched hands, no rash, edema,
Neurological-2+DTR, normal gait

Laboratory data：November 3, 2010 TSH 0.4 mIU/L, FT4 1.7 ng/dL

Assessment and Plan：35 year-old-man with Graves' disease and impaired fasting glucose.

1. Graves' thyrotoxicosis
His symptoms improved and mostly resolved except for fine hand tremor and chronic insomnia on methimazole 10 mg a day for the past 2 months. His lab also has improved and now biochemically euthyroid. Will try to decrease methimazole to 5 mg a day and reevaluate him in 6-8 weeks. Discussed again potential serous side effects of methimazole including agranulocytosis and liver toxicity. Asked to stop the medication if fever, sore throat or infection and call MD. Since the spontaneous remission rate is higher if he continues methimazole for at least a year, will plan to continue the treatment at least until fall of 2011. Will try to taper his methimazole to

図2　SOAP フォーマット再診カルテ例(つづく)

第 14 章　書類の書き方

the lowest dose he could remain euthyroid.

2. Graves' orbitopathy

Discussed the pathophysiology of Graves' disease including orbitopathy. Currently he has no evidence of Graves' eye disease, but since Graves' thyrotoxicosis and orbitopathy could have an independent course, will continue to follow.

3. Impaired fasting glucose

Encouraged him to increase exercise as tolerated, now that his hyperthyroid symptoms have improved and he is also biochemically euthyroid. Discussed the importance of limiting fast foods and snacking. Patient understands and willing to try. Will check fasting glucose with his next thyroid function tests.

図2　SOAPフォーマット再診カルテ例

③紹介状例（図3）

September 29, 2010

John Smith, MD
California Pulmonary Institute
100 Main Street, Suite 102
Palo Alto, CA 94305

RE：Brown, Jane
MRN：100-01-07-2
DOB：01/25/1975

Dear Dr. Smith,

Allow me to introduce Mrs. Jane Brown to you for a pulmonary nodule evaluation. She is a 35-year-old otherwise healthy woman with no significant past medical history, non-smoker, who was involved in a motor vehicle accident on September 20, 2010. Upon arrival to the emergency room, she was complaining of chest pain, which led to a CT of her thorax. This CT showed a 2 cm right lower lobe lung nodule. Otherwise it was unremarkable. Her chest pain was musculoskeletal, resolved in a week with ibuprofen. She did not suffer any other injury from the accident. I am enclosing a CD of her recent CT thorax for your review. Her recent visit clinic note on September 28, 2010, which includes a full history and physical, is also attached. Thank you in advance for evaluating Mrs. Brown. If you have any questions, please do not hesitate to let me know. I look forward to hearing back from you after your evaluation.
Sincerely,

Mary Johns, MD
General Internal Medicine

図3　紹介状例

2 カルテに書かれていないことは,即ち行われなかった

米国の医療では,カルテに書かれていないことは,"即ち行われなかった"とみなされる.したがって,患者とディスカッションした重要なポイント,例えば薬の副作用等は,いちいち,その旨カルテにはっきり記載する必要がある.

御法度!!

- 同じカルテを読んでも,解釈がいく通りにもなってしまうような,あいまいな記述は避ける.
- 必要なことは逃さず,不必要なことは省き,新聞記者になった気持ちで,ひとつひとつのカルテをひとつの記事として客観的かつ簡潔にまとめる.

Stanford University School of Medicine, Division of Endocrinology　**赤津晴子**

付　録

付 録

略語一覧

略語	欧文	和文
3D-CTR	three-dimensional conformal radiation therapy	三次元放射線治療
A]		
A-aDO$_2$	alveolar-arterial oxygen partial pressure difference	肺胞気 - 動脈血酸素分圧較差
ABPA	allergic bronchopulmonary aspergillosis	アレルギー性気管支肺アスペルギルス症
ACE 阻害薬	angiotensin converting enzyme inhibito	アンジオテンシン変換酵素阻害薬
ADM	amyopathic dermatomyositis	無筋病性皮膚筋炎
AEP	acute eosinophilic pneumonia	急性好酸球性肺炎
AIP	acute interstitial pneumonia	急性間質性肺炎
ALI	acute lung injury	急性肺損傷
ANCA	anti neutrophil cytoplasmic antibody	抗好中球細胞質抗体
APRV	airway pressure release ventilation	気道圧開放換気
APTT	activated partial thromboplastin time	活性化部分トロンボプラスチン時間
ARDS	acute respiratory distress syndrome	急性呼吸窮迫症候群
B]		
BAL	bronchoalveolar lavage	気管支肺胞洗浄
BALF	bronchoalveolar lavage fluid	気管支肺胞洗浄液
BCAA	branched-chain amino acid	分岐鎖アミノ酸
BED	biological effective dose	生物学的実効線量
BIPAP	biphasic positive airway pressure ventilation	二相性(気道)陽圧換気
BLNAR	β-lactamase-negative ampicillin-resistent *Haemophilus influenzae*	βラクタマーゼ非産生アンピシリン耐性インフルエンザ菌
BNP	brain natriuretic peptide	脳性ナトリウム利尿ペプチド
BO	bronchiolitis obliterans	閉塞性細気管支炎
BOS	bronchiolitis obliterans syndrome	閉塞性細気管支炎症候群
C]		
CAP	community-acquired pneumonia	市中肺炎
CEP	chronic eosinophilic pneumonia	慢性好酸球性肺炎

略語一覧

略語	欧文	和文
CMV	control mechanical ventilation, control mandatory ventilation	調節機械換気
CMV	cytomegalovirus	サイトメガロウイルス
CNPA	chronic necrotizing pulmonary aspergillosis	慢性壊死性肺アスペルギルス症
COP	cryptogenic organizing pneumonia	特発性器質化肺炎
CPAP	continuous positive airway pressure ventilation	持続気道陽圧換気
CTEPH	chronic thromboembolic pulmonary hypertension	慢性血栓塞栓性肺高血圧症
CTV	clinical target volume	臨床標的体積
D]		
DAB	diffuse aspiration bronchiolitis	びまん性嚥下性細気管支炎
DAD	diffuse alveolar damage	びまん性肺胞傷害
DIP	desquamative interstitial pneumoniae	剥離性間質性肺炎
DLCO	diffusing capacity for carbon monoxide	一酸化炭素拡散能
DLST	drug lymphocyte stimulation test	薬剤リンパ球刺激試験
DMARD	disease modifying anti-rheumatic drug	抗リウマチ薬
DPB	diffuse panbronchiolitis	びまん性汎細気管支炎
DVH	dose volume histogram	線量体積ヒストグラム
DVT	deep vein thrombosis	深部静脈血栓症
E]		
EBUS	endobronchial ultrasonography	超音波気管支鏡
ECUM	extracorporial ultrafiltration method	機械的除水
EGFR	epidermal growth factor receptor	上皮細胞成長因子受容体
EIA	exercise induced asthma	運動誘発喘息
ENI	elective nodal irradiation	予防的縦隔リンパ節照射
EP	eosinophilic pneumonia	好酸球性肺炎
EPC	eosinophilic cationic protein	好酸球陽イオン蛋白
EPP	extrapleural pneumonectomy	胸膜外肺全摘除術
ERV	expiratory reserve volume	予備呼気量
ESBL	extended spectrum β-lactamase	基質特異性拡張型βラクタマーゼ
F]		
FDG	fluorodeoxyglucose	フルオロデオキシグルコース

付録

略語	欧文	和文
FEV₁	forced expiratory volume in 1 second	1秒量
%FEV	forced expiratory volume % in one second	1秒率
FIO₂	fraction of inspiratory oxygen	吸入気酸素濃度
FOV	field of view	撮像視野
FRC	functional residual capacity	機能的残気量
FVC	forced vital capacity	努力性肺活量
G]		
GBM	glomerular basement membrane	糸球体基底膜
GERD	gastroesophageal reflux disease	胃食道逆流症
GTV	gross tumor volume	肉眼的腫瘍体積
GVHD	graft versus host disease	移植片対宿主病
H]		
HCAP	health care-associated pneumonia	医療ケア関連肺炎
HDAC	histone deacetylase	ヒストン脱アセチル酵素
HMDP	hydroxymethylenediphosphonate	ヒドロキシメチレンジホスホナート
HOT	home oxygen therapy	在宅酸素療法
HP	hypersensitivity pneumonia	過敏性肺炎
HPV	hypoxic pulmonary vasoconstriction	低酸素性肺血管収縮
HTI	hemi-thoracic irradiation	片側全胸郭照射
I]		
IABP	intra-aortic balloon pumping	大動脈内バルーンパンピング
IGRT	image-guided radiation therapy	画像誘導放射線治療
IMRT	intensity modulated radiation therapy	強度変調放射線治療
IMT	inflammatory myofibroblastic tumo	炎症性筋線維芽細胞腫
IPA	invasive pulmonary aspergillosis	侵襲性肺アスペルギルス症
IPAH	idiopathic pulmonary artery hypertension	特発性肺動脈性肺高血圧症
IPF	idiopathic pulmonary fibrosis	特発性肺線維症
IRV	inspiratory reserve volume	予備吸気量
ITV	internal target volume	体内標的体積
L]		
LAA	low attenuation area	低吸収領域

略語一覧

略語	欧文	和文
LABA	long-acting beta 2 agonist	長時間作用型 β_2 刺激薬
LAM	lymphangioleiomyomatosis	リンパ脈管筋腫症
LCH	Langerhans cell histiocytosis	ランゲルハンス細胞組織球症
LCNEC	large-cell neuroendocrine carcinoma	肺大細胞神経内分泌癌
LIP	lymphoid inerstitial pnumoniae	リンパ球性間質性肺炎
LTRA	leukotriene receptor antagonist	ロイコトリエン受容体拮抗薬
LVRS	lung volume reduction surgery	肺容量減量手術
M]		
MAA	macroaggregated albumin	大凝集アルブミン
MAC症	*Mycobacterium avium complex* 症	*Mycobacterium avium complex* 症
MCTD	mixed connective tissue disease	混合性結合組織病
MDRP	multidrug resistant *Pseudomonas aeruginosa*	多剤耐性緑膿菌
MDS	myelodysplastic syndromes	骨髄異形成症候群
MIC	minimal inhibitory concentration	最小発育阻止濃度
MLD	mean lung dose	平均肺線量
MRSA	methicillin-resistant *Staphylococcus aureus*	メチシリン耐性黄色ブドウ球菌
MSSA	methicillin-sensitive *Staphylococcus aureus*	メチシリン感受性黄色ブドウ球菌
N]		
nCPAP	nasal continuous positive airway pressure	経鼻持続陽圧呼吸
NET	neuroendocrine tumor	神経内分泌腫瘍
NPPV	non-invasive positive pressure ventilation	非侵襲的陽圧換気
NSCLC	non-small cell lung cancer	非小細胞肺癌
NSIP	non-specific interstitial pneumonia	非特異性間質性肺炎
NTM症	non-tuberculous mycobacteriosis	非結核性抗酸菌症
O]		
OP	organizing pneumonia	器質化肺炎
OSAS	obstructive sleep apnea syndrome	閉塞型睡眠時無呼吸症候群
P]		
$PaCO_2$	partial pressure of carbon dioxide	動脈血二酸化炭素分圧
PaO_2	oxygen partial pressure	動脈血酸素分圧
PAP	pulmonary alveolar proteinosis	肺胞蛋白症

付録

略語	欧文	和文
PCA	patient-controlled analgesia	自己調節鎮痛法
PCD	primary ciliary dyskinesia	原発性線毛運動不全症
PCI	prophylactic cerebral irradiation	予防的全脳照射
PCP	Pneumocystis pneumonia	ニューモシスチス肺炎
PCPS	percutaneous cardiopulmonary support	経皮的心肺補助装置
PCV	pressure control ventilation	従圧式(圧規定)換気
PD	pharmacodynamics	薬力学
PDE	phosphodiesterase	ホスホジエステラーゼ
PE	pulmonary embolism	肺塞栓症
PEEP	positive endo-expiratory pressure	呼気終末陽圧
PEF	peak expiratory flow	最大呼気流量
PFR	peak flow rate	ピークフロー値
PGAP	postgastrectomy aspiration pneumonia	胃切除後誤嚥性肺炎
PIE	pulmonary infiltration with eosinophilia	肺好酸球症候群
PK	pharmacokinetics	薬物動態学
PM/DM	polymyositis/dermatomyositis	多発性筋炎/皮膚筋炎
PRSP	penicillin resistant Streptococcus pneumoniae	ペニシリン耐性肺炎球菌
PS	performance status	
PSS	progressive systemic sclerosis	進行性全身性硬化症
PSV	pressure support ventilation	圧補助換気
PTE	pulmonary thromboembolism	肺血栓塞栓症
PTV	planning target volume	計画標的体積
R]		
RB-ILD	respiratory bronchiolitis-associated interstitial lung disease	呼吸細気管支炎関連性間質性肺疾患
RPGN	apidly progressive glomerulonephritis	急速進行性糸球体腎炎
RV	residual volume	残気量
S]		
SABA	short-acting beta 2 agonist	短時間作用型 $\beta 2$ 刺激薬
SaO$_2$	arterial blood oxygen saturation	動脈血酸素飽和度
SARS	severe acute respiratory syndrome	重症急性呼吸器症候群

略語	欧文	和文
SAS	sleep apnea syndrome	睡眠時無呼吸症候群
SBS	sinobronchial syndrome	副鼻腔気管支症候群
SIDAH	syndrome of inappropriate secretion of antidiuretic hormone	抗利尿ホルモン不適合分泌症候群
SIMV	synchronous intermittent mandatory ventilation	同期式間欠的強制換気
SP-D	surfactant protein-D	サーファクタント蛋白-D
SPECT	single photon emission computed tomography	単光子放出コンピュータ断層撮影
SpO$_2$	percutaneous oxygen saturation	経皮的動脈血酸素飽和度
SRS	stereotactic radiosurgery	定位手術的照射
SRT	stereotactic radiotherapy	定位放射線治療
STI	stereotactic irradiation	定位放射線照射
T】		
TBB	transbronchial biopsy	経気管支生検
TBLB	transbronchial lung biopsy	経気管支肺生検
TCI	target controlled infusion	標的濃度調節持続静注
TDM	therapeutic drug monitoring	治療薬物モニタリング
TIVA	total intravenous anesthesia	完全静脈麻酔
TLC	total lung capacity	全肺気量
tPA	tissue plasminogen activator	組織プラスミノーゲンアクチベーター
TPPV	tracheostomised positive pressure ventilation	気管切開下陽圧換気療法
U】		
UIP	usual interstitial pneumonia	通常型間質性肺炎
V】		
VAP	ventilator-associated pneumonia	人工呼吸器関連肺炎
VATS	video assisted thoracoscopic(thoracic) surgery	ビデオ下胸腔鏡手術
VC	vital capacity	肺活量
%VC	%vital capacity	比(%)肺活量
VCV	volume control ventilation	従量式(量規定)換気
VEGF	vascular endothelial growth factor	血管内皮細胞増殖因子
VRE	vancomycin resistant *Enterococcus*	バンコマイシン耐性腸球菌
V$_T$	tidal volume	1回換気量
VTE	venous thromboembolism	静脈血栓塞栓症

索引

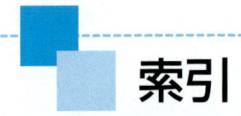

和文索引

あ

アーチファクト　217
亜急性過敏性肺炎　233
悪性胸膜中皮腫　546, 774
　──病期分類　32
アザチオプリン　51, 562
アザニン®　562
アシドーシス　257, 260
アシネトバクター　408
アスピリン喘息　372, 461
アスベスト　546, 725
アスペルギルス　414
圧外傷　325
圧補助換気　330
アデノウイルス　397
アトピー咳嗽　191
アトピー素因　454
アニオン・ギャップ　258
アプレピタント　517
アマメシバ　483
アミノグリコシド系薬　49
アミノフィリン　372
アミロイドーシス　621
アミロイド蛋白　621
アムビゾーム®　447
アムホテリシンBリポゾーム製剤　447
アムルビシン　765
アルカローシス　257, 260
アレルギー性気管支肺アスペルギルス症　596, 599
アレルギー性肉芽腫性血管炎　603
アレルギー性鼻炎　459
アレルゲン免疫療法　460
アンジオテンシンⅡ受容体拮抗薬　388
アンジオテンシン変換酵素　204, 592
アンジオテンシン変換酵素阻害薬　388

い

胃液　277
胃液検査　276
胃液採取　436
医学中央雑誌　83
医学博士　89
医学論文　85
息切れ　192, 665
医業停止　121
遺残腔　738
医師が元気に働くための七か条　146, 147
医師憲章　126
医師像　72
医師賠償責任保険　140
医師法　120
医師法21条　138
異状死　139
異状死ガイドライン　122
異状死体　122
異常動脈　682
異所性ACTH産生腫瘍　522
維持療法　512
遺族一時金　801
遺族年金　801
遺族への対応　180
Ⅰ型呼吸不全　253, 391
Ⅰ期非小細胞肺癌　768, 773
1秒率　464
1秒量　487
一般用医薬品　799
遺伝性出血性毛細血管拡張症　677
遺伝性肺胞蛋白症　624
イトラコナゾール　447
イトリゾール®　447
イヌ糸状虫症　451
イビキ　647
医薬品の副作用　799
医薬品副作用被害救済制度　799
医薬分業　123
医療安全調査委員会　123
医療過誤　127, 138
医療関連死　138
医療機関別係数　792
医療資源を最も投入した傷病名　792
医療事故　125, 134, 137
医療相談室　114
医療訴訟　139
医療チーム　318
医療手当　800
医療費　800
医療法　120
医療保険　785, 797
医療保険者　785
医療面接　125
医療用医薬品　799
インシデント　134
インシデントレポート　127, 134
インスリン過量投与　365
インターベンション　177
咽頭・鼻腔擦過物　276
院内感染対策　149
院内肺炎　408
院内肺炎重症度分類　410
インパクトファクター　85
インフォームド・コンセント　159
インフルエンザ　399
インフルエンザウイルス　431
インフルエンザ菌　396
インフルエンザ迅速検査　204
インフルエンザワクチン　348

う

ウィーニング　333
右室拍動　666
右心カテーテル　675
右心カテーテル検査　668
右心不全　665
うつ病　182
うつ病自己評価尺度　182
羽毛ふとん　585
羽毛ふとん肺　582
運動誘発喘息　462
運動療法　107, 318

え

エアブロンコグラム　212
英語　197
英文カルテ　817
英文紹介状　817
栄養アセスメント　323
栄養療法　318
液性免疫不全　413
液体酸素装置　341
エコーガイド下生検　529, 298
エトポシド　762
エビタ®2 dura　327
エポプロステノール　676
エルロチニブ　58, 510
遠隔診療　122
円形無気肺　229
塩酸イリノテカン　57
塩酸ゲムシタビン　57
炎症性筋線維芽細胞腫　633
エンドキサン®　562
エンドセリン受容体拮抗薬　669
エンピリック治療　410

お

横隔神経麻痺　735
応招義務　120
オキサゾリジノン系薬　49
オキシコドン　53
オクトレオチドスキャン　531, 532
オシレーション法　275
悪心嘔吐　516
オセルタミビル　431
オピオイドローテーション　519
オリンパス　LTF-260®　301

索引

音声振盪　194

か

開胸肺生検　529
開胸法　688
開示　94
外傷性気胸　729
外傷性ストレス障害　141, 142
咳嗽　191
開窓術　740
ガイドライン　530
外部精度管理　112
解剖学的死角　214
外来診療体制　98
化学シフトイメージング　244
化学調節　642
化学物質過敏症　488
化学放射線療法　505
化学療法の副作用　714
過換気症候群　347, 652
下気道感染症　489
核医学検査　247
学位取得　176
架空請求　795
学際的チーム医療　318
過誤返戻　795
加算平均投影法　221
加湿器肺　582
ガス拡散能の障害　255
カスケード理論　722
ガス交換障害　391
かぜ症候群　396
仮想気管支鏡　222
画像表示方法　219
画像誘導下照射技術　768
画像誘導放射線治療　753, 768
家族性間質性肺炎　559
加速多分割照射法　762
下大静脈フィルター　660
学会　87
学会発表　76, 783
喀血　283, 296, 383, 665, 736
喀痰　192
喀痰検査　276
喀痰細胞診　282
喀痰洗浄法　277
カテーテル治療　659
過敏性肺炎　572, 582
過分割照射法　517
過眠　647
ガリウムシンチグラフィ　249
カルチノイド　531
カルチノイド症候群　531
カルボプラチン　762
加齢による肺気量の変化　351
簡易嚥下誘発テスト東大法　354
簡易睡眠モニター　648
換気・血流比の不均等分布　255
換気血流比不均等　391
癌告知　99

肝細胞癌　769
間質性陰影　231
間質性肺炎　42, 553, 602, 672, 770, 773
患者教育　318, 319
患者検体を用いた研究　167
癌性髄膜腫症　524
癌性疼痛　53
癌性リンパ管症　235, 529
関節リウマチ　604
────新診断基準　36
感染　683
完全胸腔鏡手術　715
完全禁煙実施　490
感染経路別予防策　149
感染症　437, 788
癌の告知　160
ガンマナイフ治療　766
管理料　791
緩和ケア　518
緩和療法　530

き

奇異呼吸　194
奇異性脳塞栓　678
機械的除水　367
気管・主気管支閉塞　523
気管気管支ステント挿入　719
気管支拡張症　474
気管支拡張薬　44
気管支鏡検査　160, 162, 359, 529
気管支腔内超音波断層法　289
気管支血管束の肥厚　619
気管支性肺嚢胞　472
気管支喘息　43, 349, 454
気管支喘息発作　372
────重症度判定　372
気管支断端瘻　709, 737
気管支肺炎　227
気管支肺胞洗浄　287
気管支瘻　284
気管切開下陽圧換気療法　335
気胸　285, 292, 296, 315, 611, 612
キサンチン誘導体　44
器質化肺炎　224, 567, 572, 579
器質化病変　15
奇静脈弓　207
寄生虫　450
喫煙関連医療費　489
喫煙関連疾患　486
喫煙関連肺疾患　473
喫煙者　615
喫煙病　491
気道圧開放換気　331
気道異物　283
気道可逆性試験　268
気道過敏性　454
気道過敏性試験　268
気道感染症　744

気道狭窄　283, 719
気道中心性病変　7
気道抵抗　275
機能的適応評価　704
機能評価係数　792
機能不全　413
木の芽様所見　434
キノロン系薬　49
気分障害　183
キャリアスタイル　175
吸引　306
吸引，洗浄治療　283
吸引針　282
休暇　79
救急力　73
吸収性縫合補強素材　731
球症状　542
急性咳嗽　191
急性過敏性肺炎　584
急性間質性肺炎　595
急性気管支炎　396
急性拒絶反応　743
急性好酸球性肺炎　595
急性呼吸窮迫症候群　331, 382, 597
急性細気管支炎　396
急性上気道炎　396
急性心不全　386
急性増悪　563, 692
急性膿胸　739
急性肺血栓塞栓症　654
────重症度分類　655
────治療　658
────病態　654
急性肺塞栓症　249
急性肺損傷　382
急速進行性糸球体腎炎　608
吸入β刺激薬　349
吸入ステロイド　43, 349, 456
吸入誘発試験　585
キュレット　282
共感疲労　141, 142
狭義間質　232
経気管支肺生検　289
胸腔鏡　715
胸腔鏡下手術　681, 685, 730, 733
胸腔鏡下掻爬術　740
胸腔鏡下肺生検　163, 529, 691
胸腔鏡補助小開胸下手術　715
胸腔穿刺　529
胸腔ドレナージ　315
胸骨正中切開法　689
胸水　315, 523
胸水貯留　735
胸腫　776
胸痛　665
強度変調放射線治療　753
強皮症　603, 672
胸部 HRCT　474
胸腹部徴候　212

胸部単純 X 線写真　206
胸膜外徴候　212, 237
胸膜外肺全摘術　727
胸膜外肺全摘除術　774
胸膜腫瘍　546, 774
胸膜生検　300
胸膜切除/剝皮術　548
胸膜切除術＋肺剝皮術　774
胸膜中皮腫　725, 726, 727
胸膜肺全摘術　548, 725, 726
胸膜プラーク　547, 638
胸膜癒着術　316
業務管理　172
局所麻酔下胸腔鏡　291, 300
局所無増悪率　769
曲面断面再構成　220
虚血・再灌流傷害　743
虚血性心疾患　489
巨大気腫性肺囊胞　470
去痰器　313
禁煙治療　491
菌球　736
菌球除去術　737
緊張性気胸　379
勤務医の健康を守る病院七か条　147, 148
勤務医の不足　172
勤務開始　78

く

区域性陰影　229
空間分解能　538
空気(飛沫核)感染　433
空気塞栓　294, 297
空気予防策　152
空洞　529
空洞成形術　737
空洞切開術　737
クォンティフェロン®-TB　349, 435
クォンティフェロン® TB-2G の使用指針　34
グラム染色　403
クラリスロマイシン　443
グリコペプチド系薬　48
クリゾチニブ　633
クリニカルパス　281
クリプトコッカス　414
クリプトコッカス症　447
群発自殺　178, 179
群発自殺の防止　179

け

計画標的体積　754, 763
経カテーテル塞栓術　680
経気管酸素投与　342
経気管支生検　288
経気管支肺生検　691
頸胸部徴候　211
計算アルゴリズム　771
珪肺　637

経皮的動脈血酸素飽和度　263
刑法第 134 条　782
外科的切除　685
外科的肺生検　481, 555, 585
外科的肺動脈血栓除去術　659
血液培養　411
結核　33
結核化学予防適応基準　34
結核菌　433
結核菌の薬剤耐性　437
結核標準療法　437
血管炎　603
血管拡張薬　675
血気胸　316
血行性転移　526
結婚　79
血清 IgE　599
結節性硬化症　611
血痰　192, 283
血中クロモグラニン A　532
ゲフィチニブ　58, 510
牽引性拡張　560
減感作　439
研究マインド　89, 93
限局型　761
限局型小細胞肺癌　513
健康関連 QOL　320
健康増進法　495
検査項目数の制限(まるめ)　790
研修医　129, 131
研修カリキュラム　81
検体保護ブラシ　420
原虫　450
原発性線毛運動不全症　478
原発性肺癌　496, 637
原発性肺高血圧　663
現場の保全　137
顕微鏡検査　278
顕微鏡的多発血管炎　603
現物給付制度　784

こ

抗 Aspergillus fumigatus IgG 抗体価　601
抗 Ach R 抗体　542
抗 GBM 抗体　369, 608
抗 GM-CSF 抗体　624
抗 IgE 抗体　460
抗 II 型コラーゲン抗体　628
抗 MuSK 抗体　542
抗アミノアシル tRNA 合成酵素抗体　604
合格率　80
高額療養費　786
高カルシウム血症　521
　──治療　523
広義間質　232
抗凝固薬　285, 359
口腔内装具　649
抗血小板薬　285, 359

膠原病　602
抗好中球細胞質抗体　368, 603
抗コリン薬　46, 466
好酸球性肺炎　572, 595
好酸球増多　452
好酸球増多症　157
抗糸球体基底膜抗体　369
後縦隔　238
高周波強調関数　217
高周波治療　719
抗腫瘍薬　55, 505
抗腫瘍薬の副作用　62, 515
抗セントロメア抗体　673
拘束性換気障害　336
拘束性呼吸障害　586
拘束性障害　267
後側方開胸法　688
酵素誘導　491
好中球減少　413
後天性説　682
行動調節　642
広背筋　688
公費負担制度　789
後腹膜線維症　618
抗不整脈薬　361
高分解能 CT　217
公法上の契約　786
高齢者　772
高齢者医療　786
高齢者肺癌　759
　──治療　786
誤嚥性肺炎　428
呼気延長　455
呼気再呼吸法　347
呼吸介助　321
呼吸器学会将来計画委員会　172
呼吸器学会認定施設　75
呼吸器感染症　156
呼吸器系の加齢変化　351
呼吸器症状　683
呼吸器専門医　171, 175
呼吸機能　487
呼吸機能検査　265
呼吸器病学　92
呼吸筋トレーニング　319
呼吸訓練　321
呼吸困難　192, 356
呼吸細気管支炎関連性間質性肺炎　569
呼吸サポートチーム　109
呼吸性 IM　768
呼吸性アシドーシス　257, 260
呼吸性アルカローシス　257, 261, 347
呼吸調節機能障害　394
呼吸抵抗　275
呼吸停止　375
呼吸同期照射　755
呼吸同調型酸素供給調節器　342
呼吸不全　253, 391

呼吸ポンプ機能障害　394
呼吸理学療法　107，318，320
呼吸リハビリテーション　107，318
呼吸療法認定士　109
国民皆保険制度　784
個人情報の保護に関する法律　782
個人情報保護法　124
姑息照射　756
骨シンチグラフィ　250
骨髄抑制　516
骨転移巣に対する治療の主な目的　778
骨転移による痛みのメカニズム　778
コデイン　53
孤立　186
コロナウイルス　397
混合性結合組織病　672
混合性障害　268
根治照射　756
コントラスト　208
コントラスト心臓超音波　679
コントラスト分解能　538
コンベックス走査式超音波内視鏡　290

さ

サージカルマスク　153
サーファクタント蛋白-D　577
サイエンスとアート　76
細菌性肺炎　409
最小値投影法　220
最大酸素摂取量　321
最大値投影法　220
在宅酸素療法　341，468
在宅人工呼吸療法　335
在宅人工呼吸療法指示書　340
サイトメガロウイルス　744
サイトメガロウイルス肺炎　416
再発小細胞肺癌　514
再発性多発軟骨炎　628
再発予防　494
裁判外紛争処理　139
細胞診　280
細胞性免疫不全　413
左側臥位　347
擦過細胞診　287
ザナミビル　431
サルコイドーシス　235，250，589，619
酸塩基平衡　257
産学連携　94，95
三次元放射線治療　754
酸素中毒　311
酸素投与　309
酸素投与法　376
酸素濃縮装置　341

し

時間短縮勤務　173

敷地内完全禁煙　491
心機能評価　707
死腔換気量　69
シクロスポリン　51，562，587
シクロホスファミド　51，562
試験制度の大幅見直し　81
事故傾性　186
自己免疫性膵炎　617
自己免疫性肺胞蛋白症　624
自殺の危険因子　183
自殺の相対的危険　185
自殺未遂歴　183
シスプラチン　55，712，762
自然気胸　470，614，729
時相の多様性　560
持続気道陽圧　329
市中肺炎　400
失神　665
時点有病率　182
自動縫合器　691
ジフルカン®　448
シベレスタットナトリウム　693
死亡順位　170
社会的支援　173
ジャクソン型噴霧器　286
シャトルウォークテスト　272
シャント　255
シャント率　69，678
従圧式（圧規定）換気　326
縦隔・肺境界線　237
縦隔鏡　695
縦隔甲状腺腫　536
縦隔腫瘍　774
　——好発部位　535
　——種類　534
縦隔腫瘤　237
縦隔組織生検　539
縦隔の解剖　534
縦隔リンパ腫大　618
縦隔リンパ節腫大　695
住居関連過敏性肺炎　582
充実性陰影　684
周術期管理　708
周術期の糖尿病管理　365
重症急性呼吸器症候群　432
重症筋無力症　733
修正 Borg スケール　29
重炭酸緩衝系　257
重複罹患　184
終末細気管支　7
従量式（量規定）換気　329
手術　160，164
手術との比較　770
出血　284，291，296，685，735
術後合併症　708
術後補助化学療法　506，712
術前管理　364
術前心肺機能　704
受動喫煙　488
守秘義務　124

腫瘍随伴症候群　520
腫瘍マーカー　502，503，528，530，684
腫瘤影　223
受療率　73
準呼吸不全　253，391
小陰影　635
紹介状　810
障害児養育年金　801
障害程度等級表　40
障害年金　800
生涯有病率　182
上気道閉塞　646
上級医　130
小細胞癌　9，30，500
小細胞肺癌　500
　——化学療法　513
　——治療方針　513
症状詳記　794
常染色体劣性遺伝疾患　631
上大静脈症候群　524
上中肺野優位　615
情報提供　783
小葉　6
小葉間隔壁　232
小葉中心性病変　233
症例報告　783
職場環境　79，176
処方せん記載事項　102
処方せん記載の基準　104
シルエットサイン　211
シルデナフィル　676
心エコー　357
心横隔膜角部　684
新型インフルエンザ　431
真菌性肺炎　417
神経障害性疼痛　53，519
神経調節　642
神経内分泌腫瘍　531
腎血管脂肪腫　473
人工呼吸器　376
人工呼吸器関連肺炎　408，419
人工呼吸器バンドル　421
深在性真菌症　445
審査支払機関　785
侵襲性肺アスペルギルス症　446，599
心身両面のケア　180
針穿刺吸引法　289
身体障害者　788
診断群分類別包括評価　98
診断書　810，814
診断書等への虚偽記載　124
診断的治療　437
シンチグラフィ　247
心停止　375
進展型　761
進展型小細胞肺癌　514
振動陽圧呼気器　314

心嚢水 523
じん肺 635
心肺運動負荷試験 272
じん肺管理区分 35, 637
心不全 356, 386
心不全と COPD 390
診療の地域間較差 171

す

睡眠呼吸障害 644
睡眠時無呼吸症候群 646
ステロイド 42, 418, 693
ステロイド高血糖 362
ステント挿入術 291
ストレスマネジメント 143
ストレッチ体操 319, 321
スパイロメトリー 266, 464
スライディングスケール 363

せ

声音振盪 465
生検鉗子 282
生検経路の腫瘍播種 296
生検針 295, 299
製剤量 103
成熟奇形腫 542
正常気管支鏡所見 24
正常胸部 CT 像 16
精巣皮腫 542
成人院内肺炎のガイドライン 410
精神障害 184
生体肺葉移植 747
静的肺・胸郭圧量曲線 266
正当な事由 121
成分量 103
生命維持管理装置 110
咳エチケット 149, 151, 431
赤芽球癆 542
脊髄圧迫 524
咳喘息 461
責任インスリン方式 363
石綿 788
石綿健康被害救済制度 552
石綿小体 639
石綿肺 638
赤痢アメーバ症 450
石灰化 529
接触予防策 152
切除線カバーリング 731
説明と同意 159
セミオートマチック生検針 295
線維芽細胞巣 13
遷延性咳嗽 191
腺癌 9, 498
全胸膜被覆術 732
前鋸筋 688
全血インターフェロンガンマ応答測
　定法 204
潜在癌 504
前縦隔 238

前縦隔腫瘍 733
全身持久力トレーニング 324
全身性エリテマトーデスの分類基
　準 37
全身性強皮症診断基準 38
全数把握感染症 804
喘息重積発作 331
蠕虫 450
先天性説 682
全脳照射 778
全肺洗浄 626
潜伏癌 504
喘鳴 283, 455
専門医 130
専門医数 73
専門医制度規則 72
専門医と学位 77
専門性 74
線量計算アルゴリズム 772
線量体積ヒストグラム 760

そ

増悪の定義 467
造影 CT 218
造影 MD-CT 684
造影 MR angiography 246
造影ダイナミック MRI 242
挿管 375
早期 VAP 419
臓器移植 483
双極性障害 183
総合力 74
葬祭料 801
創治癒遅延 735
側臥位正面像 239
塞栓症重症度分類 655
塞栓症治療 658
続発性気管支炎 637
続発性気胸 637
粟粒結核 434
ソマトスタチン受容体 531, 533
ゾレドロン酸 506

た

第 1 肋軟骨の石灰化・骨化 210
大陰影 636
大学院 89
体幹部定位放射線治療 766, 767
大細胞癌 499, 500
大細胞神経内分泌癌 10
第三者機関 138
代謝性アシドーシス 257, 261
代謝性アルカローシス 257, 261
対症照射 756
対象外医薬品 800
退職者医療 785
体性痛 518
体内標的の体積 754
体プレスチモグラフ法 275
大葉間裂 210

多剤耐性菌 153
多剤併用療法 438
打診 195
多断面再構成 219
多中心性 Castleman 病 619
ダナポート分類 664, 673
タバコ依存症スクリーナー 492
多発性筋炎/皮膚筋炎 604
多発性結節 527
多包虫症 452
タミフル® 348
タルク 731
痰 277
単呼吸 N2 洗い出し 273
単純菌球型 736

ち

チーム医療 112, 336
チェストチューブ 315
チェックバルブ機序 207
チオトロピウム 46
チャンピックス® 494
中耳炎 488
中縦隔 238
中枢性気管支拡張 600
中枢性睡眠時無呼吸 389, 645
蝶形陰影 367
超硬合金肺 639
長時間作用型 β2 刺激薬 458
聴診 195, 357
聴診三角 688
調整係数 792
直接服薬確認療法 439
治療ステップ 456
治療薬物モニタリング 426
チロシンキナーゼ阻害薬 670
陳旧性結核 224
鎮痛補助薬 519

つ

付け増し請求 795
ツベルクリン反応判定基準 34

て

低γグロブリン血症 542
定位手術的照射 777
定位放射線照射 757, 777
定位放射線治療 753, 766, 777
低酸素性肺血管収縮 698, 699
定点把握感染症 805
低肺機能 472
テオフィリン 458
出来高部分 792
デクビタス写真 239
テトラサイクリン系薬 49
転移個数 723
転移性脊髄圧迫による脊髄麻痺
　779
転移性肺腫瘍 236, 526, 769
添付文書情報 105

と

同期式間欠的強制換気　331
動機づけ　487
同時化学放射線療法　757
動態追跡照射　755
到達目標　79
当直　129
当直医　130
導入化学療法　764
糖尿病　362
動脈血液ガス分析　253
動脈血酸素分圧　253
動脈血酸素飽和度　263
動脈血二酸化炭素分圧　253
投与日数　105
トキソカラ症　451
特異抗体　585
特定疾患　788, 789
特定薬剤治療管理料　791
特発性間質性肺炎　553, 691
　──重症度分類判定表　558
　──診断基準　557
特発性器質化肺炎　567, 598
特発性肺線維症　556, 582
　──臨床診断基準　559
渡航　157
ドセタキセル　56
特許料　95
突発痛　53
ドナー手術　747
ドナー適応基準　747
ドパミン　491
トランスレーショナルリサーチ　89
鳥インフルエンザ　431
トリコスポロン　582
努力性呼出曲線　267
ドレーン管理　710
トロポニンT　358

な

内臓器　519
内部精度管理　112
夏型過敏性肺炎　582
ナビゲーションシステム　291
難易度　80
難治性気胸　284
難病　788
難病指導管理料　791

に

二相性(気道)陽圧呼吸　331
Ⅱ音肺動脈成分　666
Ⅱ型呼吸不全　253, 391
Ⅱ型慢性呼吸不全　335
肉眼的腫瘍体積　754, 757, 763
ニコチネル　494
ニコチン　491
ニコチン依存症　465, 486

ニコチン置換療法　493
二次小葉　232
二次的トラウマ　178
日中の眠気　647
日本呼吸器学会　171
日本呼吸器学会院内肺炎ガイドライン　411
乳び胸　709, 735
ニューモシスチス肺炎　415
ニューモバックス®　466
乳幼児突然死症候群　488
尿中5-HIAA　532
尿中肺炎球菌抗原検査　205
尿中レジオネラ抗原検査　205
尿崩症　614
二類感染症　437

ね

ネオーラル®　562
ネブライザー　313
粘膜下病変　288
粘膜主体型病変　288

の

膿胸　709, 737
脳死肺移植　742
脳転移巣に対する治療の目的　777
濃度　208
能動喫煙　486, 487
脳内報酬回路　491
脳膿瘍　678
囊胞性陰影　684
ノカルジア　414
遺された人の心理　177

は

バーンアウト　141, 142
肺(胸膜)剥皮術　740
肺・胸腔寄生虫症　450
肺・縦隔境界線　209, 210
肺アスペルギルス症　225, 417
肺アスペルギローマ　446, 736
肺移植　560, 611
肺移植レシピエント適応基準　742
肺炎球菌　396
肺炎球菌ワクチン　466
肺炎症性偽腫瘍　617
バイオマーカー　505
バイオマス　464
肺下胸水　213
肺拡散能　273
肺過誤腫　225, 533
肺化膿症　428
肺癌　223, 224, 251, 252, 470, 559, 712
　──TNM分類　30, 503
　──WHO分類　497
　──疫学　496
　──気管支鏡所見　26
　──結核との鑑別　502

　──症状　500
　──診断　500, 502
　──診療ガイドライン　712
　──組織型　498
　──二次治療　512
　──発生母地　496
　──病因　496
　──病期分類　30, 503
肺換気シンチグラフィ　248
肺癌検診　496
肺癌切除術のガイドライン　270
肺気腫　463
肺吸虫症　451
肺気量分画　265
肺結核　234, 349, 433, 637
敗血症性塞栓症　428
肺結節影　223
肺血栓塞栓症　380
肺血流シンチグラフィ　248, 679
肺高血圧　388
肺高血圧症　602, 672
肺梗塞　655
胚細胞性腫瘍　542
胚腫　776
肺真菌症　445
肺水腫　348
肺切除術　704, 736
肺切除術の機能的適応　704
肺腺癌　225, 226, 226
肺腺癌副腎転移　771
肺塞栓症　248, 346, 710
肺大細胞癌　27
バイタルサイン　132
肺抵抗　275
肺転移巣切除　722
肺動静脈奇形　226
肺動静脈瘻　677
肺動脈性肺高血圧症　664
肺膿瘍　428
肺の予備能力　704
肺のリンパ節番号　31
肺分画症　682
肺扁平上皮癌　26, 27
肺胞過換気　642
肺胞換気量　68
肺胞気-動脈血酸素分圧較差　391
肺胞性陰影　231
肺胞洗浄法　280
肺胞蛋白症　624
肺胞低換気　642
肺胞微石症　631
肺胞レベルでのガス交換障害　255
肺門　210
肺門重畳徴候　212
肺葉外肺分画症　683
培養検査　278
肺葉性肺気腫　471
肺葉性無気肺　228
肺葉内肺分画症　683
肺容量減量手術　272, 468, 472

肺リンパ脈管筋腫症　473
剝離性間質性肺炎　570
パクリタキセル　56
ばち指　559
鼻カニュラ　309
鼻マスク　649
パルスオキシメータ　263，341
パルスオキシメトリー　263
パルス療法　362
バレニクリン　493
パロノセトロン　517
晩期 VAP　419
ハンタウイルス　432
パンデミック（H1N1）2009　431

ひ

ヒアルロン酸　547
ピークフロー　460
非乾酪類上皮細胞肉芽腫　589
非結核性抗酸菌症　440
鼻出血　678
非小細胞肺癌　756
非小細胞肺癌術後生存曲線　504
非小細胞肺癌に対する化学療法　506，507
非小細胞肺癌の治療方針　504
皮疹　614
非侵襲的陽圧換気療法　325，332，335，468
ヒストン脱アセチル酵素　459
非精上皮腫　542
ビデオ縦隔鏡　696
ビデオスコープ　281
非特異性間質性肺炎　565，572
ヒト白血球抗原　480
ビノレルビン　712
非標的病変　61
皮膚筋炎／多発性筋炎診断基準　38
被保険者　784
飛沫感染　431
飛沫予防策　152
びまん性肺疾患　555
びまん性肺嚢胞　611
びまん性肺胞傷害　572
びまん性汎細気管支炎　480
　　──画像所見　481
ヒューマンエラー　136
病期診断　502
表示階調　216
標準予防策　149，422
病巣部照射野　758
標的病変　60
病理解剖　166
病理検査　280
病歴サマリー　810，814
ピルフェニドン　560，561，587
ピレスパ®　561
ピンポイント照射　767

ふ

ファイティング　331
ファイバースコープ　281
ファンガード®　447
ブイフェンド®　447
フェンタニル　53
不完全辺縁徴候　213
複雑菌球型　736
副作用救済給付の種類　800
福島県立大野病院事件　123
副腎皮質ステロイド薬　577
複数回手術　724
副鼻腔癌　488
副鼻腔気管支症候群　474，477
ブタ回虫症　451
復帰支援プログラム　175
ブラ　470
プライバシー　783
ブラシ　282
プラチナ製剤　713
プラチナ併用化学療法　507
フリーアクセス　784
振替請求　795
プリベンション　177
フルコナゾール　448
フレキシブルトロッカー®　301
プレドニゾロン　42
ブレブ　470
フローボリューム　267，487
プロカルシトニン　203
プロジフ®　448
プロスタグランジン系薬剤　669
プロテインS欠乏症　346
プロフェッショナリズム　126
文献検索　82
分子標的治療薬　508
糞線虫症　451
分離肺換気　689，698，700

へ

平均肺動脈圧　663
閉塞型 SAS　646
閉塞性細気管支炎　483
閉塞性障害　267，483
閉塞性睡眠時無呼吸　389
併用療法　670
ペースメーカー　360
壁側胸膜　730
ペニシリン結合蛋白　47
ペニシリン耐性肺炎球菌　424
ベバシズマブ　59，508，512，765
ペメキトレキセド　56
ヘモグロビン酸素解離曲線　253
ベラプロスト　676
ペラミビル　431
ヘリカル CT　723
ベルゴニー・トリボンドーの法則　752
辺縁　208

片側全胸郭照射　774
片側肺全摘　704
ベンチュリーマスク　310，377，395
片肺移植　742
扁平上皮癌　10，498，499
返戻　794

ほ

包括的呼吸リハビリテーション　463
包括部分　792
放射線・化学療法　165
放射線肺炎　578
放射線肺線維症　578
放射線肺臓炎　578，760，765
蜂巣肺　560
蜂巣肺形成　13
泡沫マクロファージ　625
保険医療機関　785
保険者　784
保険診療の禁止事項　786
ポストベンション　177
ホスフルコナゾール　448
ホスホマイシン　48
ボセンタン　676
ボリコナゾール　447
ポリペプタイド系薬　50
ボリュームレンダリング　221
ホルモン療法　612

ま

マイコプラズマ　396
マクロライド系薬　48
マクロライド療法　480
マクロライドを中心とする少量長期投与療法　479
末梢気道閉塞　487
末梢血好酸球増多　599
麻薬　53
麻薬処方せん　101
慢性壊死性肺アスペルギルス症　446，599
慢性咳嗽　191，477
慢性過敏性肺炎　584
慢性気管支炎　463
慢性血栓塞栓性肺高血圧症　661
慢性好酸球性肺炎　595
慢性呼吸不全　253，391
慢性心不全　386
慢性膿胸　739
慢性肺血栓塞栓症　661
慢性肺塞栓症　249
慢性閉塞性肺疾患　463，487

み

ミカファンギン　447
右小葉間裂　210
右左シャント　678

む

無気肺　227, 735
無呼吸低呼吸指数　646
ムコフィリン®　560
霧視　591
無診察治療　121

め

メタボリックシンドローム　488
メチシリン耐性黄色ブドウ球菌　408
メチルプレドニゾロン　693
滅菌済みプローブ　298
メディエーション　139
メトトレキサート　52
免疫グロブリン　418
免疫グロブリン欠損・低下症　478
免疫抑制薬　51, 562
免許取消　121

も

毛細血管拡張　680
目標呼吸困難スコア　323
モルヒネ　53
問診　191, 197

や

薬剤性肺障害　572
薬剤耐性菌　408
薬剤チャレンジ試験　575
薬剤副作用　439
薬剤リンパ球刺激試験　575
薬物の抗血栓療法　347

ゆ

誘導喀痰　436
有瘻性膿胸　740

輸入感染症　156

よ

要介護認定　41
葉間胸膜裂　209
溶接工肺　641
溶連菌　399
予防照射　757
予防的縦隔リンパ節照射　758
予防的全脳照射　761
Ⅳ音　666

ら

ライノウイルス　397
ラ音　196
ラジオ波焼灼治療　772
ラニナミビル　431
ランゲルハンス細胞組織球症　473, 614
ランバート・イートン症候群　520

り

利益相反　94
理学療法士　107
リコール現象　580
リザーバー付き鼻カニュラ　342
離脱症状　491
リツキシマブ　414
リドカイン中毒　285, 292
リファンピシン　49
リモデリング　454
留学　89
粒子線治療　753, 757, 771
両側肺移植　742
両側肺門リンパ節腫脹　591
療養担当規則　794
緑膿菌　408
輪郭　237

リン酸カルシウム　631
臨床医科学者　89
臨床工学技士　109
臨床工学技士基本業務指針2010　109
輪状・甲状靭帯　308
臨床呼吸機能講習会　75
臨床標的体積　754, 757, 763
リンパ球刺激試験　585
リンパ球性間質性肺炎　571
リンパ行性転移　527
リンパ脈管筋腫症　611

る

類上皮細胞肉芽腫　586

れ

レーザー焼灼　719
レスピラトリーキノロン　400

ろ

ロイコトリエン受容体拮抗薬　458
労災保険　787
労災補償　637
労災補償制度　552
労働条件　78
老年者呼吸器疾患診断　352
肋骨骨折　770
肋骨床開胸法　689
6分間歩行　555, 586
6分間歩行試験　668
論文執筆　76

わ

ワークシェアリング　173
ワークステーション・ビューア　219
ワルファリン　359

欧文索引

A

A-aDO$_2$ 68, 254, 256
ABC アプローチ 467
ACE 204, 592
Achieva Plus 337
ADR 139
A-DROP 404
AHI 646
AIP 554
air bronchogram 212
air trapping 現象 207
airway pressure release ventilation 331
ALI 382
ALK 633
Allergy 198
anaplastic lymphoma kinase 633
ANCA 368, 603, 609
apnea-hypopnea index 646
APRV 331
ARDS 331, 382, 597
ARS 604
ASD 178
AUC/MIC 425

B

BAL 287, 292
bare lymphocyte syndrome 478
barotraumas 325
Base Excess 259
BE 259, 474
BED 767, 771
BEV 508, 512
BF-260 281
biological effective dose 767
BIPAP 331
BiPAP harmony 337
biphasic positive airway pressure 331
BLNAR 400, 424
BMPR Ⅱ遺伝子 668
BNP 357, 387, 668, 674
BOOP 567
BOS 483
breakthrough pain 53
bronchiectasis 474
bronchoalveolar lavage 287
bulla 470
butterfly shadow 367

C

CADM-140 抗体 605
CAM 443
C-ANCA 203
Cannonball 527
CAP 400
Castleman's disease 540
CD 4/CD 8 比 592
CEA 560
cellular NSIP 566
cervico-thoracic sign 211, 237, 536
Cheyne-Stokes 呼吸 194
chronic thromboembolic pulmonary hypertension 661
Churg-Strauss 症候群 596
cine MRI 242, 538
CiNii 83
Closing volume 273
C$_{max}$/MIC 425
CMV 抗原血症 416
CMV 肺炎 416
CNPA 446
cNSIP 566
CO$_2$ ナルコーシス 643, 311, 395, 468
Cochrane Library 83
COI 94
Common Terminology Criteria for Adverse Events v4.0 62
computed radiography 206
continuous positive airway pressure 329
COP 554, 567
COPD 46, 268, 336, 463, 487
Cope 針 300
CPAP 329
CR 206
crazy-paving appearance 625
CRP ディスカッション 302
Cryptococus neoformans 447
CSF 2RA 624, 626
CSF 2RB 624, 626
CT volumetry 748
CTCAE v4.0 62
CTEPH 661
CT-halo sign 446
CTV 757, 763
CT ガイド下生検 529
CT ガイド下肺生検 294
CT 透視 295
cuffing sign 214
CURB-65 404
CV 273
cystic fibrosis 478

D

DAD 572
Damiani らの診断基準 629
Dana Point 分類 664, 673
DDH 法 442
de-escalation 410, 423
diagnosis procedure combination 790, 792
DIP 554, 570
DIP-like reaction 570
DLco 674
DNA-DNA ハイブリダイゼーション法 442
DNA の二本鎖切断 752
DOTS 439
DPB 480
DPC 790, 792
DVH 760

E

EBM 82
EBUS 289
EBUS-TBNA 290, 696
EBUS プローブ 290
ECOG Performance Status 28
ECUM 367
ED 761
edge 237
EGFR-TKI 508, 510
EGFR-TKI の副作用 510
EGFR 遺伝子変異 506, 508
EGFR 遺伝子変異検査 510
EML4-ALK 506, 512
endobronchial ultrasonography 289
Endstage Lung 302
EP 572
evidence-based medicine 82
extensive disease 761
extracorporeal ultrafiltration method 367
extrapleural sign 212, 237, 537

F

Family history 198
FDG-PET 250, 538
FEV$_1$/FVC 464
fibrosing NSIP 566
FITT 323
flat panel detector 206
Fletcher-Hugh-Jones 分類 28
fNSIP 566
foamy macrophage 625
FPD 206
FTND 492

G

GIK 療法 364
Global Initiative for Chronic Obstructive Lung Disease 463
gloved finger appearance 600
GM-CSF 吸入療法 626
GOLD 320, 463
Goodpasture 症候群 608
GPS 608

ground glass opacity 625
GTV 757, 763

H

H.W.Heinrich 127
halo sign 417
Henderson-Hasselbalch の式 68, 257, 260
hereditary hemorrhagic telangiectasia 677
HHT 677
hilum convergence sign 237
hilum-overlay sign 212, 237, 536
History of present illness 198
Homans 徴候 195
Hoover 徴候 194, 465
HOT 468
HP 572
HPV 698
HRCT 465
HRQOL 320
Hypereosinophilic syndrome 596
hypoxic pulmonary vasoconstriction 698

I

ICRU 767
ICS 466
IgG 4 関連疾患 617
IgG 4 陽性細胞 618
IIPs 553, 554, 691
IMT 633
incomplete border sign 213, 240
inflammatory myofibroblastic tumor 633
internal margin 767
International commission of radiation unit and measurements 767
IPA 446
IPF 554, 556, 582
IPF/UIP の確定診断基準 559

J

JCOG0403 769

K

KL-6 204, 553, 559, 575, 586
Klebsiella pneumoniae 428, 430
Kulchitsky 細胞 531
Kussmaul 大呼吸 194

L

LABA 45, 458, 466
LAM 473, 611
LCH 614
LCNEC 10
LD 761
Lemierre 症候群 428
LEMS 520

limited disease 761
lines and stripes 237
LIP 554, 571
local factor 422
LP10 337
LTRA 458
LTV950 337
lung volume reduction surgery 468
LVRS 468, 472
lymphangioleiomyomatosis 611

M

MAC 症 440, 441
MAGIC 症候群 628
McAdam らの診断基準 629
MCTD 672
MDP 638
MD-PhD コース 89
ME 109
Medication 198
MET 511
MGIT 436
Mikulicz 病 617
mixed dust pneumoconiosis 638
MRC 息切れスケール 28
MRSA 408
mTOR 阻害薬 613
Mucoepidermoid carcinoma 26
Mycobacterium avium complex 440
Mycobacterium kansasii 症 443
Mycobacterium tuberculosis 433

N

N 95 マスク 152
N2 法 273
NAC 560
nasal CPAP 649
necrotic lung ball 417
neuropathic pain 53
NightStar 330 337
NIP ネーザル Ⅲ 337
No margin, no mission 790
noninvasive positive pressure ventilation 335
NPPV 325, 332, 335, 468
NRS 518
NSIP 554, 565, 572
NSIP の治療例 568
NTM 症 440
Numeric rating scale 518
NYHA 心機能分類 29

O

O_2 cascade 254
O_2 瀑布 254
OK-432 317
Oncological emergency 523
OP 567, 572
oral appliance 649

OSAS 646
OTC 医薬品 799

P

P/F 比 68
$PaCO_2$ 253
PAH 664
P-ANCA 203
PaO_2 253
PAP 624
Past medical history 198
PCI 761
PCP 415
PCR 436
PCR 検査 441
PCV 326
PD 425
PDE 5 阻害薬 670
PEEP 326
PET 247
pH 257
pharmacodynamics 425
pharmacokinetics 425
photographic negative of pulmonary edema 597
physician scientist 89
PIE 症候群 595
PK 425
positron emission tomography 247
PowerPoint 87
pressure control ventilation 326
Pressure Support 331
pressure support ventilation 330
primary ciliary dyskinesia 478
prophylactic cerebral irradiation 761
protected-specimen brush 420
PRSP 424
PSG 648
PSV 330
PTSD 178
PTV 763
PubMed 83
pulmonary arteriovenous fistula 677
pure VATS 715

Q

QFT 435
QT 延長 361

R

radiation recall pneumonitis 580
RB-ILD 554, 569
RECIST 60, 514, 515
refractory relapse 515
Relapsing polychondritis 628
Rendu-Osler-Weber 症候群 677
Response Evaluation Criteria in Solid Tumors 60
Review of system 198

Ribero-Carvallo 徴候　666
rim enhancement　242
RPGN　608
RS ウイルス　396

S

S2P　666
S2P 亢進　666
SABA　45, 373
sail sign　237
SARS　432
SARS-CoV　432
SARS コロナウイルス　432
SBS　477
SDB　644
sensitive relapse　515
Servo-i　327
setup margin　767
SIADH　521
SIADH の診断基準　522
SIADH の治療　522
SIDS　488
silhouette sign　211, 537
SIMV　331
single photon emission computed tomography　247
sinobronchial syndrome　477
Sjögren 症候群診断基準　39
Skoda 音　195
SLC34A2 伝子　631
sleep-disordered breathing　644
Snowstorm　528
Social history　198
SP-D　204, 559, 577, 586
SPECT　247
SRS　777
SRT　766, 777
stereotactic radiotherapy　766
STI　777
Streptococcus milleri group　428, 430
ST 合剤　50
subpulmonic fluid　239
Swan-Ganz カテーテル　387
synchronized intermittent mandatory ventilation　331

T

T 790 M　511
T＞MIC　425
TALK の原則　186
target dyspnea rating　323
TBAC　289
TBB　288, 293
TBLB　289, 293, 691
TDM　426
TDR　323
thoracoabdominal sign　212
thymic wave sign　237
TNM 分類　30
total pleural covering　732
TPPV　335
tracheostomised positive pressure ventilation　335
tree in bud appearance　434
tree-in-bud pattern　234
TSC　611

U

UCTD　565
UFT®　713
undifferentiated connective tissue disease　565
UpToDate　83

V

VALI　326
VAMLA　696
vanishing tumor　239
VAP　419
VAP 危険因子　420
VAP 発症リスク因子　421
VATS　715, 723
VCV　329
VEGF　512
ventilator associated lung injury　326
Virchow の三徴　654
VO$_{2max}$　321
volume control ventilation　329

W

Web of Science　85
Wegener 肉芽腫症　603
WHO　183
WHO FCTC　495
WHO 方式癌性疼痛治療　519

Y

Young 症候群　479

ギリシャ文字

α_1 アンチトリプシン欠損症　464
α 葉酸受容体　549
β_2 刺激薬　45, 348
β-D- グルカン　204, 445
β 遮断薬　361
β 遮断薬　388
β ラクタマーゼ非産生アンピシリン耐性インフルエンザ菌　424
β ラクタム薬　47
γ ナイフ　518

- 本書の複製権・翻訳権・上映権・譲渡権・公衆送信権(送信可能化権を含む)は株式会社診断と治療社が保有します．
- **JCOPY** 〈(社)出版者著作権管理機構　委託出版物〉
  本書の無断複写は著作権法上での例外を除き禁じられています．複写される場合は，そのつど事前に，(社)出版者著作権管理機構(電話 03-3513-6969，FAX 03-3513-6979，e-mail：info@jcopy.or.jp)の許諾を得てください．

研修ノートシリーズ
呼吸器研修ノート

ISBN 978-4-7878-1798-3

2011年4月29日　初版第1刷発行

総監修者	永井良三
責任編集者	萩原弘一
編集者	芦澤和人，大泉聡史，冲永壮治
	服部　登，星川　康
発行者	藤実彰一
発行所	株式会社　診断と治療社

〒100-0014　千代田区永田町 2-14-2 山王グランドビル 4 階
TEL：03-3580-2750(編集)　03-3580-2770(営業)
FAX：03-3580-2776
E-mail：hen@shindan.co.jp(編集)
　　　　eigyobu@shindan.co.jp(営業)
URL：http://www.shindan.co.jp/
振替：00170-9-30203

表紙デザイン　ジェイアイ
印刷・製本　広研印刷株式会社

© 2011, Ryozo NAGAI, Kouichi HAGIWARA　　　　　　　　　　　［検印省略］
Published by SHINDAN TO CHIRYO SHA, Inc., Printed in Japan.
乱丁・落丁の場合はお取り替えいたします．